药物化学原理

主　编　彭师奇　赵　明

副主编　张莜宜

编　委　吴国锋　吴建辉

科学技术文献出版社
SCIENTIFIC AND TECHNICAL DOCUMENTATION PRESS
·北京·

图书在版编目（CIP）数据

药物化学原理 / 彭师奇，赵明主编. -- 北京 ：科学技术文献出版社，2024．12． -- ISBN 978-7-5235-2150-2

Ⅰ．R914

中国国家版本馆 CIP 数据核字第 2024TM7784 号

药物化学原理

策划编辑：蔡　霞	责任编辑：蔡　霞	责任校对：彭　玉	责任出版：张志平

出　版　者　科学技术文献出版社

地　　　址　北京市复兴路15号　　邮编 100038

编　务　部　(010) 58882938，58882087（传真）

发　行　部　(010) 58882868，58882870（传真）

邮　购　部　(010) 58882873

官　方　网　址　www.stdp.com.cn

发　行　者　科学技术文献出版社发行　全国各地新华书店经销

印　刷　者　中煤（北京）印务有限公司

版　　　次　2024 年 12 月第 1 版　2024 年 12 月第 1 次印刷

开　　　本　889×1194　1/16

字　　　数　727千

印　　　张　27.25

书　　　号　ISBN 978-7-5235-2150-2

定　　　价　198.00元

前　言

我为作者团队代言

我任北京医科大学药学院院长时，吕兆丰教授是北京医科大学副校长，负责与药学院对接，成为我的直接领导。北京医科大学改名为北京大学医学部后，吕兆丰副校长改任北京大学医学部副主任兼北京大学副校长。于是，我成为北京医科大学药学院的末任院长，也是北京大学药学院的首任院长。当时，称谓变化让我有点不适应。好在，吕兆丰副校长仍然负责药学院，给了我适应期。

2003年，吕兆丰副校长被北京市教委调到首都医科大学任党委书记。不过，我习惯称他吕校长。当时，首都医科大学的校长是杜金香教授。杜校长卸任后，吕兆丰书记改任校长。吕校长到首都医科大学任职前，虽然该校没有药学院，却招收了44名药学专业学生。后来，这44名学生成为首都医科大学化学生物学与药学院的首届本科生。

为了首都医科大学药学教育正规化，吕校长建议我去首都医科大学创建药学院。我想，首都医科大学创建药学院需要学科带头人，我算得上是药学学科的带头人。我又想，首都医科大学招收的那44名药学专业学生需要听药学学科的带头人讲课，我有能力给他们讲有机化学和药物化学两门课。我还想，吕校长是我多年的直接领导，相互间的信任弥足珍贵。于是，我毫不犹豫地回复，去首都医科大学创建药学院是我义不容辞的责任。

我首次在首都医科大学亮相时，学校已经有了药学院筹备小组。药学院储备小组的主要成员是化学教研室主任和药理教研室主任。化学和药理学都是基础医学的辅助学科。可见，药学院储备小组认为化学加药理等于药学。药学院储备小组有一间14平方米的办公室。办公室门上贴了张写着"药学院储备小组"的白纸，白纸上的毛笔字，给人凄凉感。我还听说每次开会，药学专业的学生都被安排在角落里。

我记得首次见杜金香校长的情形。当时，杜校长问我有什么具体要求。我提了6点希望。第1点希望是，今后保持44名的招生规模不变。第2点希望是，配备48名教师，控制学生和教师的比例为3.7：1。第3点希望是，48名教师逐步招聘，时长最短不要短于5年。第4点希望是，最多配备6名行政干部，逐步到位。第5点希望是，学院成立药物化学系、药剂学系、药理学系、天然药物学系和化学生物学系等5个学系，并设独立的实验教学中心以负责学院的本科教学及研究生培养。第 6 点希望是，把首都医科大学药学院定位为研究型学院。杜金香校长说，首都医科大学的领导层有责任落实我的 6 点希望。

2004 年 4 月，我的人事关系转入首都医科大学。首都医科大学化学生物学与药学院正式成立，我成为该学院的创建院长，副院长由北京大学药学院赵明教授兼任。

赵明教授 1995 年获得博士学位，2007 年赴美国访学，2014 年接任首都医科大学化学生物学与药学院院长，是本书作者之一，其他还有：吴国锋，2007 年在北京大学药学院获得博士学位，2021 年开始担任浙江医药的首席科学家；吴建辉，2007 年在北京大学药学院获得博士学位，同年进入首都医科大学化学生物学与药学院任教，2010 年赴美国留学，2024 年担任首都医科大学化学生物学与药学院副院长；张筱宜，2003 年入学首都医科大学化学生物学与药学院，2013 年获得博士学位，同年留校任教，2014 年赴美国留学，2022 年担任首都医科大学化学生物学与药学院副院长。彭师奇博士、赵明博士、吴国锋博士、吴建辉博士及张筱宜博士对创新型教育达成高度共识，对学位论文瞄准国家发明专利是创新型教育的精髓达成高度共识，对选择获得授权的 400 多项国家发明专利凝练为《药物化学原理》达成高度共识，对脚踏实地教书达成高度共识。于是，这 5 位博士生也成为《药物化学原理》这本书的作者团队成员。

1993 年，浙江医药李春波董事长来北京医科大学药物化学教研室和我第 1 次见面。出于对企业家的尊重，我在 1994 年夏天专程回访了李春波董事长。出乎意料的是，这次回访开启了李春波董事长和我的一段漫长的友谊旅程。此后，我在浙江医药担任独立董事 16 年。参加董事会，我领悟了浙江医药成为国内外知名制药企业的内涵，以及其对健康产业的专注与坚持。我虽然有上海证券交易所的独立董事证书，按照规定可以同时在上海证券交易所属下的 4 家上市公司担任独立董事，但是我的独立董事证书只为我合法地担任浙江医药独立董事提供资质，我只担任浙江医药的独立董事，完全取决于我高度信任浙江医药。《药物化学原理》这本书的作者团队中的博士生们认同我的做法。

作者团队中的博士们有机会联手出版《药物化学原理》这本书，代表了他们对大学教育的专注与坚持。他们分别是我在北京医科大学药学院（后改名为北京大学药学院）及首都医科大学化学生物学与药学院培养的博士的代表。《药物化学原理》这本书能够在科学技术文献出版社出版离不开浙江医药李春波董事长的帮助。

2004 年 4 月首都医科大学化学生物学与药学院正式成立，今年是它 20 岁生日，谨以此书作为它的生日礼物。

彭师奇

2024 年 9 月 21 日

目 录

第四章　蓇头碱的结构修饰及 3D-QSAR / 96

第十一章　寡肽修饰的皮质激素类药物 / 346

第十二章　寡肽修饰的华法林 / 365

第十三章　寡肽修饰的 5- 氟尿嘧啶 / 378

第十四章　寡肽修饰的甲氨蝶呤 / 395

第十五章　氨甲环酸的结构修饰 / 409

第一章 绪论：药物化学何来何往

摘要

　　本书的基本目标是培养学生的思考能力，而不是给学生灌输知识，故特地为这篇绪论加了"药物化学何来何往"这样一个副标题。为了让绪论的内容和副标题相匹配，历史性素材成了绪论的主体。为了行文符合逻辑，绪论中的历史性素材尽量按照时间顺序编排。为了适应阅读的惯性，绪论中相似性素材尽量相对集中编排。为了尊重药物化学发展史实，绪论中把药用植物作为先导物优先安排，把霉菌作为先导物放在第 2 位，把甲状腺作为先导物放在第 3 位，把理论放在第 4 位。这样排序是为了体现药物化学从植物到微生物，从微生物到动物，以及从经验到理论的发展过程。考虑到学生对著名药物更感兴趣，故出现在绪论标题中的药物尽量用著名药物。从经验到理论部分，重点描述了发展过程中出现的同系原理、异构原理、同型原理、电子等排原理和拼合原理，特意突出了发展过程中由抗菌药百浪多息催生的前药和抗代谢学说，特地突出了受体理论、受体分离和受体纯化三位一体的程序，特意强调了 3 个环节。第 1 个环节是，生物活性评价由人体试验到动物实验。第 2 个环节是，再由动物实验到人体试验。第 3 个环节是，新药开发落地离不开人体试验。对于第 1 和第 2 个环节来说，动物模型是节点。该节点展现的第 1 个重要信息是动物模型对于发现先导化合物至关重要，第 2 个重要信息是动物模型对于确认候选化合物至关重要。为了增强该节点的理论性，绪论用较大篇幅论述了 FT-MS 和多级质谱在确认药物作用靶点和识别蛋白功能时的平台性作用，配备了超低温探头的 800 MHz 核磁共振波谱仪支撑的 NOESY 在分子对接和虚拟筛选中的平台性作用，分子对接对于 3D-QSAR 分析及为新药开发准确提供候选化合物的潜力。在各抒己见的前提下，绪论认为药物化学的核心是发现先导化合物，优化先导化合物，依赖配基和酶及受体的相互作用实施可信度高的分子对接，依赖 3D-QSAR 准确预测最佳先导结构及锁定新药开发的候选化合物。为了不重蹈各论和药品说明书部分重叠的覆辙，本书各论的素材来自笔者们过去 30 年间获得的国家专利授权的数百件专利申请书。当然，取材时还充分考虑了和药物化学核心内容的匹配度。

为了完成绪论，我仔细阅读、分析和归纳自己曾经出版的 3 本书。它们是《新药的发现与发明》《预防药学》《药物化学原理》。撰写绪论时，我尽力寻找这 3 本书在选材、组合、编排和提供基础知识方面可持续发展的空间，并尽力寻找它们在凝练基本概念方面可持续发展的空间。撰写绪论时，我还认真读了国内的药物化学教材，特别是绪论部分。令人高兴的是，定义药物化学是国内药物化学教材绪论的核心内容。更令人高兴的是，国内的药物化学教材给药物化学的定义并不相同。于是，我理解了国内药物化学教材的作者们对药物化学各自定义的合理性。

考虑到教材的基本目标是培养学生的思考能力，我为这本书的绪论特地加了"药物化学何来何往"这样一个副标题。为了让绪论的内容和副标题相匹配，我选择历史素材作为绪论的主体。这样做的基本目标是，让学生读了绪论之后自己思考"药物化学来自哪里，将走向何方？"。考虑到历史素材的特殊性，编排绪论时尽量照顾时间顺序。考虑到阅读的惯性，编排绪论时尽量把相似的素材相对集中。考虑到药物化学的发展史实，构筑绪论时把药用植物作为先导物优先安排，把霉菌作为先导物放在第 2 位，把甲状腺作为先导物放在第 3 位，把理论放在第 4 位。这样安排，体现了药物化学从植物到微生物，从微生物到动物，以及从经验到理论的发展过程。考虑到读者对著名药物更敏感，出现在绪论的标题中的药物尽量用著名药物。下面，展开绪论的具体内容。

1 紫花洋地黄、洋地黄毒苷和强心苷时代

1775 年之前，人们既不知道紫花洋地黄能治疗心功能不全，也不知道心功能不全不是病因和症状单一的疾病，更不知道心功能不全是心脏泵血能力不足的集合概念。那时，有许多水肿患者需要治疗，医生知道利尿剂可以治疗水肿，也知道紫花洋地黄可能有利尿功能。

于是，学者们对紫花洋地黄的利尿作用展开了人体试验。1785 年，完成了对 163 名应用紫花洋地黄治疗的水肿患者的临床观察。临床观察发现，水肿患者服用紫花洋地黄叶水煎剂可以得到最好的疗效。1844 年，开始从紫花洋地黄叶中提取活性化合物。1867 年，创立了从紫花洋地黄叶中提取有效成分的方法，并得到洋地黄毒苷。1949 年，完成了对 150 名应用洋地黄毒苷治疗的心脏病患者为期 2 年的临床观察。临床观察发现，洋地黄毒苷对所有接受治疗的心脏病患者都有疗效。临床观察认为，从长期调整心脏功能的观点看，当患者再次出现代偿失调时为了保持机体的代偿状态，必须维持洋地黄毒苷治疗。当时，洋地黄毒苷以强心苷的身份进入数以百万计心脏病患者的临床治疗中。

站在化学的角度，强心苷是一类糖苷。糖苷是由糖苷配基与一个或多个单糖残基构成的化合物。不同的植物中存在不同的糖苷。例如，紫花洋地黄、非洲羊角拗和海洋葱中都含糖苷，甚至蟾蜍也含糖苷。从所述植物中提取分离出的糖苷的共同特点是，都选择性地作用于心室肌，可增强心肌收缩力。到目前为止，从植物中提取分离出 100 多种强心苷，而真正受到临床关注的只有少数几种，其中来自非洲的热带植物的毒毛花苷 K 和来自紫花洋地黄的洋地黄毒苷经过了药物临床试验。

药物临床试验发现，由于在肠道吸收很少，所以毒毛花苷 K 的吸收程度差异很大，必须注射给药；其起效迅速，作用短暂，大约于 2 天内作用完全消失。临床试验进一步发现，与注射安慰剂相比，注射

毒毛花苷 K，每次注射 0.25 mg，24 h 内注射 4 次，丝毫不能改善重症患者病情。

药物临床试验发现，洋地黄毒苷在肠道吸收完全，既可制成片剂，也可确定准确剂量。临床试验还发现，洋地黄毒苷在口服 2 h 后起效，其作用持久且恒定。除此之外洋地黄毒苷的血药浓度每天仅下降 7%，即使患者忘了服药，患者体内血药浓度仍足以保持药效。洋地黄毒苷主要在肝脏代谢，这使得洋地黄毒苷可用于治疗肾功能不全的心力衰竭患者。洋地黄毒苷随胆汁从肝脏进入十二指肠，然后被重吸收回到肝脏，然后再回到十二指肠。其在体内每天要经历 6 ～ 10 次这样的肝肠循环，每次肝肠循环后滞留肠道的洋地黄毒苷甚少，排出体外的洋地黄毒苷也甚少。这些特征使洋地黄毒苷成为长效强心苷，被沿用至今。

从洋地黄毒苷和毒毛花苷 K 的临床比较试验中，可以学会从 3 个方面看药物化学发展历史。①学会广义地看待先导物。正是紫花洋地黄引出了非洲羊角拗、非洲热带地黄、海洋葱和蟾蜍，紫花洋地黄是广义的先导物。②学会理解临床试验对于先导物优化的重要性。正是从洋地黄毒苷和毒毛花苷 K 的药物临床试验中发现了洋地黄毒苷和毒毛花苷 K 的互补性。③明确发明有临床特色药物的重要性。

在洋地黄毒苷和毒毛花苷 K 的引领下，又陆续有地高辛和毛花苷丙（西地兰）进入临床。这些强心苷为心脏病患者的临床治疗提供了多样的选择。以紫花洋地黄为先导物，提取洋地黄毒苷等，开创了强心苷时代。

2 阿司匹林和非甾体抗炎药时代

临床医学发现，包括慢性多发性关节炎在内的风湿性疾病可导致残疾。流行病学调查显示，在 15 周岁以上的人群中慢性多发性关节炎的发病率为 3% ～ 7%，女性的发病率是男性的发病率的 3 倍。大多数患者于 20 ～ 45 岁发病，首次症状出现在早晨。发病之后，一些关节变僵硬，一些关节变脆弱，一些关节容易损伤，一些关节可肿胀 6 个星期或更长时间。然后，关节无任何不适与关节疼痛性炎症肿大及关节严重变形交替出现。炎症由关节囊内层慢慢扩散到软骨组织，并破坏软骨组织，导致软骨消失。生成新骨时发生骨膜反应，导致关节僵化和变形。总之，慢性多发性关节炎病情缓慢发展的时间可长达数年。

为了治疗慢性多发性关节炎，曾经用了多种药物。首先，应该提及的是来自柳树皮的水杨酸，水杨酸在一定程度上可以抑制炎症反应。1838 年，首次化学合成了水杨酸。数十年后，形成了大规模生产水杨酸的工艺，使水杨酸有机会被用于治疗各种风湿性疾病。在治疗过程中水杨酸暴露出来的问题是，不仅味道差及剂量大，而且强烈刺激胃黏膜。于是，针对水杨酸的不良反应展开了结构修饰，并开发了乙酰水杨酸（阿司匹林）。从 1899 年上市至今，阿司匹林已经在临床被使用了 120 多个春秋。然而，对于治疗慢性多发性关节炎来说，服用阿司匹林可能会出现恶心、呕吐、损伤胃肠道黏膜，甚至导致出血等不良反应。

其次，应该提及的是可的松。可的松是从动物的肾上腺中提取的一种甾体，提取收率极低。用 120 t 肾上腺，只能提取到 50 g 可的松。1948 年 9 月可的松第 1 次被用于治疗慢性多发性关节炎。然而，对于治疗慢性多发性关节炎来说，可的松可引起骨质疏松症。此外，可的松还阻止了肾上腺皮质在体内合成可的松。这两种缺陷导致可的松从治疗慢性多发性关节炎的药品清单中被撤销。

再次，应该提及的是吲哚美辛。1963年，吲哚美辛作为治疗风湿性关节炎的新药上市。虽然吲哚美辛对关节发炎有相当好的疗效，但是35%～50%的患者会出现不良反应。其中，20%的患者由于不良反应而停止治疗。吲哚美辛的主要不良反应是眩晕、嗜睡和肠道功能失调。因为没有更好的药可用，所以对于慢性多发性关节炎的临床治疗大多数场合仍用吲哚美辛。

最后，更应该提及的是伊索昔康。伊索昔康是噁唑类化合物，也就是带有含一个氮原子和一个氧原子的五元环的化合物。特殊的性状来自分子中的一个硫桥。在佐剂型大鼠关节炎模型上伊索昔康不仅具有抗炎作用，还能逆转变形的软骨和骨骼。这种特有的性质，使得同时接受评价的其他化合物与伊索昔康无法相提并论。为了方便阅读及行文的连贯性，先介绍佐剂型大鼠关节炎模型。

佐剂型大鼠关节炎模型的实用化，可以追溯到20世纪50年代。建立佐剂型大鼠关节炎模型时，通过皮下注射佐剂。制备佐剂时先将结核分枝杆菌进行热处理灭活，然后把灭活的结核分枝杆菌和医用石蜡混合，制备悬浮液。这样的悬浮液一旦注射到大鼠的右后爪，便可以使大鼠的右后爪发炎。之后，炎症便可以扩散到大鼠的其他关节。大鼠体内形成的这种关节炎的优点不仅仅在于其与人体的慢性多发性关节炎类似，更在于人体要数年成型的疾病在大鼠中只需约3周。

X线片确认，模型大鼠的关节炎与人体关节炎相似。注射佐剂的当天，大鼠的右后爪就出现组织肿胀症状。接着，组织肿胀症状蔓延到其他关节。注射佐剂的第15天软组织肿胀更严重，不仅迫使大鼠的爪和趾部的关节的距离增大，而且使附近的骨骼出现骨髓炎，在X线片下犹如骨质疏松。再往后，大鼠的左后爪也出现组织肿胀症状。注射佐剂的第22天，X线片清楚地显示右后爪骨骼变化，如骨组织遭到破坏，以及骨膜高度发炎。X线片还清楚地显示大鼠的胫骨、跟骨及距骨出现小结节。此时，从左后爪的组织肿胀加重扩展为前爪的关节发炎。注射佐剂的第43天，右后爪的所有骨骼和关节出现感染症状。注射佐剂的第92天，所有的爪及盆骨区的坐骨及脊柱的所有骨骼和关节几乎都出现退化变性。骨质疏松使得一些骨骼变得像纸一样薄，使得另一些骨骼出现新生组织。这些症状，最终导致大鼠跛脚。

用佐剂型大鼠关节炎模型评价伊索昔康时，大鼠爪的肿胀容积被选择为疗效标准。评价采用了3种模式。

第1种模式，先给药后造模，即通过胃插管对大鼠预防性给予伊索昔康。第2天，往大鼠的右爪注射致炎佐剂造模。对照组的模型大鼠每天灌胃安慰剂。灌胃安慰剂的大鼠的右爪在前5天明显肿大，到第9天肿胀通常会停止。然后，右爪继续肿大并殃及左爪也开始肿大。在第9天至第23天，肿胀达到高峰。相反，每天应用伊索昔康的模型大鼠在第23天时肿胀度降低60%～70%。也就是说，伊索昔康能够预防关节炎。

第2种模式，先造模后给药，即评价关节炎已经充分发展后伊索昔康的治疗作用。注射致炎佐剂后的第15天，大鼠的后爪明显肿大，关节变形，关节腔空间扩大，骨骼部分被破坏或大部分被破坏。从第15天开始对关节炎大鼠每天通过胃插管给予伊索昔康，疗效用X线片判断。临床X线片显示，关节炎大鼠的状况逐步改善，肿胀消失。治疗的第7天，炎症开始消退，新骨物质也已经形成。治疗的第21天，变形的骨骼和关节几乎全部再生。

第 3 种模式，停药后再治疗，观察伊索昔康对复发的关节炎的疗效。从注射致炎佐剂后的第 15 天开始对大鼠每天通过胃插管给予伊索昔康，第 42 天停药。X 线片显示，停药时大鼠的关节炎已明显改善。停药的第 27 天炎症复发，爪肿胀，骨骼和软骨开始变形。于是，立即恢复胃插管给予伊索昔康，迅速观察到明显的疗效。恢复胃插管给予伊索昔康的第 14 天，肿胀加损伤的关节基本康复。恢复胃插管给予伊索昔康的第 44 天，大鼠关节的功能和状况基本正常。也就是说，伊索昔康可治愈复发的关节炎。

以伊索昔康对致炎佐剂诱发的大鼠关节炎的疗效为基础，展开了临床试验。临床试验表明，伊索昔康对人体慢性多发性关节炎有效。一方面，用药后急性炎症迅速缓解，变形的软骨和骨骼再生良好，关节能很好地活动。另一方面，伊索昔康有效剂量低，初始剂量为 250 ～ 300 mg 时，便可达到合适的血药浓度；之后，每天仅需要给予 25 mg 的维持剂量，容易耐受。依据这些人体试验数据，伊索昔康走上了临床应用的道路。水杨酸、阿司匹林、吲哚美辛和伊索昔康的开发过程勾画了非甾体抗炎药的时代轨迹。

3 青霉素代表的抗生素时代

1928 年，发现青霉菌可抑制葡萄球菌、链球菌、破伤风杆菌、肺炎双球菌、炭疽杆菌、白喉杆菌的繁殖。后来确认，抑制所述菌落繁殖的物质是青霉菌分泌的青霉素。从此，青霉素进入实用化阶段。青霉素实用化阶段包括 2 个步骤。

第 1 步，从青霉菌的培养基中提取纯化青霉素，提取纯化青霉素的前提是，培养基必须酸化。但是在酸性条件下青霉素具有不稳定的特性。为了解决这个问题，采取了先将培养基冷冻后再酸化的策略。这个策略的出发点是，通过降低温度减慢青霉素被破坏的进程。具体操作是，将培养物酸化之后与乙醚混合，振摇后迅速放到冷冻机中使含青霉素的乙醚相与培养基水相分层。分层后，分离出乙醚相。用弱碱溶液中和乙醚相，再从弱碱性乙醚相中提取青霉素。

第 2 步，寻找青霉素产率高的青霉菌。原因是，1928 年发现的青霉菌生产 1 g 青霉素至少要用 300 L 青霉菌培养液。若加上提取中的损耗，生产 1 g 青霉素至少要用 600 L 青霉菌培养液。按 1941 年的物价计算，每天用 800 mg 青霉素治疗总共要花费 250 英镑。这样昂贵的治疗费用，是当时青霉素很难被广泛应用的重要原因。为了找到青霉素产率高的青霉菌，科学家进行了多方面的尝试。如收集大量土壤样本，仔细查看每份土壤样本中的霉菌，比较它们的青霉素产率，结果未能如愿。直到 1942 年，从一个霉菌几乎长到了肉里的甜瓜样本中找到了所需青霉菌。那时，甜瓜上长的青霉菌的青霉素产量最高。1 mL 这种青霉菌培养液中含有 800 U 青霉素，这个值相当于 1928 年发现的青霉菌的产量的 400 倍。这样一来，1943 年仅仅 9 月这个月美国青霉素的产量就相当于以前所有年份的总产量。

1944 年生产的青霉素虽然足够治疗 700 万被细菌感染的患者，但是这仅够救治战场的伤员，没有多余的被用于细菌感染的平民。于是，进一步提高抗生素的产量成为迫切需要。进一步提高抗生素的产量包括以下 4 个步骤。

第 1 步，开发和青霉素结构类似的 β - 内酰胺抗生素。和青霉素一样，头孢菌素是 β - 内酰胺抗生素。头孢菌素是1945年从撒丁岛海岸周围的海水中发现的头孢菌的代谢产物,可抑制葡萄球菌和链球菌繁殖。对那些青霉素耐药菌株头孢菌素有明确的抑菌作用。

第2步,开发四环素类抗生素。四环素类抗生素的分子中有四个相连的环状结构,如氧四环素(土霉素)和氯四环素(金霉素)都以四环母核为基本结构。二者的差别在于,氧四环素含一个羟基,氯四环素的另一个位置还含一个氯原子。

第3步,开发氨基糖苷类抗生素。氨基糖苷类抗生素通常由带有氨基的糖衍生而来。1963年发现、1966年上市的庆大霉素就是氨基糖苷类抗生素。多种细菌对庆大霉素敏感,尤其是那些对其他抗生素耐药的细菌。换言之,对庆大霉素耐药的细菌不多。

第4步,开发半合成青霉素。20世纪50年代,对青霉素做了深层次研究,包括研究青霉素的化学组成和结构。这些深层次研究表明,所有青霉素的基本骨架都是6-氨基青霉烷酸,这意味着,从6-氨基青霉烷酸可以衍生出新型青霉素。用化学方法或微生物切割天然青霉素,就可以得到6-氨基青霉烷酸。然后,就可以将所需基团和6-氨基青霉烷酸连接起来。变换连接的基团,便可以赋予千变万化的半合成青霉素以特征性生物学性质。其实,几乎所有的新抗生素都来自半合成。

在青霉素实用化过程中还不得不跨越3个障碍。第1个障碍是,致病菌耐药。细菌起初对抗生素很敏感,但是随着抗生素广泛应用,细菌的耐药性便逐渐增加,最终对抗生素变得完全不敏感。通常,细菌能在很短时间内形成对抗生素的耐药性。第2个障碍是,致病菌对结构相近的多种抗生素耐药,即多药耐药。第3个障碍是,越来越普遍的革兰氏阴性菌感染。为了克服这3个障碍,展开了两方面的尝试,一方面,拓展半合成抗生素的范围;另一方面,从海洋、矿石和山林中发现能产生未知抗生素的真菌或细菌。

正是这些尝试,使抗生素的门类更加丰富,可选择性更强。在青霉素类抗生素中,有阿莫西林、哌拉西林和青霉素钠;在头孢菌素类抗生素中,有头孢拉定、头孢唑林、头孢呋辛、头孢丙烯、头孢地嗪、头孢哌酮、头孢吡肟和头孢匹罗;在碳青霉烯类抗生素中,有厄他培南、亚胺培南、美罗培南和比阿培南;在单环类抗生素中,有氨曲南;在大环内酯类抗生素中,有阿奇霉素、红霉素和克林霉素;在氟喹诺酮类抗生素中,有左氧氟沙星、莫西沙星、环丙沙星和诺氟沙星;在氨基糖苷类抗生素中,有依替米星、奈替米星、阿米卡星、妥布霉素和庆大霉素;在磺胺类抗生素中,有复方磺胺甲噁唑和柳氮磺吡啶;在四环素类抗生素中,有四环素、米诺环素和多西环素;在硝咪唑类抗生素中,有甲硝唑和奥硝唑。这为治疗革兰氏阴性菌感染提供了多样性选择,如氨苄西林、阿莫西林、头孢呋辛、头孢孟多、头孢克洛、头孢噻肟、头孢曲松、头孢他啶、头孢哌酮、头孢匹罗、头孢吡肟、亚胺培南、帕尼培南、美罗培南、比阿培南、链霉素、卡那霉素、庆大霉素、妥布霉素、小诺霉素、西索米星、大观霉素、奈替米星、环丙沙星、左氧氟沙星及莫西沙星。众多尝试繁荣了以青霉素为始的抗生素族谱。

④ 甲状腺素代表的激素时代

早在罗马帝国时期,历史学家就描述了阿尔卑斯山区居民的甲状腺肿大现象。1543年,甲状腺才引起学术界关注。100 年后，学术界把甲状腺命名为"天生含腺的甲状体"，意思是规矩盾牌样的腺体。当时，甲状体被描述为由一条狭窄的组织连接的两个耳垂样的器官。每个耳垂样器官长 5 ~ 8 cm，宽 2 ~ 4 cm，中央的厚度为 1.2 ~ 2.5 cm。连接两个耳垂样器官的狭窄的组织大约宽 2 cm，厚 0.5 ~ 1.5 cm，有时可能缺失。甲状体位于喉部下方，成年人的甲状体通常重 20 ~ 30 g。甲状体的实质是无数称为滤泡的中空小囊，甲状体的表面覆盖薄膜，分布着稠密的毛细血管，负责提供充足的血液。虽然 18 世纪对甲状体的生理功能一无所知，但是学术界在期望中锲而不舍探索甲状腺的步伐构成了一段难以忘怀的历史。

公元前 16 世纪到 19 世纪的数百年间，无论是历史学家还是游客在描述阿尔卑斯山区居民的大脖子病时都没有将其和甲状腺联系起来。1840 年，梅尔泽堡的医生发现患者有 3 个特征症状，即眼球外突、心动过速和甲状腺肿大。为表彰这个发现，这 3 个特征症状被命名为梅尔泽堡三联征，该疾病被命名为巴塞多病（甲状腺功能亢进）。梅尔泽堡三联征和巴塞多病这两个医学术语一直沿用至今。而在当时，梅尔泽堡三联征和巴塞多病还没有与甲状腺联系起来。

1886 年，甲状腺研究进入了一个全新的发展阶段，此时研究者提出了一个大胆的假设，即缺乏甲状腺的机体可产生天然应答。依据这个假设，计划开发一种治疗甲状腺功能亢进的制剂。1901 年春天这个计划付诸实施。具体做法是，从摘除了甲状腺的食草动物的血液中提取血清。选择的食草动物是绵羊。首先，摘除了一只绵羊的甲状腺。几天后，将绵羊颈椎脱臼处死，提取血清。然后，研究者本人及数名巴塞多病患者皮下注射了无甲状腺绵羊的血清。注射剂量为每人 1 g。结果，他们出现了皮肤红肿的不良反应，其中一名患者还出现了发热症状。此外，皮下注射没有观察到任何疗效。于是，把皮下注射改为口服。因绵羊血清中添加了石炭酸，所以味道和气味都不好。为此，口服时加了一小匙葡萄酒。口服剂量是，每隔 1 天口服 5 g 绵羊血清。人体试验持续到 1901 年秋天。1901 年 10 月报告的研究结果是，口服绵羊血清不仅无任何不良反应，而且疗效肯定。虽然患者的脉搏速率减少不明显，但患者甲状腺的肿胀消失，颈部明显变细，不再烦躁不安，睡眠也明显改善。

1903 年 11 月，无甲状腺的绵羊血清以"默比厄斯血清"的名称上市。起初，"默比厄斯血清"免费提供给患者。接着，关于绵羊血清对巴塞多病疗效的报道使"默比厄斯血清"的需求骤然上升。后来，必须寻找"默比厄斯血清"的替代品。于是，干燥的绵羊甲状腺被制成巴塞多病治疗剂。实际上，这个治疗剂就是至今仍在临床应用的无碘甲状腺结晶。确认由绵羊的甲状腺制成的巴塞多病治疗剂中的活性成分是无碘甲状腺，经历了多个认知飞跃。

第 1 个认知飞跃来自分析甲状腺中碘含量的实验意外。具体地说就是在处理一个等待分析的甲状腺样本时，过长的加热时间破坏了试管里的样本。收集试管里的残留物时，还往试管里加了乙醇、碱溶液和醋酸。翌日，试管壁上析出了一层晶体。出乎意料，析出的晶体是甲状腺激素的晶体，也就是平时说的结晶性甲状腺素。此外，结晶性甲状腺素的碘含量为 60%。

第 2 个认知飞跃来自海带灰的处理意外。具体地说就是过滤海带灰时，错误地把硫酸加到了海带灰的碱性溶液中。结果，发生了让人印象深刻的反应。硫酸加入之后，紫色蒸气腾空而起，然后富集在铜壶上成为泛着金属光泽的紫色结晶。从此，人类既发现了碘，又理解了海带对甲状腺肿大的疗效来自碘元素。

第 3 个认知飞跃来自碘对甲状腺肿大不一致的治疗作用。对民间验方和海草的分析，以及海带对甲状腺肿大的治疗作用，使碘被认为是治疗甲状腺肿大的有效成分。于是，1820 年春开始了人体试验。具体措施是，把碘化钾溶液直接涂到患者肿大的甲状腺上。一项人体试验，有大约 150 名甲状腺肿大患者接受治疗，结果是，不仅治愈率达 100%，而且几乎没有不良反应。另一项人体试验显示，碘诱发甲状腺肿大患者出现严重不良反应。这些不良反应包括体重迅速下降、持续性感冒，以及严重心律不齐。此外，还有些接受碘治疗的患者没有获得疗效。这些事实，让学术界认识到甲状腺肿大不能单纯用碘治愈。

上述 3 个认知飞跃推动了对甲状腺功能的认识，构建了关系甲状腺肿大的病理生理学理论体系，以及临床治疗学实践策略。

在甲状腺肿大的病理生理学理论体系中，甲状腺分泌 L- 甲状腺素和 L- 三碘甲状腺原氨酸两种重要激素。这两种激素一旦分泌不足，便会导致甲状腺功能减退。甲状腺功能减退有遗传性和获得性两种类型。造成遗传性甲状腺功能减退的原因既可能是甲状腺缺失或畸形，也可能是体内生化紊乱，还可能是碘吸收障碍。获得性甲状腺功能减退有 I 型和 II 型。导致 I 型获得性甲状腺功能减退的原因有甲状腺慢性炎症、甲状腺变性、甲状腺手术后反应或放射治疗给予甲状腺的后遗症；导致 II 型获得性甲状腺功能减退的原因有脑垂体对甲状腺的刺激低下。这样一来，甲状腺的功能受到限制。于是，L- 甲状腺素和 L- 三碘甲状腺原氨酸分泌不足，进而引起典型的甲状腺功能减退症状。甲状腺功能减退患者首先出现的症状是体力和精力下降，然后变得极其畏寒，皮肤和毛发干燥，体重增加，便秘，还有风湿性关节疼痛和语言不流畅症状。在甲状腺功能减退的患者中，有 1/8 的患者出现最严重的黏液性水肿症状。黏液性水肿患者的表现是，身体水肿和面部肿胀。异常数量的黏蛋白在连接的组织中沉积，造成黏液性水肿。

在甲状腺肿大的病理生理学理论体系中，正常人每天需要从食物中摄取 150 mg 碘。从食物中摄取的碘，绝大部分被甲状腺用作体内合成 L- 甲状腺素和 L- 三碘甲状腺原氨酸的原料。当得不到足够的碘时，甲状腺合成 L- 甲状腺素和 L- 三碘甲状腺原氨酸的能力下降。为满足人体对 L- 甲状腺素和 L- 三碘甲状腺原氨酸的需求，垂体便增加对甲状腺滤泡的刺激。通过这种代偿途径消除缺碘造成的后果，进而恢复甲状腺合成 L- 甲状腺素和 L- 三碘甲状腺原氨酸的能力。选择这种代偿途径时，垂体增加的刺激迫使甲状腺采取扩大体积的措施。结果是，甲状腺肿大。

在甲状腺肿大的病理生理学理论体系中，甲状腺合成 L- 甲状腺素和 L- 三碘甲状腺原氨酸包括 5 个步骤。第 1 步，甲状腺吸收血液中的碘；第 2 步，碘与酪氨酸生成一碘取代酪氨酸；第 3 步，一碘取代酪氨酸转化为 L- 甲状腺素和 L- 三碘甲状腺原氨酸；第 4 步，L- 甲状腺素和 L- 三碘甲状腺原氨酸以蛋白结合态储存在体内；第 5 步，L- 甲状腺素和 L- 三碘甲状腺原氨酸在机体需要时释放到血液中。

在甲状腺肿大的病理生理学理论体系中，游离态 L- 甲状腺素和 L- 三碘甲状腺原氨酸迅速经肾脏排泄。为了避免经肾脏排泄，血液中的 L- 甲状腺素和 L- 三碘甲状腺原氨酸必须结合在蛋白上。事实上，血液中 L- 甲状腺素的蛋白结合率为 99.96%，L- 三碘甲状腺原氨酸的蛋白结合率为 99.70%。甲状腺每天合成的 L- 甲状腺素和 L- 三碘甲状腺原氨酸分别为 90 mg 和 15 mg。

在甲状腺肿大的临床治疗学实践策略中，对诊断明确的甲状腺功能减退患者，给予药物替代治疗，即补充外源性甲状腺素。实施大规模补充外源性甲状腺素的先决条件是化学合成甲状腺素。在实现化学合成甲状腺素的目标时，首先跨越了确定甲状腺素化学结构的障碍。1927 年，L- 甲状腺素的结构式得以确认，并在几个月内完成了化学合成研究。甲状腺功能减退的患者只要每天服用不足 1 mg 的人工合成的 L- 甲状腺素，便可以享受正常的人生。1951 年，又发现了第 2 种甲状腺素，称为 L- 三碘甲状腺原氨酸。在结构层面，L- 三碘甲状腺原氨酸比 L- 甲状腺素少一个碘原子。

在甲状腺肿大的临床治疗学实践策略中，对诊断明确的甲状腺功能亢进患者，通过抑制甲状腺激素的合成控制高代谢综合征。目前，抑制甲状腺激素合成有服用抗甲状腺药物、服用放射性碘（^{131}I）及手术治疗 3 种途径。虽然抗甲状腺药物治疗是甲状腺功能亢进的基础治疗方式，但治愈率仅有 50% 左右，复发率高达 60%。在手术治疗和 ^{131}I 治疗的准备阶段，也需要服用抗甲状腺药物。

临床应用的抗甲状腺药物可分为硫脲嘧啶类药物和 β 受体阻断剂两类。硫脲嘧啶类药物的特点是口服给药，不会引起不可逆损伤，疗程长，需要定期查体，复发率较高，即便合理规范用药，仍有 20% 以上复发率。临床选用硫脲嘧啶类药物的顺序是甲巯咪唑、丙硫氧嘧啶、卡比马唑和甲硫氧嘧啶。丙硫氧嘧啶可减少循环中的 L- 甲状腺素转化为 L- 三碘甲状腺原氨酸，孕妇使用安全。甲巯咪唑的不良反应更小，可较长时间地抑制甲状腺激素的合成，每天只需服 1 次药，患者的依从性较好。β 受体阻断剂的特点是阻断甲状腺素对心脏的刺激和外周 L- 甲状腺素向 L- 三碘甲状腺原氨酸转化。β 受体阻断剂主要在初期使用，可较快控制甲状腺功能亢进患者的临床症状。有支气管疾病的甲状腺功能亢进患者，可选用阿替洛尔和美托洛尔等 $β_1$ 受体阻断剂。

5 前药，抗代谢理论及受体

20 世纪初，根据药物的共同生物学效应寻找药物的共同结构，此时发现了同系原理、异构原理、同型原理、电子等排原理和拼合原理。在这些原理的引导下，引出了一系列药物，如普鲁卡因、抗组胺药、抗惊厥药及磺胺。此外，巴比妥类安眠药和拟交感神经药也存在共同的基本结构。关注药物的共同结构的更大的价值在于，从百浪多息催生出一个概念和一个学说。希望下面的文字可以厘清从百浪多息催生出一个概念和一个学说的脉络。

虽然 1908 年就已经合成了对氨基苯磺酰胺，但在当时对氨基苯磺酰胺只是偶氮染料的中间体。在纯化学的视野里，百浪多息对溶血性链球菌及其他致病菌的抑菌作用来自偶氮键的染色作用。这种视角使得对氨基苯磺酰胺在当时未能成为临床用药。百浪多息虽然在体外无效，但是在体内可以被激活转化为有活性的对氨基苯磺酰胺，这个道理直到 1935 年才被接受。接受这个理念意味着，百浪多息催生了"前药"这样一个概念。依赖"前药"概念，可以设计出体外没有活性但体内被激活后产生活性的药物。

百浪多息转化为对氨基苯磺酰胺还催生了"抗代谢学说"。众所周知，细菌只有利用二氢叶酸才能繁殖。换句话说，为了繁殖细菌必须合成二氢叶酸。细菌合成二氢叶酸时，对氨基苯甲酸是必需的前体。从化学结构看，对氨基苯磺酰胺和对氨基苯甲酸结构相似，高相似度使得细菌合成二氢叶酸时，无法在对氨基苯磺酰胺和对氨基苯甲酸之间做出正确选择。这就意味着，高相似度赋予对氨基苯磺酰胺与对氨基苯甲酸竞争的潜力。这种竞争，使得细菌缺乏合成二氢叶酸必需的对氨基苯甲酸这个前体，不能合成二氢叶酸，细菌也就不能繁殖。这种竞争，使得对氨基苯磺酰胺具有抑菌作用。这种抑菌作用，是对氨基苯磺酰胺抵抗细菌代谢的结果。于是，顺理成章地催生了"抗代谢学说"。抗代谢学说既阐明了一些药物的作用机制，又开辟了新药研究的新途径。依赖于抗代谢学说，开发了抗肿瘤药、利尿药、抗疟药、长效磺胺和磺胺增效剂。

1950年，青霉素实现实用化。青霉素实用化至少产生了两个连带效应。一个是显性连带效应，即开创了由一批新型高效抗生素构建的抗生素治疗时代。另一个是隐性连带效应。

隐性连带效应的第1个具体表现是，人体酶系统加强了人体生理状态和病理状态的关系，缩短了人体生理知识和生化知识的距离。隐性连带效应的第2个具体表现是，β受体阻断剂萘心定（丙萘洛尔）于20世纪60年代初走上临床。萘心定走上临床既为治疗心血管疾病开拓了新方向，又为证实受体理论提供了案例。这个案例使得受体理论在新药研究中实用化。证实受体理论、分离受体和纯化受体是三位一体的程序。这个三位一体的程序提高了新药开发的成功率。例如，证实了脑组织中存在阿片受体后，便从脑组织中分离出脑啡肽和内啡肽，脑啡肽和内啡肽激动阿片受体便可起到镇痛作用。又例如，证实了 H_1 受体和 H_2 受体后，便发现了 H_2 受体拮抗剂西咪替丁和雷尼替丁，西咪替丁和雷尼替丁对消化性溃疡有很好的疗效。隐性连带效应的第3个具体表现是，阐明酶与有机小分子的相互作用，进而开发酶抑制剂。例如，阐明存在于肾素－血管紧张素系统中的酶调控血压和肾功能之后，便针对血管紧张素转化酶的活性中心和辅助部位设计抑制剂。血管紧张素转化酶抑制剂既可阻止人体合成血管紧张素 II，又能阻断缓激肽降解。按照这种策略设计的卡托普利和马来酸依那普利就是血管紧张素转化酶抑制剂。隐性连带效应的3个具体表现标志着药物化学完成了由单纯的化学模式向化学和生物学融合模式的过渡。从此，药物化学不再是化学的分支，而是一门独立的学科，可以按照自身模式逐步成长。

6 · 先导化合物和定量构效关系

20世纪70年代，新方法、新试剂和新技术促进了结构复杂的天然产物的全合成。因为酶或者受体的天然配基的结构往往都比较复杂，所以合成结构复杂的天然产物为研究天然配基与酶的相互作用、天然配基与受体的相互作用奠定了基础。立足于天然配基与酶的相互作用，有助于阐明药物和酶相互作用的空间关系。立足于天然配基与受体的相互作用，有助于阐明药物和受体相互作用的空间关系。立足于药物和酶相互作用的空间关系，有助于确认代谢产物的化学结构。

阐明酶的结构及性能、受体的结构及性能、药物和受体相互作用的空间关系、药物在体内的代谢模式，以及确认代谢产物的化学结构引出的第1方面的成果是，在分子水平上强化相同生物活性和共同结构的关系，凝练了"先导化合物"这样一个概念。相对于先导物，"先导化合物"实现了从"物"到"化合物"的跨越。"化合物"的分子属性意味着，"先导化合物"实现了从"物"到"分子"的跨越，实现这种跨越的现实支撑是分析仪器现代化。

20世纪50年代新型分析仪器进入医学和细胞生物学领域，标志着仪器分析的现代化。1951年，图像分析显微镜开始在医学领域应用。1952年，在超薄切片和固定法的支撑下，电子显微镜用于分析细胞内的线粒体结构。同年出现了气液分配色谱仪的样机，3 年后气液分配色谱仪商品化，促进了化学分析技术进步。1953 年，细菌菌落自动计数器的出现对于医学微生物学有特殊意义，正是这种仪器最终促使生物技术快速发展。1958 年，微型 pH 电极用于血液分析。1959 年，聚丙烯酰胺凝胶电泳（polyacrylamide gel electrophoresis，PAGE）技术取得关键性突破。

20 世纪 60 年代，仪器分析把越来越多的注意力转向和药物相关的分析领域，新技术广泛应用，原有分析仪器升级换代。具体成果是，高效液相色谱仪实用化。高效液相色谱仪使复杂分子的分离成为可能，让分子结构分析产生质的飞跃。

20 世纪 90 年代，质谱仪用于生物样品分析，质谱仪进入了新时代。质谱技术不断更新，出现了高性能的仪器，如 FT-MS 仪。FT-MS 仪的中文全称是傅里叶变换离子回旋共振质谱仪。FT-MS 仪的质量分析器是离子回旋共振池，离子在回旋共振池中做旋转运动，旋转的频率与离子的质荷比相关，FT-MS 仪是目前分辨率最高的质谱仪，由 FT-MS 仪测定的质量数可以代替元素分析。与其他质谱仪相比，FT-MS 仪允许离子受到相对小的外作用力，能够保留离子最初的形态。FT-MS 的串联碰撞诱导解离，允许隔离并碎裂一级质谱的离子峰，进而确认二级质谱中碎裂的离子峰的构成。隔离并碎裂二级质谱中的离子，便可以确认三级质谱中碎裂的离子峰的构成。串联相同的操作，便可获得多级质谱。

FT-MS 仪和多级质谱相结合，可以检测生物大分子。对峰储存实施的技术改进，使多样性的二级质谱技术得以加入，峰储存可达到不可想象的程度。峰储存的技术改进是，降低进入质谱仪的柱流速，从而在测定峰的同时促使峰裂解并完成结构分析。这些技术改进，为研究细胞代谢和基因调控中的复杂大分子提供了手段。不断提高的生物信息学研究的复杂性加上多维运行数据，以及数据分析，为质谱和高压液相色谱及各种毛细管电泳联用奠定了基础。从此，质谱主导的技术进步成为新药研究与开发的重要环节，成为确认药物作用靶点和识别蛋白功能的新手段。

多维磁共振波谱技术的应用，特别是强磁场磁共振波谱仪（如 800 MHz 磁共振波谱仪）的应用为研究水环境中的蛋白和多肽结构提供了平台。水环境更接近蛋白及多肽的真实生物环境。利用多维磁共振波谱技术及强磁场磁共振波谱仪可以揭示蛋白的柔性及蛋白和其他分子相互作用过程的动力学，如揭示柔性受体或者酶和配基（包括药物的分子）相互作用过程的动力学。对于受体或者酶，柔性反映活动程度。NOESY 谱（nuclear overhauser effect spectroscopy）通过 ^{1}H-^{1}H 空间相互作用可确认配基的立体化学。根据立体化学，可获得配基实际持有的构象，进而可获得配基在受体或者酶的活性口袋中的实际影像。

事实上，在磁共振测试中被测分子中的活泼基团的质子与氘代溶剂中的活泼氘原子会交换。交换的结果是，被测分子中活泼基团的质子信号减弱。不过，这种交换并不会影响二维 NOE 效应。此外，磁共振测试用的氘代溶剂通常是发生质子交换概率低的氘代二甲基亚砜（dimethyl sulfoxide，DMSO）。也就是说，在 NOESY 谱测定中将氘代 DMSO 作为溶剂可获得满意的质子信号。此外，测定 NOESY 谱时使用配备了超低温探头的 800 MHz 磁共振波谱仪可获得更加满意的谱图。配备了超低温探头的 800 MHz 磁共振波谱仪的灵敏度极高，能够测到分子间较弱的相互作用，即分子间较弱的非共价键的相互作用，是研究配基和受体或者酶的相互作用的最有效的技术手段。

利用 NOESY 谱确认的配基实际持有的构象支撑配基的结构类似物的分子对接（molecular docking），

可以完成虚拟筛选，进而避免盲目合成。依赖分子对接自由能，可合成及评价少数目标化合物。通过分析少数目标化合物的结构和生物活性的关系，选择生物活性强的化合物作为新的先导化合物。对新的先导化合物实施虚拟结构修饰，并通过分子对接完成第 2 轮虚拟筛选，再依赖分子对接自由能，可合成及评价少数新的目标化合物。这样循环往复，最后合成及评价成系列的目标化合物。分析系列目标化合物的结构和生物活性的关系，建立三维结构 – 活性定量关系（3D-quantitative structure-activity relationships，3D-QSAR）方程。3D-QSAR 方程可预测并锁定最佳化合物。定向合成及评价锁定的化合物，为新药开发提供候选化合物。

7 · 药物化学何来何往

　　前面提到，为了让绪论能够表达"药物化学何来何往"，我仔细分析和归纳了自己曾经出版的《新药的发现与发明》《预防药学》《药物化学原理》3 本书，以便找到这 3 本书在选材、组合、编排和提供基础知识方面可持续发展的空间，以及在凝练基本概念方面可持续发展的空间。为了了解其他作者在撰写绪论时给"药物化学"下的定义，我还认真读了国内具有代表性的药物化学教材。前面强调，令人高兴的是定义"药物化学"是那些教材绪论的核心内容。前面还强调，各抒己见地定义"药物化学"具有合理性。

　　考虑到本书的基本目标是培养学生的思考能力，而不是给学生灌输知识，特地为这篇绪论加了"药物化学何来何往"这样一个副标题。为了让绪论的内容和副标题相匹配，历史性素材成了绪论的主体。这样做，或许可以让学生在读了这篇绪论后能够判断"药物化学何来何往"。为了行文符合逻辑，绪论中的历史性素材尽量按照时间顺序编排。为了适应阅读的惯性，绪论中相似性素材尽量相对集中编排。为了尊重"药物化学"发展史实，绪论中把药用植物作为先导物优先安排，把霉菌作为先导物放在第 2 位，把甲状腺作为先导物放在第 3 位，把理论放在第 4 位。之所以这样排序，是为了体现"药物化学"从植物到微生物，从微生物到动物，以及从经验到理论的发展过程。考虑到学生对著名药物更感兴趣，出现在绪论标题中的药物尽量用著名药物。

　　从经验到理论，重点描述了发展过程中出现的同系原理、异构原理、同型原理、电子等排原理和拼合原理。从经验到理论，有意突出了发展过程中由百浪多息催生的前药和抗代谢学说。

　　从经验到理论，特意突出了受体理论、受体分离和受体纯化三位一体的程序。这个三位一体的程序提高了新药开发的成功率，如用脑啡肽和内啡肽激动阿片受体实现了镇痛，又如证实了 H_1 受体和 H_2 受体后发现了 H_2 受体拮抗剂西咪替丁和雷尼替丁，再如阐明了肾素 – 血管紧张素系统中的酶调控血压和肾功能后针对酶的活性中心和辅助部位设计发现了卡托普利和马来酸依那普利是血管紧张素转化酶抑制剂。

　　从经验到理论，有意强调了 3 个环节。第 1 个环节是，生物活性评价由人体试验到动物实验。第 2 个环节是，再由动物实验到人体试验。第 3 个环节是，新药开发落地离不开人体试验。对于第 1 个环节和第 2 个环节来说，动物模型是关键节点。两个环节的节点展现了两个重要信息。第 1 个重要信息是，动物模型对于发现先导化合物至关重要。第 2 个重要信息是，动物模型对于确认候选化合物至关重要。为了增强第 1 个环节和第 2 个环节的节点理论性，绪论用较大篇幅论述了 FT-MS 仪和多级质谱在确认药物作用靶点和识别蛋白功能的平台性作用，用较大篇幅论述了配备了超低温探头的 800 MHz 磁共振波谱仪支撑的 NOESY 谱在分子对接和虚拟筛选中的平台性作用，用较大篇幅论述了分子对接对于3D-QSAR 分析及为新药开发准确提供候选化合物的潜力。

国内大学本科的药学专业、药物化学专业、临床药学专业、化学工程专业，乃至有机合成专业目前都会或多或少讲授和药物化学相关联的知识。此外，从药品说明书上可以查到和药物化学相关联的信息，如药品名、规格、适应证、用法、用量、禁忌、不良反应和注意事项。除生产企业、批准文号、产品批号和有效期外，药品说明书的信息都是流行的药物化学教材各论的具体药物的内容。这使药物化学教材的各论难免出现和药品说明书部分重叠的局面，同样，也使学生难以认清药学、药物化学、临床药学、化学工程及有机合成的学术界限。

在各抒己见的前提下，这篇绪论认为药物化学的核心是发现先导化合物，优化先导化合物，依赖配基和酶及受体的相互作用实施可信度高的分子对接，依赖 3D-QSAR 准确预测最佳先导结构及锁定新药开发的候选化合物。

为了不重蹈各论和药品说明书部分重叠的覆辙，本书各章的素材都来自作者们在过去 30 年间获得的国家专利授权的数百件专利申请书。编排时采用专利申请书的内容和药物化学的核心内容相匹配的策略，如尽量把相同类型及相同功能的药效团的结构修饰物集合为一章。这样一来，正文便自然而然地按照结构分章。可见，在分章层面本书不同于流行的药物化学教材，后者大多是按疾病分章节。这样安排的好处是，彻底避免和药品说明书发生重叠。

前面梳理药物化学的发展进程时，看到了从药用植物作为先导物到天然产物作为先导物的历史印记。仔细分析过去数十年间的新药开发案例，就不难发现这种历史印记仍然影响着当下的新药开发进程。

顺应新药开发的历史印迹，将天然药效团的结构修饰物作为先导化合物的主体编入本书。其代表有菠菜素（来自菠菜），(3S)-β-咔啉-3-甲酸（来自蒜头），1，2，3，4-四氢-β-咔啉-3-甲酸（四氢海曼的类似物或称骆驼蓬碱的类似物），(3S)-异喹啉-3-甲酸和 1，2，3，4-四氢异喹啉-3-甲酸（鹿尾草中的萨苏林的类似物）。还有，一些临床药物也作为药效团出现在书中，如水杨酸、5-氟尿嘧啶、17β-雌二醇、华法林、6-巯基嘌呤和育亨宾。其实，它们原本就是天然药效团。

用来修饰上述天然药效团的结构单元也是天然产物，如广为人知的氨基酸。氨基酸延伸是多肽，于是，多肽也用来修饰上述天然药效团。当然，书中的多肽序列大部分来源于受体或酶的关键片段。从细胞生物学层面看，受体或酶都是天然产物。可见，在结构修饰层面本书不同于流行的药物化学教材，后者大多是以化学取代基修饰。对于这种结构修饰策略，需要强调 3 点。第 1 点，这样的结构修饰策略的基础不是拼合原理。理由很简单，氨基酸或多肽和上述天然药效团既没有共同活性也没有直接关联的活性。第 2 点，这样的结构修饰物都不是"前药"。第 3 点，氨基酸用作结构修饰单元和化学取代基的明显区别是，不容易直观地觉察相互存在的电性差异及空间效应差异，也就是说，不容易直观地分析电性效应及空间效应对生物活性的影响（即结构与活性的关系）。为此，只得用基于 Cerius2-MFA（分子力场分析）的模型表述 3D-QSAR。这样做的好处是，读者能从药物化学原理步入定量构效关系前沿。

顺应新药开发的历史印迹，对氨基酸及多肽修饰天然药效团获得的化合物的普筛结果进行了描述。之所以能够普筛，得益于 2 个方面的积累。第 1 个方面的积累是，文献对所有天然药效团的功能都有记载。第 2 个方面的积累是，作者团队在 20 多年来一直致力于探索生物活性评价模型。作者团队在这方面的努力从 Wiley 出版社出版的英文版《药物的生物分析》中可见一斑。同时，为突出本书的原理特色，正文不描述合成路线中化合物的制备方法。当然，普筛的功能始终瞄准对健康最具威胁的大众性疾病和多发性疾病，如血栓、肿瘤、疼痛、炎症、重金属中毒、骨质疏松症，乃至缺血性脑卒中。这样做的目标是，使读者从药物化学原理步入生物活性评价模型的前沿。

摘要

文献记载的菠菜素（文献亦称菠叶素）是（6S）-4，5，6，7- 四氢 -3H- 咪唑并 [4，5-c] 吡啶 -6- 甲酸，有抗血栓作用。按照天然来源的先导化合物用天然来源的建筑块修饰的策略，本章介绍用氨基酸修饰（6S）-4，5，6，7- 四氢 -3H- 咪唑并 [4，5-c] 吡啶 -6- 甲酸的 6 位羧基生成（6S）-4，5，6，7- 四氢 -3H- 咪唑并 [4，5-c] 吡啶 -6- 甲酰 -AA；介绍先用 L-The 修饰（6S）-4，5，6，7- 四氢 -3H- 咪唑并 [4，5-c] 吡啶 -6- 甲酸的 5 位 NH 生成（6S）-5-The-4，5，6，7- 四氢 -3H- 咪唑并 [4，5-c] 吡啶 -6- 甲酸，再用氨基酸修饰（6S）-5-The-4，5，6，7- 四氢 -3H- 咪唑并 [4，5-c] 吡啶 -6- 甲酸的 6 位羧基，生成（6S）-5-The-4，5，6，7- 四氢 -3H- 咪唑并 [4，5-c] 吡啶 -6- 甲酰 -AA；介绍用溶栓 Pro-Ala-AA 序列修饰（6S）-4，5，6，7- 四氢 -3H- 咪唑并 [4，5-c] 吡啶 -6- 甲酸的 6 位羧基，生成（6S）-4，5，6，7- 四氢 -3H- 咪唑并 [4，5-c] 吡啶 -6- 甲酰 -Pro-Ala-AA；介绍用抗黏附的 AA$_1$-AA$_2$-Asp-Val 序列以 L-Lys 为连接臂修饰（6S）-4，5，6，7- 四氢 -3H- 咪唑并 [4，5-c] 吡啶 -6- 甲酸的 6 位羧基，生成（6S）-4，5，6，7- 四氢 -3H- 咪唑并 [4，5-c] 吡啶 -6- 甲酰 -Lys-AA$_1$-AA$_2$-Asp-Val；介绍用抗黏附的 AA$_1$-AA$_2$-Asp-Val 序列以 L-Lys（L-Lys）为连接臂修饰（6S）-4，5，6，7- 四氢 -3H- 咪唑并 [4，5-c] 吡啶 -6- 甲酸的 6 位羧基，生成（6S）-4，5，6，7- 四氢 -3H- 咪唑并 [4，5-c] 吡啶 -6- 甲酰 -Lys（Lys）-AA$_1$-AA$_2$-Asp-Val；介绍用抗黏附的 AA$_1$-Gly-Asp-AA$_2$ 序列以 L-Lys（L-Lys）为连接臂修饰（6S）-4，5，6，7- 四氢 -3H- 咪唑并 [4，5-c] 吡啶 -6- 甲酸的 6 位羧基，生成（6S）-4，5，6，7- 四氢 -3H- 咪唑并 [4，5-c] 吡啶 -6- 甲酰 -Lys（Lys）-AA$_1$-Gly-Asp-AA$_2$。按照普筛的策略，本章介绍了所述菠菜素的结构修饰物的溶栓作用、抗血栓作用、抗炎作用、对发病 24 h 的缺血性脑卒中的治疗作用，以及作用靶点。为了让内容比较全面，本章用 3D-QSAR 分析了所述菠菜素修饰物的结构和活性的关系。

关键词

菠菜素，血栓，炎症，3D-QSAR，SAR，作用靶点

菠菜素（文献亦称菠叶素）来自菠菜，按照有机化学的命名规则菠菜素的化学名是（6S）-4，5，6，

7- 四氢 -3H- 咪唑并 [4，5-c] 吡啶 -6- 甲酸。为了突出先导化合物来自天然产物的特色，本章的标题采用菠菜素。为了突出药物的化学特色，本章在正文叙述中采用（6S）-4，5，6，7- 四氢 -3H- 咪唑并 [4，5-c] 吡啶 -6- 甲酸的命名方式。在结构修饰层面，化学修饰通常发生在（6S）-4，5，6，7- 四氢 -3H- 咪唑并 [4，5-c] 吡啶 -6- 甲酸的 5 位 NH 和 6 位羧基，本章沿着从氨基酸修饰的菠菜素到多肽修饰的菠菜素的线索展开，体现从简单到复杂的归纳技巧。在药物化学层面，采取从活性到 3D-QSAR 或者从活性到作用靶点的由浅入深的策略展开论述。依赖文献记载的菠菜素的生物活性，围绕血栓关联的功能，如抗动脉血栓功能、溶栓功能，以及对发病 24 h 的缺血性脑卒中的治疗功能，对菠菜素的所有结构修饰物进行普筛。普筛时，采用从体外模型到动物模型的常规程序。在文字编辑层面，贯彻同类结构修饰物自成一节的原则，本章分为五节。

1 （6S）–4，5，6，7- 四氢 –3H– 咪唑并 [4，5-c] 吡啶 –6– 甲酰 –AA

在菠菜素的所有结构修饰物中，（6S）-4，5，6，7- 四氢 -3H- 咪唑并 [4，5-c] 吡啶 -6- 甲酰 -AA（**1-17**）的结构最简单。**1-17** 代表了 17 种氨基酸修饰（6S）-4，5，6，7- 四氢 -3H- 咪唑并 [4，5-c] 吡啶 -6- 甲酸的 6 位羧基的菠菜素修饰物。图 2-1-1 是 **1-17** 的合成路线。为了阐明结构，表 2-1-1 给出了 **1-17** 的 AA 代表的氨基酸残基。依赖文献记载的菠菜素的生物活性，围绕抗血小板聚集功能及抗动脉血栓功能评价 **1-17** 的生物活性，通过 3D-QSAR 描述 **1-17** 的结构和抗动脉血栓活性的关系。

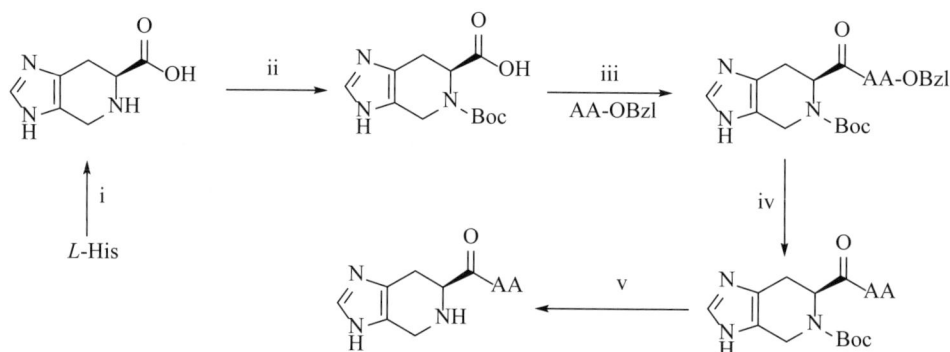

图 2-1-1 **1-17** 的合成路线

表 2-1-1 **1-17** 的 AA

化合物	式中 AA 代表的氨基酸残基	化合物	式中 AA 代表的氨基酸残基
1	式中 AA 为 Gly 残基	**10**	式中 AA 为 L-Ser 残基
2	式中 AA 为 L-Ala 残基	**11**	式中 AA 为 L-Thr 残基
3	式中 AA 为 L-Leu 残基	**12**	式中 AA 为 L-Met 残基
4	式中 AA 为 L-Val 残基	**13**	式中 AA 为 L-Asp 残基
5	式中 AA 为 L-Ile 残基	**14**	式中 AA 为 L-Glu 残基
6	式中 AA 为 L-Pro 残基	**15**	式中 AA 为 L-Gln 残基
7	式中 AA 为 L-Trp 残基	**16**	式中 AA 为 L-Asn 残基
8	式中 AA 为 L-Tyr 残基	**17**	式中 AA 为 L-Lys 残基
9	式中 AA 为 L-Phe 残基		

1.1 1-17 抗血小板聚集活性

为了考察 **1-17** 的抗血栓活性，先测定了 **1-17** 的抗血小板聚集活性。测定时取猪颈动脉血用 3.8% 枸橼酸钠溶液（按体积比 1 : 9）抗凝。1000 r/min 离心 10 min 得富血小板血浆（platelet rich plasma，PRP），3000 r/min 离心 10 min 得贫血小板血浆（platelet poor plasma，PPP）。用 PPP 调节 PRP，使 PRP 中的血小板数适合测定 **1-17** 的抗血小板聚集活性。**1-17** 用生理盐水溶解。向比浊管中加 0.24 mL 调节过的 PRP，再加 5 µL 生理盐水或 **1-17** 和生理盐水的混合溶液（5 µL，浓度为 0.1 µM、10 µM、15 µM、20 µM）。调好吸光度的基线，加入 5 µL 4 种含诱导剂的生理盐水溶液，观察 5 min 内血小板的最大聚集率。4 种诱导剂是血小板活化因子（platelet activating factor，PAF），终浓度为 50 µM；腺苷二磷酸（adenosine diphosphate，ADP），终浓度为 500 µM；凝血酶（thrombin，TH），终浓度为 50 IU/L；花生四烯酸（arachidonic acid，AA），终浓度为 7.5 mg/mL。最大聚集率是聚集曲线波峰的值。每个浓度下的 **1-17** 平行测 6 次（$n=6$），形成血小板聚集曲线。根据血小板聚集曲线，确定 **1-17** 抑制 PAF、ADP、TH 及 AA 诱发的血小板聚集的 IC_{50}（表 2-1-2）。表 2-1-2 表明，**1-17** 抑制 PAF、ADP、TH 及 AA 诱发的血小板聚集的 IC_{50} 分别为 0.33 ～ 28.44 mM，0.01 ～ 4.72 mM，0.16 ～ 24.93 mM 和 0.02 ～ 70.40 mM。通过比较这 4 种诱导剂诱发的血小板聚集发现 ADP 诱发的血小板聚集对 **1-17** 更敏感。

表 2-1-2 1-17 抑制 PAF、ADP、TH 及 AA 诱发的血小板聚集的 IC_{50}

化合物	抑制下面 4 种诱导剂诱发的血小板聚集的 IC_{50}（均值 ±SD, mM）			
	PAF	ADP	TH	AA
1	0.59 ± 0.02	0.46 ± 0.01	9.13 ± 0.14	1.31 ± 0.05
2	0.46 ± 0.02	0.24 ± 0.01	0.43 ± 0.02	0.19 ± 0.01
3	2.51 ± 0.16	0.02 ± 0.003	8.68 ± 0.34	0.29 ± 0.01
4	11.44 ± 0.39	2.09 ± 0.15	1.08 ± 0.06	7.64 ± 0.29
5	0.90 ± 0.01	0.75 ± 0.04	0.26 ± 0.01	6.39 ± 0.24
6	3.89 ± 0.22	0.01 ± 0.002	2.12 ± 0.13	3.96 ± 0.24
7	0.70 ± 0.03	0.72 ± 0.04	2.52 ± 0.14	0.08 ± 0.004
8	3.23 ± 0.20	0.02 ± 0.004	5.32 ± 0.22	70.40 ± 6.33
9	20.92 ± 2.66	0.02 ± 0.003	24.93 ± 3.54	5.26 ± 0.22
10	4.24 ± 0.20	1.64 ± 0.04	4.24 ± 0.20	0.24 ± 0.01
11	28.44 ± 3.30	0.40 ± 0.02	8.16 ± 0.31	4.94 ± 0.19
12	5.91 ± 0.26	0.34 ± 0.02	0.52 ± 0.03	0.16 ± 0.01
13	4.94 ± 0.24	0.30 ± 0.01	0.22 ± 0.01	0.51 ± 0.03
14	3.45 ± 0.22	0.03 ± 0.004	0.25 ± 0.02	6.14 ± 0.24
15	0.53 ± 0.03	4.72 ± 0.27	5.48 ± 0.25	3.88 ± 0.19
16	0.33 ± 0.02	0.78 ± 0.04	0.16 ± 0.01	0.02 ± 0.002
17	0.59 ± 0.03	0.46 ± 0.02	9.13 ± 0.36	1.31 ± 0.04

1.2 1-17 抗动脉血栓活性

在大鼠丝线法抗血栓模型上评价 **1-17**（灌胃剂量为 10 nmol/kg）的抗动脉血栓活性。评价时选择阿司匹林为阳性对照（灌胃剂量为 167 µmol/kg），选择生理盐水为空白对照（灌胃剂量为 3 mL/kg），用血栓重代表活性。大鼠丝线法抗血栓模型包括动静脉旁路插管，该插管由 3 段硅烷化的聚乙烯管构成。

中段的聚乙烯管长为 60 mm，内径为 2 mm。中段聚乙烯管的两端分别与 2 段相同规格的聚乙烯管连接。这 2 段聚乙烯管长为 100 mm，内径为 1 mm，外径为 2 mm。它们的一端为尖管，用于插入大鼠的颈动脉或颈静脉。它们的另一端用于插入中段聚乙烯管。雄性 SD 大鼠（200～220 g）灌胃 1-17 或阿司匹林或生理盐水 30 min 之后，腹腔注射乌拉坦溶液（5.0 mg/mL，3 mL/kg）进行麻醉，然后分离右颈动脉和左颈静脉。把一根准确称重（丝线的初重量）的 6 cm 长的丝线放入中段聚乙烯管中，使插管充满肝素钠的生理盐水溶液（50 IU/mL），一端插入大鼠的左颈静脉，另一端加入定量肝素钠抗凝，然后插入大鼠的右颈动脉。血液从右颈动脉流经聚乙烯管流入左颈静脉，15 min 后取出附有血栓的丝线并准确称重（丝线的终重量）。用丝线的终重量减去丝线的初重量得血栓重，即得到 1-17 的抗动脉血栓活性。表 2-1-3 的数据表明，1-17 能有效地抑制大鼠动脉血栓形成。

表 2-1-3　1-17 抗动脉血栓活性

对照及 1-17	血栓重（均值 ±SD，mg）	对照及 1-17	血栓重（均值 ±SD，mg）
生理盐水	31.19 ± 2.00	9	29.21 ± 3.45
阿司匹林	17.92 ± 1.91	10	24.13 ± 2.15[a]
1	24.56 ± 1.95[a]	11	23.67 ± 2.20[a]
2	24.58 ± 1.83[a]	12	24.78 ± 1.84[a]
3	23.44 ± 2.98[a]	13	23.98 ± 2.61[a]
4	24.73 ± 1.73[a]	14	23.92 ± 1.69[a]
5	24.80 ± 2.57[a]	15	19.86 ± 2.83[a]
6	20.82 ± 2.46[a]	16	22.57 ± 2.14[a]
7	24.72 ± 2.17[a]	17	20.40 ± 1.93[a]
8	20.76 ± 2.00[a]		

a：与生理盐水比 $P < 0.01$；$n=12$。

1.3　剂量对 15 抗动脉血栓活性的影响

为了考察剂量对 1-17 抗动脉血栓活性的影响，选择 15 为代表，采用前面描述的操作测定了 10 nmol/kg、1 nmol/kg 和 0.1 nmol/kg 3 种灌胃剂量下 15 的抗动脉血栓活性。表 2-1-4 的数据表明，剂量和活性存在明确的依赖关系。

表 2-1-4　15 在 3 种剂量下的抗动脉血栓活性

对照及 15	剂量（nmol/kg）	血栓重（均值 ±SD，mg）
生理盐水	—	31.19 ± 2.00
15	10	19.86 ± 2.83[a]
	1	24.25 ± 1.31[b]
	0.1	29.78 ± 0.98

a：与生理盐水及 1 nmol/kg 比 $P < 0.01$；b：与生理盐水及 0.1 nmol/kg 比 $P < 0.01$；$n=12$。

1.4　1-17 的 3D-QSAR

为了揭示电性效应、空间效应和疏水效应对 1-17 的抗动脉血栓活性的贡献，分析了 1-17 的这 3 种效应和抗动脉血栓活性之间的关系。分析中采用的理论模型是 Cerius2-MFA，目标是表述 3D-QSAR。应用 Cerius2-MFA 模型的三维场理论表述 3D-QSAR 时，借用了分子表面生成的格点。格点的密度随分子间距离变化而变化，可避免由规则格点参数的均一化引起的误差。基于分子表面模型的方法，能分析多样性分子表面，除可计算出分子极性表面的静电、氢键供体及氢键受体外，还可以反映分子非极性表面的特征，从而获得更多的相互作用信息。计算时，以分子力场中不同格点上的探针（包括 H、CH₃、HO）与目标分子的相互作用能为描述符建立 3D-QSAR 方程。建立的 3D-QSAR 方程既可用来分析 1-17 的电性效应、空间效应、疏水效应和抗动脉血栓活性之间的关系，又可用来预测抗动脉血栓活性更强的菠菜素的结构修饰物。

为建立 3D-QSAR 方程，先获取 1-17 的最低能量构象。接下来，按比较分子力场分析法（comparative molecular field analysis，CoMFA）要求叠合 1-17 的最低能量构象。叠合时，依据最大相似性（maximum common subgraph，MCS）选择（6S）-4，5，6，7- 四氢 -3H- 咪唑并 [4，5-c] 吡啶 -6- 甲酰基为共同模板。再接下来，在叠合好的 1-17 的周围定义分子力场的空间范围。然后，按照选择的步长把定义的空间均匀划分，产生格点。之后，在每个格点上逐一用探针（包括 H、CH₃、HO）考察分子力场特征。

最后，用最小二乘法（G/PLS）建立 1-17 的抗动脉血栓活性和分子力场特征间的 3D-QSAR 方程。下面是以血栓重代表 1-17 生物活性的 3D-QSAR 方程的具体描述。

$$血栓重 = 22.0572 - 0.087\,955 \times \text{"CH}_3/389\text{"} + 0.104\,126 \times \text{"CH}_3/292\text{"} - 0.016\,952 \times \text{"CH}_3/374\text{"} +$$

$$0.101\,554 \times \text{"CH}_3/310\text{"} - 0.021\,101 \times \text{"CH}_3/431\text{"} - 0.024\,54 \times \text{"H+/424"} - 0.040\,196 \times \text{"H+/367"} +$$

$$0.078\,187 \times \text{"H+/235"} - 0.036\,232 \times \text{"HO}-/276\text{"}$$

方程的 5 个 "CH₃" 探针项（"CH₃/389""CH₃/292""CH₃/374""CH₃/310""CH₃/431"）中 3 项系数为负值，2 项系数为正值。正系数 CH₃ 意味着疏水基有利于提高抗动脉血栓活性，负系数 CH₃ 意味着亲水基有利于提高抗动脉血栓活性。方程的 3 个 "H+" 探针项（"H+/424""H+/367""H+/235"）中 2 项系数为负值，1 项系数为正值。正系数 H+ 意味着排斥电子的基团有利于提高抗动脉血栓活性，负系数 H+ 意味着吸引电子的基团有利于提高抗动脉血栓活性。方程的 1 个 "HO-" 探针项（"HO-/276"）的系数为负值。负系数 HO- 意味着排斥电子的基团有利于提高 1-17 的抗动脉血栓活性。此外，方程的相关系数 $R^2 = 0.986$，说明方程有良好的线性关系。

2 （6S）-5-The-4，5，6，7- 四氢 -3H- 咪唑并 [4，5-c] 吡啶 -6- 甲酰 -AA

在菠菜素的所有结构修饰物中，（6S）-5-The-4，5，6，7- 四氢 -3H- 咪唑并 [4，5-c] 吡啶 -6- 甲酰 -AA（1-19）的结构比较简单。1-19 是（6S）-4，5，6，7- 四氢 -3H- 咪唑并 [4，5-c] 吡啶 -6- 甲酸的 5 位 NH 用 L-The 修饰和 6 位羧基用 19 种氨基酸修饰的菠菜素的结构修饰物。图 2-2-1 是 1-19 的合成路线。为了阐明结构，表 2-2-1 给出了 1-19 对应的 AA 代表的氨基酸残基。

按照普筛策略及依赖前面菠菜素的结构修饰物的评价结果，对 1-19 扩展了血栓相关的功能评价范围。扩展的功能包括 1-19 的体外溶栓作用、体内溶栓作用、对 NO 自由基的清除活性、抗动脉血栓作用，以及 **1-19** 对发病 24 h 的缺血性脑卒中大鼠的治疗作用。前两种功能属于溶栓范畴，平行评价是为了体现从体外模型到大鼠模型的逻辑。评价抗动脉血栓作用是为了支持 **1-19** 不仅可再通血管，而且可预防血管再堵塞。考虑到抗动脉血栓作用的辅助地位，没有评价和抗动脉血栓相关的抗血小板聚集的作用。考虑到血管再通诱发自由基损伤，评价了对 NO 自由基的清除活性，支持 **1-19** 再通血管时不会诱发自由基损伤。评价对发病 24 h 的缺血性脑卒中大鼠的治疗作用，为 **1-19** 的所述功能落实适应证。作为本书的组成部分，用 3D-QSAR 分析了 **1-19** 的结构和体内溶栓活性的关系。

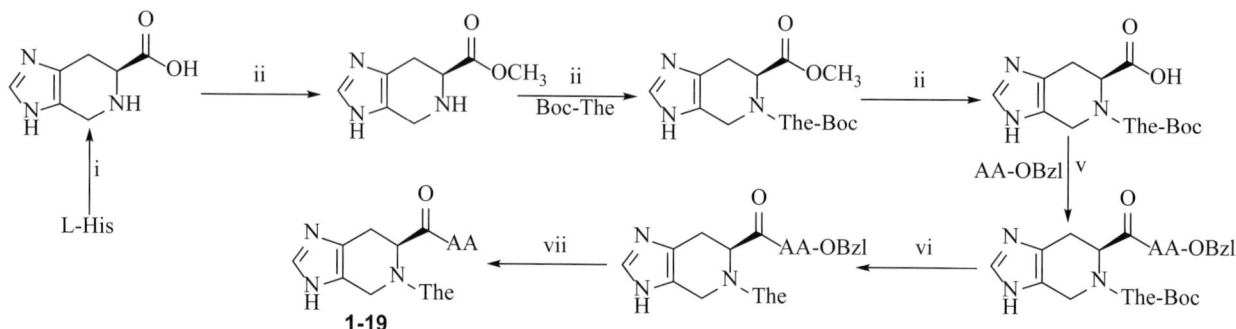

图 2-2-1 **1-19** 的合成路线

表 2-2-1 **1-19** 的 AA

化合物	式中 AA 代表的氨基酸残基	化合物	式中 AA 代表的氨基酸残基
1	式中 AA 为 L-Ala 残基	**11**	式中 AA 为 L-Asn 残基
2	式中 AA 为 L-Asp 残基	**12**	式中 AA 为 L-Pro 残基
3	式中 AA 为 L-Glu 残基	**13**	式中 AA 为 L-Glu 残基
4	式中 AA 为 L-Phe 残基	**14**	式中 AA 为 L-Arg 残基
5	式中 AA 为 Gly 残基	**15**	式中 AA 为 L-Ser 残基
6	式中 AA 为 L-His 残基	**16**	式中 AA 为 L-Thr 残基
7	式中 AA 为 L-Ile 残基	**17**	式中 AA 为 L-Val 残基
8	式中 AA 为 L-Lys 残基	**18**	式中 AA 为 L-Trp 残基
9	式中 AA 为 L-Leu 残基	**19**	式中 AA 为 L-Tyr 残基
10	式中 AA 为 L-Met 残基		

2.1 1-19 的体外溶栓活性

血液在体外凝固形成的血块可用于评价化合物 **1-19** 或者尿激酶的体外溶栓作用。为此，将内径 4 mm，外径 5.5 mm，长 18 mm 的一段玻璃管安放在一个塑料底托上。玻璃管和塑料底托之间的缝隙用膜封住，避免漏血。然后，在玻璃管中加一小段钢丝螺旋作为血栓托架。该钢丝螺旋的直径为 1 mm，长度为 20 mm。该钢丝螺旋的上端有 2 mm 长的挂钩。该挂钩可将附有血栓的不锈钢螺旋挂起来称重，孵育时可将附有血栓的不锈钢螺旋挂在溶液中，不要碰反应瓶壁，避免损伤血栓。孵育血栓的反应瓶是带橡胶塞的 10 mL 西林瓶，橡胶塞的中心位置有一个连接环用于挂附有血栓的不锈钢螺旋。

制备血栓时将 300 g 雄性 SD 大鼠用 20% 乌拉坦溶液（6 mL/kg，i.p.）麻醉，仰卧固定，分离右颈总动脉。之后，用硅烷化的 5 mL 注射器从动脉插管取血。取得的血逐个注入制备血栓用的玻璃管中。

然后，立即将不锈钢螺旋放入玻璃管中，静置 40 min 使血栓形成。将附有血栓的不锈钢螺旋从玻璃管中取出，挂在有 8 mL 蒸馏水的西林瓶中静置 1 h。1 h 后，用滤纸吸去血栓表面的蒸馏水，逐个精确称重，记录附有血栓的不锈钢螺旋的初始重量。

将附有血栓的不锈钢螺旋挂在有 8 mL 蒸馏水或 8 mL 1-19 的蒸馏水溶液（浓度为 3.33 μM）或有 8 mL 尿激酶的蒸馏水溶液（浓度为 100 U/mL）的西林瓶中。将西林瓶放在恒温摇床上摇 1 h 促进孵育。1 h 后取出附有血栓的不锈钢螺旋，用滤纸吸去血栓表面的溶液，逐个精确称重，记录附有血栓的不锈钢螺旋的终末重量。用血栓的初始重量减去血栓的终末重量，得到血栓减重。表 2-2-2 的数据表明，1-19 显著地降低了血栓重（与生理盐水比 $P < 0.01$）。该结果意味着 1-19 可能是一种优秀的溶栓剂。

表 2-2-2　1-19 体外溶栓活性

对照及 1-19	血栓减重（均值 ±SD，mg）	对照及 1-19	血栓减重（均值 ±SD，mg）
生理盐水	10.74 ± 2.33	10	16.68 ± 2.12[a]
尿激酶	20.13 ± 2.00	11	15.53 ± 1.60[a]
1	16.27 ± 1.29[a]	12	17.13 ± 2.67[a]
2	17.20 ± 2.20[a]	13	18.33 ± 3.43[b]
3	17.60 ± 2.42[a]	14	15.50 ± 1.65[a]
4	15.86 ± 2.69[a]	15	17.52 ± 2.60[a]
5	16.02 ± 2.43[a]	16	16.53 ± 2.02[a]
6	16.33 ± 2.11[a]	17	15.98 ± 2.05[a]
7	17.64 ± 2.43[a]	18	14.45 ± 1.80[a]
8	17.58 ± 2.40[a]	19	17.06 ± 2.62[a]
9	16.60 ± 2.02[a]		

a：与生理盐水比 $P < 0.01$；b：与生理盐水比 $P < 0.01$，与尿激酶比 $P > 0.05$；$n=6$。

2.2　1-19 的体内溶栓活性

在大鼠颈动脉和颈静脉旁路插管，制备模型，评价 1-19 的溶栓活性。评价时以尿激酶为阳性对照，静脉注射剂量为 20 000 IU/kg，以生理盐水为空白对照。1-19 的静脉注射剂量为 10 nmol/kg。具体操作步骤如下。

将 200 ～ 220 g 雄性 SD 大鼠用 20% 乌拉坦溶液（6 mL/kg，i.p.）麻醉，仰卧位固定，分离右颈总动脉，于近心端夹上动脉夹，近心端和远心端都穿入手术线，将远心端的手术线用止血钳夹紧，在远心端插管，松开动脉夹，放出约 1 mL 动脉血，按照体外溶栓活性测定中描述的方法制备精确称重的附有血栓的不锈钢螺旋。

旁路插管由 3 段构成。中段为医用硅胶软管，长 60 mm，内径 3.5 mm。其余两端为相同的聚乙烯管，长 100 mm，内径 1 mm，外径 2 mm，该管的一端拉成外径为 1 mm 的尖管（用于插入大鼠的颈动脉或颈静脉），该管的另一端的外部套一段长 7 mm，外径 3.5 mm 的聚乙烯管（加粗，用于插入中段的硅胶管内）。3 段管的内壁均硅烷化。将精确称重的附有血栓的不锈钢螺旋放入中段硅胶管内，硅胶管的两端分别与 2 根聚乙烯管的加粗端相套，并用 parafilm 膜封闭，避免漏血。注射器通过聚乙烯管的尖管端将聚乙烯管注满肝素的生理盐水溶液（50 IU/kg），待用。

分离大鼠的左颈外静脉，将其近心端和远心端都穿入手术线，在暴露的左颈外静脉上小心地剪一斜口，在远离中段硅胶管内螺栓托柄的尖管通过斜口将前面制备好的旁路管道插入左颈外静脉开口的近心端。用注射器通过另一端的尖管注入准确量的肝素的生理盐水溶液（50 IU/kg），此时注射器仍然在聚乙烯管内。右颈总动脉的近心端用动脉夹止血，在离动脉夹不远处将右颈总动脉小心地剪一斜口。从聚乙烯管的尖管端拔出注射器，将聚乙烯管的尖管端插入动脉斜口的近心端。旁路管道的两端都用手术缝线与动静脉固定。

用 1 mL 注射器将生理盐水（3 mL/kg）、尿激酶的生理盐水溶液（20 000 IU/kg）或 **1-19** 的生理盐水溶液（10 nmol/kg）通过旁路插管中段（管内有精确称重的血栓固定螺旋）注入远离血栓固定螺旋的近静脉处。打开动脉夹，让血液通过旁路插管从动脉流向静脉。将注射器中的溶液缓慢注入大鼠血液中，使生理盐水、尿激酶或 **1-19** 通过血液循环，按从静脉到心脏再到动脉的顺序作用到血栓。从注入开始计时，1 h 后从旁路插管中取出血栓固定螺旋，精确称重。计算每只大鼠旁路插管中血栓固定螺旋循环前后的重量差（血栓减重），用于表示 **1-19** 的溶栓活性。表 2-2-3 的数据说明，**1-19** 显著地降低了血栓重（与生理盐水比 $P < 0.01$ 或 $P < 0.05$）。

表 2-2-3　**1-19** 体内溶栓活性

对照及 **1-19**	血栓减重（均值 ±SD, mg）	对照及 **1-19**	血栓减重（均值 ±SD, mg）
生理盐水	26.70 ± 3.19	**10**	31.37 ± 5.69^{b}
尿激酶	32.19 ± 2.96	**11**	31.50 ± 3.58^{a}
1	29.17 ± 2.03^{c}	**12**	31.56 ± 4.24^{a}
2	30.63 ± 2.59^{a}	**13**	33.51 ± 2.55^{a}
3	30.88 ± 4.79^{b}	**14**	31.95 ± 3.56^{a}
4	30.70 ± 3.77^{b}	**15**	30.36 ± 3.88^{b}
5	30.33 ± 3.40^{b}	**16**	30.26 ± 3.30^{b}
6	30.29 ± 3.40^{b}	**17**	30.54 ± 3.40^{b}
7	30.66 ± 3.45^{b}	**18**	31.98 ± 4.50^{a}
8	29.90 ± 3.42^{b}	**19**	30.40 ± 3.29^{b}
9	30.84 ± 4.83^{b}		

a：与生理盐水比 $P < 0.01$，与尿激酶比 $P > 0.05$；b：与生理盐水比 $P < 0.05$，与尿激酶比 $P > 0.05$；c：与生理盐水及尿激酶比 $P < 0.05$；$n=10$。

2.3　剂量对 13 溶栓活性的影响

为揭示剂量对 **1-19** 溶栓活性的影响，采用和前面相同的评价模型，选择 **13** 为代表评价剂量为 10 nmol/kg、1 nmol/kg 和 0.1 nmol/kg 时 **13** 的体内溶栓活性。评价时生理盐水仍然是空白对照，尿激酶仍然是阳性对照，尿激酶的剂量仍然是 20 000 IU/kg。表 2-2-4 的血栓减重说明，随着剂量逐步降低，**13** 的溶栓活性逐步减弱。即溶栓具有明显的剂量依赖性。

表 2-2-4 剂量对 13 溶栓活性的影响

对照及 13	剂量	血栓减重（均值 ±SD, mg）
生理盐水	—	26.70 ± 3.19
尿激酶	20 000 IU/kg	32.19 ± 2.96
	10 nmol/kg	33.51 ± 2.55[a]
13	1 nmol/kg	30.31 ± 3.24[b]
	0.1 nmol/kg	26.12 ± 3.03[c]

a：与 1 nmol/kg 13 比 $P < 0.05$；b：与 0.1 nmol/kg 13 比 $P < 0.01$；c：与生理盐水比 $P > 0.05$；$n=10$。

2.4 1-19 的自由基清除活性

（MGD）$_2$-Fe^{2+}（二乙基二硫代氨基甲酸铁盐，简称"MGD"）是 NO 自由基捕获剂，评价自由基清除剂清除 NO 自由基活性时是 NO 自由基供体。习惯使用的是将 7.325 mg MGD 溶解于 1 mL 纯净水中，得到的浓度为 25 mM 的 MGD 溶液。

SNAP 溶液是捕获 NO 自由基的化学试剂之一。制备 SNAP 溶液时，将 25 mg SNAP 溶解在 1 mL 纯净水中得到浓度为 110 μM 的 SNAP 母液。母液用纯净水稀释 100 倍，得到浓度为 1 μM 的 SNAP 溶液。

测定 NO 自由基的程序是，先测 5 μL MGD+5 μL FeSO$_4$ · 7H$_2$O+5 μL SNAP 溶液中的 NO 自由基信号及强度（后面简称"空白 NO 自由基信号强度"），再测 5 μL MGD+5 μL FeSO$_4$ · 7H$_2$O+5 μL SNAP+5 μL 1-19 水溶液中的 NO 自由基信号及强度（后面简称"1-19 NO 自由基信号强度"），每次测定一个样本，1-19 的各个化合物均定义为一个样本，每个样本重复 6 次。

按照公式"NO 自由基清除率 =（空白 NO 自由基信号强度 –1-19 NO 自由基信号强度）/ 空白 NO 自由基信号强度"计算 NO 自由基清除率。表 2-2-5 的数据表明，1-19 中 1、4-6、8、11、14、16 和 17 清除 NO 自由基的百分比达到 41% ～ 51%；2、3、7、9 和 13 清除 NO 自由基的百分比超过 30%。可见，1-19 是 NO 自由基的优秀清除剂。

表 2-2-5 浓度为 0.1 M 时 1-19 清除 NO 自由基的百分比

清除剂	清除率（均值 ±SD, %）	清除剂	清除率（均值 ±SD, %）
1	46.15 ± 3.61	11	41.46 ± 1.35
2	33.92 ± 9.13	12	23.93 ± 6.82
3	34.87 ± 7.97	13	36.13 ± 9.88
4	46.45 ± 9.79	14	51.12 ± 5.46
5	43.44 ± 9.44	15	18.25 ± 5.91
6	51.52 ± 1.23	16	44.40 ± 4.38
7	32.96 ± 5.05	17	41.63 ± 2.05
8	51.27 ± 5.12	18	18.69 ± 14.05
9	32.94 ± 4.08	19	29.12 ± 13.62
10	15.06 ± 0.95		

2.5 1-19 抗动脉血栓活性

在大鼠丝线法抗血栓模型上评价 1-19（灌胃剂量为 10 nmol/kg）的抗动脉血栓活性，具体操作和本章 1.2 的操作相同。评价时选择阿司匹林为阳性对照（灌胃剂量为 167 μmol/kg），选择生理盐水为阴性对照，用血栓重代表活性。表 2-2-6 的血栓重表明，**1-19** 显著抑制大鼠血栓形成（与生理盐水比 $P < 0.01$）。

表 2-2-6　1-19 抗动脉血栓活性

对照及 1-19	血栓重（均值 ±SD, mg）	对照及 1-19	血栓重（均值 ±SD, mg）
生理盐水	27.41 ± 5.35	10	22.21 ± 5.68[b]
阿司匹林	16.47 ± 4.10	11	19.23 ± 5.98[a]
1	19.99 ± 6.08[a]	12	19.70 ± 3.41[a]
2	21.38 ± 5.89[b]	13	20.02 ± 4.12[a]
3	21.91 ± 5.09[b]	14	19.40 ± 4.52[a]
4	21.09 ± 5.74[b]	15	19.10 ± 4.78[a]
5	21.64 ± 4.83[b]	16	20.73 ± 5.19[b]
6	20.67 ± 6.63[b]	17	19.11 ± 4.90[a]
7	21.46 ± 4.01[b]	18	16.98 ± 5.38[a]
8	20.90 ± 5.57[b]	19	19.06 ± 5.92[a]
9	20.67 ± 5.69[b]		

a：与生理盐水比 $P < 0.01$；b：与生理盐水比 $P < 0.05$；$n=9$。

2.6　1-19 对发病 24 h 的缺血性脑卒中的治疗作用

在心脑血管疾病中，缺血性脑卒中的发病率及危险性最高。目前，药物治疗依然是临床的首选方案。国际公认的唯一对发病 4 h 之内的缺血性脑卒中患者有效的药物是阿替普酶（alteplase，rt-PA），对发病超过 4 h 的缺血性脑卒中患者没有有效的治疗药物。此外，rt-PA 有严重的出血不良反应，不允许长时间使用。更进一步，国际公认的缺血性脑卒中患者的疗程是 3 天。可见，寻找对发病超过 4 h 的缺血性脑卒中有效又没有出血不良反应的药物具有现实意义。鉴于 **1-19** 的溶栓活性，采用下面的模型评价 **1-19** 对发病 24 h 的缺血性脑卒中大鼠的治疗作用。

造模时将聚乙烯管一端拉细，剪成尖管。然后，把聚乙烯管的另一端插入 1 mL 的注射器口中，连接处用 parafilm 膜缠住，防止漏液。按照 7 mL/kg 的剂量，雄性 SD 大鼠［（300 ± 20）g］腹腔注射 20% 乌拉坦溶液进行麻醉。分离出麻醉大鼠的右侧颈总动脉，用手术线结扎颈总动脉的远心端。用动脉夹夹闭颈总动脉的近心端，在颈动脉中间处剪一小口，向小口中插入取血管。松开动脉夹，使大鼠的血液经取血管流入 1.5 mL EP 管。将松开的动脉夹再夹闭。用移液管从 EP 管中取 10 μL 血液并加入另一个 1.5 mL EP 管中。EP 管先于室温放置 10 min 使血液凝固，然后于 –20 ℃冰箱放置过夜使血液凝块冻结实。

向冻结实的血液凝块中加 1 mL 生理盐水，在生理盐水中将血液凝块碾碎，制备含大小均匀的细小的血栓块的悬浮液。用带有聚乙烯插管的 1 mL 注射器吸入细小血栓块悬浮液，排净气泡后待用。对大鼠进行称重并编号。按 4 mL/kg 的麻醉剂量腹腔注射 10% 水合氯醛。在麻醉大鼠的颈部略偏右的位置竖直剪开约 2 cm 长的切口，分出右侧颈总动脉、颈外动脉和颈内动脉。用动脉夹夹住颈内动脉和颈总动脉近心端，用手术线结扎颈外动脉远心端。之后，在颈外动脉上剪一小口。将带插管的

1 mL 注射器插入颈外动脉的剪口，松开颈内动脉夹，将 1 mL 注射器内的细小血栓块悬浮液缓慢注入大鼠的大脑。再用动脉夹夹住颈内动脉，拔出插管。然后结扎颈外动脉近心端，移走颈内动脉和颈总动脉的动脉夹，恢复血液流动。伤口处滴 2 滴青霉素（40 mg/10 mL）防止感染，用手术线缝合伤口，等待大鼠苏醒。

大鼠苏醒 24 h 后，按 Zea-Longa 评分法对大鼠的神经功能缺损程度进行评分。无任何神经功能缺失体征的大鼠评为 0 分，未损伤侧前肢不能伸展的大鼠评为 1 分，向未损伤侧行走的大鼠评为 2 分，向未损伤侧转圈呈追尾状行走的大鼠评为 3 分，意识障碍且无自主行走能力的大鼠评为 4 分，死亡的大鼠评为 5 分。去除 0 分的大鼠（代表造模失败）及 5 分的大鼠（代表造模过度）。将 1～4 分的大鼠均匀分组，保证每组大鼠数量一致。然后对大鼠每天评 1 次分，评分后尾静脉注射生理盐水［剂量为 3 mL/（kg·d），1 天 1 次，连续 3 天］或 **1-19** 的生理盐水溶液［剂量为 10 nmol/（kg·d），1 天 1 次，连续 3 天］。第 4 天最后一次评分，然后按照 7 mL/kg 的剂量用 20% 乌拉坦溶液麻醉存活大鼠。麻醉的大鼠心脏灌流，颈椎脱臼处死，取脑。大鼠脑于 –20 ℃冻 2 h，室温下迅速从前额区开始切片，每个大脑制备 6 个脑切片。37 ℃恒温避光于 2%TTC（2，3，5- 氯化三苯基四氮唑）溶液中孵育 15～30 min 使染色，直至未损伤处为鲜红色，梗死处为白色，取出后摆在玻璃板上拍照。通过照片计算脑切片中梗死体积和未损伤体积，统计各组大鼠的脑梗死体积的百分比。表 2-2-7 的数据表明，**1-19** 能有效降低发病 24 h 的缺血性脑卒中大鼠的脑梗死体积的百分比。其中所有接受治疗的发病 24 h 的缺血性脑卒中大鼠均未见出血等不良反应。

表 2-2-7 **1-19** 降低发病 24 h 的缺血性脑卒中大鼠脑梗死体积的百分比

对照及 1-19	脑梗死体积（均值 ±SD，%）	对照及 1-19	脑梗死体积（均值 ±SD，%）
生理盐水	15.15±3.18	10	4.70 ± 1.65[a]
1	4.48 ± 1.41[a]	11	8.38±2.40[a]
2	8.39±2.13[a]	12	7.41±2.05[a]
3	8.37±2.03[a]	13	8.39±2.64[a]
4	7.70 ± 2.11[a]	14	7.54 ± 1.81[a]
5	6.17 ± 1.69[a]	15	5.55±1.34[a]
6	3.28 ± 1.02[a]	16	8.59±2.22[a]
7	6.69±1.76[a]	17	5.99±1.25[a]
8	5.76 ± 1.68[a]	18	6.49±1.75[a]
9	4.28±1.61[a]	19	7.02 ± 1.63[a]

a：与生理盐水比 $P < 0.01$；$n=12$。

3 （6S）-4，5，6，7- 四氢 -3H- 咪唑并 [4，5-c] 吡啶 -6- 甲酰 –Pro-Ala-AA

为了增强菠菜素的修饰物对血栓性疾病的疗效，可用溶栓寡肽修饰（6S）-4，5，6，7- 四氢 -3H- 咪唑并 [4，5-c] 吡啶 -6- 甲酸的 6 位羧基。使用的溶栓寡肽是溶栓肽序列 Pro-Ala-Lys 及其 C 端用 17 种氨基酸替换的 Pro-Ala-AA 序列。这样的菠菜素的修饰物为（6S)-4，5，6，7- 四氢 -3H- 咪唑并 [4，5-c]

吡啶 -6- 甲酰 -Pro-Ala- AA（**1-18**）。**1-18** 的合成路线见图 2-3-1。为了阐明结构，表 2-3-1 给出了与 AA 对应的 18 种氨基酸残基。

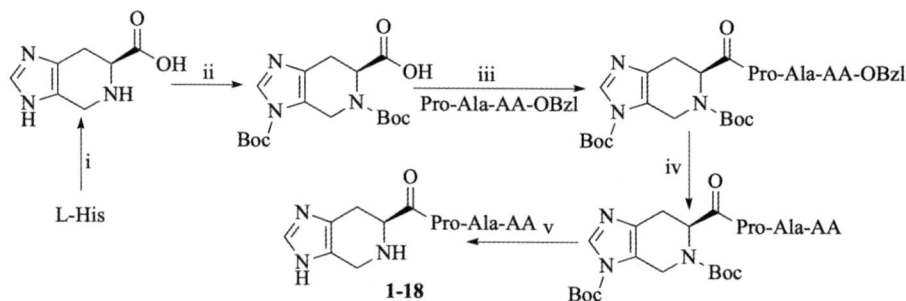

图 2-3-1　**1-18** 的合成路线

表 2-3-1　**1-18** 的 AA

化合物	式中 AA 代表的氨基酸残基	化合物	式中 AA 代表的氨基酸残基
1	式中 AA 为 L-Lys 残基	**10**	式中 AA 为 L-Ser 残基
2	式中 AA 为 L-Pro 残基	**11**	式中 AA 为 L-Thr 残基
3	式中 AA 为 L-Val 残基	**12**	式中 AA 为 L-Tyr 残基
4	式中 AA 为 L-Ala 残基	**13**	式中 AA 为 L-Glu 残基
5	式中 AA 为 Gly 残基	**14**	式中 AA 为 L-Asp 残基
6	式中 AA 为 L-Phe 残基	**15**	式中 AA 为 L-Met 残基
7	式中 AA 为 L-Trp 残基	**16**	式中 AA 为 L-Arg 残基
8	式中 AA 为 L-Ile 残基	**17**	式中 AA 为 L-Asn 残基
9	式中 AA 为 L-Leu 残基	**18**	式中 AA 为 L-Gln 残基

　　按照普筛策略，评价 **1-18** 与血栓相关的功能。这些功能包括 **1-18** 的优球蛋白溶解作用，**1-18** 的体外溶栓作用，**1-18** 的体内溶栓作用，以及 **1-18** 的抗动脉血栓作用。前 3 种功能都属于溶栓范畴，体内模型的逻辑。评价抗动脉血栓作用是为了支撑 **1-18** 不仅可再通血管，而且可预防血管再堵塞。考虑到抗动脉血栓作用的辅助地位，没有评价和抗动脉血栓相关的体外活性，即没有评价 **1-18** 抗血小板聚集的作用。作为本书的组成部分，用 3D-QSAR 分析了 **1-18** 的结构和体内溶栓活性的关系。

3.1　1-18 的优球蛋白溶解活性

　　优球蛋白溶解能力反映纤维蛋白溶解能力。提取优球蛋白时，将新鲜猪血与 3.8% 枸橼酸钠溶液混合（体积比 9：1），充分振摇以达到抗凝目的。将混合物以 3000 r/min 离心 10 min，制备贫血小板血浆。往 50 mL 的尖底离心管中依次加 36 mL 蒸馏水，2 mL 贫血小板血浆，0.4 mL 乙酸（1%），充分混匀，于 4 ℃静置 10 min 使优球蛋白充分沉降。3000 r/min 离心 5 min，之后将离心管倒置，使上清液流净。用滤纸吸干离心管内壁残留的液体，冻干。制得的优球蛋白冻干粉于 10 ℃以下保存。

　　用玻璃棒充分搅拌 50 mg 优球蛋白冻干粉与 10 mL 硼砂缓冲液（pH=9）的混合物，使之成为均匀的溶液（简称"优球蛋白硼砂液"）。将 50 mg 优球蛋白冻干粉换算为新鲜猪血浆量。按血浆：$CaCl_2$ 溶液（25 mM）为 10：1 的比例向优球蛋白硼砂液中加入 $CaCl_2$ 溶液，稀释优球蛋白硼砂液。用玻璃棒将稀释的优球蛋白硼砂液平铺到玻璃板（10 cm × 15 cm）上，制备约 1 mm 厚的优球蛋白平板薄层。放置 3 min，优球蛋白平板薄层凝固。此时即可点样。点样时将 10 μL 浓度为 10 mM 的 **1-18** 的生理盐水溶液作为样品点到优球蛋白平板薄层上，每个样品点 3 个点。以生理盐水为空白对照，尿激酶（2500 IU/mL）为阳性对照。每个样品点之间的间隔不小于 1.5 cm。之后，将优球蛋白平板薄层放置于 37 ℃ 及一定湿度的密闭容器中，避免凝固层失水收缩。4 h 后，测量并记录溶解圈的直径。表 2-3-2 的数据表明，浓度为 10 mM 时 **1-18** 具有优秀的纤维蛋白溶解能力（与生理盐水比 $P < 0.01$）。

表 2-3-2　**1-18** 的优球蛋白溶解面积

对照及 1-18	溶解面积（均值 ±SD, mm^2）	对照及 1-18	溶解面积（均值 ±SD, mm^2）
生理盐水	1.57 ± 1.36	9	8.88 ± 3.17^a
尿激酶	107.02 ± 10.42	10	14.91 ± 4.08^a
1	31.66 ± 5.89^a	11	22.50 ± 4.98^a
2	20.14 ± 7.86^a	12	4.50 ± 2.26^c
3	22.50 ± 5.00^a	13	28.78 ± 9.43^a
4	5.76 ± 2.27^b	14	23.00 ± 5.00^a
5	10.73 ± 3.17^a	15	4.43 ± 2.22^c
6	4.44 ± 2.30^c	16	13.08 ± 6.09^b
7	14.91 ± 4.08^a	17	35.06 ± 5.89^a
8	13.08 ± 6.30^a	18	19.82 ± 0.00^a

a：与生理盐水比 $P < 0.01$；b：与生理盐水比 $P < 0.05$；c：与生理盐水比 $P > 0.05$；$n=3$。

3.2　1-18 体外溶栓活性

血液在体外凝固形成的血块可用于评价化合物 **1-18** 或者尿激酶的体外溶栓作用。为此，将内径 4 mm、外径 5.5 mm、长 18 mm 的一段玻璃管安放在一个塑料底托上。玻璃管和塑料底托之间的缝隙用膜封住，避免漏血。然后，在玻璃管中加一小段钢丝螺旋作为血栓托架。该钢丝螺旋的直径为 1 mm，长度为 20 mm。该钢丝螺旋的上端有 2 mm 长的挂钩。该挂钩可将附有血栓的不锈钢螺旋挂起来称重，孵育时可将附有血栓的不锈钢螺旋挂在溶液中，不要碰反应瓶壁，避免损伤血栓。孵育血栓的反应瓶是带橡胶塞的 10 mL 西林瓶，橡胶塞的中心位置有一个连接环用于挂附有血栓的不锈钢螺旋。

制备血栓时将 300 g 雄性 SD 大鼠用 20% 乌拉坦溶液（6 mL/kg，i.p.）麻醉，仰卧固定，分离右颈总动脉。之后，用硅烷化的 5 mL 注射器从动脉插管取血。取得的血逐个注入制备血栓用的玻璃管中。然后，立即将不锈钢螺旋放入玻璃管中，静置 40 min 使血栓形成。将附有血栓的不锈钢螺旋从玻璃管中取出，挂在有 8 mL 蒸馏水的西林瓶中静置 1 h。1 h 后，用滤纸吸去血栓表面的蒸馏水，逐个精确称重，用于表示血栓的初始重量。

将附有血栓的不锈钢螺旋挂在有 8 mL 蒸馏水或有 8 mL **1-18** 的蒸馏水溶液（浓度为 10 nM）或有 8 mL 尿激酶的蒸馏水溶液（浓度为 100 U/mL）的西林瓶中。将西林瓶放在恒温摇床上摇 1 h 促进孵育。1 h 后取出附有血栓的不锈钢螺旋，用滤纸吸去血栓表面的溶液，逐个精确称重，记录血栓的终末重量。用血栓的初始重量减去血栓的终末重量，得到血栓减重。表 2-3-3 的数据表明，**1-18** 显著地降低了血栓重。

表 2-3-3 1-18 体外溶栓活性

对照及 1-18	血栓减重（均值 ±SD，mg）	对照及 1-18	血栓减重（均值 ±SD，mg）
生理盐水	20.11 ± 1.31	9	25.63 ± 3.44[a]
尿激酶	83.35 ± 2.31	10	25.05 ± 1.48[a]
1	35.13 ± 2.89[a]	11	28.98 ± 2.15[a]
2	31.20 ± 2.34[a]	12	25.36 ± 3.93[a]
3	26.35 ± 4.37[a]	13	31.61 ± 3.12[a]
4	27.36 ± 3.97[a]	14	33.06 ± 1.51[a]
5	26.31 ± 4.67[a]	15	32.7 ± 3.72[a]
6	24.70 ± 2.63[a]	16	33.11 ± 1.77[a]
7	24.19 ± 2.43[a]	17	30.31 ± 2.03[a]
8	24.63 ± 2.65[a]	18	31.43 ± 2.09[a]

a：与生理盐水比 $P < 0.01$；$n=6$。

3.3 1-18 体内溶栓活性

在大鼠颈动脉和颈静脉旁路插管，制备模型，评价 **1-18** 的溶栓活性。评价时以尿激酶为阳性对照，剂量为 20 000 IU/kg，以生理盐水为阴性对照。**1-18** 的剂量为 10 nmol/kg。具体操作步骤如下。

将 200 ～ 220 g 雄性 SD 大鼠用 20% 乌拉坦溶液（6 mL/kg，i.p.）麻醉，仰卧位固定，分离右颈总动脉，于近心端夹上动脉夹，近心端和远心端都穿入手术线，将远心端的手术线用止血钳夹紧，在远心端插管，松开动脉夹，放出约 1 mL 动脉血，按照体外溶栓活性测定中描述的方法制备精确称重的附有血栓的不锈钢螺旋。

旁路插管由 3 段构成。中段为医用硅胶软管，长 60 mm，内径 3.5 mm。其余两端为相同的聚乙烯管，长 100 mm、内径 1 mm、外径 2 mm，该管的一端拉成外径为 1 mm 的尖管（用于插入大鼠的颈动脉或颈静脉），该管的另一端的外部套一段长 7 mm、外径 3.5 mm 的聚乙烯管（加粗，用于插入中段的硅胶管内）。3 段管的内壁均硅烷化。将精确称重的附有血栓的不锈钢螺旋放入中段硅胶管内，硅胶管的两端分别与两根聚乙烯管的加粗端相套，并用 parafilm 膜封闭，避免漏血。用注射器通过尖管端将聚乙烯管注满肝素的生理盐水溶液（50 IU/kg），备用。

分离大鼠的左颈外静脉，近心端和远心端都穿入手术线，在暴露的左颈外静脉上小心地剪一斜口，在远离中段硅胶管内螺栓托柄的尖管通过斜口将前面制备好的旁路管道插入左颈外静脉开口的近心端。用注射器通过另一端的尖管注入准确量的肝素的生理盐水溶液（50 IU/kg），此时注射器不撤离聚乙烯管。在右颈总动脉的近心端用动脉夹止血，在离动脉夹不远处将右颈总动脉小心地剪一斜口。从聚乙烯管的尖管端拔出注射器，将聚乙烯管的尖管端插入动脉斜口的近心端。旁路管道的两端都用手术缝线与动静脉固定。

用 1 mL 注射器将生理盐水（3 mL/kg）、尿激酶的生理盐水溶液（20 000 IU/kg）或 **1-18** 的生理盐水溶液（10 nmol/kg）通过旁路插管中段（管内有精确称重的血栓固定螺旋）注入远离血栓固定螺旋的近静脉处。打开动脉夹，使血液通过旁路管道从动脉流向静脉。将注射器中的液体缓慢注入大鼠血液中，使生理盐水（空白对照）、尿激酶（阳性对照）或 **1-18** 通过血液循环，按从静脉到心脏到动脉的顺序作用到血栓上。从注射时计时，1 h 后从旁路插管中取出血栓固定螺旋，精确称重。记录每只大鼠旁路插管中血栓固定螺旋循环前后的重量差，用于表示溶栓活性。表 2-3-4 的数据说明，**1-18**显著地降低了血栓重（与生理盐水比 $P < 0.01$），是优秀的溶栓剂。

表 2-3-4　**1-18** 体内溶栓活性

对照及 1-18	血栓减重（均值 ±SD, mg）	对照及 1-18	血栓减重（均值 ±SD, mg）
生理盐水	12.84 ± 0.86	9	19.45 ± 1.51[b]
尿激酶	21.53 ± 1.73	10	20.98 ± 1.68[a]
1	22.51 ± 1.43[a]	11	20.46 ± 0.78[a]
2	18.81 ± 1.26[b]	12	18.61 ± 1.47[b]
3	19.19 ± 1.26[b]	13	19.88 ± 1.60[b]
4	19.56 ± 1.37[b]	14	19.79 ± 1.84[b]
5	16.99 ± 0.59[b]	15	17.78 ± 0.97[b]
6	21.20 ± 0.96[b]	16	19.38 ± 1.63[b]
7	17.58 ± 0.82[b]	17	18.94 ± 1.05[b]
8	18.15 ± 0.85[b]	18	18.80 ± 1.17[b]

a：与生理盐水比 $P < 0.01$，与尿激酶比 $P > 0.05$；b：与生理盐水比 $P < 0.01$；$n=10$。

3.4　1-18 抗动脉血栓活性

在大鼠丝线法抗血栓模型上评价 **1-18** 的抗动脉血栓活性。评价时选择阿司匹林为阳性对照，选择生理盐水为空白对照，用血栓重代表活性。大鼠丝线法抗血栓模型包括动静脉旁路插管，该插管由 3 段硅烷化的聚乙烯管构成。中段的聚乙烯管长为 60 mm，内径为 2 mm。中段聚乙烯管的两端分别与 2 段相同规格的聚乙烯管连接。这 2 段聚乙烯管长为 100 mm，内径为 1 mm，外径为 2 mm。它们的一端为尖管，用于插入大鼠的颈动脉或颈静脉。它们的另一端用于插入中段聚乙烯管。评价时，雄性 SD 大鼠（200 ～ 220 g）腹腔注射乌拉坦溶液（5.0 mg/mL，3 mL/kg）进行麻醉，然后分离右颈动脉和左颈静脉。把一根准确称重（丝线的初重量）的 6 cm 长的丝线放入中段聚乙烯管中，使插管充满肝素钠的生理盐水溶液（50 IU/mL），一端插入大鼠的左颈静脉，另一端加入定量肝素钠抗凝，并加入 **1-18** 和生理盐水的溶液（静脉注射剂量为 10 nmol/kg），或者生理盐水（空白对照，静脉注射剂量为 3 mL/kg），或者阿司匹林和生理盐水的悬浮液（静脉注射剂量为 167 μmol/kg），然后插入大鼠的右颈动脉。血液从右颈动脉流经聚乙烯管流入左颈静脉，15 min 后取出附有血栓的丝线并准确称重（丝线的终重量）。用丝线的终重量减去丝线的初重量得血栓重，用于表示 **1-18** 的抗动脉血栓活性。表 2-3-5 的数据表明，**1-18** 能有效地抑制大鼠动脉血栓形成。

表 2-3-5　**1-18** 抗动脉血栓活性

对照及 1-18	血栓重（均值 ±SD, mg）	对照及 1-18	血栓重（均值 ±SD, mg）
生理盐水	33.42 ± 3.35	3	21.84 ± 3.03[a]
阿司匹林	17.55 ± 1.77	4	21.00 ± 2.42[a]
1	20.24 ± 3.30[a]	5	25.72 ± 2.03[b]
2	21.22 ± 2.74[a]	6	21.29 ± 2.52[a]

对照及 1-18	血栓重（均值 ±SD, mg）	对照及 1-18	血栓重（均值 ±SD, mg）
7	23.32 ± 3.48^a	13	21.7 ± 3.26^a
8	24.15 ± 2.12^a	14	17.63 ± 3.89^b
9	15.26 ± 2.26^b	15	20.12 ± 2.83^a
10	22.45 ± 2.93^a	16	21.07 ± 3.12^a
11	21.31 ± 3.10^a	17	19.85 ± 2.45^b
12	21.04 ± 2.74^a	18	18.93 ± 2.98^b

a：与生理盐水比 $P < 0.01$；b：与生理盐水比 $P < 0.01$，与阿司匹林比 $P > 0.05$；$n=10$。

4 （6S）-4，5，6，7- 四氢 -3H- 咪唑并 [4，5-c] 吡啶 -6- 甲酰肽

为了考察抗黏附肽修饰对菠菜素的抗动脉血栓活性的影响，用 RGD 序列相关的多肽修饰（6S）-4，5，6，7- 四氢 -3H- 咪唑并 [4，5-c] 吡啶 -6- 甲酸的 6 位羧基。修饰时，L-Lys 和 L-Lys（L-Lys）或者自身与（6S）-4，5，6，7- 四氢 -3H- 咪唑并 [4，5-c] 吡啶 -6- 甲酸的 6 位羧基偶联，或者作为（6S）-4，5，6，7- 四氢 -3H- 咪唑并 [4，5-c] 吡啶 -6- 甲酸和 RGD 序列相关的多肽的连接臂。这样的菠菜素的修饰物称为（6S）-4，5，6，7- 四氢 -3H- 咪唑并 [4，5-c] 吡啶 -6- 甲酰肽（**1-10**）。**1-10** 的合成路线见图 2-4-1。为了阐明结构，表 2-4-1 给出了化合物 **3-10** 的 AA$_1$ 及 AA$_2$ 对应的氨基酸残基。

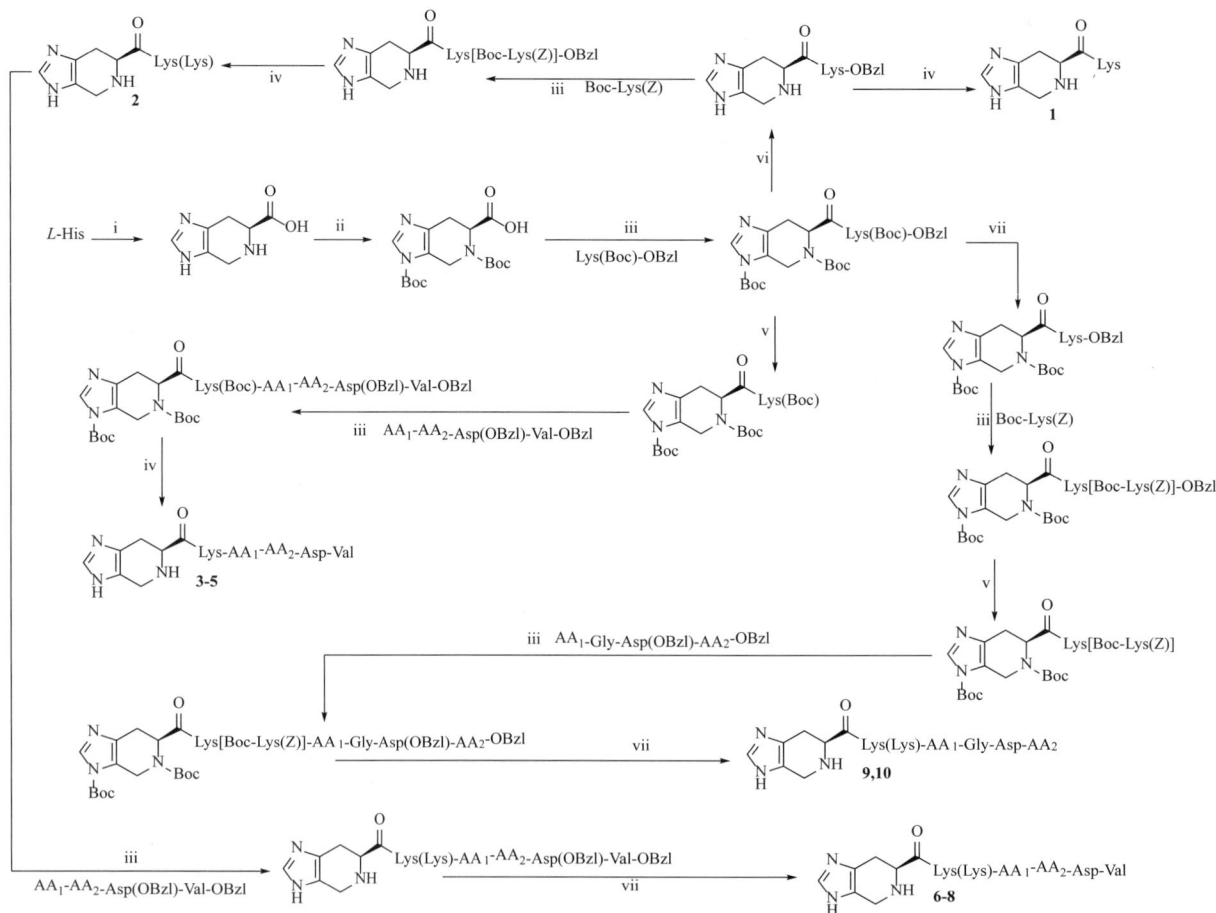

图 2-4-1　**1-10** 的合成路线

表 2-4-1 **3-10** 的 AA₁ 及 AA₂

化合物	式中 AA₁ 及 AA₂ 的定义	化合物	式中 AA₁ 及 AA₂ 的定义
3	AA₁ 为 L-Ala，AA₂ 为 Gly 残基	7	AA₁ 为 L-Ala，AA₂ 为 Gly 残基
4	AA₁ 和 AA₂ 都为 L-Leu 残基	8	AA₁ 为 L-Arg，AA₂ 为 Gly 残基
5	AA₁ 为 L-Arg，AA₂ 为 Gly 残基	9	AA₁ 为 L-Arg，AA₂ 为 L-Phe 残基
6	AA₁ 和 AA₂ 都为 L-Leu 残基	10	AA₁ 为 L-Arg，AA₂ 为 L-Ser 残基

按照普筛策略，评价了 **1-10** 与 RGD 序列相关的多肽及菠菜素对应的血栓相关功能。这些功能包括 **1-10** 的抗动脉血栓作用，以及 **1-10** 的抗炎作用。为了介绍药物作用靶点的研究方法，特地描述了 **1-10** 下调血栓大鼠血液血小板糖蛋白（platelet glycoprotein，GP）Ⅱb/Ⅲa 浓度和血液 P- 选择素浓度的测定方法。测定中采用大鼠 GP Ⅱb/Ⅲa 酶联免疫试剂盒和大鼠 P- 选择素酶联免疫试剂盒，按照试剂盒上的操作规程进行测定。

4.1 1-10 抗动脉血栓活性

在大鼠丝线法抗血栓模型上评价 **1-10** 的抗动脉血栓活性。评价时选择阿司匹林为阳性对照，选择生理盐水为空白对照，用血栓重代表活性。大鼠丝线法抗血栓模型包括动静脉旁路插管，该插管由 3 段硅烷化的聚乙烯管构成。中段的聚乙烯管长为 60 mm，内径为 2 mm。中段聚乙烯管的两端分别与 2 段相同规格的聚乙烯管连接。这 2 段聚乙烯管长为 100 mm，内径为 1 mm，外径为 2 mm。它们的一端为尖管，用于插入大鼠的颈动脉或颈静脉。它们的另一端用于插入中段聚乙烯管。评价时，雄性 SD 大鼠（200～220 g）随机分组，每组 12 只。大鼠或灌胃生理盐水（空白对照，3 mL/kg），或灌胃阿司匹林和生理盐水的悬浮液（阳性对照，167 μmol/kg），或灌胃 **1-10** 和生理盐水的悬浮液（10 nmol/kg）。30 min 后大鼠腹腔注射乌拉坦溶液（5.0 mg/mL，3 mL/kg）进行麻醉，然后分离右颈动脉和左颈静脉。把一根准确称重（丝线的初重量）的 6 cm 长的丝线放入中段聚乙烯管中，使插管充满肝素钠的生理盐水溶液（50 IU/mL），一端插入大鼠的左颈静脉，另一端加入定量肝素钠抗凝，然后插入大鼠的右颈动脉。血液从右颈动脉流经聚乙烯管流入左颈静脉，15 min 后取出附有血栓的丝线并准确称重（丝线的终重量），以及按照酶联免疫试剂盒描述的方法制备抗动脉血栓评价收集大鼠血液样品。用丝线的终重量减去丝线的初重量得血栓重，用于表示 **1-10** 的抗动脉血栓活性。表 2-4-2 的数据表明，**1-10** 能有效地抑制大鼠动脉血栓形成（与生理盐水比 $P < 0.01$），且 **1-10** 中 3-5 和 7 的抗动脉血栓活性最强（与 1、2、8 比 $P < 0.01$，与 6、9、10 比 $P < 0.05$）。

表 2-4-2 **1-10** 抗动脉血栓活性

对照及 1-10	血栓重（均值 ±SD，mg）	对照及 1-10	血栓重（均值 ±SD，mg）
生理盐水	31.05 ± 3.78	5	20.18 ± 1.01[b]
阿司匹林	17.75 ± 3.56	6	23.33 ± 2.24[a]
1	26.27 ± 2.59[a]	7	20.66 ± 1.24[b]
2	26.58 ± 2.39[a]	8	25.25 ± 2.42[a]
3	20.05 ± 1.60[b]	9	23.14 ± 2.26[a]
4	20.78 ± 1.22[b]	10	23.52 ± 2.53[a]

a：与生理盐水比 $P < 0.01$；b：与生理盐水及 1、2、8 比 $P < 0.01$，与 6、9、10 比 $P < 0.05$；$n=12$。

4.2 1-10 对血栓大鼠血液中 GP Ⅱb/Ⅲa 浓度的影响

制备血栓大鼠的血浆样本时，先将留取的血栓大鼠全血于 3000 r/min 离心 15 min，然后吸取上清液。使用纯化的 GP Ⅱb/Ⅲa 抗体包被微孔板，用 ELISA 法定量测定血栓大鼠血液样本中 GP Ⅱb/Ⅲa。方法可简述为，向包被单抗的微孔中依次加入标准品或生理盐水治疗的血栓大鼠血浆样本或阿司匹林治疗的血栓大鼠血浆样本或 1-10 治疗的血栓大鼠血浆样本，生物素化的 GP Ⅱb/Ⅲa 抗体，以及辣根过氧化物酶标记的抗生物素蛋白。然后，彻底地洗涤微孔板并加底物 TMB 显色。显色时，先看到过氧化物酶作用诱发的蓝色，后在酸作用下蓝色转为黄色。黄色的深度与样本中 GP Ⅱb/Ⅲa 的浓度呈正相关。在 450 nm 的波长下用酶联免疫检测仪（以下简称"酶标仪"）测定标准品的吸光度，绘制标准曲线。在 450 nm 的波长下用酶标仪测定生理盐水治疗的血栓大鼠血浆样本的吸光度或阿司匹林治疗的血栓大鼠血浆样本的吸光度或 1-10 治疗的血栓大鼠血浆样本的吸光度，通过标准曲线计算生理盐水治疗的血栓大鼠血液中 GP Ⅱb/Ⅲa 的浓度或阿司匹林治疗的血栓大鼠血液中 GP Ⅱb/Ⅲa 的浓度或 1-10 治疗的血栓大鼠血液中 GP Ⅱb/Ⅲa 的浓度。详细操作见大鼠血小板 GP Ⅱb/Ⅲa（CD41+CD61）酶联免疫试剂盒说明书。每个样本重复 6 次。表 2-4-3 的 GP Ⅱb/Ⅲa 浓度表明，血栓发作时血液 GP Ⅱb/Ⅲa 浓度上升，**1-10** 通过降低血液 GP Ⅱb/Ⅲa 浓度发挥抗动脉血栓作用（与生理盐水比 $P < 0.01$）。表 2-4-3 的数据进一步表明，**1-10** 中 **3-5** 和 **7** 降低血液 GP Ⅱb/Ⅲa 浓度的活性最强（与 **1**、**2**、**6**、**8-10** 比 $P < 0.05$）。

表 2-4-3　1-10 治疗的血栓大鼠血液中 GP Ⅱb/Ⅲa 浓度

对照及 1-10	剂量	GP Ⅱb/Ⅲa 浓度（均值 ±SD, ng/mL）
生理盐水	—	4.79 ± 1.33
阿司匹林	167 μmol/kg	4.91 ± 1.87
1	10 nmol/kg	3.32 ± 0.26^{a}
2	10 nmol/kg	3.33 ± 0.23^{a}
3	10 nmol/kg	2.07 ± 0.15^{b}
4	10 nmol/kg	2.24 ± 0.14^{b}
5	10 nmol/kg	2.18 ± 0.14^{b}
6	10 nmol/kg	3.06 ± 0.21^{a}
7	10 nmol/kg	2.23 ± 0.15^{b}
8	10 nmol/kg	3.08 ± 0.25^{a}
9	10 nmol/kg	3.24 ± 0.25^{a}
10	10 nmol/kg	3.18 ± 0.26^{a}

a：与生理盐水比 $P < 0.01$；b：与生理盐水比 $P < 0.01$，与 **1**、**2**、**6**、**8-10** 比 $P < 0.05$；$n=6$。

4.3 1-10 对血栓大鼠血液中 P- 选择素浓度的影响

制备血栓大鼠的血浆样本时，先将留取的血栓大鼠全血于 3000 r/min 离心 15 min，然后吸取上清液。使用纯化的 P- 选择素抗体包被微孔板，用 ELISA 法定量测定血栓大鼠血液样本中 P- 选择素。方法可简述为，向包被单抗的微孔中依次加入标准品或生理盐水治疗后的血栓大鼠血浆样本或阿司匹林治疗的血栓大鼠血浆样本或 1-10 治疗的血栓大鼠血浆样本，生物素化的 P- 选择素抗体，以及辣根过氧化物酶标记的抗生物素蛋白。然后，彻底地洗涤微孔板并加底物 TMB 显色。显色时，先看到过氧化物酶作用诱发的蓝色，后看到在酸作用下蓝色转为黄色。黄色的深度与样本中 P- 选择素的浓度呈正相关。在 450 nm 的波长下用酶标仪测定标准品的吸光度，绘制标准曲线。在 450 nm 的波长下用酶标仪测定生理盐水治疗的血栓大鼠血浆样本的吸光度或阿司匹林治疗的血栓大鼠血浆样本的吸光度或 **1-10** 治疗的血栓大鼠血浆样本的吸光度，通过标准曲线计算生理盐水治疗的血栓大鼠血液中 P- 选择素的浓度或阿司匹林治疗的血栓大鼠血液中 P- 选择素的浓度或 **1-10** 治疗的血栓大鼠血液中 P- 选择素的浓度。详细操作见大鼠血小板 P- 选择素（CD62P）酶联免疫试剂盒说明书。每个样本重复 6 次。表 2-4-4 表明，血栓发作时血液 P- 选择素浓度上升，**1-10** 通过降低血液 P- 选择素浓度发挥抗动脉血栓作用（与生理盐水比 $P < 0.01$）。表 2-4-4 的数据进一步表明，**1-10** 中 **3-5** 和 **7** 降低血液 P- 选择素浓度的活性最强（与 **1**、**2**、**6**、**8-10** 比 $P < 0.01$）。

表 2-4-4　**1-10** 治疗的血栓大鼠血液中 P- 选择素浓度

对照及 1-10	剂量	P- 选择素浓度（均值 ±SD, ng/mL）
生理盐水	—	333.6 ± 23.3
阿司匹林	167 μmol/kg	357.5 ± 20.5
1	10 nmol/kg	166.1 ± 12.3[a]
2	10 nmol/kg	165.7 ± 12.5[a]
3	10 nmol/kg	126.5 ± 9.3[b]
4	10 nmol/kg	125.4 ± 9.6[b]
5	10 nmol/kg	124.7 ± 9.1[b]
6	10 nmol/kg	165.0 ± 12.7[a]
7	10 nmol/kg	124.0 ± 8.6[b]
8	10 nmol/kg	161.4 ± 12.4[a]
9	10 nmol/kg	163.7 ± 11.9[a]
10	10 nmol/kg	163.1 ± 10.5[a]

a: 与生理盐水比 $P < 0.01$；b: 与生理盐水及 **1**、**2**、**6**、**8-10** 比 $P < 0.01$；$n=6$。

4.4　1-10 的抗炎活性

在小鼠耳肿胀模型上评价 **1-10** 的抗炎活性。无特定病原体（special pathogen free，SPF）级 ICR 雄性小鼠 [（20 ± 2）g] 随机分笼，一笼即为一组，每组 15 只，静息饲养 1 天。之后，阳性对照组小鼠序贯灌胃阿司匹林的生理盐水溶液（剂量为 1.11 mmol/kg），空白对照组小鼠序贯灌胃生理盐水（剂量为 0.1 mL/10 g），**1-10** 治疗组小鼠序贯灌胃 **1-10** 的生理盐水溶液（剂量为 10 nmol/kg）。30 min 后，在小鼠的右耳外郭序贯涂抹 30 μL 二甲苯致炎。致炎 2 h 后，小鼠序贯乙醚麻醉，颈椎脱臼处死。剪下小鼠的右耳和左耳，对齐，用直径 7 mm 的电动打孔器在两耳的相同位置切两耳圆片，分别称重，记录并计算两耳圆片的重量差值，作为耳肿胀度，用来代表 **1-10** 的抗炎活性。表 2-4-5 的数据表明，**1-10** 对二甲苯诱发的炎症具有明确的抑制作用（与生理盐水比 $P < 0.01$），且 **1-10** 中 **3-5** 和 **7** 对二甲苯诱发的炎症的抑制作用最强（与 **1**、**2**、**6**、**8-10** 比 $P < 0.01$）。

表 2-4-5 1-10 的抗炎活性

对照及 1-10	耳肿胀度（均值 ±SD, mg）	对照及 1-10	耳肿胀度（均值 ±SD, mg）
生理盐水	9.21 ± 2.73	5	4.18 ± 1.51^b
阿司匹林	3.93 ± 1.82	6	6.33 ± 2.24^a
1	6.27 ± 2.59^a	7	4.70 ± 1.99^b
2	6.96 ± 2.30^a	8	6.37 ± 2.54^a
3	4.05 ± 1.60^b	9	5.14 ± 2.22^a
4	3.78 ± 1.22^a	10	5.52 ± 2.53^a

a：与生理盐水比 $P < 0.01$；b：与生理盐水比 $P < 0.01$，与阿司匹林比 $P > 0.05$；$n=15$。

4.5 1-10 的 SAR

菠菜素 -Lys（**1**），菠菜素 -Lys（Lys）（**2**），菠菜素 -Lys-Ala-Gly-Asp-Val（**3**），菠菜素 -Lys-Leu-Leu-Asp-Val（**4**），菠菜素 -Lys-Arg-Gly-Asp-Val（**5**），菠菜素 -Lys（Lys）-Leu-Leu-Asp-Val（**6**），菠菜素 -Lys（Lys）-Ala-Gly-Asp-Val（**7**），菠菜素 - Lys（Lys）-Arg-Gly-Asp-Val（**8**），菠菜素 -Lys（Lys）-Arg-Gly-Asp-Phe（**9**），菠菜素 - Lys（Lys）-Arg-Gly-Asp-Ser（**10**）是本部分的所有结构。在生物活性评价中，**1-10** 的抗动脉血栓作用，降低动脉血栓大鼠血液 GP Ⅱb/ Ⅲa 浓度，降低动脉血栓大鼠血液 P- 选择素浓度，以及抑制二甲苯诱发的耳肿胀作用显示了密切的关联性。在所述作用中，**3-5** 和 **7** 的活性最强。在结构特征上，菠菜素 -Lys-Ala-Gly-Asp-Val，菠菜素 -Lys-Leu-Leu-Asp-Val，菠菜素 -Lys-Arg-Gly-Asp-Val 和菠菜素 -Lys（Lys）-Ala-Gly-Asp-Val 表明这些结构修饰策略值得关注。

5 N，N- 二（菠菜素）-Lys（Arg-Gly-Asp-AA）

前面描述的菠菜素修饰策略，无论是氨基酸修饰还是寡肽修饰，都只引入了单个菠菜素。为了考察引入两个菠菜素对于增加结构多样性的贡献，本部分介绍 N，N- 二 {（6S）-4，5，6，7- 四氢 -3H- 咪唑并 [4，5-c] 吡啶 -6- 甲酰 }-Lys（Arg-Gly-Asp-AA），简称 N，N- 二（菠菜素）-Lys（Arg-Gly-Asp-AA）。为了分析引入两个菠菜素的得与失，顺便介绍 6S-4，5，6，7- 四氢 -3H- 咪唑并 [4，5-c] 吡啶 -6- 甲酰 -Lys-Arg-Gly-Asp-AA 作为对比。

制备作为对照的 6S-4，5，6，7- 四氢 -3H- 咪唑并 [4，5-c] 吡啶 -6- 甲酰 -Lys-Arg-Gly- Asp-AA 的具体方案是，6S-4，5，6，7- 四氢 -3H- 咪唑并 [4，5-c] 吡啶 -6- 甲酸先与 L-Lys 的 α - 氨基连接，然后 L-Lys 的 α - 羧基与 Arg-Gly-Asp-AA 的 N 端连接。具体结构见图 2-5-1 的 **1-3**。引入两个菠菜素的具体方案是，两个 6S-4，5，6，7- 四氢 -3H- 咪唑并 [4，5-c] 吡啶 -6- 甲酸先分别连接到 L-Lys 桥的 α - 氨基和侧链氨基上。然后，这个作为桥的 L-Lys 的 α - 羧基用来和另一个 L-Lys 的 α - 氨基连接。最后，这个 L-Lys 的侧链氨基与 Arg-Gly-Asp-AA 的 C 端连接，就得到 N，N- 二 {（6S）-4，5，6，7- 四氢 -3H- 咪唑并 [4，5-c] 吡啶 -6- 甲酰 }-Lys（Arg-Gly-Asp-AA）。具体结构见图 2-5-1 的 **4-6**。图 2-5-1 是 **1-6** 的合成路线。为了方便阅读，表 2-5-1 给出了 **1-6** 的 AA 代表的氨基酸残基。为了认清引入 2 个菠菜素对生物活性的影响，本部分围绕抗血栓作用展开评价。

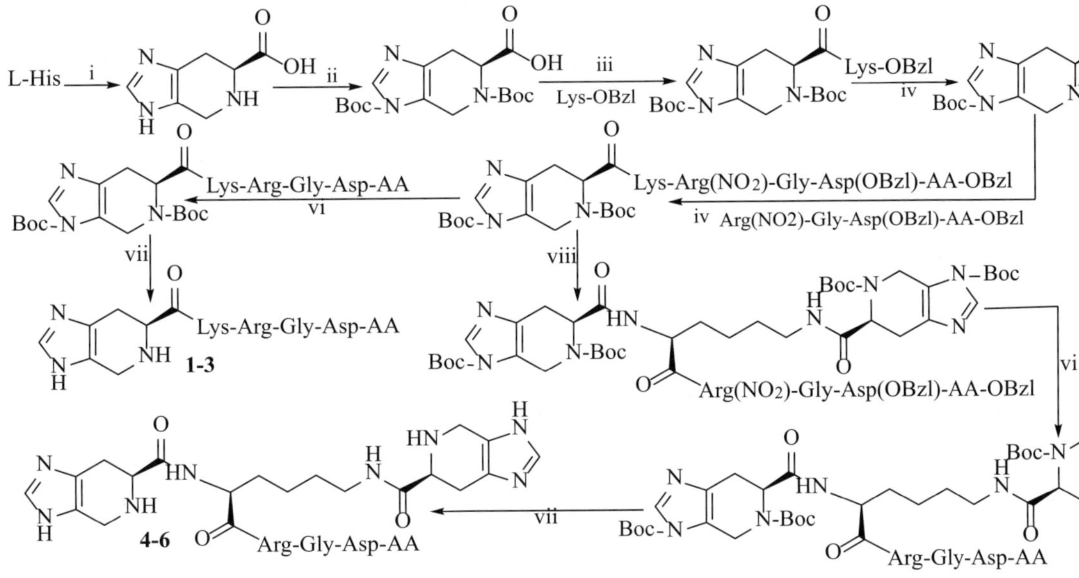

图 2-5-1　1-6 的合成路线

表 2-5-1　1-6 的 AA

化合物	式中 AA 的定义	化合物	式中 AA 的定义
1	式中 AA 为 L-Ser 残基	4	式中 AA 为 L-Ser 残基
2	式中 AA 为 L-Phe 残基	5	式中 AA 为 L-Phe 残基
3	式中 AA 为 L-Val 残基	6	式中 AA 为 L-Val 残基

5.1　1-6 抗动脉血栓活性

在大鼠丝线法抗血栓模型上评价 1-6（灌胃剂量为 10 nmol/kg）的抗动脉血栓活性，具体操作和本章 1.2 的操作相同。评价时选择阿司匹林为阳性对照（灌胃剂量为 167 μmol/kg），选择生理盐水为阴性对照，用血栓重代表活性。表 2-5-2 的血栓重表明，1-6 能显著抑制大鼠血栓形成（与生理盐水比 $P < 0.01$），且 5 和 6 抑制大鼠血栓形成的活性最强（与 2-4 比 $P < 0.01$，与 1 比 $P < 0.05$）。

表 2-5-2　1-6 抗动脉血栓活性

对照及 1-6	血栓重（均值 ±SD, mg）	对照及 1-6	血栓重（均值 ±SD, mg）
生理盐水	31.05 ± 3.78	3	22.04 ± 2.06[a]
阿司匹林	17.75 ± 2.56	4	23.55 ± 2.24[a]
1	20.67 ± 2.59[a]	5	18.15 ± 2.04[b]
2	21.38 ± 2.32[a]	6	18.25 ± 2.02[b]

a：与生理盐水比 $P < 0.01$；b：与生理盐水和 2-4 比 $P < 0.01$，与 1 比 $P < 0.05$；$n=12$。

5.2　1-6 对血栓大鼠血液中 GP Ⅱb/ Ⅲa 浓度的影响

制备血栓大鼠的血浆样本时，先将留取的血栓大鼠全血于 3000 r/min 离心 15 min，然后吸取上清液。使用纯化的 GP Ⅱb/Ⅲa 抗体包被微孔板，ELISA 法定量测定血栓大鼠血液样本中 GP Ⅱb/Ⅲa。方法可简述为，向包被单抗的微孔中依次加入标准品或生理盐水治疗的血栓大鼠血浆样本或阿司匹林治疗的血栓大鼠血浆样本或 1-6 治疗的血栓大鼠血浆样本，生物素化的 GP Ⅱb/Ⅲa 抗体，以及辣根过氧化物酶标记的抗生物素蛋白。然后，彻底地洗涤微孔板并加底物 TMB 显色。显色时，先看到过氧化物酶作用诱发的蓝色，后看到在酸作用下蓝色转为黄色。黄色的深度与样本中 GP Ⅱb/Ⅲa 的浓度呈正相关。在 450 nm 的波长下用酶标仪测定标准品的吸光度，绘制标准曲线。在 450 nm 的波长下用酶标仪测定生理盐水治疗的血栓大鼠血浆样本的吸光度或阿司匹林治疗的血栓大鼠血浆样本的吸光度或 1-6 治疗的血栓大鼠血浆样本的吸光度，通过标准曲线计算生理盐水治疗的血栓大鼠血液中 GP Ⅱb/Ⅲa 的浓度或阿司匹林治疗的血栓大鼠血液中 GP Ⅱb/Ⅲa 的浓度或 1-6 治疗的血栓大鼠血液中 GP Ⅱb/Ⅲa 的浓度。详细操作见大鼠血小板 GP Ⅱb/Ⅲa（CD41+CD61）酶联免疫试剂盒说明书。每个样本重复 6 次。表 2-5-3 的 GP Ⅱb/Ⅲa 浓度表明，血栓发作时血液 GP Ⅱb/Ⅲa 浓度上升，1-6 通过降低血液 GP Ⅱb/Ⅲa 浓度发挥抗动脉血栓作用（与生理盐水比 $P < 0.01$）。表 2-5-3 表明，1-6 中 5 和 6 降低血液 GP Ⅱb/Ⅲa 浓度的活性最强（与 1-4 比 $P < 0.01$）。

表 2-5-3　1-6 治疗的血栓大鼠血液中 GP Ⅱb/Ⅲa 浓度

对照及 1-6	剂量	GP Ⅱb/Ⅲa 浓度（均值 ±SD, ng/mL）
生理盐水	—	5.91 ± 1.65
阿司匹林	167 μmol/kg	5.94 ± 1.67
1	10 nmol/kg	3.01 ± 0.18[a]
2	10 nmol/kg	3.45 ± 0.23[a]
3	10 nmol/kg	3.47 ± 0.25[a]
4	10 nmol/kg	3.44 ± 0.22[a]
5	10 nmol/kg	2.18 ± 0.21[b]
6	10 nmol/kg	2.16 ± 0.20[b]

a：与生理盐水比 $P < 0.01$；b：与生理盐水和 **1-4** 比 $P < 0.01$；$n=6$。

5.3　1-6 对血栓大鼠血液中 P- 选择素浓度的影响

制备血栓大鼠的血浆样本时，先将留取的血栓大鼠全血于 3000 r/min 离心 15 min，然后吸取上清液。ELISA 法定量测定血栓大鼠血液样本中 P- 选择素时，使用纯化的 P- 选择素抗体包被微孔板。方法可简述为，向包被单抗的微孔中依次加入标准品或生理盐水治疗的血栓大鼠血浆样本或阿司匹林治疗的血栓大鼠血浆样本或 1-6 治疗的血栓大鼠血浆样本，生物素化的 P- 选择素抗体，以及辣根过氧化物酶标记的抗生物素蛋白。然后，彻底地洗涤微孔板并加底物 TMB 显色。显色时，先看到过氧化物酶作用诱发的蓝色，后看到在酸作用下蓝色转为黄色。黄色的深度与样本中 P- 选择素的浓度呈正相关。在 450 nm 的波长下用酶标仪测定标准品的吸光度，绘制标准曲线。在 450 nm 的波长下用酶标仪测定生理盐水治疗的血栓大鼠血浆样本的吸光度或阿司匹林治疗的血栓大鼠血浆样本的吸光度或 1-6 治疗的血栓大鼠血浆样本的吸光度，通过标准曲线计算生理盐水治疗的血栓大鼠血液中 P- 选择素的浓度或阿司匹林治疗的血栓大鼠血液中 P- 选择素的浓度或 1-6 治疗的血栓大鼠血液中 P- 选择素的浓度。详细操作见大鼠血小板 P- 选择素（CD62P）酶联免疫试剂盒说明书。每个样本重复 6 次。表 2-5-4 的 P- 选择素浓度表明，血栓发作时血液 P- 选择素浓度上升，**1-6** 通过降低血液 P- 选择素浓度发挥抗动脉血栓作用（与生理盐水比 $P < 0.01$）。表 2-5-4 的 P- 选择素浓度还表明，**1-6** 中 **5** 和 **6** 降低血液 P- 选择素浓度的活性最强（与 **1-4** 比 $P < 0.01$）。

表 2-5-4　**1-6** 治疗的血栓大鼠血液中 P- 选择素浓度

对照及 1-6	剂量	P- 选择素浓度（均值 ±SD, ng/mL）
生理盐水	—	333.6 ± 23.3
阿司匹林	167 μmol/kg	357.5 ± 20.5
1	10 nmol/kg	166.3 ± 11.3[a]
2	10 nmol/kg	175.4 ± 12.5[a]
3	10 nmol/kg	176.5 ± 12.3[a]
4	10 nmol/kg	175.3 ± 12.6[a]
5	10 nmol/kg	141.4 ± 10.2[b]
6	10 nmol/kg	142.3 ± 10.4[b]

a：与生理盐水比 $P < 0.01$；b：与生理盐水和 **1-4** 比 $P < 0.01$；$n=6$。

5.4　1-6 的抗炎活性

在小鼠耳肿胀模型上评价 **1-6** 的抗炎活性。SPF 级 ICR 雄性小鼠［（20±2）g］随机分笼，一笼即为一组，每组 15 只，静息饲养 1 天。之后，阳性对照组小鼠序贯灌胃阿司匹林的生理盐水溶液（剂量为 1.11 mmol/kg），空白对照组小鼠序贯灌胃生理盐水（剂量为 0.1 mL/10 g），**1-6** 治疗组小鼠序贯灌胃 **1-6** 的生理盐水溶液（剂量为 10 nmol/kg）。30 min 后，在小鼠的右耳外郭序贯涂抹 30 μL 二甲苯致炎。致炎 2 h 后，小鼠序贯乙醚麻醉，颈椎脱臼处死。剪下各小鼠的右耳和左耳，对齐，用直径 7 mm 的电动打孔器在两耳的相同位置切两耳圆片，分别称重，记录并计算两耳圆片的重量差值，作为耳肿胀度，代表 **1-6** 的抗炎活性。表 2-5-5 的耳肿胀表明，**1-6** 对二甲苯诱发的炎症具有明确的抑制作用（与生理盐水比 $P < 0.01$），且 **1-6** 中 **5** 和 **6** 对二甲苯诱发的耳肿胀的抑制作用最强（与生理盐水比 $P < 0.01$）。

表 2-5-5　**1-6** 的抗炎活性

对照及 1-6	耳肿胀度（均值 ±SD, mg）	对照及 1-6	耳肿胀度（均值 ±SD, mg）
生理盐水	9.66 ± 2.13	**3**	5.18 ± 1.16[a]
阿司匹林	4.01 ± 1.55	**4**	5.33 ± 1.24[a]
1	5.27 ± 1.59[a]	**5**	3.22 ± 1.09[b]
2	5.26 ± 1.30[a]	**6**	3.17 ± 1.04[b]

a：与生理盐水比 $P < 0.01$；b：与生理盐水和 **1-4** 比 $P < 0.01$；$n=15$。

5.5　1-6 的 SAR

菠菜素 -Lys（Arg-Gly-Asp-AA），以及菠菜素 -Lys（菠菜素）-Lys（Arg-Gly-Asp-AA），式中 AA 为 L-Ser 残基、L-Phe 残基及 L-Val 残基，是 **1-6** 的两类结构。在生物活性评价中，**1-6** 的抗动脉

血栓作用，降低动脉血栓大鼠血液 GP Ⅱb/Ⅲa 浓度，降低动脉血栓大鼠血液 P- 选择素浓度，以及抑制二甲苯诱发的耳肿胀显示了密切的关联性。在所述作用中，**5** 和 **6** 的活性最强。在结构特征上，Lys 连接的双菠菜素被 Lys（Arg-Gly-Asp-Phe）和 Lys（Arg-Gly-Asp-Val）修饰后活性最强。即菠菜素 -Lys（菠菜素）-Lys（Arg-Gly-Asp-Phe）及菠菜素 -Lys（菠菜素）-Lys（Arg-Gly- Asp-Val）代表了值得关注的结构修饰策略。

参考文献

[1] 彭师奇，赵明，史薇薇 . 氨基酸修饰的菠菜素衍生物及其制备方法和应用：201110149564. 8[P]. 2012-12-05.

[2] 彭师奇，赵明，王玉记，等 . 咪唑并吡啶 -6- 甲酰 - 氨基酸苄酯，其合成，活性及应用：201410327836. 2[P]. 2016-01-27.

[3] 彭师奇，赵明，王玉记，等 . 咪唑并吡啶 -6- 甲酰 - 氨基酸苄酯，其合成，活性及应用：201410261205. 5[P]. 2016-02-03.

[4] 赵明，彭师奇，冯琦琦，等 . 茶氨酰四氢咪唑并吡啶 -6- 甲酰芳香氨基酸的制备，活性和应用：201910363158. 8[P]. 2020-10-30.

[5] 赵明，彭师奇，冯琦琦，等 . 茶氨酰四氢咪唑并吡啶 -6- 甲酰极性氨基酸的制备，活性和应用：201910364858. 9[P]. 2020-10-30.

[6] 赵明，彭师奇，冯琦琦，等 . 茶氨酰四氢咪唑并吡啶 -6- 甲酰天冬酰胺和谷氨酰胺的制备，活性和应用：201910364856. X[P]. 2020-10-30.

[7] 赵明，彭师奇，冯琦琦，等 . 茶氨酰四氢咪唑并吡啶 -6- 甲酰 -L- 组氨酸的制备，活性和应用：201910364855. 5[P]. 2020-10-30.

[8] 彭师奇，赵明，王玉记，等 . 咪唑并吡啶甲酰 -K（K）-AA$_1$-AA$_2$-AA$_3$-AK，其合成，活性及应用：201510352852. 1[P]. 2017-01-11.

[9] 赵明，彭师奇，吴建辉，等 . 咪唑并吡啶酰 -KRGDV，其合成，抗血栓活性和应用：201510409440. 7[P]. 2017-01-25.

[10] 赵明，彭师奇，吴建辉，等 . 咪唑并吡啶酰 -KAGDV，其合成，抗血栓活性和应用：201510409681. 1[P]. 2017-08-11.

[11] 赵明，彭师奇，王玉记，等 . 非极性氨基酸苄酯修饰的菠菜素、其合成、活性评价及应用：201710401550. 8[P]. 2018-12-11.

[12] 赵明，彭师奇，王玉记，等 . 极性氨基酸苄酯修饰的菠菜素、其合成、活性评价及应用：201710400726. 8[P]. 2018-12-11.

摘要

　　药物化学的基本功能是寻找先导化合物，优化先导化合物，为新药开发推荐候选化合物。为了寻找先导化合物，不得不采用充满智慧的结构修饰策略最大限度地获得多样性衍生物或者类似物。为了最大限度获得多样性衍生物或者类似物，必须熟悉合成路线。为了优化先导化合物，必须具备合理分析 SAR 的能力。为了为新药开发推荐候选化合物，必须具备合理分析 3D-QSAR 的能力。于是，展现这些知识成为本章的任务。

　　文献记载的骆驼蓬碱（文献亦称海曼）是 β－咔啉－3－甲酸，有抗肿瘤作用。按照天然来源的先导化合物用天然来源的建筑块修饰的策略，本章首先介绍 β－咔啉－3－甲酸苄酯的 1 位用乙基 －Ser-AA-OBzl 修饰或者用乙基 －Leu-AA-OBzl 修饰或者用乙基 －Val-AA-OBzl 修饰或者用乙基 －Asp（AA-OBzl）-AA-OBzl 修饰，介绍修饰物的抗肿瘤作用，以及用 3D-QSAR 分析修饰物的抗肿瘤作用和结构的关系。肽基精氨酸脱亚胺酶（PAD）家族成员 PAD4 是肿瘤治疗的潜在靶点，为展现骆驼蓬碱和 PAD4 的潜在关联，本章接着介绍 β－咔啉－3－甲酸苄酯的 1 位用 Orn（ClCH$_2$CH$_2$-N＝）-AA-NHCH$_2$C$_6$H$_5$ 修饰。运用与之对应的分子对接和细胞水平的酶联免疫吸附分析测定，支撑这种修饰策略获得的骆驼蓬碱修饰物作用于 PAD4，可产生新型 PAD4 抑制剂。针对肿瘤向病理层面相关的癌前病变（炎症）和临床层面的并发症（血栓）展开的特点，本章还介绍 β－咔啉－3－甲酸苄酯的 1 位用抗炎药效团（如用水杨酸的类似基团及 1，3－二氧六环的类似基团）修饰的策略，揭示这样获得的骆驼蓬碱结构修饰物既对肿瘤有效又对炎症（癌前病变）及血栓并发症有效。在寻找先导化合物的历程中 SAR 的价值不可低估，介绍 SAR 分析是本章的任务之一。基于这种考虑，本章有意选择在骆驼蓬碱的 3 位引入 Gly、L-Ala 和 L-Lys 的主要衍生物（甲酯、乙酯、苄酯和苄胺）为案例，为的是方便 SAR 分析。遵循从简单到复杂的原则，本章也介绍在 β－咔啉－3－甲酸苄酯的 1 位用抗黏附肽修饰的策略。β－咔啉－3－甲酸苄酯的 1 位用抗黏附肽修饰，不仅能增强骆驼蓬碱的抗肿瘤作用，而且对肿瘤细胞迁移、侵袭及肺转移有抑制作用。从结构类型层面看，(6S)-3-乙酰-4-氧代-6-羟甲基-4，6，7，12-四氢吲哚[2，3-a]喹嗪的 6 位羟甲基由 AA-羰苄基修饰的产物并不属于骆驼蓬碱的修饰物，考虑到吲哚喹嗪母核和 β－咔啉－3－甲酸的关联性，(6S)-3-乙酰-4-氧代-6-（甲氧-AA-羰苄基）-4，6，7，12-四氢-4-氧化吲哚[2，3-a]

喹嗪的抗肿瘤作用及 3D-QSAR，以及骆驼蓬碱的修饰物的抗肿瘤作用及 3D-QSAR 集中介绍有利于本章的学习，由是安排其为第 11 部分。本章希望出现在正文的所有文字都瞄准了基本目标，即辅助读者掌握从基本建筑块 β－咔啉 -3- 甲酸苄酯出发逐步接近发现先导化合物和优化先导化合物的知识及技能。

◤ 关键词

骆驼蓬碱，氨基酸修饰，抗黏附肽修饰，抗肿瘤，SAR，3D-QSAR

1 1-（乙基 –Ser–AA–OBzl）– β – 咔啉 –3- 甲酸苄酯

在骆驼蓬碱的所有结构修饰物中，1-（乙基 -Ser-AA-OBzl）- β - 咔啉 -3- 甲酸苄酯（**1-18**）的结构最简单。**1-18** 代表了 18 种氨基酸修饰 1-（乙基 -Ser-OBzl）- β - 咔啉 -3- 甲酸苄酯的 1 位的乙基 -Ser-OBzl 基的骆驼蓬碱修饰物。图 3-1-1 是 **1-18** 的合成路线。为了阐明结构，表 3-1-1 给出了 **1-18** 的 AA 代表的氨基酸残基。依赖文献记载的骆驼蓬碱的生物活性，围绕抗肿瘤功能评价 **1-18** 的生物活性，通过 3D-QSAR 描述 **1-18** 的结构和抗肿瘤活性的关系。

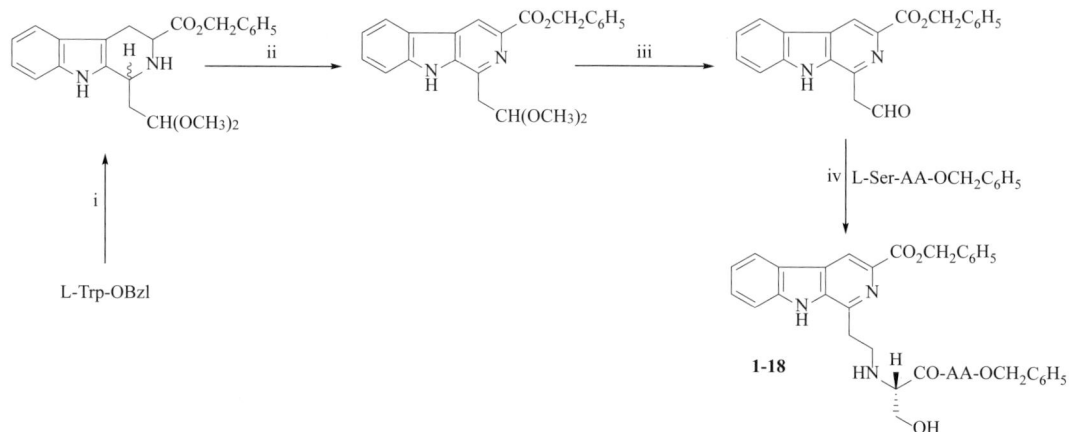

图 3-1-1 **1-18** 的合成路线

表 3-1-1 **1-18** 的 AA

化合物	式中 AA 代表的氨基酸残基	化合物	式中 AA 代表的氨基酸残基
1	式中 AA 为 L-Leu 残基	**10**	式中 AA 为 L-Tyr 残基
2	式中 AA 为 L-Phe 残基	**11**	式中 AA 为 L-Ser 残基
3	式中 AA 为 L-Val 残基	**12**	式中 AA 为 L-Thr 残基
4	式中 AA 为 L-Ala 残基	**13**	式中 AA 为 L-Pro 残基
5	式中 AA 为 Gly 残基	**14**	式中 AA 为 L-Met 残基
6	式中 AA 为 L-Ile 残基	**15**	式中 AA 为 L-Arg（NO₂）残基
7	式中 AA 为 L-Asp 残基	**16**	式中 AA 为 L-Asn 残基
8	式中 AA 为 L-Glu 残基	**17**	式中 AA 为 L-Gln 残基
9	式中 AA 为 L-Trp 残基	**18**	式中 AA 为 L-Lys 残基

1.1　1-18 抑制肿瘤细胞增殖活性

用 MTT 法评价 **1-18** 抑制 HCT-8（人回盲肠癌细胞）、A549（人非小细胞肺癌细胞）、SH-SY5Y（人神经母细胞瘤细胞）、HL60（人早幼粒白血病细胞）、MCF-7（人乳腺癌细胞）和 S180（鼠腹水癌细胞）增殖的 IC_{50}。阳性对照为阿霉素。结果见表 3-1-2 和表 3-1-3。

表 3-1-2　**1-18** 抑制 HCT-8、S180 和 SH-SY5Y 增殖的 IC_{50}

对照及 **1-18**	抑制下面肿瘤细胞增殖的 IC_{50}（均值 $\pm$ SD，μM）		
	HCT-8	S180	SH-SY5Y
阿霉素	1.77 ± 0.52	0.89 ± 0.14	1.24 ± 0.56
1	17.73 ± 2.56	12.97 ± 1.29	13.83 ± 4.58
2	13.73 ± 0.23	7.87 ± 1.29	8.12 ± 2.46
3	21.85 ± 2.81	13.53 ± 1.05	13.67 ± 1.32
4	7.17 ± 0.67	2.74 ± 1.00	27.74 ± 2.75
5	21.21 ± 2.14	9.47 ± 2.77	63.94 ± 2.12
6	16.98 ± 1.57	13.46 ± 0.99	14.59 ± 2.87
7	1.72 ± 0.27	3.16 ± 0.92	14.85 ± 2.52
8	5.24 ± 1.00	2.39 ± 0.44	26.99 ± 1.25
9	4.16 ± 0.37	3.34 ± 1.47	18.44 ± 2.65
10	19.28 ± 0.53	19.54 ± 2.11	34.59 ± 6.29
11	20.74 ± 1.75	16.81 ± 5.76	76.76 ± 5.95
12	11.05 ± 1.90	16.09 ± 0.39	56.86 ± 9.79
13	> 100	47.05 ± 5.32	52.11 ± 11.14
14	7.12 ± 0.10	4.54 ± 0.97	28.12 ± 1.25
15	47.88 ± 9.34	15.95 ± 1.79	53.95 ± 13.22
16	> 100	93.76 ± 9.91	61.96 ± 4.43
17	> 100	15.36 ± 4.23	26.24 ± 5.19
18	50.14 ± 5.73	23.69 ± 4.44	27.95 ± 5.05

表 3-1-2 的数据表明，**1-18** 抑制 HCT-8、S180 和 SH-SY5Y 增殖的 IC_{50} 为 1.72 μM 至 > 100 μM，阿霉素抑制 HCT-8、S180 和 SH-SY5Y 增殖的 IC_{50} 为（0.89 $\sim$ 1.77）μM。从数值看，**1-18** 抑制 HCT-8、S180 和 SH-SY5Y 增殖的 IC_{50} 和阿霉素抑制 HCT-8、S180 和 SH-SY5Y 增殖的 IC_{50} 不在一个数量级。这些比较分析意味着，作为 HCT-8、S180 和 SH-SY5Y 的 DNA 嵌入剂，**1-18** 和阿霉素显示的作用不在一个数量级。换句话说，**1-18** 的细胞毒作用比阿霉素弱很多。

表 3-1-3　**1-18** 抑制 HL60、A549 和 MCF-7 增殖的 IC_{50}

对照及 **1-18**	抑制下面肿瘤细胞增殖的 IC_{50}（均值 $\pm$ SD，μM）		
	HL60	A549	MCF-7
阿霉素	0.50 ± 0.20	1.18 ± 0.19	0.53 ± 0.11
1	3.58 ± 1.51	10.48 ± 2.17	3.48 ± 0.63
2	5.35 ± 0.86	6.29 ± 0.34	3.51 ± 0.67
3	4.86 ± 1.54	12.61 ± 4.65	7.95 ± 0.14
4	5.94 ± 0.97	9.983 ± 2.41	4.93 ± 0.28
5	7.74 ± 1.05	25.62 ± 3.26	18.13 ± 1.51

续表

对照及 1-18	抑制下面肿瘤细胞增殖的 IC₅₀（均值 ±SD，μM）		
	HL60	A549	MCF-7
6	3.45 ± 1.25	10.65 ± 1.22	14.69 ± 0.36
7	3.88 ± 0.18	9.09 ± 3.23	1.90 ± 0.34
8	7.09 ± 1.69	8.57 ± 1.96	3.31 ± 0.63
9	7.09 ± 0.82	8.67 ± 3.45	2.27 ± 0.63
10	8.28 ± 1.76	25.74 ± 5.73	14.99 ± 2.32
11	22.52 ± 1.51	38.20 ± 3.84	10.12 ± 2.05
12	11.20 ± 0.51	18.37 ± 0.31	10.56 ± 1.79
13	21.44 ± 1.80	53.75 ± 10.85	> 100
14	5.12 ± 1.10	9.16 ± 1.67	7.55 ± 1.45
15	> 100	42.30 ± 2.14	8.37 ± 1.27
16	> 100	> 100	> 100
17	> 100	87.51 ± 3.86	71.31 ± 8.71
18	> 100	83.99 ± 4.26	> 100

表 3-1-3 的数据表明，**1-18** 抑制 HL60、A549 和 MCF-7 增殖的 IC₅₀ 为 1.90 μM 至 > 100 μM，阿霉素抑制 HL60、A549 和 MCF-7 增殖的 IC₅₀ 为（0.50 ~ 1.18）μM。从数值看，**1-18** 抑制 HL60、A549 和 MCF-7 增殖的 IC₅₀ 和阿霉素抑制 HL60、A549 和 MCF-7 增殖的 IC₅₀ 不在一个数量级。这些比较分析提示，**1-18** 可能不是 HL60、A549 和 MCF-7 的 DNA 嵌入剂。

1.2 1-18 抑制肿瘤生长活性

S180 自行传代维持。用生理盐水（1∶2）稀释生长旺盛的 S180 瘤液制成细胞悬液，再用新鲜配制的培养基稀释，充分混合。按公式计算细胞浓度，细胞浓度 =4 个方格内的活细胞数 /4×10⁴× 稀释倍数 = 细胞数 /mL。按细胞存活率 = 活细胞数 /（活细胞数 + 死细胞数）×100% 计算细胞存活率。

用匀浆法将存活率 > 90% 的肿瘤细胞液制成 1×10⁷ 个 /mL 的细胞悬液，采用皮下接种法将细胞悬液注射到小鼠右腋皮下（接种量为 0.2 mL/ 只），制成实体瘤小鼠模型。接种的次日，将小鼠随机分组。小鼠或腹腔注射阿霉素与 5‰ 羧甲基纤维素钠（CMCNa）的悬浮液［阳性对照，2 μmol/（kg·d），1 天 1 次，连续 7 天］，或灌胃 5‰ CMCNa［空白对照，2 mL/（kg·d），1 天 1 次，连续 7 天］，或灌胃 **1-18** 与 5‰ CMCNa 的悬浮液［1 μmol/（kg·d），1 天 1 次，连续 7 天］。每天观察小鼠的自主活动、精神状态、毛发、呼吸、饮食、粪便性状。最后一次服药的次日称体重，用乙醚麻醉，颈椎脱臼处死，取肿瘤称重。表 3-1-4 的数据表明，**1-18** 能有效地抑制 S180 小鼠的肿瘤生长。

表 3-1-4 1-18 对 S180 荷瘤小鼠肿瘤生长的抑制作用

对照及 1-18	肿瘤重（均值 ±SD，g）	对照及 1-18	肿瘤重（均值 ±SD，g）
5‰ CMCNa	1.20 ± 0.2	4	0.64 ± 0.17[a]
阿霉素	0.43 ± 0.10	5	0.87 ± 0.20[a]
1	0.79 ± 0.19[a]	6	0.65 ± 0.19[a]
2	0.78 ± 0.27[a]	7	0.70 ± 0.16[a]
3	0.90 ± 0.18[a]	8	0.86 ± 0.19[a]

对照及 1-18	肿瘤重（均值 ±SD, g）	对照及 1-18	肿瘤重（均值 ±SD, g）
9	0.68 ± 0.15^a	15	0.92 ± 0.26^b
10	0.81 ± 0.18^a	16	0.76 ± 0.16^a
11	0.80 ± 0.23^a	17	0.92 ± 0.15^a
12	0.71 ± 0.18^a	18	0.83 ± 0.16^a
13	0.71 ± 0.14^a		
14	0.55 ± 0.17^a		

a：与 5‰ CMCNa 比 $P < 0.01$；b：与 5‰ CMCNa 比 $P < 0.05$；$n=12$。

1.3　1-18 的分子对接

分子对接研究受体和配基通过空间匹配和能量匹配相互识别形成分子复合物并预测复合物的结构。分子对接研究受体 – 配基复合物的结合模式，预测受体与配基的结合能力，确定先导化合物及优化先导化合物，进而发现新的先导化合物。

分子对接起源于锁和钥匙模型。锁和钥匙模型的核心是受体和配基的相互识别，受体和配基的相互识别取决于二者空间结构的匹配，揭示二者空间结构是否匹配的途径是对接。对接通常包括 5 个步骤。第 1 步，反复优化所有配基小分子的构象；第 2 步，寻找所有配基小分子与靶标大分子作用的最佳构象；第 3 步，计算所有配基小分子和靶标大分子的结合能；第 4 步，比较结合能并找出最适宜靶标大分子的配基小分子；第 5 步，分析靶标大分子的活性位点并找出最适宜配基小分子的对接区域。所述最佳区域包括最适宜氢键供体的区域、最适宜氢键受体的区域及最适宜疏水性的区域。

分子对接主要有 3 种类型。第 1 种是刚性对接，刚性对接适合蛋白质和核酸间的对接。在刚性对接中，受体和配基的构象不变；第 2 种是半柔性对接，半柔性对接适合大分子和小分子间的对接。在半柔性对接中，允许配基的构象在一定范围内变化；第 3 种是柔性对接，柔性对接常用于识别精确分子，体系的构象可自由变化。

常用的对接软件有 Dock、AutoDock、Surflex、Glide、GOLD、MVD 及 LigandFit。采用 Discovery Studio 的 LigandFit 模块完成 1-18 向 DNA 的 PDB：1NAB 活性部位的对接。对接时经历了 5 个步骤。第 1 步，用 flood-filling 算法选择腔体，以便选择和确定作为对接区域的受体的活性位点。第 2 步，为 1-18 选择位点时先通过随机抽样选择可变扭转角的柔性值搜索 1-18 构象，再用三维规则网格检测位点并估算对接 DNA 的 1NAB 活性部位所需能量。第 3 步，比较 DNA 的 1NAB 和 1-18 间的库仑力、范德华力、结合能、原子间距、氢键能、空间相互作用、疏水 – 亲脂相互作用、溶剂化效应和熵效应的分数，以便得到综合评价结果。第 4 步，计算 1-18 的对接得分。第 5 步，用对接得分初步预测 1-18 的生物活性。因为 1-18 抑制肿瘤生长活性的评价采用了 S180 小鼠模型，所以把计算 1-18 向 DNA 的 1NAB 活性部位对接的得分与抑制 S180 增殖的 IC_{50}（表 3-1-2）一起讨论。

表 3-1-5 的对接得分表明，3-6、9-13、15、16 及 18 的对接得分为 66.82 ～ 77.75。表 3-1-2 的 IC_{50} 表明，除 13 及 16 外它们抑制 HCT-8、S180 和 SH-SY5Y 增殖的 IC_{50} 为 2.74 ～ 76.76 μM，抑制 S180 增殖的 IC_{50} 为 2.74 ～ 23.69 μM。表 3-1-5 的对接得分表明，1、2、7、8、14 及 17 的对接得分为 59.80 ～ 65.53。表 3-1-2 的 IC_{50} 表明，它们抑制 HCT-8、S180 和 SH-SY5Y 增殖的 IC_{50} 为 1.72 μM 至大

于 100 μM。这些数据分析表明，分子对接在首轮虚拟筛选中对体外活性有粗略的预测能力。

表 3-1-5　1-18 向 DNA 的 1NAB 的活性部位对接的得分

1-18	对接得分	1-18	对接得分
1	65.53	10	75.85
2	64.84	11	69.51
3	68.99	12	69.75
4	71.86	13	71.12
5	72.32	14	63.47
6	67.92	15	77.75
7	60.62	16	67.34
8	59.80	17	61.19
9	71.25	18	66.82

1.4　1-18 的 3D-QSAR

为了揭示电性效应、空间效应和疏水效应对 1-18 的抗肿瘤活性的贡献，分析了 1-18 的这 3 种效应和抗肿瘤活性之间的关系。分析中采用的理论模型是 Cerius2-MFA，目标是表述 3D-QSAR。应用 Cerius2-MFA 模型的三维场理论表述 3D-QSAR 时，借用了分子表面生成的格点。格点的密度随分子间距离变化而变化，可避免由规则格点参数的均一化引起的误差。基于分子表面模型的方法，能分析多样性分子表面，除可计算出分子极性表面的静电、氢键供体及氢键受体外，还可以反映分子非极性表面的特征，从而获得更多的相互作用信息。计算时，以分子力场中不同格点上的探针（包括 H、CH₃、HO）与目标分子的相互作用能为描述符建立 3D-QSAR 方程。建立的 3D-QSAR 方程既可用来分析 1-18 的电性效应、空间效应、疏水效应和抗肿瘤活性之间的相关关系，又可用来预测抗肿瘤活性更强的骆驼蓬碱的结构修饰物。

为建立 3D-QSAR 方程，先获取 1-18 的最低能量构象。接下来，按 CoMFA 要求叠合 1-18 的最低能量构象。叠合时，依据最大相似性选择 1-(乙基 -Ser-OBzl)- β - 咔啉 -3- 甲酸苄酯为共同模板。再接下来，在叠合好的 1-18 的周围定义分子力场的空间范围。然后，按照选择的步长把定义的空间均匀划分，产生格点。之后，在每个格点上逐一用探针（包括 H、CH₃、HO）考察分子力场特征（图 3-1-2，图 3-1-3）。

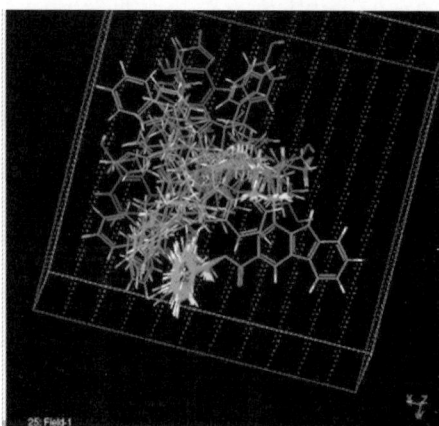

图 3-1-2　1-18 以 1-（乙基 -Ser-OBzl）- β - 咔啉 -3- 甲酸苄酯为共同结构的叠合

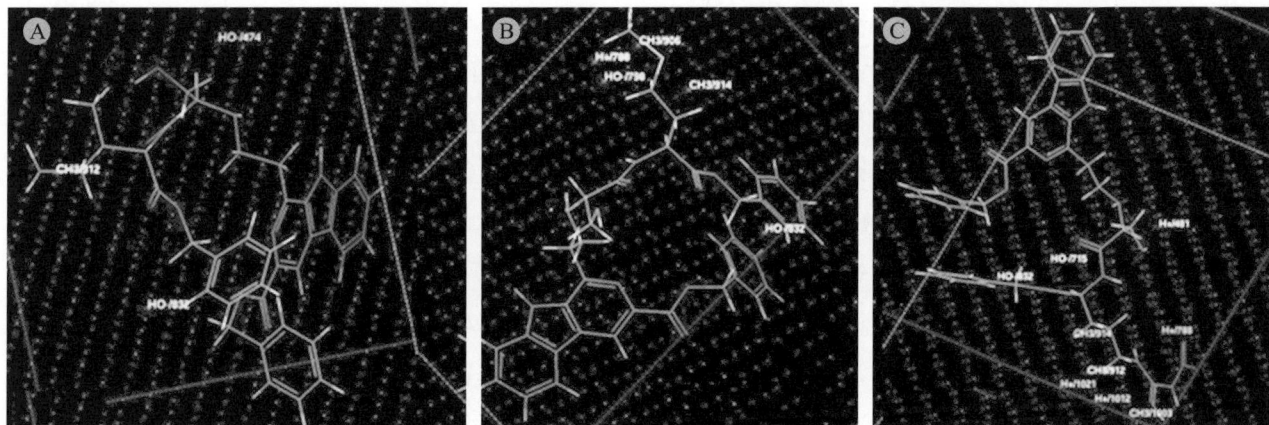

A. 分子力场空间格点有探针的 **6** 的最低能量构象；B. 分子力场空间格点有探针的 **14** 的最低能量构象；C. 分子力场空间格点有探针的 **15** 的最低能量构象。

图 3-1-3　**6、14、15** 的最低能量构象

最后，用最小二乘法（G/PLS）建立 **1-18** 的抗肿瘤活性和分子力场特征间的 3D-QSAR 方程。下面是以肿瘤重代表 **1-18** 生物活性的 3D-QSAR 方程的具体描述。

肿瘤重 $=35.4834 - 0.061\,897 \times$ "H+/1021" $+0.209\,608 \times$ "CH$_3$/912" $-0.121\,848 \times$ "CH$_3$/472" $- 0.200\,417 \times$ "HO－/474" $+0.260\,715 \times$ "H+/788" $-0.153\,529 \times$ "CH$_3$/914" $+0.094\,426 \times$ "H+/481" $+ 0.110\,185 \times$ "CH3/906" $+0.139\,264 \times$ "CH$_3$/935" $+0.064\,625 \times$ "CH3/1003" $- 0.405\,538 \times$ "H+/1012" $- 0.365\,002 \times$ "HO－/798" $+0.183\,078 \times$ "HO－/715" $- 0.089\,175 \times$ "HO－/832"

方程中有 6 个 "CH$_3$" 探针项（"CH$_3$/912" "CH$_3$/472" "CH$_3$/914" "CH$_3$/906" "CH$_3$/935" "CH$_3$/1003"），其中 4 项系数为正值，2 项系数为负值。正系数 CH$_3$ 意味着疏水基有利于提高抗肿瘤活性，负系数 CH$_3$ 意味着亲水基有利于提高抗肿瘤活性，总体看存在疏水基，有利于提高 **1-18** 的抗肿瘤活性。方程中有 4 个 "H+" 探针项（"H+/1021" "H+/788" "H+/481" "H+/1012"），其中 2 项系数为负值，2 项系数为正值。正系数 H+ 意味着排斥电子的基团有利于提高抗肿瘤活性，负系数 H+ 意味着吸引电子的基团有利于提高抗肿瘤活性，总体看存在吸引电子的基团，有利于提高 **1-18** 的抗肿瘤活性。方程中有 4 个 "HO" 探针项（"HO–/474" "HO–/798" "HO–/715" "HO–/832"），其中 3 项系数为负值，1 项系数为正值。正系数 HO– 意味着吸引电子的基团有利于提高抗肿瘤活性，负系数 HO– 意味着排斥电子的基团有利于提高抗肿瘤活性。此外，方程的相关系数 $R^2=0.989$，说明方程有良好的线性关系。可结合图 3-1-3，体现方程在分析 **1-18** 的抗肿瘤活性时的合理性和实用性。

图 3-1-3A 表明，在 **6** 的苯环处有 1 个系数为负值的 "HO–/832" 探针，苯环的排斥电子性质和探针的系数为负值有利于 **6** 显示抗肿瘤活性；在 **6** 的乙基处有 1 个系数为负值的 "HO–/474" 探针，乙基的排斥电子性质和探针的系数为负值有利于 **6** 显示抗肿瘤活性；在 **6** 的乙基处有 1 个系数为正值的 "CH$_3$/912" 探针，乙基的疏水性质和探针的系数为正值有利于 **6** 显示抗肿瘤活性。所述状况导致 **6** 的抗肿瘤活性相对较强。

图 3-1-3B 表明，在 **14** 的巯基处有 1 个系数为负值的"CH$_3$/906"探针，巯基的亲水性和探针的系数为负值有利于 **14** 显示抗肿瘤活性；在 **14** 的甲基处有 1 个系数为正值的"H+/788"探针，甲基的排斥电子性质和探针的系数为正值有利于 **14** 显示抗肿瘤活性；在 **14** 的乙基处有 1 个系数为负值的"HO–/789"探针，乙基的排斥电子性质和探针的系数为负值有利于 **14** 显示抗肿瘤活性；在 **14** 的苯基处有 1 个系数为负值的"HO–/832"探针，苯基的排斥电子性质和探针的系数为负值有利于 **14** 显示抗肿瘤活性。所述状况导致 **14** 的抗肿瘤活性相对较强。

图 3-1-3C 表明，在 **15** 的醇羟基处有 1 个系数为正值的"H+/481"探针，羟基吸引电子对性质和探针的系数为正值不利于 **15** 显示抗肿瘤活性；在 **15** 的苯基处有 1 个系数为负值的"HO–/832"探针，苯基的排斥电子性质和探针的系数为负值有利于 **15** 显示抗肿瘤活性；在 **15** 的苯基处有 1 个系数为正值的"HO–/715"探针，苯基的排斥电子性质和探针的系数为正值不利于 **15** 显示抗肿瘤活性；在 **15** 的亚氨基处有 1 个系数为正值的"H+/788"探针，亚氨基的吸引电子性质和探针的系数为正值不利于 **15** 显示抗肿瘤活性；在 **15** 的乙基处存在 1 个系数为负值的"CH$_3$/914"探针，乙基的疏水性质和探针的系数为负值不利于 **15** 显示抗肿瘤活性；在 **15** 的乙基处有 1 个系数为正值的"CH$_3$/912"探针，乙基的疏水性质和探针的系数为正值有利于 **15** 显示抗肿瘤活性；在 **15** 的乙基处有 1 个系数为负值的"H+/1021"探针，乙基的排斥电子性质和探针的系数为负值不利于 **15** 显示抗肿瘤活性；在 **15** 的胍基处有 1 个系数为负值的"H+/1012"探针，胍基的排斥电子性质和探针的系数为负值不利于 **15** 显示抗肿瘤活性；在 **15** 的硝基处有 1 个系数为正值的"CH$_3$/1003"探针，硝基的疏水性和探针的系数为正值有利于 **15** 显示抗肿瘤活性。所述总体状况导致 **15** 的抗肿瘤活性相对较弱。

从表 3-1-4 可以看到，**6**、**14**、**15** 治疗的 S180 小鼠的肿瘤重分别为（0.65 ± 0.19）g,（0.55 ± 0.17）g 和（0.92 ± 0.26）g（$n=12$）。**15** 治疗的 S180 小鼠的肿瘤重显著 > **6** 及 **14** 治疗的 S180 小鼠的肿瘤重（$P < 0.01$）。也就是说，建立的 3D-QSAR 方程能够比较准确地预测 **1-18** 的抗肿瘤活性。

② 1–（乙基 –Val–AA–OBzl）–β– 咔啉 –3– 甲酸苄酯

在骆驼蓬碱的所有结构修饰物中，1-（乙基 -Val-AA-OBzl）- β - 咔啉 -3- 甲酸苄酯（**1-19**）的结构最简单。**1-19** 代表了 19 种氨基酸修饰 1-（乙基 -Val-AA-OBzl）- β - 咔啉 -3- 甲酸苄酯的 1 位的乙基 -Val-OBzl 基的骆驼蓬碱修饰物。图 3-2-1 是 **1-19** 的合成路线。为了阐明结构，表 3-2-1 给出了 **1-19** 的 AA 代表的氨基酸残基。依赖文献记载的骆驼蓬碱的生物活性，围绕抗肿瘤功能评价 **1-19** 的生物活性，通过 3D-QSAR 描述 **1-19** 的结构和抗肿瘤活性的关系。

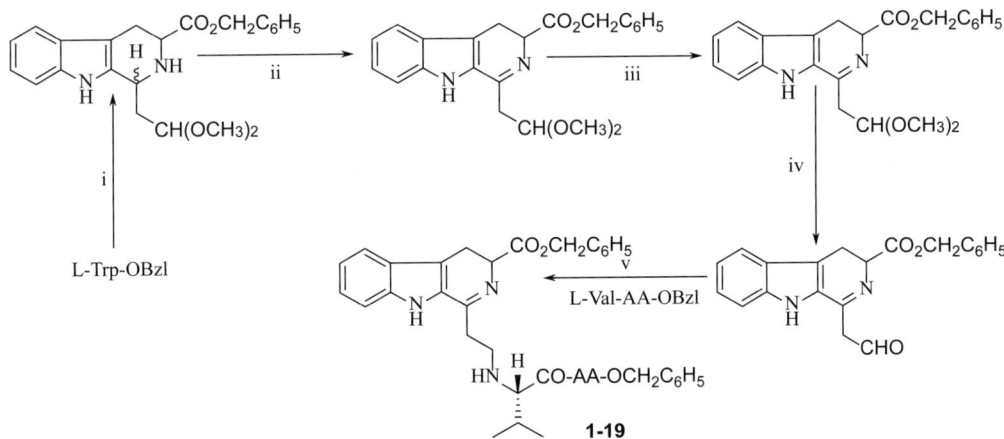

图 3-2-1 **1-19** 的合成路线

表 3-2-1 **1-19** 的 AA

化合物	式中 AA 代表的氨基酸残基	化合物	式中 AA 代表的氨基酸残基
1	式中 AA 为 Gly 残基	**11**	式中 AA 为 L-Glu（OBzl）残基
2	式中 AA 为 L-Ala 残基	**12**	式中 AA 为 L-Met 残基
3	式中 AA 为 L-Phe 残基	**13**	式中 AA 为 L-Pro 残基
4	式中 AA 为 L-Val 残基	**14**	式中 AA 为 L-Tyr 残基
5	式中 AA 为 L-Asp（OBzl）残基	**15**	式中 AA 为 L-Asn 残基
6	式中 AA 为 L-Trp 残基	**16**	式中 AA 为 L-Gln 残基
7	式中 AA 为 L-Ile 残基	**17**	式中 AA 为 L-Cys（pMeOBzl）残基
8	式中 AA 为 L-Leu 残基	**18**	式中 AA 为 L-Arg（NO$_2$）残基
9	式中 AA 为 L-Thr 残基	**19**	式中 AA 为 L-Lys 残基
10	式中 AA 为 L-Ser 残基		

2.1 1-19 抑制肿瘤细胞增殖活性

用 MTT 法评价 **1-19** 抑制 Bel7402（人肝癌细胞）、A549（人非小细胞肺癌细胞）、SH-SY5Y（人神经母细胞瘤细胞）、HL60（人早幼粒白血病细胞）、MCF-7（人乳腺癌细胞）和 S180（鼠腹水癌细胞）增殖的 IC$_{50}$。阳性对照为阿霉素。结果见表 3-2-2 和表 3-2-3。

表 3-2-2 **1-19** 抑制 Bel7402、A549 和 HL60 增殖的 IC$_{50}$

对照及 1-19	抑制下面肿瘤细胞增殖的 IC$_{50}$（均值 ±SD，μM）		
	Bel7402	A549	HL60
阿霉素	0.99 ± 0.16	3.42 ± 0.48	0.50 ± 0.35
1	20.93 ± 2.15	23.48 ± 4.63	＞100
2	20.50 ± 3.08	35.47 ± 2.12	48.85 ± 6.19
3	29.35 ± 6.49	37.51 ± 4.43	6.69 ± 1.04
4	27.11 ± 7.14	19.7 ± 2.85	61.94 ± 9.75
5	＞100	＞100	＞100
6	46.56 ± 1.83	19.38 ± 4.01	95.76 ± 8.12
7	28.87 ± 9.92	34.69 ± 8.51	41.70 ± 9.44
8	37.56 ± 12.49	33.94 ± 9.00	35.97 ± 4.45

续表

对照及 1-19	抑制下面肿瘤细胞增殖的 IC_{50}（均值 ±SD，μM）		
	Bel7402	A549	HL60
9	35.54 ± 7.45	25.46 ± 5.14	11.08 ± 4.52
10	13.67 ± 3.12	34.75 ± 10.38	21.04 ± 16.22
11	21.73 ± 1.12	5.56 ± 2.29	7.68 ± 0.78
12	> 100	> 100	> 100
13	60.00 ± 8.49	71.54 ± 3.73	9.14 ± 3.90
14	19.26 ± 2.74	40.58 ± 9.17	40.02 ± 16.22
15	> 100	> 100	> 100
16	> 100	> 100	> 100
17	3.29 ± 1.10	41.59 ± 5.45	35.95 ± 11.2
18	35.40 ± 9.20	74.12 ± 14.69	83.75 ± 4.47
19	47.66 ± 19.69	64.15 ± 10.3	47.88 ± 15.44

表 3-2-2 的数据表明，**1-19** 抑制 Bel7402、A549 和 HL60 增殖的 IC_{50} 为 3.29 μM 至 > 100 μM，阿霉素抑制 Bel7402、A549 和 HL60 增殖的 IC_{50} 为 0.50 ～ 3.42 μM。从数值看，**1-19** 抑制 Bel7402、A549 和 HL60 增殖的 IC_{50} 和阿霉素抑制 Bel7402、A549 和 HL60 增殖的 IC_{50} 不在一个数量级。这些比较分析提示，**1-19** 可能不是 Bel7402、A549 和 HL60 的 DNA 嵌入剂。

表 3-2-3　**1-19** 抑制 SH-SY5Y、S180 和 MCF-7 增殖的 IC_{50}

对照及 1-19	抑制下面肿瘤细胞增殖的 IC_{50}（均值 ±SD，μM）		
	SH-SY5Y	S180	MCF-7
阿霉素	0.39 ± 0.21	0.22 ± 0.11	0.50 ± 0.33
1	80.12 ± 6.69	52.51 ± 13.23	64.80 ± 11.41
2	38.95 ± 5.93	22.31 ± 2.33	35.97 ± 7.37
3	> 100	7.85 ± 3.79	> 100
4	63.72 ± 2.06	23.19 ± 4.59	51.32 ± 2.81
5	> 100	> 100	> 100
6	40.16 ± 6.57	20.83 ± 2.99	66.96 ± 16.76
7	49.75 ± 1.18	4.67 ± 1.77	43.47 ± 14.40
8	> 100	14.58 ± 2.64	53.46 ± 18.88
9	29.46 ± 5.73	12.66 ± 2.82	0.24 ± 0.13
10	23.53 ± 6.28	7.40 ± 1.69	18.55 ± 5.53
11	1.17 ± 0.68	0.38 ± 0.32	> 100
12	> 100	> 100	> 100
13	> 100	22.40 ± 3.52	> 100
14	27.50 ± 2.51	33.01 ± 11.89	6.52 ± 1.73
15	10.26 ± 2.86	> 100	> 100
16	> 100	> 100	> 100
17	21.76 ± 3.58	2.84 ± 0.55	0.19 ± 0.085
18	> 100	16.12 ± 5.98	28.83 ± 7.96
19	4.43 ± 2.79	9.51 ± 3.32	31.50 ± 5.67

表 3-2-3 的数据表明，**1-19** 抑制 SH-SY5Y、S180 和 MCF-7 增殖的 IC_{50} 为 0.19 μM 至 > 100 μM，阿霉素抑制 SH-SY5Y、S180 和 MCF-7 增殖的 IC_{50} 为 0.22 ～ 0.50 μM。从数值看，**1-19** 抑制 SH-SY5Y、

S180 和 MCF-7 增殖的 IC_{50} 和阿霉素抑制 SH-SY5Y、S180 和 MCF-7 增殖的 IC_{50} 不在一个数量级。这些比较分析提示，**1-19** 可能不是 SH-SY5Y、S180 和 MCF-7 的 DNA 嵌入剂。

2.2 1-19 抑制肿瘤生长活性

按前面描述的方法制备浓度为 1×10^7 个 /mL 的 S180 的细胞悬液，接种于健康雄性 ICR 小鼠 [（20±2）g] 腋下，使小鼠成为 S180 实体瘤小鼠。接种的次日，将小鼠随机分组。小鼠或腹腔注射阿霉素与 5‰ CMCNa 的悬浮液 [阳性对照，2 μmol/（kg·d），1 天 1 次，连续 7 天]，或灌胃 5‰ CMCNa [空白对照，2 mL/（kg·d），1 天 1 次，连续 7 天]，或灌胃 **1-19** 与 5‰ CMCNa 的悬浮液 [1 μmol/（kg·d），1 天 1 次，连续 7 天]。每天观察小鼠的自主活动、精神状态、毛发、呼吸、饮食、粪便性状。最后一次服药的次日称体重，用乙醚麻醉，颈椎脱臼处死，取肿瘤称重。表 3-2-4 的数据表明，**1-19** 能有效地抑制 S180 小鼠的肿瘤生长。

表 3-2-4 1-19 对 S180 荷瘤小鼠肿瘤生长的抑制作用

对照及 1-19	肿瘤重（均值 ±SD，g）	对照及 1-19	肿瘤重（均值 ±SD，g）
5‰ CMCNa	1.32 ± 0.13	10	0.72 ± 0.20[a]
阿霉素	0.43 ± 0.14[a]	11	0.74 ± 0.19[a]
1	0.74 ± 0.13[a]	12	0.54 ± 0.14[b]
2	0.66 ± 0.18[a]	13	0.69 ± 0.13[a]
3	0.66 ± 0.16[a]	14	0.89 ± 0.16[a]
4	0.55 ± 0.10[b]	15	0.63 ± 0.24[a]
5	0.52 ± 0.23[b]	16	0.76 ± 0.24[a]
6	0.67 ± 0.20[a]	17	0.92 ± 0.18[a]
7	0.88 ± 0.28[a]	18	0.90 ± 0.22[a]
8	0.90 ± 0.20[a]	19	0.75 ± 0.16[a]
9	0.73 ± 0.22[a]		

a：与 5‰ CMCNa 比 $P < 0.01$；b：与 5‰ CMCNa 比 $P < 0.01$，与阿霉素比 $P > 0.05$；$n=12$。

2.3 1-19 的分子对接

采用 Discovery Studio 的 LigandFit 模块完成 **1-19** 向 DNA 的 PDB：1NAB 活性部位的对接。对接时经历了 5 个步骤。第 1 步，用 flood-filling 算法选择腔体，以便选择和确定作为对接区域受体的活性位点。第 2 步，为 **1-19** 选择位点时先通过随机抽样选择可变扭转角的柔性值搜索 **1-19** 构象，再用三维规则网格检测位点并估算对接 DNA 的 1NAB 活性部位所需能量。第 3 步，比较 DNA 的 1NAB 和 **1-19** 间的库仑力、范德华力、结合能、原子间距、氢键能、空间相互作用、疏水 - 亲脂相互作用、溶剂化效应和熵效应的分数，以便得到综合评价结果。第 4 步，计算 **1-19** 的对接得分。第 5 步，用对接得分初步预测 **1-19** 的生物活性。因为 **1-19** 抑制肿瘤生长活性的评价采用了 S180 小鼠模型，所以应将计算 **1-19** 向 DNA 的 1NAB 活性部位对接的得分与抑制 S180 增殖的 IC_{50}（表 3-2-3）一起讨论。

表 3-2-5 的对接得分表明，**1**、**3**、**11-13**、**15** 及 **19** 的对接得分为 200.671 ～ 219.278。表 3-2-3 的 IC_{50} 表明，它们抑制 SH-SY5Y、S180 和 MCF-7 增殖的 IC_{50} 为 0.38 μM 至 > 100 μM。在 21 个 IC_{50} 数值中有 5 个 < 10 μM，占比 23.8%。表 3-2-5 的对接得分表明，**2**、**4-10**、**14** 及 **16-18** 的对接得分为

190.834～199.962。表 3-2-3 的 IC_{50} 表明，它们抑制 SH-SY5Y、S180 和 MCF-7 增殖的 IC_{50} 为 0.19 μM 至＞100 μM。在 36 个 IC_{50} 数值中有 6 个＜10 μM，占比 16.7%。这些数据分析表明，分子对接在首轮虚拟筛选中对体外活性有粗略的预测能力。

表 3-2-5　1-19 向 DNA 的 1NAB 的活性部位对接的得分

1-19	对接得分	1-19	对接得分
1	200.671	11	214.916
2	199.528	12	219.278
3	212.783	13	201.704
4	198.715	14	198.735
5	199.962	15	206.352
6	198.236	16	191.457
7	199.309	17	197.994
8	190.834	18	192.131
9	191.774	19	213.417
10	197.153		

2.4　1-19 的 3D-QSAR

为了揭示电性效应、空间效应和疏水效应对 1-19 的抗肿瘤活性的贡献，分析了 1-19 的这 3 种效应和抗肿瘤活性之间的关系。分析中采用的理论模型是 Cerius2-MFA（分子力场分析），目标是表述 3D-QSAR。应用 Cerius2-MFA 模型的三维场理论表述 3D-QSAR 时，借用了分子表面生成的格点。格点的密度随分子间距离变化而变化，可避免由规则格点参数的均一化引起的误差。基于分子表面模型的方法，能分析多样性分子表面，除可计算出分子极性表面的静电、氢键供体及氢键受体外，还可以反映分子非极性表面的特征，从而获得更多的相互作用信息。计算时，以分子力场中不同格点上的探针（包括 H、CH_3、HO）与目标分子的相互作用能为描述符建立 3D-QSAR 方程。建立的 3D-QSAR 方程既可用来分析 1-19 的电性效应、空间效应、疏水效应和抗肿瘤活性之间的相关关系，又可用来预测抗肿瘤活性更强的骆驼蓬碱的结构修饰物。

为建立 3D-QSAR 方程，先获取 1-19 的最低能量构象。接下来，按 CoMFA 要求叠合 1-19 的最低能量构象。叠合时，依据最大相似性选择 1-（乙基 -Val-OBzl）-β- 咔啉 -3- 甲酸苄酯为共同模板。再接下来，在叠合好的 1-19 的周围定义分子力场的空间范围。然后，按照选择的步长把定义的空间均匀划分，产生格点。之后，在每个格点上逐一用探针（包括 H、CH_3、HO）考察分子力场特征（图 3-2-2，图 3-2-3）。

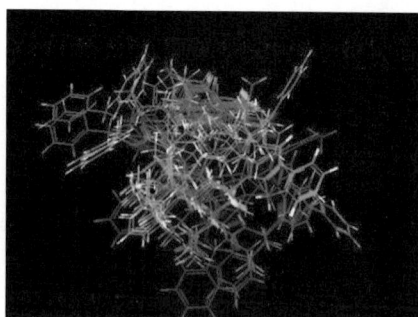

图 3-2-2　1-19 以 1-（乙基 -Val-OBzl）-β- 咔啉 -3- 甲酸苄酯为共同结构的叠合

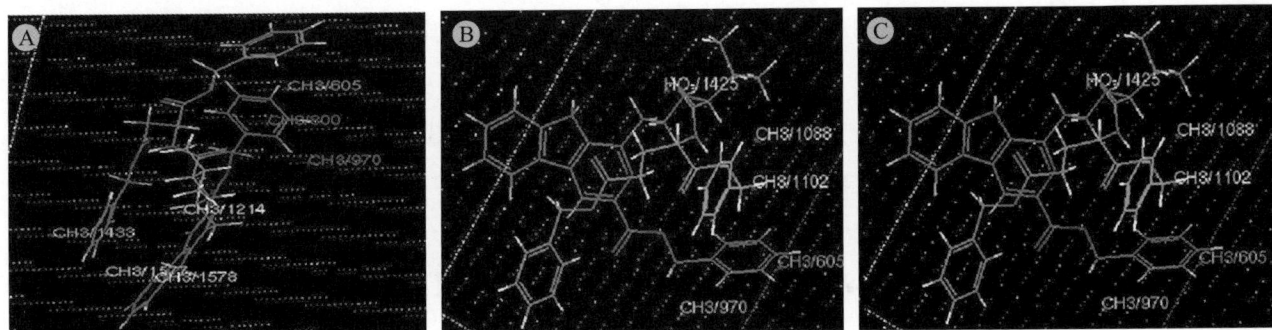

A. 分子力场空间格点有探针的 **5** 的最低能量构象；B. 分子力场空间格点有探针的 **12** 的最低能量构象；C. 分子力场空间格点有探针的 **18** 的最低能量构象。

图 3-2-3　5、12、18 的最低能量构象

最后，用最小二乘法（G/PLS）建立 **1-19** 的抗肿瘤活性和分子力场特征间的 3D-QSAR 方程。下面是以肿瘤重代表 **1-19** 生物活性的 3D-QSAR 方程的具体描述。

肿瘤重 $=53.5017+0.029\,156\times$ "$CH_3/1577$" $-0.601\,727\times$ "$CH_3/605$" $+0.347\,93\times$ "$CH_3/713$" $+0.684\,283\times$ "$CH_3/1469$" $+0.098\,287\times$ "$CH_3/1767$" $+0.162\,237\times$ "$CH_3/1088$" $-1.003\times$ "$CH_3/1478$" $+0.683\,129\times$ "$CH_3/1433$" $+0.217\,403\times$ "$CH_3/1102$" $-0.404\,246\times$ "$CH_3/800$" $-0.460\,985\times$ "$CH_3/970$" $+0.832\,172\times$ "$CH_3/2272$" $-0.447\,325\times$ "$CH_3/1214$" $+0.002\,445\times$ "$HO-/1425$"

方程中有 13 个 "CH_3" 探针项（"$CH_3/1577$""$CH_3/605$""$CH_3/713$""$CH_3/1469$""$CH_3/1767$""$CH_3/1088$""$CH_3/1478$""$CH_3/1433$""$CH_3/1102$""$CH_3/800$""$CH_3/970$""$CH_3/2272$""$CH_3/1214$"），其中 8 项的系数为正值，5 项的系数为负值。正系数 CH_3 意味着疏水基有利于提高抗肿瘤活性，负系数 CH_3 意味着亲水基有利于提高抗肿瘤活性。方程中有 1 个 "$HO-$" 探针项（"$HO-/1425$"），系数为正值，正系数 $HO-$ 意味着吸引电子的基团有利于提高抗肿瘤活性。此外，方程的相关系数 $R^2=0.976$，说明方程有良好的线性关系。可结合图 3-2-3，体现方程在分析 **1-19** 的抗肿瘤活性时的合理性和实用性。

图 3-2-3A 表明，在 **5** 的苯环处有 1 个系数为正值的 "$CH_3/1433$" 探针，苯环的疏水性和探针的系数为正值有利于 **5** 显示抗肿瘤活性。

图 3-2-3B 表明，在 **12** 的甲基处有 1 个系数为正值的 "$CH_3/1088$" 探针，甲基的疏水性和探针的系数为正值有利于 **12** 显示抗肿瘤活性；在 **12** 的苯环处有 1 个系数为正值的 "$CH_3/1102$" 探针，苯环的疏水性和探针的系数为正值有利于 **12** 显示抗肿瘤活性。所述总体状况导致 **12** 的抗肿瘤活性相对较强。

图 3-2-3C 表明，在 **18** 的苯环处有 2 个系数为负值的 "$CH_3/800$""$CH_3/970$" 探针，苯环的疏水性和探针的系数为负值不利于 **18** 显示抗肿瘤活性；在 **18** 的另一个苯基处有 3 个系数为负值的 "$CH_3/605$""$CH_3/800$""$CH_3/970$" 探针，苯环的疏水性和探针的系数为负值不利于 **18** 显示抗肿瘤活性；在 **18** 的羰基处有 1 个系数为正值的 "$HO-/1425$" 探针，羰基的排斥电子性质和探针的系数为正值不利于 **18** 显示抗肿瘤活性。所述状况导致 **18** 的抗肿瘤活性相对较弱。

从表 3-2-4 可以看到，**5、12、18** 治疗的 S180 小鼠的肿瘤重分别为（0.52 ± 0.23）g,（0.54 ± 0.14）g 和（0.90 ± 0.22）g（$n=12$）。**18** 治疗的 S180 小鼠的肿瘤重显著 > **6** 及 **12** 治疗的 S180 小鼠的肿瘤重（$P<0.01$）。也就是说，建立的 3D-QSAR 方程能够比较准确地预测 **1-19** 的抗肿瘤活性。

3 1-（乙基 –Leu–AA–OBzl）– β – 咔啉 –3– 甲酸苄酯

在骆驼蓬碱的所有结构修饰物中，1-（乙基 -Leu-AA-OBzl）- β - 咔啉（1-18）的结构最简单。1-18 代表了 18 种氨基酸修饰 1-（乙基 -Leu-AA-OBzl）- β - 咔啉 -3- 甲酸苄酯的 1 位的乙基 -Leu-OBzl 基的骆驼蓬碱修饰物。图 3-3-1 是 1-18 的合成路线。为了阐明结构，表 3-3-1 给出了 1-18 的 AA 代表的氨基酸残基。依赖文献记载的骆驼蓬碱的生物活性，围绕抗肿瘤功能评价 1-18 的生物活性，通过 3D-QSAR 描述 1-18 的结构和抗肿瘤活性的关系。

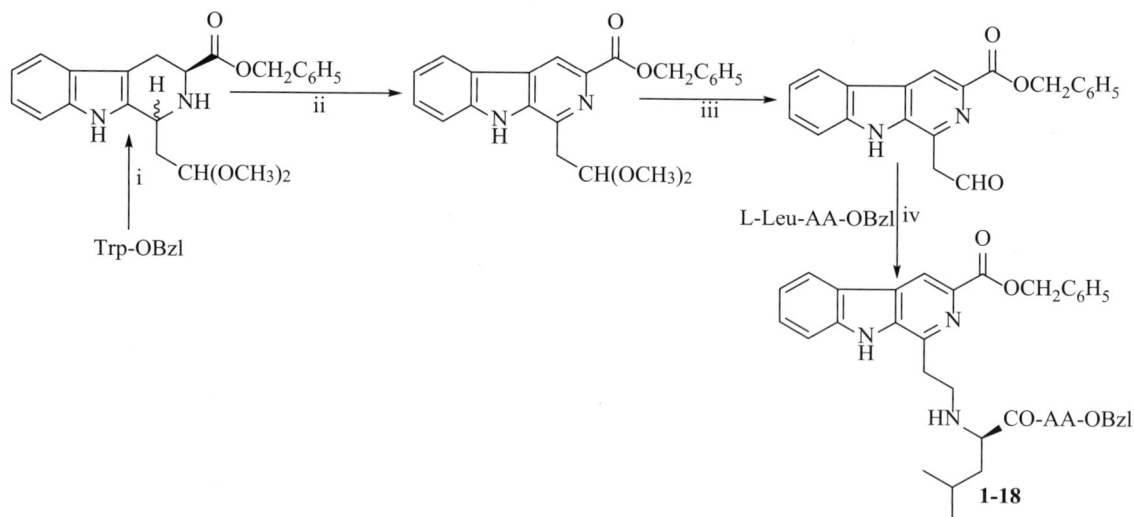

图 3-3-1　1-18 的合成路线

表 3-3-1　1-18 的 AA

化合物	式中 AA 代表的氨基酸残基	化合物	式中 AA 代表的氨基酸残基
1	式中 AA 为 L-Leu 残基	10	式中 AA 为 L-Asp 残基
2	式中 AA 为 L-Ala 残基	11	式中 AA 为 L-Phe 残基
3	式中 AA 为 L-Ile 残基	12	式中 AA 为 L-Ser 残基
4	式中 AA 为 L-Glu 残基	13	式中 AA 为 L-Thr 残基
5	式中 AA 为 L-Met 残基	14	式中 AA 为 L-Pro 残基
6	式中 AA 为 L-Tyr 残基	15	式中 AA 为 L-Gln 残基
7	式中 AA 为 L-Trp 残基	16	式中 AA 为 L-Asn 残基
8	式中 AA 为 L-Val 残基	17	式中 AA 为 L-Arg 残基
9	式中 AA 为 Gly 残基	18	式中 AA 为 L-Lys 残基

3.1　1-18 抑制肿瘤细胞增殖活性

用 MTT 法评价 1-18 抑制 Bel7402（人肝癌细胞）、HepG2（人肝癌细胞）、HeLa（人宫颈癌细胞）、SH-SY5Y（人神经母细胞瘤细胞）、HL60（人早幼粒白血病细胞）、MCF-7（人乳腺癌细胞）和 S180（鼠腹水癌细胞）增殖的 IC_{50}。阳性对照为阿霉素。结果见表 3-3-2 和表 3-3-3。

表 3-3-2 **1-18** 抑制 HepG2、SH-SY5Y、HeLa 和 Bel7402 增殖的 IC_{50}

对照及 1-18	抑制下面肿瘤细胞增殖的 IC_{50}（均值 ±SD，μM）			
	HepG2	SH-SY5Y	HeLa	Bel7402
阿霉素	7.41 ± 0.49	3.92 ± 0.36	1.11 ± 0.21	11.60 ± 1.15
1	66.08 ± 3.25	32.80 ± 6.57	75.58 ± 7.77	30.36 ± 4.29
2	11.83 ± 0.55	15.43 ± 3.72	18.00 ± 2.14	16.27 ± 2.62
3	46.74 ± 8.34	18.97 ± 1.72	20.97 ± 5.13	45.00 ± 0.25
4	＞100	＞100	＞100	＞100
5	26.96 ± 1.39	18.89 ± 4.54	8.96 ± 2.18	21.71 ± 2.62
6	46.01 ± 7.39	21.35 ± 12.26	8.83 ± 1.67	36.69 ± 4.27
7	29.31 ± 4.59	23.02 ± 21.20	86.61 ± 4.09	36.90 ± 7.49
8	38.32 ± 5.49	29.57 ± 4.78	31.53 ± 4.37	47.45 ± 10.76
9	4.87 ± 0.27	9.54 ± 2.56	10.05 ± 2.48	7.27 ± 1.83
10	＞100	14.35 ± 3.35	＞100	＞100
11	＞100	62.41 ± 5.96	＞100	＞100
12	20.27 ± 0.97	10.78 ± 3.76	5.19 ± 0.69	2.79 ± 1.61
13	3.67 ± 0.71	10.90 ± 4.28	4.60 ± 0.51	9.26 ± 2.67
14	6.57 ± 1.20	15.94 ± 8.70	12.61 ± 1.29	9.32 ± 2.11
15	28.95 ± 2.89	28.50 ± 1.78	33.65 ± 0.67	23.83 ± 2.42
16	25.09 ± 5.26	29.26 ± 4.92	35.53 ± 3.95	25.64 ± 2.83
17	＞100	＞100	29.42 ± 2.26	83.36 ± 2.86
18	＞100	＞100	12.78 ± 3.00	＞100

　　表 3-3-2 的数据表明，**1-18** 抑制 HepG2、SH-SY5Y、HeLa 和 Bel7402 增殖的 IC_{50} 为 2.79 μM 至 ＞100 μM，阿霉素抑制 HepG2、SH-SY5Y、HeLa 和 Bel7402 增殖的 IC_{50} 为 1.11 ～ 11.60 μM。从数值看，**1-18** 抑制 HepG2、SH-SY5Y、HeLa 和 Bel7402 增殖的 IC_{50} 和阿霉素抑制 HepG2、SH-SY5Y、HeLa 和 Bel7402 增殖的 IC_{50} 不在一个数量级。这些比较分析意味着，作为 HepG2、SH-SY5Y、HeLa 和 Bel7402 的 DNA 嵌入剂，**1-18** 和阿霉素显示的作用不在一个数量级。换句话说，**1-18** 的细胞毒作用比阿霉素弱很多。

表 3-3-3 **1-18** 抑制 MCF-7、HL60 和 S180 增殖的 IC_{50}

对照及 1-18	抑制下面肿瘤细胞增殖的 IC_{50}（均值 ±SD，μM）		
	MCF-7	HL60	S180
阿霉素	0.65 ± 0.15	0.35 ± 0.06	0.20 ± 0.08
1	＞100	7.42 ± 1.05	17.61 ± 1.30
2	11.83 ± 2.64	3.17 ± 0.41	6.33 ± 0.81
3	29.32 ± 2.81	5.67 ± 0.94	19.69 ± 3.14
4	＞100	8.90 ± 1.04	30.88 ± 2.34
5	25.46 ± 5.8	5.17 ± 0.93	7.00 ± 0.60
6	8.64 ± 1.09	0.67 ± 0.09	2.55 ± 0.68
7	13.63 ± 2.54	6.84 ± 1.73	19.56 ± 2.22
8	1.28 ± 0.38	2.19 ± 0.42	13.21 ± 3.04
9	4.19 ± 1.40	0.33 ± 0.06	3.56 ± 0.53
10	＞100	4.36 ± 1.09	＞100

续表

对照及 1-18	抑制下面肿瘤细胞增殖的 IC_{50}（均值 ±SD，μM）		
	MCF-7	HL60	S180
11	> 100	4.43 ± 0.29	> 100
12	7.70 ± 1.22	0.26 ± 0.06	0.17 ± 0.002
13	10.15 ± 0.39	2.18 ± 0.52	5.70 ± 0.22
14	3.34 ± 0.50	0.71 ± 0.08	2.41 ± 0.34
15	38.3 ± 2.67	17.73 ± 4.52	7.25 ± 0.24
16	30.93 ± 3.64	12.75 ± 1.84	10.73 ± 2.24
17	> 100	> 100	38.94 ± 1.57
18	49.69 ± 5.93	22.34 ± 5.00	18.64 ± 2.37

表 3-3-3 的数据表明，**1-18** 抑制 MCF-7、HL60 和 S180 增殖的 IC_{50} 为 0.26 μM 至 > 100 μM，阿霉素抑制 MCF-7、HL60 和 S180 增殖的 IC_{50} 为 0.20 ~ 0.65 μM。从数值看，**1-18** 抑制 MCF-7、HL60 和 S180 增殖的 IC_{50} 和阿霉素抑制 MCF-7、HL60 和 S180 增殖的 IC_{50} 不在一个数量级。这些比较分析意味着，作为 MCF-7、HL60 和 S180 的 DNA 嵌入剂，**1-18** 和阿霉素显示的作用不在一个数量级。换句话说，**1-18** 的细胞毒作用比阿霉素弱很多。

3.2 1-18 抑制肿瘤生长活性

按前面描述的方法制备浓度为 1×10^7 个 /mL 的 S180 的细胞悬液，接种于健康雄性 ICR 小鼠 [（20±2）g] 腋下，使小鼠成为 S180 实体瘤小鼠。接种的次日，将小鼠随机分组。小鼠或腹腔注射阿霉素与 5‰ CMCNa 的悬浮液 [阳性对照，2 μmol/（kg·d），1 天 1 次，连续 7 天]，或灌胃 5‰ CMCNa [空白对照，2 mL/（kg·d），1 天 1 次，连续 7 天]，或灌胃 **1-18** 与 5‰ CMCNa 的悬浮液 [1 μmol/（kg·d），1 天 1 次，连续 7 天]。每天观察小鼠的自主活动、精神状态、毛发、呼吸、饮食、粪便性状。最后一次服药的次日称体重，用乙醚麻醉，颈椎脱臼处死，取肿瘤称重。表 3-3-4 的数据表明，**1-18** 能有效地抑制 S180 小鼠的肿瘤生长。

表 3-3-4　**1-18** 对 S180 荷瘤小鼠肿瘤生长的抑制作用

对照及 1-18	肿瘤重（均值 ±SD，g）	对照及 1-18	肿瘤重（均值 ±SD，g）
5‰ CMCNa	1.32 ± 0.33	9	0.90 ± 0.23[c]
阿霉素	0.50 ± 0.12	10	0.90 ± 0.22[c]
1	0.75 ± 0.20[a]	11	0.62 ± 0.19[b]
2	0.78 ± 0.19[a]	12	0.92 ± 0.28[c]
3	0.89 ± 0.21[c]	13	0.72 ± 0.17[a]
4	0.84 ± 0.17[a]	14	0.58 ± 0.18[b]
5	0.47 ± 0.14[b]	15	0.65 ± 0.15[b]
6	0.64 ± 0.17[b]	16	0.81 ± 0.12[a]
7	0.75 ± 0.13[a]	17	0.70 ± 0.18[a]
8	0.82 ± 0.19[a]	18	0.72 ± 0.15[a]

a：与 5‰ CMCNa 比 $P < 0.01$；b：与 5‰ CMCNa 比 $P < 0.01$，与阿霉素比 $P > 0.05$；c：与 5‰ CMCNa 比 $P < 0.05$；$n = 12$。

3.3 剂量对 5 抑制肿瘤生长活性的影响

为了揭示剂量对 **1-18** 抑制肿瘤生长活性的影响，选择 **5** 为代表采用前面的模型评价 **5** 在 3 种灌胃剂量下［1 μmol/（kg·d）、0.1 μmol/（kg·d）和 0.01 μmol/（kg·d），1 天 1 次，连续 7 天］抑制 S180 荷瘤小鼠肿瘤生长的活性。5‰ CMCNa 为空白对照（灌胃剂量为 0.2 mL/d，1 天 1 次，连续 7 天）。阿霉素为阳性对照［腹腔注射剂量为 2 μmol/（kg·d），1 天 1 次，连续 7 天］。表 3-3-5 的肿瘤重表明，**5** 抑制 S180 荷瘤小鼠肿瘤生长的活性和剂量呈现良好的相关性。

表 3-3-5　剂量对 **5** 抑制 S180 荷瘤小鼠肿瘤生长活性的影响

对照及 5	剂量	肿瘤重（均值 ±SD，g）
5‰ CMCNa	0.2 mL/d	1.82 ± 0.21
阿霉素	2 μmol/（kg·d）	0.50 ± 0.16
5	1 μmol/（kg·d）	0.61 ± 0.16[a]
	0.1 μmol/（kg·d）	0.92 ± 0.12[b]
	0.01 μmol/（kg·d）	1.21 ± 0.15[c]

a：与 5‰ CMCNa 及 0.1 μmol/（kg·d）剂量比 $P < 0.01$；b：与 5‰ CMCNa 及 0.01 μmol/（kg·d）剂量比 $P < 0.01$；c：与 5‰ CMCNa 比 $P < 0.01$；n=12。

3.4　1-18 的分子对接

采用 Discovery Studio 的 LigandFit 模块完成 **1-18** 向 DNA 的 PDB：1NAB 活性部位的对接。对接时经历了 3 个步骤。第 1 步，用 flood-filling 算法选择腔体，以便选择和确定作为对接区域的受体的活性位点。第 2 步，为 **1-18** 选择位点时先通过随机抽样选择可变扭转角的柔性值搜索 **1-18** 构象，再用三维规则网格检测位点并估算对接 DNA 的 1NAB 活性部位所需能量。第 3 步，比较 DNA 的 1NAB 和 **1-18** 间的库仑力、范德华力、结合能、原子间距、氢键能、空间相互作用、疏水 – 亲脂相互作用、溶剂化效应和熵效应的分数，以便得到综合评价结果。**1-18** 对接到 1NAB 活性部位的形貌见图 3-3-2。

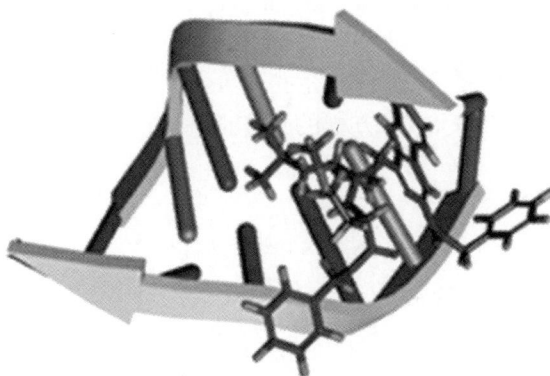

图 3-3-2　**1-18** 对接到 1NAB 活性部位中的形貌

3.5　1-18 的 3D-QSAR

为了揭示电性效应、空间效应和疏水效应对 **1-18** 的抗肿瘤活性的贡献，分析了 **1-18** 的这 3 种效应和抗肿瘤活性之间的关系。分析中采用的理论模型是 Cerius2-MFA，目标是表述 3D-QSAR。应用 Cerius2-MFA 模型的三维场理论表述 3D-QSAR 时，借用了分子表面生成的格点。格点的密度随分子间距离变化而变化，可避免由规则格点参数的均一化引起的误差。基于分子表面模型的方法，能分析多样性分子表面，除可计算出分子极性表面的静电、氢键供体及氢键受体外，还可以反映分子非极性表面的特征，从而获得更多的相互作用信息。计算时，以分子力场中不同格点上的探针（包括 H、CH_3、HO）与目标分子的相互作用能为描述符建立 3D-QSAR 方程。建立的 3D-QSAR 方程既可用来分析 **1-18** 的电性效应、空间效应、疏水效应和抗肿瘤活性之间的相关关系，又可用来预测抗肿瘤活性更强的骆驼蓬碱的结构修饰物。

为建立 3D-QSAR 方程，先获取 **1-18** 的最低能量构象。接下来，按 CoMFA 要求叠合 **1-18** 的最低能量构象。叠合时，依据最大相似性选择 1-（乙基 -Leu-OBzl）- β - 咔啉 -3- 甲酸苄酯为共同模板。再接下来，在叠合好的 **1-18** 的周围定义分子力场的空间范围。然后，按照选择的步长把定义的空间均匀划分，产生格点。之后，在每个格点上逐一用探针（包括 H、CH_3、HO）考察分子力场特征（图 3-3-3）。

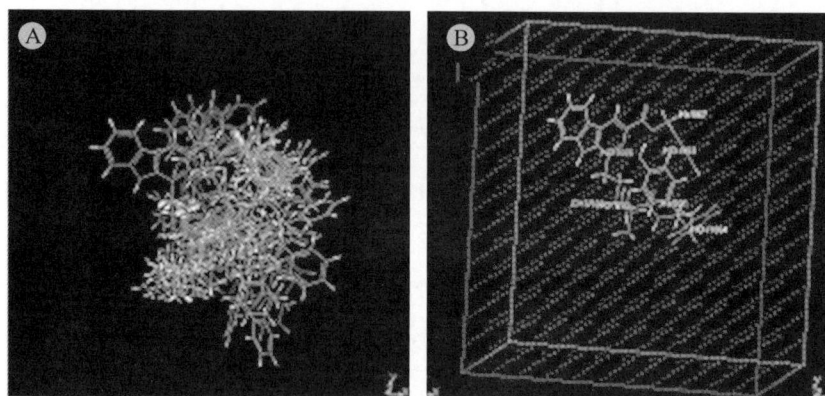

A. **1-18** 的最低能量构象的叠合；B. 分子力场空间格点有探针的 **6** 的最低能量构象。

图 3-3-3　1-18 的最低能量构象的叠合及 6 的最低能量构象

最后，用最小二乘法（G/PLS）建立 **1-18** 的抗肿瘤活性和分子力场特征间的 3D-QSAR 方程。下面是以肿瘤重代表 **1-18** 生物活性的 3D-QSAR 方程的具体描述。

肿瘤重 =38.0129–0.259 573× "CH_3/1055" +0.279 001× "H+/931" +0.363 31× "HO–/665" + 0.074 22× "CH_3/4913" +0.436 924× "H+/967" +0.012 234× "CH_3/1121" +0.350 588× "HO–/953" – 0.111 585× "HO–/767" –0.075 566× "CH_3/1195" –0.199 753× "HO–/1064" +0.063 012× "HO–/643" – 0.238 291× "CH_3/756" +0.097 373× "CH_3/500" +0.077 547× "HO–/757"

方程中有 6 个 "CH_3" 探针项（"CH_3/1055" "CH_3/4913" "CH_3/1121" "CH_3/1195" "CH_3/756" "CH_3/500"），其中 3 项系数为正值，3 项系数为负值。正系数 CH_3 意味着疏水基有利于提高抗肿瘤活性，负系数 CH_3 意味着亲水基有利于提高抗肿瘤活性。方程中有 6 个 "HO–" 探针项（"HO–/665" "HO–/953" "HO–/767" "HO–/1064" "HO–/643" "HO–/757"），其中 4 项的系数为正值，2 项的系数为

负值。正系数 HO– 意味着吸引电子的基团有利于提高抗肿瘤活性，负系数 HO– 意味着排斥电子的基团有利于提高抗肿瘤活性。方程中有 2 个 "H+" 探针项（"H+/967" "H+/931"），它们的系数均为正值。正系数 H+ 意味着排斥电子的基团有利于提高抗肿瘤活性。此外，方程的相关系数 R^2=0.976，说明方程有良好的线性关系。可结合图 3-3-3A，体现方程在分析 **1-18** 的抗肿瘤活性时的合理性和实用性。

图 3-3-3B 表明，在 **6** 的吡啶环处有 1 个系数为正值的 "HO–/665" 探针，吡啶环的吸引电子的性能和探针的系数为正值有利于 **6** 显示抗肿瘤活性；在 **6** 的苄基处有 1 个系数为正值的 "H+/967" 探针，苄基的排斥电子的性能和探针的系数为正值有利于 **6** 显示抗肿瘤活性；在 **6** 的苯环处有 1 个系数为正值的 "HO–/953" 探针和 1 个系数为正值的 "H+/931" 探针，苯环的排斥电子的性能和探针的系数为正值有利于 **6** 显示抗肿瘤活性；在 **6** 的羰基处有 1 个系数为正值的 "HO–/953" 探针和 1 个系数为正值的 "H+/931" 探针，羰基的排斥电子的性能和探针的系数为正值有利于 **6** 显示抗肿瘤活性；在 **6** 的苄基处有 1 个系数为负值的 "HO–/1064" 探针，苄基的排斥电子的性能和探针的系数为负值有利于 **6** 显示抗肿瘤活性。所述状况导致 **6** 的抗肿瘤活性相对较强。

从表 3-3-4 可以看到，**6** 及阿霉素治疗的 S180 小鼠的肿瘤重分别为（0.64 ± 0.17）g 和（0.50 ± 0.12）g（n=12，$P > 0.05$）。也就是说，建立的 3D-QSAR 方程能够比较准确地预测 **1-18** 的抗肿瘤活性。

4 1–[乙基 –Asp（AA–OBzl）–AA–OBzl]– β – 咔啉 –3– 甲酸苄酯

在骆驼蓬碱的所有结构修饰物中，1-[乙基 -Asp（AA-OBzl）-AA-OBzl]- β - 咔啉 -3- 甲酸苄酯（**1-16**）的结构比较复杂。**1-16** 代表了 16 种氨基酸修饰 1-（乙基 -Asp- OBzl）- β - 咔啉 -3- 甲酸苄酯的 1 位的乙基 -ASp-OBzl 基的骆驼蓬碱修饰物。图 3-4-1 是 **1-16** 的合成路线。为了阐明结构，表 3-4-1 给出了 **1-16** 的 AA 代表的氨基酸残基。依赖文献记载的骆驼蓬碱的生物活性，围绕抗肿瘤功能评价 **1-16** 的生物活性，通过 3D-QSAR 描述 **1-16** 的结构和抗肿瘤活性的关系。

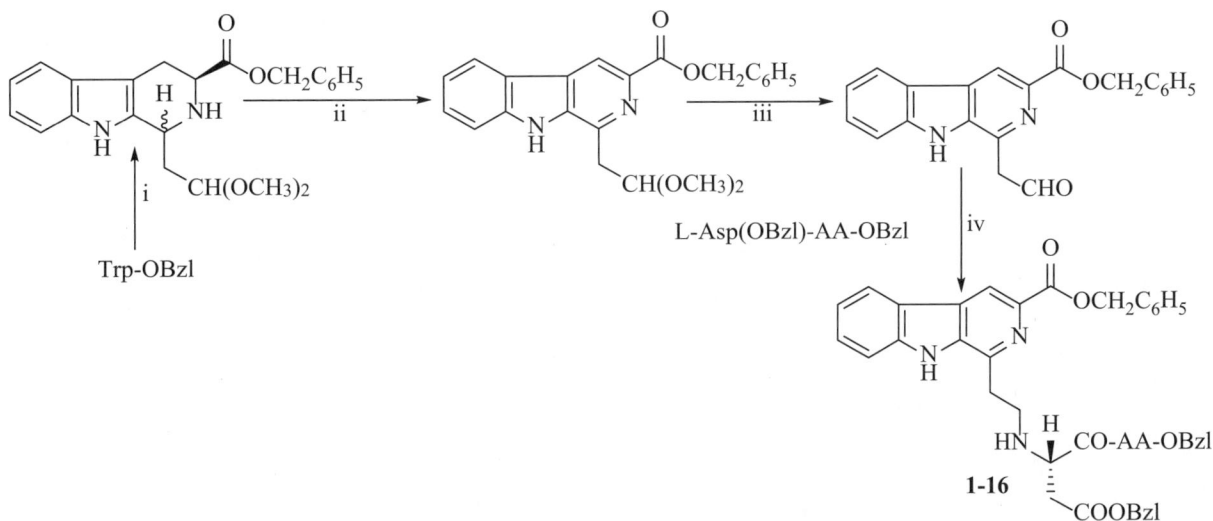

图 3-4-1 **1-16** 的合成路线

表 3-4-1　1-16 的 AA

化合物	式中 AA 代表的氨基酸残基	化合物	式中 AA 代表的氨基酸残基
1	式中 AA 为 L-Ala 残基	9	式中 AA 为 L-Ile 残基
2	式中 AA 为 L-Val 残基	10	式中 AA 为 L-Thr 残基
3	式中 AA 为 L-Trp 残基	11	式中 AA 为 L-Lys 残基
4	式中 AA 为 L-Asp 残基	12	式中 AA 为 L-Leu 残基
5	式中 AA 为 L-Glu 残基	13	式中 AA 为 L-Tyr 残基
6	式中 AA 为 L-Phe 残基	14	式中 AA 为 L-Pro 残基
7	式中 AA 为 Gly 残基	15	式中 AA 为 L-Arg 残基
8	式中 AA 为 L-Ser 残基	16	式中 AA 为 L-Met 残基

4.1　1-16 抑制肿瘤细胞增殖活性

用 MTT 法评价 **1-16** 抑制 U2OS（人骨肉瘤细胞）、A549（人非小细胞肺癌细胞）、SF-295（人恶性胶质瘤细胞）、HL60（人早幼粒白血病细胞）、MCF-7（人乳腺癌细胞）、HaCaT（人永生化表皮细胞）和 S180（鼠腹水癌细胞）增殖的 IC_{50}。阳性对照为阿霉素。结果见表 3-4-2 和表 3-4-3。

表 3-4-2　1-16 抑制 MCF-7、A549 和 U2OS 增殖的 IC_{50}

对照及 1-16	抑制下面肿瘤细胞增殖的 IC_{50}（均值 ±SD，μM）		
	MCF-7	A549	U2OS
阿霉素	0.4 ± 0.4	0.1 ± 0.1	0.3 ± 0.1
1	18.7 ± 0.2	58.3 ± 2.6	9.7 ± 0.7
2	> 100	> 100	> 100
3	> 100	> 100	> 100
4	> 100	> 100	> 100
5	> 100	> 100	> 100
6	> 100	> 100	> 100
7	> 100	63.4 ± 1.6	19.6 ± 0.2
8	> 100	> 100	> 100
9	> 100	> 100	> 100
10	> 100	> 100	> 100
11	> 100	> 100	> 100
12	> 100	> 100	> 100
13	> 100	> 100	> 100
14	31.4 ± 1.2	50.23 ± 1.6	> 100
15	12.3 ± 0.3	21.67 ± 3.5	> 100
16	> 100	> 100	> 100

表 3-4-2 的数据表明，**1-16** 抑制 MCF-7、A549 及 U2OS 增殖的 IC_{50} 为 9.7 μM 至 > 100 μM，阿霉素抑制 MCF-7、A549 及 U2OS 增殖的 IC_{50} 为 0.1 ～ 0.4 μM。从数值看，**1-16** 抑制 MCF-7、A549 和 U2OS 增殖的 IC_{50} 和阿霉素抑制 MCF-7、A549 和 U2OS 增殖的 IC_{50} 不在一个数量级。这些比较分析意味着，作为 MCF-7、A549 和 U2OS 的 DNA 的嵌入剂，**1-16** 和阿霉素显示的作用不在一个数量级。换句话说，**1-16** 的细胞毒作用比阿霉素弱很多。

表 3-4-3 1-16 抑制 HL6、SF-295、S180 和 HaCaT 增殖的 IC$_{50}$

对照及 1-16	抑制下面肿瘤细胞增殖的 IC$_{50}$（均值 ±SD，μM）			
	HL60	SF-295	S180	HaCaT
阿霉素	0.1 ± 0.1	0.8 ± 0.2	0.1 ± 0.1	0.6 ± 0.1
1	10.0 ± 0.2	8.3 ± 0.3	13.4 ± 1.6	> 100
2	> 100	> 100	> 100	> 100
3	> 100	> 100	> 100	> 100
4	> 100	> 100	> 100	> 100
5	9.4 ± 0.1	> 100	> 100	> 100
6	> 100	> 100	> 100	> 100
7	9.5 ± 1.4	9.7 ± 0.8	13.7 ± 0.3	> 100
8	> 100	> 100	> 100	> 100
9	> 100	14.2 ± 0.5	> 100	> 100
10	> 100	> 100	> 100	> 100
11	61.8 ± 0.1	30.2 ± 0.4	> 100	> 100
12	> 100	> 100	> 100	> 100
13	> 100	> 100	> 100	> 100
14	13.2 ± 2.4	> 100	22.4 ± 5.4	> 100
15	7.1 ± 1.9	> 100	15.4 ± 2.8	> 100
16	> 100	> 100	> 100	> 100

表 3-4-3 的数据表明，1-16 抑制 HL60、SF-295、S180 和 HaCaT 增殖的 IC$_{50}$ 为 7.1 μM 至 > 100 μM，阿霉素抑制 HL60、SF-295、S180 和 HaCaT 增殖的 IC$_{50}$ 为 0.1 ～ 0.8 μM。从数值看，1-16 抑制 HL60、SF-295、S180 和 HaCaT 增殖的 IC$_{50}$ 和阿霉素抑制 HL60、SF-295、S180 和 HaCaT 增殖的 IC$_{50}$ 不在一个数量级。这些比较分析意味着，作为 HL60、SF-295、S180 和 HaCaT 的 DNA 嵌入剂，1-16 和阿霉素显示的作用不在一个数量级。换句话说，1-16 的细胞毒作用比阿霉素弱很多。

4.2 1-16 抑制肿瘤生长活性

按前面描述的方法制备浓度为 1×10^7 个 /mL 的 S180 的细胞悬液，接种于健康雄性 ICR 小鼠 [（20 ± 2）g] 腋下，使小鼠成为 S180 实体瘤小鼠。接种的次日，将小鼠随机分组，小鼠或腹腔注射阿霉素与 5‰ CMCNa 的悬浮液 [阳性对照，2 μmol/（kg·d），1 天 1 次，连续 7 天]，或灌胃给予 5‰ CMCNa [空白对照，2 mL/（kg·d），1 天 1 次，连续 7 天]，或灌胃给予 1-16 与 5‰ CMCNa 的悬浮液 [1 μmol/（kg·d），1 天 1 次，连续 7 天]。每天观察小鼠的自主活动、精神状态、毛发、呼吸、饮食、粪便性状。最后一次服药的次日称体重，用乙醚麻醉，颈椎脱臼处死，取肿瘤称重。表 3-4-4 的数据表明，1-16 能有效地抑制 S180 小鼠的肿瘤生长。

表 3-4-4 1-16 对 S180 荷瘤小鼠肿瘤生长的抑制作用

对照及 1-16	肿瘤重（均值 ±SD，g）	对照及 1-16	肿瘤重（均值 ±SD，g）
5‰ CMCNa	1.91 ± 0.32	8	0.94 ± 0.36[a]
阿霉素	0.61 ± 0.12	9	1.22 ± 0.38[b]
1	0.83 ± 0.26[a]	10	1.36 ± 0.30[b]
2	0.86 ± 0.26[a]	11	1.41 ± 0.24[a]
3	1.05 ± 0.30[a]	12	1.00 ± 0.24[a]
4	1.17 ± 0.30[a]	13	1.21 ± 0.32[a]
5	1.48 ± 0.29[b]	14	0.86 ± 0.26[a]
6	1.47 ± 0.31[b]	15	0.91 ± 0.36[a]
7	0.97 ± 0.33[a]	16	1.22 ± 0.38[b]

a：与 5‰ CMCNa 比 $P < 0.01$；b：与 5‰ CMCNa 比 $P < 0.05$；$n=15$。

4.3 1-16 的分子对接

采用 Discovery Studio 的 LigandFit 模块完成 **1-16** 向 DNA 的 1NAB 活性部位的对接。对接时经历了 3 个步骤。第 1 步，用 flood-filling 算法选择腔体，以便选择和确定作为对接区域的受体的活性位点。第 2 步，为 **1-16** 选择位点时先通过随机抽样选择可变扭转角的柔性值搜索 **1-16** 构象，再用三维规则网格检测位点并估算对接 DNA 的 1NAB 的活性部位所需能量。第 3 步，比较 DNA 的 1NAB 和 **1-16** 间的库仑力、范德华力、结合能、原子间距、氢键能、空间相互作用、疏水－亲脂相互作用、溶剂化效应和熵效应的分数，以便得到综合评价结果。**1-16** 对接到 1NAB 活性部位的形貌见图 3-4-2。

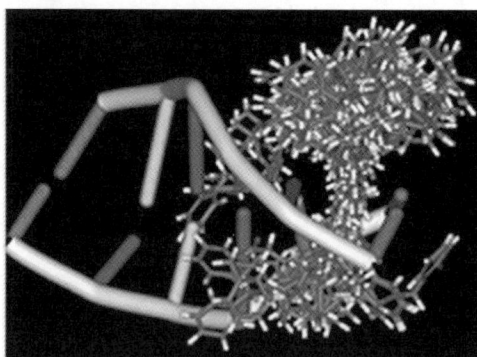

图 3-4-2 **1-16** 对接到 1NAB 活性部位中的形貌

4.4 1-16 的 3D-QSAR

为了揭示电性效应、空间效应和疏水效应对 **1-16** 的抗肿瘤活性的贡献，分析了 **1-16** 的这 3 种效应和抗肿瘤活性之间的关系。分析中采用的理论模型是 Cerius2-MFA，目标是表述 3D-QSAR。应用 Cerius2-MFA 模型的三维场理论表述 3D-QSAR 时，借用了分子表面生成的格点。格点的密度随分子间距离变化而变化，可避免由规则格点参数的均一化引起的误差。基于分子表面模型的方法，能分析多样性分子表面，除可计算出分子极性表面的静电、氢键供体及氢键受体外，还可以反映分子非极性表面的特征，从而获得更多的相互作用信息。计算时，以分子力场中不同格点上的探针（包括 H、CH_3、HO）与目标分子的相互作用能为描述符建立 3D-QSAR 方程。建立的 3D-QSAR 方程既可用来分析 **1-16** 的电性效应、空间效应、疏水效应和抗肿瘤活性之间的相关关系，又可用来预测抗肿瘤活性更强的骆驼蓬碱的结构修饰物。

为建立 3D-QSAR 方程，先获取 **1-16** 的最低能量构象。接下来，按 CoMFA 要求叠合 **1-16** 的最低能量构象。叠合时，依据最大相似性选择 1-（乙基 -Ser-OBzl）-β- 咔啉 -3- 甲酸苄酯为共同模板。再接下来，在叠合好的 **1-16** 的周围定义分子力场的空间范围。然后，按照选择的步长把定义的空间均匀划分，产生格点。之后，在每个格点上逐一用探针（包括 H、CH_3、HO）考察分子力场特征（图 3-4-3）。

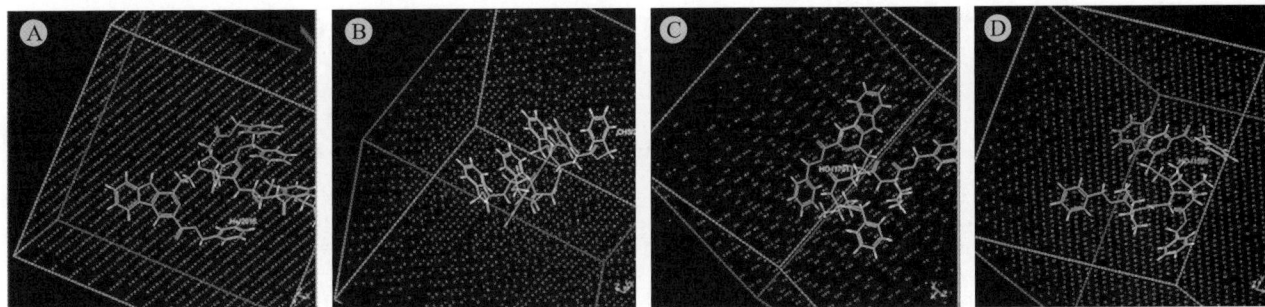

A、B. 分子力场空间格点有探针的 **2** 的最低能量构象；C、D. 分子力场空间格点有探针的 **5** 的最低能量构象。

图 3-4-3　2、5 的最低能量构象

最后，用最小二乘法（G/PLS）建立 **1-16** 的抗肿瘤活性和分子力场特征间的 3D-QSAR 方程。下面是以肿瘤重代表 **1-16** 生物活性的 3D-QSAR 方程的具体描述。

肿瘤重 $=33.1911+0.026\,069\times$ "HO－/1598" $-0.335\,616\times$ "CH$_3$/908" $+0.432\,902\times$ "HO－/1987" $+0.517\,763\times$ "CH$_3$/1331" $+0.251\,79\times$ "CH$_3$/2439" $-0.114\,263\times$ "CH$_3$/2080" $+0.210\,296\times$ "CH$_3$/2827" $+0.281\,451\times$ "H+/2258" $-0.182\,333\times$ "CH$_3$/516" $+0.1484\times$ "H+/1086" $+0.023\,631\times$ "CH$_3$/1339" $+0.160\,525\times$ "H+/1297" $+0.772\,66\times$ "H+/2016" $-0.514\,487\times$ "HO－/1791"

方程有 7 个 "CH$_3$" 探针项（"CH$_3$/908""CH$_3$/1331""CH$_3$/2439""CH$_3$/2080""CH$_3$/2827""CH$_3$/516""CH$_3$/1339"），其中 4 项系数为正值，3 项系数为负值。正系数 CH$_3$ 意味着疏水基有利于提高抗肿瘤活性，负系数 CH$_3$ 意味着亲水基有利于提高抗肿瘤活性。方程中有 3 个 "HO－" 探针项（"HO－/1598""HO－/1987""HO－/1791"），其中 2 项系数为正值，1 项系数为负值。正系数 HO－ 意味着吸引电子的基团有利于提高抗肿瘤活性，负系数 HO－ 意味着排斥电子的基团有利于提高抗肿瘤活性。方程中有 4 个 "H+" 探针项（"H+/2258""H+/1086""H+/1297""H+/2016"），它们的系数均为正值。正系数 H+ 意味着排斥电子的基团有利于提高抗肿瘤活性。此外，方程的相关系数 $R^2=0.998$，说明方程有良好的线性关系。可结合图 3-4-3，体现方程在分析 **1-16** 的抗肿瘤活性时的合理性和实用性。

图 3-4-3A、图 3-4-3B 表明，在 **2** 的羰基处有 1 个系数为正值的 "HO－/1987" 探针，羰基的吸引电子的性能和探针的系数为正值有利于 **2** 显示抗肿瘤活性；在 **2** 的苯环处有 1 个系数为正值的 "H+/2016" 探针，苯环的排斥电子的性能和探针的系数为正值有利于 **2** 显示抗肿瘤活性；在 **2** 的苯环处有 1 个系数为正值的 "CH$_3$/2827" 探针，苯环的疏水性能和探针的系数为正值有利于 **2** 显示抗肿瘤活性。所述状况导致 **2** 的抗肿瘤活性相对较强。

图 3-4-3C、图 3-4-3D 表明，在 **5** 的烷基处有 1 个系数为正值的 "HO－/1598" 探针，烷基的排斥电子的性能和探针的系数为正值不利于 **5** 显示抗肿瘤活性；在 **5** 的羰基处有 1 个系数为负值的 "HO－/1791" 探针，羰基的吸引电子的性能和探针的系数为负值不利于 **5** 显示抗肿瘤活性。所述状况导致 **5** 的抗肿瘤活性相对较弱。

从表 3-4-4 可以看到，**2** 及 **5** 治疗的 S180 小鼠的肿瘤重分别为（0.86 ± 0.26）g 和（1.48 ± 0.29）g（$n=15$，$P<0.01$）。也就是说，建立的 3D-QSAR 方程能够比较准确地预测 **1-16** 的抗肿瘤活性。

5 · β-咔啉-3-甲酰-[Orn（ClCH₂CH₂-N=）-AA-NHCH₂C₆H₅]

前面讲的骆驼蓬碱的结构修饰物的特征是，1 位被乙基-氨基酰-AA-OBzl 取代，3 位为甲酸苄酯。β-咔啉-3-甲酰-[Orn（ClCH₂CH₂-N=）-AA-NHCH₂C₆H₅]（**1-13**）的特征是 1 位无取代基，3 位为甲酰-[Orn（ClCH₂CH₂-N=）-AA-NHCH₂C₆H₅]。可见，**1-13** 代表了骆驼蓬碱的另一种修饰策略。图 3-5-1 是 **1-13** 的合成路线。为了阐明结构，表 3-5-1 给出了 **1-13** 的 AA 代表的氨基酸残基。

肽基精氨酸脱亚胺酶（peptidyl arginine deaminase，PAD）负责把蛋白质中的精氨酸残基转化为瓜氨酸。在 PAD 家族成员中，PAD4 与肿瘤关系密切。PAD4 不仅在肿瘤患者的组织和血清中高水平表达，而且表达程度和肿瘤的严重程度呈正相关。此外，细胞角蛋白、组蛋白、纤维结合蛋白的瓜氨酸化和抗凝血酶的瓜氨酸化与细胞非正常凋亡、高凝血状态及细胞恶性增殖和分化有关。这些特征正是恶性肿瘤的主要特征。在肿瘤细胞中表达的特异性，使得 PAD4 成为肿瘤治疗的潜在靶点。也就是说，PAD4 抑制剂可能成为高效抗肿瘤药物。虽然 Cl-脒是目前已知的细胞水平的 PAD4 抑制剂，但是其抑制 MCF-7 增殖的 IC_{50} 高达 200 μM。可见，发明新型 PAD4 抑制剂具有现实意义。不难看出，**1-13** 代表的骆驼蓬碱的修饰策略的目标就是发明新型 PAD4 抑制剂。为此，围绕 PAD4 与肿瘤的关系评价 **1-13** 的生物活性，通过分子对接分析 **1-13** 的结构和抗肿瘤活性的关系。

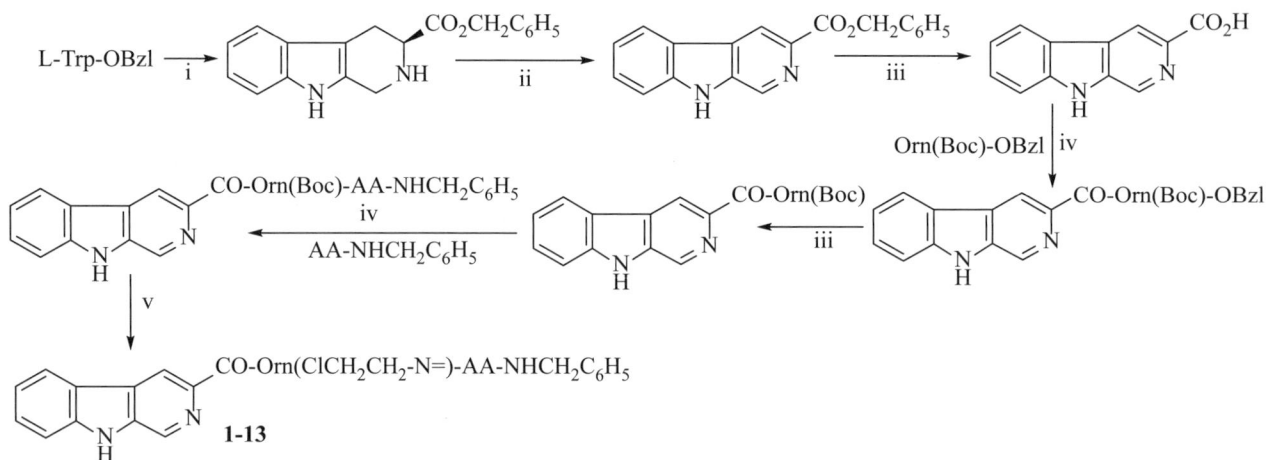

图 3-5-1　**1-13** 的合成路线

表 3-5-1　**1-13** 的 AA

化合物	式中 AA 代表的氨基酸残基	化合物	式中 AA 代表的氨基酸残基
1	式中 AA 为 L-Arg 残基	**8**	式中 AA 为 L-Met 残基
2	式中 AA 为 L-Asn 残基	**9**	式中 AA 为 L-Phe 残基
3	式中 AA 为 L-Asp 残基	**10**	式中 AA 为 L-Pro 残基
4	式中 AA 为 L-Glu 残基	**11**	式中 AA 为 L-Thr 残基
5	式中 AA 为 Gly 残基	**12**	式中 AA 为 L-Trp 残基
6	式中 AA 为 L-Ile 残基	**13**	式中 AA 为 L-Val 残基
7	式中 AA 为 L-Leu 残基		

5.1　1-13 抑制肿瘤细胞增殖活性

用 MTT 法评价 **1-13** 抑制 S180（鼠腹水癌细胞）、U2OS（人骨肉瘤细胞）、A549（人非小细胞肺癌细胞）、MCF-7（人乳腺癌细胞）和 HaCaT（人永生化表皮细胞）增殖的 IC_{50}。阳性对照为阿霉素（$n=6$）。结果见表 3-5-2。

表 3-5-2　1-13 抑制 S180、U2OS、A549、MCF-7 和 HaCaT 增殖的 IC_{50}

对照及 1-13	抑制下面肿瘤细胞增殖的 IC_{50}（均值 ±SD，μM）				
	S180	U2OS	A549	MCF-7	HaCaT
阿霉素	1.7 ± 0.3	4.0 ± 0.5	4.0 ± 0.5	1.3 ± 0.3	1.2 ± 0.4
1	＞ 100	＞ 100	＞ 100	＞ 100	65.7 ± 7.0
2	68.6 ± 3.5	94.5 ± 7.9	＞ 100	＞ 100	＞ 100
3	57.7 ± 4.9	39.6 ± 3.5	74.6 ± 12.7	94.2 ± 8.8	＞ 100
4	38.3 ± 2.8	33.4 ± 7.7	85.7 ± 2.9	43.2 ± 4.6	26.8 ± 1.4
5	＞ 100	＞ 100	＞ 100	＞ 100	52.5 ± 7.03
6	51.8 ± 3.1	48.8 ± 7.5	＞ 100	47.1 ± 8.3	42.4 ± 7.4
7	36.2 ± 2.7	24.9 ± 1.5	80.0 ± 2.8	45.7 ± 6.6	23.5 ± 3.9
8	＞ 100	66.5 ± 6.6	＞ 100	85.04 ± 9.1	＞ 100
9	＞ 100	56.1 ± 5.7	＞ 100	89.7 ± 16.2	43.4 ± 5.5
10	63.6 ± 1.3	26.5 ± 2.0	＞ 100	55.3 ± 9.9	26.9 ± 1.8
11	84.9 ± 9.1	＞ 100	＞ 100	＞ 100	＞ 100
12	77.9 ± 16.3	24.0 ± 1.5	35.9 ± 7.7	43.3 ± 5.7	26.7 ± 4.4
13	＞ 100	＞ 100	＞ 100	76.3 ± 2.3	＞ 100

表 3-5-2 的数据表明，**1-13** 抑制 S180、U2OS、A549、MCF-7 和 HaCaT 增殖的 IC_{50} 为 23.5 μM 至 ＞ 100 μM，阿霉素抑制 S180、U2OS、A549、MCF-7 和 HaCaT 增殖的 IC_{50} 为 1.2 ～ 4.0 μM。从数值看，**1-13** 抑制 S180、U2OS、A549、MCF-7 和 HaCaT 增殖的 IC_{50} 和阿霉素抑制 S180、U2OS、A549、MCF-7 和 HaCaT 增殖的 IC_{50} 不在一个数量级。这些比较分析意味着，作为 S180、U2OS、A549、MCF-7 和 HaCaT 的 DNA 嵌入剂，**1-13** 和阿霉素显示的作用不在一个数量级。换句话说，**1-13** 的细胞毒作用比阿霉素弱很多。

5.2　1-13 抑制肿瘤生长活性

按前面描述的方法制备浓度为 1×10^7 个 /mL 的 S180 的细胞悬液，接种于健康雄性 ICR 小鼠［（20 ± 2）g］腋下，使小鼠成为 S180 实体瘤小鼠。接种的次日，将小鼠随机分组，小鼠或腹腔注射阿霉素与 5‰ CMCNa 的悬浮液［阳性对照，2 μmol/（kg·d），1 天 1 次，连续 7 天］，或腹腔注射 5‰ CMCNa［空白对照，2 mL/（kg·d），1 天 1 次，连续 7 天］，或腹腔注射 **1-13** 与 5‰ CMCNa 的悬浮液［0.1 μmol/（kg·d），1 天 1 次，连续 7 天］。每天观察小鼠的自主活动、精神状态、毛发、呼吸、饮食、粪便性状。最后一次服药的次日称体重，用乙醚麻醉，颈椎脱臼处死，取肿瘤称重。表 3-5-3 的数据表明，**1-13** 能有效地抑制 S180 小鼠的肿瘤生长。

表 3-5-3　1-13 对 S180 荷瘤小鼠肿瘤生长的抑制作用

对照及 1-13	肿瘤重（均值 ±SD，g）	对照及 1-13	肿瘤重（均值 ±SD，g）
5‰ CMCNa	1.334 ± 0.349	7	0.628 ± 0.143[b]
阿霉素	0.411 ± 0.149	8	0.856 ± 0.208[a]
1	1.067 ± 0.348[c]	9	0.530 ± 0.148[b]
2	0.746 ± 0.232[a]	10	1.043 ± 0.304[c]
3	0.845 ± 0.278[a]	11	0.714 ± 0.200[a]
4	0.756 ± 0.220[a]	12	0.750 ± 0.200[a]
5	0.681 ± 0.196[a]	13	0.916 ± 0.335[a]
6	0.560 ± 0.161[b]		

a：与 5‰ CMCNa 比 $P < 0.01$；b：与 5‰ CMCNa 比 $P < 0.01$，与阿霉素比 $P > 0.05$；c：与 5‰ CMCNa 比 $P < 0.05$；$n=15$。

5.3　1-13 的分子对接

采用 Discovery Studio 的 LigandFit 模块完成 1-13 和 PAD4 的活性部位对接。对接时经历了 5 个步骤。第 1 步，用 flood-filling 算法选择腔体，以便选择和确定作为对接区域的 PAD4 的活性位点。第 2 步，为 1-13 选择位点时先通过随机抽样选择可变扭转角的柔性值搜索 1-13 构象，再用三维规则网格检测位点并估算对接 PAD4 的活性部位所需能量。第 3 步，比较 PAD4 和 1-13 间的库仑力、范德华力、结合能、原子间距、氢键能、空间相互作用、疏水 – 亲脂相互作用、溶剂化效应和熵效应的分数，以便得到综合评价结果。第 4 步，计算 1-13 的对接得分。第 5 步，用对接得分初步预测 1-13 的生物活性。因为 1-13 抑制肿瘤生长活性的评价采用了 S180 小鼠模型，所以把计算 1-13 向 PAD4 的活性部位对接的得分与抑制 S180 增殖的 IC_{50}（表 3-5-3）一起讨论。表 3-5-4 的对接得分表明，2 和 11 得到的最高分，为 82.72 和 82.14；1、8 和 10 得到的最低分，为 59.54、57.32 和 29.52；3、4、5、6、7、9、12 及 13 得到的中等分，为 57.32 ～ 72.58。

表 3-5-4　1-13 向 PAD4 的活性部位对接的得分

1-13	对接得分	1-13	对接得分
1	59.54	8	57.32
2	82.72	9	64.12
3	64.78	10	59.52
4	61.70	11	82.14
5	72.58	12	71.81
6	63.76	13	69.75
7	61.86		

5.4　1-13 对 PAD4 的抑制作用

前面提到作为目前已知的细胞水平的 PAD4 抑制剂，Cl- 脒抑制 MCF-7 增殖的 IC_{50} 为 200 μM。为了确认 1-13 是 PAD4 抑制剂，选择在分子对接中得分中等的 4 和 6 为代表评价它们对 MCF-7 表达 PAD4 的影响。具体策略是用酶联免疫吸附分析方法测定培养基，以及 4 和 6 治疗的 MCF-7 表达 PAD4 的水平。具体操作是按照 PAD4 酶联免疫试剂盒上的步骤绘制 PAD4 的标准曲线，按照 MTT 法用 6 孔板培养 MCF-7。培养 6 h 之后，加含 4、6、培养基的溶液（终浓度为 50 μM）再培养 48 h。弃培养基，残留物用磷酸盐缓冲液（phosphate buffer solution，PBS）洗 3 次，加细胞裂解液（200 μL/ 孔），0 ℃裂解

30 min，4 ℃离心，吸上清液，用酶标仪在 405 nm 波长下测定吸光度（OD），利用标准曲线计算孔中 PAD4 的浓度。表 3-5-5 的数据表明，**4** 和 **6** 显著抑制 MCF-7 表达 PAD4。也就是说，**4** 和 **6** 是 PAD4 抑制剂。

表 3-5-5　**4** 和 **6** 对 MCF-7 表达 PAD4 的影响

对照及 4、6	终浓度（μM）	PAD4 的浓度（均值 ±SD, pg）
培养基	—	1246.5 ± 38.3
4	50	1058.0 ± 32.1[a]
6	50	807.07 ± 24.5[b]

a：与培养基比 $P < 0.01$；b：与 **4** 比 $P < 0.01$；$n=3$。

从表 3-5-2 知道，**4** 和 **6** 抑制 MCF-7 增殖的 IC_{50} 分别为（43.2 ± 4.6）μM 和（47.1 ± 8.3）μM（$n=6$，$P > 0.05$），二者没有显著性差异。从表 3-5-3 知道，**4** 和 **6** 治疗的 S180 荷瘤小鼠的瘤重分别为（0.756 ± 0.220）g 和（0.560 ± 0.161）g（$n=15$，$P < 0.05$），后者显著小于前者。可见，**4** 和 **6** 不仅是 PAD4 抑制剂，而且它们的抑制肿瘤生长活性和下调肿瘤细胞表达 PAD4 密切相关。

6 1–（4- 羟基 –3- 甲氧羰基苯 –1- 基）– β – 咔啉 –3- 甲酰 –Trp–AA– 苄酯

本部分的骆驼蓬碱的结构修饰物是 1-（4- 羟基 -3- 甲氧羰基苯 -1- 基）- β - 咔啉 -3- 甲酰 - Trp-AA- 苄酯（**1-16**）。选择 **1-16** 不是简单地为了描述骆驼蓬碱的另一种修饰策略，而是为了体现其治疗作用的多样性。为了体现治疗作用的多样性，有必要针对某种症状向病理层面相关的症状和（或）临床层面的合并症展开，如针对肿瘤向病理层面相关的癌前病变（炎症）和临床层面的合并症（血栓）展开。图 3-6-1 是 **1-16** 的合成路线。为了阐明结构，表 3-6-1 给出了 **1-16** 的 AA 代表的氨基酸残基。

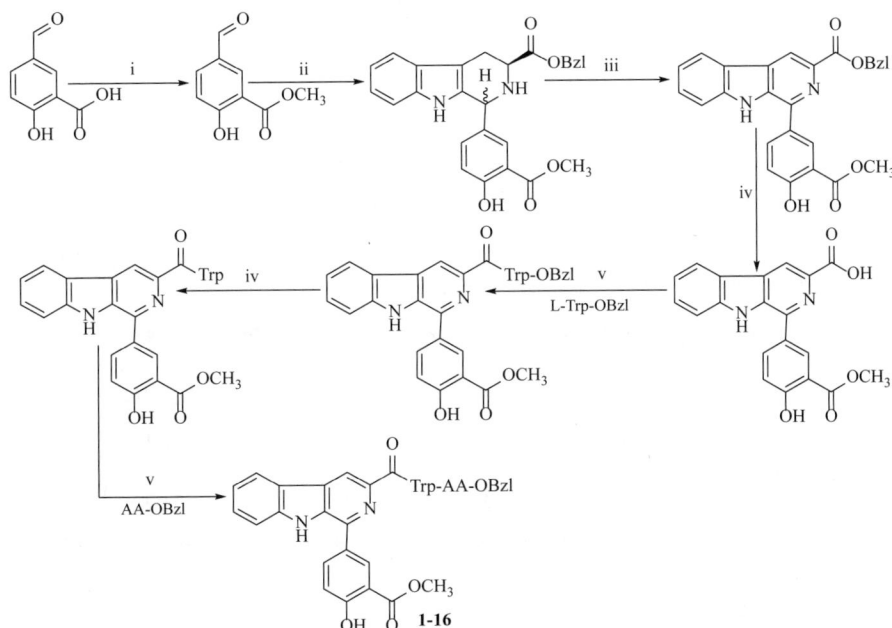

图 3-6-1　**1-16** 的合成路线

表 3-6-1　1-16 的 AA

化合物	式中 AA 代表的氨基酸残基	化合物	式中 AA 代表的氨基酸残基
1	式中 AA 为 L-Ala 残基	9	式中 AA 为 L-Ser 残基
2	式中 AA 为 Gly 残基	10	式中 AA 为 L-Thr 残基
3	式中 AA 为 L-Leu 残基	11	式中 AA 为 L-Asn 残基
4	式中 AA 为 L-Ile 残基	12	式中 AA 为 L-Trp 残基
5	式中 AA 为 L-Val 残基	13	式中 AA 为 L-Tyr 残基
6	式中 AA 为 L-Phe 残基	14	式中 AA 为 L-Met 残基
7	式中 AA 为 L-Asp（OBzl）残基	15	式中 AA 为 L-Pro 残基
8	式中 AA 为 L-Glu（OBzl）残基	16	式中 AA 为 L-Lys 残基

6.1　1-16 抑制肿瘤细胞增殖活性

按前面描述的 MTT 法评价 **1-16** 抑制 HT-29（人结肠癌细胞）、HL60（人早幼粒白血病细胞）、K562（人白血病细胞）、HepG2（人肝癌细胞）和 C6（大鼠胶质瘤细胞）增殖的 IC_{50}。阳性对照为阿霉素。阿霉素和 **1-16** 抑制 HT-29、HL60、K562、HepG2 和 C6 增殖的 IC_{50} 见表 3-6-2。

表 3-6-2　1-16 抑制 HT-29、HL60、K562、HepG2 和 C6 增殖的 IC_{50}

对照及 1-16	抑制下面肿瘤细胞增殖的 IC_{50}（均值 ±SD，μM）				
	HT-29	HL60	K562	HepG2	C6
阿霉素	9.21 ± 0.49	0.29 ± 0.04	0.33 ± 0.11	4.74 ± 1.15	8.93 ± 0.07
1	＞100	10.54 ± 3.47	82.38 ± 8.24	＞100	＞100
2	＞100	17.01 ± 3.23	75.98 ± 5.32	＞100	＞100
3	＞100	4.33 ± 0.95	37.99 ± 1.52	＞100	＞100
4	＞100	6.10 ± 1.22	＞100	＞100	＞100
5	＞100	36.24 ± 10.14	40.56 ± 2.43	＞100	＞100
6	＞100	32.26 ± 5.80	44.75 ± 1.34	＞100	＞100
7	＞100	34.04 ± 10.21	＞100	＞100	＞100
8	＞100	24.96 ± 7.74	55.08 ± 7.16	＞100	＞100
9	＞100	1.03 ± 0.26	1.13 ± 0.07	＞100	64.02 ± 10.57
10	＞100	2.51 ± 0.75	45.83 ± 3.67	＞100	＞100
11	＞100	31.20 ± 9.16	3.36 ± 0.10	＞100	＞100
12	＞100	17.37 ± 3.47	13.51 ± 0.68	＞100	＞100
13	＞100	8.98 ± 4.01	9.56 ± 0.48	＞100	＞100
14	＞100	55.73 ± 3.90	50.42 ± 5.55	＞100	＞100
15	＞100	17.06 ± 2.56	＞100	＞100	＞100
16	26.11 ± 1.85	3.03 ± 0.61	31.68 ± 4.75	43.95 ± 1.13	30.97 ± 1.78

表 3-6-2 的数据表明，**1-16** 抑制 HT-29、HL60、K562、HepG2 和 C6 增殖的 IC_{50} 为 1.03 μM 至 ＞ 100 μM，阿霉素抑制 HT-29、HL60、K562、HepG2 和 C6 增殖的 IC_{50} 为 0.29 ~ 9.21 μM。从数值看，**1-16** 抑制 HT-29、HL60、K562、HepG2 和 C6 增殖的 IC_{50} 和阿霉素抑制 HT-29、HL60、K562、HepG2 和 C6 增殖的 IC_{50} 不在同一个数量级。即 **1-16** 的细胞毒作用比阿霉素弱很多。同时，**16** 抑制 HT-29、HL60、K562、HepG2 和 C6 增殖的 IC_{50} 明显小于 **1-15** 抑制 HT-29、HL60、K562、HepG2 和 C6 增殖的 IC_{50}。

6.2　1-16 抑制肿瘤生长活性

按前面描述的方法制备浓度为 1×10^7 个 /mL 的 S180 的细胞悬液，接种于健康雄性 ICR 小鼠

[（20±2）g］腋下，使小鼠成为 S180 实体瘤小鼠。接种的次日，将小鼠随机分组，小鼠或腹腔注射阿霉素与 5‰ CMCNa 的悬浮液［阳性对照，2 μmol/（kg·d），1 天 1 次，连续 7 天］，或给予 5‰ CMCNa［空白对照，2 mL/（kg·d），1 天 1 次，连续 7 天］，或灌胃 **1-16** 与 5‰ CMCNa 的悬浮液［1 μmol/（kg·d），1 天 1 次，连续 7 天］。每天观察小鼠的自主活动、精神状态、毛发、呼吸、饮食、粪便性状。最后一次服药的次日称体重，用乙醚麻醉，颈椎脱臼处死，取肿瘤称重。表 3-6-3 的数据表明，**1-16** 能有效地抑制 S180 小鼠的肿瘤生长。更进一步，**16** 治疗的 S180 荷瘤小鼠的肿瘤重相对小于 **1-15** 治疗的 S180 荷瘤小鼠的肿瘤重。这样一来，**16** 在细胞层面和小鼠层面的抗肿瘤作用相对强于 **1-15** 在细胞层面和小鼠层面的抗肿瘤作用。于是，在作用多样性研究及分子机制研究中 **16** 以 **1-16** 的代表出现具有合理性。

表 3-6-3　**1-16** 对 S180 荷瘤小鼠肿瘤生长的抑制作用

对照及 1-16	肿瘤重（均值 ±SD, g）	对照及 1-16	肿瘤重（均值 ±SD, g）
生理盐水	1.33 ± 0.20	8	0.85 ± 0.30[a]
阿霉素	0.57 ± 0.11	9	0.76 ± 0.19[a]
1	0.71 ± 0.13[a]	10	0.73 ± 0.15[a]
2	0.68 ± 0.179[a]	11	0.72 ± 0.15[a]
3	0.70 ± 0.17[a]	12	0.87 ± 0.21[a]
4	0.92 ± 0.18[a]	13	0.78 ± 0.20[a]
5	0.65 ± 0.17[a]	14	0.91 ± 0.23[a]
6	0.80 ± 0.19[a]	15	0.90 ± 0.22[a]
7	0.79 ± 0.21[a]	16	0.60 ± 0.15[a]

a：与生理盐水比 $P < 0.01$；$n=12$。

6.3　剂量对 16 抑制肿瘤生长活性的影响

为了揭示剂量对 **1-16** 抑制肿瘤生长活性的影响，选择 **16** 为代表采用前面的模型评价 **16** 在 3 种腹腔注射剂量下［0.1 μmol/（kg·d）、0.01 μmol/（kg·d）和 0.001 μmol/（kg·d），1 天 1 次，连续 7 天］抑制 S180 荷瘤小鼠肿瘤生长的活性。5‰ CMCNa 为空白对照（灌胃剂量为 0.2 mL/d，1 天 1 次，连续 7 天）。阿霉素为阳性对照［腹腔注射剂量为 2 μmol/（kg·d），1 天 1 次，连续 7 天］。表 3-6-4 的肿瘤重表明，**16** 抑制 S180 荷瘤小鼠肿瘤生长的活性和剂量呈现良好的相关性，进一步确认了 **16** 具有抑制肿瘤生长的作用。

表 3-6-4　剂量对 **16** 抑制 S180 荷瘤小鼠肿瘤生长活性的影响

对照及 16	剂量	肿瘤重（均值 ±SD, g）
5‰ CMCNa	0.2 mL/d	1.33 ± 0.20
阿霉素	2 μmol/（kg·d）	0.57 ± 0.11
16	0.1 μmol/（kg·d）	0.60 ± 0.15[a]
	0.01 μmol/（kg·d）	0.76 ± 0.19[b]
	0.001 μmol/（kg·d）	0.99 ± 0.21[c]

a：与 5‰ CMCNa 比 $P < 0.01$，与 0.01 μmol/（kg·d）剂量比 $P < 0.05$；b 与 5‰ CMCNa 比 $P < 0.01$，与 0.001 μmol/（kg·d）剂量比 $P < 0.05$；c：与 5‰ CMCNa 比 $P < 0.01$；$n=12$。

6.4 16 的抗炎活性

慢性炎症被公认为癌前病变，炎症和肿瘤发病密切相关。确认 1-16 的作用多样性时，评价 1-16 的代表 16 对炎症的抑制作用具有明确的合理性。具体措施是，评价 16 对二甲苯诱发的炎症的治疗作用。具体方案是，ICR 雄性小鼠［清洁级，（20±2）g］静息 1 天。小鼠静息的操作间保持室内温度 22 ℃，小鼠自由饮水和进食，随机分组，每组 10 只。空白对照组小鼠灌胃生理盐水，阳性对照组小鼠灌胃阿司匹林和生理盐水的悬浮液（剂量为 1110 μmol/kg），16 治疗的小鼠腹腔注射 16 和生理盐水的悬浮液（剂量为 0.1 μmol/kg）。给药 30 min 后，在小鼠的左耳外郭均匀涂二甲苯（0.03 mL/ 只）。2 h 后，用乙醚麻醉，颈椎脱臼处死。剪下小鼠的左耳和右耳，用直径为 7 mm 的打孔器在两耳的相同位置打出圆形耳片，分别精确称重。按照耳肿胀度＝左耳圆片重量－右耳圆片重量获取耳肿胀度，用于表示炎症水平。麻醉，颈椎脱臼处死之后，立即取血，按要求抗凝，离心，取血浆用于测定炎症因子。表 3-6-5 的耳肿胀度表明，16 能有效地抑制二甲苯诱发的炎症反应。研究其抗炎作用为确认 1-16 的作用多样性迈出的第 1 步。

表 3-6-5　16 的抗炎活性

对照及 16	剂量	耳肿胀度（均值 ±SD，mg）
生理盐水	0.2 mL/ 只	11.88 ± 1.73
阿司匹林	1110 μmol/kg	1.74 ± 1.03
16	0.1 μmol/kg	4.06 ± 1.56[a]

a：与生理盐水比 $P < 0.01$；$n=10$。

6.5 16 对二甲苯诱发的炎症小鼠血浆中 TNF-α 和 IL-8 的影响

为了阐明 16 对二甲苯诱发的炎症的治疗作用的分子基础，采用酶联免疫吸附分析方法测定二甲苯诱发的炎症小鼠血浆中 TNF-α 和 IL-8 的含量。具体操作是，麻醉，颈椎脱臼处死之后，立即取 0.45 mL 血，加 0.05 mL 枸橼酸钠溶液（3.8%）抗凝，于 4 ℃ 1000 r/min 离心 10 min，取上清液即为血浆样品。

测定血浆中 TNF-α 含量时，实施了 6 个步骤。第 1 步，设置标准孔，16 治疗的炎症小鼠的血浆样品孔和空白孔。第 2 步，按小鼠 TNF-α 酶联免疫试剂盒（Mouse TNF-α ELISA Kit）的说明书配制标准品溶液，绘制标准曲线。第 3 步，往 16 治疗的炎症小鼠的血浆样品孔中加 40 μL 血浆样品和 10 μL 抗 TNF-α 抗体。空白孔不加抗 TNF-α 抗体。第 4 步，继 10 μL 抗 TNF-α 抗体后再加 HPR 试剂（50 μL），空白孔不加 HPR 试剂，加完后贴上板贴，于 37 ℃孵育 60 min。小心揭掉封板膜，弃去液体，加洗涤液，静置 30 s，弃去洗涤液，重复洗板 5 次，拍干。第 5 步，显色。显色时，向各孔中先加 50 μL 显色液 A，再加 50 μL 显色液 B，然后轻轻振荡混匀并于 37 ℃避光显色 15 min。终止显色时，向各孔中加 50 μL 终止液，终止反应（此时蓝色立转黄色）。第 6 步，测各孔的光密度（OD 值）。测定 OD 值时，先以空白孔为标准调零，然后用酶标仪在 450 nm 波长下测量各孔的 OD 值。测定应在加终止液后的 115 min 内完成。最后将测得的 OD 值代入标准曲线，计算 TNF-α 浓度。计算结果见表 3-6-6。

测定血浆中 IL-8 含量时，实施了 6 个步骤。第 1 步，设置标准孔，16 治疗的炎症小鼠的血浆样品孔和空白孔。第 2 步，按小鼠 IL-8 酶联免疫试剂盒（Mouse IL-8 ELISA Kit）的说明书配制标准品溶液，绘制标准曲线。第 3 步，往 **16** 治疗的炎症小鼠的血浆样品孔中加 40 μL 血浆样品和 10 μL 抗 IL-8 抗体。空白孔不加抗 IL-8 抗体。第 4 步，继 10 μL 抗 IL-8 抗体后再加 HPR 试剂（50 μL），空白孔不加 HPR 试剂，加完后贴上板贴，于 37 ℃ 孵育 60 min。小心揭掉封板膜，弃去液体，加洗涤液，静置 30 s，弃去洗涤液，重复洗板 5 次，拍干。第 5 步，显色。显色时，向各孔中先加 50 μL 显色液 A，再加 50 μL 显色液 B，然后轻轻振荡混匀并于 37 ℃ 避光显色 15 min。终止显色时，向各孔中加 50 μL 终止液，终止反应（此时蓝色立转黄色）。第 6 步，测各孔的 OD 值。测定 OD 值时，先以空白孔为标准调零，然后用酶标仪在 450 nm 波长下测量各孔的 OD 值。测定应在加终止液后的 15 min 内完成。最后将测得的 OD 值代入标准曲线，计算 IL-8 浓度。计算结果见表 3-6-6。表 3-6-6 的数据表明，下调炎症小鼠血液 TNF-α 和 IL-8 的表达是 **16** 抑制二甲苯诱发的炎症反应的分子机制。下调炎症小鼠血液 TNF-α 和 IL-8 的表达为确认 **1-16** 的作用多样性迈出的第 2 步。

表 3-6-6　**16** 对炎症小鼠血浆中 TNF-α 和 IL-8 的影响

血浆来源	TNF-α （均值 ±SD, ng/L）	IL-8 （均值 ±SD, ng/mL）
健康小鼠	113.56 ± 13.80	1.31 ± 0.14
生理盐水治疗的炎症小鼠	236.81 ± 32.42	2.97 ± 0.59
0.1 μmol/kg **16** 治疗的炎症小鼠	75.06 ± 8.37[a]	1.27 ± 0.08[a]

a：与生理盐水比 $P < 0.01$；$n=3$。

6.6　16 抗动脉血栓活性

血栓症被公认为肿瘤患者最普遍的并发症，血栓和肿瘤恶变密切相关。确认 **1-16** 的作用多样性时，评价 **1-16** 的代表 **16** 的抗动脉血栓作用具有明确的合理性。具体措施是，评价 **16** 对大鼠动脉血栓的治疗作用。具体方案包括 3 个步骤。

第 1 步，制作有精确称重的丝线的旁路插管。旁路插管由 3 段聚乙烯管构成。旁路插管中间的聚乙烯管长 60 mm，内径 3 mm。旁路插管两侧的聚乙烯管长 100 mm，内径 1 mm，外径 2 mm。它们的一端拉成尖管（用于插入大鼠颈动脉或颈静脉），另一端保持不变。3 段聚乙烯管的内壁均用 1% 的硅醚硅烷化。组装旁路插管时，先将长 60 mm 的丝线精确称重（得到丝线的初重量）并放入旁路插管中间的聚乙烯管内（让 0.5 mm 丝线露出管外），然后用中间的聚乙烯管的两端分别套住两侧的聚乙烯管。套两侧的聚乙烯管时，注意把露出中间的聚乙烯管外的 0.5 mm 的丝线压住。最后将注满肝素生理盐水溶液（50 IU/kg）的注射器插入一侧聚乙烯管的尖管，备用。

第 2 步，给大鼠治疗。SD 雄性大鼠［清洁级,（200 ± 20）g］静息 1 天，之后随机分组，每组 10 只。其中一组大鼠灌胃生理盐水（空白对照），一组大鼠灌胃阿司匹林的生理盐水悬浮液（阳性对照，167 μmol/kg），一组大鼠腹腔注射 **16** 的生理盐水悬浮液（0.1 μmol/kg）。

第 3 步，给大鼠做手术。治疗 30 min 后，各组大鼠腹腔注射 20% 的乌拉坦溶液（6 mL/kg）进行麻醉。麻醉大鼠仰卧位固定，分离出大鼠的左侧颈外静脉，近心端和远心端都穿入手术线，结扎远心端。在暴露的左颈外静脉上小心地剪一斜口，将旁路插管未压丝线的尖管插入左颈外静脉的近心端斜口。将注射器内的肝素生理盐水溶液通过另一端的尖管推入旁路插管，此时注射器不撤离聚乙烯管。分离右侧颈总动脉，近心端夹上动脉夹，近心端和远心端都穿入手术线，结扎远心端，在离动脉夹不远处将右颈总动脉小心地剪一斜口。从聚乙烯管的尖管端拔出注射器，将聚乙烯管的尖管端插入动脉斜口的近心端。旁路管道的两端都用 4 号手术缝线结扎固定。打开动脉夹，使血流通过旁路管道从颈动脉流向颈静脉。从开始循环时计时，15 min 后从旁路管道中取出挂有血栓的丝线，精确称重（得到丝线的终重量）。用丝线的终重量减去丝线的初重量，计算重量差，得到动脉血栓重，用于表示抗动脉血栓活性。表 3-6-7 的数据表明，**16** 能有效地减小大鼠动脉血栓重。抗动脉血栓作用为确认 **1-16** 的作用多样性迈出的第 3 步。

表 3-6-7　16 抗动脉血栓活性

对照及 **16**	剂量（μmol/kg）	血栓重（均值 ±SD, mg）
生理盐水	—	63.09 ± 3.32
阿司匹林	167	45.03 ± 1.94
16	0.1	58.99 ± 3.25[a]

a：与生理盐水比 $P < 0.01$；$n=10$。

6.7　16 对动脉血栓大鼠血浆中 P- 选择素浓度的影响

在取出血栓大鼠附血栓的丝线之后，立即取血，按照 1∶9 的体积比加枸橼酸钠溶液（3.8%）抗凝，于 4 ℃ 1000 r/min 离心 20 min，取上清液即为血浆样品。

测定血浆中 P- 选择素含量时，实施了 6 个步骤。第 1 步，设置标准孔，**16** 治疗的血栓大鼠的血浆样品孔和空白孔。第 2 步，按大鼠 P- 选择素酶联免疫试剂盒（Rat P-Selectin ELISA Lit）的说明书配制标准品溶液，绘制标准曲线。第 3 步，往 **16** 治疗的血栓大鼠的血浆样品孔中加 40 μL 血浆样品和 10 μL 抗 P- 选择素抗体。空白孔不加抗 P- 选择素抗体。第 4 步，继 10 μL 抗 P- 选择素抗体后再加 HPR 试剂（50 μL），空白孔不加 HPR 试剂，加完后贴上板贴，于 37 ℃ 孵育 120 min。小心揭掉封板膜，弃去液体，加洗涤液，静置 30 s，弃去洗涤液，重复洗板 5 次，拍干。第 5 步，显色。显色时，向各孔中先加 50 μL 显色液 A，再加 50 μL 显色液 B，然后轻轻振荡混匀并于 37 ℃ 避光显色 15 min。终止显色时，向各孔中加 50 μL 终止液，终止反应（此时蓝色立转黄色）。第 6 步，测各孔的光密度（OD 值）。测定 OD 值时，先以空白孔为标准调零，然后用酶标仪在 450 nm 波长下测量各孔的 OD 值。测定应在加终止液后的 15 min 内完成。最后将测得的 OD 值代入标准曲线，计算 P- 选择素浓度。表 3-6-8 的数据表明，下调动脉血中 P- 选择素的表达是 **16** 治疗动脉血栓症的分子机制。下调血栓大鼠血液 P- 选择素的表达为确认 **1-16** 的作用多样性迈出的第 4 步。

表 3-6-8　16 治疗的血栓大鼠血浆中 P- 选择素浓度

对照及 **16**	P- 选择素浓度（均值 ±SD, ng/mL）
生理盐水	197.51 ± 22.60
16	131.01 ± 9.80[a]

a：与生理盐水比 $P < 0.01$；$n=3$。

7 1-（5，5-二甲基-1，3-二氧六环-1-基亚甲基）-β-咔啉-3-甲酰-AA-OBzl

本部分的骆驼蓬碱的结构修饰物是 1-（5，5-二甲基-1，3-二氧六环-1-基亚甲基）-β-咔啉-3-甲酰-AA-OBzl（**1-14**）。选择 **1-14** 不是简单地为了描述骆驼蓬碱修饰的多样性策略，而是为了体现在骆驼蓬碱的 1 位引入 5，5-二甲基-1，3-二氧六环-1-基亚甲基和 3 位引入 AA-OBzl 共同造成的影响。为了阐明这种影响，本部分针对骆驼蓬碱最重要的抗肿瘤作用展开评价及 3D-QSAR 分析。图 3-7-1 是 **1-14** 的合成路线。为了阐明结构，表 3-7-1 给出了 **1-14** 的 AA 代表的氨基酸残基。

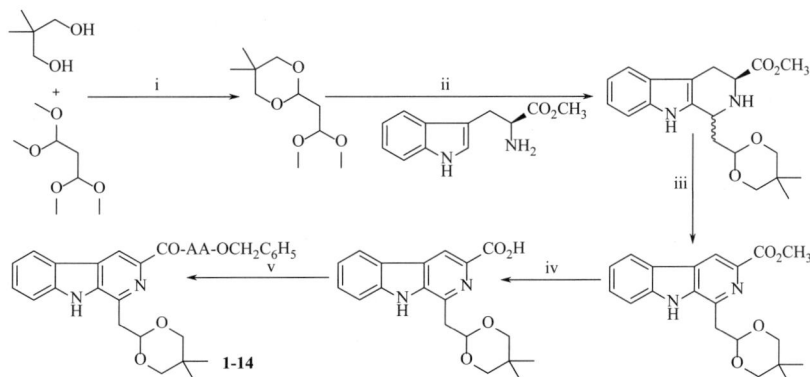

图 3-7-1 **1-14** 的合成路线

表 3-7-1 **1-14** 的 AA

化合物	式中 AA 代表的氨基酸残基	化合物	式中 AA 代表的氨基酸残基
1	式中 AA 为 Gly 残基	8	式中 AA 为 L-Leu 残基
2	式中 AA 为 L-Ala 残基	9	式中 AA 为 L-Met 残基
3	式中 AA 为 L-Asp 残基	10	式中 AA 为 L-Ser 残基
4	式中 AA 为 L-Glu 残基	11	式中 AA 为 L-Thr 残基
5	式中 AA 为 L-Phe 残基	12	式中 AA 为 L-Val 残基
6	式中 AA 为 L-Ile 残基	13	式中 AA 为 L-Trp 残基
7	式中 AA 为 L-Lys 残基	14	式中 AA 为 L-Tyr 残基

7.1 1-14 抑制肿瘤细胞增殖活性

按前面描述的 MTT 法评价 **1-14** 抑制 HL60（人早幼粒白血病细胞）、S180（鼠腹水癌细胞）、HT-29（人结肠癌细胞）、SW480（人结肠癌细胞）和 A549（人非小细胞肺癌细胞）增殖的 IC_{50}。阳性对照为阿霉素，结果见表 3-7-2。

表 3-7-2 **1-14** 抑制 HL60、A549、S180、HT-29 和 SW480 增殖的 IC_{50}

对照及 1-14	抑制下面肿瘤细胞增殖的 IC_{50}（均值 ±SD，μM）				
	HL60	A549	S180	HT-29	SW480
阿霉素	4.8 ± 0.66	1.02 ± 0.28	0.32 ± 0.08	9.00 ± 1.50	7.00 ± 1.08
1	> 100	> 100	> 100	> 100	> 100
2	> 100	39.5 ± 0.51	> 100	82.77 ± 5.80	> 100

对照及 1-14	抑制下面肿瘤细胞增殖的 IC_{50}（均值 ±SD，μM）				
	HL60	A549	S180	HT-29	SW480
3	> 100	> 100	> 100	> 100	> 100
4	> 100	> 100	> 100	> 100	> 100
5	> 100	> 100	> 100	> 100	> 100
6	> 100	> 100	> 100	> 100	> 100
7	> 100	> 100	> 100	> 100	> 100
8	> 100	> 100	> 100	> 100	> 100
9	> 100	> 100	> 100	> 100	> 100
10	> 100	23.81 ± 1.92	> 100	> 100	> 100
11	35.5 ± 0.7	20.6 ± 2.05	9.8 ± 0.35	44.5 ± 3.25	37.83 ± 3.25
12	> 100	> 100	> 100	> 100	> 100
13	> 100	> 100	> 100	> 100	> 100
14	> 100	> 100	> 100	> 100	> 100

表 3-7-2 的数据表明，**1-14** 抑制 HL60、A549、S180、HT-29 及 SW480 增殖的 IC_{50} 为 9.8 μM 至 > 100 μM（绝大部分 IC_{50} > 100 μM），阿霉素抑制 HL60、A549、S180、HT-29 及 SW480 增殖的 IC_{50} 为 0.32 ~ 9.00 μM。这些数据分析说明，**1-14** 抑制 HL60、A549、S180、HT-29 及 SW480 增殖的 IC_{50} 和阿霉素抑制 HL60、A549、S180、HT-29 及 SW480 增殖的 IC_{50} 不在同一个数量级。换句话说，**1-14** 的细胞毒作用比阿霉素弱得多。

7.2 1-14 抑制肿瘤生长活性

按前面描述的方法制备浓度为 1×10^7 个 /mL 的 S180 的细胞悬液，接种于健康雄性 ICR 小鼠 [（20±2）g] 腋下，使小鼠成为 S180 实体瘤小鼠。接种的次日，将小鼠随机分组，小鼠或腹腔注射阿霉素与 5‰ CMCNa 的悬浮液 [阳性对照，2 μmol/（kg·d），1 天 1 次，连续 7 天]，或灌胃 5‰ CMCNa [空白对照，2 mL/（kg·d），1 天 1 次，连续 7 天]，或灌胃 **1-14** 与 5‰ CMCNa 的悬浮液 [1 μmol/（kg·d），1 天 1 次，连续 7 天]。每天观察小鼠的自主活动、精神状态、毛发、呼吸、饮食、粪便性状。最后一次服药的次日称体重，用乙醚麻醉，颈椎脱臼处死，取肿瘤称重。表 3-7-3 的数据表明，**1-14** 能有效地抑制 S180 荷瘤小鼠的肿瘤生长。

表 3-7-3　**1-14** 对 S180 荷瘤小鼠肿瘤生长的抑制作用

对照及 1-14	肿瘤重（均值 ±SD，g）	对照及 1-14	肿瘤重（均值 ±SD，g）
生理盐水	1.24 ± 0.18	7	0.43 ± 0.09[b]
阿霉素	0.43 ± 0.09	8	0.83 ± 0.15[a]
1	0.77 ± 0.17[a]	9	0.85 ± 0.13[a]
2	0.57 ± 0.19[a]	10	0.51 ± 0.13[b]
3	0.80 ± 0.13[a]	11	0.55 ± 0.14[a]
4	0.67 ± 0.12[a]	12	0.40 ± 0.10[b]
5	0.79 ± 0.19[a]	13	0.48 ± 0.11[b]
6	0.78 ± 0.13[a]	14	0.85 ± 0.14[a]

a：与生理盐水比 $P < 0.01$；b：与生理盐水比 $P < 0.01$，与阿霉素比 $P > 0.05$；$n=12$。

7.3 剂量对 10 和 12 抑制肿瘤生长活性的影响

为了揭示剂量对 1-14 抑制肿瘤生长活性的影响，采用相同的模型选择 1-14 中抑制 S180 小鼠肿瘤生长的活性强的 10 和 12 进行量效关系研究。评价时高剂量为 4 μmol/（kg·d）（1 天 1 次，连续 7 天），中剂量为 1 μmol/(kg·d)（1 天 1 次，连续 7 天），低剂量为 0.25 μmol/(kg·d)（1 天 1 次，连续 7 天）。表 3-7-4 的数据表明，10 和 12 剂量依赖性地抑制 S180 荷瘤小鼠肿瘤生长。表 3-7-4 的数据进一步表明，10 和 12 抑制 S180 荷瘤小鼠肿瘤生长的最高有效剂量为 4 μmol/（kg·d）（1 天 1 次，连续 7 天），最低有效剂量为 0.25 μmol/（kg·d）（1 天 1 次，连续 7 天）。10 和 12 的最高有效剂量等于最低有效剂量的 16 倍。这是足够大的剂量窗口，非常有利于用药安全。

表 3-7-4　剂量对 10 和 12 抑制 S180 荷瘤小鼠肿瘤生长活性的影响

对照及 10 和 12	剂量 [μmol/（kg·d）]	肿瘤重（均值 ±SD，g）
生理盐水	—	1.27 ± 0.17
10	4	0.40 ± 0.13^a
	1	0.58 ± 0.13^b
	0.25	0.80 ± 0.12^c
12	4	0.32 ± 0.12^a
	1	0.50 ± 0.13^b
	0.25	0.77 ± 0.13^c

a：与生理盐水及 1 μmol/（kg·d）剂量比 $P < 0.01$；b：与生理盐水及 0.25 μmol/（kg·d）比 $P < 0.01$；c：与生理盐水比 $P < 0.01$；n=12。

7.4 1-14 的抗炎活性

5，5- 二甲基 -1，3- 二氧六环 -1- 基是抗炎药效团，为了揭示在骆驼蓬碱的 1 位引入 5，5- 二甲基 -1，3- 二氧六环 -1- 基亚甲基是否赋予 1-14 抗炎功能，选择 7、10、12、13 为代表评价抗炎活性。具体方案是，ICR 雄性小鼠 [清洁级，（20±2）g] 静息 1 天。小鼠静息的操作间保持室内温度 22 ℃，小鼠自由饮水和进食，随机分组，每组 12 只。空白对照组小鼠灌胃生理盐水，阳性对照组小鼠灌胃阿司匹林和生理盐水的悬浮液（剂量为 1110 μmol/kg），7、10、12 及 13 治疗的小鼠灌胃 7、10、12 及 13 和生理盐水的悬浮液（剂量为 1 μmol/kg）。给药 30 min 后，在小鼠的左耳外郭均匀涂二甲苯（0.03 mL/ 只）。2 h 后，小鼠吸入乙醚，麻醉，颈椎脱臼处死。剪下小鼠的左耳和右耳，用直径为 7 mm 的打孔器在两耳的相同位置打出圆形耳片，分别精确称重。按照耳肿胀度 = 左耳圆片重量 − 右耳圆片重量获取耳肿胀度，用于表示炎症水平。麻醉，颈椎脱臼处死之后，立即取血，按要求抗凝，离心，取血浆用于测定炎症因子。表 3-7-5 的耳肿胀度表明，7、10、12 及 13 能有效地抑制二甲苯诱发的炎症反应。抗炎作用确认了在骆驼蓬碱的 1 位引入 5，5- 二甲基 -1，3- 二氧六环 -1- 基亚甲基的确赋予 1-14 抗炎功能。

表 3-7-5　7、10、12 及 13 的抗炎活性

对照及 7、10、12 和 13	剂量	耳肿胀度（均值 ±SD，mg）
生理盐水	0.2 mL/ 只	10.77 ± 1.34
阿司匹林	1110 μmol/kg	5.08 ± 0.68[a]
7	1 μmol/kg	4.06 ± 1.56[b]
10	1 μmol/kg	7.23 ± 1.31[a]
12	1 μmol/kg	6.91 ± 1.24[a]
13	1 μmol/kg	7.40 ± 1.22[a]

a：与生理盐水比 $P < 0.01$；b：与生理盐水比 $P < 0.01$，与阿司匹林比 $P > 0.05$；$n=12$。

7.5　1-14 的 3D-QSAR

为了揭示电性效应、空间效应和疏水效应对 **1-14** 的抗肿瘤活性的贡献，分析了 **1-14** 的这 3 种效应和抗肿瘤活性之间的关系。分析中采用的理论模型是 Cerius2-MFA，目标是表述 3D-QSAR。应用 Cerius2-MFA 模型的三维场理论表述 3D-QSAR 时，借用了分子表面生成的格点。格点的密度随分子间距离变化而变化，可避免由规则格点参数的均一化引起的误差。基于分子表面模型的方法，能分析多样性分子表面，除可计算出分子极性表面的静电、氢键供体及氢键受体外，还可以反映分子非极性表面的特征，从而获得更多的相互作用信息。计算时，以分子力场中不同格点上的探针（包括 H、CH₃、HO）与目标分子的相互作用能为描述符建立 3D-QSAR 方程。建立的 3D-QSAR 方程既可用来分析 **1-14** 的电性效应、空间效应、疏水效应和抗肿瘤活性之间的相关关系，又可用来预测抗肿瘤活性更强的骆驼蓬碱的结构修饰物。

为建立 3D-QSAR 方程，先获取 **1-14** 的最低能量构象。接下来，按 CoMFA 要求叠合 **1-14** 的最低能量构象。叠合时，依据最大相似性选择 1-（5，5- 二甲基 -1，3- 二氧六环 -1- 基亚甲基）-β - 咔啉 -3- 甲酸苄酯为共同模板。再接下来，在叠合好的 **1-14** 的周围定义分子力场的空间范围。然后，按照选择的步长把定义的空间均匀划分，产生格点。之后，在每个格点上逐一用探针（包括 H、CH₃、HO）考察分子力场特征（图 3-7-2）。

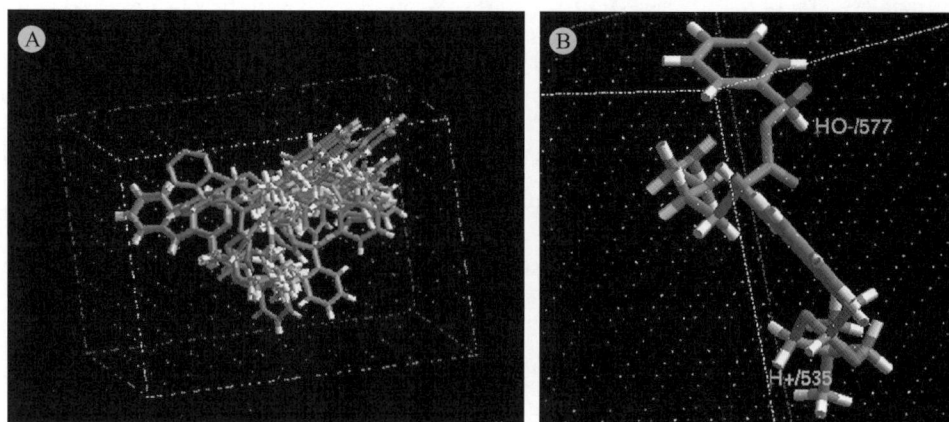

A. **1-14** 的最低能量构象的叠合；B.分子力场空间格点有探针的 **7** 的最低能量构象。

图 3-7-2　**1-14** 的最低能量构象的叠合及 **7** 的最低能量构象

最后，用最小二乘法（G/PLS）建立 **1-14** 的抗肿瘤活性和分子力场特征间的 3D-QSAR 方程。下面是以肿瘤重代表 **1-14** 生物活性的 3D-QSAR 方程的具体描述。

肿瘤重 $=0.740\ 929-0.002\ 903\times$ "CH$_3$/579" $-0.005\ 777\times$ "H+/535" $-0.000\ 984\times$ "HO－/779" $-0.003\ 078\times$ "HO－/577" $-0.005\ 928\times$ "CH$_3$/525" $+0.000\ 414\times$ "H+/947" $-0.001\ 209\times$ "H+/144" $+0.002\ 83\times$ "HO－/998" $-0.001\ 649\times$ "CH$_3$/617" $-0.000\ 867\times$ "HO－/978" $+0.000\ 802\times$ "HO－/887" $+0.002\ 981\times$ "HO－/643" $-0.003\ 827\times$ "CH$_3$/625" $+0.000\ 054\times$ "H+/956"

方程有 4 个 "CH$_3$" 探针项（"CH$_3$/579" "CH$_3$/525" "CH$_3$/617" "CH$_3$/625"），系数为负值。负系数 CH$_3$ 意味着亲水基有利于提高 1-14 抗肿瘤活性。方程中有 6 个 "HO–" 探针项（"HO–/779" "HO–/577" "HO–/998" "HO–/978" "HO–/887" "HO–/643"）。正系数 HO– 意味着吸引电子的基团有利于提高抗肿瘤活性，负系数 HO– 意味着排斥电子的基团有利于提高抗肿瘤活性。方程中有 4 个 "H+" 探针项（"H+/535" "H+/947" "H+/144" "H+/956"），其中 2 项的系数为正值，2 项的系数为负值。正系数 H+ 意味着排斥电子的基团有利于提高抗肿瘤活性，负系数 H+ 意味着吸引电子的基团有利于提高抗肿瘤活性。此外，方程的相关系数 R^2=0.999，说明方程有良好的线性关系。可结合图 3-7-2A，体现方程在分析 **1-14** 的抗肿瘤活性时的合理性和实用性。

图 3-7-2B 表明，在 **7** 的苄基处有系数为负值的 "HO–/577" 探针，苄基的排斥电子的性能和探针的系数为负值有利于 **7** 显示抗肿瘤活性；在 **7** 的 1，3- 二氧六环基处有 1 个系数为负值的 "H+/535" 探针，1，3- 二氧六环基的吸引电子的性能和探针的系数为负值有利于 **7** 显示抗肿瘤活性。所述状况导致 **7** 的抗肿瘤活性相对较强。

从表 3-7-3 可以看到，**7** 治疗的 S180 小鼠的肿瘤重为（0.43±0.09）g，属于 **1-14** 治疗的 S180 小鼠的肿瘤重中最小的之一。也就是说，建立的 3D-QSAR 方程能够比较准确地预测 **1-14** 的抗肿瘤活性。

8 1- 苯乙烯基 –β– 咔啉 –3– 甲酰 –Trp–Trp–AA–OBzl

本部分的骆驼蓬碱的结构修饰物是 1- 苯乙烯基 -β- 咔啉 -3- 甲酰 -Trp-Trp-AA-OBzl（**1-17**）。选择 **1-17** 不是简单地为了描述骆驼蓬碱修饰的多样性策略，而是为了体现在骆驼蓬碱的 1 位引入与之共轭的苯乙烯基和 3 位引入 Trp-Trp-AA-OBzl 共同造成的影响。为了阐明这种影响，本部分针对骆驼蓬碱最重要的抗肿瘤作用展开评价及 3D-QSAR 分析。图 3-8-1 是 **1-17** 的合成路线。为了阐明结构，表 3-8-1 给出了 **1-17** 的 AA 代表的氨基酸残基。

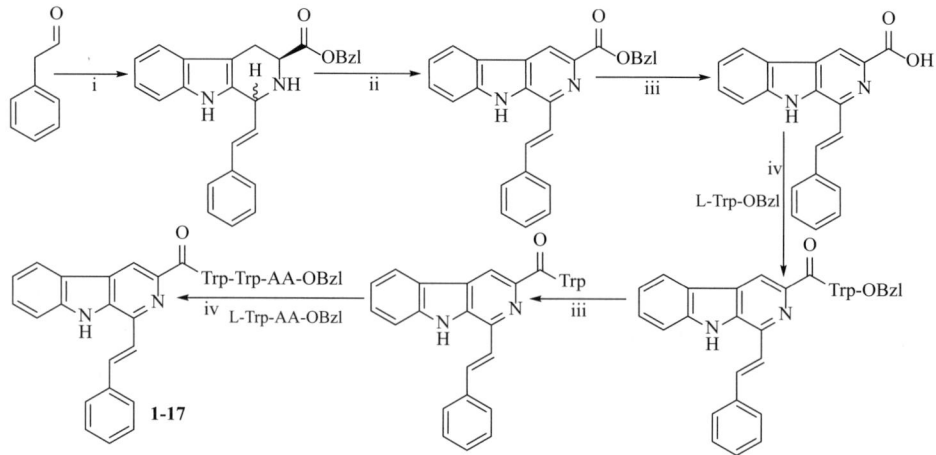

图 3-8-1　1-17 的合成路线

表 3-8-1　1-17 的 AA

化合物	式中 AA 代表的氨基酸残基	化合物	式中 AA 代表的氨基酸残基
1	式中 AA 为 Gly 残基	**10**	式中 AA 为 L-Asp 残基
2	式中 AA 为 L-Ala 残基	**11**	式中 AA 为 L-Asn 残基
3	式中 AA 为 L-Val 残基	**12**	式中 AA 为 L-Gln 残基
4	式中 AA 为 L-Ile 残基	**13**	式中 AA 为 L-Lys 残基
5	式中 AA 为 L-Leu 残基	**14**	式中 AA 为 L-Ser 残基
6	式中 AA 为 L-Pro 残基	**15**	式中 AA 为 L-Thr 残基
7	式中 AA 为 L-Phe 残基	**16**	式中 AA 为 L-Tyr 残基
8	式中 AA 为 L-Trp 残基	**17**	式中 AA 为 L-Met 残基
9	式中 AA 为 L-Glu 残基		

8.1　1-17 抑制肿瘤细胞增殖活性

按前面描述的 MTT 法评价 **1-17** 抑制 HL60（人早幼粒白血病细胞）、K562（人白血病细胞）、HT-29（人结肠癌细胞）、HepG2（人肝癌细胞）和 A549（人非小细胞肺癌细胞）增殖的 IC_{50}。阳性对照为阿霉素。结果见表 3-8-2。

表 3-8-2　1-17 抑制 K562、HL60、HepG2、HT-29 和 A549 增殖的 IC_{50}

对照及 1-17	抑制下面肿瘤细胞增殖的 IC_{50}（均值 ±SD，μM）				
	K562	HL60	HepG2	HT-29	A549
阿霉素	2.04 ± 0.26	1.56 ± 0.19	2.80 ± 0.24	1.94 ± 0.59	5.53 ± 0.44
1	85.21 ± 3.58	55.35 ± 6.32	86.94 ± 6.76	> 100	66.11 ± 4.80
2	68.01 ± 4.22	42.67 ± 0.90	68.35 ± 8.32	> 100	> 100
3	23.22 ± 2.71	23.84 ± 4.71	33.05 ± 1.87	> 100	97.55 ± 5.99
4	16.33 ± 1.33	14.36 ± 3.47	18.88 ± 1.06	> 100	> 100
5	21.14 ± 1.66	20.87 ± 5.69	21.44 ± 2.28	86.72 ± 5.33	> 100
6	44.63 ± 4.45	26.66 ± 5.48	26.70 ± 5.84	> 100	60.65 ± 5.35
7	98.90 ± 1.61	53.25 ± 2.8	94.67 ± 5.31	> 100	> 100
8	61.72 ± 5.30	44.26 ± 0.59	59.04 ± 2.02	71.15 ± 5.99	74.63 ± 5.20

续表

对照及 1-17	抑制下面肿瘤细胞增殖的 IC$_{50}$（均值 ±SD，μM）				
	K562	HL60	HepG2	HT-29	A549
9	> 100	72.25 ± 2.91	> 100	> 100	> 100
10	79.23 ± 4.76	> 100	81.09 ± 6.64	> 100	> 100
11	77.04 ± 4.67	71.08 ± 5.32	> 100	> 100	> 100
12	67.53 ± 2.26	88.96 ± 5.98	93.17 ± 2.24	> 100	> 100
13	52.03 ± 1.15	40.35 ± 3.31	29.26 ± 4.05	83.40 ± 6.22	75.35 ± 6.04
14	40.84 ± 1.93	43.26 ± 3.86	24.14 ± 3.44	84.04 ± 11.1	80.06 ± 5.83
15	69.77 ± 5.29	84.94 ± 3.39	70.90 ± 3.60	> 100	> 100
16	> 100	76.13 ± 5.33	92.53 ± 3.01	> 100	> 100
17	89.24 ± 3.09	54.15 ± 2.43	71.76 ± 5.75	> 100	> 100

表 3-8-2 的数据表明，**1-17** 抑制 K562、HL60、HepG2、HT-29 及 A549 增殖的 IC$_{50}$ 为 14.36 μM 至 >100 μM，阿霉素抑制 K562、HL60、HepG2、HT-29 及 A549 增殖的 IC$_{50}$ 为 1.56 ～ 5.53 μM。这些数据分析说明，**1-17** 抑制 K562、HL60、HepG2、HT-29 及 A549 增殖的 IC$_{50}$ 和阿霉素抑制 K562、HL60、HepG2、HT-29 及 A549 增殖的 IC$_{50}$ 不在同一个数量级。换句话说，**1-17** 的细胞毒作用比阿霉素弱得多。

8.2 1-17 抑制肿瘤生长活性

按前面描述的方法制备浓度为 1×10^7 个 /mL 的 S180 的细胞悬液，接种于健康雄性 ICR 小鼠［（20±2）g］腋下，使小鼠成为 S180 实体瘤小鼠。接种的次日，将小鼠随机分组，小鼠或腹腔注射阿霉素与 5‰ CMCNa 的悬浮液［阳性对照，2 μmol/（kg·d），1 天 1 次，连续 7 天］，或腹腔注射 5‰ CMCNa［空白对照，2 mL/（kg·d），1 天 1 次，连续 7 天］，或腹腔注射 **1-17** 与 5‰ CMCNa 的悬浮液［1 μmol/（kg·d），1 天 1 次，连续 7 天］。每天观察小鼠的自主活动、精神状态、毛发、呼吸、饮食、粪便性状。最后一次服药的次日称体重，用乙醚麻醉，颈椎脱臼处死，取肿瘤称重。表 3-8-3 的数据表明，**1-17** 能有效地抑制 S180 荷瘤小鼠的肿瘤生长。

表 3-8-3 1-17 对 S180 荷瘤小鼠肿瘤生长的抑制作用

对照及 1-17	肿瘤重（均值 ±SD，g）	对照及 1-17	肿瘤重（均值 ±SD，g）
5‰ CMCNa	1.15 ± 0.20	9	0.86 ± 0.17[a]
阿霉素	0.43 ± 0.06	10	0.73 ± 0.12[b]
1	0.62 ± 0.17[b]	11	0.74 ± 0.13[b]
2	0.63 ± 0.12[b]	12	0.64 ± 0.11[b]
3	0.56 ± 0.12[b]	13	0.56 ± 0.03[b]
4	0.46 ± 0.12[b]	14	0.68 ± 0.10[b]
5	0.76 ± 0.16[a]	15	0.85 ± 0.07[a]
6	0.66 ± 0.08[b]	16	0.73 ± 0.11[a]
7	0.80 ± 0.12[a]	17	0.64 ± 0.08[b]
8	0.59 ± 0.11[a]		

a：与 5‰ CMCNa 比 $P < 0.01$；b：与 5‰ CMCNa 比 $P < 0.001$；$n=12$。

8.3 剂量对 4 抑制肿瘤生长活性的影响

为了揭示剂量对 1-17 抑制肿瘤生长活性的影响，选择 **1-17** 中抑制 S180 小鼠肿瘤生长的活性最强的 **4** 进行量效关系研究。评价时高剂量为 $0.1\ \mu mol/(kg \cdot d)$（1 天 1 次，连续 7 天），中剂量为 $0.01\ \mu mol/(kg \cdot d)$（1 天 1 次，连续 7 天），低剂量为 $0.001\ \mu mol/(kg \cdot d)$（1 天 1 次，连续 7 天）。表 3-8-4 的数据表明，**4** 剂量依赖性地抑制 S180 荷瘤小鼠肿瘤生长。表 3-8-4 的数据进一步表明，**4** 抑制 S180 荷瘤小鼠肿瘤生长的最低有效剂量为 $0.01\ \mu mol/(kg \cdot d)$（1 天 1 次，连续 7 天）。从表 3-8-2 可知，评价 **1-17** 时 **4** 抑制 S180 荷瘤小鼠肿瘤生长的有效剂量为 $1\ \mu mol/(kg \cdot d)$（1 天 1 次，连续 7 天）。表 3-8-2 和表 3-8-4 相结合，**4** 的最高有效剂量等于最低有效剂量的 100 倍。这是足够大的剂量窗口，非常有利于用药安全。

表 3-8-4 剂量对 4 抑制 S180 荷瘤小鼠肿瘤生长活性的影响

对照及 4	剂量	肿瘤重（均值 ±SD, g）
5‰ CMCNa	$2\ mL/(kg \cdot d)$	1.15 ± 0.20
	$0.1\ \mu mol/(kg \cdot d)$	0.46 ± 0.10^{a}
4	$0.01\ \mu mol/(kg \cdot d)$	0.71 ± 0.09^{b}
	$0.001\ \mu mol/(kg \cdot d)$	1.01 ± 0.17^{c}

a：与 5‰ CMCNa 及剂量为 $0.01\ \mu mol/(kg \cdot d)$ 的 **4** 比 $P < 0.01$；b：与 5‰ CMCNa 及剂量为 $0.001\ \mu mol/(kg \cdot d)$ 的 **4** 比 $P < 0.01$；c：与 5‰ CMCNa 比 $P > 0.05$；$n=12$。

8.4 1-17 的 3D-QSAR

为了揭示电性效应、空间效应和疏水效应对 **1-17** 的抗肿瘤活性的贡献，分析了 **1-17** 的这 3 种效应和抗肿瘤活性之间的关系。分析中采用的理论模型是 Cerius2-MFA，目标是表述 3D-QSAR。应用 Cerius2-MFA 模型的三维场理论表述 3D-QSAR 时，借用了分子表面生成的格点。格点的密度随分子间距离变化而变化，可避免由规则格点参数的均一化引起的误差。基于分子表面模型的方法，能分析多样性分子表面，除可计算出分子极性表面的静电、氢键供体及氢键受体外，还可以反映分子非极性表面的特征，从而获得更多的相互作用信息。计算时，以分子力场中不同格点上的探针（包括 H、CH_3、HO）与目标分子的相互作用能为描述符建立 3D-QSAR 方程。建立的 3D-QSAR 方程既可用来分析 **1-17** 的电性效应、空间效应、疏水效应和抗肿瘤活性之间的相关关系，又可用来预测抗肿瘤活性更强的骆驼蓬碱的结构修饰物。

为建立 3D-QSAR 方程，先获取 **1-17** 的最低能量构象。接下来，按 CoMFA 要求叠合 **1-17** 的最低能量构象。叠合时，依据最大相似性选择 1- 苯乙烯基 -β- 咔啉 -3- 甲酰 -Trp-Trp-OBzl 为共同模板。再接下来，在叠合好的 **1-17** 的周围定义分子力场的空间范围。然后，按照选择的步长把定义的空间均匀划分，产生格点。之后，在每个格点上逐一用探针（包括 H、CH_3、HO）考察分子力场特征（图 3-8-2）。

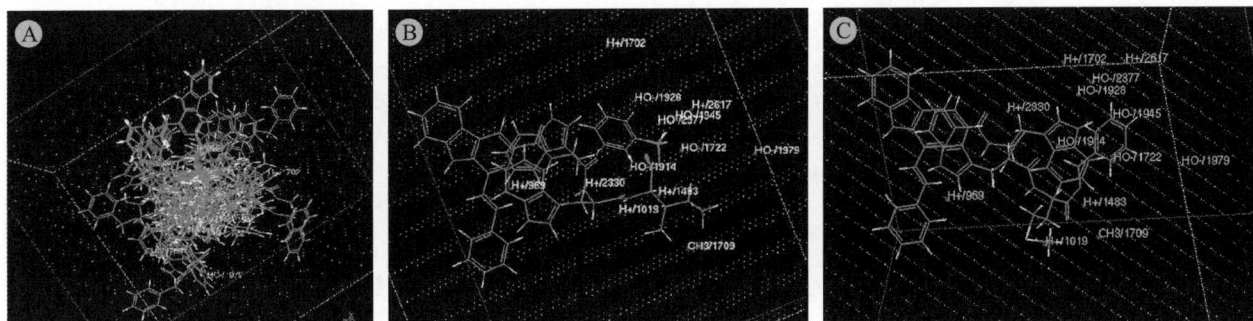

A. 1-17 的最低能量构象的叠合；B. 分子力场空间格点有探针的 4 的最低能量构象；C. 分子力场空间格点有探针的 17 的最低能量构象。

图 3-8-2　1-17 的最低能量构象的叠合及 4、17 的最低能量构象

最后，用最小二乘法（G/PLS）建立 **1-17** 的抗肿瘤活性和分子力场特征间的 3D-QSAR 方程。下面是以肿瘤重代表 **1-17** 生物活性的 3D-QSAR 方程的具体描述。

肿瘤重 $=22.25-0.054\times$"HO$-$/1722"$+0.51\times$"H+/1019"$+0.37\times$"H+/2617"$-0.30\times$"H+/2330"$+$

$0.016\times$"H+/1483"$-0.093\times$"HO$-$/1979"$+0.050\times$"H+/1702"$-0.28\times$"HO$-$/2377"$+0.16\times$"HO$-$/1945"

$+0.39\times$"HO$-$/1928"$+0.36\times$"CH$_3$/1746"$+0.43\times$"HO$-$/1914"$-0.073\times$"H+/969"

方程有 1 个"CH$_3$"探针项（"CH$_3$/1746"），系数为正值。正系数 CH$_3$ 意味着疏水基有利于提高抗肿瘤活性。方程中有 6 个"HO$-$"探针项（"HO–/1722""HO–/1979""HO–/2377""HO–/1945""HO–/1928""HO–/1914"），其中 3 项的系数为正值，3 项的系数为负值。正系数 HO– 意味着吸引电子的基团有利于提高抗肿瘤活性，负系数 HO– 意味着排斥电子的基团有利于提高抗肿瘤活性。方程中有 6 个"H+"探针项（"H+/1019""H+/2617""H+/2330""H+/1483""H+/1702""H+/969"），其中 4 项的系数为正值，2 项的系数为负值。正系数 H+ 意味着排斥电子的基团有利于提高抗肿瘤活性，负系数 H+ 意味着吸引电子的基团有利于提高抗肿瘤活性。此外，方程的相关系数 $R^2=0.999$，说明方程有良好的线性关系。可结合图 3-8-2A，体现方程在分析 **1-17** 的抗肿瘤活性时的合理性和实用性。

图 3-8-2B 表明，在 **4** 的亚甲基处有系数为负值的"HO–/1722""HO–/2377"探针，亚甲基的排斥电子的性能和探针的系数为负值有利于 **4** 显示抗肿瘤活性；在 **4** 的亚甲基处还有 1 个系数为正值的"H+/2617"探针，亚甲基的排斥电子的性能和探针的系数为正值有利于 **4** 显示抗肿瘤活性；在 **4** 的羰基处有 1 个系数为正值的"HO–/1914"探针，羰基的吸引电子的性能和探针的系数为正值有利于 **4** 显示抗肿瘤活性；在 **4** 的羰基处有 1 个系数为负值的"H+/2330"探针，羰基的吸引电子的性能和探针的系数为负值有利于 **4** 显示抗肿瘤活性。所述状况导致 **4** 的抗肿瘤活性相对较强。

图 3-8-2C 表明，在 **17** 的苯环处有 1 个系数为负值的"HO–/1722"探针和 1 个系数为正值的"HO–/1945"探针，从绝对值层面看正系数大于负系数，苯环的排斥电子的性能和探针的系数为正值不利于 **17** 显示抗肿瘤活性；在 **17** 的甲基处有 1 个系数为正值的"H+/1019"探针，甲基的排斥电子的性能和探针的系数为正值有利于 **17** 显示抗肿瘤活性。所述状况导致 **17** 的抗肿瘤活性不如 **4** 的抗肿瘤活性强。

从表 3-8-3 可以看到，**4** 及 **17** 治疗的 S180 小鼠的肿瘤重分别为（0.46 ± 0.12）g 和（0.64 ± 0.08）g（$n=12$，$P<0.05$）。也就是说，建立的 3D-QSAR 方程能够比较准确地预测 **1-17** 的抗肿瘤活性。此外，

在骆驼蓬碱的 1 位引入与之共轭的苯乙烯基和 3 位引入 Trp-Trp-AA-OBzl 不仅有利于增强抗肿瘤活性，而且也能够更好地解释 **1-17** 的抗肿瘤活性和结构的关系。

9 · 1- 乙酰 -β- 咔啉 -3- 甲酰 - 抗黏附肽

本部分的骆驼蓬碱的结构修饰物是 1- 乙酰 -β- 咔啉 -3- 甲酰 – 抗黏附肽（**1-6**）。选择 **1-6** 除为了进一步描述骆驼蓬碱的多肽修饰的多样性策略外，还为了展现抑制肿瘤与抑制细胞黏附之间的互补性。于是，这里的抗黏附肽包括 Trp-Leu-Asp-Val，Trp-Lys-Glu，Trp-Arg-Gly-Asp-Ser，Trp-Arg-Gly-Asp-Val，Trp- Arg-Gly-Asp-Phe 和 Trp-Leu-Pro-Asn-Ile-Ser-Lys-Pro。为了阐明这种影响，本部分针对骆驼蓬碱最重要的抗肿瘤作用展开评价及 3D-QSAR 分析。图 3-9-1 是 **1-6** 的合成路线。为了阐明结构，表 3-9-1 给出了 **1-6** 的 AA 代表的氨基酸残基。

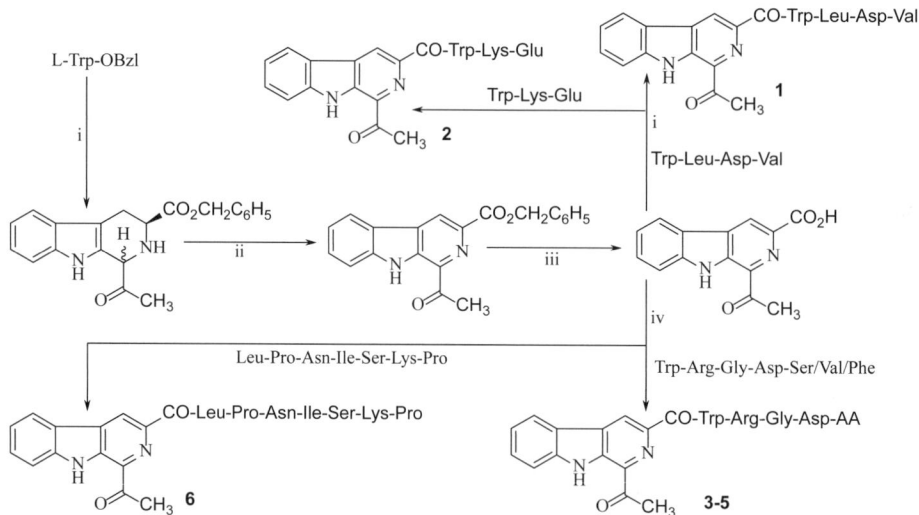

图 3-9-1　**1-6** 的合成路线

表 3-9-1　**3-5** 的 AA

化合物	式中 AA 代表的氨基酸残基
3	式中 AA 为 L-Ser 残基
4	式中 AA 为 L-Val 残基
5	式中 AA 为 L-Phe 残基

9.1 1-6 抑制肿瘤细胞增殖活性

按前面描述的 MTT 法评价 **1-6** 抑制 HaCaT（人永生化表皮细胞）、HeLa（人宫颈癌细胞）、HL60（人早幼粒白血病细胞）、S180（鼠腹水癌细胞）、SH-SY5Y（人神经母细胞瘤细胞）增殖的 IC_{50}。阳性对照为阿霉素。每个样品重复 6 次（$n=6$）。

表 3-9-2 的数据表明，**1-6** 抑制 SH-SY5Y、HL60、S180、HeLa 和 HaCaT 增殖的 IC_{50} 都 > 100 μM，阿霉素抑制 SH-SY5Y、HL60、S180、HeLa 和 HaCaT 增殖的 IC_{50} 为 0.91 ～ 7.94 μM。从这些数字可以看出，

1-6 抑制 SH-SY5Y、HL60、S180、HeLa 和 HaCaT 增殖的 IC_{50} 与阿霉素抑制 SH-SY5Y、HL60、S180、HeLa 和 HaCaT 增殖的 IC_{50} 不在同一个数量级。换句话说，**1-6** 既不是 SH-SY5Y、HL60、S180、HeLa 和 HaCaT 的 DNA 嵌入剂，也没有细胞毒作用。

表 3-9-2　**1-6** 抑制 SH-SY5Y、HL60、S180、HeLa 和 HaCaT 增殖的 IC_{50}

对照及 1-6	抑制下面肿瘤细胞增殖的 IC_{50}（均值 ±SD，μM）				
	SH-SY5Y	HL60	S180	HeLa	HaCaT
阿霉素	0.91 ± 0.01	1.83 ± 0.04	4.52 ± 0.02	5.60 ± 0.04	7.94 ± 0.03
1	>100	>100	>100	>100	>100
2	>100	>100	>100	>100	>100
3	>100	>100	>100	>100	>100
4	>100	>100	>100	>100	>100
5	>100	>100	>100	>100	>100
6	>100	>100	>100	>100	>100

9.2　1-6 抑制肿瘤生长活性

按前面描述的方法制备浓度为 1×10^7 个 /mL 的 S180 的细胞悬液，接种于健康雄性 ICR 小鼠 [（20 ± 2）g] 腋下，制备 S180 实体瘤小鼠模型。静息 1 天后，将小鼠随机分组，阳性对照组小鼠腹腔注射阿霉素与 0.5%CMCNa 的悬浮液 [剂量为 2 μmol/（kg·d），1 天 1 次，连续 7 天]，空白对照组小鼠灌胃给予 0.5%CMCNa[剂量为 2 mL/（kg·d），1 天 1 次，连续 7 天]，**1-6** 治疗组的小鼠灌胃给予 **1-6** 与 0.5%CMCNa 的悬浮液 [剂量为 0.1 μmol/（kg·d），1 天 1 次，连续 7 天]。每天观察小鼠的自主活动、精神状态、毛发、呼吸、饮食、粪便性状。第 8 天停止治疗，称小鼠体重，用乙醚麻醉，颈椎脱臼处死，取血及肿瘤。血液抗凝，肿瘤称重。表 3-9-3 的数据表明，**1-6** 能有效地抑制 S180 小鼠肿瘤生长。

表 3-9-3　**1-6** 对 S180 荷瘤小鼠肿瘤生长的抑制作用

对照及 1-6	肿瘤重（均值 ±SD，g）	对照及 1-6	肿瘤重（均值 ±SD，g）
0.5%CMCNa	2.34 ± 0.65	3	1.29 ± 0.38[a]
阿霉素	0.91 ± 0.26	4	1.26 ± 0.32[a]
1	1.15 ± 0.29[a]	5	1.19 ± 0.32[a]
2	1.47 ± 0.41[a]	6	1.09 ± 0.31[a]

a：与 0.5%CMCNa 比 $P < 0.01$；$n=12$。

9.3　剂量对 3 和 6 抑制肿瘤生长活性的影响

为了揭示剂量对 **1-6** 抑制肿瘤生长活性的影响，采用前面的 S180 荷瘤小鼠模型，选择 **1-6** 的代表 **3** 和 **6** 进行量效关系研究。评价时高剂量为 0.1 μmol/（kg·d）（1 天 1 次，连续 7 天），中剂量为 0.01 μmol/（kg·d）（1 天 1 次，连续 7 天），低剂量为 0.001 μmol/（kg·d）（1 天 1 次，连续 7 天）。表 3-9-4 的数据表明，**3** 和 **6** 剂量依赖性地抑制 S180 荷瘤小鼠肿瘤生长。表 3-9-4 的数据进一步表明，**3** 和 **6** 抑制 S180 荷瘤小鼠肿瘤生长的最低有效剂量为 0.01 μmol/（kg·d）（1 天 1 次，连续 7 天）。从表 3-9-4 还可知，**3** 和 **6** 的最高有效剂量等于最低有效剂量的 10 倍。这是足够大的剂量窗口，非常有利于用药安全。

表 3-9-4 剂量对 **3** 和 **6** 抑制 S180 荷瘤小鼠肿瘤生长活性的影响

对照及 3、6	剂量	肿瘤重（均值 ±SD, g）
5‰ CMCNa	2 mL/（kg·d）	1.29 ± 0.21
3	0.1 μmol/（kg·d）	0.66 ± 0.18[a]
	0.01 μmol/（kg·d）	0.86 ± 0.12[b]
	0.001 μmol/（kg·d）	1.06 ± 0.20[c]
6	0.1 μmol/（kg·d）	0.67 ± 0.18
	0.01 μmol/（kg·d）	0.81 ± 0.12[b]
	0.001 μmol/（kg·d）	0.97 ± 0.18[c]

a：与 0.5%CMCNa 比 $P < 0.01$，与 0.01 μmol/（kg·d）剂量比 $P < 0.05$；b：与 0.5%CMCNa 比 $P < 0.01$，与 0.001 μmol/（kg·d）剂量比 $P < 0.05$；c：与 0.5%CMCNa 比 $P > 0.05$；n=12。

9.4 1-6 抑制 HCCLM3 迁移的活性

将生长状态良好且处于对数生长期的贴壁细胞 HCCLM3（人高转移肝癌细胞）用 PBS 洗 3 次，用 0.25% 胰酶消化至大部分细胞从瓶底脱落，加入相应含血清培养基终止消化，沿壁吹打至细胞完全脱落，转移至 15 mL 离心管中，3000 r/min 离心 3 min。弃上清液，加无血清培养基吹打重悬，计数，使细胞密度为 5×10^5 个 /mL。在培养板的 Transwell 小室的上室加 100 μL 细胞悬液，同时加 25 μL **1-6** 溶液（**1-6** 用含 0.5%DMSO 的无血清 1640 培养基配成终浓度为 20 μM 的样品溶液，简称 "**1-6** 溶液"）。每种溶液重复 2 个 Transwell 小室，设空白小室及阳性对照小室。将培养板轻轻晃动，使培养基均匀。在培养板 Transwell 小室的下室加 600 μL 含 10% 血清的培养基。在 37 ℃下，将培养板放在 5%CO$_2$ 孵箱中孵育 6 h。吸去 Transwell 小室上室剩余液体，每室加 100 μL PBS，用棉签擦去上室细胞，重复 3 次。吸去下室剩余液体，每孔加 600 μL 多聚甲醛（4%），将迁移的细胞固定 30 min。吸除下室的多聚甲醛，每个下室加 600 μL 结晶紫染色 15 min。吸除染色液，小室用蒸馏水洗 3 次之后于显微镜下拍照计数。拍照计数时，选择 9 个细胞数大致相同且分布均匀的视野。迁移的细胞数用 t 检验处理，以均值 ±SD 表示。表 3-9-5 的数据表明，浓度为 20 μM 时 **1-6** 显著抑制 HCCLM3 迁移。

表 3-9-5 浓度为 20 μM 时 **1-6** 对 HCCLM3 迁移的影响

对照及 1-6	迁移数（均值 ±SD）	对照及 1-6	迁移数（均值 ±SD）
培养基	50.3 ± 11.1	**4**	19.4 ± 3.4[a]
1	21.7 ± 3.1[a]	**5**	28.6 ± 4.1[a]
2	28.2 ± 7.0[a]	**6**	23.8 ± 2.9[a]
3	19.8 ± 4.9[a]		

a：与培养基比 $P < 0.01$；n=9。

9.5 1-6 抑制 HCCLM3 侵袭的活性

将 –20 ℃保存的基质胶 Matrigel 在 4 ℃下回温 12 h，使之成为可流动的液态。将 720 μL 无血清培养基和 180 μL Matrigel 均匀混合（相当于基质胶稀释了 5 倍）之后，加到 Transwell 小室上室，每室加 100 μL。在 37 ℃下，Transwell 小室在 5%CO$_2$ 孵箱中孵育 5 h。吸除 Transwell 小室上室剩余的液体，之后加 50 μL 无血清培养基。在 37 ℃下，Transwell 小室在 5%CO$_2$ 孵箱中孵育 30 min。

将生长状态良好且处于对数生长期的 HCCLM3 用 PBS 洗 3 次，用 0.25% 胰酶消化至大部分细胞从瓶壁脱落。加入有血清培养基停止消化，沿壁吹打至细胞完全脱落，转移至 15 mL 离心管，3000 r/min 离心 3 min，弃去上清液，加入无血清培养基吹打均匀，计数，HCCLM3 细胞密度为 2.5×10^5 个 /mL。每个上室加 100 μL 细胞悬液，同时每孔加入 25 μL **1-6** 溶液（**1-6** 用含 0.5%DMSO 的无血清 1640 培养基配成终浓度为 20 μM 的样品溶液，简称 "**1-6** 溶液"）。每种溶液重复 2 个 Transwell 小室，设空白小室及阳性对照小室。将培养板轻轻晃动，使培养基均匀。在培养板 Transwell 小室的下室加 600 μL 含 10% 血清的培养基。在 37 ℃下，将培养板放在 5%CO$_2$ 孵箱中孵育 24 h。吸去 Transwell 小室上室剩余液体，每室加 100 μL PBS，用棉签擦去上室细胞，重复 3 次。吸去下室剩余液体，每孔加 600 μL 多聚甲醛（4%），将侵袭的细胞固定 30 min。吸除下室的多聚甲醛，每个下室加 600 μL 结晶紫染色 15 min。吸除染色液，将小室用蒸馏水洗 3 次之后于显微镜下拍照计数。拍照计数时，选择 9 个细胞数大致相同且分布均匀的视野。侵袭的细胞数用 t 检验处理，以均值 ±SD 表示。表 3-9-6 的数据表明，浓度为 20 μM 时 **1-6** 显著抑制 HCCLM3 侵袭。

表 3-9-6　浓度为 20 μM 时 1-6 对 HCCLM3 侵袭的影响

对照及 1-6	侵袭数（均值 ±SD）	对照及 1-6	侵袭数（均值 ±SD）
培养基	95.8 ± 22.3	4	25.4 ± 5.7[a]
1	32.4 ± 4.9[a]	5	26.8 ± 4.5[a]
2	40.5 ± 9.1[a]	6	29.2 ± 4.2[a]
3	28.4 ± 3.9[a]		

a：与培养基比 $P < 0.01$；$n=9$。

9.6　1-6 抑制肿瘤向肺转移的作用

9.6.1　Lewis 肺癌瘤源小鼠

Lewis 小鼠肺癌细胞（LLC）选用 DMEM（含 10% 经灭活的胎牛血清，1×10^5 U/L 青霉素和 100 mg/L 链霉素）培养。按照贴壁细胞培养方法，每两天传代一次，富集 LLC。待 LLC 处于对数生长期时，消化细胞。用生理盐水调整 LLC 数为 2×10^7 个 /mL，台盼蓝染色（trypan blue staining）显示活 LLC 数＞ 95%。左手固定 C57BL/6 雄性小鼠 [（20 ± 2）g]，用 75% 乙醇消毒小鼠右前肢腋窝皮肤，右手持 1 mL 无菌注射器于小鼠腋部皮下注射瘤细胞悬液（0.2 mL/ 只，含 LLC 数约 2×10^6 个 /mL）接种 LLC。接种 12 ～ 15 天后小鼠长出直径为 1.5 ～ 2.0 cm 的肿瘤，此即 Lewis 肺癌瘤源小鼠。

9.6.2　Lewis 肺癌转移小鼠模型

Lewis 肺癌瘤源小鼠麻醉，颈椎脱臼处死，用 75% 乙醇浸泡消毒 10 min，在超净工作台上剥离瘤体，选择生长良好的瘤组织，在无菌平皿中加少量生理盐水洗去血液。将瘤组织剪碎，置于组织匀浆器内按瘤块重（g）/ 生理盐水体积（mL）为 1：3 的比例加 4 ℃预冷的生理盐水。然后轻轻研磨，制成细胞悬液。该细胞悬液两次过 200 目尼龙网，制成单 LLC 悬液。单 LLC 悬液用生理盐水调整细胞数为 2×10^7 个 /mL，台盼蓝染色显示活 LLC 数＞ 95%。

左手固定 C57BL/6 雄性小鼠 [（20 ± 2）g]，小鼠右前肢腋窝皮肤用 75% 乙醇消毒。右手持 1 mL 无菌注射器将 0.2 mL（含肿瘤细胞数约为 2×10^6 个 /mL）单 LLC 悬液接种于小鼠右前肢腋窝皮下。接种 10 ～ 12 天后小鼠右前肢腋窝皮下长出直径为 4 ～ 5 mm 的肿瘤。测量肿瘤体积，按肿瘤平均体积分组。

9.6.3 Lewis 肺癌转移小鼠的治疗

分组之后，Lewis 肺癌转移小鼠开始接受治疗。阳性对照组小鼠每天灌胃纤连蛋白抑制剂 RGDS（RGDS 阻止细胞与基质的黏附，从而抑制肿瘤细胞的转移和侵袭）的生理盐水溶液，剂量为 20 µmol/（kg·d），连续灌胃给予 11 天。空白对照组小鼠每天灌胃给予生理盐水，剂量为 0.1 mL/（10 g·d），连续灌胃给予 11 天。**1-6** 治疗组的小鼠每天灌胃给予 **1-6** 的生理盐水溶液，剂量为 0.1 µmol/（kg·d），连续灌胃 11 天。

治疗期间，每天测量小鼠的瘤体积。最后一次治疗的次日，对各组小鼠进行称重。然后麻醉，颈椎脱臼处死，用镊子固定小鼠右侧腋下，剖开皮肤，暴露肿瘤，钝性剥离，称重，统计平均瘤重，并进行 t 检验。剥离实体瘤后，再剥离肺，统计肺部转移的平均瘤结节数，并进行 t 检验。表 3-9-7 的数据说明，在 0.1 µmol/（kg·d）的灌胃给予剂量下连续治疗 10 天，**1-6** 能有效地抑制肿瘤向肺转移。表 3-9-7 的数据还说明，在 0.1 µmol/（kg·d）的灌胃给予剂量下连续治疗 10 天，**1-6** 还可抑制原位种植瘤生长。换句话说，在 0.1 µmol/（kg·d）的灌胃剂量下连续治疗 10 天，**1-6** 不仅能抑制原位种植瘤的生长，还能抑制肿瘤向肺转移。

表 3-9-7　**1-6** 对原位种植瘤生长及向肺转移的抑制作用

对照及 1-6	原位瘤重（均值 ±SD, g）	肺部肿瘤结节数（均值 ±SD）
生理盐水	3.25 ± 0.86	31.00 ± 8.86
1	2.31 ± 0.65[a]	13.40 ± 3.61[a]
2	1.71 ± 0.54[a]	9.53 ± 3.01[a]
3	1.56 ± 0.52[a]	8.78 ± 2.63[a]
4	1.58 ± 0.49[a]	11.00 ± 4.31[a]
5	1.75 ± 0.55[a]	10.30 ± 3.31[a]
6	1.63 ± 0.53[a]	12.22 ± 3.17[a]

a：与生理盐水比 $P < 0.01$；$n=12$。

9.7　1-6 的分子对接

采用 Discovery Studio 的 LigandFit 模块将 **1-6** 和 PDB：1L5G 及 PDB：3V4I 的活性部位进行对接。对接时经历了 4 步。第 1 步，用 flood-filling 算法选择腔体，以便选择和确定作为对接区域的受体的活性位点。第 2 步，为 **1-6** 选择位点时先通过随机抽样选择可变扭转角的柔性值搜索配体的构象，再用三维规则网格检测位点并估算对接受体的活性部位所需能量。第 3 步，比较 1L5G 及 3V4I 与 **1-6** 间的库仑力、范德华力、结合能、原子间距、氢键能、空间相互作用、疏水 – 亲脂相互作用、溶剂化效应和熵效应的分数，以便得到综合评价结果。第 4 步，获取 **1-6** 和 1L5G 及 3V4I 活性部位对接的得分。

表 3-9-8 的对接得分表明，**6** 不能进入 1L5G 及 3V4I 的活性部位。表 3-9-8 的对接得分进一步表明，**1-5** 和 1L5G 及 3V4I 的活性部位对接得分分别为 163.693 ～ 232.619 和 104.511 ～ 188.413。后者明显低于前者，也就是说 1L5G 的活性部位比 3V4I 的活性部位更加适合 **1-5**。表 3-9-4 表明，在 S180 荷瘤小鼠模型上 **6** 能有效地抑制肿瘤生长，表 3-9-7 表明，在 Lewis 肺癌转移小鼠模型上 **6** 能有效地抑制肿瘤向肺转移。这种结果意味着，选择 1L5G 及 3V4I 的活性部位对接对于 **1-6** 可能不适宜。

表 3-9-8 1-6 向 1L5G 及 3V4I 的活性部位对接的得分

1-6	1L5G 对接得分	3V4I 对接得分
1	169.693	104.511
2	232.619	188.413
3	213.358	169.909
4	210.745	173.301
5	203.929	120.822
6	未进入活性部位	未进入活性部位

9.8 1-6 的 3D-QSAR

为了揭示电性效应、空间效应和疏水效应对 1-6 的抗肿瘤活性的贡献，分析了 1-6 的这 3 种效应和抗肿瘤活性之间的关系。分析中采用的理论模型是 Cerius2-MFA，目标是表述 3D-QSAR。应用 Cerius2-MFA 模型的三维场理论表述 3D-QSAR 时，借用了分子表面生成的格点。格点的密度随分子间距离变化而变化，可避免由规则格点参数的均一化引起的误差。基于分子表面模型的方法，能分析多样性分子表面，除可计算出分子极性表面的静电、氢键供体及氢键受体外，还可以反映分子非极性表面的特征，从而获得更多的相互作用信息。计算时，以分子力场中不同格点上的探针（包括 H、CH_3、OH）与目标分子的相互作用能为描述符建立 3D-QSAR 方程。建立的 3D-QSAR 方程既可用来分析 1-6 的电性效应、空间效应、疏水效应和抗肿瘤活性之间的相关关系，又可用来预测抗肿瘤活性更强的骆驼蓬碱的结构修饰物。

为建立 3D-QSAR 方程，先获取 1-6 的最低能量构象。接下来，按 CoMFA 要求叠合 1-6 的最低能量构象。叠合时，依据最大相似性选择 1-乙酰-β-咔啉-3-甲酸为共同模板。再接下来，在叠合好的 1-6 的周围定义分子力场的空间范围。然后，按照选择的步长把定义的空间均匀划分，产生格点。之后，在每个格点上逐一用探针（包括 H、CH_3、OH）考察分子力场特征（图 3-9-2）。

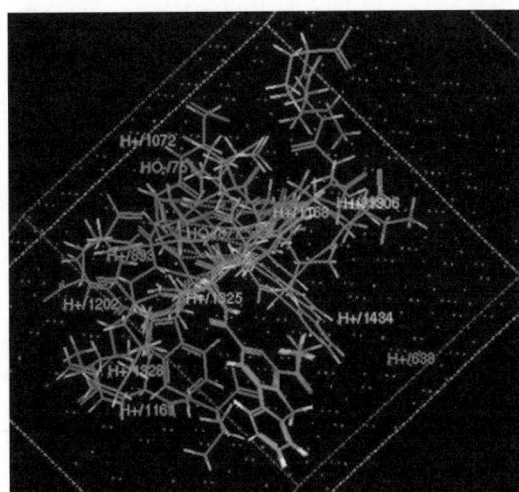

图 3-9-2 分子力场空间格点有探针的 1-6 的最低能量构象

最后，用最小二乘法（G/PLS）建立 1-6 的抗肿瘤活性和分子力场特征间的 3D-QSAR 方程。下面是以肿瘤重代表 1-6 生物活性的 3D-QSAR 方程的具体描述。

肿瘤重 =47.744+0.143 678×"H+/1328"+0.178 648×"H+/1072"－0.262 138×"H+/1202"－0.193 489×"H+/893"－0.090 802×"H+/1325"－0.094 976×"H+/999"+8.048 21×"HO－/751"－0.031 208×"H+/1306"+0.236 936×"HO－/877"+0.106 169×"H+/638"－0.266 507×"H+/1161"－0.316 336×"H+/993"－0.264 78×"H+/1168"

方程有 2 个 "HO–" 探针项（"HO–/751""HO–/877"），2 项的系数皆为正值。正系数 HO– 意味着吸引电子的基团有利于提高抗肿瘤活性。方程中有 11 个 "H+" 探针项（"H+/1328""H+/1072""H+/1202""H+/893""H+/1325""H+/999""H+/1306""H+/638""H+/1161""H+/993""H+/1168"），其中 3 项的系数为正值，8 项的系数为负值。正系数 H+ 意味着排斥电子的基团有利于提高抗肿瘤活性，负系数 H+ 意味着吸引电子的基团有利于提高 1-6 抗肿瘤活性。此外，方程的相关系数 R^2=0.999，说明方程有良好的线性关系。

10 1-（3，5- 二甲氧 -4- 羟基苯基 -1- 基）-β- 咔啉 -3- 甲酰 -AA 类似物

本部分的骆驼蓬碱的结构修饰物是 1-（3，5- 二甲氧 -4- 羟基苯基 -1- 基）-β- 咔啉 -3- 甲酰 -AA 类似物（**1-15**），图 3-10-1 是 **1-15** 的合成路线。为了阐明结构，表 3-10-1 给出了 **1-15** 的 AA 代表的氨基酸残基。可以看出，选择 **1-15** 不是简单地展现骆驼蓬碱修饰的多样性策略，而是展现在骆驼蓬碱的 3 位引入氨基酸的主要衍生物（氨基酸甲酯，氨基酸乙酯，氨基酸苄酯和氨基酸苄胺：Gly-OCH₃，Gly-OCH₂CH₃，Gly-OBzl，Gly-NHCH₂C₆H₅；L-Ala-OCH₃，L-Ala-OCH₂CH₃，L-Ala-OBzl，L-Ala-NHCH₂C₆H₅；L-Lys-OCH₃，L-Lys-OCH₂CH₃，L-Lys-OBzl，L-Lys-NHCH₂C₆H₅）对骆驼蓬碱的抗肿瘤作用的影响。这样安排的好处是，有利于 SAR 分析。为方便 SAR 分析，有意把氨基酸残基局限在 Gly 残基、L-Ala 残基及 L-Lys 残基。在寻找先导化合物的历程中 SAR 分析的价值不可低估，介绍 SAR 分析是本书不能回避的内容。

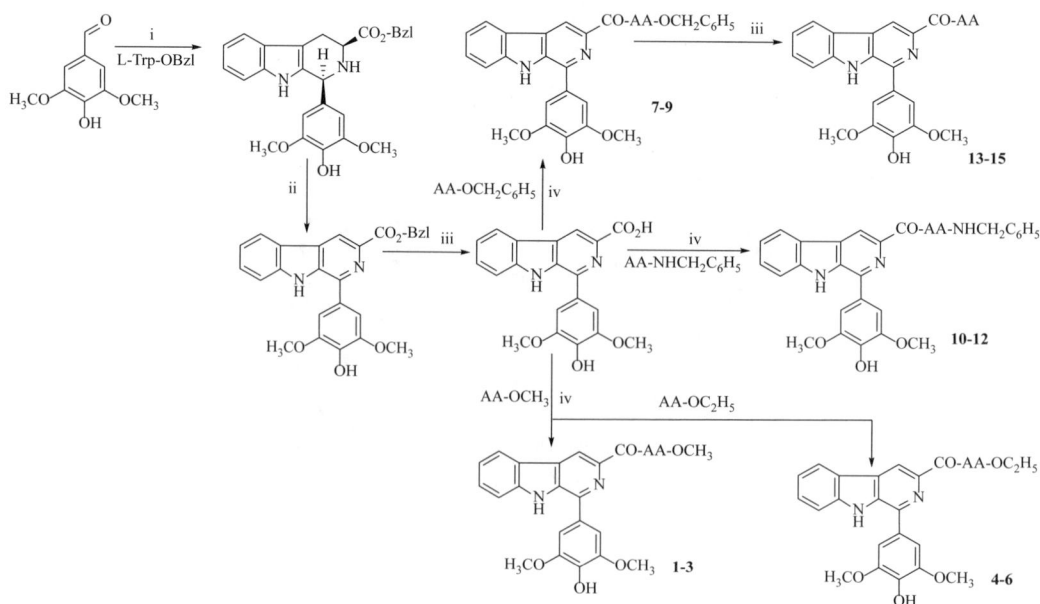

图 3-10-1 1-15 的合成路线

表 3-10-1 1-15 的 AA

化合物	式中 AA 代表的氨基酸残基	化合物	式中 AA 代表的氨基酸残基
1	式中 AA 为 Gly 残基	9	式中 AA 为 L-Lys 残基
2	式中 AA 为 L-Ala 残基	10	式中 AA 为 Gly 残基
3	式中 AA 为 L-Lys 残基	11	式中 AA 为 L-Ala 残基
4	式中 AA 为 Gly 残基	12	式中 AA 为 L-Lys 残基
5	式中 AA 为 L-Ala 残基	13	式中 AA 为 Gly 残基
6	式中 AA 为 L-Lys 残基	14	式中 AA 为 L-Ala 残基
7	式中 AA 为 Gly 残基	15	式中 AA 为 L-Lys 残基
8	式中 AA 为 L-Ala 残基		

10.1 1–15 抑制肿瘤细胞增殖活性

按前面描述的 MTT 法评价 **1-15** 抑制 Bel7402（人肝癌细胞）、A549（人非小细胞肺癌细胞）、SH-SY5Y（人神经母细胞瘤细胞）、SW480（人结肠癌细胞）、HCT-8（人回盲肠癌细胞）、HL60（人早幼粒白血病细胞）、HepG2（人肝癌细胞）和 HeLa（人宫颈癌细胞）增殖的 IC_{50}。阳性对照为阿霉素。结果见表 3-10-2（n=15）和表 3-10-3（n=15）。

表 3-10-2 1-15 抑制 Bel7402、A549、SH-SY5Y 和 SW480 增殖的 IC_{50}

对照及 1-15	抑制下面肿瘤细胞增殖的 IC_{50}（均值 ±SD，μM）			
	Bel7402	A549	SH-SY5Y	SW480
阿霉素	3.52 ± 0.54	2.64 ± 0.28	1.67 ± 0.14	0.27 ± 0.14
1	> 100	> 100	> 100	> 100
2	> 100	> 100	> 100	49.82 ± 7.95
3	> 100	> 100	> 100	> 100
4	> 100	> 100	> 100	> 100
5	> 100	> 100	> 100	> 100
6	> 100	67.5 ± 11.2	51.81 ± 14.36	76.45 ± 12.8
7	> 100	> 100	> 100	> 100
8	50.03 ± 2.36	> 100	> 100	> 100
9	36.49 ± 2.51	51.47 ± 2.13	70.91 ± 5.45	41.68 ± 4.14
10	> 100	> 100	> 100	> 100
11	> 100	> 100	> 100	86.47 ± 2.69
12	33.88 ± 3.78	22.74 ± 5.61	20.12 ± 5.35	42.99 ± 2.16
13	> 100	> 100	> 100	> 100
14	> 100	> 100	> 100	> 100
15	> 100	> 100	> 100	> 100

表 3-10-2 的数据表明，**1-15** 抑制 Bel7402、A549、SH-SY5Y 及 SW480 增殖的 IC_{50} 的大多数值都 > 100 μM。不过也有例外，如 **9** 抑制 Bel7402、A549、SH-SY5Y 及 SW480 增殖的 IC_{50} 为 36.49 ～ 70.91 μM，**12** 抑制 Bel7402、A549、SH-SY5Y 及 SW480 增殖的 IC_{50} 为 20.12 ～ 42.99 μM。另外，阿霉素抑制 Bel7402、A549、SH-SY5Y 及 SW480 增殖的 IC_{50} 为 0.27 ～ 3.52 μM。总之，**1-15** 抑制 Bel7402、A549、SH-SY5Y 及 SW480 增殖的 IC_{50} 和阿霉素抑制 Bel7402、A549、SH-SY5Y 及 SW480 增殖的 IC_{50}

不在同一个数量级。作为类似物，**9** 和 **12** 分别为 1-（3，5- 二甲氧 -4- 羟基苯基 -1- 基）-β - 咔啉 -3- 甲酰 -Lys-OBzl 和 1-（3，5- 二甲氧 -4- 羟基苯基 -1- 基）-β - 咔啉 -3- 甲酰 -Lys-NHCH$_2$C$_6$H$_5$。可见，对于抑制 Bel7402、A549、SH-SY5Y 及 SW480 增殖，用 Lys-OBzl 和 Lys-NHCH$_2$C$_6$H$_5$ 修饰 1-（3，5- 二甲氧 -4- 羟基苯基 -1- 基）-β - 咔啉 -3- 甲酸的 3 位羧基效果好。

表 3-10-3 **1-15** 抑制 HCT-8、HL60、HepG2 和 HeLa 增殖的 IC$_{50}$

对照及 1-15	抑制下面肿瘤细胞增殖的 IC$_{50}$（均值 ±SD，μM）			
	HCT-8	HL60	HepG2	HeLa
阿霉素	4.74 ± 1.38	5.23 ± 0.12	0.74 ± 0.02	1.89 ± 0.60
1	>100	>100	>100	>100
2	55.18 ± 16.07	>100	>100	>100
3	>100	>100	>100	>100
4	53.31 ± 6.88	>100	>100	>100
5	85.52 ± 2.63	>100	>100	>100
6	>100	79.57 ± 7.72	21.89 ± 2.92	57.94 ± 14.63
7	>100	>100	>100	>100
8	37.77 ± 7.38	>100	>100	>100
9	>100	45.23 ± 1.39	16.83 ± 3.28	22.20 ± 4.34
10	>100	>100	>100	>100
11	88.68 ± 16.00	>100	>100	86.47 ± 2.69
12	36.30 ± 4.15	40.03 ± 9.65	23.20 ± 4.54	25.89 ± 1.27
13	>100	>100	>100	>100
14	>100	>100	>100	>100
15	>100	>100	>100	>100

表 3-10-3 的数据表明，**1-15** 抑制 HCT-8、HL60、HepG2 及 HeLa 增殖的 IC$_{50}$ 的大多数值都 > 100 μM。不过也有例外，例如 **12** 抑制 HCT-8、HL60、HepG2 及 HeLa 增殖的 IC$_{50}$ 为 23.20 ～ 40.03 μM。另外，阿霉素抑制 HCT-8、HL60、HepG2 及 HeLa 增殖的 IC$_{50}$ 为 0.74 ～ 5.23 μM。总之，**1-15** 抑制 HCT-8、HL60、HepG2 及 HeLa 增殖的 IC$_{50}$ 和阿霉素抑制 HCT-8、HL60、HepG2 及 HeLa 增殖的 IC$_{50}$ 不在同一个数量级。作为类似物，**12** 为 1-（3，5- 二甲氧 -4- 羟基苯基 -1- 基）-β - 咔啉 -3- 甲酰 -Lys-NHCH$_2$C$_6$H$_5$。可见，对于抑制 HCT-8、HL60、HepG2 及 HeLa 增殖，用 Lys-NHCH$_2$C$_6$H$_5$ 修饰 1-（3，5- 二甲氧 -4- 羟基苯基 -1- 基）-β - 咔啉 -3- 甲酸的 3 位羧基是最好的选择。

表 3-10-2 和表 3-10-3 的数据共同表明，对于抑制 Bel7402、A549、SH-SY5Y、SW480、HCT-8、HL60、HepG2 及 HeLa 增殖，用 Lys-NHCH$_2$C$_6$H$_5$ 修饰 1-（3，5- 二甲氧 -4- 羟基苯基 -1- 基）-β - 咔啉 -3- 甲酸的 3 位羧基是最好的选择。

10.2 1-15 抑制肿瘤生长活性

按前面描述的方法制备浓度为 1×10^7 个 /mL 的 S180 的细胞悬液，接种于健康雄性 ICR 小鼠 [（20±2）g] 腋下，使小鼠成为 S180 实体瘤小鼠。接种的次日，将小鼠随机分组，小鼠或腹腔注射阿霉素与 5‰ CMCNa 的悬浮液 [阳性对照，2 μmol/（kg·d），1 天 1 次，连续 7 天]，或灌胃 5‰ CMCNa [空白对照，2 mL/（kg·d），1 天 1 次，连续 7 天]，或灌胃 **1-15** 与 5‰ CMCNa 的悬浮液［1 μmol/（kg·d），1 天 1 次，连续 7 天］。每天观察小鼠的自主活动、精神状态、毛发、呼吸、饮食、粪便性状。最后一次服药的次日，称小鼠体重，用乙醚麻醉，颈椎脱臼处死，取肿瘤称重。按照表 3-10-4 的肿瘤重，**1-15** 中 **1**、**3**、**6**、**9**、**11** 和 **13** 对 S180 荷瘤小鼠的肿瘤生长无抑制作用。该结果揭示，1-（3，5- 二甲氧 -4- 羟基苯基 -1- 基）-β - 咔啉 -3- 甲酸的 3 位羧基与 Gly-OCH$_3$、Gly、Ala-NHCH$_2$C$_6$H$_5$、Lys-OCH$_3$、Lys-OCH$_2$CH$_3$，Lys-OBzl 偶联不利于骆驼蓬碱的抗肿瘤活性。形成对照的是，抑制 Bel7402、A549、SH-SY5Y、SW480、HCT-8、HL60、HepG2 及 HeLa 增殖时 **6** 和 **9** 的活性处在比较好的行列。换句话说，在寻找先导化合物时细胞水平的评价缺少足够的支持。

表 3-10-4 **1-15** 对 S180 荷瘤小鼠肿瘤生长的抑制作用

对照及 1-15	肿瘤重（均值 ±SD，g）	对照及 1-15	肿瘤重（均值 ±SD，g）
5‰ CMCNa	1.25 ± 0.19	8	0.59 ± 0.15[b]
阿霉素	0.64 ± 0.09	9	1.07 ± 0.15
1	1.02 ± 0.15	10	0.70 ± 0.11[b]
2	0.74 ± 0.10[b]	11	1.01 ± 0.16
3	0.99 ± 0.15	12	0.55 ± 0.12[b]
4	0.78 ± 0.12[b]	13	1.13 ± 0.12
5	0.94 ± 0.13[a]	14	0.72 ± 0.15[b]
6	1.15 ± 0.11	15	0.82 ± 0.14[b]
7	0.79 ± 0.18[b]		

a：与 5‰ CMCNa 比 $P < 0.05$；b：与 5‰ CMCNa 比 $P < 0.01$，与阿霉素比 $P > 0.05$；n=15。

10.3 1-15 的 SAR

按照表 3-10-4 的肿瘤重，从氨基酸残基的角度看，**1-15** 没有抑制肿瘤生长作用的概率的顺序是 Lys ＞ Gly ＞ Ala，氨基酸酯＞苄胺＞氨基酸。按照表 3-10-4 的肿瘤重，**8** 和 **12** 抑制肿瘤生长的活性最强。与 **8** 和 **12** 对应的结构分别是 1-（3，5- 二甲氧 -4- 羟基苯基 -1- 基）-β - 咔啉 -3- 甲酰 -Ala-OCH$_2$CH$_3$ 和 1-（3，5- 二甲氧 -4- 羟基苯基 -1- 基）- β - 咔啉 -3- 甲酰 -Lys-NHCH$_2$C$_6$H$_5$。考虑到侧链对化学合成造成的困难及 **8** 和 **12** 的抑制肿瘤生长的活性处在同一水平，**8** 更适合作为先导化合物。

11 （6S）-3- 乙酰 -4- 氧代 -6-（甲氧 -AA- 羰苄基）-4，6，7，12- 四氢吲哚 [2，3-a] 喹嗪

从结构类型层面看，（6S）-3- 乙酰 -4- 氧代 -6- 羟甲基 -4，6，7，12- 四氢吲哚 [2，3-a] 喹嗪的 6 位羟甲基由 AA- 羰苄基修饰的产物并不属于骆驼蓬碱的修饰物。考虑到吲哚喹嗪母核和 β - 咔啉 -3- 甲酸的关联性及（6S）-3- 乙酰 -4- 氧代 -6-（甲氧 -AA- 羰苄基）-4，6，7，12- 四氢 -4- 氧化吲哚 [2，3-a] 喹嗪的抗肿瘤作用及 3D-QSAR 与骆驼蓬碱的修饰物的抗肿瘤作用及 3D-QSAR 集中介绍有利于本章的学习，由是安排本部分内容。图 3-11-1 是 **1-15** 的合成路线。为了阐明结构，表 3-11-1 给出了 **1-15** 的 AA 代表的氨基酸残基。

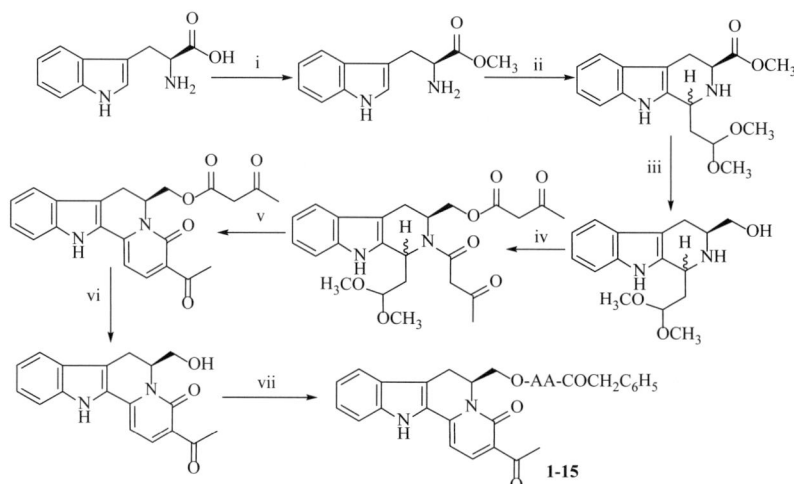

图 3-11-1　**1-15** 的合成路线

表 3-11-1　**1-15** 的 AA

化合物	式中 AA 代表的氨基酸残基	化合物	式中 AA 代表的氨基酸残基
1	式中 AA 为 L-Ala 残基	**9**	式中 AA 为 L-Ile 残基
2	式中 AA 为 L-Val 残基	**10**	式中 AA 为 L- 苄基 -Ser 残基
3	式中 AA 为 L- 对甲氧苄基 -Cys 残基	**11**	式中 AA 为 L- 苯乙酰 -Lys 残基
4	式中 AA 为 L-Asp（OBzl）残基	**12**	式中 AA 为 L-Leu 残基
5	式中 AA 为 L-Glu（OBzl）残基	**13**	式中 AA 为 L-Met 残基
6	式中 AA 为 L-Phe 残基	**14**	式中 AA 为 L-Trp 残基
7	式中 AA 为 Gly 残基	**15**	式中 AA 为 L- 苄基 -Tyr 残基
8	式中 AA 为 L-Pro 残基		

11.1　1-15 抑制肿瘤细胞增殖活性

为了揭示 **1-15** 对肿瘤细胞增殖的抑制作用，选择生长状态良好且处于对数生长期的 A549（人非小细胞肺癌细胞）、Bel7402（人肝癌细胞）、HepG2（人肝癌细胞）、SW480（人结肠癌细胞）、HCT-8（人回盲肠腺癌细胞）、HL60（人早幼粒白血病细胞）、HaCaT（人永生化表皮细胞）、L02（人正常肝细胞）和 S180（鼠腹水癌细胞）作为被治疗肿瘤细胞，按照前面的 MTT 法测定 **1-15** 抑制 A549、Bel7402、HepG2、SW480、HCT-8、HL60、HaCaT、L02 和 S180 增殖的 IC_{50}，每个测定重复 3 次（$n=3$）。阿霉素为阳性对照。结果见表 3-11-2 和表 3-11-3。

表 3-11-2　**1-15** 抑制 S180、HL60 和 A549 增殖的 IC_{50}

对照及 1-15	抑制下面肿瘤细胞增殖的 IC_{50}（均值 ±SD，μM）		
	S180	HL60	A549
阿霉素	0.401 ± 0.04	0.168 ± 0.07	0.513 ± 0.116
1	34.86 ± 3.39	48.76 ± 3.95	＞ 100
2	16.95 ± 0.23	＞ 100	＞ 100
3	＞ 100	26.35 ± 2.04	＞ 100
4	31.92 ± 3.39	45.60 ± 4.95	＞ 100

对照及 1-15	抑制下面肿瘤细胞增殖的 IC_{50}（均值 ±SD，μM）		
	S180	HL60	A549
5	14.97 ± 1.57	> 100	> 100
6	20.90 ± 1.28	38.90 ± 1.46	24.02 ± 2.23
7	69.84 ± 11.28	65.51 ± 4.04	> 100
8	63.93 ± 2.86	51.26 ± 3.20	> 100
9	19.82 ± 3.20	24.26 ± 6.37	21.88 ± 0.88
10	35.88 ± 2.93	54.60 ± 4.52	> 100
11	22.73 ± 1.61	> 100	> 100
12	33.28 ± 2.91	48.47 ± 0.1	> 100
13	> 100	72.22 ± 3.39	> 100
14	38.64 ± 1.76	40.80 ± 0.40	> 100
15	> 100	> 100	> 100

从表 3-11-2 可以看到，**1-15** 抑制 S180、HL60 和 A549 增殖的 IC_{50} 为 14.97 μM 至 > 100 μM，阿霉素抑制 S180、HL60 和 A549 增殖的 IC_{50} 为 0.19 ~ 0.51 μM。可见，**1-15** 抑制 S180、HL60 和 A549 增殖的 IC_{50} 与阿霉素抑制 S180、HL60 和 A549 增殖的 IC_{50} 不在同一个数量级。这些比较数据说明，与阿霉素不同，**1-15** 不是 S180、HL60 和 A549 的 DNA 嵌入剂。

表 3-11-3　**1-15** 抑制 L02、Bel7402、HepG2 和 HCT-8 增殖的 IC_{50}

对照及 1-15	抑制下面肿瘤细胞增殖的 IC_{50}（均值 ±SD，μM）			
	L02	Bel7402	HepG2	HCT-8
阿霉素	0.49 ± 0.11	0.47 ± 0.09	0.37 ± 0.05	0.68 ± 0.11
1	77.54 ± 1.05	> 100	56.36 ± 0.66	> 100
2	> 100	33.15 ± 4.07	71.27 ± 0.98	43.53 ± 4.31
3	> 100	> 100	> 100	> 100
4	> 100	> 100	> 100	37.11 ± 2.98
5	> 100	> 100	> 100	> 100
6	> 100	63.48 ± 7.18	> 100	> 100
7	> 100	> 100	> 100	> 100
8	84.10 ± 0.47	> 100	81.61 ± 4.79	55.38 ± 1.97
9	> 100	62.96 ± 2.22	> 100	> 100
10	> 100	> 100	> 100	> 100
11	> 100	> 100	> 100	> 100
12	> 100	> 100	> 100	> 100
13	> 100	> 100	> 100	> 100
14	> 100	> 100	> 100	> 100
15	> 100	> 100	> 100	> 100

从表 3-11-3 可以看到，**1-15** 抑制 L02、Bel7402、HepG2 和 HCT-8 增殖的 IC_{50} 为 33.15 μM 至 > 100 μM，阿霉素抑制 L02、Bel7402、HepG2 和 HCT-8 增殖的 IC_{50} 为 0.37 ~ 0.68 μM。可见，**1-15** 抑制 L02、Bel7402、HepG2 和 HCT-8 增殖的 IC_{50} 与阿霉素抑制 L02、Bel7402、HepG2 和 HCT-8 增殖的 IC_{50} 不在同一个数量级。这些比较数据说明，与阿霉素不同，**1-15** 不是 L02、Bel7402、HepG2 和 HCT-8 的 DNA 嵌入剂。

11.2　1-15 抑制肿瘤生长活性

采用前面的模型，小鼠或腹腔注射阿霉素的生理盐水溶液［阳性对照，2 μmol/（kg·d），1 天 1 次，连续 7 天］，或灌胃 1-15 与生理盐水的溶液［0.1 μmol/（kg·d），1 天 1 次，连续 7 天］，或灌胃生理盐水（空白对照，0.2 mL/d，1 天 1 次，连续 7 天）。最后一次灌胃的次日，小鼠称体重（存活状态下体重），麻醉，颈椎脱臼处死，用镊子固定小鼠右腋肿瘤生长部位，剪开皮肤，暴露肿瘤，钝性剥离，称重。用肿瘤重表示活性。表 3-11-4 的数据表明，1-15 能有效地抑制 S180 小鼠肿瘤生长（它们治疗的 S180 小鼠的肿瘤重与生理盐水治疗的 S180 小鼠的肿瘤重比 $P < 0.01$）。

表 3-11-4　1-15 对 S180 荷瘤小鼠肿瘤生长的抑制作用

对照及 1-15	肿瘤重（均值 ±SD, g）	对照及 1-15	肿瘤重（均值 ±SD, g）
生理盐水	1.45 ± 0.36	8	1.13 ± 0.26[b]
阿霉素	0.70 ± 0.24	9	0.73 ± 0.17[a]
1	1.12 ± 0.26[b]	10	0.82±0.21[a]
2	0.84 ± 0.19[a]	11	1.04 ± 0.21[a]
3	1.15 ± 0.29[b]	12	1.17 ± 0.19[b]
4	0.78 ± 0.15[a]	13	0.91 ± 0.19[a]
5	1.15 ± 0.27[b]	14	0.93 ± 0.19[a]
6	0.70 ± 0.15[a]	15	1.16 ± 0.18[b]
7	0.89 ± 0.21[a]		

a：与生理盐水比 $P < 0.01$；b：与生理盐水比 $P < 0.05$；$n=12$。

11.3　剂量对 6 抑制肿瘤生长活性的影响

为了揭示剂量对 1-15 抑制肿瘤生长活性的影响，采用前面的模型评价 6 在 0.01 μmol/（kg·d）、0.1 μmol/（kg·d）、1 μmol/（kg·d）和 10 μmol/（kg·d）4 种灌胃剂量下抑制 S180 小鼠肿瘤生长的活性。将剂量为 10 μmol/（kg·d）的 6 治疗的 S180 小鼠麻醉，之后取血（抗凝，离心制备血清，−20 ℃保存，等待酶联免疫测定）。表 3-11-5 的数据说明，随着剂量增加 6 抑制 S180 荷瘤小鼠的肿瘤生长的活性也增加，即 6 剂量依赖性地抑制 S180 荷瘤小鼠的肿瘤生长。

表 3-11-5　剂量对 6 抑制 S180 荷瘤小鼠肿瘤生长活性的影响

对照及 6	剂量	肿瘤重（均值 ±SD, g）
生理盐水	2 mL/（kg·d）	1.72 ± 0.37
	0.01 μmol/（kg·d）	1.41 ± 0.39
6	0.1 μmol/（kg·d）	0.88 ± 0.26[a]
	1 μmol/（kg·d）	0.64 ± 0.19[b]
	10 μmol/（kg·d）	0.40 ± 0.14[c]

a：与生理盐水比 $P < 0.01$，与 0.01 μmol/（kg·d）剂量比 $P < 0.05$；b：与生理盐水比 $P < 0.01$，与 0.1 μmol/（kg·d）剂量比 $P < 0.05$；c：与生理盐水和 0.01 μmol/（kg·d）剂量比 $P < 0.01$；$n=12$。

11.4　考察 6 的安全性

对前面评价中的生理盐水治疗的 S180 小鼠的血清，阿霉素治疗的 S180 小鼠的血清及 **6** 为 1 μmol/（kg·d）（**6a**）和 10 μmol/（kg·d）（**6b**）时治疗的 S180 小鼠的血清进行酶联免疫吸附分析。测定时按照丙氨酸转氨酶（alanine transaminase，ALT）试剂盒标注的方法测定所述小鼠血清 ALT，按照天冬氨酸转氨酶（aspartate transaminase，AST）试剂盒标注的方法测定所述小鼠血清 AST，按照肌酐（creatinine，Cr）试剂盒标注的方法测定所述小鼠血清 Cr。表 3-11-6 说明，在 10 μmol/（kg·d）剂量下 **6** 使血液 Cr 浓度升高。换句话说，只有在 10 μmol/（kg·d）剂量下 **6** 才可能损伤肾脏。**6** 损伤肾脏的 10 μmol/（kg·d）的剂量是它抑制肿瘤生长的 0.1 μmol/（kg·d）的有效剂量的 100 倍，剂量窗口足够大。

表 3-11-6　**6** 治疗的 S180 小鼠血液中 Cr、ALT 及 AST 及的水平

对照及 6	Cr 浓度（均值 ±SD, μM）	ALT 浓度（均值 ±SD, U/L）	AST 浓度（均值 ±SD, U/L）
生理盐水	27.38 ± 9.49	47.12 ± 8.84	182.60 ± 18.93
阿霉素	30.36 ± 5.87	57.21 ± 14.34	138.74 ± 47.59
6a	34.52 ± 4.33	44.90 ± 14.56	194.88 ± 14.01
6b	42.86 ± 9.58[a]	40.02 ± 11.32	151.17 ± 41.17

a：与生理盐水组比 $P < 0.05$；$n=10$。

11.5　1-15 的 3D-QSAR

为了揭示电性效应、空间效应和疏水效应对 **1-15** 的抗肿瘤活性的贡献，分析了 **1-15** 的这 3 种效应和抗肿瘤活性之间的关系。分析中采用的理论模型是 Cerius2-MFA，目标是表述 3D-QSAR。应用 Cerius2-MFA 模型的三维场理论表述 3D-QSAR 时，借用了分子表面生成的格点。格点的密度随分子间距离变化而变化，可避免由规则格点参数的均一化引起的误差。基于分子表面模型的方法，能分析多样性分子表面，除可计算出分子极性表面的静电、氢键供体及氢键受体外，还可以反映分子非极性表面的特征，从而获得更多的相互作用信息。计算时，以分子力场中不同格点上的探针（包括 H、CH_3、OH）与目标分子的相互作用能为描述符建立 3D-QSAR 方程。建立的 3D-QSAR 方程既可用来分析 **1-15** 的电性效应、空间效应、疏水效应和抗肿瘤活性之间的相关关系，又可用来预测抗肿瘤活性更强的骆驼蓬碱的结构修饰物。

为建立 3D-QSAR 方程，先获取 **1-15** 的最低能量构象（图 3-11-2A）。接下来，按 CoMFA 要求叠合 **1-15** 的最低能量构象。叠合时，依据最大相似性选择（6S）-3- 乙酰 -4- 氧代 -6- 羟甲基 -4，6，7，12- 四氢吲哚 [2，3-a] 喹嗪为共同模板。再接下来，在叠合好的 **1-15** 的周围定义分子力场的空间范围。然后，按照选择的步长把定义的空间均匀划分，产生格点。之后，在每个格点上逐一用探针（包括 H、CH_3、OH）考察分子力场特征（图 3-11-2B）。

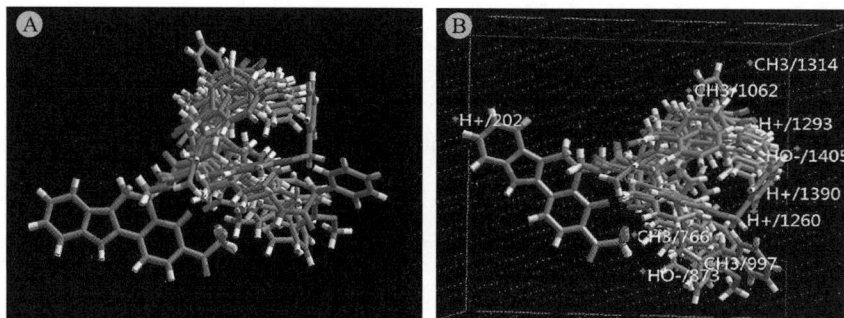

A. 以（6S）-3-乙酰-4-氧代-6-羟甲基-4，6，7，12-四氢吲哚 [2，3-a] 喹嗪为共同模板的 **1-15** 的最低能量构象叠合；B. 分子力场空间格点有探针的以（6S）-3-乙酰-4-氧代-6-羟甲基-4，6，7，12-四氢吲哚 [2，3-a] 喹嗪为共同模板的 **1-15** 的最低能量构象叠合。

图 3-11-2　1-15 的最低能量构象叠合图

最后，用最小二乘法（G/PLS）建立 **1-15** 的抗肿瘤活性和分子力场特征间的 3D-QSAR 方程。下面是以肿瘤重代表 **1-15** 生物活性的 3D-QSAR 方程的具体描述。

肿瘤重 $=43.2892+0.281\ 371×$ "H+/785" $-0.281\ 106×$ "H+/1293" $-0.781\ 85×$ "HO–/1405" $+0.071\ 584×$ "H+/905" $+0.195\ 513×$ "CH$_3$/766" $-0.417\ 057×$ "HO–/906" $-0.491\ 369×$ "H+/202" $-0.431\ 745×$ "H+/1260" $-0.112\ 682×$ "CH$_3$/1314" $+0.532\ 573×$ "H+/1390" $+0.421\ 051×$ "HO–/873"

方程有 2 个 "CH$_3$" 探针项（"CH$_3$/766""CH$_3$/1314"），其中 1 项的系数为正值，1 项的系数为负值。正系数 CH$_3$ 意味着疏水基有利于提高抗肿瘤活性，负系数 CH$_3$ 意味着亲水基有利于提高抗肿瘤活性。方程中有 3 个 "HO–" 探针项（"HO–/1405""HO–/906""HO–/873"），其中 1 项的系数为正值，2 项的系数为负值。正系数 HO– 意味着吸引电子的基团有利于提高抗肿瘤活性，负系数 HO– 意味着排斥电子的基团有利于提高抗肿瘤活性。方程中有 6 个 "H+" 探针项（"H+/785""H+/1293""H+/905""H+/202""H+/1260""H+/1390"），其中 3 项的系数为正值，3 项的系数为负值。正系数 H+ 意味着排斥电子的基团有利于提高抗肿瘤活性，负系数 H+ 意味着吸引电子的基团有利于提高抗肿瘤活性。此外，方程的相关系数 $R^2=0.993$，说明方程有良好的线性关系。可结合图 3-11-3，体现方程在分析 **1-15** 的抗肿瘤活性时的合理性和实用性。

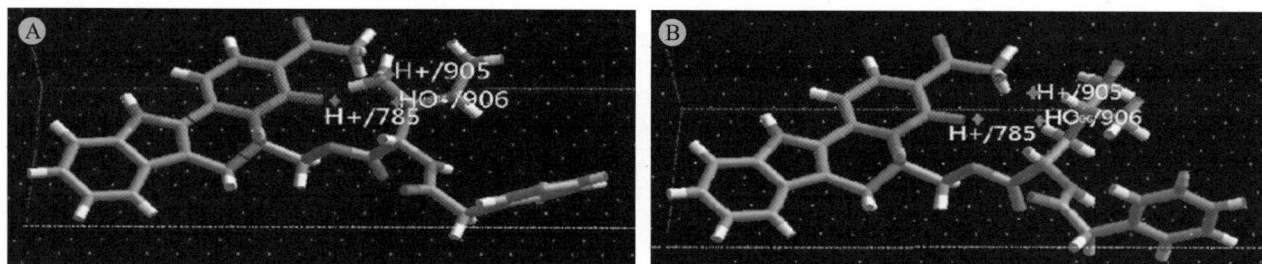

A. 分子力场空间格点有探针的 **9** 的最低能量构象；B. 分子力场空间格点有探针的以 **12** 的最低能量构象。

图 3-11-3　9、12 的最低能量构象

图 3-11-3A 表明，在 **9** 的甲基处有 1 个系数为正值的 "H+/905" 探针，甲基的排斥电子的性能和探针的系数为正值有利于 **9** 显示抗肿瘤活性；在 **9** 的甲基处有 1 个系数为负值的 "HO–/906" 探针，甲基

的排斥电子的性能和探针的系数为负值有利于 **9** 显示抗肿瘤活性；在 **9** 的吡啶酮羰基处有 1 个系数为正值的 "H+/785" 探针，吡啶酮羰基的排斥电子的性能和探针的系数为正值有利于 **9** 显示抗肿瘤活性。这些因素结合起来意味着 **9** 有比较好的抗肿瘤活性。

图 3-11-3B 表明，在 **12** 的 3 位的乙酰基处有 1 个系数为正值的 "H+/905" 探针，乙酰基的吸引电子的性能和探针的系数为正值不利于 **12** 显示抗肿瘤活性；在 **12** 的 3 位的乙酰基处有 1 个系数为负值的 "HO–/906" 探针，乙酰基的吸引电子的性能和探针的系数为负值不利于 **12** 显示抗肿瘤活性；在 **12** 的吡啶酮羰基处有 1 个系数为正值的 "H+/785" 探针，吡啶酮羰基的排斥电子的性能和探针的系数为正值有利于 **12** 显示抗肿瘤活性。这些因素结合起来意味着 **12** 的抗肿瘤活性不太好。换句话说，**9** 的抗肿瘤活性比 **12** 的抗肿瘤活性强。表 3-11-4 中 **9** 和 **12** 治疗的 S180 荷瘤小鼠的肿瘤重分别为（0.73 ± 0.17）g 及（1.17 ± 0.19）g（$n=12$，**9** 和 **12** 比 $P < 0.01$），二者的肿瘤重差异符合 3D-QSAR 分析。

参考文献

[1] 彭师奇，赵明，王玉记，等 . 1-（乙基氨基酸苄酯）-β-咔啉 -3- 羧酸苄酯的纳米结构、制备、活性及应用：201410259684. 7[P]. 2016-02-03.

[2] 赵明，彭师奇，王玉记，等 . 1-（乙基 -Leu-AA-OBzl）-β-咔啉 -3- 羧酸苄酯、制备、结构和应用：201410271545. 6[P]. 2016-02-03.

[3] 赵明，彭师奇，吴建辉，等 . β-咔啉 -3- 甲酰 -Orn-AA-NHCH2C6H5 其合成，活性和应用：201510353111. 5[P]. 2017-01-11.

[4] 彭师奇，赵明，王玉记，等 . 1-（4- 羟基 -3- 甲氧羰基 ）-β-咔啉 -3- 甲酰色氨酰氨基酸苄酯、其合成及应用：201110421027. 4[P]. 2013-06-19.

[5] 赵明，彭师奇，杨贞春 . 1，3- 二氧六环类化合物及其合成方法和在医学中的应用：200910085155. 9[P]. 2010-12-08.

[6] 彭师奇，赵明，吴建辉，等 . β-咔啉酰色氨酰色氨酰氨基酸苄酯、其合成、抗肿瘤作用及应用：201210181128. 3[P]. 2013-12-18.

[7] 彭师奇，赵明，李春钰 . 抑制细胞自噬的五环吲哚喹嗪、其合成、抗肿瘤活性和应用：201410772093. X[P]. 2015-12-23.

[8] 彭师奇，赵明，李春钰 . G1/G0 期阻滞的五环吲哚喹嗪、其合成、抗肿瘤活性和应用：201410272991. 9[P]. 2015-12-30.

[9] 赵明，彭师奇，吴建辉，等 . 具有抗肿瘤转移和抗炎活性的新型吲哚类化合物，其合成和应用：201510409682. 6[P]. 2017-01-25.

[10] 彭师奇，赵明，王玉记，等 . 杂环羧酸修饰的抗肿瘤寡肽，其合成，抗肿瘤作用和应用：201210176653. 6[P]. 2013-12-18.

[11] 赵明，彭师奇，王玉记，等 . 二甲氧羟苯基 -β-咔啉 -3- 甲酰氨基酸衍生物，其制备，纳米结构，活性和应用：201310225674. 7[P]. 2014-12-17.

[12] 赵明，彭师奇，刘春娜 . 具有抗肿瘤及抗粘附活性的寡肽及其合成方法和应用：201110149556. 3[P]. 2012-12-05.

[13] 赵明，彭师奇，刘春娜 . 脂肪胺链修饰的抗肿瘤寡肽及其合成方法和应用：201110148925. 7[P]. 2012-12-05.

第四章 薤头碱的结构修饰及 3D-QSAR

摘要

在化学层面，β-咔啉-3-甲酸（骆驼蓬碱）氢化既可以得到 3S-1，2，3，4-四氢-β-咔啉-3-甲酸，也可以得到 3R-1，2，3，4-四氢-β-咔啉-3-甲酸。在天然产物层面，3S-1，2，3，4-四氢-β-咔啉-3-甲酸是国内同行在薤头（食用植物的地下鳞茎）中找到的活性成分。为了和骆驼蓬碱对应，本章特意把 3S-1，2，3，4-四氢-β-咔啉-3-甲酸称为薤头碱，于是大标题采用了薤头碱。为了维护学术的严谨性，应该明确本章对薤头碱的五点独立贡献。第 1 点，独立完成了 3S-1，2，3，4-四氢-β-咔啉-3-甲酸和 3R-1，2，3，4-四氢-β-咔啉-3-甲酸的化学合成。第 2 点，独立用氨基酸及氨基酸苄酯修饰 3S-1，2，3，4-四氢-β-咔啉-3-甲酸的 1 位及 3 位。第 3 点，独立用寡肽及寡肽苄酯修饰 3S-1，2，3，4-四氢-β-咔啉-3-甲酸的 1 位及 3 位。第 4 点，独立完成所述结构修饰物的抗血栓活性评价及抗肿瘤活性评价。第 5 点，独立完成所述结构修饰物的 SAR 分析及 3D-QSAR 分析。本章的 5 点独立贡献在对应的国家发明专利说明书中均有文字记载。当然，国家发明专利说明书不会有 SAR 分析及 3D-QSAR 分析。

按照从简单到复杂的编排策略，第 1 部分介绍（1R，3S）-[1-（3-甲氧羰-4-羟基苯）]-1，2，3，4-四氢-β-咔啉-3-甲酰氨基酸向凝血酶活性部位的分子对接、抗动脉血栓作用及 3D-QSAR 分析。第 2 部分介绍 3S-2-（AA-氨基己酸）-四氢-β-咔啉-3-羧酸苄酯的抗肿瘤作用、抗肿瘤向肺转移作用、抗炎作用、分子对接及 3D-QSAR 分析。第 3 部分通过 3S-1，2，3，4-四氢-β-咔啉并（2，2-二甲基咪唑-4-酮-3-基）-The-AA-OBzl 揭示 β-咔啉并咪唑酮对抗肿瘤作用的影响及 3D-QSAR 在预测这种四环化合物的抗肿瘤活性方面的潜力。第 4 部分和第 5 部分安排 3S-1，1-二甲基-1，2，3，4-四氢-β-咔啉-3-甲酰-Ile-AA-OBzl 及 3S-1，1-二甲基-1，2，3，4-四氢-β-咔啉-3-甲酰-Ile-AA 的根本目的是两个甲基取代不会在 3S-1，2，3，4-四氢-β-咔啉-3-甲酸的 1 位引入手性，以及甲基是最小的烷基，因而是最简单的修饰，最简单的结构修饰能最大限度保留薤头碱的生物学特征，如抗肿瘤活性和抗动脉血栓活性。第 6 部分用抗黏附肽取代 3S-1，1-二甲基-1，2，3，4-四氢-β-咔啉-3-甲酰-Ile-AA 的 Ile-AA，正如所期待的，3S-1，1-二甲基-1，2，3，4-四氢-β-咔啉-3-甲酰抗黏附肽增强了抗动脉血栓作用，有利于揭示分子机制。为了展示在创造结构多样性的过程中如何揭示作用靶点，第 7 部分介绍 3S-1，2，3，4-四氢-β-咔啉-3-甲酸扩展为（3S，12aS）-2，3，6，7，12，12a- 六氢吡嗪并 [1'，2'：1，6] 吡啶并 [3，4-b] 吲哚 -1，4- 二酮 -3- 乙酰 -AA-RGD 肽之后的抗动脉血栓活性，这有利于确认作用靶点。1 位和 3 位构型薤头碱有（1R，3S）- 异构体和（1S，3S）- 异构体两种非对映异构体，在 1 位甲基取代的薤头碱中到底是（1R，3S）- 异构体更加适宜作为抗动脉血栓的先导化合物还是（1S，3S）- 异构体更加适宜作为抗动脉血栓的先导化合物需要实验验证，也就是说考察寡肽偶联 3 位羧基的 1- 甲基 -1，2，3，4- 四氢 -β- 咔啉 -3- 甲酸的生物活性时应成对研究（1S，3S）-1- 甲基 -1，2，3，4- 四氢 -β- 咔啉 -3- 甲酰寡肽和（1R，3S）-1- 甲基 -1，2，3，4- 四氢 -β- 咔啉 -3- 甲酰寡肽。第 8 部分介绍（1S，3S）-1- 甲基 -1，2，3，4- 四氢 -β- 咔啉 -3- 甲酰溶栓肽和第 9 部分介绍（1R，3S）-1- 甲基 -1，2，3，4- 四氢 -β- 咔啉 -3- 甲酰溶栓肽的目的就是通过对照增强理解。在（1S，3S）-1- 甲基 -1，2，3，4- 四氢 -β- 咔啉 -3- 甲酸和（1R，3S）-1- 甲基 -1，2，3，4- 四氢 -β- 咔啉 -3- 甲酸的 3 位引入溶栓肽的另一个目的是，寻找对发作 24 h 的缺血性脑卒中的既有效又无出血不良反应的先导化合物。第 10 部分介绍的 1，1- 二羟甲基关联的 3S- 四氢 -β- 咔啉 -3- 甲酰寡肽包括 4 种结构类型。第 1 种类型是 3S-1，1- 二羟甲基 -1，2，3，4- 四氢 -β- 咔啉 -3- 甲酰抗黏附肽，第 2 种类型是 3S-1，1- 二羟甲基 -1，2，3，4- 四氢 -β- 咔啉 -3- 甲酰茶氨酰尿毒素三肽，第 3 种类型是 3S-1-（2，2- 二甲基 -1，3- 二氧六环 -1- 基）-1，2，3，4- 四氢 -β- 咔啉 -3- 甲酰茶氨酰尿毒素三肽，第 4 种类型是 3S-1-（2，2- 二甲基 -1，3- 二氧六环 -1- 基）-1，2，3，4- 四氢 -β- 咔啉 -3- 甲酰抗黏 附肽。这样编排有利于理解 1 位和 3 位的结构修饰的 SAR。希望本章正文的文字能够辅助读者掌握从两种非对映异构的 1，2，3，4- 四氢 -β- 咔啉 -3- 甲酸出发逐步学习发现先导化合物和优化先导化合物的知识及技能。

◢ 关键词

薤头碱，氨基酸修饰，寡肽修饰，非对映异构，抗血栓，抗肿瘤，抗肿瘤转移

薤头，百合科，葱属，又称荍头、苦薤、薤头、荞头、火葱、三白、菜芝、莜子、鸿荟、野韭、薤白、野蒜、薤根及薤白头。薤头是多年生草本植物的地下鳞茎，有特殊香气和辣味，被广泛地用作食材。按照民间的说法，薤头有健脾、健胃、消食、解腻、安神、除烦、强筋、健骨和增强血液循环的作用。20 世纪 90 年代，从薤头中提取分离出（3S）-1，2，3，4- 四氢 -β- 咔啉 -3- 甲酸（这里冠名薤头碱）。笔者采用 Pictet-Spengler 缩合，化学合成了（3S）-1，2，3，4- 四氢 -β- 咔啉 -3- 甲酸；采用旁路插管大鼠丝线模型确认（3S）-1，2，3，4- 四氢 -β- 咔啉 -3- 甲酸是抗动脉血栓的天然来源的先导化合物；用氨基酸及寡肽对（3S）-1，2，3，4- 四氢 -β- 咔啉 -3- 甲酸实施了多样性结构修饰。为了凸显先导化合物的自然来源本色，本章标题把（3S）-1，2，3，4- 四氢 -β- 咔啉 -3- 甲酸称为薤头碱。为了体现药物化学特征，本章正文按照系统命名规则一律用（3S）-1，2，3，4- 四氢 -β- 咔啉 -3- 甲酸替代薤头碱。

1 （1R，3S）–[1–（3-甲氧羰-4-羟基苯）]–1，2，3，4-四氢–β–咔啉–3-甲酰氨基酸

按照 1 位和 3 位构型，（3S）-1，2，3，4-四氢 -β- 咔啉 -3-甲酸有两种非对映异构体。第 1 种是（1R，3S）-[1-（3-甲氧羰 -4- 羟基苯）]-1，2，3，4-四氢 -β- 咔啉 -3-甲酸，第 2 种是（1S，3S）-[1-（3-甲氧羰 -4- 羟基苯）]-1，2，3，4-四氢 -β- 咔啉 -3-甲酸。为了从两种非对映异构体中选择抗动脉血栓先导结构，首先完成了（1R，3S）-[1-（3-甲氧羰 -4- 羟基苯）]-1，2，3，4-四氢 -β- 咔啉 -3-甲酸 [简称"（1R，3S）- 异构体"] 和牛凝血酶的分子对接及（1S，3S）-[1-（3-甲氧羰 -4- 羟基苯）]-1，2，3，4-四氢 -β- 咔啉 -3-甲酸 [简称"（1S，3S）- 异构体"] 和牛凝血酶的分子对接。对接时采用 Discovery Studio 的 LigandFit 模块将（1R，3S）- 异构体和（1S，3S）- 异构体分别对接到牛凝血酶的活性部位。对接时经历了 4 个步骤。第 1 步，用 flood-filling 算法选择腔体，以便选择和确定作为对接区域的牛凝血酶的活性位点。第 2 步，为（1R，3S）- 异构体和（1S，3S）- 异构体选择位点时先通过随机抽样选择可变扭转角的柔性值搜索（1R，3S）- 异构体和（1S，3S）- 异构体构象，再用三维规则网格检测位点并估算对接牛凝血酶的活性位点所需能量。第 3 步，比较牛凝血酶和（1R，3S）- 异构体及（1S，3S）- 异构体的库仑力、范德华力、结合能、原子间距、氢键能、空间相互作用、疏水 – 亲脂相互作用、溶剂化效应和熵效应的分数，以便得到综合评价结果。第 4 步，计算（1R，3S）- 异构体及（1S，3S）- 异构体的对接得分。4 个步骤获得的（1R，3S）- 异构体及（1S，3S）- 异构体的对接得分分别为 120.9 和 110.1。于是，（1R，3S）- 异构体即（1R，3S）-[1-（3-甲氧羰 -4- 羟基苯）]-1，2，3，4-四氢 -β- 咔啉 -3-甲酸被确认为用 20 种氨基酸修饰 3 位羧基的抗动脉血栓的先导化合物。这样一来，（1R，3S）-[1-（3-甲氧羰 -4- 羟基苯）]-1，2，3，4-四氢 -β- 咔啉 -3-甲酰 -AA（1-20）的相关研究成为本部分的主体。图 4-1-1 是 1-20 的合成路线。为阐明结构，表 4-1-1 给出了 1-20 的 AA 代表的氨基酸残基。

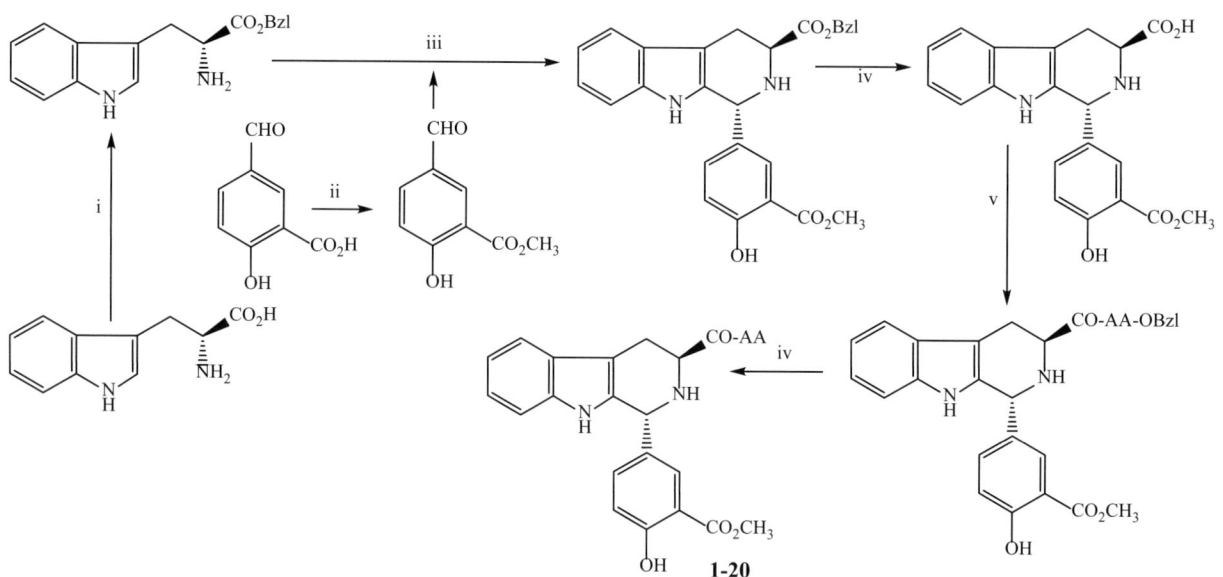

图 4-1-1　1-20 的合成路线

表 4-1-1　1-20 的 AA

化合物	式中 AA 代表的氨基酸残基	化合物	式中 AA 代表的氨基酸残基
1	式中 AA 为 L-Asn 残基	11	式中 AA 为 L-Glu 残基
2	式中 AA 为 L-Tyr 残基	12	式中 AA 为 L-Phe 残基
3	式中 AA 为 L-Ser 残基	13	式中 AA 为 L-Asp 残基
4	式中 AA 为 L-Lys 残基	14	式中 AA 为 Gly 残基
5	式中 AA 为 L-Arg 残基	15	式中 AA 为 L-Thr 残基
6	式中 AA 为 L-Trp 残基	16	式中 AA 为 L-Leu 残基
7	式中 AA 为 L-Ile 残基	17	式中 AA 为 L-Cys 残基
8	式中 AA 为 L-Ala 残基	18	式中 AA 为 L-His 残基
9	式中 AA 为 L-Val 残基	19	式中 AA 为 L-Met 残基
10	式中 AA 为 L-Gln 残基	20	式中 AA 为 L-Pro 残基

1.1　1-20 的分子对接

采用 Discovery Studio 的 LigandFit 模块将 1-20 逐个对接到牛凝血酶的活性部位。对接时经历了 4 个步骤。第 1 步，用 flood-filling 算法选择腔体，以便选择和确定作为对接区域的牛凝血酶的活性位点。第 2 步，为 1-20 选择位点时先通过随机抽样选择可变扭转角的柔性值搜索 1-20 的构象，再用三维规则网格检测位点并估算对接牛凝血酶的活性位点所需能量。第 3 步，比较牛凝血酶和 1-20 的库仑力、范德华力、结合能、原子间距、氢键能、空间相互作用、疏水 - 亲脂相互作用、溶剂化效应和熵效应的分数，以便得到综合评价结果。第 4 步，计算 1-20 的对接得分并列入表 4-1-2。

表 4-1-2　1-20 向牛凝血酶的活性部位对接的得分

化合物	对接得分	化合物	对接得分
1	185.7	11	140.8
2	159.7	12	135.9
3	132.5	13	150.7
4	156.7	14	140.6
5	164.8	15	130.5
6	162.6	16	134.8
7	147.9	17	99.8
8	165.4	18	107.5
9	133.2	19	101.9
10	155.6	20	87.1

1.2　1-20 抗血小板聚集活性

为了考察 1-20 的抗血栓活性，先测定了 1-20 的抗血小板聚集活性。测定时取猪颈动脉血用 3.8% 枸橼酸钠溶液（按体积比 1∶9）抗凝。1000 r/min 离心 10 min 得富血小板血浆（PRP），3000 r/min 离心 10 min 得贫血小板血浆（PPP）。用贫血小板血浆调节富血小板血浆，使富血小板血浆中的血小板数适合测定 1-20 的抗血小板聚集活性。1-20 用生理盐水溶解。向比浊管中加 0.24 mL 调节过的富血小板血浆，再加 5 μL 生理盐水或 1-20 和生理盐水的混合溶液（5 μL，浓度为 0.1 μM、10 μM、15 μM、20 μM）。调好吸光度的基线，加入 5 μL 4 种含诱导剂的生理盐水溶液，观察 5 min 内血小板的最大聚集率。4 种诱导剂是血小板活化因子（PAF，终浓度为 50 μM）、腺苷二磷酸（ADP，终浓度为 500 μM）、凝血酶（TH，终浓度为 50 IU/L）及花生四烯酸（AA，终浓度为 7.5 mg/mL）。最大聚集率是聚集曲线波峰的值。每个浓度下的 **1-20** 平行测 6 次（$n=6$），形成血小板聚集曲线。根据血小板聚集曲线，确定 **1-20** 抑制 PAF、ADP、TH 及 AA 诱发的血小板聚集的 IC_{50}（表 4-1-3）。表 4-1-3 表明，**1-20** 抑制 PAF、ADP、TH 及 AA 诱发的血小板聚集的 IC_{50} 分别为 9.44～163.21 μM，50.46～150.78 μM，0.07～8.85 μM 和 1.18～30.88 μM。比较 4 种诱导剂诱发的血小板聚集，TH 诱发的血小板聚集对 **1-20** 更敏感。换句话说，对于 PAF、ADP、TH 及 AA 4 种血小板聚集诱导剂，**1-20** 选择性抑制 TH。目前，关于 TH 选择性抑制剂的文献较少。还有，在动脉血栓症中 TH 的作用格外重要。这些知识使得 **1-20** 选择性抑制 TH 的发现不容轻视。

表 4-1-3　**1-20** 抑制 PAF、ADP、TH 及 AA 诱发的血小板聚集的 IC_{50}

化合物	抑制下面 4 种诱导剂诱发的血小板聚集的 IC_{50}（均值 ±SD，μM）			
	PAF	ADP	TH	AA
1	9.44 ± 0.32	50.46 ± 4.24	0.07 ± 0.001	1.18 ± 0.05
2	84.23 ± 5.02	90.24 ± 5.01	0.07 ± 0.002	18.08 ± 0.53
3	92.11 ± 7.16	96.02 ± 6.01	0.08 ± 0.001	2.40 ± 0.07
4	92.42 ± 7.39	92.09 ± 7.15	0.14 ± 0.007	1.56 ± 0.06
5	50.54 ± 4.01	70.75 ± 5.33	0.23 ± 0.009	3.37 ± 0.08
6	51.64 ± 4.22	72.01 ± 5.44	0.39 ± 0.008	2.53 ± 0.08
7	38.13 ± 3.03	50.72 ± 4.52	0.47 ± 0.012	2.61 ± 0.08
8	127.72 ± 9.20	140.02 ± 10.05	0.75 ± 0.023	7.38 ± 0.10
9	159.02 ± 10.66	150.45 ± 10.11	0.97 ± 0.025	12.44 ± 0.33
10	65.91 ± 4.20	81.64 ± 5.66	0.66 ± 0.014	3.01 ± 0.07
11	55.21 ± 4.30	70.48 ± 5.27	8.85 ± 0.314	30.88 ± 2.17
12	63.61 ± 4.26	80.65 ± 6.06	1.96 ± 0.031	4.30 ± 0.01
13	154.64 ± 10.24	100.09 ± 10.22	4.96 ± 0.154	25.00 ± 2.01
14	163.21 ± 10.22	100.03 ± 10.04	1.75 ± 0.023	12.48 ± 0.23
15	108.62 ± 8.03	94.72 ± 0.27	9.56 ± 0.432	18.08 ± 0.53
16	138.12 ± 10.02	150.78 ± 10.04	6.60 ± 0.187	25.02 ± 2.01
17	110.59 ± 7.93	130.46 ± 9.35	5.13 ± 0.031	17.31 ± 0.44
18	80.59 ± 4.39	95.42 ± 6.35	1.85 ± 0.024	10.41 ± 0.16
19	85.44 ± 5.02	100.66 ± 10.30	3.50 ± 0.012	6.63 ± 0.13
20	89.31 ± 7.34	100.79 ± 10.39	4.48 ± 0.175	6.45 ± 0.12

1.3　1-20 抗动脉血栓活性

在大鼠丝线法抗血栓模型上评价 **1-20**（灌胃剂量为 1 nmol/kg）的抗动脉血栓活性。评价时选择阿司匹林为阳性对照（灌胃剂量为 167 μmol/kg），选择生理盐水为空白对照（灌胃剂量为 3 mL/kg），用血栓重代表活性。大鼠丝线法抗血栓模型包括动静脉旁路插管，该插管由 3 段硅烷化的聚乙烯管构成。中段的聚乙烯管长为 60 mm，内径为 2 mm。中段聚乙烯管的两端分别与 2 段相同规格的聚乙烯管连接。这 2 段聚乙烯管长为 100 mm，内径为 1 mm，外径为 2 mm。它们的一端为尖管，用于插入大鼠的颈动脉或颈静脉。它们的另一端用于插入中段聚乙烯管。雄性 SD 大鼠（200～220 g）灌胃 **1-20** 或阿司匹林或生理盐水 30 min 之后，腹腔注射乌拉坦溶液（5.0 mg/mL，3 mL/kg）进行麻醉，然后分离右颈动脉和左颈静脉。把一根准确称重（丝线的初重量）的 6 cm 长的丝线放入中段聚乙烯管中，让插管充满肝素钠的生理盐水溶液（50 IU/mL），一端插入大鼠的左颈静脉。另一端加入定量肝素钠抗凝，然后插入大鼠的右颈动脉。血液从右颈动脉流经聚乙烯管流入左颈静脉，15 min 后取出附有血栓的丝线并准确称重（丝线的终重量）。用丝线的终重量减去丝线的初重量得血栓重，即得到 **1-20** 治疗的血栓大鼠的动脉血栓重。表 4-1-4 的数据表明，**1-20** 能有效地抑制大鼠动脉血栓形成。

表 4-1-4　**1-20** 抗动脉血栓活性

对照及 **1-20**	血栓重（均值 ±SD, mg）	对照及 **1-20**	血栓重（均值 ±SD, mg）
生理盐水	29.98 ± 1.30	**10**	22.20 ± 2.98[a]
阿司匹林	17.09 ± 1.23	**11**	25.59 ± 2.02[a]
1	19.19 ± 1.64[a]	**12**	23.73 ± 1.97[a]
2	20.05 ± 2.03[a]	**13**	24.39 ± 2.29[a]
3	20.56 ± 2.59[a]	**14**	22.95 ± 1.99[a]
4	24.34 ± 1.71[a]	**15**	23.69 ± 1.84[a]
5	25.15 ± 2.80[a]	**16**	24.96 ± 2.24[a]
6	22.48 ± 2.54[a]	**17**	22.07 ± 2.04[a]
7	20.24 ± 2.80[a]	**18**	21.45 ± 1.95[a]
8	21.76 ± 2.84[a]	**19**	23.81 ± 1.86[a]
9	21.66 ± 2.19[a]	**20**	25.60 ± 2.84[a]

a：与生理盐水比 $P < 0.01$；$n=10$。

1.4　剂量对抗动脉血栓活性的影响

为了考察剂量对 **1-20** 抗动脉血栓活性的影响，选择 **1** 为代表，采用前面描述的操作测定了 1 nmol/kg、0.01 nmol/kg 和 0.001 nmol/kg 3 种灌胃剂量下 **1** 的抗动脉血栓活性。表 4-1-5 的数据表明，随着剂量降低，**1** 的抗动脉血栓活性显著减弱。也就是说，**1** 的抗动脉血栓活性与剂量存在明确的依赖关系。

表 4-1-5　**1** 在 3 种剂量下的抗动脉血栓活性

对照及 **1**	剂量（nmol/kg）	血栓重（均值 ±SD, mg）
生理盐水	—	29.98 ± 1.30
	1	19.19 ± 1.64[a]
1	0.01	25.70 ± 2.25[b]
	0.001	28.25 ± 2.84[c]

a：与生理盐水及 0.01 nmol/kg 剂量比 $P < 0.01$；b：与生理盐水及 0.001 nmol/kg 剂量比 $P < 0.01$；c：与生理盐水比 $P > 0.05$；$n=10$。

1.5　1-20 的 3D-QSAR

为了揭示电性效应、空间效应和疏水效应对 **1-20** 的抗动脉血栓活性的贡献，分析了 **1-20** 的这 3 种效应和抗动脉血栓活性之间的关系。分析中采用的理论模型是 Cerius2-MFA，目标是表述 3D-QSAR。应用 Cerius2-MFA 模型的三维场理论表述 3D-QSAR 时，借用了分子表面生成的格点。格点的密度随分子间距离变化而变化，可避免由规则格点参数的均一化引起的误差。基于分子表面模型的方法，能分析多样性分子表面，除可计算出分子极性表面的静电、氢键供体及氢键受体外，还可以反映分子非极性表面的特征，从而获得更多的相互作用信息。计算时，以分子力场中不同格点上的探针（包括 H、CH$_3$、OH）与目标分子的相互作用能为描述符建立 3D-QSAR 方程。建立的 3D-QSAR 方程既可用来分析 **1-20**

的电性效应、空间效应、疏水效应和抗动脉血栓活性之间的关系，又可用来预测抗动脉血栓活性更强的（3S）-1，2，3，4- 四氢 -β- 咔啉 -3- 甲酸的结构修饰物。

为建立 3D-QSAR 方程，先获取 **1-20** 的最低能量构象。接下来，按 CoMFA 要求叠合 **1-20** 的最低能量构象。叠合时，依据最大相似性选择（1R，3S）-[1-（3- 甲氧羰 -4- 羟基苯）]-1，2，3，4- 四氢 -β- 咔啉 -3- 甲酰基为共同模板。再接下来，在叠合好的 **1-20** 的周围定义分子力场的空间范围。然后，按照选择的步长把定义的空间均匀划分，产生格点。之后，在每个格点上逐一用探针（包括 H、CH_3、OH）考察分子力场特征（图 4-1-2）。

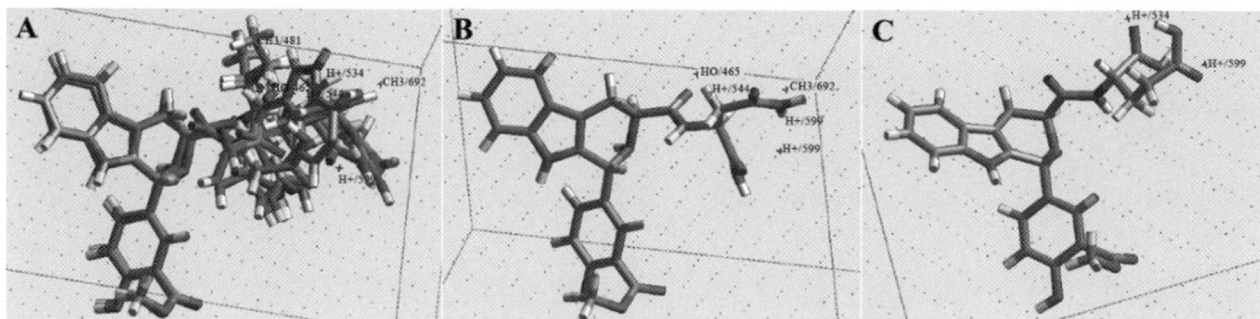

A. 分子力场空间格点有探针的 **1-20** 的叠合图；B. 分子力场空间格点有探针的 **1** 的最低能量构象；C. 分子力场空间格点有探针的 **11** 的最低能量构象。

图 4-1-2 1-20 的最低能量构象的叠合及 1、11 的最低能量构象

最后，用最小二乘法（G/PLS）建立 **1-20** 的抗动脉血栓活性和分子力场特征间的 3D-QSAR 方程。下面是以血栓重代表 **1-20** 生物活性的 3D-QSAR 方程的具体描述。

血栓重 $=22.9931+0.031 \times$ "H+/534" $+0.067 \times$ "H+/599" $-0.044\ 21 \times$ "HO–/465" $-0.040\ 98 \times$ "CH_3/481" $+0.084 \times$ "H+/544" $-0.128\ 94 \times$ "CH_3/692"

方程中有 2 个 "CH_3" 探针项（"CH_3/481" "CH_3/692"），系数均为负值。负系数 CH_3 意味着亲水基有利于提高抗血栓活性。方程中有 3 个 "H+" 探针项（"H+/534" "H+/599" "H+/544"），3 项的系数均为正值。正系数 H+ 意味着排斥电子的基团有利于提高抗动脉血栓活性。方程中有 1 个 "HO–" 探针项（"HO–/465"），该项的系数为负值。负系数 HO– 意味着排斥电子的基团有利于提高抗动脉血栓活性。此外，方程的相关系数 $R^2=0.958$，说明方程有良好的线性关系。可结合图 4-1-2，体现方程在分析 **1-20** 的抗动脉血栓活性时的合理性和实用性。

图 4-1-2A 表明，6 个探针主要集中在（1R，3S）-[1-（3- 甲氧羰 -4- 羟基苯）]-1，2，3，4- 四氢 -β- 咔啉 -3- 甲酰 -AA 的氨基酸的侧链附近。换句话说，和 **1-20** 的 3 位羧基偶联的氨基酸的侧链对它们的抗动脉血栓活性有很大影响。

图 4-1-2B 表明，**1** 的亚甲基处有 1 个系数为负值的 "HO–/465" 探针，亚甲基的疏水性和探针的系数为负值有利于 **1** 显示抗动脉血栓活性；**1** 的亚甲基处还有 1 个系数为正值的 "H+/544" 探针，亚甲基的排斥电子性和探针的系数为正值有利于 **1** 显示抗动脉血栓活性；**1** 的酰胺基处有 1 个系数为负值的 "CH_3/692" 探针，酰胺基的亲水性和探针的系数为负值有利于 **1** 显示抗动脉血栓活性。这些状况导致 1

的抗动脉血栓活性相对较强。

图 4-1-2C 表明，在 **11** 的羧基处有 1 个系数为正值的"H+/599"探针，羧基的吸引电子性和系数为正值不利于 **1** 显示抗动脉血栓活性；**1** 的羧基处还有 1 个系数为正值的"H+/534"探针，羧基的吸引电子性和系数为正值同样不利于 **1** 显示抗动脉血栓活性。这些状况导致 **1** 的抗动脉血栓活性相对较弱。

表 4-1-4 的血栓重表明，**1** 和 **11** 治疗的血栓大鼠的血栓重分别为（19.19±1.64）mg 和（25.59±2.02）mg（n=12）。**11** 的抗动脉血栓活性显著弱于 **1** 的抗动脉血栓活性（$P < 0.01$）。这个结果与以血栓重代表 **1-20** 生物活性的 3D-QSAR 分析相符。换句话说，以血栓重 **1-20** 生物活性的 3D-QSAR 方程在分析 **1-20** 的抗动脉血栓活性时具有明确的合理性和实用性。

2 3S-2-（AA- 氨基己酸）- 四氢 -β- 咔啉 -3- 羧酸苄酯

用分子对接预测类似物的生物活性，具有应用价值。在计算机的商业软件上实施分子对接，依据对接得分判断理论设计的类似物是否有实验研究前景是分子对接的应用价值。从研究经验出发，（3S）-1，2，3，4- 四氢 -β- 咔啉 -3- 甲酸的 3- 羧酸转化为 3- 羧酸苄酯修饰物可能会获得抗肿瘤功能。从研究经验出发，（3S）-1，2，3，4- 四氢 -β- 咔啉 -3- 甲酸的 2 位引入 AA- 氨基己酸修饰物可能会获得抗肿瘤转移功能。在化合物设计层面，3S-2-（AA- 氨基己酸）-1，2，3，4- 四氢 -β- 咔啉 -3- 羧酸苄酯（**1-18**）体现了（3S）-1，2，3，4- 四氢 -β- 咔啉 -3- 甲酸的这种修饰理念。

为了判断 **1-18** 是否有抗肿瘤前景，采用 Discovery Studio 的 LigandFit 模块完成 **1-18** 向 DNA 的 1NAB 活性部位的对接。对接时经历了 4 个步骤。第 1 步，用 flood-filling 算法选择腔体，以便选择和确定作为对接区域的受体的活性位点。第 2 步，为 **1-18** 选择位点时先通过随机抽样选择可变扭转角的柔性值搜索 **1-18** 构象，再用三维规则网格检测位点并估算对接 DNA 的 1NAB 活性部位所需能量。第 3 步，比较 DNA 的 1NAB 和 **1-18** 间的库仑力、范德华力、结合能、原子间距、氢键能、空间相互作用、疏水 - 亲脂相互作用、溶剂化效应和熵效应的分数，以便得到综合评价结果。第 4 步，计算 **1-18** 的对接得分。表 4-2-1 的对接得分表明，**1-18** 可以进入 1NAB 的活性部位并有比较好的得分，是值得研究的肿瘤生长抑制剂。

表 4-2-1 **1-18** 向 DNA 的 1NAB 活性部位对接的得分

1-18	对接得分	1-18	对接得分
1	116.81	10	113.48
2	129.84	11	118.91
3	131.62	12	133.55
4	115.45	13	113.85
5	118.61	14	111.80
6	125.88	15	113.13
7	132.18	16	120.57
8	132.85	17	134.40
9	115.73	18	120.85

为了判断 **1-18** 是否有抗肿瘤转移前景，采用 Discovery Studio 的 LigandFit 模块完成 **1-18** 向尿激酶型纤溶酶原激活物（urokinase-type plasminogen activator，uPA）的 1C5Y 活性部位的对接。对接时经历了 4 个步骤。第 1 步，用 flood-filling 算法选择腔体，以便选择和确定作为对接区域的受体的活性位点。第 2 步，为 **1-18** 选择位点时先通过随机抽样选择可变扭转角的柔性值搜索 **1-18** 构象，再用三维规则网格检测位点并估算对接 uPA 的 1C5Y 活性部位所需能量。第 3 步，比较 uPA 的 1C5Y 和 **1-18** 间的库仑力、范德华力、结合能、原子间距、氢键能、空间相互作用、疏水 – 亲脂相互作用、溶剂化效应和熵效应的分数，以便得到综合评价结果。第 4 步，计算 **1-18** 的对接得分。表 4-2-2 的对接得分表明，**1-18** 可以进入 1C5Y 的活性部位并有比较好的得分，是值得研究的肿瘤转移抑制剂。

表 4-2-2　**1-18** 向 uPA 的 1C5Y 活性部位对接的得分

1-18	对接得分	1-18	对接得分
1	61.32	10	68.41
2	80.14	11	61.03
3	74.74	12	74.07
4	79.58	13	82.23
5	71.32	14	68.68
6	90.55	15	70.64
7	64.51	16	64.16
8	70.32	17	68.78
9	66.61	18	63.51

分子对接表明，3S-2-（AA- 氨基己酸）-1，2，3，4- 四氢 - β - 咔啉 -3- 羧酸苄酯（**1-18**）的抗肿瘤生长及抗肿瘤转移作用具备研究基础。图 4-2-1 是 **1-18** 的合成路线。为阐明结构，表 4-2-3 给出了 **1-18** 的 AA 代表的氨基酸残基。

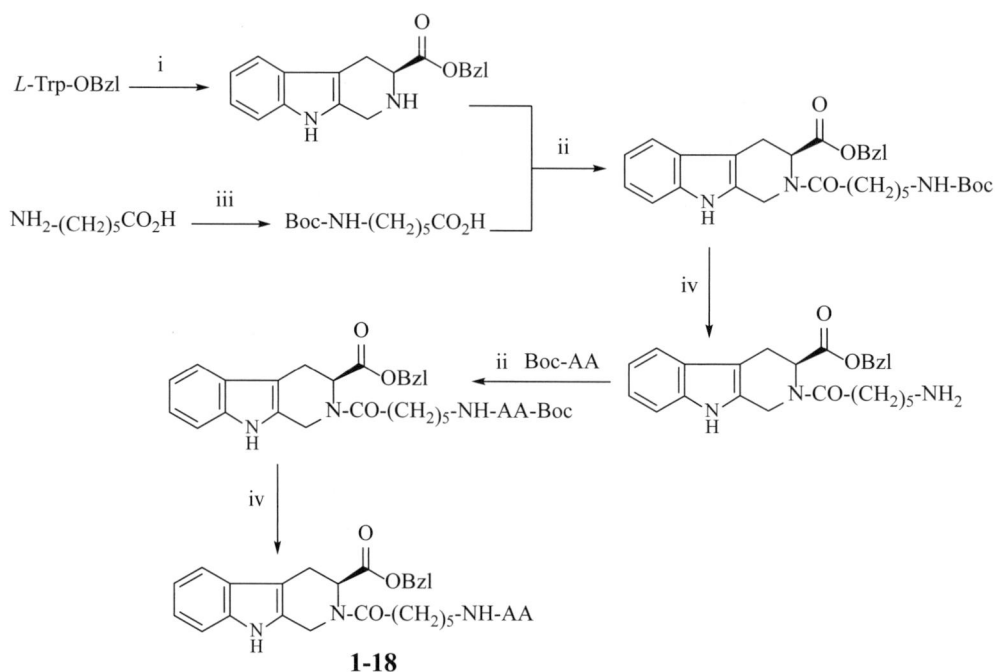

图 4-2-1　**1-18** 的合成路线

表 4-2-3 1-18 的 AA

化合物	式中 AA 代表的氨基酸残基	化合物	式中 AA 代表的氨基酸残基
1	式中 AA 为 L-Ala 残基	10	式中 AA 为 L-Asn 残基
2	式中 AA 为 L-Asp（OBzl）残基	11	式中 AA 为 L-Pro 残基
3	式中 AA 为 L-Glu（OBzl）残基	12	式中 AA 为 L-Gln 残基
4	式中 AA 为 L-Phe 残基	13	式中 AA 为 L-Arg（NO_2）残基
5	式中 AA 为 Gly 残基	14	式中 AA 为 L-Ser 残基
6	式中 AA 为 L-Ile 残基	15	式中 AA 为 L-Thr 残基
7	式中 AA 为 L-Lys 残基	16	式中 AA 为 L-Val 残基
8	式中 AA 为 L-Leu 残基	17	式中 AA 为 L-Trp 残基
9	式中 AA 为 L-Met 残基	18	式中 AA 为 L-Tyr 残基

2.1 1-18 抑制肿瘤细胞增殖活性

为了揭示氨基酸修饰的 3S-2-（AA- 氨基己酸）- 四氢 -β- 咔啉 -3- 羧酸苄酯对肿瘤细胞增殖的抑制作用，选择生长状态良好且处于对数生长期的 A549（人非小细胞肺癌细胞）、95D（人高转移肺癌细胞）、K562（人白血病细胞）和 L02（人正常肝细胞）作为被治疗肿瘤细胞，按照 MTT 法测定对应的 IC_{50}。

从表 4-2-4 可以看到，1-18 抑制 A549、95D、K562 和 L02 增殖的 IC_{50} 为 9.12 μM 至 > 100 μM，阿霉素抑制 A549、95D、K562 和 L02 增殖的 IC_{50} 为 0.65 ～ 7.22 μM。这些分析数据说明，1-18 抑制 A549、95D、K562 和 L02 增殖的 IC_{50} 和阿霉素抑制 A549、95D、K562 和 L02 增殖的 IC_{50} 不在同一个数量级。换句话说，与阿霉素不同，1-18 不是 A549、95D、K562 和 L02 的 DNA 嵌入剂。

表 4-2-4 1-18 抑制 A549、95D、K562 和 L02 增殖的 IC_{50}

对照及 1-18	抑制下面肿瘤细胞增殖的 IC_{50}（均值 ±SD，μM）			
	A549	95D	K562	L02
阿霉素	2.95 ± 1.03	0.65 ± 0.02	7.22 ± 1.24	5.01 ± 0.07
1	29.88 ± 5.17	31.20 ± 0.19	31.02 ± 2.90	34.10 ± 8.69
2	40.51 ± 5.40	87.74 ± 3.64	49.82 ± 3.71	> 100
3	46.69 ± 1.43	> 100	53.86 ± 6.82	74.05 ± 11.15
4	22.33 ± 0.39	18.20 ± 1.40	16.20 ± 2.50	23.17 ± 3.89
5	34.62 ± 1.33	23.53 ± 2.34	34.84 ± 9.14	47.75 ± 8.68
6	26.77 ± 2.17	18.80 ± 0.40	16.23 ± 3.43	19.83 ± 2.18
7	68.71 ± 2.46	22.62 ± 2.99	45.93 ± 4.48	42.45 ± 6.60
8	24.05 ± 2.19	15.28 ± 3.49	20.15 ± 1.04	34.85 ± 7.77
9	22.58 ± 0.69	48.28 ± 1.93	32.59 ± 1.86	40.71 ± 1.24
10	79.35 ± 1.60	55.91 ± 0.76	50.68 ± 4.66	45.67 ± 1.37
11	13.29 ± 0.25	30.63 ± 1.88	9.76 ± 5.73	33.74 ± 1.28
12	> 100	93.90 ± 2.75	51.01 ± 10.85	99.47 ± 11.15
13	36.87 ± 0.11	48.44 ± 1.16	45.00 ± 4.60	78.00 ± 4.46
14	37.60 ± 1.93	61.45 ± 2.72	38.46 ± 2.07	50.48 ± 6.48
15	28.74 ± 0.32	38.75 ± 1.86	14.32 ± 2.50	41.81 ± 6.24
16	71.76 ± 0.33	31.07 ± 1.00	9.12 ± 1.21	37.89 ± 1.43
17	18.54 ± 2.16	26.34 ± 3.24	17.06 ± 0.89	18.05 ± 1.75
18	23.20 ± 0.12	39.08 ± 1.63	25.81 ± 2.70	43.76 ± 2.92

2.2 1-18 抑制肿瘤生长活性

采用前面描述的方法制备符合标准的 S180 的细胞悬浮液，将该细胞悬浮液注射到 SPF 级雄性 ICR 小鼠 [（20±2）g] 右侧腋下的皮下约 2 mm 处。之后，每天观察小鼠腋下实体瘤块生长状况。第 5 天，当触摸到小鼠腋下实体瘤块长到绿豆粒大小时，便认定移植性小鼠 S180 肉瘤模型建模成功（通常出现在注射细胞悬浮液的第 5 天）。模型小鼠随机分组，阳性对照组小鼠每天单次腹腔注射阿霉素的生理盐水溶液 [剂量为 2 μmol/（kg·d），连续注射 10 天]，空白对照组小鼠每天单次灌胃生理盐水 [剂量为 0.1 mL/（kg·d），连续灌胃 10 天]，治疗组小鼠每天单次灌胃 1-18 的生理盐水溶液 [剂量为 0.02 μmol/（kg·d），连续灌胃 10 天]。最后一次治疗的次日，对各组小鼠进行称重，接受乙醚麻醉，颈椎脱臼处死，固定小鼠腋下实体瘤生长部位，用剪刀剪开皮肤，充分暴露瘤体，贴着皮肤，钝性剥离取出肿瘤并称重，用肿瘤重代表 1-18 的抗肿瘤活性。表 4-2-5 表明，在 0.02 μmol/（kg·d）的灌胃剂量下 1-18 的 3、7、8、9、10、11、14、15 和 17 没有抑制肿瘤活性。

表 4-2-5 1-18 抑制 S180 荷瘤小鼠肿瘤生长的抑制作用

对照及 1-18	肿瘤重（均值 ±SD, g）	对照及 1-18	肿瘤重（均值 ±SD, g）
生理盐水	2.00 ± 0.47	9	1.78 ± 0.48
阿霉素	0.91 ± 0.31	10	2.01 ± 0.64
1	1.45 ± 0.47[c]	11	1.99 ± 0.61
2	1.31 ± 0.28[b]	12	1.29 ± 0.59[a]
3	2.11 ± 0.43	13	1.29 ± 0.36[a]
4	1.50 ± 0.38[c]	14	1.77 ± 0.66
5	1.34 ± 0.50[b]	15	2.10 ± 0.51
6	1.55 ± 0.30[c]	16	1.53 ± 0.42[c]
7	1.61 ± 0.57	17	1.87 ± 0.47
8	2.01 ± 0.58	18	1.54 ± 0.37[c]

a：与生理盐水比 $P < 0.01$，与阿霉素比 $P > 0.05$；b：与生理盐水比 $P < 0.01$；c：与生理盐水比 $P < 0.05$；$n=10$。

2.3 1-18 的抗炎活性

在小鼠耳肿胀模型上评价 1-18 的抗炎活性。SPF 级 ICR 雄性小鼠 [（20±2）g] 随机分笼，一笼即为一组，每组 12 只，静息饲养 1 天。之后，阳性对照组小鼠序贯灌胃阿司匹林的生理盐水溶液（剂量为 1.11 mmol/kg），空白对照组小鼠序贯灌胃生理盐水（剂量为 0.1 mL/10 g），治疗组小鼠序贯灌胃 1-18 的生理盐水溶液（剂量为 0.2 μmol/kg）。治疗 30 min 后，在小鼠的右耳外郭序贯涂抹 30 μL 二甲苯致炎。致炎 2 h 后，小鼠序贯乙醚麻醉，颈椎脱臼处死。剪下各小鼠的右耳和左耳，对齐，用直径 7 mm 的电动打孔器在两耳的相同位置切两耳圆片，分别称重，记录并计算两耳圆片的重量差值，作为耳肿胀度，代表 1-18 的抗炎活性。表 4-2-6 说明，在 0.2 μmol/kg 的灌胃剂量下，1-18 中的 5、10、15 和 18 对二甲苯诱发的炎症不显示抑制作用。

表 4-2-6　1-18 的抗炎活性

对照及 1-18	耳肿胀度（均值 ±SD, mg）	对照及 1-18	耳肿胀度（均值 ±SD, mg）
生理盐水	6.21 ± 1.26	9	4.49 ± 1.28[b]
阿司匹林	3.06 ± 0.94	10	5.45 ± 1.32
1	4.19 ± 1.44[a]	11	5.12 ± 0.88[c]
2	4.15 ± 1.92[a]	12	4.63 ± 1.62[c]
3	3.34 ± 1.13[a]	13	4.38 ± 1.46[a]
4	4.48 ± 1.49[b]	14	4..44 ± 1.11[b]
5	5.31 ± 1.86	15	6.99 ± 1.62
6	3.99 ± 1.86[a]	16	4.61 ± 1.61[c]
7	3.32 ± 1.40[a]	17	6.15 ± 1.44
8	4.22 ± 0.99[b]	18	7.61 ± 2.48

a：与生理盐水比 $P < 0.01$，与阿司匹林比 $P > 0.05$；b：与生理盐水比 $P < 0.01$；c：与生理盐水比 $P < 0.05$；$n=12$。

2.4　1-18 抑制肿瘤细胞迁移的活性

将生长状态良好且处于对数生长期的贴壁细胞 A549（人非小细胞肺癌细胞）或 95D（人高转移肺癌细胞）用 PBS 洗 3 次，用 0.25% 胰酶消化至大部分细胞从瓶底脱落，加入相应含血清培养基终止消化，沿壁吹打至细胞完全脱落，转移至 15 mL 离心管中，3000 r/min 离心 3 min。弃上清液，加无血清培养基吹打重悬，计数，使细胞密度为 5×10^5 个 /mL。在培养板的 Transwell 小室的上室加 100 μL 细胞悬液，同时加 25 μL **1-18** 溶液（**1-18** 用含 0.5%DMSO 的无血清 1640 培养基配成终浓度为 5 μM 的样品溶液，简称"**1-18** 溶液"）。每种溶液重复 2 个 Transwell 小室，设空白小室及阳性对照小室。将培养板轻轻晃动，使培养基均匀。在培养板 Transwell 小室的下室加 600 μL 含 10% 血清的培养基。在 37 ℃下，将培养板放在 5%CO$_2$ 孵箱中孵育。A549 孵育 6 h，95D 孵育 8 h。吸去 Transwell 小室上室剩余液体，每室加 100 μL PBS，用棉签擦去上室细胞，重复 3 次。吸去下室剩余液体，每孔加 600 μL 多聚甲醛（4%），将迁移的细胞固定 30 min。吸除下室的多聚甲醛，每个下室加 600 μL 结晶紫染色 15 min。吸除染色液，小室用蒸馏水洗 3 次之后于显微镜下拍照计数。拍照计数时，选择 9 个细胞数大致相同且分布均匀的视野。迁移的细胞数用 t 检验处理，以均值 ±SD 表示。表 4-2-7 的数据表明，浓度为 5 μM 时 **1-18** 显著抑制 A549 迁移。表 4-2-8 的数据表明，浓度为 5 μM 时 **1-18** 显著抑制 95D 迁移。

表 4-2-7　1-18 抑制 A549 迁移的活性

对照及 1-18	迁移数（均值 ±SD）	对照及 1-18	迁移数（均值 ±SD）
培养基	201.00 ± 29.36	9	93.40 ± 19.98[a]
6- 氨基己酸	198.50 ± 25.95	10	81.00 ± 18.80[a]
1	76.00 ± 13.66[a]	11	112.20 ± 45.42[a]
2	79.00 ± 27.42[a]	12	164.60 ± 18.80[a]
3	84.00 ± 17.39[a]	13	98.80 ± 22.45[a]
4	96.40 ± 22.81[a]	14	99.60 ± 9.34[a]
5	72.60 ± 22.23[a]	15	72.80 ± 20.99[a]
6	98.00 ± 13.40[a]	16	105.80 ± 31.46[a]
7	95.80 ± 36.36[a]	17	145.67 ± 35.65[b]
8	120.60 ± 27.70[a]	18	81.00 ± 18.80[a]

a：与培养基比 $P < 0.01$；b：与培养基比 $P < 0.05$；$n=8$。

表 4-2-8 1-18 抑制 95D 迁移的活性

对照及 1-18	迁移数（均值 ±SD）	对照及 1-18	迁移数（均值 ±SD）
培养基	234.44 ± 32.50	9	192.14 ± 20.60[b]
6-氨基己酸	178.55 ± 27.00[b]	10	133.00 ± 38.81[b]
1	83.43 ± 27.53[a]	11	182.38 ± 36.01[b]
2	119.86 ± 8.80[a]	12	112.71 ± 21.13[a]
3	82.38 ± 27.67[a]	13	131.00 ± 31.01[b]
4	125.14 ± 41.49[a]	14	95.75 ± 24.50[a]
5	156.50 ± 20.36[b]	15	68.11 ± 10.56[a]
6	111.88 ± 42.02[a]	16	172.57 ± 43.10[b]
7	126.57 ± 30.26[b]	17	170.75 ± 37.77[b]
8	124.75 ± 30.80[b]	18	192.75 ± 38.66[b]

a：与培养基比 $P < 0.01$；b：与培养基比 $P < 0.05$；$n=8$。

2.5 1-18 抑制肿瘤细胞侵袭的活性

将 −20 ℃保存的 Matrigel 在 4 ℃下回温 12 h，使之成为可流动的液态。将 720 μL 无血清培养基和 180 μL Matrigel 均匀混合（相当于基质胶稀释了 5 倍）之后，加到 Transwell 小室上室，每室加 100 μL。在 37 ℃下，Transwell 小室在 5%CO_2 孵箱中孵育 5 h。吸除 Transwell 小室上室剩余的液体，之后加 50 μL 无血清培养基。在 37 ℃下，Transwell 小室在 5%CO_2 孵箱中孵育 30 min。

将生长状态良好且处于对数生长期的 A549 或 95D 用 PBS 洗 3 次，用 0.25% 胰酶消化至大部分细胞从瓶壁脱落。加入有血清培养基停止消化，沿壁吹打至细胞完全脱落，转移至 15 mL 离心管，3000 r/min 离心 3 min，弃去上清液，加入无血清培养基吹打均匀，计数，A549 或 95D 细胞密度为 2.5×10^5 个 /mL。每个上室加 100 μL 细胞悬液，同时每孔加入 25 μL 1-18 溶液（1-18 用含 0.5%DMSO 的无血清 1640 培养基配成终浓度为 5 μM 的样品溶液，简称"1-18 溶液"）。每种溶液重复 2 个 Transwell 小室，设空白小室及阳性对照小室。将培养板轻轻晃动，使培养基均匀。在培养板 Transwell 小室的下室加 600 μL 含 10% 血清的培养基。在 37 ℃下，将培养板放在 5%CO_2 孵箱中孵育 24 h。吸去 Transwell 小室上室剩余液体，每室加 100 μL PBS，用棉签擦去上室细胞，重复 3 次。吸去下室剩余液体，每孔加 600 μL 多聚甲醛（4%），将侵袭的细胞固定 30 min。吸除下室的多聚甲醛，每个下室加 600 μL 结晶紫染色 15 min。吸除染色液，将小室用蒸馏水洗 3 次之后于显微镜下拍照计数。拍照计数时，选择 9 个细胞数大致相同且分布均匀的视野。侵袭的细胞数用 t 检验处理，以均值 ±SD 表示。表 4-2-9 的数据表明，浓度为 5 μM 时 1-18 显著抑制 A549 侵袭。表 4-2-10 的数据表明，浓度为 5 μM 时 1-18 显著抑制 95D 侵袭。

表 4-2-9 1-18 抑制 A549 侵袭的活性

对照及 1-18	侵袭数（均值 ±SD）	对照及 1-18	侵袭数（均值 ±SD）
培养基	209.00 ± 35.82	4	141.38 ± 15.72[b]
6-氨基己酸	189.70 ± 25.14	5	142.88 ± 13.51[b]
1	62.86 ± 21.27[a]	6	61.00 ± 16.37[a]
2	116.00 ± 16.72[a]	7	168.29 ± 16.59[b]
3	115.50 ± 25.12[a]	8	163.63 ± 15.95[b]

续表

对照及 1-18	侵袭数（均值 ±SD）	对照及 1-18	侵袭数（均值 ±SD）
9	166.14 ± 13.40[b]	14	78.43 ± 18.83[a]
10	160.99 ± 15.81[b]	15	28.63 ± 13.97[a]
11	106.50 ± 30.86[a]	16	40.38 ± 12.79[a]
12	167.43 ± 22.98[a]	17	77.57 ± 19.29[a]
13	92.57 ± 29.89[a]	18	70.86 ± 14.14[a]

a：与培养基比 $P < 0.01$；b：与培养基比 $P < 0.05$；$n=8$。

表 4-2-10　1-18 抑制 95D 侵袭的活性

对照及 1-18	侵袭数（均值 ±SD）	对照及 1-18	侵袭数（均值 ±SD）
培养基	268.86 ± 34.03	9	163.63 ± 11.60[b]
6- 氨基己酸	226.69 ± 44.86	10	56.14 ± 12.56[a]
1	20.71 ± 8.94[a]	11	165.25 ± 41.20[b]
2	19.75 ± 7.13[a]	12	155.67 ± 66.01[a]
3	41.75 ± 9.92[a]	13	206.29 ± 46.46[b]
4	80.50 ± 37.84[a]	14	59.00 ± 14.76[a]
5	62.00 ± 23.54[a]	15	56.29 ± 11.77[a]
6	46.38 ± 12.57[a]	16	129.57 ± 26.61[a]
7	134.43 ± 37.71[a]	17	196.75 ± 31.49[b]
8	86.00 ± 35.74[a]	18	149.44 ± 50.35[a]

a：与培养基比 $P < 0.01$；b：与培养基比 $P < 0.05$；$n=8$。

2.6　1-18 抑制肿瘤向肺转移的作用

在 DMEM 培养基中培养 Lewis 小鼠肺癌细胞（LLC），对 LLC 进行培养和传代，使它们的生长状态良好且处于对数生长期。用生理盐水将传代的 LLC 稀释为 2×10^7 个 /mL。稀释的细胞悬液中的死细胞用台盼蓝染色，计数细胞悬液中的活细胞，确定活细胞数 > 95%。

将活细胞数 > 95% 的细胞悬液按每只小鼠 0.2 mL 接种于 SPF 级 C57BL/6 雄性小鼠［（20±2）g］右侧腋皮下。观察接种后 2 ～ 3 周，小鼠腋下可观察到直径 1.5 ～ 2 cm 的瘤块，此即 Lewis 肺癌瘤源小鼠。将 Lewis 肺癌瘤源小鼠麻醉，颈椎脱臼处死，用 75% 乙醇浸泡消毒灭菌，在超净工作台上钝性剥离实体瘤。先洗去实体瘤的残留血液，然后在表面皿内剪碎。将剪碎的瘤组织加 4 ℃ 预冷的生理盐水，在组织匀浆器内研磨成细胞悬液。用 200 目尼龙网将获得的细胞悬液过滤 2 次，制成单细胞悬浮液。活细胞数 > 95% 的单细胞悬浮液用生理盐水稀释至 2×10^7 个 /mL，按每只小鼠 0.2 mL 接种于 C57BL/6 雄性小鼠［（20±2）g］右侧腋皮下。接种 10 ～ 12 天后小鼠腋下可观察到直径为 4 ～ 5 mm 的瘤块，测量瘤体积，按瘤体积平均分组，每组 12 只。小鼠或灌胃 RGDS 的生理盐水溶液［阳性对照，剂量为 20 μmol/（kg·d），连续灌胃 10 天］，或灌胃生理盐水［空白对照，剂量为 0.1 mL/（kg·d），连续灌胃 10 天］，或灌胃 1-18 的生理盐水溶液［剂量为 0.02 μmol/（kg·d），连续灌胃 10 天］。最后一次灌胃的次日，所有小鼠称重，接受乙醚麻醉，颈椎脱臼处死，钝性剥离右侧腋下瘤块，称重，计算治疗剂对于原位瘤生长的抑制活性。快速分离肺，统计肺部转移的肿瘤结节数，计算 1-18 对肿瘤向肺转移的抑制活性。表 4-2-11 的数据说明，1-18 能有效地抑制肿瘤向肺转移。表 4-2-12 的数据说明，1-18 不能抑制原位瘤生长。可见，1-18 有效地抑制肿瘤向肺转移的作用和抑制原位瘤生长没有关联性。

表 4-2-11　1-18 抑制肿瘤向肺转移的作用

对照及 1-18	肺部肿瘤结节数（均值 ±SD）	对照及 1-18	肺部肿瘤结节数（均值 ±SD）
生理盐水	12.00 ± 3.22	9	7.33 ± 4.15[b]
RGDS	5.91 ± 2.74	10	7.89 ± 3.98[b]
1	8.11 ± 2.72[c]	11	6.88 ± 2.70[a]
2	8.10 ± 2.80[c]	12	5.89 ± 3.18[a]
3	5.50 ± 2.33[a]	13	8.00 ± 2.64[b]
4	7.89 ± 2.76[b]	14	8.80 ± 2.57[c]
5	8.00 ± 3.20[b]	15	5.33 ± 3.46[a]
6	6.70 ± 3.27[a]	16	8.38 ± 2.63[c]
7	6.60 ± 3.78[a]	17	6.30 ± 3.23[a]
8	8.44 ± 2.35[c]	18	8.50 ± 2.47[c]

a：与生理盐水比 $P < 0.01$，与 RGDS 比 $P > 0.05$；b：与生理盐水比 $P < 0.05$，与 RGDS 比 $P > 0.05$；c：与培养基比 $P < 0.05$；$n=8$。

表 4-2-12　1-18 不抑制原位瘤的生长

对照及 1-18	原位瘤重（均值 ±SD, g）	对照及 1-18	原位瘤重（均值 ±SD, g）
生理盐水	5.94 ± 0.82	9	5.28 ± 0.49[a]
RGDS	4.98 ± 0.71	10	5.03 ± 1.23[a]
1	5.76 ± 0.89[a]	11	4.98 ± 0.92[a]
2	5.53 ± 1.05[a]	12	4.91 ± 1.05[a]
3	5.24 ± 0.88[a]	13	5.24 ± 0.92[a]
4	4.86 ± 1.12[a]	14	5.57 ± 1.00[a]
5	4.79 ± 1.11[a]	15	5.59 ± 0.88[a]
6	4.95 ± 0.81[a]	16	4.99 ± 0.95[a]
7	5.47 ± 1.22[a]	17	4.97 ± 1.14[a]
8	5.52 ± 0.92[a]	18	5.16 ± 0.89[a]

a：与生理盐水及 RGDS 比 $P > 0.05$；$n=8$。

3　四氢 - β - 咔啉并（2，2- 二甲基咪唑 -4- 酮 -3- 基）-The-AA-OBzl

　　如果在（3S）-1，2，3，4- 四氢 - β - 咔啉 -3- 甲酸的 3 位羧基上引入氨基酸，那么就可以得到含 2 个相邻 NH 的修饰物。丙酮和这两个相邻的 NH 进行 Pictet-Spengler 缩合，可以得到（3S）-1，2，3，4- 四氢 - β - 咔啉并（2，2- 二甲基咪唑 -4- 酮）。这种措施为考察五元环修饰对（3S）-1，2，3，4- 四氢 - β - 咔啉 -3- 甲酸的影响提供了机会。按照这种思路，图 4-3-1 的合成路线先在（3S）-1，2，3，4- 四氢 - β - 咔啉 -3- 甲酸的 3 位羧基上引入 L-The，然后将（3S）-1，2，3，4- 四氢 - β - 咔啉 -3- 甲酰 -The 和丙酮进行 Pictet-Spengler 缩合，最后在（3S）-1，2，3，4- 四氢 - β - 咔啉并（2，2- 二甲基咪唑 -4- 酮 -3- 基）-The 的羧基上引入 AA-OBzl，得到（3S）-1，2，3，4- 四氢 - β - 咔啉并（2，2- 二甲基咪唑 -4- 酮 -3- 基）-The-AA-OBzl（1-16）。为阐明结构，表 4-3-1 给出了 1-16 的 AA 代表的氨基酸残基。围绕（3S）-1，2，3，4- 四氢 - β - 咔啉 -3- 甲酸的抗肿瘤作用，以下介绍 1-16 的抗肿瘤作用、剂量对 1-16 的抗肿瘤作用的影响、1-16 的抗肿瘤作用和结构的关系的 3D-QSAR 的预测能力。

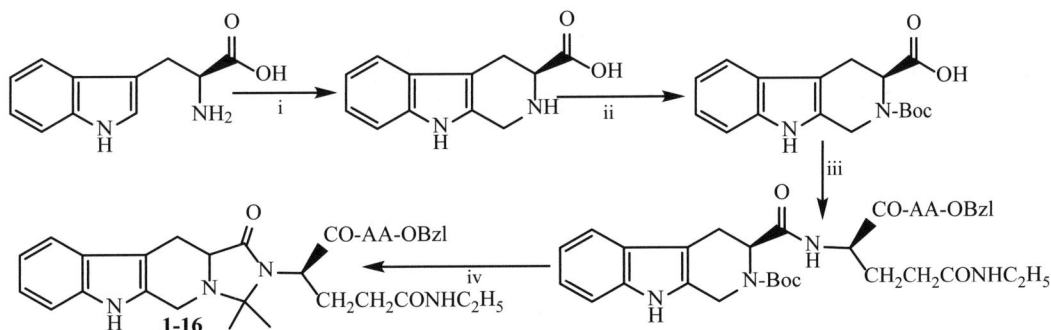

图 4-3-1　1-16 的合成路线

表 4-3-1　1-16 的 AA

化合物	式中 AA 代表的氨基酸残基	化合物	式中 AA 代表的氨基酸残基
1	式中 AA 为 L-Leu 残基	9	式中 AA 为 L-Ala 残基
2	式中 AA 为 L-Glu 残基	10	式中 AA 为 Gly 残基
3	式中 AA 为 L-Val 残基	11	式中 AA 为 L-Asn 残基
4	式中 AA 为 L-Trp 残基	12	式中 AA 为 L-Asp 残基
5	式中 AA 为 L-Pro 残基	13	式中 AA 为 L-Ile 残基
6	式中 AA 为 L-Tyr 残基	14	式中 AA 为 L-Lys 残基
7	式中 AA 为 L-Met 残基	15	式中 AA 为 L-Ser 残基
8	式中 AA 为 L-Phe 残基	16	式中 AA 为 L-The 残基

3.1　1-16 抑制肿瘤细胞增殖活性

用 MTT 法评价 1-16 抑制 K562（人白血病细胞）、HL60（人早幼粒白血病细胞）、A549（人非小细胞肺癌细胞）、HepG2（人肝癌细胞）和 HT-29（人结肠癌细胞）增殖的 IC_{50}。阳性对照为阿霉素（$n=6$）。结果见表 4-3-2。

表 4-3-2　1-16 抑制 K562、HL60、A549、HepG2 和 HT-29 增殖的 IC_{50}

对照及 1-16	抑制下面肿瘤细胞增殖的 IC_{50}（均值 ±SD，μM）				
	K562	HL60	A549	HepG2	HT-29
阿霉素	1.05 ± 0.07	0.36 ± 0.02	0.58 ± 0.05	2.02 ± 0.12	0.99 ± 0.08
1	12.79 ± 2.24	17.96 ± 2.71	31.20 ± 2.48	49.91 ± 2.67	24.80 ± 2.79
2	22.04 ± 1.06	24.52 ± 2.04	56.53 ± 5.36	> 100	15.27 ± 1.87
3	25.15 ± 1.69	23.34 ± 3.20	46.78 ± 1.41	70.83 ± 3.20	33.03 ± 5.70
4	29.29 ± 4.37	38.34 ± 1.73	37.74 ± 1.88	> 100	19.79 ± 2.78
5	36.15 ± 4.88	34.01 ± 2.54	> 100	> 100	71.58 ± 4.35
6	41.82 ± 3.32	24.80 ± 1.77	45.98 ± 4.27	77.69 ± 2.26	35.51 ± 4.32
7	37.67 ± 1.52	48.55 ± 1.87	> 100	> 100	45.82 ± 3.67
8	> 100	> 100	> 100	> 100	> 100
9	> 100	84.62 ± 4.89	> 100	> 100	72.23 ± 2.36
10	> 100	> 100	> 100	> 100	> 100
11	> 100	> 100	> 100	> 100	> 100
12	75.70 ± 5.03	81.67 ± 2.53	> 100	> 100	> 100

对照及 1-16	抑制下面肿瘤细胞增殖的 IC$_{50}$（均值 ±SD，μM）				
	K562	HL60	A549	HepG2	HT-29
13	40.08 ± 3.53	32.37 ± 2.23	35.22 ± 0.92	41.00 ± 4.17	25.96 ± 4.24
14	64.18 ± 5.13	46.49 ± 1.49	43.56 ± 2.95	> 100	23.08 ± 1.05
15	61.21 ± 3.92	51.67 ± 3.09[b]	> 100	> 100	> 100
16	80.48 ± 4.76	> 100	> 100	> 100	> 100

表 4-3-2 的数据表明，**1-16** 抑制 K562、HL60、A549、HepG2 和 HT-29 增殖的 IC$_{50}$ 为 12.79 μM 至 > 100 μM，阿霉素抑制 K562、HL60、A549、HepG2 和 HT-29 增殖的 IC$_{50}$ 为 0.36～2.02 μM。从数值看，**1-16** 抑制 K562、HL60、A549、HepG2 和 HT-29 增殖的 IC$_{50}$ 和阿霉素抑制 K562、HL60、A549、HepG2 和 HT-29 增殖的 IC$_{50}$ 不在同一个数量级。这些比较分析意味着，作为 K562、HL60、A549、HepG2 和 HT-29 的 DNA 嵌入剂，**1-16** 和阿霉素显示的作用不在同一个数量级。换句话说，**1-16** 的细胞毒作用比阿霉素弱很多。

3.2　1-16 抑制肿瘤生长活性

S180 自行传代维持。用生理盐水（1：2）稀释生长旺盛的 S180 瘤液制成细胞悬液，再用新鲜配制的培养基稀释，充分混合。按公式计算细胞浓度，细胞浓度 =4 个方格内的活细胞数 /4×10^4× 稀释倍数 = 细胞数 /mL。按细胞存活率 = 活细胞数 /（活细胞数 + 死细胞数）×100% 计算细胞存活率。

用匀浆法将存活率 > 90% 的肿瘤细胞液制成 1×10^7 个 /mL 的细胞悬液，采用皮下接种法将细胞悬液注射到小鼠右腋皮下（接种量为 0.2 mL/ 只），制成实体瘤小鼠模型。接种的次日，将小鼠随机分组。小鼠或腹腔注射阿霉素与生理盐水的悬浮液［阳性对照，2 μmol/（kg·d），1 天 1 次，连续 7 天］，或腹腔注射生理盐水［空白对照，2 mL/（kg·d），1 天 1 次，连续 7 天］，或腹腔注射 **1-16** 与生理盐水的悬浮液［0.1 μmol/（kg·d），1 天 1 次，连续 7 天］。每天观察小鼠的自主活动、精神状态、毛发、呼吸、饮食、粪便性状。最后一次服药的次日称体重，用乙醚麻醉，颈椎脱臼处死，取肿瘤称重。表 4-3-3 的数据表明，**1-16** 能有效地抑制 S180 小鼠的肿瘤生长。

表 4-3-3　1-16 对 S180 荷瘤小鼠肿瘤生长的抑制作用

对照及 1-16	肿瘤重（均值 ±SD，g）	对照及 1-16	肿瘤重（均值 ±SD，g）
生理盐水	1.42 ± 0.24	8	0.86 ± 0.16[a]
阿霉素	0.47 ± 0.09[a]	9	0.93 ± 0.10[a]
1	0.72 ± 0.14[a]	10	0.92 ± 0.24[a]
2	0.95 ± 0.13[a]	11	0.94 ± 0.20[a]
3	0.88 ± 0.18[a]	12	0.86 ± 0.14[a]
4	0.90 ± 0.20[a]	13	0.76 ± 0.17[a]
5	0.66 ± 0.13[a]	14	0.98 ± 0.20[a]
6	1.01 ± 0.17[a]	15	0.96 ± 0.11[a]
7	0.99 ± 0.18[a]	16	1.09 ± 0.21[a]

a：与生理盐水比 $P < 0.01$；$n=12$。

3.3　剂量对 5 抑制肿瘤生长活性的影响

为了揭示剂量对 1-16 抑制肿瘤生长活性的影响，采用前面的模型评价 5 在 3 种腹腔注射剂量下 [0.1 μmol/（kg·d），0.01 μmol/（kg·d）和 0.001 μmol/（kg·d），1 天 1 次，连续 7 天] 抑制 S180 荷瘤小鼠肿瘤生长的活性，生理盐水为空白对照（腹腔注射剂量为 0.2 mL/ 只，1 天 1 次，连续 7 天）。表 4-3-4 的肿瘤重表明，5 抑制 S180 荷瘤小鼠肿瘤生长的活性和剂量呈现良好的相关性。

表 4-3-4　剂量对 5 抑制 S180 荷瘤小鼠肿瘤生长活性的影响

对照及 5	剂量	肿瘤重（均值 ±SD，g）
生理盐水	0.2 mL/ 只	1.42 ± 0.24
5	0.1 μmol/（kg·d）	0.66 ± 0.11^a
	0.01 μmol/（kg·d）	0.86 ± 0.12^b
	0.001 μmol/（kg·d）	1.41 ± 0.34^c

a：与生理盐水及 0.01 μmol/（kg·d）剂量比 $P < 0.01$；b：与生理盐水及 0.001 μmol/（kg·d）剂量比 $P < 0.01$；c：与生理盐水比 $P > 0.05$；$n=12$。

3.4　1-16 的 3D-QSAR

为了揭示电性效应、空间效应和疏水效应对 1-16 的抗肿瘤活性的贡献，分析了 1-16 的这 3 种效应和抗肿瘤活性之间的关系。分析中采用的理论模型是 Cerius2-MFA，目标是表述 3D-QSAR。应用 Cerius2-MFA 模型的三维场理论表述 3D-QSAR 时，借用了分子表面生成的格点。格点的密度随分子间距离变化而变化，可避免由规则格点参数的均一化引起的误差。基于分子表面模型的方法，能分析多样性分子表面，除可计算出分子极性表面的静电、氢键供体及氢键受体外，还可以反映分子非极性表面的特征，从而获得更多的相互作用信息。计算时，以分子力场中不同格点上的探针（包括 H、CH_3、HO）与目标分子的相互作用能为描述符建立 3D-QSAR 方程。建立的 3D-QSAR 方程既可用来分析 1-16 的电性效应、空间效应、疏水效应和抗肿瘤活性之间的相关关系，又可用来预测抗肿瘤活性更强的（3S）-1，2，3，4- 四氢 -β- 咔啉并（2，2- 二甲基咪唑 -4- 酮 -3- 基）-The-OBzl 的结构修饰物。

为建立 3D-QSAR 方程，先获取 1-16 的最低能量构象。接下来，按 CoMFA 要求叠合 1-16 的最低能量构象。叠合时，依据最大相似性选择（3S）-1，2，3，4- 四氢 -β- 咔啉并（2，2- 二甲基咪唑 -4- 酮 -3- 基）-The-OBzl 为共同模板。再接下来，在叠合好的 1-16 的周围定义分子力场的空间范围。然后，按照选择的步长把定义的空间均匀划分，产生格点。之后，在每个格点上逐一用探针（包括 H、CH_3、HO）考察分子力场特征（图 4-3-2）。

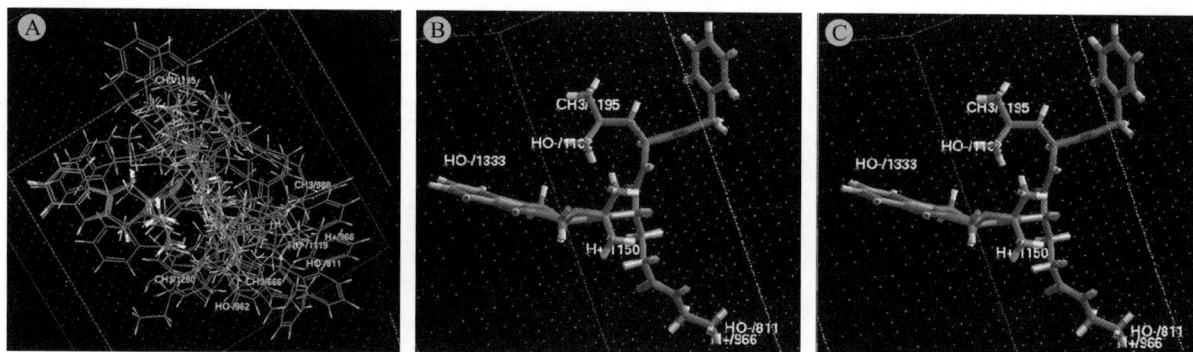

A. 分子力场空间格点有探针的 **1-16** 的叠合图；B. 分子力场空间格点有探针的 **1** 的最低能量构象；C. 分子力场空间格点有探针的 **5** 的最低能量构象。

图 4-3-2　**1-16** 的最低能量构象的叠合及 **1**、**5** 的最低能量构象

最后，用最小二乘法（G/PLS）建立 **1-16** 的抗肿瘤活性和分子力场特征间的 3D-QSAR 方程。下面是以肿瘤重代表 **1-16** 生物活性的 3D-QSAR 方程的具体描述。

肿瘤重 $=0.081\ 69+0.002\ 130\ 1\times$ "CH$_3$/524" $+0.000\ 227\times$ "CH$_3$/1280" $-0.000\ 938\times$ "HO–/1333" $-$ $0.001\ 712\times$ "HO–/811" $+0.001\ 832\times$ "H+/1150" $+0.001\ 799\times$ "H+/667" $+0.000\ 176\times$ "H+/966" $-$ $0.002\ 521\times$ "CH$_3$/800" $-0.004\ 068\times$ "HO–/1182" $+0.000\ 947\times$ "CH$_3$/988" $+0.002\ 88\times$ "HO–/1119" $+0.002\ 105\times$ "CH$_3$/666" $+0.002\ 502\times$ "CH$_3$/1195" $+0.000\ 229\times$ "HO–/962"

方程中有 6 个"CH$_3$"探针项（"CH$_3$/524""CH$_3$/1280""CH$_3$/800""CH$_3$/988""CH$_3$/666""CH$_3$/1195"），其中 5 项的系数为正值，1 项的系数为负值。正系数 CH$_3$ 意味着疏水基有利于提高抗肿瘤活性，负系数 CH$_3$ 意味着亲水基有利于提高抗肿瘤活性。方程中有 5 个"HO–"探针项（"HO–/1333""HO–/811""HO–/1182""HO–/1119""HO–/962"），其中 2 项的系数为正值，3 项的系数为负值。正系数 HO– 意味着吸引电子的基团有利于提高抗肿瘤活性，负系数 HO– 意味着排斥电子的基团有利于提高抗肿瘤活性。方程中有 3 个"H+"探针项（"H+/1150""H+/667""H+/966"），它们的系数均为正值。正系数 H+ 意味着排斥电子的基团有利于提高抗肿瘤活性。此外，方程的相关系数 $R^2=0.999$，说明方程有良好的线性关系。可结合图 4-3-2A，体现方程在分析 **1-16** 的抗肿瘤活性时的合理性和实用性。

图 4-3-2B 表明，在 **1** 的苯环处有 1 个系数为负值的"HO–/1333"探针，苯环的排斥电子的性能和探针的系数为负值有利于 **1** 显示抗肿瘤活性；在 **1** 的异丙基处有 1 个系数为负值的"HO–/1182"探针，异丙基的排斥电子的性能和探针的系数为负值有利于 **1** 显示抗肿瘤活性；在 **1** 的甲基处有 1 个系数为负值的"HO–/811"探针，甲基的排斥电子的性能和探针的系数为负值有利于 **1** 显示抗肿瘤活性；在 **1** 的异丙基处有 1 个系数为正值的"CH$_3$/1195"探针，异丙基的疏水性能和探针的系数为正值有利于 **1** 显示抗肿瘤活性；在 **1** 的甲基处有 1 个系数为正值的"H+/966"探针，甲基的排斥电子的性能和探针的系数为正值有利于 **1** 显示抗肿瘤活性。所述状况导致 **1** 的抗肿瘤活性相对较强。

图 4-3-2C 表明，在 **5** 的苯环处有 1 个系数为负值的"HO–/1333"探针，苯环的排斥电子的性能和探针的系数为负值有利于 **5** 显示抗肿瘤活性；在 **5** 的异丙基处有 1 个系数为正值的"CH$_3$/1195"探针，异丙基的疏水性能和探针的系数为正值有利于 **5** 显示抗肿瘤活性；在 **5** 的甲基处有 1 个系数为正值的

"H+/1150" 探针，甲基的排斥电子的性能和探针的系数为正值有利于 **5** 显示抗肿瘤活性。所述状况导致 **5** 的抗肿瘤活性相对较强。

从表 4-3-3 可以看到，在 **1-16** 治疗的 S180 小鼠的肿瘤重中，**1** 和 **5** 治疗的 S180 小鼠的肿瘤较轻。也就是说，建立的 3D-QSAR 方程能够比较准确地预测 **1-16** 的抗肿瘤活性。

4 二甲基四氢 –β– 咔啉 –3– 甲酰 –Ile–AA–OBzl

修饰（3S）-1，2，3，4- 四氢 -β- 咔啉 -3- 甲酸的 1 位时，两个甲基取代不会引入手性，以及由于甲基是最小的烷基，所以这是最简单的修饰。用寡肽苄酯修饰（3S）-1，2，3，4- 四氢 -β- 咔啉 -3- 甲酸的 3 位羧基时，二肽苄酯是最简单的。最简单的结构修饰往往能最大限度保留（3S）-1，2，3，4- 四氢 -β- 咔啉 -3- 甲酸的生物学特征。按照这种思路，设计了 3S-1，1- 二甲基 -1，2，3，4- 四氢 -β- 咔啉 -3- 甲酰 -Ile-AA-OBzl（**1-19**）。

前面提到，从研究经验出发，（3S）-1，2，3，4- 四氢 -β- 咔啉 -3- 甲酸的 3- 羧酸转化为 3- 羧酸苄酯修饰物可能获得抗肿瘤功能。为了判断 **1-19** 是否有抗肿瘤前景，采用 Discovery Studio 的 LigandFit 模块完成 **1-19** 向 DNA 的 1NAB 活性部位的对接。对接时经历了 4 个步骤。第 1 步，用 flood-filling 算法选择腔体，以便选择和确定作为对接区域的受体的活性位点。第 2 步，为 **1-19** 选择位点时先通过随机抽样选择可变扭转角的柔性值搜索 **1-19** 构象，再用三维规则网格检测位点并估算对接 DNA 的 1NAB 活性部位所需能量。第 3 步，比较 DNA 的 1NAB 和 **1-19** 间的库仑力、范德华力、结合能、原子间距、氢键能、空间相互作用、疏水 – 亲脂相互作用、溶剂化效应和熵效应的分数，以便得到综合评价结果。第 4 步，计算 **1-19** 的对接得分。表 4-4-1 的对接得分表明，**1-19** 可以进入 1NAB 的活性部位并有比较好的得分，是值得研究的肿瘤生长抑制剂。

图 4-4-1 是 **1-19** 的合成路线。为阐明结构，表 4-4-2 给出了 **1-19** 的 AA 代表的氨基酸残基的名称。围绕（3S）-1，2，3，4- 四氢 -β- 咔啉 -3- 甲酸的抗肿瘤作用，以下介绍 **1-19** 的抗肿瘤作用，分析分子对接得分和抗肿瘤作用的关联性。

表 4-4-1　1-19 向 DNA 的 1NAB 活性部位对接的得分

1-19	对接得分	1-19	对接得分
1	72.72	**11**	110.84
2	112.46	**12**	91.9
3	129.52	**13**	93.67
4	96.98	**14**	91.09
5	115.55	**15**	93.66
6	112.00	**16**	115.55
7	124.27	**17**	116.92
8	101.54	**18**	113.26
9	129.71	**19**	96.68
10	104.26		

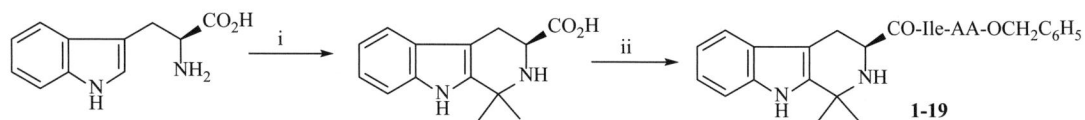

图 4-4-1　1-19 的合成路线

表 4-4-2　1-19 的 AA

化合物	式中 AA 代表的氨基酸残基	化合物	式中 AA 代表的氨基酸残基
1	式中 AA 为 L-Ala 残基	11	式中 AA 为 L-Pro 残基
2	式中 AA 为 L-Cys（OBzl）残基	12	式中 AA 为 L-Gln 残基
3	式中 AA 为 L-Asp（OBzl）残基	13	式中 AA 为 L-Arg（NO₂）残基
4	式中 AA 为 L-Glu（OBzl）残基	14	式中 AA 为 L-Ser 残基
5	式中 AA 为 L-Phe 残基	15	式中 AA 为 L-Thr 残基
6	式中 AA 为 Gly 残基	16	式中 AA 为 L-Val 残基
7	式中 AA 为 L-Ile 残基	17	式中 AA 为 L-Trp 残基
8	式中 AA 为 L-Leu 残基	18	式中 AA 为 L-Tyr 残基
9	式中 AA 为 L-Met 残基	19	式中 AA 为 L-The 残基
10	式中 AA 为 L-Asn 残基		

4.1　1-19 抑制肿瘤细胞增殖活性

按照前面的 MTT 法，评价了 1-19 抑制 S180（鼠腹水癌细胞）、MCF-7（人乳腺癌细胞）、A549（人非小细胞肺癌细胞）、K562（人白血病细胞）、HL60（人早幼粒白血病细胞）、HeLa（人宫颈癌细胞）及 HaCaT（人永生化表皮细胞）增殖的 IC_{50}。阿霉素为阳性对照。结果见表 4-4-3 和表 4-4-4（$n=5$）。

表 4-4-3　1-19 抑制 MCF-7、A549、HeLa 和 HaCaT 增殖的 IC_{50}

对照及 1-19	抑制下面肿瘤细胞增殖的 IC_{50}（均值 ±SD，μM）			
	MCF-7	A549	HeLa	HaCaT
阿霉素	7.86 ± 1.52	9.96 ± 2.75	3.25 ± 1.27	6.22 ± 0.76
1	＞100	＞100	＞100	＞100
2	＞100	93.17 ± 5.25	41.79 ± 2.75	89.42 ± 7.51
3	＞100	＞100	＞100	＞100
4	＞100	＞100	＞100	＞100
5	＞100	＞100	＞100	＞100
6	29.86 ± 2.59	35.57 ± 3.86	35.10 ± 2.08	＞100
7	58.62 ± 5.35	30.46 ± 2.27	27.40 ± 4.15	＞100
8	＞100	＞100	＞100	＞100
9	17.08 ± 4.44	40.96 ± 4.68	81.66 ± 4.39	83.91 ± 14.26
10	＞100	＞100	＞100	＞100
11	＞100	＞100	＞100	＞100
12	＞100	＞100	＞100	＞100
13	＞100	＞100	＞100	＞100
14	32.79 ± 2.44	＞100	42.88 ± 3.92	＞100
15	45.65 ± 2.77	＞100	53.55 ± 4.30	＞100
16	91.65 ± 4.81	87.33 ± 2.08	＞100	＞100
17	76.26 ± 6.91	17.50 ± 1.51	43.54 ± 2.83	＞100
18	＞100	82.68 ± 3.30	＞100	＞100
19	＞100	＞100	84.53 ± 1.18	94.37 ± 4.83

表 4-4-3 的数据表明，**1-19** 抑制 MCF-7、A549、HeLa 及 HaCaT 增殖的 IC_{50} 为 17.08 μM 至 $>$ 100 μM，阿霉素抑制 MCF-7、A549、HeLa 及 HaCaT 增殖的 IC_{50} 为 3.25 ～ 9.96 μM。可见，**1-19** 抑制 MCF-7、A549、HeLa 及 HaCaT 增殖的 IC_{50} 和阿霉素抑制 MCF-7、A549、HeLa 及 HaCaT 增殖的 IC_{50} 不在同一个数量级。换句话说，对于 MCF-7、A549、HaLa 及 HaCaT 来说 **1-19** 的细胞毒作用比阿霉素弱很多。

表 4-4-4　1-19 抑制 S180、K562 和 HL60 增殖的 IC_{50}

对照及 1-19	抑制下面肿瘤细胞增殖的 IC_{50}（均值 ±SD，μM）		
	S180	K562	HL60
阿霉素	1.14 ± 0.09	0.56 ± 0.13	3.25 ± 1.27
1	90.77 ± 4.85	40.63 ± 2.74	19.63 ± 2.12
2	75.20 ± 5.14	38.08 ± 2.52	36.54 ± 3.86
3	89.17 ± 3.42	21.68 ± 1.79	51.59 ± 3.99
4	$>$ 100	$>$ 100	$>$ 100
5	$>$ 100	34.56 ± 3.48	$>$ 100
6	36.12 ± 2.32	62.35 ± 5.50	22.16 ± 4.27
7	39.57 ± 3.07	62.85 ± 4.61	33.97 ± 2.64
8	$>$ 100	$>$ 100	$>$ 100
9	26.38 ± 4.82	13.83 ± 1.50	17.43 ± 1.42
10	$>$ 100	$>$ 100	$>$ 100
11	$>$ 100	$>$ 100	$>$ 100
12	$>$ 100	$>$ 100	$>$ 100
13	44.72 ± 3.68	$>$ 100	$>$ 100
14	46.11 ± 4.67	56.23 ± 3.18	33.04 ± 4.28
15	48.82 ± 5.17	72.83 ± 3.09	28.71 ± 2.03
16	88.17 ± 2.69	87.33 ± 2.08	$>$ 100
17	35.87 ± 3.82	32.80 ± 2.84	47.14 ± 5.26
18	$>$ 100	65.58 ± 2.14	45.03 ± 4.11
19	50.57 ± 1.73	77.07 ± 4.93	53.84 ± 5.26

表 4-4-4 的数据表明，**1-19** 抑制 S180、K562 及 HL60 增殖的 IC_{50} 为 13.83 μM 至 $>$ 100 μM，阿霉素抑制 S180、K562 及 HL60 增殖的 IC_{50} 为 0.56 ～ 3.25 μM。可见，**1-19** 抑制 S180、K562 及 HL60 增殖的 IC_{50} 和阿霉素抑制 S180、K562 及 HL60 增殖的 IC_{50} 不在同一个数量级。换句话说，对于 S180、K562 及 HL60 来说 **1-19** 的细胞毒作用比阿霉素弱很多。

4.2　1-19 抑制肿瘤生长活性

按前面描述的方法制备浓度为 1×10^7 个 /mL 的 S180 的细胞悬液，接种于健康雄性 ICR 小鼠 [（20 ± 2）g] 腋下，制备 S180 实体瘤小鼠模型。静息 1 天后，将小鼠随机分组，阳性对照组小鼠腹腔注射阿霉素与生理盐水的溶液 [剂量为 2 μmol/（kg·d），1 天 1 次，连续 10 天]，空白对照组小鼠腹腔注射生理盐水 [剂量为 2 mL/（kg·d），1 天 1 次，连续 10 天]，**1-19** 治疗组的小鼠腹腔注射 **1-19** 与生理盐水的悬浮液 [剂量为 0.4 μmol/（kg·d），1 天 1 次，连续 10 天]。每天观察小鼠的自主活动、精神状态、毛发、呼吸、饮食、粪便性状。第 11 天停止治疗，称小鼠体重，用乙醚麻醉，颈椎脱臼处死，取肿瘤并称重。表 4-4-5 的数据表明，**1-19** 能有效地抑制 S180 小鼠的肿瘤生长。

表 4-4-5　1-19 对 S180 荷瘤小鼠肿瘤生长的抑制作用

对照及 1-19	肿瘤重（均值 ±SD，g）	对照及 1-19	肿瘤重（均值 ±SD，g）
生理盐水	2.07 ± 0.36	10	0.99 ± 0.29[a]
阿霉素	0.64 ± 0.17	11	1.03 ± 0.25[a]
1	1.51 ± 0.44[a]	12	1.49 ± 0.45[a]
2	1.01 ± 0.32[a]	13	1.32 ± 0.35[a]
3	0.68 ± 0.18[b]	14	1.50 ± 0.26[a]
4	1.24 ± 0.45[a]	15	1.52 ± 0.28[a]
5	1.32 ± 0.35[a]	16	1.08 ± 0.38[a]
6	0.99 ± 0.29[a]	17	1.51 ± 0.49[a]
7	0.72 ± 0.20[b]	18	0.97 ± 0.24[a]
8	0.94 ± 0.30[a]	19	1.35 ± 0.37[a]
9	0.73 ± 0.16[b]		

a：与生理盐水比 $P < 0.01$；b：与生理盐水比 $P < 0.01$，与阿霉素比 $P > 0.05$；$n=15$。

4.3　1-19 的分子对接与活性的关系

表 4-4-1 的分子对接得分表明，在 1-19 中 3、7 和 9 得分最高。3、7 和 9 向 DNA 的 1NAB 活性部位对接能够得最高分，说明在 1-19 中 3、7 和 9 最适宜嵌入肿瘤细胞的 DNA 的 1NAB 活性部位。这种优势反映在 1-19 对 S180 荷瘤小鼠肿瘤生长的抑制作用中，3、7 和 9 抑制 S180 荷瘤小鼠肿瘤生长活性最强。表 4-4-5 的肿瘤重表明，3、7 和 9 治疗的 S180 荷瘤小鼠的肿瘤重分别为（0.68 ± 0.18）g，（0.72 ± 0.20）g 和（0.73 ± 0.16）g。表 4-4-1 的分子对接得分表明，在 1-19 中 1、12 和 14 得分最低。1、12 和 14 向 DNA 的 1NAB 活性部位对接能够得最低分，说明在 1-19 中 1、12 和 14 不适宜嵌入肿瘤细胞的 DNA 的 1NAB 活性部位。这种劣势反映在 1-19 中 1、12 和 14 抑制 S180 荷瘤小鼠肿瘤生长活性最弱。表 4-4-5 的肿瘤重表明，1、12 和 14 治疗的 S180 荷瘤小鼠的肿瘤重分别为（1.51 ± 0.44）g，（1.49 ± 0.45）g 和（1.50 ± 0.26）g。3、7 和 9 治疗的 S180 荷瘤小鼠的肿瘤重（0.68 ± 0.18）g、（0.72 ± 0.20）g 和（0.73 ± 0.16）g，显著小于 1、12 和 14 治疗的 S180 荷瘤小鼠的肿瘤重（$P < 0.01$）。可见，1-19 的分子对接得分比较合理地关联了对 S180 荷瘤小鼠肿瘤生长的抑制作用。

5　3S-1，1- 二甲基 -1，2，3，4- 四氢 -β- 咔啉 -3- 甲酰 -Ile-AA

抗动脉血栓是最早被揭示的 1，2，3，4- 四氢 -β- 咔啉 -3- 甲酸的作用。前面看到，1，2，3，4- 四氢 -β- 咔啉 -3- 甲酸的 3- 羧酸转化为 3- 羧酸苄酯可获得抗肿瘤功能。反过来，1，2，3，4- 四氢 -β- 咔啉 -3- 甲酸苄酯的 3- 羧酸苄酯转化为 3- 羧酸是不是可以恢复抗动脉血栓作用呢？为了揭示这种可能性，以下介绍 3S-1，1- 二甲基 -1，2，3，4- 四氢 -β- 咔啉 -3- 甲酰 -Ile-AA（1-11）的抗动脉血栓作用，以及对应的 SAR 分析。图 4-5-1 是 1-11 的合成路线。为阐明结构，表 4-5-1 给出了 1-11 的 AA 代表的氨基酸残基。

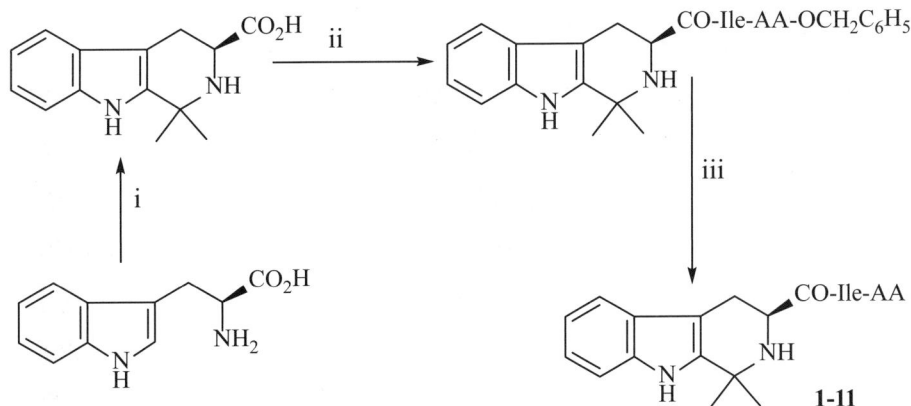

图 4-5-1　**1-11** 的合成路线

表 4-5-1　**1-11** 的 AA

化合物	式中 AA 代表的氨基酸残基	化合物	式中 AA 代表的氨基酸残基
1	式中 AA 为 L-Ala 残基	7	式中 AA 为 L-Ser 残基
2	式中 AA 为 L-Asp 残基	8	式中 AA 为 L-Thr 残基
3	式中 AA 为 L-Phe 残基	9	式中 AA 为 L-Val 残基
4	式中 AA 为 L-Ile 残基	10	式中 AA 为 L-Trp 残基
5	式中 AA 为 L-Leu 残基	11	式中 AA 为 L-The 残基
6	式中 AA 为 L-Met 残基		

5.1　1-11 抗动脉血栓活性

在大鼠丝线法抗血栓模型上评价 **1-11**（灌胃剂量为 0.4 μmol/kg）的抗动脉血栓活性。评价时选择阿司匹林为阳性对照（灌胃剂量为 167 μmol/kg），选择生理盐水为空白对照（灌胃剂量为 3 mL/kg），用血栓重代表活性。大鼠丝线法抗血栓模型包括动静脉旁路插管，该插管由 3 段硅烷化的聚乙烯管构成。中段的聚乙烯管长为 60 mm，内径为 2 mm。中段聚乙烯管的两端分别与 2 段相同规格的聚乙烯管连接。这 2 段聚乙烯管长为 100 mm，内径为 1 mm，外径为 2 mm。它们的一端为尖管，用于插入大鼠的颈动脉或颈静脉。它们的另一端用于插入中段聚乙烯管。雄性 SD 大鼠（200 ～ 220 g）灌胃 **1-11** 或阿司匹林或生理盐水 30 min 之后，腹腔注射乌拉坦溶液（5.0 mg/mL，3 mL/kg）进行麻醉，然后分离右颈动脉和左颈静脉。把一根准确称重（丝线的初重量）的 6 cm 长的丝线放入中段聚乙烯管中，让插管充满肝素钠的生理盐水溶液（50 IU/mL），一端插入大鼠的左颈静脉。另一端加入定量肝素钠抗凝，然后插入大鼠的右颈动脉。血液从右颈动脉流经聚乙烯管流入左颈静脉，15 min 后取出附有血栓的丝线并准确称重（丝线的终重量）。用丝线的终重量减去丝线的初重量得血栓重，即得到 **1-11** 治疗的血栓大鼠的动脉血栓重。表 4-5-2 的数据表明，**1-11** 对动脉血栓显示不同的活性。这种状况为基于血栓重的 **1-11** 的 SAR 分析提供了基础。

表 4-5-2　1-11 抗动脉血栓活性

对照及 1-11	血栓重（均值 ±SD, mg）	对照及 1-11	血栓重（均值 ±SD, mg）
生理盐水	27.84 ± 3.66	**6**	20.39 ± 2.66^a
阿司匹林	13.93 ± 2.51	**7**	20.38 ± 2.02^a
1	19.69 ± 2.54^a	**8**	22.59 ± 2.81^a
2	22.17 ± 2.19^a	**9**	21.65 ± 2.79^a
3	24.68 ± 2.13	**10**	27.80 ± 2.03
4	21.15 ± 2.34^a	**11**	22.16 ± 2.64^a
5	19.21 ± 2.62^a		

a：与生理盐水比 $P < 0.01$；$n=15$。

5.2　1-11 的 SAR

从表 4-5-1 可以看到，在 **1-11** 中 **3** 和 **10** 的 AA 分别为 L-Phe 残基及 L-Trp 残基，侧链含芳香环。从表 4-5-1 还可以看到，在 **1-11** 中 **1** 和 **5** 的 AA 分别为 L-Ala 残基及 L-Leu 残基，侧链含烷基。从表 4-5-1 可以进一步看到，在 **1-11** 中 **2** 和 **8** 的 AA 分别为 L-Asp 残基及 L-Thr 残基，侧链含羟基及羧基。

从表 4-5-2 可以看到，在 **1-11** 中 **3** 和 **10** 没有抗动脉血栓活性。从表 4-5-2 还可以看到，在 **1-11** 中 **1**〔（19.69±2.54）mg〕和 **5**〔（19.21±2.62）g〕的抗动脉血栓活性比较强。从表 4-5-2 可以进一步看到，在 **1-11** 中 **2**〔（22.17±2.19）mg〕和 **8**〔（22.59±2.81）mg〕的抗动脉血栓活性比较弱。括号中的数据表明，**1** 和 **5** 治疗的大鼠的动脉血栓重显著小于 **2** 和 **8** 治疗的大鼠的动脉血栓重（$P < 0.05$，$n=15$）。换句话说，**1** 和 **5** 的抗动脉血栓活性显著强于 **2** 和 **8** 的抗动脉血栓活性。

综合表 4-5-1 和表 4-5-2 可以看到，AA 的侧链含芳香环时不利于 3S-1，1- 二甲基 -1，2，3，4- 四氢 - β - 咔啉 -3- 甲酰 -Ile-AA 的抗动脉血栓活性。综合表 4-5-1 和表 4-5-2 还可以看到，AA 的侧链含羟基及羧基时比较有利于 3S-1，1- 二甲基 -1，2，3，4- 四氢 - β - 咔啉 -3- 甲酰 -Ile-AA 的抗动脉血栓活性。综合表 4-5-1 和表 4-5-2 可以进一步看到，AA 的侧链含烷基时最有利于 3S-1，1- 二甲基 -1，2，3，4- 四氢 - β - 咔啉 -3- 甲酰 -Ile-AA 的抗动脉血栓活性。

6 ● 3S-1，1- 二甲基 -1，2，3，4- 四氢 - β - 咔啉 -3- 甲酰抗黏附肽

为了揭示前面的 3S-1，1- 二甲基 -1，2，3，4- 四氢 - β - 咔啉 -3- 甲酰 -Ile-AA 的抗动脉血栓作用的分子机制，这里特地用抗黏附肽 Ala-Gly-Asp-Val、Ala-Gly-Asp-Phe、Ala-Gly-Asp-Ser、Arg-Gly-Asp-Val、Arg-Gly-Asp-Phe 及 Arg-Gly-Asp-Ser 替代 3S-1，1- 二甲基 -1，2，3，4- 四氢 - β - 咔啉 -3- 甲酰 -Ile-AA 的 Ile-AA。可以设想，这种替代得到的 3S-1，1- 二甲基 -1，2，3，4- 四氢 - β - 咔啉 -3- 甲酰 -Ala-Gly-Asp-Val，3S-1，1- 二甲基 -1，2，3，4- 四氢 - β- 咔啉 -3-甲酰 -Ala-Gly-Asp-Phe，3S-1，1- 二甲基 -1，2，3，4- 四氢 - β - 咔啉 -3- 甲酰 -Ala-Gly-Asp-Ser，3S-1，1- 二甲基 -1，2，3，4- 四氢 - β - 咔啉 -3- 甲酰 -Arg-Gly- Asp-Val，3S-1，1- 二甲基 -1，2，3，4- 四氢 - β - 咔啉 -3- 甲酰 -Arg-Gly-Asp-Phe 及 3S-1，1- 二甲基 -1，2，3，4- 四氢 - β - 咔啉 -3- 甲酰 -Arg-Gly-Asp-Ser（**1-6**）的抗动脉血栓作用的增强有利于揭

示分子机制。图 4-6-1 是 **1-6** 的合成路线。为阐明结构，表 4-6-1 给出了 **1-6** 的 AA$_1$-Gly-Asp-AA$_2$。

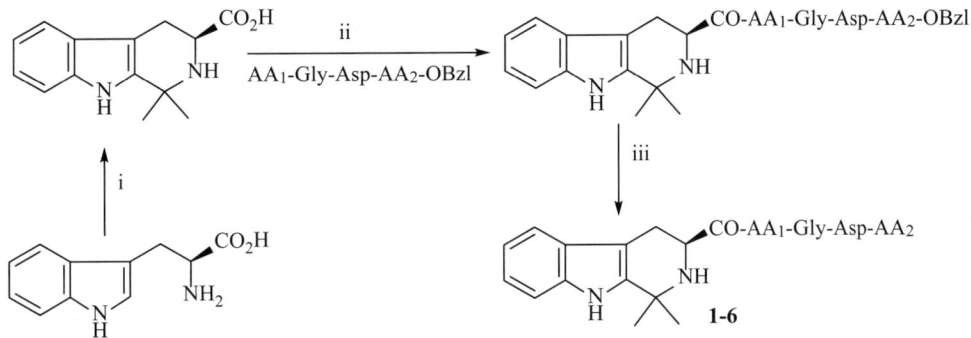

图 4-6-1 **1-6** 的合成路线

表 4-6-1 **1-6** 的肽序列

化合物	式中的肽序列	化合物	式中的肽序列
1	Ala-Gly-Asp-Val	**4**	Arg-Gly-Asp-Val
2	Ala-Gly-Asp-Phe	**5**	Arg-Gly-Asp-Phe
3	Ala-Gly-Asp-Ser	**6**	Arg-Gly-Asp-Ser

6.1 1-6 抗血小板聚集活性

为了考察 **1-6** 的抗血栓活性，先测定了 **1-6** 的抗血小板聚集活性。测定时取猪颈动脉血用 3.8% 枸橼酸钠溶液（按体积比 1：9）抗凝。1000 r/min 离心 10 min 得富血小板血浆（PRP），3000 r/min 离心 10 min 得贫血小板血浆（PPP）。用 PPP 调节 PRP，使 PRP 中的血小板数适合测定 **1-6** 的抗血小板聚集活性。**1-6** 用生理盐水溶解。向比浊管中加 0.24 mL 调节过的 PRP，再加 5 μL 生理盐水或 **1-6** 和生理盐水的溶液（5 μL，浓度为 0.1 μM、10 μM、15 μM、20 μM）。调好吸光度的基线，加入 5 μL 4 种含诱导剂的生理盐水溶液，观察 5 min 内血小板的最大聚集率。4 种诱导剂是血小板活化因子（PAF，终浓度为 50 μM）、腺苷二磷酸（ADP，终浓度为 500 μM）、凝血酶（TH，终浓度为 50 IU/L）及花生四烯酸（AA，终浓度为 7.5 mg/mL）。最大聚集率是聚集曲线波峰的值。每个浓度下的 **1-6** 平行测 6 次（$n=6$），形成血小板聚集曲线。根据血小板聚集曲线，确定 **1-6** 抑制 PAF、ADP、TH 及 AA 诱发的血小板聚集的 IC$_{50}$。测定表明 **1-6** 抑制 PAF、ADP 及 AA 诱发的血小板聚集的 IC$_{50}$ > 100 μM，抑制 TH 诱发的血小板聚集的 IC$_{50}$ 为 3.74 ～ 18.09 μM（表 4-6-2）。也就是说，**1-6** 选择性抑制 TH 诱发的血小板聚集。目前，关于 TH 选择性抑制剂的文献较少。还有，在动脉血栓症中 TH 的作用格外重要。这些知识使得 **1-6** 选择性抑制 TH 的发现不容轻视。

表 4-6-2 **1-6** 抑制 TH 诱发的血小板聚集的 IC$_{50}$

化合物	抑制 TH 诱发的血小板聚集的 IC$_{50}$（均值 ±SD，μM）	化合物	抑制 TH 诱发的血小板聚集的 IC$_{50}$（均值 ±SD，μM）
1	5.47 ± 0.43	**4**	4.77 ± 0.96
2	7.93 ± 1.22	**5**	18.09 ± 1.09
3	3.89 ± 0.78	**6**	3.74 ± 1.43

6.2　1-6 抗动脉血栓活性

在大鼠丝线法抗血栓模型上评价 1-6（灌胃剂量为 1 nmol/kg）的抗动脉血栓活性。评价时选择阿司匹林为阳性对照（灌胃剂量为 167 μmol/kg），选择生理盐水为空白对照（灌胃剂量为 3 mL/kg），用血栓重代表活性。大鼠丝线法抗血栓模型包括动静脉旁路插管，该插管由 3 段硅烷化的聚乙烯管构成。中段的聚乙烯管长为 60 mm，内径为 2 mm。中段聚乙烯管的两端分别与 2 段相同规格的聚乙烯管连接。这 2 段聚乙烯管长为 100 mm，内径为 1 mm，外径为 2 mm。它们的一端为尖管，用于插入大鼠的颈动脉或颈静脉。它们的另一端用于插入中段聚乙烯管。雄性 SD 大鼠（200～220 g）灌胃 1-6 或阿司匹林或生理盐水 30 min 之后，腹腔注射乌拉坦溶液（5.0 mg/mL，3 mL/kg）进行麻醉，然后分离右颈动脉和左颈静脉。把一根准确称重（丝线的初重量）的 6 cm 长的丝线放入中段聚乙烯管中，让插管充满肝素钠的生理盐水溶液（50 IU/mL），一端插入大鼠的左颈静脉。另一端加入定量肝素钠抗凝，然后插入大鼠的右颈动脉。血液从右颈动脉流经聚乙烯管流入左颈静脉，15 min 后取出附有血栓的丝线并准确称重（丝线的终重量）。用丝线的终重量减去丝线的初重量得血栓重，即得到 1-6 治疗的血栓大鼠的动脉血栓重。表 4-6-3 的数据表明，1-6 能有效地抑制大鼠动脉血栓形成。取血栓大鼠全血留作酶联免疫吸附分析。

表 4-6-3　1-6 抗动脉血栓活性

对照及 1-6	血栓重（均值 ±SD, mg）	对照及 1-6	血栓重（均值 ±SD, mg）
生理盐水	30.22 ± 0.81	3	23.37 ± 1.44^a
阿司匹林	18.04 ± 0.49	4	21.95 ± 3.73^a
1	22.87 ± 2.89^a	5	22.64 ± 3.11^a
2	19.16 ± 2.65^a	6	23.03 ± 2.98^a

a：与生理盐水比 $P < 0.01$；$n=12$。

6.3　1-6 对血栓大鼠血液中 GP Ⅱb/ Ⅲa 浓度的影响

制备血栓大鼠的血浆样本时，先将留取的血栓大鼠全血于 3000 r/min 离心 15 min，然后吸取上清液。ELISA 法定量测定血栓大鼠血液样本中 GP Ⅱb/ Ⅲa 时，使用纯化的 GP Ⅱb/ Ⅲa 抗体包被微孔板。方法可简述为，向包被单抗的微孔中依次加入标准品或生理盐水治疗的血栓大鼠血浆样本或 1-6 治疗的血栓大鼠血浆样本，生物素化的 GP Ⅱb/ Ⅲa 抗体，以及辣根过氧化物酶标记的抗生物素蛋白。然后，彻底地洗涤微孔板并加底物 TMB 显色。显色时，先看到过氧化物酶作用诱发的蓝色，后看到在酸作用下蓝色转为黄色。黄色的深度与样本中 GP Ⅱb/ Ⅲa 的浓度呈正相关。在 450 nm 的波长下用酶标仪测定标准品的吸光度，绘制标准曲线。在 450 nm 的波长下用酶标仪测定生理盐水治疗的血栓大鼠血浆样本的吸光度或 1-6 治疗的血栓大鼠血浆样本的吸光度，通过标准曲线计算生理盐水治疗的血栓大鼠血液中 GP Ⅱb/ Ⅲa 的浓度或 1-6 治疗的血栓大鼠血液中 GP Ⅱb/ Ⅲa 的浓度。详细操作见大鼠血小板 GP Ⅱb/ Ⅲa(CD41+CD61) 酶联免疫试剂盒说明书。每个样本重复 6 次，数据列入表 4-6-4。表 4-6-4 的 GP Ⅱb/ Ⅲa 浓度表明，血栓发作时血液 GP Ⅱb/ Ⅲa 浓度上升，1-6 通过降低血液 GP Ⅱb/ Ⅲa 浓度发挥抗动脉血栓作用，GP Ⅱb/ Ⅲa 是 1-6 的分子靶点。

6.4 1-6 对血栓大鼠血液中 P- 选择素浓度的影响

制备血栓大鼠的血浆样本时，先将留取的血栓大鼠全血于 3000 r/min 离心 15 min，然后吸取上清液。ELISA 法定量测定血栓大鼠血液样本中 P- 选择素时，使用纯化的 P- 选择素抗体包被微孔板。方法可简述为，向包被单抗的微孔中依次加入标准品或生理盐水治疗的血栓大鼠血浆样本或 1-6 治疗的血栓大鼠血浆样本，生物素化的 P- 选择素抗体，以及辣根过氧化物酶标记的抗生物素蛋白。然后，彻底地洗涤微孔板并加底物 TMB 显色。显色时，先看到过氧化物酶作用诱发的蓝色，后看到在酸作用下蓝色转为黄色。黄色的深度与样本中 P- 选择素的浓度呈正相关。在 450 nm 的波长下用酶标仪测定标准品的吸光度，绘制标准曲线。在 450 nm 的波长下用酶标仪测定生理盐水治疗的血栓大鼠血浆样本的吸光度或 1-6 治疗的血栓大鼠血浆样本的吸光度，通过标准曲线计算生理盐水治疗的血栓大鼠血液中 P- 选择素的浓度或 1-6 治疗的血栓大鼠血液中 P- 选择素的浓度。详细操作见大鼠血小板 P- 选择素（CD62P）酶联免疫试剂盒说明书。每个样本重复 6 次，数据列入表 4-6-4。表 4-6-4 的 P- 选择素浓度表明，血栓发作时血液 P- 选择素浓度上升，1-6 通过降低血液 P- 选择素浓度发挥抗动脉血栓作用，P- 选择素是 1-6 的分子靶点。

表 4-6-4　1-6 治疗的血栓大鼠血液中 GP IIb/ IIIa 及 P- 选择素浓度

对照及 1-6	GP IIb/ IIIa 浓度（均值 ±SD, ng/mL）	P- 选择素浓度（均值 ±SD, ng/mL）
生理盐水	1843.56 ± 59.47	210.33 ± 7.56
1	199.05 ± 2.32[a]	115.82 ± 9.17[a]
2	190.14 ± 1.96[a]	106.47 ± 8.88[a]
3	193.57 ± 2.55[a]	111.40 ± 8.39[a]
4	196.71 ± 2.27[a]	115.44 ± 9.65[a]
5	223.93 ± 2.84[a]	117.09 ± 7.22[a]
6	211.87 ± 2.47[a]	114.43 ± 8.26[a]

a: 与生理盐水及阿司匹林比 $P < 0.01$；n=6。

7　六氢吡嗪并吡啶并吲哚二酮乙酰 –AA–RGD 肽

在创造结构多样性的同时揭示作用靶点是药物化学研究的内容之一。为了展示（3S）-1，2，3，4-四氢 -β - 咔啉 -3- 甲酸的修饰物在揭示作用靶点方面的潜力，此处选择（3S，12aS）-2，3，6，7，12，12a- 六氢吡嗪并 [1'，2'：1，6] 吡啶并 [3，4-b] 吲哚 -1，4- 二酮 -3- 乙酰 -AA-RGD 肽（简称六氢吡嗪并吡啶并吲哚二酮乙酰 -AA-RGD 肽），作为 1，2，3，4- 四氢 -β - 咔啉 -3- 甲酸的扩展四环围绕抗动脉血栓确认作用靶点。图 4-7-1 是（3S，12aS）-2，3，6，7，12，12a- 六氢吡嗪并 [1'，2'：1，6] 吡啶并 [3，4-b] 吲哚 -1，4- 二酮 -3- 乙酰 -AA-RGD 肽的合成路线。为阐明结构，表 4-7-1 给出了（3S，12aS）-2，3，6，7，12，12a- 六氢吡嗪并 [1'，2'：1，6] 吡啶并 [3，4-b] 吲哚 -1，4- 二酮 -3- 乙酰 -AA-RGD 肽（1-16）的肽序列。

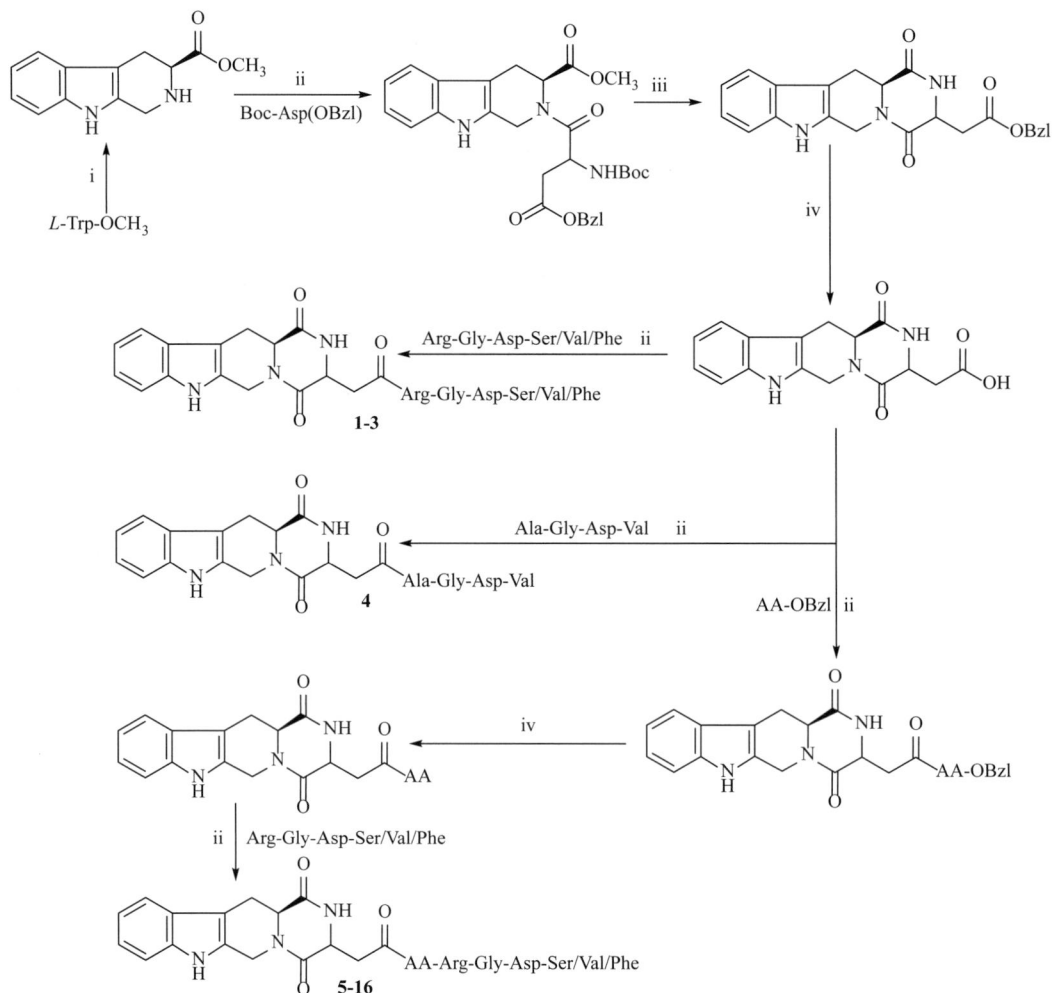

图 4-7-1　1-16 的合成路线

表 4-7-1　1-16 的肽序列

化合物	式中的肽序列	化合物	式中的肽序列
1	Arg-Gly-Asp-Val	9	Lys-Arg-Gly-Asp-Val
2	Arg-Gly-Asp-Phe	10	Lys-Arg-Gly-Asp-Phe
3	Arg-Gly-Asp-Ser	11	Lys-Arg-Gly-Asp-Ser
4	Ala-Gly-Asp-Val	12	Lys-Ala-Gly-Asp-Val
5	Leu- Arg-Gly-Asp-Val	13	Thr-Arg-Gly-Asp-Val
6	Leu- Arg-Gly-Asp-Phe	14	Thr-Arg-Gly-Asp-Phe
7	Leu-Arg-Gly-Asp-Ser	15	Thr-Arg-Gly-Asp-Ser
8	Leu-Ala-Gly-Asp-Val	16	Thr-Ala-Gly-Asp-Val

7.1　1-16 抗血小板聚集活性

为了考察 **1-16** 的抗血栓活性，先测定了 **1-16** 的抗血小板聚集活性。测定时取猪颈动脉血用 3.8% 枸橼酸钠溶液（按体积比 1：9）抗凝。1000 r/min 离心 10 min 得富血小板血浆（PRP），3000 r/min 离心 10 min 得贫血小板血浆（PPP）。用贫血小板血浆调节富血小板血浆，使富血小板血浆中的血小板数

适合测定 **1-16** 的抗血小板聚集活性。**1-16** 用生理盐水溶解。向比浊管中加 0.24 mL 调节过的富血小板血浆，再加 5 μL 生理盐水或 **1-16** 和生理盐水的溶液（5 μL，浓度为 0.1 μM、10 μM、15 μM、20 μM）。调好吸光度的基线，加入 5 μL 4 种含诱导剂的生理盐水溶液，观察 5 min 内血小板的最大聚集率。4 种诱导剂是血小板活化因子（PAF，终浓度为 50 μM）、腺苷二磷酸（ADP，终浓度为 500 μM）、凝血酶（TH，终浓度为 50 IU/L）及花生四烯酸（AA，终浓度为 7.5 mg/mL）。最大聚集率是聚集曲线波峰的值。每个浓度下的 **1-16** 平行测 6 次（$n=6$），形成血小板聚集曲线。根据血小板聚集曲线，确定 **1-16** 抑制 PAF、ADP、TH 及 AA 诱发的血小板聚集的 IC_{50}（表 4-7-2）。表 4-7-2 的 IC_{50} 表明，**1-16** 抑制 PAF、ADP、TH 及 AA 诱发的血小板聚集的 IC_{50} 分别为 1.04 μM 至 > 100 μM，3.79 μM 至 37.04 μM，4.65 μM 至 > 100 μM 和 1.14 μM 至 > 100 μM。比较 4 种诱导剂诱发的血小板聚集，ADP 诱发的血小板聚集对 **1-16** 更敏感。换句话说，对于 PAF、ADP、TH 及 AA 4 种血小板聚集诱导剂，**1-16** 选择性抑制 ADP。目前，关于 ADP 选择性抑制剂的文献较少。还有，在动脉血栓症中 ADP 的作用非常重要。这些知识使得 **1-16** 选择性抑制 ADP 的发现不容轻视。

表 4-7-2　**1-16** 抑制 PAF、ADP、TH 及 AA 诱发的血小板聚集的 IC_{50}

化合物	抑制下面 4 种诱导剂诱发的血小板聚集的 IC_{50}（均值 ±SD，μM）			
	PAF	ADP	TH	AA
1	18.56 ± 3.82	9.91 ± 0.79	> 100	> 100
2	16.92 ± 1.23	10.52 ± 0.63	> 100	> 100
3	7.82 ± 1.39	8.91 ± 0.83	24.48 ± 1.99	> 100
4	> 100	37.04 ± 1.08	> 100	> 100
5	3.90 ± 0.60	3.79 ± 0.43	> 100	1.18 ± 0.18
6	26.02 ± 2.78	11.24 ± 0.70	62.44 ± 3.86	2.50 ± 0.25
7	3.54 ± 0.48	8.71 ± 0.28	4.65 ± 0.25	1.14 ± 0.24
8	39.19 ± 4.62	16.26 ± 1.10	98.56 ± 7.16	> 100
9	1.04 ± 0.14	5.49 ± 0.15	5.93 ± 0.33	2.59 ± 0.46
10	1.54 ± 0.25	8.97 ± 0.29	45.27 ± 2.62	7.39 ± 1.20
11	1.96 ± 0.09	9.56 ± 1.01	40.33 ± 2.19	17.73 ± 2.91
12	4.12 ± 0.14	10.20 ± 1.47	> 100	19.18 ± 3.69
13	14.18 ± 0.97	8.56 ± 0.65	24.78 ± 2.99	4.25 ± 0.73
14	8.67 ± 1.18	8.10 ± 0.66	> 100	60.71 ± 4.23
15	10.66 ± 0.54	5.16 ± 0.14	39.41 ± 5.33	3.23 ± 0.58
16	19.38 ± 1.77	8.75 ± 0.83	30.54 ± 3.76	19.72 ± 2.08

7.2　1-16 抗动脉血栓活性

在大鼠丝线法抗血栓模型上评价 **1-16**（灌胃剂量为 0.1 nmol/kg）的抗动脉血栓活性。评价时选择阿司匹林为阳性对照（灌胃剂量为 167 μmol/kg），选择生理盐水为空白对照（灌胃剂量为 3 mL/kg），用血栓重代表活性。大鼠丝线法抗血栓模型包括动静脉旁路插管，该插管由 3 段硅烷化的聚乙烯管构成。中段的聚乙烯管长为 60 mm，内径为 2 mm。中段聚乙烯管的两端分别与 2 段相同规格的聚乙烯管连接。这 2 段聚乙烯管长为 100 mm，内径为 1 mm，外径为 2 mm。它们的一端为尖管，用于插入大鼠的颈动脉或颈静脉。它们的另一端用于插入中段聚乙烯管。雄性 SD 大鼠（200 ～ 220 g）灌胃 **1-16** 或阿司匹林或生理盐水 30 min 之后，腹腔注射乌拉坦溶液（5.0 mg/mL，3 mL/kg）进行麻醉，然后分离右颈动脉和左颈静脉。把一根准确称重（丝线的初重量）的 6 cm 长的丝线放入中段聚乙烯管中，让插管充满肝素钠的生理盐水溶液（50 IU/mL），一端插入大鼠的左颈静脉。另一端加入定量肝素钠抗凝，然后插入大鼠的右颈动脉。血液从右颈动脉流经聚乙烯管流入左颈静脉，15 min 后取出附有血栓的丝线并准确称重（丝线的终重量）。用丝线的终重量减去丝线的初重量得血栓重，即得到 **1-16** 治疗的血栓大鼠的动脉血栓重。表 4-7-3 的数据表明，**1-16** 能有效地抑制大鼠动脉血栓形成。

表 4-7-3 **1-16** 抗动脉血栓活性

对照及 1-16	血栓重（均值 ±SD, mg）	对照及 1-16	血栓重（均值 ±SD, mg）
生理盐水	32.43 ± 1.22	**8**	25.08 ± 2.00^a
阿司匹林	17.09 ± 1.23	**9**	23.61 ± 0.95^a
1	24.57 ± 1.78^a	**10**	25.28 ± 1.85^a
2	25.58 ± 1.93^a	**11**	25.62 ± 1.89^a
3	26.40 ± 1.67^a	**12**	25.40 ± 1.66^a
4	27.61 ± 1.4^6a	**13**	25.02 ± 1.62^a
5	24.63 ± 1.90^a	**14**	25.25 ± 1.99^a
6	25.08 ± 1.25^a	**15**	25.88 ± 1.49^a
7	23.98 ± 1.48^a	**16**	25.63 ± 1.39^a

a：与生理盐水比 $P < 0.01$；$n=12$。

7.3 剂量对 9 抗动脉血栓活性的影响

为了考察剂量对 **1-16** 抗动脉血栓活性的影响，选择 **9** 为代表，采用前面描述的操作测定了 10 nmol/kg、0.1 nmol/kg、0.01 nmol/kg 和 0.001 nmol/kg 4 种灌胃剂量下 **9** 的抗动脉血栓活性。表 4-7-4 的数据表明，随着剂量降低，**9** 的抗动脉血栓活性显著减弱。也就是说，**9** 的抗动脉血栓活性与剂量存在明确的依赖关系。

表 4-7-4 **9** 在 4 种剂量下的抗动脉血栓活性

对照及 9	剂量（nmol/kg）	血栓重（均值 ±SD, mg）
生理盐水	—	32.43 ± 1.22
	10	20.26 ± 0.51^a
9	0.1	23.61 ± 0.95^b
	0.01	28.47 ± 0.73^c
	0.001	32.23 ± 0.50^d

a：与生理盐水及 0.1 nmol/kg 剂量比 $P < 0.01$；b：与生理盐水及 0.01 nmol/kg 剂量比 $P < 0.01$；c：与生理盐水及 0.001 nmol/kg 剂量比 $P < 0.01$；d：与生理盐水 $P > 0.05$；$n=12$。

7.4 4 和 9 对动脉血栓大鼠血浆中 P- 选择素浓度的影响

在取出血栓大鼠附血栓的丝线之后，立即取血，按照 1：9 的体积比加枸橼酸钠溶液（3.8%）抗凝，于 4 ℃ 1000 r/min 离心 20 min，取上清液即为血浆样品。

测定血浆中 P- 选择素含量时，实施了 6 个步骤。第 1 步，设置标准孔，**4** 和 **9** 治疗的血栓大鼠的血浆样品孔和空白孔。第 2 步，按大鼠 P- 选择素酶联免疫试剂盒（Rat P-Selectin ELISA Lit）的说明书配制标准品溶液，绘制标准曲线。第 3 步，往 **4** 和 **9** 治疗的血栓大鼠的血浆样品孔中加 40 μL 血浆样品和 10 μL 抗 P- 选择素抗体。空白孔不加抗 P- 选择素抗体。第 4 步，继 10 μL 抗 P- 选择素抗体后再加 HPR 试剂（50 μL），空白孔不加 HPR 试剂，加完后贴上板贴，于 37 ℃孵育 120 min。小心揭掉封板膜，弃去液体，加洗涤液，静置 30 s，弃去洗涤液，重复洗板 5 次，拍干。第 5 步，显色。显色时，向各孔中先加 50 μL 显色液 A，再加 50 μL 显色液 B，然后轻轻振荡混匀并于 37 ℃避光显色 15 min。终止显色时，向各孔中加 50 μL 终止液，终止反应（此时蓝色立转黄色）。第 6 步，测各孔的光密度（OD）。测定 OD 时，先以空白孔为标准调零，然后用酶标仪在 450 nm 波长下测量各孔的 OD。测定应在加终止液后的 15 min 内完成。最后将测得的 OD 代入标准曲线，计算 P- 选择素浓度。表 4-7-5 的数据表明，下调动脉血中 P- 选择素的表达是 **4** 和 **9** 治疗动脉血栓症的分子机制。P- 选择素是 **1-16** 的作用靶点。

7.5　4 和 9 对动脉血栓大鼠血浆中 GP Ⅱb/Ⅲa 浓度的影响

制备血栓大鼠的血清样本时，先将留取的血栓大鼠全血于 3000 r/min 离心 15 min，然后吸取上清液。ELISA 法定量测定血栓大鼠血液样本中 GP Ⅱb/Ⅲa 时，使用纯化的 GP Ⅱb/Ⅲa 抗体包被微孔板。方法可简述为，向包被单抗的微孔中依次加入标准品或生理盐水治疗的血栓大鼠血清样本或阿司匹林治疗的血栓大鼠血清样本或 **4** 和 **9** 治疗的血栓大鼠血清样本，生物素化的 GP Ⅱb/Ⅲa 抗体，以及辣根过氧化物酶标记的抗生物素蛋白。然后，彻底地洗涤微孔板并加底物 TMB 显色。显色时，先看到过氧化物酶作用诱发的蓝色，后看到在酸作用下蓝色转为黄色。黄色的深度与样本中 GP Ⅱb/Ⅲa 的浓度呈正相关。在 450 nm 的波长下用酶标仪测定标准品的吸光度，绘制标准曲线。在 450 nm 的波长下用酶标仪测定生理盐水治疗的血栓大鼠血清样本的吸光度或阿司匹林治疗的血栓大鼠血清样本的吸光度或 **4** 和 **9** 治疗的血栓大鼠血清样本的吸光度，通过标准曲线计算生理盐水治疗的血栓大鼠血液中 GP Ⅱb/Ⅲa 的浓度或阿司匹林治疗的血栓大鼠血液中 GP Ⅱb/Ⅲa 的浓度或 **4** 和 **9** 治疗的血栓大鼠血液中 GP Ⅱb/Ⅲa 的浓度。详细操作见大鼠血小板 GP Ⅱb/Ⅲa（CD41+CD61）酶联免疫试剂盒说明书。每个样本重复 6 次，数据列入表 4-7-5。表 4-7-5 的 GP Ⅱb/Ⅲa 浓度表明，血栓发作时血液 GP Ⅱb/Ⅲa 浓度上升，**4** 和 **9** 通过降低血液 GP Ⅱb/Ⅲa 浓度发挥抗动脉血栓作用。GP Ⅱb/Ⅲa 是 **1-16** 的作用靶点。

表 4-7-5　4 和 9 治疗的血栓大鼠血浆中 P- 选择素及 GP Ⅱb/Ⅲa 浓度

对照及 4、9	P- 选择素浓度（均值 ±SD，ng/mL）	GP Ⅱb/Ⅲa 浓度（均值 ±SD，ng/mL）
生理盐水	213.41 ± 15.43	1915.96 ± 100.63
4	97.92 ± 5.50[a]	412.35 ± 37.88[a]
9	23.04 ± 5.74[a]	225.99 ± 56.17[a]

a：与生理盐水比 $P < 0.01$；$n=4$。

8 （1S，3S）- 四氢 - β - 咔啉 -3- 甲酰溶栓肽

缺血性脑卒中是常见的危害严重的脑血管疾病。缺血性脑卒中以发病率高、致残率高、复发率高和死亡率高为特点，是人类严重的致死性疾病之一。目前，缺血性脑卒中是常见的危害严重的脑血管疾病之一。截至目前，rt-PA 是临床公认的治疗缺血性脑卒中的唯一有效药物。然而，rt-PA 治疗缺血性脑卒中存在两个难以逾越的难题。第 1 个难题是 rt-PA 对缺血性脑卒中发作 4 h 以上的患者没有疗效。第 2 个难题是连续使用 rt-PA 可引起脑、胸腔及腹腔出血。发明对脑卒中发作 4 h 以上（尤其是发作 24 h）的患者有效又无出血不良反应的药物是脑血管药物研究的热点与前沿。在这个意义上，对脑卒中发作 24 h 有效且无出血不良反应的药物是临床的重要需求。前面已经明确，3S-1- 甲基 -1，2，3，4- 四氢 - β - 咔啉 -3- 甲酸的特质是抗动脉血栓 [（3S）-1，2，3，4- 四氢 - β - 咔啉 -3- 甲酸]。前面也已经明确，按照 1 位和 3 位构型（3S）-1，2，3，4- 四氢 - β - 咔啉 -3- 甲酸有两种非对映异构体。第 1 种是（1R，3S）- 异构体，第 2 种是（1S，3S）- 异构体。前面已经明确，1 位 3- 甲氧羰 -4- 羟基苯基取代的（3S）-1，2，3，4- 四氢 - β - 咔啉 -3- 甲酸中（1S，3S）- 异构体更加适宜作为抗动脉血栓的先导化合物。鉴于取代基类型对小分子生物活性的贡献不能轻易推演，在 1 位甲基取代的（3S）-1，2，3，4- 四氢 - β - 咔啉 -3- 甲酸中到底是（1R，3S）- 异构体更加适宜作为抗动脉血栓的先导化合物还是（1S，3S）- 异构体更加适宜作为抗动脉血栓的先导化合物仍然需要实验验证。也就是说，考察寡肽偶联 3 位羧基的 1- 甲基 -1，2，3，4- 四氢 - β - 咔啉 -3- 甲酸的生物活性时有必要成对地研究（1S，3S）-1- 甲基 -1，2，3，4- 四氢 - β - 咔啉 -3- 甲酰寡肽和（1R，3S）-1- 甲基 -1，2，3，4- 四氢 - β - 咔啉 -3- 甲酰寡肽。为此，本部分介绍（1S，3S）-1- 甲基 -1，2，3，4- 四氢 - β - 咔啉 -3- 甲酰溶栓肽。

可以想象，以 Lys 为连接臂把溶栓肽 Pro-Ala-Lys、Arg-Pro-Ala-Lys、Gly- Arg-Pro-Ala-Lys 及 Ala-Arg-Pro-Ala-Lys 引入（1S，3S）-1- 甲基 -1，2，3，4- 四氢 - β - 咔啉 - 3- 甲酸的 3 位可能获得集抗栓、溶栓及治疗缺血性脑卒中为一身的（3S）-1，2，3，4- 四氢 - β - 咔啉 -3- 甲酸的修饰物。同样可以想象，以 Lys 为连接臂把溶栓肽 Pro-Ala-Lys、Arg-Pro-Ala-Lys、Gly- Arg-Pro-Ala-Lys 及 Ala-Arg-Pro-Ala-Lys 和抗血栓肽 Arg-Gly-Asp-Val 一起引入（1S，3S）-1- 甲基 -1，2，3，4- 四氢 - β - 咔啉 - 3- 甲酸的 3 位也可能获得集抗栓、溶栓及治疗缺血性脑卒中为一身的（3S）-1，2，3，4- 四氢 - β - 咔啉 -3- 甲酸的修饰物。按照这种设想，本部分介绍符合所述要求的 3S-1- 甲基 -1，2，3，4- 四氢 - β - 咔啉 -3- 甲酰 -Lys-Arg-Gly-Asp-Val(**1**)，3S-1- 甲基 -1，2，3，4- 四氢 - β - 咔啉 -3- 甲酰 -Lys（AA$_1$-AA$_2$-Pro-Ala-Lys）（**2-5**）及 3S-1- 甲基 -1，2，3，4- 四氢 - β - 咔啉 -3- 甲酰 -Lys（AA$_1$-AA$_2$-Pro-Ala-Lys）-Arg-Gly-Asp-Val（**6-9**）。为了缩短名称，标题将（1S，3S）-1- 甲基 -1，2，3，4- 四氢 - β - 咔啉 -3- 甲酰 - Lys-Arg-Gly-Asp-Val，（1S，3S）-1- 甲基 -1，2，3，4- 四氢 - β - 咔啉 -3- 甲酰 -Lys（AA$_1$-AA$_2$- Pro-Ala-Lys）及（1S，3S）-1- 甲基 -1，2，3，4- 四氢 - β - 咔啉 -3- 甲酰 -Lys（AA$_1$-AA$_2$-Pro-Ala-Lys）-Arg-Gly-Asp-Val 统称为（1S，3S）- 四氢 - β - 咔啉 -3- 甲酰溶栓肽。图 4-8-1 是 **1-9** 的合成路线。为阐明结构，表 4-8-1 给出了 **1-9** 的肽序列。围绕 3S-1- 甲基 -1，2，3，4- 四氢 - β - 咔啉 -3- 甲酸的抗血栓特质及引入的溶栓肽，介绍 **1-9** 的抗血栓活性、溶栓活性及对发作 24 h 的缺血性脑卒中的疗效。

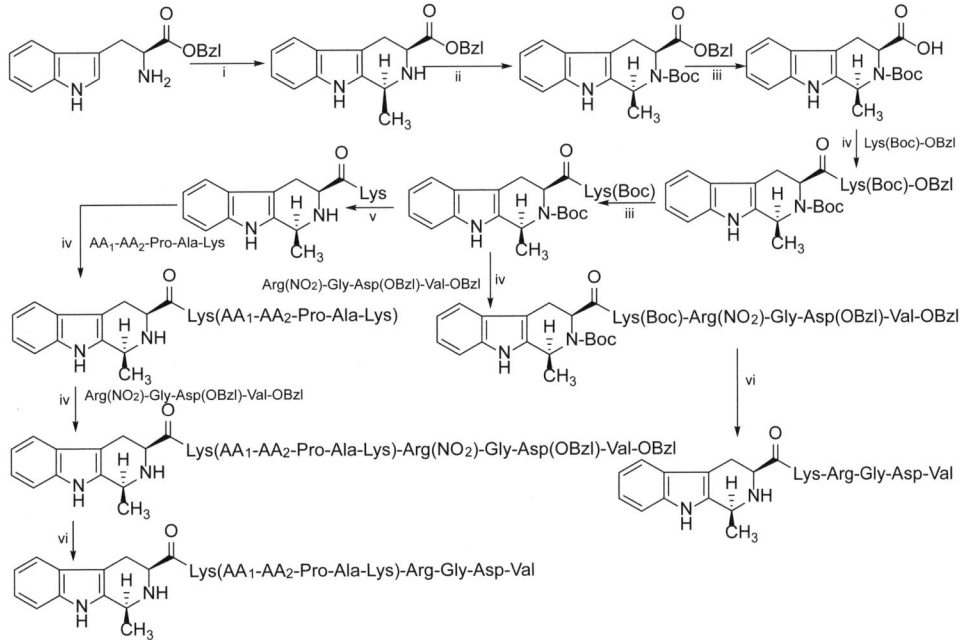

图 4-8-1　1-9 的合成路线

表 4-8-1　1-9 的 AA₁-AA₂

化合物	式中的 AA₁-AA₂
1	AA₁-AA₂ 不存在
2	AA₁-AA₂ 不存在
3	AA₁-AA₂ 共同为 Arg
4	AA₁-AA₂ 为 Gly-Arg
5	AA₁-AA₂ 为 Ala-Arg
6	AA₁-AA₂ 不存在
7	AA₁-AA₂ 共同为 Arg
8	AA₁-AA₂ 为 Gly-Arg
9	AA₁-AA₂ 为 Ala-Arg

8.1　1-9 抗动脉血栓活性

采用大鼠动静脉旁路插管丝线模型评价了 1-9 的抗动脉血栓活性。清洁级雄性 SD 大鼠（190～210 g）静息 1 天后随机分组。大鼠或灌胃生理盐水（空白对照），或者灌胃阿司匹林和生理盐水的悬浮液（阳性对照，167 μmol/kg），或者灌胃 1-9 和生理盐水的悬浮液（10 nmol/kg）。30 min 后，大鼠腹腔注射 20% 乌拉坦溶液进行麻醉，然后开展手术。往大鼠的动静脉安装旁路插管。旁路插管的中段插管有一根经过精确称重的丝线（称血液循环前丝线重量）。按照模型规定让血液经旁路插管循环 15 min，然后取出带血栓的丝线并精确称重（称血液循环后丝线重量）。计算大鼠血液循环前后的丝线的重量差，以此为血栓重，用来代表抗血栓活性。同时收集生理盐水、阿司匹林及 1-9 治疗的大鼠的血液，用于酶联免疫测定。表 4-8-2 的血栓重表明，灌胃剂量为 10 nmol/kg 时 1-9 具有优秀的抗动脉血栓活性。

表 4-8-2　1-9 抗动脉血栓活性

对照及 1-9	血栓重（均值 ±SD, mg）	对照及 1-9	血栓重（均值 ±SD, mg）
生理盐水	25.94 ± 2.52	5	21.71 ± 2.19[a]
阿司匹林	13.68 ± 1.92	6	19.27 ± 1.45[a]
1	20.34 ± 2.02[a]	7	20.13 ± 2.53[a]
2	20.38 ± 2.29[a]	8	19.68 ± 1.89[a]
3	21.55 ± 2.18[a]	9	19.53 ± 1.61[a]
4	19.94 ± 1.66[a]		

a：与生理盐水比 $P < 0.01$；$n=9$。

8.2　1-9 溶栓活性

在大鼠颈动脉和颈静脉旁路插管，制备模型，评价 **1-9** 的溶栓作用。评价时以尿激酶为阳性对照，静脉注射剂量为 20 000 IU/kg。生理盐水为阴性对照。**1-9** 的静脉注射剂量为 10 nmol/kg。具体操作步骤如下。

将 200 ～ 220 g 雄性 SD 大鼠用 20% 乌拉坦溶液（6 mL/kg，i.p.）麻醉，仰卧位固定，分离右颈总动脉，于近心端夹上动脉夹，近心端和远心端都穿入手术线，将远心端的手术线用止血钳夹紧，在远心端插管，松开动脉夹，放出约 1 mL 动脉血，制备精确称重的附有血栓的不锈钢螺旋（称血液循环前血栓固定螺旋重量）。

旁路插管由 3 段构成。中段为医用硅胶软管，长 60 mm，内径 3.5 mm。其余两端为相同的聚乙烯管，长 100 mm，内径 1 mm，外径 2 mm，该管的一端拉成外径为 1 mm 的尖管（用于插入大鼠的颈动脉或颈静脉），该管的另一端的外部套一段长 7 mm，外径 3.5 mm 的聚乙烯管，用于插入中段的硅胶管内。3 段管的内壁均硅烷化。将精确称重的附有血栓的不锈钢螺旋放入中段硅胶管内，硅胶管的两端分别与 2 根聚乙烯管的加粗端相套，并用 parafilm 膜封闭，避免漏血。用注射器通过尖管端将聚乙烯管注满肝素的生理盐水溶液（50 IU/kg），备用。

分离大鼠的左颈外静脉，近心端和远心端都穿入手术线，在暴露的左颈外静脉上小心地剪一斜口，在远离中段硅胶管内螺栓托柄的尖管通过斜口将前面制备好的旁路管道插入左颈外静脉开口的近心端。用注射器通过另一端的尖管注入准确量的肝素的生理盐水溶液（50 IU/kg），此时注射器不撤离聚乙烯管。在右颈总动脉的近心端用动脉夹止血，在离动脉夹不远处将右颈总动脉小心地剪一斜口。从聚乙烯管的尖管端拔出注射器，将聚乙烯管的尖管端插入动脉斜口的近心端。旁路管道的两端都用手术缝线与动静脉固定。

用 1 mL 注射器将生理盐水或尿激酶的生理盐水溶液或 **1-9** 的生理盐水溶液通过旁路插管中段（管内有精确称重的血栓固定螺旋）注入近静脉处。打开动脉夹，使血液通过旁路管道从动脉流向静脉。将注射器中的液体缓慢注入大鼠血液中，使生理盐水或尿激酶或 **1-9** 通过血液循环，按从静脉到心脏到动脉的顺序作用到血栓上。从注射时计时，1 h 后从旁路插管中取出血栓固定螺旋，精确称重（称血液循环后血栓固定螺旋重量）。记录每只大鼠旁路插管中血栓固定螺旋循环前后的重量差，用于表示溶栓活性。表 4-8-3 的数据表明，**1-9** 具有优秀的溶血栓活性。

表 4-8-3　1-9 溶栓活性

对照及 1-9	血栓减重（均值 ±SD, mg）	对照及 1-9	血栓减重（均值 ±SD, mg）
生理盐水	27.28 ± 4.74	5	31.83 ± 3.82[a]
尿激酶	34.26 ± 3.77[b]	6	34.54 ± 3.86[a]
1	32.41 ± 3.88[a]	7	33.39 ± 3.95[a]
2	32.91 ± 3.13[a]	8	33.52 ± 3.55[a]
3	34.41 ± 3.32[a]	9	32.76 ± 3.88[a]
4	35.45 ± 3.02[a]		

a：与生理盐水比 $P < 0.01$，与尿激酶比 $P > 0.05$；b：与生理盐水比 $P < 0.01$。$n=9$。

8.3　1-9 对血栓大鼠血液中 GP Ⅱb/ Ⅲa 浓度的影响

按照大鼠血小板 GP Ⅱb/ Ⅲa 酶联免疫试剂盒描述的方法制备 GP Ⅱb/ Ⅲa 的标准浓度曲线。按照试剂盒描述的方法制备抗动脉血栓评价中收集的生理盐水治疗的大鼠的血浆样品，阿司匹林治疗的大鼠的血浆样本，以及 1-9 治疗的大鼠的血浆样本。利用制备的 GP Ⅱb/ Ⅲa 标准浓度曲线，测定所述血浆样本中 GP Ⅱb/ Ⅲa 浓度，每个样本重复 6 次。表 4-8-4 的数据说明，血栓发作时血液 GP Ⅱb/ Ⅲa 浓度上升，1-9 通过降低血液 GP Ⅱb/ Ⅲa 浓度发挥抗动脉血栓作用。

表 4-8-4　1-9 治疗的血栓大鼠血液中 GP Ⅱb/ Ⅲa 浓度

对照及 1-9	剂量（nmol/kg）	GP Ⅱb/ Ⅲa 浓度（均值 ±SD, ng/mL）
生理盐水	—	112.85 ± 18.33
1	10	68.79 ± 11.88[a]
2	10	69.02 ± 13.21[a]
3	10	68.71 ± 11.61[a]
4	10	70.62 ± 10.46[a]
5	10	72.62 ± 11.46[a]
6	10	76.47 ± 12.88[a]
7	10	60.02 ± 13.21[a]
8	10	68.11 ± 11.61[a]
9	10	74.62 ± 10.46[a]

a：与生理盐水比 $P < 0.01$；$n=6$。

8.4　1-9 治疗缺血性脑卒中的作用

将聚乙烯管一端拉细，剪成尖管后，把另一端插入 1 mL 的注射器口中，连接处用 parafilm 膜缠住，防止漏液。健康清洁级雄性 SD 大鼠 ［（300 ± 20）g］腹腔注射 20% 乌拉坦溶液（7 mL/kg）进行麻醉。令大鼠仰卧于固定板上，剪开大鼠颈部皮肤，钝性分离大鼠右侧颈总动脉，用手术线结扎颈总动脉的远心端，用动脉夹夹闭颈总动脉的近心端。之后，在手术线结扎处和动脉夹之间用眼科剪开一 V 形小口，向小口插入取血管，松开动脉夹，让 1 mL 血液通过取血管流入 1.5 mL 的 EP 管中。用移液枪取 10 μL 血液，加到另外的 1.5 mL EP 管的管壁上形成小血滴，先在室温放置 30 min 使血液凝固，然后转移至 –20 ℃放置过夜，使血液凝块结实。

向放置过夜的血液凝块中加 1 mL 生理盐水，将血液凝块碾碎制成均匀的小血栓块悬浮液。用带有聚乙烯插管的 1 mL 注射器吸取小血栓块的悬浮液，排出气泡使小血栓块集中在注射器的尖端。

健康清洁级雄性 SD 大鼠 [（300±20）g] 称重，编号，按照 4 mL/kg 的剂量给大鼠腹腔注射 10% 水合氯醛，使其麻醉。令麻醉的大鼠仰卧于固定板上，备好颈部皮肤，在颈部略偏右的位置竖直剪开约 2 cm 长的切口，钝性分离右颈总动脉、颈外动脉和颈内动脉。用动脉夹分别夹住颈内动脉和颈总动脉近心端，用手术线结扎颈外动脉远心端，在颈外动脉上剪开 V 形小口。将含小血栓块悬浮液的 1 mL 注射器插入 V 形小口，松开大鼠颈内动脉夹，将注射器内的小血栓块悬浮液缓慢注入大鼠脑血管中。用动脉夹重新夹住大鼠颈内动脉，拔下插管，结扎颈外动脉近心端，撤去颈内动脉和颈总动脉的动脉夹，恢复血液流动。伤口上滴 2 滴青霉素（4 mg/mL）防止感染，用手术线缝合伤口。这就是缺血性脑卒中模型大鼠。

缺血性脑卒中模型大鼠苏醒 24 h 后，对大鼠的神经功能缺损程度进行评分。按 Zea-Longa 评分法，无任何神经功能缺失体征的大鼠评为 0 分，未损伤侧前肢不能伸展的大鼠评为 1 分，向未损伤侧行走的大鼠评为 2 分，向未损伤侧转圈呈追尾状行走的大鼠评为 3 分，意识障碍且无自主行走能力的大鼠评为 4 分，死亡的大鼠评为 5 分。

先剔除 0 分大鼠（代表造模失败），然后按得分将大鼠分组，保证各组大鼠得分分布均衡。大鼠或尾静脉注射生理盐水，3 mL/（kg·d），1 天 1 次，连续注射 7 天；或尾静脉注射 rt-PA 的生理盐水溶液，3 mg/（kg·d），1 天 1 次，连续注射 7 天；或尾静脉注射 **1-9** 的生理盐水溶液，0.01 μmol/（kg·d），1 天 1 次，连续注射 7 天。对大鼠每天评 1 次分，评分后接受尾静脉注射，一共评 7 天分。之后，将大鼠用乙醚麻醉，取血，用于基质金属蛋白酶（matrix metalloproteinase-9，MMP-9）的酶联免疫测定；取脑，置低温冰箱冷冻 2 h，将冷冻的脑切成厚薄均匀的 6 个脑切片；将脑切片置于 2% 的 TTC 溶液中，避光 38 ℃ 染色 10 min。未梗死部分染色，呈红色；梗死部分不着色，呈白色。计算脑梗死的体积比，用于表示 **1-9** 对发病 24 h 的缺血性脑卒中大鼠的治疗作用。表 4-8-5 表明，在 0.01 μmol/（kg·d）的剂量下连续治疗 3 天，**1-9** 可有效地降低发病 24 h 的缺血性脑卒中大鼠的脑梗死体积比。

表 4-8-5　**1-9** 对发病 24 h 的缺血性脑卒中大鼠神经生物学评分及脑梗死体积的影响

对照及 1-9	神经生物学评分	脑梗死体积比（均值 ±SD，%）
生理盐水	3.30 ± 0.49	27.06 ± 3.15
rt-PA	1.42 ± 0.86	12.16 ± 2.46
1	2.00 ± 0.20[a]	14.58 ± 2.60[a]
2	1.71 ± 0.29[a]	17.05 ± 2.56[a]
3	1.64 ± 0.29[a]	15.58 ± 2.69[a]
4	1.66 ± 0.27[a]	13.68 ± 2.68[a]
5	1.70 ± 0.23[a]	16.85 ± 2.52[a]
6	1.90 ± 0.28[a]	14.63 ± 2.73[a]
7	2.04 ± 0.24[a]	15.11 ± 2.07[a]
8	1.78 ± 0.27[a]	16.64 ± 2.55[a]
9	1.66 ± 0.27[a]	15.95 ± 2.15[a]

a：与生理盐水比 $P < 0.05$；$n=10$。

9 （1R，3S）- 四氢 -β- 咔啉 -3- 甲酰溶栓肽

前面已经明确，考察寡肽偶联 3 位羧基的 1- 甲基 -1，2，3，4- 四氢 -β- 咔啉 -3- 甲酸的生物活性

时有必要成对地研究（1S，3S）-1- 甲基 -1，2，3，4- 四氢 -β- 咔啉 -3- 甲酰寡肽和（1R，3S）-1- 甲基 -1，2，3，4- 四氢 -β- 咔啉 -3- 甲酰寡肽。为此，接下来介绍（1R，3S）-1- 甲基 -1，2，3，4- 四氢 -β- 咔啉 -3- 甲酰溶栓肽。显然，以 Lys 为连接臂把溶栓肽 Pro-Ala-Lys、Arg-Pro-Ala-Lys、Gly-Arg- Pro-Ala-Lys 及 Ala-Arg-Pro-Ala-Lys 引入（1R，3S）-1- 甲基 -1，2，3，4- 四氢 -β- 咔啉 -3- 甲酸的 3 位获得的集抗栓、溶栓及治疗缺血性脑卒中为一身的（3S）-1，2，3，4- 四氢 -β- 咔啉 -3- 甲酸的修饰物不一样；以 Lys 为连接臂把溶栓肽 Pro-Ala-Lys、Arg-Pro- Ala-Lys、Gly-Arg-Pro-Ala-Lys 及 Ala-Arg-Pro-Ala-Lys 和抗血栓肽 Arg-Gly-Asp-Val 一起引入（1R，3S）-1- 甲基 -1，2，3，4- 四氢 -β- 咔啉 -3- 甲酸的 3 位获得的集抗栓、溶栓及治疗缺血性脑卒中为一身的（3S）-1，2，3，4- 四氢 -β- 咔啉 -3- 甲酸的修饰物也不一样。按照这种设想，以下介绍符合所述要求的（1R，3S）-1- 甲基 -1，2，3，4- 四氢 -β- 咔啉 -3- 甲酰 -Lys-Arg-Gly-Asp- Val（**1**），（1R，3S）-1- 甲基 -1，2，3，4- 四氢 -β- 咔啉 -3- 甲酰 -Lys（AA₁-AA₂- Pro-Ala-Lys）（**2-5**）及（1R，3S）-1- 甲基 -1，2，3，4- 四氢 -β- 咔啉 -3- 甲酰 -Lys（AA₁-AA₂-Pro-Ala-Lys）-Arg- Gly-Asp-Val（**6-9**）。为了缩短名称，标题将 **1-9** 统称为（1R，3S）- 四氢 -β- 咔啉 -3- 甲酰溶栓肽。图 4-9-1 是 **1-9** 的合成路线。为阐明结构，表 4-9-1 给出了 **1-9** 的肽序列。围绕 3S-1- 甲基 -1，2，3，4- 四氢 -β- 咔啉 -3- 甲酸的抗血栓特质及引入的溶栓肽，介绍 **1-9** 的抗血栓活性、溶栓活性及对发作 24 h 的缺血性脑卒中的疗效。

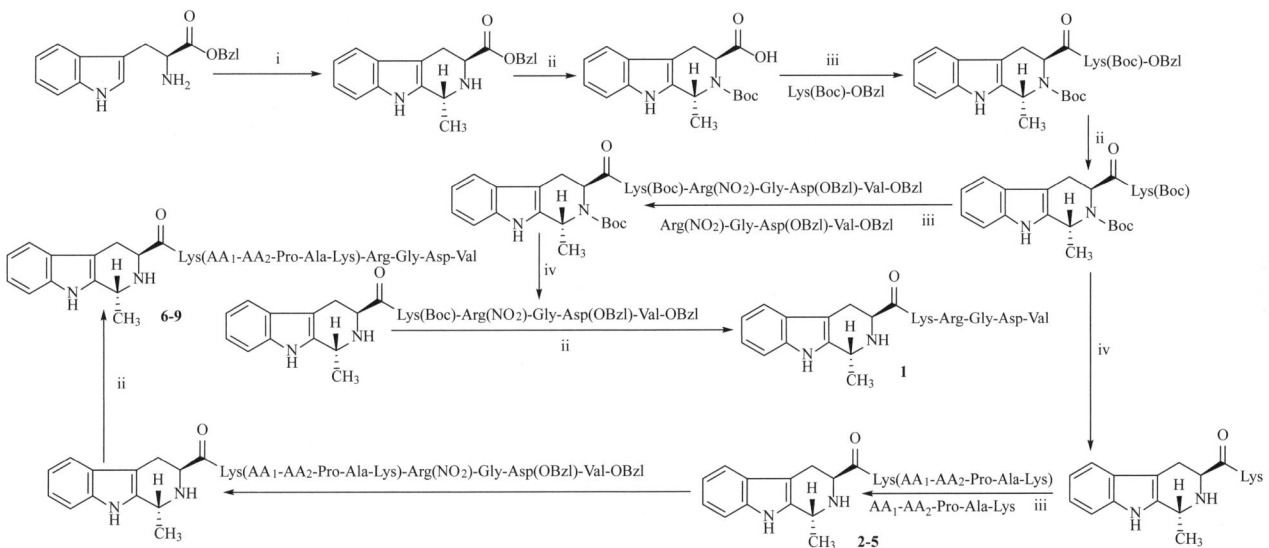

图 4-9-1　**1-9** 的合成路线

表 4-9-1　**1-9** 的 AA₁-AA₂

化合物	式中的 AA₁-AA₂	化合物	式中的 AA₁-AA₂
1	AA₁-AA₂ 不存在	**6**	AA₁-AA₂ 不存在
2	AA₁-AA₂ 不存在	**7**	AA₁-AA₂ 为 Gln-Arg
3	AA₁-AA₂ 为 Gln-Arg	**8**	AA₁-AA₂ 为 Gly-Arg
4	AA₁-AA₂ 为 Gly-Arg	**9**	AA₁-AA₂ 为 Ala-Arg
5	AA₁-AA₂ 为 Ala-Arg		

9.1 1-9 抗动脉血栓活性

采用大鼠动静脉旁路插管丝线模型评价了 **1-9** 的抗动脉血栓活性。清洁级雄性 SD 大鼠（190～210 g）静息 1 天后随机分组。大鼠或灌胃生理盐水（空白对照），或者灌胃阿司匹林和生理盐水的悬浮液（阳性对照，167 μmol/kg），或者灌胃 **1-9** 和生理盐水的悬浮液（10 nmol/kg）。30 min 后，大鼠腹腔注射 20% 乌拉坦溶液进行麻醉，然后开展手术。往大鼠的动静脉安装旁路插管。旁路插管的中段插管有一根经过精确称重的丝线（称血液循环前丝线重量）。按照模型规定让血液经旁路插管循环 15 min，然后取出带血栓的丝线并精确称重（称血液循环后丝线重量）。计算大鼠血液循环前后的丝线的重量差，以此为血栓重，用来代表抗血栓活性。同时收集生理盐水、阿司匹林及 **1-9** 治疗的大鼠的血液，用于酶联免疫测定。表 4-9-2 的血栓重表明，灌胃剂量为 10 nmol/kg 时 **1-9** 具有优秀的抗动脉血栓活性。

表 4-9-2　1-9 抗动脉血栓活性

对照及 1-9	血栓重（均值 ±SD, mg）	对照及 1-9	血栓重（均值 ±SD, mg）
生理盐水	37.3 ± 3.1	5	30.0 ± 2.5[a]
阿司匹林	18.5 ± 3.3	6	26.1 ± 2.1[a]
1	29.3 ± 2.0[a]	7	30.0 ± 3.0[a]
2	27.1 ± 2.2[a]	8	27.8 ± 2.5[a]
3	28.2 ± 2.0[a]	9	31.1 ± 2.8[a]
4	26.9 ± 2.3[a]		

a：与生理盐水比 $P < 0.01$；$n=9$。

9.2 剂量对 8 抗动脉血栓活性的影响

为了考察剂量对 **1-9** 抗动脉血栓活性的影响，选择 **8** 为代表，采用前面描述的操作测定了 1 nmol/kg、10 nmol/kg 和 100 nmol/kg 3 种灌胃剂量下 **8** 的抗动脉血栓活性。表 4-9-3 的数据表明，随着剂量降低，**8** 的抗动脉血栓活性显著减弱。也就是说，**8** 的抗动脉血栓活性与剂量存在明确的依赖关系。

表 4-9-3　8 在 3 种剂量下的抗动脉血栓活性

对照及 8	剂量（nmol/kg）	血栓重（均值 ±SD, mg）
生理盐水	—	37.9 ± 2.8
	100	20.2 ± 2.3[a]
8	10	28.4 ± 2.4[b]
	1	35.9 ± 2.2[c]

a：与生理盐水及 10 nmol/kg 剂量比 $P < 0.01$；b：与生理盐水及 1 nmol/kg 剂量比 $P < 0.01$；c：与生理盐水比 $P > 0.05$；$n=8$。

9.3 1-9 溶栓活性

在大鼠颈动脉和颈静脉旁路插管，制备模型，评价 **1-9** 的溶栓作用。评价时以尿激酶为阳性对照，静脉注射剂量为 20 000 IU/kg。生理盐水为阴性对照。**1-9** 的静脉注射剂量为 10 nmol/kg。具体操作步骤如下。

将 200～220 g 雄性 SD 大鼠用 20% 乌拉坦溶液（6 mL/kg，i.p.）麻醉，仰卧位固定，分离右颈总动脉，于近心端夹上动脉夹，近心端和远心端都穿入手术线，将远心端的手术线用止血钳夹紧，在远心端插管，松开动脉夹，放出约 1 mL 动脉血，制备精确称重的附有血栓的不锈钢螺旋（称血液循环前血栓固定螺旋重量）。

旁路插管由 3 段构成。中段为医用硅胶软管，长 60 mm，内径 3.5 mm。其余两端为相同的聚乙烯管，长 100 mm，内径 1 mm，外径 2 mm，该管的一端拉成外径为 1 mm 的尖管（用于插入大鼠的颈动脉或颈静脉），该管的另一端的外部套一段长 7 mm，外径 3.5 mm 的聚乙烯管，用于插入中段的硅胶管内。3 段管的内壁均硅烷化。将精确称重的附有血栓的不锈钢螺旋放入中段硅胶管内，硅胶管的两端分别与 2 根聚乙烯管的加粗端相套，并用 parafilm 膜封闭，避免漏血。用注射器通过尖管端将聚乙烯管注满肝素的生理盐水溶液（50 IU/kg），备用。

分离大鼠的左颈外静脉，近心端和远心端都穿入手术线，在暴露的左颈外静脉上小心地剪一斜口，在远离中段硅胶管内螺栓托柄的尖管通过斜口将前面制备好的旁路管道插入左颈外静脉开口的近心端。用注射器通过另一端的尖管注入准确量的肝素的生理盐水溶液（50 IU/kg），此时注射器不撤离聚乙烯管。在右颈总动脉的近心端用动脉夹止血，在离动脉夹不远处将右颈总动脉小心地剪一斜口。从聚乙烯管的尖管端拔出注射器，将聚乙烯管的尖管端插入动脉斜口的近心端。旁路管道的两端都用手术缝线与动静脉固定。

用 1 mL 注射器将生理盐水或尿激酶的生理盐水溶液或 1-9 的生理盐水溶液通过旁路插管中段（管内有精确称重的血栓固定螺旋）注入近静脉处。打开动脉夹，使血液通过旁路管道从动脉流向静脉。将注射器中的液体缓慢注入大鼠血液中，使生理盐水或尿激酶或 1-9 通过血液循环，按从静脉到心脏到动脉的顺序作用到血栓上。从注射时计时，1 h 后从旁路插管中取出血栓固定螺旋，精确称重（称血液循环后血栓固定螺旋重量）。记录每只大鼠旁路插管中血栓固定螺旋循环前后的重量差，用于表示溶栓活性。表 4-9-4 的数据表明，1-9 具有优秀的溶血栓活性。

表 4-9-4　1-9 溶栓活性

对照及 1-9	血栓减重（均值 ±SD, mg）	对照及 1-9	血栓减重（均值 ±SD, mg）
生理盐水	29.4 ± 2.9	5	36.4 ± 3.2[a]
尿激酶	34.5 ± 3.4	6	34.0 ± 3.6[a]
1	32.4 ± 3.2[a]	7	36.6 ± 3.4[a]
2	34.9 ± 3.7[a]	8	33.7 ± 3.6[a]
3	35.3 ± 3.2[a]	9	35.1 ± 3.4[a]
4	34.2 ± 3.3[a]		

a：与生理盐水比 $P < 0.01$，与尿激酶比 $P > 0.05$；$n=9$。

9.4　1-9 对动脉血栓大鼠血液中 GP Ⅱb/ Ⅲa 浓度的影响

按照大鼠血小板 GP Ⅱb/ Ⅲa 酶联免疫试剂盒描述的方法制备 GP Ⅱb/ Ⅲa 的标准浓度曲线。按照试剂盒描述的方法制备抗动脉血栓评价中收集的生理盐水治疗的大鼠的血浆样品，阿司匹林治疗的大鼠的血浆样本，以及 1-9 治疗的大鼠的血浆样本。利用制备的 GP Ⅱb/ Ⅲa 标准浓度曲线，测定所述血浆样本中 GP Ⅱb/ Ⅲa 浓度，每个样本重复 6 次。表 4-9-5 的数据说明，血栓发作时血液 GP Ⅱb/ Ⅲa 浓度上升，1-9 通过降低血液 GP Ⅱb/ Ⅲa 浓度发挥抗动脉血栓作用。

表4-9-5　1-9治疗的大鼠血液中 GP Ⅱb/ Ⅲa 浓度

对照及 1-9	剂量（nmol/kg）	GP Ⅱb/ Ⅲa 浓度（均值 ±SD, ng/mL）
生理盐水	—	2.28 ± 0.29
1	10	1.79 ± 0.18^a
2	10	1.82 ± 0.10^a
3	10	1.85 ± 0.12^a
4	10	1.79 ± 0.11^a
5	10	1.89 ± 0.13^a
6	10	1.90 ± 0.11^a
7	10	1.75 ± 0.13^a
8	10	1.72 ± 0.15^a
9	10	1.91 ± 0.18^a

a：与生理盐水比 $P < 0.05$；$n=6$。

9.5　1-9 治疗缺血性脑卒中的作用

将聚乙烯管一端拉细，剪成尖管后，把另一端插入 1 mL 的注射器口中，连接处用 parafilm 膜缠住，防止漏液。健康清洁级雄性 SD 大鼠［（300 ± 20）g］腹腔注射 20% 乌拉坦溶液（7 mL/kg）进行麻醉。令大鼠仰卧于固定板上，剪开大鼠颈部皮肤，钝性分离大鼠右侧颈总动脉，用手术线结扎颈总动脉的远心端，用动脉夹夹闭颈总动脉的近心端。之后，在手术线结扎处和动脉夹之间用眼科剪开一 V 形小口，向小口插入取血管，松开动脉夹，让 1 mL 血液通过取血管流入 1.5 mL 的 EP 管中。用移液枪取 10 μL 血液，加到另外的 1.5 mL EP 管的管壁上形成小血滴，先在室温放置 30 min 使血液凝固，然后转移至 –20 ℃放置过夜，使血液凝块结实。

向放置过夜的血液凝块中加 1 mL 生理盐水，将血液凝块碾碎制成均匀的小血栓块悬浮液。用带有聚乙烯插管的 1 mL 注射器吸取小血栓块的悬浮液，排出气泡使小血栓块集中在注射器的尖端。

健康清洁级雄性 SD 大鼠［（300 ± 20）g］称重，编号，按照 4 mL/kg 的剂量给大鼠腹腔注射 10% 水合氯醛，使其麻醉。令麻醉的大鼠仰卧于固定板上，备好颈部皮肤，在颈部略偏右的位置竖直剪开约 2 cm 长的切口，钝性分离右颈总动脉、颈外动脉和颈内动脉。用动脉夹分别夹住颈内动脉和颈总动脉近心端，用手术线结扎颈外动脉远心端，在颈外动脉上剪开 V 形小口。将含小血栓块悬浮液的 1 mL 注射器插入 V 形小口，松开大鼠颈内动脉夹，将注射器内的小血栓块悬浮液缓慢注入大鼠脑血管中。用动脉夹重新夹住大鼠颈内动脉，拔下插管，结扎颈外动脉近心端，撤去颈内动脉和颈总动脉的动脉夹，恢复血液流动。伤口上滴 2 滴青霉素（4 mg/mL）防止感染，用手术线缝合伤口。这就是缺血性脑卒中模型大鼠。

缺血性脑卒中模型大鼠苏醒 24 h 后，对大鼠的神经功能缺损程度进行评分。按 Zea-Longa 评分法，无任何神经功能缺失体征的大鼠评为 0 分，未损伤侧前肢不能伸展的大鼠评为 1 分，向未损伤侧行走的大鼠评为 2 分，向未损伤侧转圈呈追尾状行走的大鼠评为 3 分，意识障碍且无自主行走能力的大鼠评为 4 分，死亡的大鼠评为 5 分。

先剔除 0 分大鼠（代表造模失败），然后按得分将大鼠分组，保证各组大鼠得分分布均衡。大鼠或尾静脉注射生理盐水，3 mL/（kg·d），1 天 1 次，连续注射 7 天；或尾静脉注射 rt-PA 的生理盐水溶液，

3 mg/（kg·d），1 天 1 次，连续注射 7 天；或尾静脉注射 **1-9** 的生理盐水溶液，0.01 μmol/（kg·d），1 天 1 次，连续注射 7 天。对大鼠每天评 1 次分，评分后接受尾静脉注射，一共评 7 天分。之后，将大鼠用乙醚麻醉，取血，用于 MMP-9 的酶联免疫测定；取脑，置低温冰箱冷冻 2 h，将冷冻的脑切成厚薄均匀的 6 个脑切片；将脑切片置于 2% 的 TTC 溶液中，避光 38 ℃染色 10 min。未梗死部分染色，呈红色；梗死部分不着色，呈白色。计算脑梗死的体积比，用于表示 **1-9** 对发病 24 h 的缺血性脑卒中大鼠的治疗作用。表 4-9-6 表明，在 0.01 μmol/（kg·d）的剂量下连续治疗 3 天，**1-9** 可有效地降低发病 24 h 的缺血性脑卒中大鼠的脑梗死体积比。

表 4-9-6 **1-9** 对发病 24 h 的缺血性脑卒中大鼠神经生物学评分及脑梗死体积的影响

对照及 1-9	神经生物学评分	脑梗死体积比（均值 ±SD，%）
生理盐水	3.34 ± 0.29	34.16 ± 3.05
rt-PA	1.45 ± 0.18	15.23 ± 2.09
1	2.02 ± 0.21[a]	24.58 ± 2.10[b]
2	1.70 ± 0.19[a]	23.34 ± 2.12[b]
3	1.69 ± 0.19[a]	22.02 ± 2.11[b]
4	1.68 ± 0.17[a]	24.21 ± 2.15[b]
5	1.74 ± 0.13[a]	24.03 ± 2.00[b]
6	1.89 ± 0.18[a]	24.47 ± 2.92[b]
7	2.01 ± 0.14[a]	20.99 ± 2.83[b]
8	1.79 ± 0.17[a]	23.56 ± 2.56[b]
9	1.69 ± 0.17[a]	14.34 ± 2.02[b]

a：与生理盐水比 $P < 0.05$；b：与生理盐水比 $P < 0.01$；$n=8$。

9.6 1 位甲基的构型对四氢 －β－ 咔啉 －3－ 甲酰溶栓肽活性的影响

前面特别提到，考察寡肽偶联 3 位羧基的 1- 甲基 -1，2，3，4- 四氢 -β- 咔啉 -3- 甲酸的生物活性时有必要成对地研究（1S，3S)-1- 甲基 -1，2，3，4- 四氢 -β- 咔啉 -3- 甲酰寡肽和（1R，3S)-1- 甲基 -1，2，3，4- 四氢 -β- 咔啉 -3- 甲酰寡肽。为此，本部分评价了（1R，3S）-1- 甲基 -1，2，3，4- 四氢 -β- 咔啉 -3- 甲酰溶栓肽。集合表 4-9-2 至表 4-9-6 的数据进行一体化分析，不难发现以 Lys 为连接臂把溶栓肽 Pro-Ala-Lys、Arg-Pro-Ala-Lys、Gly-Arg-Pro-Ala-Lys 及 Ala-Arg-Pro-Ala-Lys 引入（1R，3S）-1- 甲基 -1，2，3，4- 四氢 -β- 咔啉 -3- 甲酸的 3 位获得的集抗栓、溶栓及治疗缺血性脑卒中为一身的（3S)-1，2，3，4- 四氢 -β- 咔啉 -3- 甲酸的修饰物虽然和以 Lys 为连接臂把溶栓肽 Pro-Ala-Lys、Arg-Pro-Ala-Lys、Gly-Arg-Pro-Ala-Lys 及 Ala-Arg-Pro- Ala-Lys 引入（1S，3S)-1- 甲基 -1，2，3，4- 四氢 -β- 咔啉 -3- 甲酸的 3 位获得的集抗栓、溶栓及治疗缺血性脑卒中为一身的（3S）-1，2，3，4- 四氢 -β- 咔啉 -3- 甲酸的修饰物不一样，但是没有看到显著性差异。可见，1 位甲基的构型对以 Lys 为连接臂把溶栓肽 Pro-Ala-Lys、Arg-Pro-Ala-Lys、Gly-Arg-Pro-Ala-Lys 及 Ala-Arg-Pro-Ala-Lys 引入（1S，3S)-1- 甲基 -1，2，3，4- 四氢 -β- 咔啉 -3- 甲酸的 3 位的影响比较有限。集合表 4-9-2 至表 4-9-6 的数据进行一体化分析，也不难发现以 Lys 为连接臂把溶栓肽 Pro-Ala-Lys、Arg-Pro-Ala-Lys、Gly-Arg-Pro-Ala-Lys 及 Ala-Arg-Pro-Ala-Lys 和抗血栓肽 Arg-Gly-Asp-Val 一起引入（1R，3S）-1- 甲基 - 1，2，3，4- 四氢 -β- 咔啉 -3- 甲酸

的 3 位获得的集抗栓、溶栓及治疗缺血性脑卒中为一身的（3S）-1，2，3，4- 四氢 -β- 咔啉 -3- 甲酸的修饰物虽然和以 Lys 为连接臂把溶栓肽 Pro-Ala-Lys、Arg-Pro-Ala-Lys、Gly-Arg-Pro-Ala-Lys 及 Ala-Arg-Pro-Ala-Lys 和抗血栓肽 Arg-Gly-Asp-Val 一起引入（1S，3S）-1- 甲基 -1，2，3，4- 四氢 -β- 咔啉 -3- 甲酸的 3 位获得的集抗栓、溶栓及治疗缺血性脑卒中虽然不一样，但是没有看到显著性差异。可见，1 位甲基的构型对以 Lys 为连接臂把溶栓肽 Pro-Ala-Lys、Arg-Pro-Ala-Lys、Gly-Arg-Pro-Ala-Lys 及 Ala-Arg- Pro-Ala-Lys 和抗血栓肽 Arg-Gly-Asp-Val 一起引入（1S，3S）-1- 甲基 -1，2，3，4- 四氢 -β- 咔啉 -3- 甲酸的 3 位的影响也比较有限。

10 · 1，1- 二羟甲基关联的 3S- 四氢 -β- 咔啉 -3- 甲酰寡肽

为避免 3S-1，2，3，4- 四氢 -β- 咔啉 -3- 甲酸的 1 位取代引入手性带来的因素多样化，本部分让 3S-1，2，3，4- 四氢 -β- 咔啉 -3- 甲酸的 1 位被两个羟甲基取代。这种策略既维持了 3S-1，2，3，4- 四氢 -β- 咔啉 -3- 甲酸的 1 位有取代基，又避免了 3S-1，2，3，4- 四氢 -β- 咔啉 -3- 甲酸的 1 位引入手性，还为 1 位的两个羟甲基预留了修饰空间。这样的策略引出了下面 4 种结构类型。

第 1 种类型是 3S-1，1- 二羟甲基 -1，2，3，4- 四氢 -β- 咔啉 -3- 甲酰抗黏附肽，选择的抗黏附肽为 Gly-Leu-Asp-Val、Arg-Gly-Asp-Val、Arg-Gly-Asp-Phe、Arg-Gly- Asp-Ser 和 Tyr-Ile-Gly-Ser-Lys。对应的化合物为 3S-1，1- 二羟甲基 -1，2，3，4- 四氢 -β- 咔啉 -3- 甲酰 -Gly-Leu-Asp-Val（**1**）、3S-1，1- 二羟甲基 -1，2，3，4- 四氢 -β- 咔啉 -3- 甲酰 -Arg-Gly-Asp-Val（**2**）、3S-1，1- 二羟甲基 -1，2，3，4- 四氢 -β- 咔啉 -3- 甲酰 -Arg- Gly-Asp-Phe（**3**）、3S-1，1- 二羟甲基 -1，2，3，4- 四氢 -β- 咔啉 -3- 甲酰 -Arg-Gly-Asp-Ser（**4**）和 3S-1，1- 二羟甲基 -1，2，3，4- 四氢 -β- 咔啉 -3- 甲酰 -Tyr-Ile-Gly-Ser-Lys（**5**）。图 4-10-1 是第 1 种类型 3S-1，1- 二羟甲基 -1，2，3，4- 四氢 -β- 咔啉 -3- 甲酰抗黏附肽（**1-5**）的合成路线。

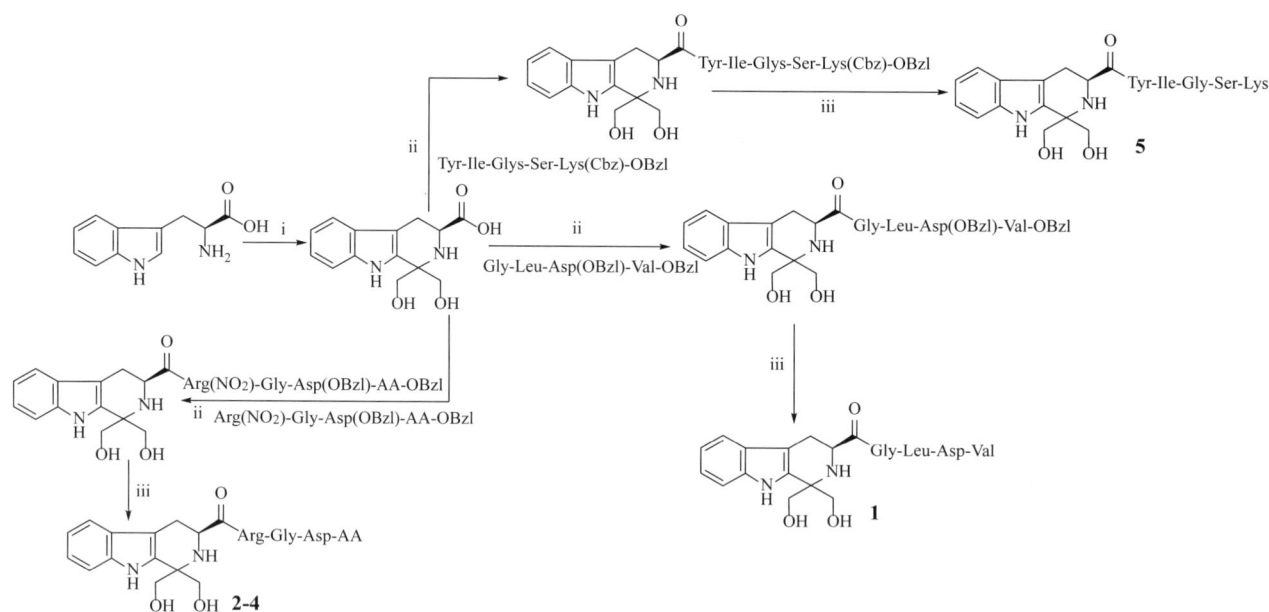

图 4-10-1　**1-5** 的合成路线

第 2 种类型是 3S-1，1- 二羟甲基 -1，2，3，4- 四氢 -β- 咔啉 -3- 甲酰茶氨酰尿毒素三肽，选择的茶氨酰尿毒素三肽为 The-His-Gly-Lys、The-His-Gly-Glu 和 The-Glu-Asp-Gly。对应的化合物为 3S-1，1- 二羟甲基 -1，2，3，4- 四氢 -β- 咔啉 -3- 甲酰 - The-His-Gly-Lys（**6**），3S-1，1- 二羟甲基 -1，2，3，4- 四氢 -β- 咔啉 -3- 甲酰 -The-His- Gly- Glu（**7**）和 3S-1，1- 二羟甲基 -1，2，3，4- 四氢 -β- 咔啉 -3- 甲酰 -The-Glu-Asp-Gly（**8**）。图 4-10-2 是第 2 种类型 3S-1，1- 二羟甲基 -1，2，3，4- 四氢 -β- 咔啉 -3- 甲酰茶氨酰尿毒素三肽（**6-8**）的合成路线。

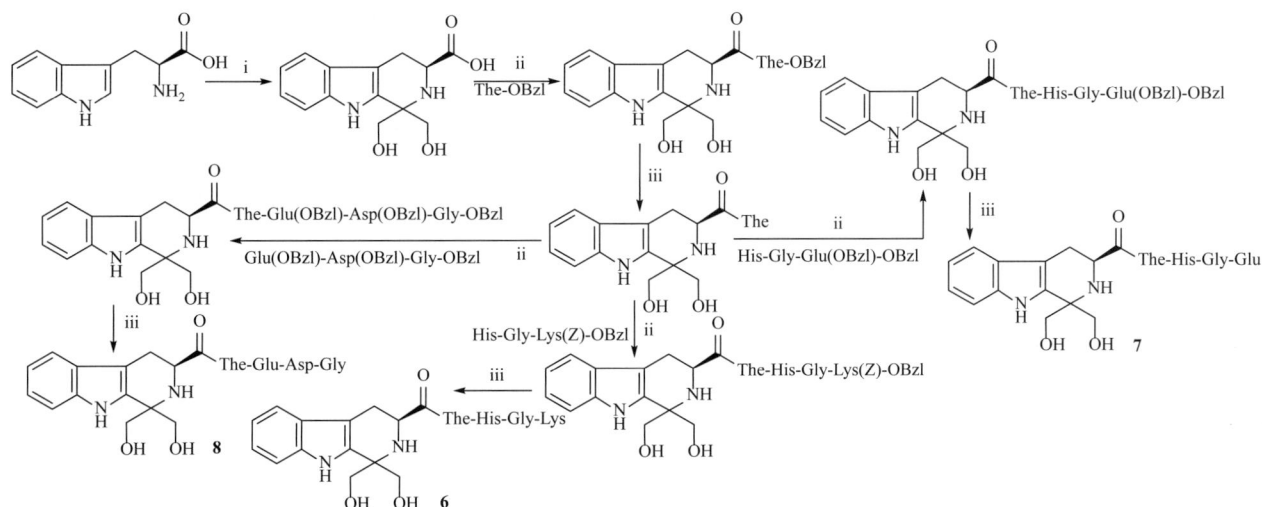

图 4-10-2 **6-8** 的合成路线

第 3 种类型是 3S-1，1- 二羟甲基 -1，2，3，4- 四氢 -β- 咔啉 -3- 甲酰茶氨酰尿毒素三肽的 1，1- 二羟甲基和丙酮缩合为 2，2- 二甲基 -1，3- 二氧六环 -1- 基，使得 3S-1，1- 二羟甲基 -1，2，3，4- 四氢 -β- 咔啉 -3- 甲酰茶氨酰尿毒素三肽转化为 3S-1-（2，2- 二甲基 -1，3- 二氧六环 -1- 基）-1，2，3，4- 四氢 -β- 咔啉 -3- 甲酰 -The-His-Gly-Lys（**9**），3S-1-(2，2- 二甲基 -1，3- 二氧六环 -1- 基)-1，2，3，4- 四氢 -β- 咔啉 -3- 甲酰 -The-His-Gly-Glu（**10**）和 3S-1-（2，2- 二甲基 -1，3- 二氧六环 -1- 基）-1，2，3，4- 四氢 -β- 咔啉 -3- 甲酰 -The- Glu-Asp-Gly（**11**）。需要指出的是，2，2- 二甲基 -1，3- 二氧六环 -1- 基是以螺环的形态连接在 3S-1，1- 二羟甲基 -1，2，3，4- 四氢 -β- 咔啉 -3- 甲酰茶氨酰尿毒素三肽的 1 位。图 4-10-3 是第 3 种类型 3S-1-（2，2- 二甲基 -1，3- 二氧六环 -1- 基）-1，2，3，4- 四氢 -β- 咔啉 -3- 甲酰茶氨酰尿毒素三肽（**9-11**）的合成路线。

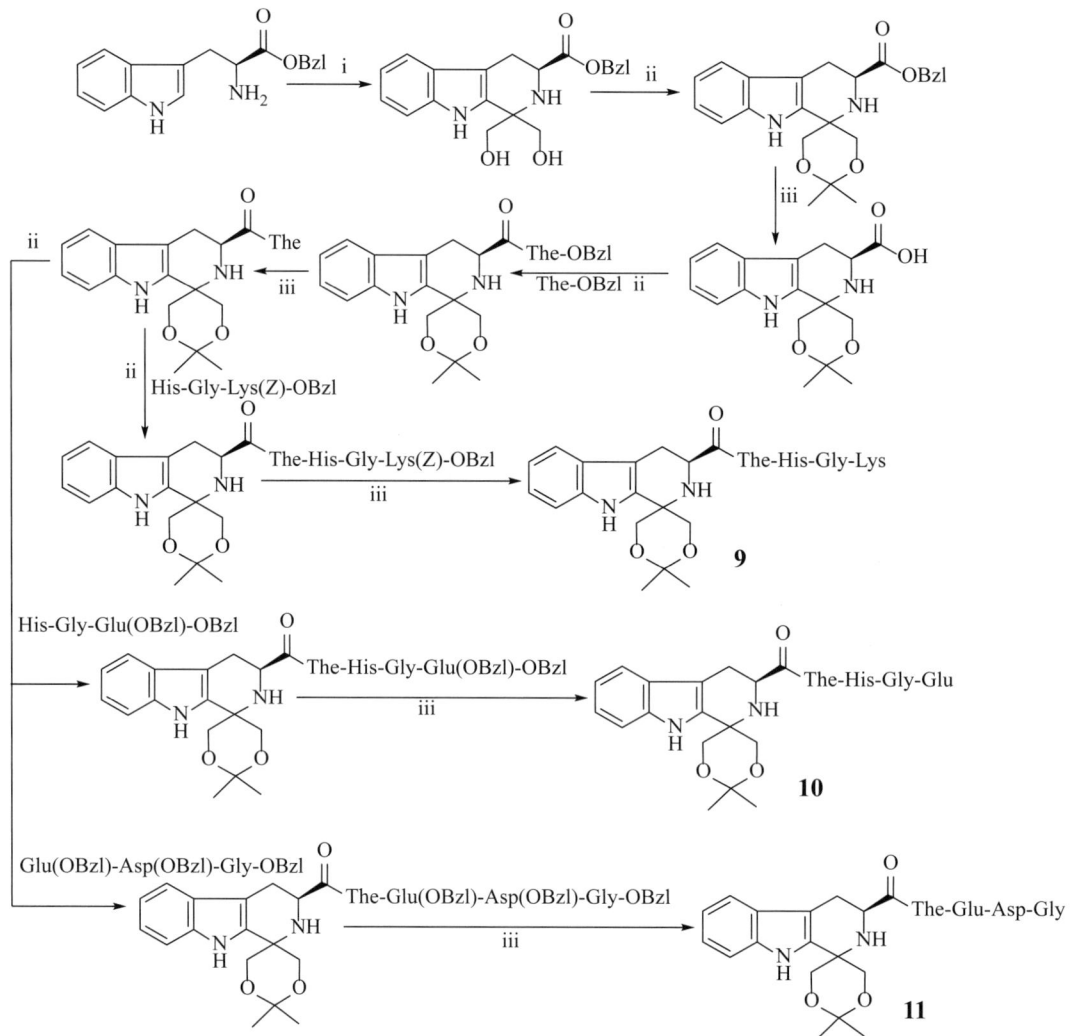

图 4-10-3 **9-11** 的合成路线

第 4 种类型是 3S-1，1- 二羟甲基 -1，2，3，4- 四氢 - β - 咔啉 -3- 甲酰抗黏附肽的 1，1- 二羟甲基和丙酮缩合为 2，2- 二甲基 -1，3- 二氧六环 -1- 基，使得 3S-1，1- 二羟甲基 -1，2，3，4- 四氢 - β - 咔啉 -3- 甲酰抗黏附肽转化为 3S-1-（2，2- 二甲基 -1，3- 二氧六环 -1- 基）-1，2，3，4- 四氢 - β - 咔啉 -3- 甲酰抗黏附肽。此外，选择的抗黏附肽为 Arg-Gly-Asp- Val、Arg-Gly-Asp-Phe 和 Arg-Gly-Asp-Ser。对应的化合物为 3S-1-（2，2- 二甲基 -1，3- 二氧六环 -1- 基）-1，2，3，4- 四氢 - β - 咔啉 -3- 甲酰 -Arg-Gly-Asp-Val（**12**），3S-1-（2，2- 二甲基 -1，3- 二氧六环 -1- 基）-1，2，3，4- 四氢 - β - 咔啉 -3- 甲酰 -Arg-Gly-Asp-Phe（**13**）和 3S-1-（2，2- 二甲基 -1，3- 二氧六环 -1- 基）-1，2，3，4- 四氢 - β - 咔啉 -3- 甲酰 -Arg-Gly-Asp-Ser（**14**）。图 4-10-4 是第 4 种类型 3S-1-（2，2- 二甲基 -1，3- 二氧六环 -1- 基）-1，2，3，4- 四氢 - β - 咔啉 -3- 甲酰抗黏附肽（**12-14**）的合成路线。

这 4 种结构类型编排在一起，有利于知识的连贯性，尤其有利于从多样性的结构修饰物中寻找集多种生物活性为一体的结构修饰物。这种编排策略为逐步实现本书的宗旨提供了机会。表 4-10-1 以对比的方式列出 **1-14** 的结构式。

OBzl
CH$_3$-CO-CH$_3$
Arg(NO$_2$)-Gly-Asp(OBzl)-AA-OBzl

Arg-Gly-Asp-AA
Arg(NO$_2$)-Gly-Asp(OBzl)-AA-OBzl

12-14

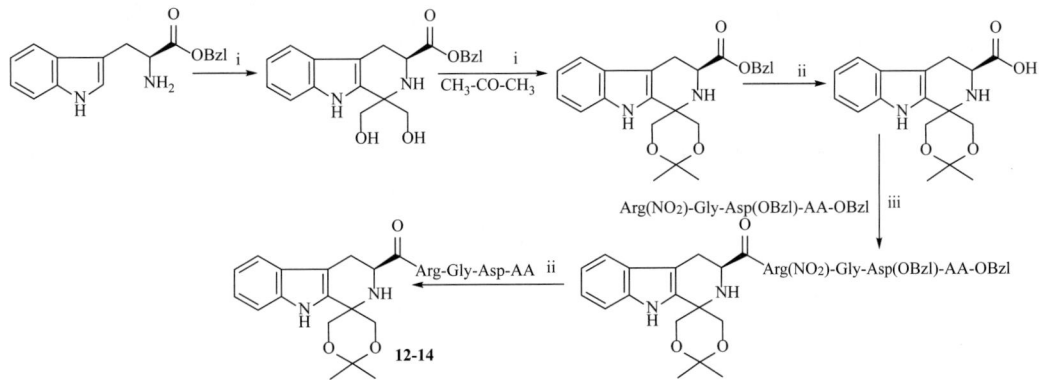

图 4-10-4　**12-14** 的合成路线

表 4-10-1　**1-14** 的结构式

化合物	结构式	化合物	结构式
1	Gly-Leu-Asp-Val	8	The-Glu-Asp-Gly
2	AA 为 L-Val 残基	9	The-His-Gly-Lys
3	AA 为 L-Phe 残基	10	The-His-Gly-Glu
4	AA 为 L-Ser 残基	11	The-Glu-Asp-Gly
5	Tyr-Ile-Gly-Ser-Lys	12	AA 为 L-Val 残基
6	The-His-Gly-Lys	13	AA 为 L-Phe 残基
7	The-His-Gly-Glu	14	AA 为 L-Ser 残基

化合物 2、3、4：Arg-Gly-Asp-AA
化合物 12、13、14：Arg-Gly-Asp-AA

10.1 第1种类型的 3S-1，1- 二羟甲基 -1，2，3，4- 四氢 -β- 咔啉 -3- 甲酰抗黏附肽

10.1.1 1-5 抗动脉血栓活性

在大鼠丝线法抗血栓模型上评价 **1-5**（灌胃剂量为 10 nmol/kg）的抗动脉血栓活性。评价时选择阿司匹林为阳性对照（灌胃剂量为 167 μmol/kg），选择生理盐水为空白对照（灌胃剂量为 3 mL/kg），用血栓重代表活性。大鼠丝线法抗血栓模型包括动静脉旁路插管，该插管由 3 段硅烷化的聚乙烯管构成。中段的聚乙烯管长为 60 mm，内径为 2 mm。中段聚乙烯管的两端分别与 2 段相同规格的聚乙烯管连接。这 2 段聚乙烯管长为 100 mm，内径为 1 mm，外径为 2 mm。它们的一端为尖管，用于插入大鼠的颈动脉或颈静脉。它们的另一端用于插入中段聚乙烯管。雄性SD大鼠（200～220 g）灌胃 **1-5** 或阿司匹林或生理盐水 30 min 之后，腹腔注射乌拉坦溶液（5.0 mg/mL，3 mL/kg）进行麻醉，然后分离右颈动脉和左颈静脉。把一根准确称重（丝线的初重量）的 6 cm 长的丝线放入中段聚乙烯管中，让插管充满肝素钠的生理盐水溶液（50 IU/mL），一端插入大鼠的左颈静脉。另一端加入定量肝素钠抗凝，然后插入大鼠的右颈动脉。血液从右颈动脉流经聚乙烯管流入左颈静脉，15 min 后取出附有血栓的丝线并准确称重（丝线的终重量）。用丝线的终重量减去丝线的初重量得血栓重，即得到 **1-5** 治疗的血栓大鼠的动脉血栓重。表 4-10-2 的数据表明，**1-5** 能有效地抑制大鼠动脉血栓形成。取血栓大鼠的血进行酶联免疫测定。

表 4-10-2　**1-5** 抗动脉血栓活性

对照及 1-5	血栓重（均值 ±SD，mg）	对照及 1-5	血栓重（均值 ±SD，mg）
生理盐水	24.91 ± 2.83	3	19.34 ± 2.26[b]
阿司匹林	12.99 ± 2.28	4	18.94 ± 2.41[b]
1	19.51 ± 2.76[b]	5	21.39 ± 2.94[a]
2	20.09 ± 2.79[b]		

a：与生理盐水比 $P < 0.05$；b：与生理盐水比 $P < 0.01$；$n=12$。

10.1.2 1-5 对动脉血栓大鼠血浆中 P- 选择素浓度的影响

在取出血栓大鼠附血栓的丝线之后，立即取血，按照 1 : 9 的体积比加枸橼酸钠溶液（3.8%）抗凝，于 4 ℃ 1000 r/min 离心 20 min，取上清液即为血浆样品。

测定血浆中 P- 选择素含量时，实施了 6 个步骤。第 1 步，设置标准孔，**1-5** 治疗的血栓大鼠的血浆样品孔和空白孔。第 2 步，按大鼠 P- 选择素酶联免疫试剂盒（Rat P-Selectin ELISA Lit）的说明书配制标准品溶液，绘制标准曲线。第 3 步，往 **1-5** 治疗的血栓大鼠的血浆样品孔中加 40 μL 血浆样品和 10 μL 抗 P- 选择素抗体。空白孔不加抗 P- 选择素抗体。第 4 步，继 10 μL 抗 P- 选择素抗体后再加 HPR 试剂（50 μL），空白孔不加 HPR 试剂，加完后贴上板贴，于 37 ℃ 孵育 120 min。小心揭掉封板膜，弃去液体，加洗涤液，静置 30 s，弃去洗涤液，重复洗板 5 次，拍干。第 5 步，显色。显色时，向各孔中先加 50 μL 显色液 A，再加 50 μL 显色液 B，然后轻轻振荡混匀并于 37 ℃ 避光显色 15 min。终止显色时，向各孔中加 50 μL 终止液，终止反应（此时蓝色立转黄色）。第 6 步，测各孔的光密度（OD）。测定 OD 时，先以空白孔为标准调零，然后用酶标仪在 450 nm 波长下测量各孔的 OD。测定应在加终止液后

的 15 min 内完成。最后将测得的 OD 代入标准曲线，计算 P- 选择素浓度。表 4-10-3 的数据表明，下调动脉血中 P- 选择素的表达是 1-5 治疗动脉血栓症的分子机制。P- 选择素是 1-5 的作用靶点。

10.1.3　1-5 对动脉血栓大鼠血浆中 GP Ⅱ b/ Ⅲ a 浓度的影响

制备血栓大鼠的血清样本时，先将留取的血栓大鼠全血于 3000 r/min 离心 15 min，然后吸取上清液。ELISA 法定量测定血栓大鼠血液样本中 GP Ⅱ b/ Ⅲ a 时，使用纯化的 GP Ⅱ b/ Ⅲ a 抗体包被微孔板。方法可简述为，向包被单抗的微孔中依次加入标准品或生理盐水治疗的血栓大鼠血清样本或阿司匹林治疗的血栓大鼠血清样本或 1-5 治疗的血栓大鼠血清样本，生物素化的 GP Ⅱ b/ Ⅲ a 抗体，以及辣根过氧化物酶标记的抗生物素蛋白。然后，彻底地洗涤微孔板并加底物 TMB 显色。显色时，先看到过氧化物酶作用诱发的蓝色，后看到在酸作用下蓝色转为黄色。黄色的深度与样本中 GP Ⅱ b/ Ⅲ a 的浓度呈正相关。在 450 nm 的波长下用酶标仪测定标准品的吸光度，绘制标准曲线。在 450 nm 的波长下用酶标仪测定生理盐水治疗的血栓大鼠血清样本的吸光度或阿司匹林治疗的血栓大鼠血清样本的吸光度或 1-5 治疗的血栓大鼠血清样本的吸光度，通过标准曲线计算生理盐水治疗的血栓大鼠血液中 GP Ⅱ b/ Ⅲ a 的浓度或阿司匹林治疗的血栓大鼠血液中 GP Ⅱ b/ Ⅲ a 的浓度或 1-5 治疗的血栓大鼠血液中 GP Ⅱ b/ Ⅲ a 的浓度。详细操作见大鼠血小板 GP Ⅱ b/ Ⅲ a（CD41+CD61）酶联免疫试剂盒说明书。每个样本重复 6 次，数据列入表 4-10-3。表 4-10-3 的 GP Ⅱ b/ Ⅲ a 浓度表明，血栓发作时血液 GP Ⅱ b/ Ⅲ a 浓度上升，1-5 通过降低血液 GP Ⅱ b/ Ⅲ a 浓度发挥抗动脉血栓作用。GP Ⅱ b/ Ⅲ a 是 1-5 的作用靶点。

表 4-10-3　1-5 治疗的血栓大鼠血浆中 P- 选择素和 GP Ⅱb/ Ⅲa 浓度

对照及 1-5	P- 选择素浓度（均值 ±SD, ng/mL）	GP Ⅱb/ Ⅲa 浓度（均值 ±SD, ng/mL）
生理盐水	63.47 ± 8.28	41.27 ± 3.91
1	36.17 ± 7.07^{a}	14.06 ± 3.41^{a}
2	35.17 ± 7.35^{a}	29.33 ± 1.63^{a}
3	36.59 ± 6.32^{a}	22.67 ± 1.25^{a}
4	23.10 ± 4.13^{a}	15.32 ± 1.78^{a}
5	41.27 ± 7.91^{a}	25.54 ± 1.64^{a}

a：与生理盐水比 $P < 0.01$；$n=6$。

10.1.4　1-5 的血栓靶向作用

为了呼应前面的实验研究结果，即血小板膜受体 P- 选择素和 GP Ⅱ b/ Ⅲ a 是 1-5 的作用靶点，选择 4 及生理盐水治疗的动脉血栓大鼠的血液、动脉血栓、心脏、肝脏、肾脏和脑制备匀浆。提取匀浆，测定匀浆提取物的 ESI（−）-FT-MS 谱图。

ESI-FT-MS 为傅里叶变换离子回旋共振质谱。傅里叶变换离子回旋共振质谱仪的特点是它的质量分析器为离子回旋共振池，离子在回旋共振池中做旋转运动，旋转的频率与离子的质荷比相关。其是目前分辨率最高的质谱仪，能够让分子离子的质量数准确测定到小数点后面第 3 位。这种优势使得国际分析界认定，傅里叶变换离子回旋共振质谱分析可代替元素分析。该领域的技术人员通常用傅里叶变换离子回旋共振质谱确认合成反应的产物的结构或者分离提取物的结构。

测定 **4** 及生理盐水治疗的动脉血栓大鼠的血液、动脉血栓、心脏、肝脏、肾脏和脑的匀浆提取物的 ESI（−）-FT-MS 谱图之前制备了它们的匀浆。具体操作可描述为将取得的动脉血栓大鼠的血液于 4 ℃静置 4 h，1000 r/min 离心 15 min。取出的上清液与 3 倍体积的色谱甲醇混合，超声 30 min，3000 r/min 离心 10 min，取上清液进行 ESI（−）-FT-MS 检测。将附有血栓的丝线置于 5 mL 离心管中，加 1 mL 色谱甲醇，将附于丝线上的血栓捣碎，超声 30 min，吸取液体置于 5 mL 离心管中。该操作重复 2 次。将所得液体浓缩至 1 mL，3000 r/min 离心 10 min，取上清液进行 ESI（−）-FT-MS 检测。将心脏、肝脏、肾脏或脑置于离心管中，按照 1 g 心脏、肝脏、肾脏或脑加 9 mL 生理盐水的比例与生理盐水混合，用组织匀浆机将心脏、肝脏、肾脏或脑制成无明显块状物的匀浆。取出的匀浆液与 3 倍体积的色谱甲醇混合，超声 30 min，3000 r/min 离心 20 min，取上清液进行 ESI（−）-FT-MS 检测。它们的 ESI（−）-FT-MS 谱图见图 4-10-5。

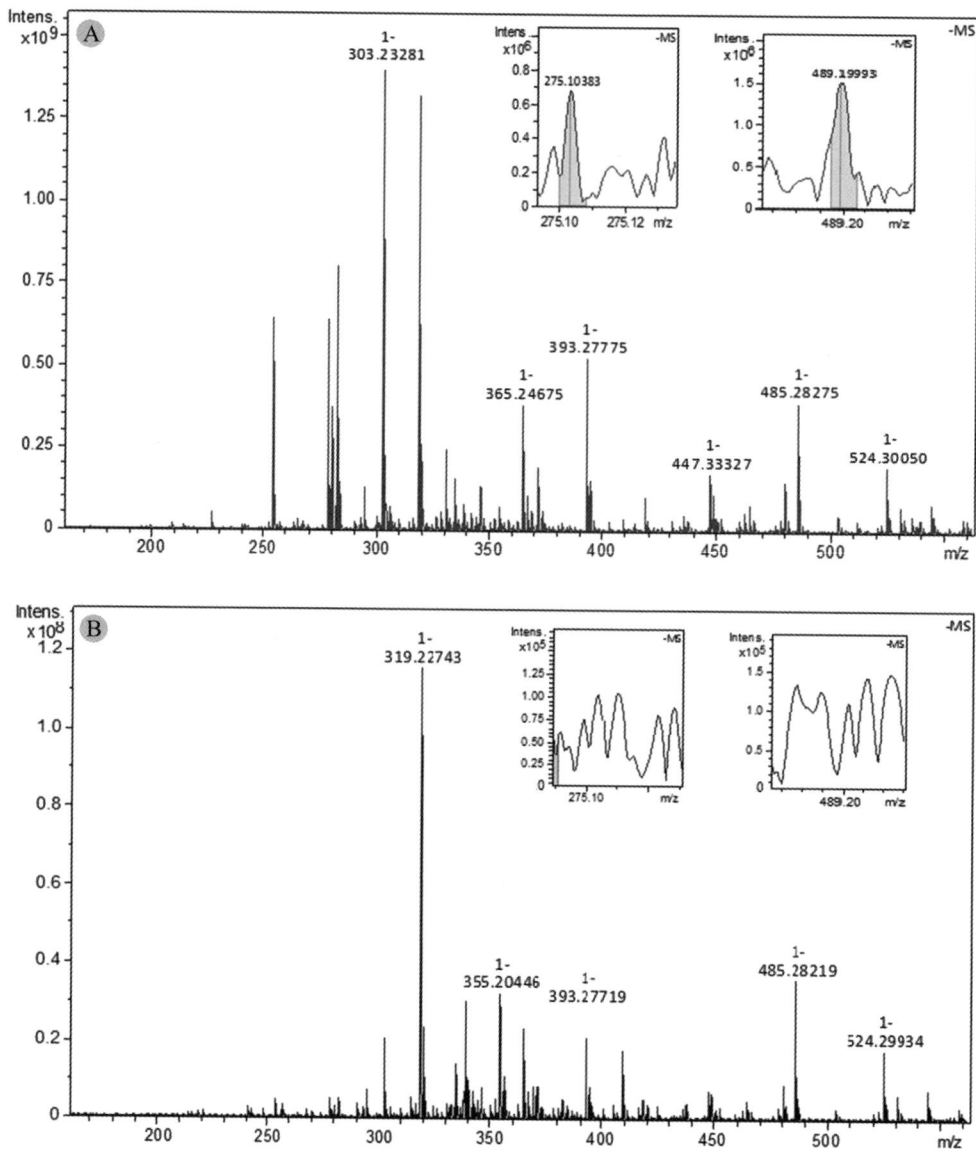

图 4-10-5　**4** 及生理盐水治疗的大鼠动脉血栓匀浆提取物的 ESI（−）-FT-MS 谱图

图 4-10-5A 是 **4** 治疗的大鼠动脉血栓匀浆提取物的 ESI（－）-FT-MS 谱图，其中局部放大出现在质量数为 275.103 83 处的峰是 3S-1，1- 二羟甲基 -1，2，3，4- 四氢 -β- 咔啉 -3- 甲酸的 M-H（理论值为 275.102 633），局部放大出现在质量数为 489.199 93 处的峰是 3S-1，1- 二羟甲基 -1，2，3，4- 四氢 -β- 咔啉 -3- 甲酰 -Gly-Arg-Gly-Asp-Ser 的 M-H（理论值为 489.205 201）。图 4-10-5A 表明，3S-1，1- 二羟甲基 -1，2，3，4- 四氢 -β- 咔啉 -3- 甲酰 -Gly-Arg-Gly-Asp-Ser 进入动脉血栓之后，释放 3S-1，1- 二羟甲基 -1，2，3，4- 四氢 -β- 咔啉 -3- 甲酸抑制活化的血小板表面的膜受体 P- 选择素和 GP Ⅱb/Ⅲa 外化，从而抑制在丝线表面形成动脉血栓。图 4-10-5B 是生理盐水治疗的大鼠动脉血栓匀浆提取物的 ESI（－）-FT-MS 谱图，其中局部放大的质量数为 275.103 83 处没有对应的峰，局部放大的质量数为 489.199 93 处也没有对应的峰。正是缺乏 3S-1，1- 二羟甲基 -1，2，3，4- 四氢 -β- 咔啉 -3- 甲酸抑制活化的血小板表面的膜受体 P- 选择素和 GP Ⅱb/Ⅲa 外化，从而无法抑制在丝线表面形成动脉血栓。

需要指明的是，在相同条件下测定了 **4** 治疗的动脉血栓大鼠的血液、心脏、肝脏、肾脏和脑的匀浆提取物的 ESI（－）-FT-MS 谱图。相应地在局部放大的质量数为 275.103 83 处寻找 3S-1，1- 二羟甲基 -1，2，3，4- 四氢 -β- 咔啉 -3- 甲酸，在局部放大的质量数为 489.199 93 处寻找 3S-1，1- 二羟甲基 -1，2，3，4- 四氢 -β- 咔啉 -3- 甲酰 -Gly-Arg-Gly- Asp-Ser。结果表明，在相同条件下测定，在 **4** 治疗的动脉血栓大鼠的血液、心脏、肝脏、肾脏和脑的匀浆提取物的 ESI（－）-FT-MS 中既没有找到 3S-1，1- 二羟甲基 -1，2，3，4- 四氢 -β- 咔啉 -3- 甲酸，也没有找到 3S-1，1- 二羟甲基 -1，2，3，4- 四氢 -β- 咔啉 -3- 甲酰 -Gly- Arg-Gly-Asp-Ser。这种现象揭示，3S-1，1- 二羟甲基 -1，2，3，4- 四氢 -β- 咔啉 -3- 甲酰 - Gly-Arg-Gly- Asp-Ser 以活化的血小板表面的膜受体 P- 选择素和 GP Ⅱb/Ⅲa 为分子靶点作用到动脉血栓的患病部位，抑制动脉血栓症。

10.1.5　1-5 抗静脉血栓活性

在大鼠下腔静脉分支结扎模型上评价 **1-5**（灌胃剂量为 10 nmol/kg）的抗静脉血栓活性。评价时选择生理盐水为空白对照，华法林（4.87 μmol/kg）为阳性对照。30 min 之后大鼠腹腔注射 20% 乌拉坦溶液进行麻醉，腹部备皮，经腹白线正中切口暴露腹腔，将腹腔内小肠等脏器移出腹腔并用生理盐水浸泡过的纱布包裹，暴露下腔静脉。分离腹主动脉及下腔静脉，在分离的下腔静脉内放置一根经过精确称重的丝线。在下腔静脉与左肾静脉交汇处用浸润过生理盐水的缝合线结扎下腔静脉。将小肠等脏器移回腹腔内，逐层缝合。4 h 后向大鼠腹腔注射 20% 乌拉坦溶液进行麻醉，打开腹腔，将下腔静脉分支结扎。从结扎处取出下腔静脉，从下腔静脉中取出附有血栓的丝线并精确称血栓重。此时附有血栓的丝线重减去原丝线重即为静脉血栓重。表 4-10-4 的血栓重表明，**1-5** 能有效地防止大鼠下腔静脉血栓形成。

表 4-10-4　1-5 抗静脉血栓活性

对照及 1-5	血栓重（均值 ±SD，mg）	对照及 1-5	血栓重（均值 ±SD，mg）
生理盐水	20.11 ± 3.18	3	15.23 ± 2.48[a]
华法林	11.65 ± 1.97	4	13.09 ± 2.03[a]
1	14.88 ± 2.28[a]	5	12.29 ± 2.41[a]
2	15.31 ± 2.52[a]		

a：与生理盐水比 $P < 0.01$；$n=12$。

10.2 第 2 种类型的 3S-1,1- 二羟甲基 -1,2,3,4- 四氢 -β- 咔啉 -3- 甲酰茶氨酰尿毒素三肽及第 3 种类型的 3S-1-(2,2- 二甲基 -1,3- 二氧六环 -1- 基)-1,2,3,4- 四氢 -β- 咔啉 -3- 甲酰茶氨酰尿毒素三肽

10.2.1 6-11 抑制肿瘤细胞增殖活性

按照前面的 MTT 法，评价了 **6-11** 抑制 L02（人正常肝细胞）、HL60（人早幼粒白血病细胞）、K562（人白血病细胞）、A549（人非小细胞肺癌细胞）、95D（人高转移肺癌细胞）及 MCF-7（人乳腺癌细胞）增殖的 IC_{50}。阿霉素为阳性对照。结果见表 4-10-5（$n=6$）。

表 4-10-5　**6-11** 抑制 L02、HL60、K562、A549、95D 及 MCF-7 增殖的 IC_{50}

对照及 6-11	抑制下面细胞增殖的 IC_{50}（均值 ±SD，μM）					
	L02	HL60	K562	A549	95D	MCF-7
阿霉素	2.55 ± 0.14	1.82 ± 0.06	1.23 ± 0.10	1.71 ± 0.03	2.10 ± 0.08	1.60 ± 0.07
6	> 100	> 100	> 100	> 100	> 100	> 100
7	> 100	> 100	> 100	> 100	> 100	> 100
8	> 100	> 100	> 100	> 100	> 100	> 100
9	> 100	> 100	> 100	> 100	> 100	> 100
10	> 100	> 100	> 100	> 100	> 100	> 100
11	> 100	> 100	> 100	> 100	> 100	> 100

表 4-10-5 的数据表明，**6-11** 抑制 L02、HL60、K562、A549、95D 及 MCF-7 增殖的 IC_{50} > 100 μM，阿霉素抑制 L02、HL60、K562、A549、95D 及 MCF-7 增殖的 IC_{50} 为 1.23 ～ 2.55 μM。可见，**6-11** 抑制 L02、HL60、K562、A549、95D 及 MCF-7 增殖的 IC_{50} 和阿霉素抑制 L02、HL60、K562、A549、95D 及 MCF-7 增殖的 IC_{50} 不在同一个数量级。换句话说，对于 L02、HL60、K562、A549、95D 及 MCF-7 来说 **6-11** 的细胞毒作用比阿霉素弱很多。

10.2.2 6-11 抑制 A549 及 95D 迁移的活性

将生长状态良好且处于对数生长期的贴壁细胞 A549（人非小细胞肺癌细胞）或 95D（人高转移肺癌细胞）用 PBS 洗 3 次，用 0.25% 胰酶消化至大部分细胞从瓶底脱落，加入相应含血清培养基终止消化，沿壁吹打至细胞完全脱落，转移至 15 mL 离心管中，3000 r/min 离心 3 min。弃上清液，加无血清培养基吹打重悬，计数，使细胞密度为 5×10^5 个 /mL。在培养板的 Transwell 小室的上室加 100 μL 细胞悬液，同时加 25 μL **6-11** 溶液（**6-11** 用含 0.5%DMSO 的无血清 1640 培养基配成终浓度为 20 μM 的样品溶液，简称 "**6-11** 溶液"）。每种溶液重复 2 个 Transwell 小室，设空白小室及阳性对照小室。将培养板轻轻晃动，使培养基均匀。在培养板 Transwell 小室的下室加 600 μL 含 10% 血清的培养基。在 37 ℃下，将培养板放在 5%CO_2 孵箱中孵育。A549 孵育 6 h，95D 孵育 8 h。吸去 Transwell 小室上室剩余液体，每室加 100 μL PBS，用棉签擦去上室细胞，重复 3 次。吸去下室剩余液体，每孔加 600 μL 多聚甲醛（4%），将迁移的细胞固定 30 min。吸除下室的多聚甲醛，每个下室加 600 μL 结晶紫染色 15 min。吸除染色液，小室用蒸馏水洗 3 次之后于显微镜下拍照计数。拍照计数时，选择 9 个细胞数大致相同且分布均匀的视野。迁移的细胞数用 t 检验处理，以均值 ±SD 表示。表 4-10-6 的数据表明，浓度为 20 μM 时 **6-11** 显著抑制 A549 及 95D 迁移。

表 4-10-6　6-11 抑制 A549 及 95D 迁移的活性

对照及 6-11	A549 迁移数（均值 ±SD）	95D 迁移数（均值 ±SD）
培养基	243.00 ± 14.92	160.33 ± 10.61
6	178.78 ± 11.70[a]	126.78 ± 10.94[a]
7	173.67 ± 13.40[a]	83.00 ± 8.27[a]
8	182.78 ± 11.31[a]	137.67 ± 24.34[a]
9	153.56 ± 12.65[a]	140.55 ± 9.57[a]
10	180.67 ± 16.93[a]	104.77 ± 20.71[a]
11	207.56 ± 11.50[a]	133.89 ± 22.34[a]

a：与培养基比 $P < 0.01$；$n=8$。

10.2.3　6-11 抑制 A549 及 95D 侵袭的活性

将 –20 ℃保存的 Matrigel 在 4 ℃下回温 12 h，使之成为可流动的液态。将 720 μL 无血清培养基和 180 μL Matrigel 均匀混合（相当于基质胶稀释了 5 倍）之后，加到 Transwell 小室上室，每室加 100 μL。在 37 ℃下，Transwell 小室在 5%CO_2 孵箱中孵育 5 h。吸除 Transwell 小室上室剩余的液体，之后加 50 μL 无血清培养基。在 37 ℃下，Transwell 小室在 5%CO_2 孵箱中孵育 30 min。

将生长状态良好且处于对数生长期的 A549 和 95D 用 PBS 洗 3 次，用 0.25% 胰酶消化至大部分细胞从瓶壁脱落。加入有血清培养基停止消化，沿壁吹打至细胞完全脱落，转移至 15 mL 离心管，3000 r/min 离心 3 min，弃去上清液，加入无血清培养基吹打均匀，计数，A549 或 95D 细胞密度为 2.5×10^5 个 /mL。每个上室加 100 μL 细胞悬液，同时每孔加入 25 μL 6-11 溶液（6-11 用含 0.5%DMSO 的无血清 1640 培养基配成终浓度为 20 μM 的样品溶液，简称"6-11 溶液"）。每种溶液重复 2 个 Transwell 小室，设空白小室及阳性对照小室。将培养板轻轻晃动，使培养基均匀。在培养板 Transwell 小室的下室加 600 μL 含 10% 血清的培养基。在 37 ℃下，将培养板放在 5%CO_2 孵箱中孵育 24 h。吸去 Transwell 小室上室剩余液体，每室加 100 μL PBS，用棉签擦去上室细胞，重复 3 次。吸去下室剩余液体，每孔加 600 μL 多聚甲醛（4%），将侵袭的细胞固定 30 min。吸除下室的多聚甲醛，每个下室加 600 μL 结晶紫染色 15 min。吸除染色液，将小室用蒸馏水洗 3 次之后于显微镜下拍照计数。拍照计数时，选择 9 个细胞数大致相同且分布均匀的视野。侵袭的细胞数用 t 检验处理，以均值 ±SD 表示。表 4-10-7 的数据表明，浓度为 20 μM 时 6-11 显著抑制 A549 及 95D 侵袭。

表 4-10-7　6-11 抑制 A549 及 95D 侵袭的活性

对照及 6-11	A549 侵袭数（均值 ±SD）	95D 侵袭数（均值 ±SD）
培养基	252.78 ± 17.49	219.60 ± 22.69
6	188.44 ± 10.67[a]	150.33 ± 17.56[a]
7	229.89 ± 11.00[a]	163.78 ± 11.60[a]
8	178.56 ± 12.18[a]	145.22 ± 17.30[a]
9	197.78 ± 15.00[a]	153.22 ± 18.87[a]
10	183.67 ± 17.00[a]	152.90 ± 16.97[a]
11	183.22 ± 51.94[a]	155.80 ± 16.46[a]

a：与培养基比 $P < 0.01$；$n=8$。

10.2.4　6-11 抑制肿瘤生长活性

S180 自行传代维持。用生理盐水（1：2）稀释生长旺盛的 S180 瘤液制成细胞悬液，再用新鲜配制的培养基稀释，充分混合。按公式计算细胞浓度，细胞浓度 =4 个方格内的活细胞数 /4×10⁴× 稀释倍数 = 细胞数 /mL。按细胞存活率 = 活细胞数 /（活细胞数 + 死细胞数）×100% 计算细胞存活率。

用匀浆法将存活率＞ 90% 的肿瘤细胞液制成 $1×10^7$ 个 /mL 的细胞悬液，采用皮下接种法将细胞悬液注射到小鼠右腋皮下（接种量为 0.2 mL/ 只），制成实体瘤小鼠模型。接种的第 7 日，将小鼠随机分组。小鼠或腹腔注射阿霉素与生理盐水的溶液［阳性对照，2 μmol/（kg·d），1 天 1 次，连续 10 天］，或灌胃生理盐水［空白对照，2 mL/（kg·d），1 天 1 次，连续 10 天］，或灌胃 6-11 与生理盐水的悬浮液［0.23 μmol/（kg·d），1 天 1 次，连续 10 天］。每天观察小鼠的自主活动、精神状态、毛发、呼吸、饮食、粪便性状。最后一次服药的次日称体重，用乙醚麻醉，颈椎脱臼处死，取肿瘤称重。表 4-10-8 的数据表明，6-11 能有效地抑制 S180 小鼠的肿瘤生长。

表 4-10-8　6-11 对 S180 荷瘤小鼠肿瘤生长的抑制作用

对照及 6-11	肿瘤重（均值 ±SD, g）	对照及 6-11	肿瘤重（均值 ±SD, g）
生理盐水	3.31 ± 0.73	8	1.87 ± 0.93[a]
阿霉素	1.69 ± 0.28	9	1.82 ± 0.86[a]
6	2.05 ± 0.58[a]	10	1.50 ± 0.53[a]
7	1.84 ± 0.50[a]	11	1.50 ± 0.49[a]

a：与生理盐水比 $P < 0.01$；$n=10$。

10.2.5　6-11 抑制肿瘤向肺转移的作用

在 DMEM 培养基中培养 Lewis 小鼠肺癌细胞（LLC），对 LLC 进行培养和传代，使它们的生长状态良好且处于对数生长期。用生理盐水将传代的 LLC 稀释为 $2×10^7$ 个 /mL。稀释的细胞悬液中的死细胞用台盼蓝染色，计数细胞悬液中的活细胞，确定活细胞数＞ 95%。

将活细胞数＞ 95% 的细胞悬液按每只小鼠 0.2 mL 接种于 SPF 级 C57BL/6 雄性小鼠［（20±2）g］右侧腋皮下。观察接种后 2 ～ 3 周，小鼠腋下可观察到直径 1.5 ～ 2 cm 的瘤块，此即 Lewis 肺癌瘤源小鼠。将 Lewis 肺癌瘤源小鼠麻醉，颈椎脱臼处死，用 75% 乙醇浸泡消毒灭菌，在超净工作台上钝性剥离实体瘤。先洗去实体瘤的残留血液，然后在表面皿内剪碎。将剪碎的瘤组织加 4 ℃预冷的生理盐水，在组织匀浆器内研磨成细胞悬液。用 200 目尼龙网将获得的细胞悬液过滤 2 次，制成单细胞悬浮液。活细胞数＞ 95% 的单细胞悬浮液用生理盐水稀释至 $2×10^7$ 个 /mL，按每只小鼠 0.2 mL 接种于 C57BL/6 雄性小鼠［（20±2）g］右侧腋皮下。接种 10 ～ 12 天后小鼠腋下可观察到直径为 4 ～ 5 mm 的瘤块，测量瘤体积，按瘤体积平均分组，每组 12 只。小鼠或灌胃 RGDS 的生理盐水溶液［阳性对照，剂量为 20 μmol/（kg·d），连续灌胃 10 天］，或灌胃生理盐水［空白对照，剂量为 0.1 mL/（kg·d），连续灌胃 10 天］，或灌胃 6-11 的生理盐水溶液［剂量为 0.23 μmol/（kg·d），连续灌胃 10 天］。最后一次灌胃的次日，所有小鼠称重，接受乙醚麻醉，颈椎脱臼处死，取血液，用作酶联免疫测定。快速分离肺，统计肺部转移的瘤结节数，计算 6-11 对肿瘤向肺转移的抑制活性。表 4-10-9 的数据说明，6-11 能有效地抑制肿瘤向肺转移。

表 4-10-9　**6-11** 抑制肿瘤向肺转移的作用

对照及 6-11	肺部肿瘤结节数（均值 ±SD）	对照及 6-11	肺部肿瘤结节数（均值 ±SD）
培养基	9.38 ± 2.62	8	3.10 ± 0.51[a]
RGDS	4.50 ± 1.25	9	2.80 ± 0.53[a]
6	1.64 ± 0.16[a]	10	4.40 ± 1.09[a]
7	2.00 ± 0.18[a]	11	4.45 ± 1.11[a]

a：与培养基比 $P < 0.01$；$n=10$。

10.2.6　6-11 对肿瘤肺转移小鼠血液中 P- 选择素浓度的影响

将来自肺转移小鼠的血液，按照 1 : 9 的体积比加枸橼酸钠溶液（3.8%）抗凝，于 4 ℃ 1000 r/min 离心 20 min，取上清液即为血浆样品。

测定血浆中 P- 选择素含量时，实施了 6 个步骤。第 1 步，设置标准孔，**6-11** 治疗的肿瘤肺转移小鼠的血浆样品孔和空白孔。第 2 步，按大鼠 P- 选择素酶联免疫试剂盒（Rat P-Selectin ELISA Lit）的说明书配制标准品溶液，绘制标准曲线。第 3 步，往 **6-11** 治疗的肿瘤肺转移小鼠的血浆样品孔中加 40 μL 血浆样品和 10 μL 抗 P- 选择素抗体。空白孔不加抗 P- 选择素抗体。第 4 步，继 10 μL 抗 P- 选择素抗体后再加 HPR 试剂（50 μL），空白孔不加 HPR 试剂，加完后贴上板贴，于 37 ℃孵育 120 min。小心揭掉封板膜，弃去液体，加洗涤液，静置 30 s，弃去洗涤液，重复洗板 5 次，拍干。第 5 步，显色。显色时，向各孔中先加 50 μL 显色液 A，再加 50 μL 显色液 B，然后轻轻振荡混匀并于 37 ℃避光显色 15 min。终止显色时，向各孔中加 50 μL 终止液，终止反应（此时蓝色立转黄色）。第 6 步，测各孔的光密度（OD）。测定 OD 时，先以空白孔为标准调零，然后用酶标仪在 450 nm 波长下测量各孔的 OD。测定应在加终止液后的 15 min 内完成。最后将测得的 OD 代入标准曲线，计算 P- 选择素浓度。表 4-10-10 的数据表明，下调动脉血中 P- 选择素的表达是 **6-11** 治疗肿瘤肺转移的分子机制。P- 选择素是 **6-11** 的作用靶点。

表 4-10-10　**6-11** 治疗的肿瘤肺转移小鼠血液中 P- 选择素浓度

对照及 6-11	P- 选择素浓度（均值 ±SD，pg/mL）	对照及 6-11	P- 选择素浓度（均值 ±SD，pg/mL）
生理盐水	133.93 ± 16.39	8	70.83 ± 5.96[a]
RGDS	92.01 ± 7.22	9	73.15 ± 6.22[a]
6	76.28 ± 6.31[a]	10	74.82 ± 6.58[a]
7	71.78 ± 5.57[a]	11	82.12 ± 7.86[a]

a：与生理盐水比 $P < 0.01$；$n=6$。

10.2.7　6-11 的抗炎活性

在小鼠耳肿胀模型上评价 **6-11** 的抗炎活性。SPF 级 ICR 雄性小鼠［（20 ± 2）g］随机分笼，一笼即为一组，每组 12 只，静息饲养 1 天。之后，阳性对照组小鼠序贯灌胃阿司匹林的生理盐水溶液（剂量为 1.11 mmol/kg），空白对照组小鼠序贯灌胃生理盐水（剂量为 0.1 mL/10 g），治疗组小鼠序贯灌胃 **6-11** 的生理盐水溶液（剂量为 0.23 μmol/kg）。治疗 30 min 后，在小鼠的右耳外郭序贯涂抹 30 μL 二甲苯致炎。致炎 2 h 后，小鼠序贯乙醚麻醉，颈椎脱臼处死。剪下各小鼠的右耳和左耳，对齐，用直径 7 mm

的电动打孔器在两耳的相同位置切两耳圆片，分别称重，记录并计算两耳圆片的重量差值，作为耳肿胀度，代表 **6-11** 的抗炎活性。表 4-10-11 说明，在 0.23 μmol/kg 的灌胃剂量下 **6-11** 对二甲苯诱发的炎症有抑制作用。

表 4-10-11　**6-11** 的抗炎活性

对照及 **6-11**	耳肿胀度（均值 ±SD，mg）	对照及 **6-11**	耳肿胀度（均值 ±SD，mg）
生理盐水	14.86 ± 3.26	8	12.95 ± 2.01
阿司匹林	11.75 ± 2.40	9	11.22 ± 2.43[a]
6	11.94 ± 2.51[a]	10	11.87 ± 2.74[a]
7	12.28 ± 2.21[a]	11	10.46 ± 2.37[a]

a：与生理盐水比 $P < 0.05$；$n=10$。

10.3　第 4 种类型的 3S-1-（2，2- 二甲基 -1，3- 二氧六环 -1- 基）-1，2，3，4- 四氢 -β- 咔啉 -3- 甲酰抗黏附肽

10.3.1　12-14 抑制 A549、95D 及 LLC 迁移的活性

采用标题 10.2.2 项的方法，评价 **12-14** 抑制 A549、95D 及 LLC 迁移的活性。阳性对照组 RGDS 的终浓度为 20 μM。**6-11** 的终浓度是 20 μM，而 **12-14** 的终浓度是 2 μM。换句话说，**12-14** 的终浓度是 **6-11** 的终浓度的 1/10。表 4-10-12 的数据表明，终浓度为 2 μM 时 **12-14** 能有效地抑制 A549、95D 及 LLC 迁移。表 4-10-12 的数据进一步表明，**12-14** 抑制 A549 和 95D 迁移的活性和终浓度高 10 倍的 **6-11** 抑制 A549 和 95D 迁移的活性相当。换句话说，**12-14** 抑制 A549 和 95D 迁移的活性是 **6-11** 抑制 A549 和 95D 迁移的活性的 10 倍。从分子层面看，**12-14** 的活性比 **6-11** 的活性强 10 倍归结于 **12-14** 的 3 位是抗黏附肽，而 **6-11** 的 3 位是茶氨酰尿毒素三肽。

表 4-10-12　**12-14** 抑制 A549、95D 及 LLC 迁移的活性

抑制剂	A549 迁移数（均值 ±SD）	95D 迁移数（均值 ±SD）	LLC 迁移数（均值 ±SD）
培养基	116 ± 10	364 ± 14	173 ± 13
RGDS	44 ± 6	288 ± 12	117 ± 15
12	54 ± 10[a]	294 ± 14[a]	111 ± 12[a]
13	44 ± 8[a]	311 ± 12[a]	131 ± 11[a]
14	36 ± 4[a]	310 ± 10[a]	140 ± 12[a]

a：与培养基比 $P < 0.01$；$n=6$。

10.3.2　12-14 抑制 A549、95D 及 LLC 侵袭的活性

采用标题 10.2.3 项的方法，评价 **12-14** 抑制 A549、95D 及 LLC 侵袭的活性。阳性对照组 RGDS 的终浓度为 20 μM。**6-11** 的终浓度是 20 μM，而 **12-14** 的终浓度是 2 μM。换句话说，**12-14** 的终浓度是 **6-11** 的终浓度的 1/10。表 4-10-13 的数据表明，终浓度为 2 μM 时 **12-14** 能有效地抑制 A549、95D 及 LLC 侵袭。表 4-10-13 的数据进一步表明，**12-14** 抑制 A549 和 95D 侵袭的活性和终浓度高 10 倍的 **6-11** 抑制 A549 和 95D 侵袭的活性相当。换句话说，**12-14** 抑制 A549 和 95D 侵袭的活性是 **6-11** 抑制 A549 和

95D 侵袭的活性的 10 倍。从分子层面看，**12-14** 的活性比 **6-11** 的活性强 10 倍归结于 **12-14** 的 3 位是抗黏附肽，而 **6-11** 的 3 位是茶氨酰尿毒素三肽。

表 4-10-13　**12-14** 抑制 A549、95D 及 LLC 侵袭的活性

抑制剂	A549 侵袭数（均值 ±SD）	95D 侵袭数（均值 ±SD）	LLC 侵袭数（均值 ±SD）
培养基	178 ± 13	578 ± 38	310 ± 19
RGDS	106 ± 10	359 ± 24	204 ± 11
12	82 ± 7[a]	356 ± 22[a]	211 ± 10[a]
13	82 ± 8[a]	405 ± 32[a]	220 ± 13[a]
14	75 ± 6[a]	351 ± 21[a]	236 ± 10[a]

a：与培养基比 $P < 0.01$；$n=6$。

10.3.3　12-14 抑制肿瘤生长活性

采用标题 10.2.4 项的方法，评价 **12-14** 抑制 S180 荷瘤小鼠肿瘤生长的活性。接种的第 7 天，将小鼠随机分组。小鼠或腹腔注射阿霉素与生理盐水的溶液［阳性对照，2 μmol/（kg·d），1 天 1 次，连续 9 天］，或腹腔注射生理盐水［空白对照，2 mL/（kg·d），1 天 1 次，连续 9 天］，或腹腔注射 **6-11** 与生理盐水的悬浮液［2 μmol/（kg·d），1 天 1 次，连续 9 天］。每天观察小鼠的自主活动、精神状态、毛发、呼吸、饮食、粪便性状。最后一次服药的次日称体重，用乙醚麻醉，颈椎脱臼处死，取肿瘤称重。表 4-10-14 的数据表明，**12-14** 能有效地抑制 S180 小鼠的肿瘤生长。表 4-10-14 的数据进一步表明，**12-14** 抑制 S180 荷瘤小鼠肿瘤生长的活性和剂量为 1/10 的 **6-11** 抑制 S180 荷瘤小鼠肿瘤生长的活性相当。换句话说，**12-14** 抑制 S180 荷瘤小鼠肿瘤生长的活性是 **6-11** 抑制 S180 荷瘤小鼠肿瘤生长的活性的 1/10。从分子层面看，**12-14** 的活性只有 **6-11** 的活性的 1/10，归结于 **12-14** 的 3 位是抗黏附肽，不如 **6-11** 的 3 位是茶氨酰尿毒素三肽。

表 4-10-14　**12-14** 对 S180 荷瘤小鼠肿瘤生长的抑制作用

对照及 12-14	肿瘤重（均值 ±SD, g）	对照及 12-14	血栓重（均值 ±SD, mg）
生理盐水	2.67 ± 0.60	**13**	1.52 ± 0.29[a]
阿霉素	0.99 ± 0.30	**14**	2.01 ± 0.57[a]
12	1.08 ± 0.47[a]		

a：与生理盐水比 $P < 0.05$；$n=9$。

10.3.4　12-14 抑制肿瘤向肺转移的作用

采用标题 10.2.5 项的方法，评价 **12-14** 抑制肿瘤向肺转移的活性。RGDS 的生理盐水溶液仍然是阳性对照［腹腔注射剂量为 20 μmol/（kg·d），连续 9 天］，生理盐水仍然是空白对照［腹腔注射剂量为 0.1 mL/（10 g·d），连续 9 天］，用 **12-14** 的生理盐水溶液治疗时腹腔注射剂量为 2 μmol/（kg·d），连续 9 天。最后一次灌胃的次日，所有小鼠称重，接受乙醚麻醉，颈椎脱臼处死，取血液，用作酶联免疫测定。快速分离肺，统计肺部转移的瘤结节数，计算 **12-14** 对肿瘤向肺转移的抑制活性。表 4-10-15 的

数据说明，**12-14** 能有效地抑制肿瘤向肺转移。表 4-10-15 的数据进一步表明，**12-14** 抑制肿瘤向肺转移的活性和剂量为 1/10 的 **6-11** 抑制肿瘤向肺转移的活性相当。换句话说，**12-14** 抑制肿瘤向肺转移的活性是 **6-11** 抑制肿瘤向肺转移的活性的 1/10。从分子层面看，**12-14** 的活性只有 **6-11** 的活性的 1/10，归结于 **12-14** 的 3 位是抗黏附肽，不如 **6-11** 的 3 位是茶氨酰尿毒素三肽。

表 4-10-15　**12-14** 抑制肿瘤向肺转移的作用

对照及 12-14	肺部肿瘤结节数（均值 ±SD）	对照及 12-14	肺部肿瘤结节数（均值 ±SD）
培养基	25.6 ± 4.7	**13**	9.7 ± 2.7^a
RGDS	9.4 ± 2.8	**14**	8.2 ± 2.6^a
12	8.9 ± 2.1^a		

a：与培养基比 $P < 0.01$；$n=9$。

10.3.5　12-14 抗动脉血栓活性

采用标题 10.1.1 项的方法，评价 **12-14** 的抗动脉血栓作用。同样，大鼠的动脉血液用于酶联免疫测定。评价时 **12-14** 的灌胃剂量为 100 nmol/kg，阿司匹林仍为阳性对照（灌胃剂量为 167 μmol/kg），生理盐水仍为空白对照（灌胃剂量为 3 mL/kg）。表 4-10-16 的数据表明，**12-14** 能有效地抑制大鼠动脉血栓形成。表 4-10-16 的数据进一步表明，**12-14** 抗动脉血栓的活性和剂量为 1/10 的 **1-5** 抗动脉血栓的活性相当。换句话说，**12-14** 抗动脉血栓的活性是 **1-5** 抗动脉血栓的活性的 1/10。从分子层面看，**12-14** 的活性只有 **1-5** 的活性的 1/10，归结于 **12-14** 的 1 位是 2，2- 二甲基 -1，3- 二氧六环 -1- 基，不如 **1-5** 的 1 位是 1，1- 二羟甲基。

表 4-10-16　**12-14** 抗动脉血栓活性

对照及 12-14	血栓重（均值 ±SD, mg）	对照及 12-14	血栓重（均值 ±SD, mg）
生理盐水	38.3 ± 4.7	**13**	21.2 ± 3.8^a
阿司匹林	18.4 ± 3.4	**14**	24.4 ± 3.6^a
12	19.5 ± 2.9^a		

a：与生理盐水比 $P < 0.05$；$n=12$。

10.3.6　12-14 抗静脉血栓活性

采用标题 10.1.5 项的下腔静脉分支结扎模型，评价 **12-14** 的抗静脉血栓作用。评价时 **12-14** 的灌胃剂量为 100 nmol/kg，华法林仍为阳性对照（灌胃剂量为 4.87 μmol/kg），生理盐水仍为空白对照（灌胃剂量为 3 mL/kg）。表 4-10-17 的数据表明，**12-14** 能有效地抑制大鼠静脉血栓形成。表 4-10-17 的数据进一步表明，**12-14** 抗静脉血栓的活性和剂量为 1/10 的 **1-5** 抗静脉血栓的活性相当。换句话说，**12-14** 抑制静脉血栓的活性是 **1-5** 抑制静脉血栓的活性的 1/10，归结于 **12-14** 的 1 位是 2，2- 二甲基 -1，3- 二氧六环 -1- 基，不如 **1-5** 的 1 位是 1，1- 二羟甲基。

表 4-10-17 **12-14** 抗静脉血栓活性

对照及 **12-14**	血栓重（均值 ±SD, mg）	对照及 **12-14**	血栓重（均值 ±SD, mg）
生理盐水	21.2 ± 3.7	**13**	11.2 ± 2.9^a
华法林	7.8 ± 2.2	**14**	14.1 ± 3.0^a
12	9.9 ± 2.6^a		

a：与生理盐水比 $P < 0.01$；$n=9$。

10.3.7　**12-14** 对动脉血栓大鼠血浆中 P- 选择素浓度的影响

采用标题 10.1.2 项的方法，处理大鼠动脉血液样本，按大鼠 P- 选择素酶联免疫试剂盒（Rat P-Selectin ELISA Lit）的说明书绘制标准曲线，以及在 450 nm 波长下测定 **12-14** 治疗的血栓大鼠的血浆样品的吸光度（OD）。最后将测得的 OD 代入标准曲线，计算 P- 选择素浓度。表 4-10-18 的数据表明，下调动脉血中 P- 选择素的表达是 **12-14** 治疗动脉血栓症的分子机制。P- 选择素是 **12-14** 的作用靶点。从分子层面看，虽然 **12-14** 的 1 位是 2，2- 二甲基 -1，3- 二氧六环 -1- 基不如 **1-5** 的 1 位是 1，1- 二羟甲基，但是这并不对分子靶点产生负面作用。

表 4-10-18 **12-14** 治疗的动脉血栓大鼠血浆中 P- 选择素浓度

对照及 **12-14**	P- 选择素浓度（均值 ±SD, ng/mL）
生理盐水	49.8 ± 1.9
12	30.2 ± 1.0^a
13	32.0 ± 1.6^a
14	34.0 ± 1.5^a

a：与生理盐水比 $P < 0.01$；$n=6$。

参考文献

[1] 彭师奇，赵明，方琼艳 .（1R，3S）-1-（4- 羟基 -3- 甲氧羰基）-1，2，3，4- 四氢 -β- 咔啉 -3- 甲酰氨基酸衍生物及其制备和应用：201010176526. 7[P]. 2011-11-16.

[2] 赵明，彭师奇，王玉记，等 . 茶氨酸修饰的咔啉酰氨基酸苄酯、其制备、抗肿瘤活性和应用：201210181119. 4[P]. 2013-12-18.

[3] 彭师奇，赵明，王玉记，等 . Lys-Glu 修饰的吲哚喹嗪，其制备，纳米结构，活性和应用：201410261715. 2[P]. 2016-01-27.

[4] 彭师奇，赵明，王玉记，等 . LDV 修饰的吲哚喹嗪，其制备，纳米结构，活性和应用：201410261705. 9[P]. 2016-02-10.

[5] 彭师奇，赵明，王玉记，等 . RGDS 修饰的吲哚喹嗪，其制备，纳米结构，活性和应用：201410261702. 5[P]. 2016-01-06.

[6] 彭师奇，赵明，王玉记，等 . YIGSR 修饰的吲哚喹嗪，其制备，纳米结构，活性和应用：201410255059. 5[P]. 2016-01-06.

[7] 彭师奇，赵明，王玉记，等 . LPNISKP 修饰的吲哚喹嗪，其制备，纳米结构，活性和应用：201410261699. 7[P]. 2016-01-06.

[8] 彭师奇，赵明，王玉记，等 . 1R- 甲基 -β- 四氢咔啉酰 -K（PAK）-RGDV，其合成，活性和应用：201710350133. 5[P]. 2018-12-07.

[9] 彭师奇，赵明，王玉记，等 . 1R- 甲基 -β- 四氢咔啉酰 -K（ARPAK）-RGDV，其合成，活性和应用：201710350140. 5[P]. 2018-12-07.

[10] 彭师奇，赵明，王玉记，等 . 1R- 甲基 -β- 四氢咔啉酰 -K（GRPAK）-RGDV，其合成，活性和应用：201710350139. 2[P]. 2018-12-04.

[11] 彭师奇，赵明，王玉记，等 . 1R- 甲基 -β- 四氢咔啉酰 -K（QRPAK）-RGDV，其合成，活性和应用：201710350134. X[P]. 2018-12-07.

[12] 赵明，彭师奇，吴建辉，等 . 二甲基四氢咔啉 -3- 甲基 -Ile-AA-Obzl、其合成、活性和应用：201510409437. 5[P]. 2017-01-18.

[13] 赵明，彭师奇，王玉记，等 . 1，1- 二羟甲基 - 四氢 - β - 咔啉 -3- 甲酰 -GGPRP，其合成，活性和应用：201710484560. 2[P]. 2019-01-01.

[14] 赵明，彭师奇，王玉记，等 . 1，1- 二羟甲基 - 四氢 - β - 咔啉 -3- 甲酰 -GYIGSR，其合成，活性和应用：201710443483. 6[P]. 2019-01-04.

[15] 赵明，彭师奇，王玉记，等 . 1，1- 二羟甲基 - 四氢 - β - 咔啉 -3- 甲酰 -GYIGSK，其合成，活性和应用：201710458265. X[P]. 2019-01-04.

[16] 赵明，彭师奇，王玉记，等 . 1，1- 二羟甲基 - 四氢 - β - 咔啉 -3- 甲酰 -GRGDF，其合成，活性和应用：201710457339. 8[P]. 2019-01-04.

[17] 彭师奇 ，赵明，吴建辉，等 . 1，1- 二甲基 - β - 咔啉羧酸修饰的 RGD 肽，其合成抗血栓作用和应用：201210173688. 4[P]. 2013-12-18.

📑 摘要

在化学层面，3S-1，2，3，4- 四氢 -β- 咔啉 -3- 甲酸的最简洁的结构简化方式是直接剔除中间的吡咯环。于是，得到 3S-1，2，3，4- 四氢异喹啉 -3- 甲酸。这种结构简化策略既有利于维系 3S-1，2，3，4- 四氢 -β- 咔啉 -3- 甲酸的抗血栓功能，又有利于通过结构修饰增加分子多样性。3S-1，2，3，4- 四氢异喹啉 -3- 甲酸存在两个可修饰部位，一个是 3 位羧基，另一个是 2 位氨基。如果延续前面的氨基酸修饰策略，可以获得 3S-1，2，3，4- 四氢异喹啉 -3- 甲酰 -AA 及 3S-2-AA-1，2，3，4- 四氢异喹啉 -3- 甲酰 -AA。如果延续前面的抗黏附肽修饰策略，可以获得 3S-1，2，3，4- 四氢异喹啉 -3- 甲酰-抗黏附肽。按照从简单到复杂的编排策略，5.1 介绍 3S-1，2，3，4- 四氢异喹啉 -3- 甲酰 -AA。5.2 介绍 3S-2-AA-1，2，3，4- 四氢异喹啉 -3- 甲酰 -AA。5.3 介绍 3S-1，2，3，4- 四氢异喹啉 -3- 甲酰抗黏附肽。抗黏附肽为 Leu-Arg-Gly-Asp（Ser）-Ser、Leu-Arg-Gly-Asp（Phe）-Phe、Leu-Arg-Gly-Asp（Val）-Val、Thr-Arg-Gly-Asp（Ser）-Ser、Thr-Arg-Gly-Asp（Phe）-Phe、Thr-Arg-Gly-Asp（Val）-Val、Pro-Arg-Gly-Asp（Ser）-Ser、Pro-Arg-Gly-Asp（Phe）-Phe 及 Pro-Arg-Gly-Asp（Val）-Val。在抗黏附肽的 Asp 的侧链羧基上连接氨基酸残基，为的是揭示这一化学特征是否有对应的生物学特征。5.4 介绍 3S-1，1- 二甲基 -6，7- 二羟基 - 1，2，3，4- 四氢异喹啉 -3- 甲酰 -AA 的目的是既排除 1 位取代引入新手性造成的多因素干扰，又模拟 3S-1，1- 二甲基 -1，2，3，4- 四氢环合多巴引入自由基清除功能。此外，与氨基酸修饰造成的结构多样性对应的修饰物数量允许实施 3D-QSAR 分析。5.5 介绍 3S-1，1- 二甲基 -6，7- 二羟基 -1，2，3，4- 四氢异喹啉 -3- 甲酰溶栓肽。因为 Pro-Ala-Lys 是最短的溶栓肽序列，所以先将 Pro-Ala-Lys 演变为 Pro-Ala-AA。然后，Pro-Ala-AA 连接到 Lys 的侧链氨基上。最后 Lys（AA-Ala-Pro）连接到 3S-1，1- 二甲基 -6，7- 二羟基 -1，2，3，4- 四氢异喹啉 -3- 甲酸的 3 位羧基上，构建 3S-1，1- 二甲基 -6，7- 二羟基 -1，2，3，4- 四氢异喹啉 -3- 甲酰 -Lys（AA-Ala-Pro）。本章的结构修饰物围绕抗动脉血栓作用及分子靶点，逐步扩展到抗静脉血栓作用并延伸到溶栓作用。希望本章能够辅助读者掌握从 3S-1，2，3，4- 四氢 -β- 咔啉 -3- 甲酸简化为 3S-1，2，3，4- 四氢异喹啉 -3- 甲酸之后的结构修饰，以及 SAR 或 3D-QSAR 分析逐步接近并发现先导化合物和优化先导化合物的知识及技能。

◢ 关键词

四氢异喹啉 -3- 甲酸，氨基酸修饰，寡肽修饰，抗栓，溶栓

在药物设计的视角里，3S-1，2，3，4- 四氢 -β- 咔啉 -3- 甲酸最容易接受的结构简化是去除中间的吡咯环。按照这种策略简化 3S-1，2，3，4- 四氢 -β- 咔啉 -3- 甲酸的结构，得到 3S-1，2，3，4- 四氢异喹啉 -3- 羧酸。在药物设计的视角里，3S-1，2，3，4- 四氢异喹啉 -3- 羧酸不仅和 3S-1，2，3，4- 四氢 -β- 咔啉 -3- 甲酸存在化学渊源，而且可以尽量保留 3S-1，2，3，4- 四氢 -β- 咔啉 -3- 甲酸的生物学特征。沿着这种策略隐含的途径，本章逐次展开对氨基酸及寡肽修饰的 3S-1，2，3，4- 四氢异喹啉 -3- 甲酸的研究。

1 ▸ 3S-1，2，3，4- 四氢异喹啉 -3- 甲酰 -AA

氨基酸修饰 3S-1，2，3，4- 四氢异喹啉 -3- 甲酸的 3 位羧基的产物就是本部分内容的 3S-1，2，3，4- 四氢异喹啉 -3- 甲酰 -AA（**1-19**）。图 5-1-1 是 **1-19** 的合成路线，为了阐明结构，表 5-1-1 给出了 **1-19** 的 AA 代表的氨基酸残基。依赖结构修饰策略的预期，围绕抗血小板聚集功能及抗动脉血栓功能评价 **1-19** 的生物活性。

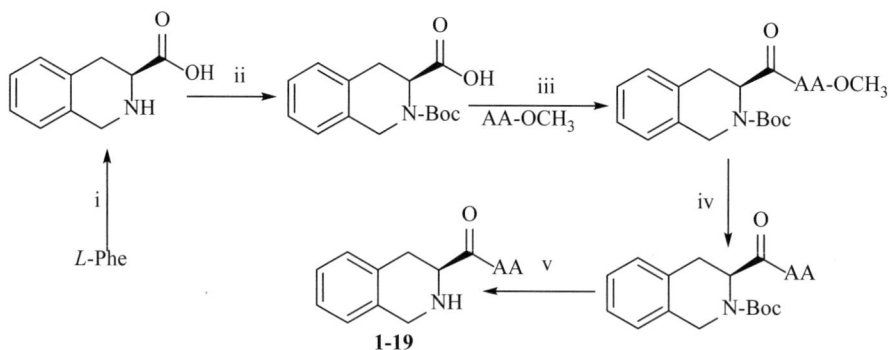

图 5-1-1 **1-19** 的合成路线

表 5-1-1 **1-19** 的 AA

化合物	式中 AA 代表的氨基酸残基	化合物	式中 AA 代表的氨基酸残基
1	式中 AA 为 L-Ala 残基	**11**	式中 AA 为 L-Met 残基
2	式中 AA 为 Gly 残基	**12**	式中 AA 为 L-Asn 残基
3	式中 AA 为 L-Val 残基	**13**	式中 AA 为 L-Gln 残基
4	式中 AA 为 L-Phe 残基	**14**	式中 AA 为 L-His 残基
5	式中 AA 为 L-Leu 残基	**15**	式中 AA 为 L-Lys 残基
6	式中 AA 为 L-Ile 残基	**16**	式中 AA 为 L-Asp 残基
7	式中 AA 为 L-Trp 残基	**17**	式中 AA 为 L-Glu 残基
8	式中 AA 为 L-Ser 残基	**18**	式中 AA 为 L-Arg 残基
9	式中 AA 为 L-Thr 残基	**19**	式中 AA 为 L-Cys 残基
10	式中 AA 为 L-Pro 残基		

1.1　1-19 抗血小板聚集活性

作为考察 3S-1，2，3，4- 四氢异喹啉 -3- 甲酰 -AA 抗血栓活性的内容之一，测定 **1-19** 的抗血小板聚集活性。测定时取猪颈动脉血，用 3.8% 枸橼酸钠溶液（按体积比 1 ∶ 9）抗凝。1000 r/min 离心 10 min 得富血小板血浆（PRP），3000 r/min 离心 10 min 得贫血小板血浆（PPP）。用贫血小板血浆调节富血小板血浆，使富血小板血浆中的血小板数适合测定 **1-19** 的抗血小板聚集活性。**1-19** 用生理盐水溶解。向比浊管中加入 0.24 mL 调节过的富血小板血浆，再加入 5 μL 生理盐水溶液或 5 μL **1-19** 的生理盐水溶液（终浓度为 1 μM、0.1 μM、0.01 μM 及 0.001 μM）。调好吸光度的基线，加入 5 μL 4 种诱导剂的生理盐水溶液，观察血小板在 5 min 内的最大聚集率。4 种诱导剂是血小板活化因子（PAF，终浓度为 $1 \times 10^{-6}\,M$）、腺苷二磷酸（ADP，终浓度为 $1 \times 10^{-6}\,M$）、花生四烯酸（AA，终浓度为 0.25%）及凝血酶（TH，终浓度为 $1 \times 10^{-5}\,M$）。最大聚集率是聚集曲线波峰的值。每个测定平行做 6 次。

表 5-1-2 的数据说明，**1-19** 抑制 ADP 诱发的血小板聚集的 IC_{50} 为 0.175 ～ 0.689 μM；**1-19** 抑制 PAF 诱发的血小板聚集的 IC_{50} 为 0.613 ～ 1.359 μM；**1-19** 抑制 AA 诱发的血小板聚集的 IC_{50} 为 0.245 ～ 0.822 μM；**1-19** 抑制 TH 诱发的血小板聚集的 IC_{50} 为 0.693 ～ 1.324 μM。表 5-1-2 的 IC_{50} 显示，对于 ADP、PAF、AA 及 TH 诱发的血小板聚集，ADP 诱发的血小板聚集对 **1-19** 最敏感。在 **1-19** 抑制的 ADP 诱发的血小板聚集的 IC_{50} 中，**15** 的 IC_{50} 为（0.175 ± 0.008）μM，**6** 和 **7** 的 IC_{50} 分别为（0.689 ± 0.021）μM 和（0.688 ± 0.022）μM。**15** 的 IC_{50} 明显小于 **6** 和 **7** 的 IC_{50}（$n=6$，$P < 0.01$）。表 5-1-2 显示，**15** 的 AA 是 L-Lys 残基，**6** 和 **7** 的 AA 分别是 L-Ile 残基和 L-Trp 残基。在化学层面，有碱性侧链的氨基酸残基增强 3S-1，2，3，4- 四氢异喹啉 -3- 甲酰 -AA 抑制 ADP 诱发的血小板聚集活性，有疏水性侧链的氨基酸残基减弱 3S-1，2，3，4- 四氢异喹啉 -3- 甲酰 -AA 抑制 ADP 诱发的血小板聚集活性。

表 5-1-2　**1-19** 抑制 ADP、PAF、AA 及 TH 诱发的血小板聚集的 IC_{50}

化合物	抑制下面 4 种诱导剂诱发的血小板聚集的 IC_{50}（均值 ±SD，μM）			
	ADP	PAF	AA	TH
1	0.236 ± 0.013	1.359 ± 0.001	0.529 ± 0.020	1.137 ± 0.002
2	0.312 ± 0.012	1.357 ± 0.002	0.562 ± 0.021	1.037 ± 0.001
3	0.269 ± 0.013	1.025 ± 0.003	0.518 ± 0.020	0.999 ± 0.005
4	0.381 ± 0.012	1.087 ± 0.001	0.622 ± 0.019	0.988 ± 0.004
5	0.488 ± 0.014	1.137 ± 0.003	0.633 ± 0.020	1.324 ± 0.005
6	0.689 ± 0.021	1.222 ± 0.001	0.617 ± 0.019	0.991 ± 0.005
7	0.688 ± 0.022	1.137 ± 0.004	0.822 ± 0.031	1.318 ± 0.003
8	0.556 ± 0.020	1.060 ± 0.003	0.585 ± 0.020	1.15.8 ± 0.004
9	0.424 ± 0.013	0.703 ± 0.022	0.540 ± 0.015	0.871 ± 0.005
10	0.347 ± 0.012	1.060 ± 0.004	0.315 ± 0.010	0.839 ± 0.004
11	0.279 ± 0.010	0.897 ± 0.005	0.316 ± 0.011	0.786 ± 0.003
12	0.302 ± 0.014	0.613 ± 0.022	0.292 ± 0.010	0.693 ± 0.002
13	0.277 ± 0.011	0.613 ± 0.020	0.338 ± 0.009	0.904 ± 0.001
14	0.291 ± 0.010	1.083 ± 0.001	0.327 ± 0.014	0.962 ± 0.002
15	0.175 ± 0.008	0.880 ± 0.011	0.245 ± 0.011	0.808 ± 0.004
16	0.299 ± 0.013	0.989 ± 0.012	0.412 ± 0.013	0.938 ± 0.005
17	0.342 ± 0.011	0.998 ± 0.010	0.435 ± 0.011	0.975 ± 0.004
18	0.386 ± 0.014	1.002 ± 0.005	0.405 ± 0.010	1.113 ± 0.002
19	0.487 ± 0.010	0.899 ± 0.011	0.603 ± 0.021	1.038 ± 0.003

n=6。

1.2 1-19 抗动脉血栓活性

考察 3S-1，2，3，4- 四氢异喹啉 -3- 甲酰 -AA 抗血栓活性时，在大鼠动静脉旁路插管丝线法模型上测定 **1-19** 的抗血栓活性。插管由 3 段构成，中段长 60 mm，内径 3.5 mm，两端为相同的聚乙烯管，长 100 mm，内径 1 mm，外径 2 mm，该管的一端拉成尖管（用于插入大鼠颈动脉或静脉），3 段管的内壁均硅烷化。将提前称重的长 60 mm 的丝线放入中段聚乙烯粗管内，粗管的两端分别与 2 根聚乙烯细管的未拉细端相套（其中一段将丝线压住 0.5 mm 固定）。用注射器通过尖管端将管中注满肝素的生理盐水溶液（50 IU/kg）备用。灌胃生理盐水或者阿司匹林的生理盐水溶液（167 μmol/kg）或 **1-19** 的生理盐水溶液（30 nmol/kg）30 min 之后，将（200 ± 10）g 雄性 SD 大鼠用 20% 乌拉坦溶液（6 mL/kg，i.p.）麻醉。将大鼠仰卧位固定，分离出大鼠的左颈外静脉，近心端和远心端分别穿入手术线，结扎远心端，在暴露的左颈外静脉上小心地剪一斜口，将前面制备好的旁路管道的未压线端尖管由斜口插入左颈外静脉开口的近心端，用注射器通过另一端的尖管缓慢推入准确量的肝素的生理盐水溶液（50 IU/kg），随后分离右颈总动脉，于近心端夹动脉夹，近心端和远心端分别穿入手术线，结扎远心端，在离动脉夹不远处将右颈总动脉小心地剪一斜口。从聚乙烯管的尖管端拔出注射器，将聚乙烯管的尖管端插入动脉斜口的近心端。旁路管道的两端都用 4 号手术缝线与动静脉固定。打开动脉夹，使血液通过旁路管道从动脉流向静脉，此即大鼠动静脉旁路抗栓模型。从开始循环计时，15 min 后从旁路管道中取出挂有血栓的丝线，精确称重，丝线进入血液循环前后的重量差为血栓重。

表 5-1-3 的大鼠血栓重表明，在 30 nmol/kg 剂量下 **1-19** 具有优秀的灌胃抗血栓活性。表 5-1-3 的大鼠血栓重还表明，在 **1-19** 治疗的大鼠的动脉血栓中 **18** 治疗的大鼠的血栓重为（18.73 ± 1.56）mg，**8** 治疗的大鼠的血栓重为（23.58 ± 3.93）mg。**18** 治疗的大鼠动脉血栓重明显小于 **8** 治疗的大鼠动脉血栓重（$n=10$，$P < 0.01$）。表 5-1-1 显示，**18** 的 AA 是 L-Arg 残基，**8** 的 AA 是 L-Ser 残基。在化学层面，有碱性侧链的氨基酸残基增强 3S-1，2，3，4- 四氢异喹啉 -3- 甲酰 -AA 的抗动脉血栓活性，有醇羟基侧链的氨基酸残基减弱 3S-1，2，3，4- 四氢异喹啉 -3- 甲酰 -AA 的抗动脉血栓活性。

表 5-1-3　**1-19** 抗动脉血栓活性

对照及 1-19	血栓重（均值 ±SD, mg）	对照及 1-19	血栓重（均值 ±SD, mg）
生理盐水	28.54 ± 2.62	10	19.31 ± 2.48[a]
阿司匹林	20.35 ± 3.70	11	20.35 ± 3.70[a]
1	21.40 ± 3.30[a]	12	21.74 ± 2.51[a]
2	20.64 ± 1.38[a]	13	20.34 ± 2.90[a]
3	19.20 ± 2.97[a]	14	22.08 ± 3.54[a]
4	19.11 ± 1.68[a]	15	20.86 ± 2.94[a]
5	20.43 ± 2.49[a]	16	21.67 ± 1.71[a]
6	20.03 ± 2.79[a]	17	19.69 ± 3.65[a]
7	21.30 ± 3.06[a]	18	18.73 ± 1.56[a]
8	23.58 ± 3.93[a]	19	20.91 ± 1.77[a]
9	21.25 ± 3.93[a]		

a：与生理盐水比 $P < 0.01$；$n=10$。

表 5-1-2 和表 5-1-3 共同表明，**1-19** 中细胞水平活性的强者与动物水平活性的强者不重叠。表 5-1-2 和表 5-1-3 还共同表明，**1-19** 中细胞水平活性的弱者与动物水平活性的弱者也不重叠。这种现象说明，**1-19** 进入细胞不受吸收分布和代谢制约，进入动物体内受吸收分布和代谢制约。也就是说，细胞实验结果和动物实验结果不重叠是大概率事件。

2 ● 3S–2–AA–1，2，3，4– 四氢异喹啉 –3– 甲酰 –AA

氨基酸同时修饰 3S-1，2，3，4- 四氢异喹啉 -3- 甲酸的 2 位氨基和 3 位羧基的产物就是本部分的 3S-2-AA-1，2，3，4- 四氢异喹啉 -3- 甲酰 -AA（**1-19**）。图 5-2-1 是 **1-19** 的合成路线，为了阐明结构，表 5-2-1 给出了 **1-19** 的 AA 代表的氨基酸残基。依赖结构修饰策略的预期，围绕抗血小板聚集功能及抗动脉血栓功能评价 **1-19** 的生物活性。

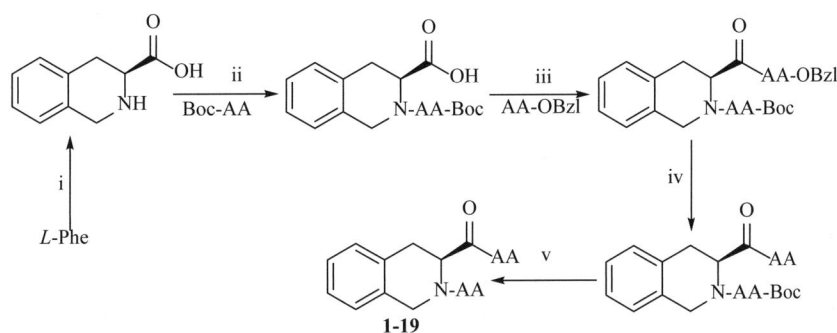

图 5-2-1　**1-19** 的合成路线

表 5-2-1　**1-19** 的 AA

化合物	式中 AA 代表的氨基酸残基	化合物	式中 AA 代表的氨基酸残基
1	式中 AA 为 L-Ala 残基	**11**	式中 AA 为 L-Met 残基
2	式中 AA 为 Gly 残基	**12**	式中 AA 为 L-Asn 残基
3	式中 AA 为 L-Val 残基	**13**	式中 AA 为 L-Gln 残基
4	式中 AA 为 L-Phe 残基	**14**	式中 AA 为 L-His 残基
5	式中 AA 为 L-Leu 残基	**15**	式中 AA 为 L-Lys 残基
6	式中 AA 为 L-Ile 残基	**16**	式中 AA 为 L-Asp 残基
7	式中 AA 为 L-Trp 残基	**17**	式中 AA 为 L-Glu 残基
8	式中 AA 为 L-Ser 残基	**18**	式中 AA 为 L-Arg 残基
9	式中 AA 为 L-Thr 残基	**19**	式中 AA 为 L-Cys 残基
10	式中 AA 为 L-Pro 残基		

2.1　1–19 抗血小板聚集活性

作为考察 3S-2-AA-1，2，3，4- 四氢异喹啉 -3- 甲酰 -AA 抗血栓活性的内容之一，测定 **1-19** 的抗血小板聚集活性。测定时取猪颈动脉血用 3.8% 枸橼酸钠溶液（按体积比 1：9）抗凝。1000 r/min 离心

10 min 得富血小板血浆（PRP），3000 r/min 离心 10 min 得贫血小板血浆（PPP）。用贫血小板血浆调节富血小板血浆，使富血小板血浆中的血小板数适合测定 1-19 的抗血小板聚集活性。1-19 用生理盐水溶解。向比浊管中加入 0.24 mL 调节过的富血小板血浆，再加入 5 μL 生理盐水溶液或 5 μL 1-19 的生理盐水溶液（终浓度为 1 μM、0.1 μM、0.01 μM 及 0.001 μM）。调好吸光度的基线，加入 5 μL 4 种诱导剂的生理盐水溶液，观察血小板在 5 min 内的最大聚集率。4 种诱导剂是血小板活化因子（PAF，终浓度为 1×10^{-6} M）、腺苷二磷酸（ADP，终浓度为 1×10^{-6} M）、花生四烯酸（AA，终浓度为 0.25%）及凝血酶（TH，终浓度为 1×10^{-5} M）。最大聚集率是聚集曲线波峰的值。每个测定平行做 6 次。

表 5-2-2 的数据说明，1-19 抑制 ADP 诱发的血小板聚集的 IC_{50} 为 2.17～3.73 μM；1-19 抑制 PAF 诱发的血小板聚集的 IC_{50} 为 7.84～10.04 μM；1-19 抑制 AA 诱发的血小板聚集的 IC_{50} 为 4.14～6.07 μM；1-19 抑制 TH 诱发的血小板聚集的 IC_{50} 为 8.43～11.35 μM。表 5-2-2 的 IC_{50} 显示，对于 ADP、PAF、AA 及 TH 诱发的血小板聚集，ADP 诱发的血小板聚集对 1-19 最敏感。在 1-19 抑制的 ADP 诱发的血小板聚集的 IC_{50} 中，8 抑制的 ADP 诱发的血小板聚集的 IC_{50} 为（2.17 ± 0.17）μM，16 和 17 抑制的 ADP 诱发的血小板聚集的 IC_{50} 分别为（3.73 ± 0.18）μM 和（3.48 ± 0.21）μM。8 的 IC_{50} 明显小于 16 和 17 的 IC_{50}（$n=6$，$P < 0.01$）。表 5-2-1 显示，8 的 AA 是 L-Ser 残基，16 和 17 的 AA 分别是 L-Asp 残基和 L-Glu 残基。在化学层面，有醇羟基侧链的氨基酸残基增强 3S-1，2，3，4- 四氢异喹啉 -3- 甲酰 -AA 抑制 ADP 诱发的血小板聚集活性，有羧基侧链的氨基酸残基减弱 3S-1，2，3，4- 四氢异喹啉 -3- 甲酰 -AA 抑制 ADP 诱发的血小板聚集活性。

表 5-2-2　1-19 抑制 ADP、PAF、AA 及 TH 诱发的血小板聚集的 IC_{50}

化合物	抑制下面 4 种诱导剂诱发的血小板聚集的 IC_{50}（均值 ±SD，μM）			
	ADP	PAF	AA	TH
1	2.36 ± 0.44	8.73 ± 0.51	5.60 ± 0.86	9.48 ± 0.28
2	2.44 ± 0.21	7.95 ± 0.59	5.15 ± 0.64	10.64 ± 0.82
3	2.57 ± 0.35	9.08 ± 0.27	5.87 ± 0.62	9.25 ± 0.74
4	2.23 ± 0.31	7.84 ± 0.46	4.92 ± 0.68	8.87 ± 0.43
5	2.57 ± 0.25	8.17 ± 0.55	5.03 ± 0.38	10.02 ± 0.87
6	2.89 ± 0.17	8.92 ± 0.24	5.64 ± 0.39	11.35 ± 0.41
7	2.42 ± 0.33	9.31 ± 0.29	4.88 ± 0.98	9.18 ± 0.50
8	2.17 ± 0.17	7.99 ± 0.16	5.36 ± 0.65	10.24 ± 0.92
9	2.89 ± 0.43	10.04 ± 0.68	4.14 ± 0.72	10.83 ± 0.57
10	2.58 ± 0.22	8.83 ± 0.31	4.52 ± 0.18	9.84 ± 0.40
11	3.13 ± 0.63	8.54 ± 0.34	5.55 ± 0.11	10.01 ± 0.26
12	3.42 ± 0.25	8.19 ± 0.57	4.91 ± 0.57	9.99 ± 0.38
13	3.07 ± 0.89	8.28 ± 0.64	5.39 ± 0.23	8.43 ± 0.15
14	2.55 ± 0.31	8.37 ± 0.48	5.72 ± 0.91	9.13 ± 0.22
15	2.84 ± 0.42	9.38 ± 0.56	5.57 ± 0.30	10.04 ± 0.82
16	3.73 ± 0.18	9.64 ± 0.27	5.67 ± 0.34	8.98 ± 0.13
17	3.48 ± 0.21	9.55 ± 0.42	4.37 ± 0.62	11.12 ± 0.95
18	2.19 ± 0.58	9.86 ± 0.54	4.19 ± 0.25	10.27 ± 0.53
19	3.15 ± 0.64	9.17 ± 0.41	6.07 ± 0.50	9.87 ± 0.28

$n=6$。

2.2 1−19 抗动脉血栓活性

考察 3S-1，2，3，4- 四氢异喹啉 -3- 甲酰 -AA 的抗血栓活性时，在大鼠动静脉旁路插管丝线法模型上测定 **1-19** 的抗血栓活性。插管由 3 段构成，中段长 60 mm，内径 3.5 mm，两端为相同的聚乙烯管，长 100 mm，内径 1 mm，外径 2 mm，该管的一端拉成尖管（用于插入大鼠颈动脉或静脉），3 段管的内壁均硅烷化。将提前称重的长 60 mm 的丝线放入中段聚乙烯粗管内，粗管的两端分别与 2 根聚乙烯细管的未拉细端相套（其中一段将丝线压住 0.5 mm 固定）。用注射器通过尖管端将管中注满肝素的生理盐水溶液（50 IU/kg）备用。灌胃生理盐水或者阿司匹林的生理盐水溶液（167 μmol/kg）或 **1-19** 的生理盐水溶液（30 nmol/kg）30 min 之后，将（200 ± 10）g 雄性 SD 大鼠用 20% 乌拉坦溶液（6 mL/kg，i.p.）麻醉。将大鼠仰卧位固定，分离出大鼠的左颈外静脉，近心端和远心端分别穿入手术线，结扎远心端，在暴露的左颈外静脉上小心地剪一斜口，将前面制备好的旁路管道的未压线端尖管由斜口插入左颈外静脉开口的近心端，用注射器通过另一端的尖管缓慢推入准确量的肝素的生理盐水溶液（50 IU/kg），随后分离右颈总动脉，于近心端夹动脉夹，近心端和远心端分别穿入手术线，结扎远心端，在离动脉夹不远处将右颈总动脉小心地剪一斜口。从聚乙烯管的尖管端拔出注射器，将聚乙烯管的尖管端插入动脉斜口的近心端。旁路管道的两端都用 4 号手术缝线与动静脉固定。打开动脉夹，使血液通过旁路管道从动脉流向静脉，此即大鼠动静脉旁路抗栓模型。从开始循环计时，15 min 后从旁路管道中取出挂有血栓的丝线，精确称重，丝线进入血液循环前后的重量差为血栓重。

表 5-2-3 的大鼠血栓重表明，在 30 nmol/kg 剂量下 **1-19** 具有优秀的灌胃抗血栓活性。在 **1-19** 治疗的血栓大鼠的动脉血栓中，**9** 治疗的血栓大鼠的血栓重为（14.32 ± 1.29）mg，**2** 和 **6** 治疗的大鼠的血栓重分别为（25.20 ± 1.13）mg 和（24.30 ± 1.88）mg。**9** 治疗的大鼠动脉血栓重显著小于 **2** 和 **6** 治疗的大鼠动脉血栓重（n=10，$P < 0.01$）。表 5-2-1 显示，**9** 的 AA 是 L-Thr 残基，**2** 和 **6** 的 AA 分别是 Gly 残基和 L-Ile 残基。在化学层面，有醇羟基侧链的氨基酸残基增强 3S-1，2，3，4- 四氢异喹啉 -3- 甲酰 -AA 的抗动脉血栓活性，没有侧链或有疏水侧链的氨基酸残基减弱 3S-1，2，3，4- 四氢异喹啉 -3- 甲酰 -AA 的抗动脉血栓活性。

表 5-2-3 1-19 抗动脉血栓活性

对照及 1-19	血栓重（均值 ±SD，mg）	对照及 1-19	血栓重（均值 ±SD，mg）
生理盐水	28.80 ± 1.40	10	18.79 ± 2.03[a]
阿司匹林	18.50 ± 0.71	11	19.27 ± 1.98[a]
1	17.12 ± 1.31[a]	12	19.36 ± 2.37[a]
2	25.20 ± 1.13[b]	13	17.95 ± 1.72[a]
3	19.42 ± 1.55[a]	14	18.13 ± 1.48[a]
4	22.51 ± 0.91[b]	15	20.91 ± 1.98[a]
5	19.53 ± 1.64[a]	16	18.65 ± 1.31[a]
6	24.30 ± 1.88[b]	17	20.49 ± 1.46[a]
7	20.11 ± 1.74[a]	18	18.95 ± 2.69[a]
8	20.96 ± 1.90[a]	19	16.61 ± 1.85
9	14.32 ± 1.29[c]		

a：与生理盐水比 $P < 0.01$，与生理盐水比 $P > 0.05$；b：与生理盐水比 $P < 0.01$；c：与生理盐水及阿司匹林比 $P < 0.01$；n=10。

表 5-2-2 和表 5-2-3 共同表明，**1-19** 中细胞水平活性的强者与动物水平活性的强者不重叠。表 5-2-2 和表 5-2-3 还共同表明，**1-19** 中细胞水平活性的弱者与动物水平活性的弱者也不重叠。这种现象说明，**1-19** 进入细胞不受吸收分布和代谢的制约，进入动物体内受吸收分布和代谢的制约。也就是说，细胞实验结果和动物实验结果不重叠是大概率事件。

3 3S-1，2，3，4- 四氢异喹啉 -3- 甲酰抗黏附肽

抗黏附肽修饰 3S-1，2，3，4- 四氢异喹啉 -3- 甲酸的 3 位羧基的产物就是本部分内容的 3S-1，2，3，4- 四氢异喹啉 -3- 甲酰抗黏附肽（**1-9**）。本部分内容选择的抗黏附肽为 Leu-Arg- Gly-Asp（Ser）-Ser、Leu-Arg-Gly-Asp（Phe）-Phe、Leu-Arg-Gly-Asp（Val）-Val、Thr-Arg- Gly-Asp（Ser）-Ser、Thr-Arg-Gly-Asp（Phe）-Phe、Thr-Arg-Gly-Asp（Val）-Val、Pro-Arg- Gly-Asp（Ser）-Ser、Pro-Arg-Gly-Asp（Phe）-Phe 及 Pro-Arg-Gly-Asp（Val）-Val。这 9 种抗黏附肽的特征是 Asp 的侧链羧基上连接了氨基酸残基，目的是揭示这个化学特征是否有对应的生物学特征。按照这种设想，本部分的 **1-9** 为 3S-1，2，3，4- 四氢异喹啉 -3- 甲酰 -Leu-Arg-Gly-Asp（Ser）-Ser 抗黏附肽（**1**）、3S-1，2，3，4- 四氢异喹啉 -3- 甲酰 -Leu-Arg-Gly-Asp（Phe）-Phe（**2**）、3S-1，2，3，4- 四氢异喹啉 -3- 甲酰 -Leu-Arg-Gly- Asp（Val）-Val（**3**）、3S-1，2，3，4- 四氢异喹啉 -3- 甲酰 -Thr-Arg-Gly-Asp（Ser）-Ser（**4**）、3S-1，2，3，4- 四氢异喹啉 -3- 甲酰 -Thr-Arg-Gly-Asp（Phe）-Phe（**5**）、3S-1，2，3，4- 四氢异喹啉 -3- 甲酰 -Thr-Arg-Gly-Asp（Val）-Val（**6**）、3S-1，2，3，4- 四氢异喹啉 -3- 甲酰 -Pro-Arg- Gly-Asp（Ser）-Ser（**7**）、3S-1，2，3，4- 四氢异喹啉 -3- 甲酰 -Pro-Arg-Gly-Asp（Phe）-Phe（**8**）及 3S-1，2，3，4- 四氢异喹啉 -3- 甲酰 -Pro-Arg-Gly-Asp（Val）-Val（**9**）。图 5-3-1 是 **1-9** 的合成路线。为了阐明结构，表 5-3-1 给出了 **1-9** 的 AA$_1$ 及 AA$_2$ 代表的氨基酸残基。依赖结构修饰策略的预期，围绕抗血小板聚集功能及抗动脉血栓功能进行评价。

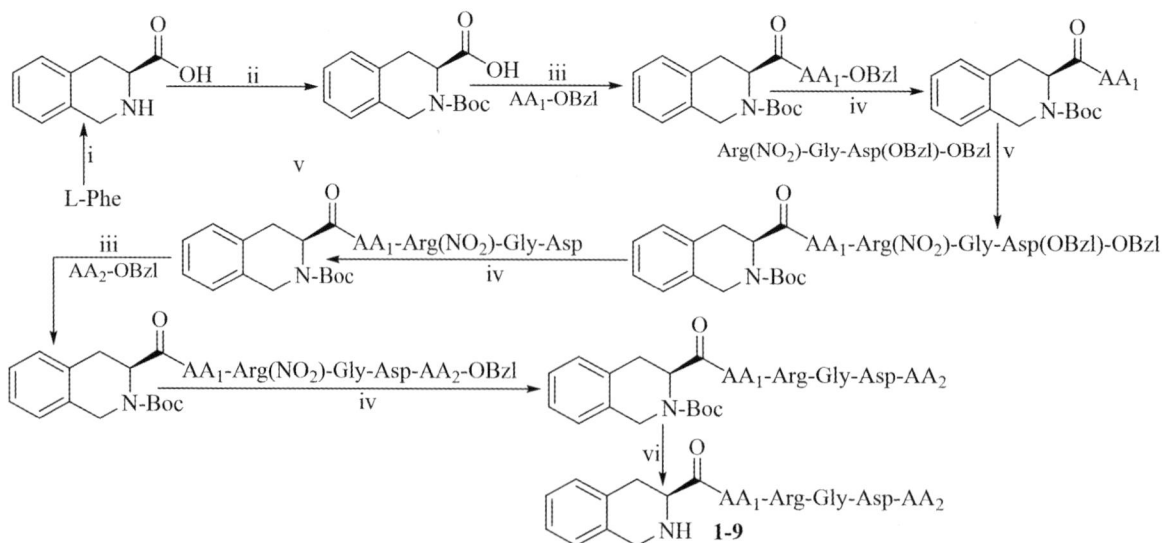

图 5-3-1　**1-9** 的合成路线

表 5-3-1　**1-9** 的 AA$_1$ 及 AA$_2$

化合物	式中 AA$_1$ 及 AA$_2$ 代表的氨基酸残基	化合物	式中 AA$_1$ 及 AA$_2$ 代表的氨基酸残基
1	式中 AA$_1$ 为 L-Leu 残基，AA$_2$ 为 L-Ser 残基	**6**	式中 AA$_1$ 为 L-Thr 残基，AA$_2$ 为 L-Val 残基
2	式中 AA$_1$ 为 L-Leu 残基，AA$_2$ 为 L-Phe 残基	**7**	式中 AA$_1$ 为 L-Pro 残基，AA$_2$ 为 L-Ser 残基
3	式中 AA$_1$ 为 L-Leu 残基，AA$_2$ 为 L-Val 残基	**8**	式中 AA$_1$ 为 L-Pro 残基，AA$_2$ 为 L-Phe 残基
4	式中 AA$_1$ 为 L-Thr 残基，AA$_2$ 为 L-Ser 残基	**9**	式中 AA$_1$ 为 L-Pro 残基，AA$_2$ 为 L-Val 残基
5	式中 AA$_1$ 为 L-Thr 残基，AA$_2$ 为 L-Phe 残基		

3.1　1-9 抗血小板聚集活性

作为考察 3S-1，2，3，4- 四氢异喹啉 -3- 甲酰 -AA$_1$-Ala-Arg-Asp（AA$_2$）-AA$_2$ 抗血栓活性的内容之一，测定 **1-9** 的抗血小板聚集活性。测定时取猪颈动脉血用 3.8% 枸橼酸钠溶液（按体积比 1：9）抗凝。1000 r/min 离心 10 min 得富血小板血浆（PRP），3000 r/min 离心 10 min 得贫血小板血浆（PPP）。用贫血小板血浆调节富血小板血浆，使富血小板血浆中的血小板数适合测定 **1-9** 的抗血小板聚集活性。**1-9** 用生理盐水溶解。向比浊管中加入 0.24 mL 调节过的富血小板血浆，再加入 5 μL 生理盐水溶液或 5 μL **1-9** 的生理盐水溶液（终浓度为 1 μM、0.1 μM、0.01 μM 及 0.001 μM）。调好吸光度的基线，加入 5 μL 4 种诱导剂的生理盐水溶液，观察血小板在 5 min 内的最大聚集率。4 种诱导剂是血小板活化因子（PAF，终浓度为 1×10^{-6} M）、腺苷二磷酸（ADP，终浓度为 1×10^{-6} M）、花生四烯酸（AA，终浓度为 0.25%）及凝血酶（TH，终浓度为 1×10^{-5} M）。最大聚集率是聚集曲线波峰的值。每个测定平行做 6 次。

表 5-3-2 的数据表明，**1-9** 抑制 AA 诱发的血小板聚集的 IC$_{50}$ 为 0.08～0.40 μM；**1-9** 抑制 ADP 诱发的血小板聚集的 IC$_{50}$ 为 0.21～0.43 μM；**1-9** 抑制 TH 诱发的血小板聚集的 IC$_{50}$ 为 0.28～0.63 μM；**1-9** 抑制 PAF 诱发的血小板聚集的 IC$_{50}$ 为 0.29～0.62 μM。表 5-3-2 的 IC$_{50}$ 表明，**1-9** 同等程度地抑制 ADP、PAF、AA 及 TH 诱发的血小板聚集。换句话说，**1-9** 是血小板聚集的广谱抑制剂。这种结果意味着，**1-9** 的化学特征体现在同等程度地抑制 ADP、PAF、AA 及 TH 诱发的血小板聚集这个对应的生物学特征上面。

表 5-3-2　**1-9** 抑制 AA、ADP、TH 及 PAF 诱发的血小板聚集的 IC$_{50}$

化合物	抑制下面 4 种诱导剂诱发的血小板聚集的 IC$_{50}$（均值 ±SD，μM）			
	AA	ADP	TH	PAF
1	0.35 ± 0.05	0.40 ± 0.03	0.28 ± 0.05	0.46 ± 0.06
2	0.28 ± 0.05	0.41 ± 0.03	0.34 ± 0.02	0.41 ± 0.03
3	0.40 ± 0.09	0.23 ± 0.03	0.34 ± 0.01	0.46 ± 0.07
4	0.12 ± 0.02	0.43 ± 0.05	0.63 ± 0.15	0.41 ± 0.12
5	0.14 ± 0.02	0.39 ± 0.08	0.57 ± 0.06	0.43 ± 0.10
6	0.13 ± 0.03	0.21 ± 0.03	0.50 ± 0.01	0.30 ± 0.06
7	0.08 ± 0.02	0.21 ± 0.04	0.30 ± 0.04	0.29 ± 0.06
8	0.13 ± 0.03	0.23 ± 0.05	0.38 ± 0.05	0.62 ± 0.14
9	0.10 ± 0.01	0.29 ± 0.06	0.30 ± 0.05	0.54 ± 0.09

3.2　1-9 抗动脉血栓活性

考察 3S-1，2，3，4- 四氢异喹啉 -3- 甲酰 -AA$_1$-Ala-Arg-Asp（AA$_2$）-AA$_2$ 的抗血栓活性时，采用了

与 1.2 相同的大鼠丝线模型。灌胃生理盐水或者阿司匹林的生理盐水溶液（167 μmol/kg）或 **1-9** 的生理盐水溶液（10 nmol/kg）30 min 之后，将（200 ± 10）g 雄性 SD 大鼠用 20% 乌拉坦溶液（6 mL/kg，i.p.）麻醉。完全按照 1.2 相同方法手术，建立旁路循环并计时，15 min 后从旁路管道中取出挂有血栓的丝线，精确称重，丝线进入血液循环前后的重量差为血栓重。同时留取大鼠血液待测定血液 GP Ⅱb/ Ⅲa 浓度及血液 P- 选择素浓度。表 5-3-3 的血栓重表明，在 10 nmol/kg 灌胃剂量下 **1-9** 具有优秀的抗动脉血栓活性。表 5-3-3 的血栓重进一步表明，在 10 nmol/kg 灌胃剂量下在 **1-9** 中 **7** 治疗的大鼠的血栓重为（19.76 ± 1.47）mg，而 **5** 治疗的大鼠的血栓重为（24.40 ± 1.53）mg，前者明显小于后者（$n=12$，$P < 0.01$）。表 5-3-1 显示，**5** 是 3S-1，2，3，4- 四氢异喹啉 -3- 甲酰 -Thr-Arg-Gly-Asp（Phe）-Phe，**7** 是 3S-1，2，3，4- 四氢异喹啉 -3- 甲酰 - Pro-Arg-Gly-Asp（Ser）-Ser。在化学层面，肽序列含醇羟基侧链的氨基酸残基增加有利于增强抗动脉血栓活性。表 5-3-3 的血栓重进一步表明，在 10 nmol/kg 灌胃剂量下在 **1-9** 中 **7** 治疗的大鼠的血栓重为（19.76 ± 1.47）mg 和 **8** 治疗的大鼠的血栓重为（24.05 ± 1.45）mg，前者明显小于后者（$n=12$，$P < 0.01$）。表 5-3-1 显示，**7** 是 3S- 1，2，3，4- 四氢异喹啉 -3- 甲酰 -Pro-Arg-Gly-Asp（Ser）-Ser，**8** 是 3S-1，2，3，4- 四氢异喹啉 - 3- 甲酰 -Pro-Arg-Gly-Asp（Phe）-Phe。在化学层面，肽序列中有含醇羟基侧链的氨基酸残基有利于增强抗动脉血栓活性。

表 5-3-3　**1-9** 治疗的血栓大鼠的血栓重

对照及 **1-9**	血栓重（均值 ±SD，mg）	对照及 **1-9**	血栓重（均值 ±SD，mg）
生理盐水	33.35 ± 1.41	**5**	24.40 ± 1.53[a]
阿司匹林	17.56 ± 2.11	**6**	22.76 ± 2.88[a]
1	22.13 ± 2.66[a]	**7**	19.76 ± 1.47[b]
2	22.40 ± 2.34[a]	**8**	24.05 ± 1.45[a]
3	23.67 ± 1.66[a]	**9**	23.27 ± 1.93[a]
4	21.72 ± 1.06[a]		

a：与生理盐水比 $P < 0.01$，与阿司匹林比 $P < 0.05$；b：与生理盐水比 $P < 0.01$，与阿司匹林比 $P > 0.05$；$n=12$。

3.3　剂量对 7 抗血栓活性的影响

考察剂量对 **1-9** 抗血栓活性的影响时，采用了相同的大鼠丝线模型。灌胃生理盐水或者阿司匹林的生理盐水溶液（167 μmol/kg）或 **7** 的生理盐水溶液（10 nmol/kg、1 nmol/kg、0.1 nmol/kg）30 min 之后，将（200 ± 10）g 雄性 SD 大鼠用 20% 乌拉坦溶液（6 mL/kg，i.p.）麻醉。完全按照相同方法手术，建立旁路循环并计时，15 min 后从旁路管道中取出挂有血栓的丝线，精确称重，丝线进入血液循环前后的重量差为血栓重。表 5-3-4 的血栓重表明，**7** 剂量依赖性地影响大鼠血栓重。

表 5-3-4　剂量对 **7** 抗血栓活性的影响

对照及 **7**	剂量（nmol/kg）	血栓重（均值 ±SD，mg）
生理盐水	—	33.35 ± 1.41
	10	19.76 ± 3.47[a]
7	1	23.98 ± 2.62[b]
	0.1	33.22 ± 1.24[c]

a：与生理盐水及 1 nmol/kg 剂量比 $P < 0.01$；b：与生理盐水及 0.1 nmol/kg 剂量比 $P < 0.01$；c：与生理盐水比 $P > 0.05$；$n=12$。

3.4　1-9 对大鼠血液中 P- 选择素浓度的影响

制备血栓大鼠的血浆样本时，先将留取的血栓大鼠全血以 3000 r/min 离心 15 min，然后吸取上清液。用 ELISA 法定量测定血栓大鼠血液样本中 P- 选择素时，使用纯化的 P- 选择素抗体包被微孔板。方法可简述为，向包被单抗的微孔中依次加入标准品或生理盐水治疗的血栓大鼠血浆样本或 1-9 治疗的血栓大鼠血浆样本，生物素化的 P- 选择素抗体，以及辣根过氧化物酶标记的抗生物素蛋白。然后，彻底洗涤微孔板并加底物 TMB 显色。显色时，先看到过氧化物酶作用诱发的蓝色，后看到在酸作用下蓝色转为黄色。黄色的深度与样本中 P- 选择素的浓度呈正相关。在 450 nm 的波长下用酶标仪测定标准品的吸光度，绘制标准曲线。在 450 nm 的波长下用酶标仪测定生理盐水治疗的血栓大鼠血浆样本的吸光度或 1-9 治疗的血栓大鼠血浆样本的吸光度，通过标准曲线计算生理盐水治疗的血栓大鼠血液中 P- 选择素的浓度或 1-9 治疗的血栓大鼠血液中 P- 选择素的浓度。详细操作见大鼠血小板 P- 选择素酶联免疫试剂盒说明书。每个样本重复 6 次，数据列入表 5-3-5。表 5-3-5 的 P- 选择素浓度表明，血栓发作时血液 P-选择素浓度上升，通过降低血液 P- 选择素浓度 1-9 发挥抗动脉血栓作用，P- 选择素是 1-9 的分子靶点。

3.5　1-9 对大鼠血液中 GP Ⅱb/Ⅲa 浓度的影响

制备血栓大鼠的血浆样本时，先将留取的血栓大鼠全血以 3000 r/min 离心 15 min，然后吸取上清液。ELISA 法定量测定血栓大鼠血液样本中 GP Ⅱb/Ⅲa 时，使用纯化的 GP Ⅱb/Ⅲa 抗体包被微孔板。方法可简述为，向包被单抗的微孔中依次加入标准品或生理盐水治疗的血栓大鼠血浆样本或 1-9 治疗的血栓大鼠血浆样本，生物素化的 GP Ⅱb/Ⅲa 抗体，以及辣根过氧化物酶标记的抗生物素蛋白。然后，彻底洗涤微孔板并加底物 TMB 显色。显色时，先看到过氧化物酶作用诱发的蓝色，后看到在酸作用下蓝色转为黄色。黄色的深度与样本中 GP Ⅱb/Ⅲa 的浓度呈正相关。在 450 nm 的波长下用酶标仪测定标准品的吸光度，绘制标准曲线。在 450 nm 的波长下用酶标仪测定生理盐水治疗的血栓大鼠血浆样本的吸光度或 1-9 治疗的血栓大鼠血浆样本的吸光度，通过标准曲线计算生理盐水治疗的血栓大鼠血液中 GP Ⅱb/Ⅲa 的浓度或 1-9 治疗的血栓大鼠血液中 GP Ⅱb/Ⅲa 的浓度。详细操作见大鼠血小板 GP Ⅱb/Ⅲa（CD41+CD61）酶联免疫试剂盒说明书。每个样本重复 6 次，数据列入表 5-3-5。表 5-3-5 的 GP Ⅱb/Ⅲa 浓度表明，血栓发作时血液 GP Ⅱb/Ⅲa 浓度上升，通过降低血液 GP Ⅱb/Ⅲa 浓度 1-9 发挥抗动脉血栓作用，GP Ⅱb/Ⅲa 是 1-9 的分子靶点。

表 5-3-5　1-9 治疗的动脉血栓大鼠血液中 GP Ⅱb/Ⅲa 及 P- 选择素浓度

对照及 1-9	GP Ⅱb/Ⅲa 浓度（均值 ±SD，ng/mL）	P- 选择素浓度（均值 ±SD，ng/mL）
生理盐水	1906.47 ± 74.24	200.30 ± 2.31
1	1295.02 ± 25.71[a]	123.65 ± 6.23[a]
2	1710.62 ± 76.47[a]	168.05 ± 3.15[a]
3	1499.70 ± 59.00[a]	147.36 ± 3.77[a]
4	1016.57 ± 77.58[a]	111.02 ± 5.09[a]
5	1195.01 ± 20.50[a]	119.57 ± 8.39[a]
6	1186.18 ± 67.18[a]	119.18 ± 10.64[a]
7	977.60 ± 87.25[a]	116.17 ± 2.63[a]
8	1146.70 ± 47.19[a]	121.90 ± 6.51[a]
9	1168.78 ± 53.19[a]	120.74 ± 2.54[a]

a：与生理盐水比 $P < 0.01$；$n=6$。

4 3S-1，1- 二甲基 -6，7- 二羟基 -1，2，3，4- 四氢异喹啉 -3- 甲酰 -AA

为了排除 1 位取代引入新手性造成的多因素干扰，发挥 L- 多巴的生物学优势，本部分介绍 3S-1，1-二甲基 -6，7- 二羟基 -1，2，3，4- 四氢异喹啉 -3- 甲酰 -AA（**1-15**）。其实，用氨基酸修饰 3S-1，1-二甲基 -1，2，3，4- 四氢环合多巴的 3 位羧基的直接好处是引入自由基清除功能。此外，与氨基酸修饰造成的结构多样性对应的修饰物数量允许围绕抗动脉血栓作用实施 3D-QSAR 分析。图 5-4-1 是 3S-1，1-二甲基 -6，7- 二羟基 -1，2，3，4- 四氢异喹啉 -3- 甲酰 -AA（**1-15**）的合成路线。为了阐明结构，表 5-4-1 给出了 **1-15** 的 AA 代表的氨基酸残基。

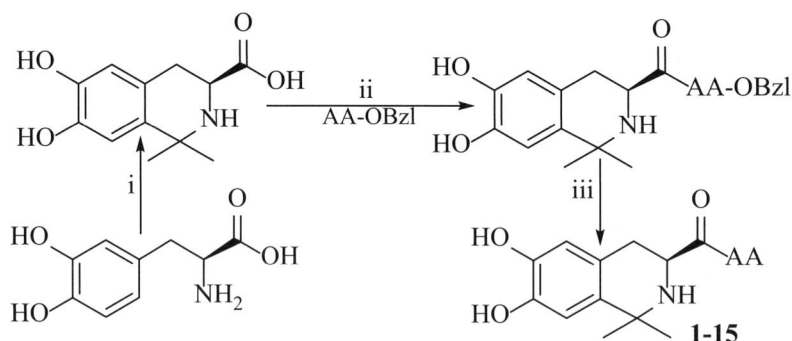

图 5-4-1　**1-15** 的合成路线

表 5-4-1　**1-15** 的 AA

化合物	式中 AA 代表的氨基酸残基	化合物	式中 AA 代表的氨基酸残基
1	式中 AA 为 L-Ala 残基	**9**	式中 AA 为 L-Thr 残基
2	式中 AA 为 Gly 残基	**10**	式中 AA 为 L-Tyr 残基
3	式中 AA 为 L-Phe 残基	**11**	式中 AA 为 L-Lys 残基
4	式中 AA 为 L-Val 残基	**12**	式中 AA 为 L-Pro 残基
5	式中 AA 为 L-Leu 残基	**13**	式中 AA 为 L-Asp 残基
6	式中 AA 为 L-Ile 残基	**14**	式中 AA 为 L-Arg 残基
7	式中 AA 为 L-Trp 残基	**15**	式中 AA 为 L-Glu 残基
8	式中 AA 为 L-Ser 残基		

4.1　1-15 抗血小板聚集活性

作为考察 3S-1，1- 二甲基 -6，7- 二羟基 -1，2，3，4- 四氢异喹啉 -3- 甲酰 -AA（**1-15**）抗血栓活性的内容之一，测定 **1-15** 的抗血小板聚集活性。测定时取猪颈动脉血用 3.8% 枸橼酸钠溶液（按体积比 1∶9）抗凝。1000 r/min 离心 10 min 得富血小板血浆（PRP），3000 r/min 离心 10 min 得贫血小板血浆（PPP）。用贫血小板血浆调节富血小板血浆，使富血小板血浆中的血小板数适合测定 **1-15** 的抗血小板聚集活性。**1-15** 用生理盐水溶解。向比浊管中加入 0.24 mL 调节过的富血小板血浆，再加入 5 μL 生理盐水溶液或 5 μL **1-15** 的生理盐水溶液（终浓度为 1 μM、0.1 μM、0.01 μM 及 0.001 μM）。调好吸光度的基线，加入 5 μL 3 种诱导剂的生理盐水溶液，观察血小板在 5 min 内的最大聚集率。3 种诱导剂是血小板活化因子（PAF，终浓度为 1×10^{-6} M）、腺苷二磷酸（ADP，终浓度为 1×10^{-6} M）及凝血酶（TH，终浓度为 1×10^{-5} M）。最大聚集率是聚集曲线波峰的值。每个测定平行做 6 次。

表 5-4-2 的数据表明，**1-15** 抑制 ADP 诱发的血小板聚集的 IC_{50} 为 0.247 ～ 0.471 μM；**1-15** 抑制 PAF 诱发的血小板聚集的 IC_{50} 为 0.344 ～ 0.413 μM；**1-15** 抑制 TH 诱发的血小板聚集的 IC_{50} 为 0.037 ～ 0.212 μM。表 5-4-2 的 IC_{50} 表明，**1-15** 抑制 TH 诱发的血小板聚集的 IC_{50} 显著小于抑制 ADP 及 PAF 诱发的血小板聚集的 IC_{50}（$n=6$，$P < 0.01$）。换句话说，**1-15** 是 TH 的显著抑制剂。表 5-4-2 的 IC_{50} 还表明，**1-15** 抑制 TH 诱发的血小板聚集时 **13-15** 的 IC_{50} 分别为（0.073 ± 0.005）μM、（0.037 ± 0.002）μM 及（0.083 ± 0.004）μM，**2** 和 **3** 的分别为（0.212 ± 0.036）μM 及（0.201 ± 0.022）μM。表 5-4-1 显示，**13** 为 3S-1，1- 二甲基 -6，7- 二羟基 -1，2，3，4- 四氢异喹啉 -3- 甲酰 -Asp，**14** 为 3S-1，1- 二甲基 -6，7- 二羟基 -1，2，3，4- 四氢异喹啉 -3- 甲酰 -Arg，**15** 为 3S-1，1- 二甲基 -6，7- 二羟基 -1，2，3，4- 四氢异喹啉 -3- 甲酰 -Glu。表 5-4-1 还显示，**2** 为 3S-1，1- 二甲基 -6，7- 二羟基 -1，2，3，4- 四氢异喹啉 -3- 甲酰 -Gly，**3** 为 3S-1，1- 二甲基 -6，7- 二羟基 -1，2，3，4- 四氢异喹啉 -3- 甲酰 -Phe。表 5-4-1 和表 5-4-2 相结合可以理解为 **1-15** 中吸引电子和极性侧链的氨基酸残基增强对 TH 诱发的血小板聚集的抑制作用。表 5-4-1 和表 5-4-2 相结合还可以理解为 **1-15** 中排斥电子及疏水侧链的氨基酸残基降低对 TH 诱发的血小板聚集的抑制作用。

表 5-4-2　**1-15** 抑制 ADP、PAF 及 TH 诱发的血小板聚集的 IC_{50}

化合物	抑制下面 3 种诱导剂诱发的血小板聚集的 IC_{50}（均值 ±SD，μM）		
	ADP	PAF	TH
1	0.393 ± 0.064	0.413 ± 0.042	0.171 ± 0.021
2	0.372 ± 0.062	0.372 ± 0.046	0.212 ± 0.036
3	0.397 ± 0.031	0.410 ± 0.015	0.201 ± 0.022
4	0.413 ± 0.021	0.381 ± 0.035	0.173 ± 0.015
5	0.433 ± 0.067	0.411 ± 0.021	0.140 ± 0.016
6	0.393 ± 0.071	0.363 ± 0.031	0.133 ± 0.025
7	0.471 ± 0.056	0.354 ± 0.022	0.131 ± 0.053
8	0.333 ± 0.026	0.383 ± 0.035	0.153 ± 0.035
9	0.387 ± 0.057	0.412 ± 0.025	0.147 ± 0.025
10	0.343 ± 0.041	0.347 ± 0.015	0.130 ± 0.026
11	0.421 ± 0.012	0.353 ± 0.025	0.177 ± 0.031
12	0.247 ± 0.035	0.383 ± 0.021	0.150 ± 0.026
13	0.440 ± 0.010	0.351 ± 0.033	0.073 ± 0.005
14	0.373 ± 0.051	0.344 ± 0.012	0.037 ± 0.002
15	0.403 ± 0.015	0.383 ± 0.021	0.083 ± 0.004

4.2　**1-15** 抗动脉血栓活性

考察 3S-1，1- 二甲基 -6，7- 二羟基 -1，2，3，4- 四氢异喹啉 -3- 甲酰 -AA（**1-15**）的抗血栓活性时，采用与前面相同的大鼠丝线模型。灌胃生理盐水或者阿司匹林的生理盐水溶液（167 μmol/kg）或 **1-15** 的生理盐水溶液（0.1 nmol/kg）30 min 之后，将（200 ± 10）g 雄性 SD 大鼠用 20% 乌拉坦溶液（6 mL/kg，i.p.）麻醉。完全按照前面的方法手术，建立旁路循环并计时，15 min 后从旁路管道中取出挂有血栓的丝线，精确称重，丝线进入血液循环前后的重量差为血栓重。同时留取大鼠血液待测定血液 GP Ⅱb/ Ⅲa 浓度及血液 P- 选择素浓度。表 5-4-3 的血栓重表明，在 0.1 nmol/kg 灌胃剂量下 **1-15** 具有优秀的抗动脉血栓活性。表 5-4-3 的血栓重进一步表明，在 0.1 nmol/kg 灌胃剂量下 **1-15** 中 **13** 治疗的大鼠的血栓重为（19.24 ± 1.79）mg，**2** 治疗的大鼠的血栓重为（26.09 ± 1.30）mg，前者显著小于后者（n=10，$P < 0.01$）。表 5-4-1 显示，**13** 是 3S-1，1- 二甲基 -6，7- 二羟基 -1，2，3，4- 四氢异喹啉 -3- 甲酰 -Asp，**2** 是 3S-1，1- 二甲基 -6，7- 二羟基 -1，2，3，4- 四氢异喹啉 -3- 甲酰 -Gly。表 5-4-1 和表 5-4-3 相结合可以理解，在化学层面，含羧基侧链的氨基酸残基有利于增强抗动脉血栓活性，无侧链的氨基酸残基降低抗动脉血栓活性。

表 5-4-3　1-15 抗动脉血栓活性

对照及 1-15	血栓重（均值 ±SD，mg）	对照及 1-15	血栓重（均值 ±SD，mg）
生理盐水	32.18 ± 1.16	**8**	22.37 ± 1.02[a]
阿司匹林	17.80 ± 1.36	**9**	22.85 ± 2.49[a]
1	22.76 ± 2.09[a]	**10**	22.17 ± 1.32[a]
2	26.09 ± 1.30[a]	**11**	24.25 ± 2.61[a]
3	22.81 ± 1.36[a]	**12**	23.34 ± 2.00[a]
4	22.78 ± 2.23[a]	**13**	19.24 ± 1.79[a]
5	23.21 ± 2.30[a]	**14**	24.09 ± 1.79[a]
6	22.91 ± 1.62[a]	**15**	20.85 ± 1.03[a]
7	23.55 ± 2.19[a]		

a：与生理盐水比 $P < 0.01$；n=10。

4.3　1-15 的 3D-QSAR

为了揭示电性效应、空间效应和疏水效应对 **1-15** 的抗动脉血栓活性的贡献，分析 **1-15** 的这 3 种效应和抗动脉血栓活性之间的关系。分析中采用的理论模型是 Cerius2-MFA（分子力场分析），目标是表述 3D-QSAR。在应用 Cerius2-MFA 模型的三维场理论表述 3D-QSAR 时，借用了分子表面生成的格点。格点的密度随分子间距离变化而变化，可避免由规则格点参数均一化引起的误差。基于分子表面模型的方法，能计算多样性分子表面。除计算分子极性表面的静电、氢键供体及氢键受体外，还可以反映分子非极性表面的特征。因而，能获得更多的相互作用信息。计算时，以分子力场中不同格点上的探针（包括 H、CH_3、HO）与目标分子的相互作用能为描述符建立 3D-QSAR 方程。建立的 3D-QSAR 方程既可用来分析 **1-15** 的电性效应、空间效应、疏水效应和抗动脉血栓活性之间的相关关系。建立的 3D-QSAR 方程又可用来预测抗动脉血栓活性更强的萹头碱的结构修饰物。

为建立 3D-QSAR 方程，先获取 **1-15** 的最低能量构象。接下来，按 CoMFA 要求叠合 **1-15** 的最低能量构象。叠合时，依据最大相似性选择 3S-1，1- 二甲基 -6，7- 二羟基 -1，2，3，4- 四氢异喹啉 -3- 甲酰基为共同模板。再接下来，在叠合好的 **1-15** 的周围定义分子力场的空间范围。然后，选择的步长把定义的空间均匀划分，产生格点。之后，在每个格点上逐一用探针（包括 H、CH_3、HO）考察分子力场特征（图 5-4-2）。

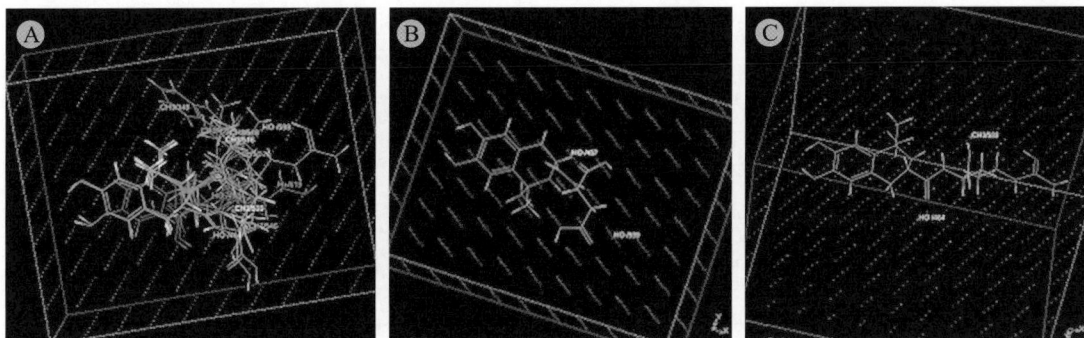

A.分子力场空间格点有探针的 **1-15** 的叠合；B.分子力场空间格点有探针的 **13** 的最低能量构象；C.分子力场空间格点有探针的 **14** 的最低能量构象。

图 5-4-2　1-15 的叠合及 13、14 的最低能量构象

最后，用最小二乘法（G/PLS）建立 **1-15** 的抗动脉血栓活性和分子力场特征间的 3D-QSAR 方程。下面是以血栓重代表 **1-15** 生物活性的 3D-QSAR 方程的具体描述。

血栓重 $=21.81+0.12×$ "CH$_3$/516" $+0.14×$ "CH$_3$/546" $+0.16×$ "HO−/457" $+0.086×$ "CH$_3$/533" $+$

$0.084×$ "CH$_3$/523" $+0.13×$ "CH$_3$/530" $−0.14×$ "CH$_3$/439" $+0.27×$ "HO−/599" $−0.14×$ "H+/619" $−$

$0.095×$ "HO−/526" $−0.042×$ "HO−/464" $+0.084×$ "HO−/606" $+0.11×$ "CH$_3$/518" $−0.025×$ "CH$_3$/348"

方程中有 8 个 "CH$_3$" 探针项（"CH$_3$/516" "CH$_3$/546" "CH$_3$/533" "CH$_3$/523" "CH$_3$/530" "CH$_3$/439" "CH$_3$/518" "CH$_3$/348"），其中 6 个 "CH$_3$" 探针项的系数为正值，2 个 "CH$_3$" 探针项的系数为负值。正系数 CH$_3$ 意味着疏水基有利于提高抗动脉血栓活性，负系数 CH$_3$ 意味着亲水基有利于提高抗动脉血栓活性。方程中有 1 个 "H+" 探针项（"H+/619"），系数为负值。负系数 H+ 意味着吸引电子的基团有利于提高抗血栓活性。方程中有 5 个 "HO−" 探针项 "HO−/457" "HO−/599" "HO−/526" "HO−/464" "HO−/606"），其中 3 个 "HO−" 探针项的系数为正值，2 个 "HO−" 探针项的系数为负值。正系数 HO− 意味着吸引电子的基团有利于提高抗动脉血栓活性，负系数 HO− 意味着排斥电子的基团有利于提高抗动脉血栓活性。此外，方程的相关系数 R^2=0.999，说明方程有良好的线性关系。下面结合图 5-4-2，说明方程在分析 **1-15** 的抗动脉血栓活性时的合理性和实用性。

图 5-4-2A 表明，14 个探针主要集中在 3S-1，1- 二甲基 -6，7- 二羟基 -1，2，3，4- 四氢异喹啉 -3- 甲酰 -AA 的氨基酸残基的侧链附近。换句话说，和 **1-15** 的 3 位羧基偶联的氨基酸残基的侧链对它们的抗动脉血栓活性有很大影响。

图 5-4-2B 表明，**13** 有 2 个系数为正值的 "HO" 探针项（"HO−/457" "HO−/599"），**13** 的 Asp 的羧基为吸引电子的基团，有利于 **13** 显示抗动脉血栓活性。这种状况导致 **13** 的抗动脉血栓活性相对较强。

图 5-4-2C 表明，在 **14** 的羧基处有 1 个系数为正值的 "CH$_3$" 探针项（"CH$_3$/533"），系数的正值说明存在亲水基羧基不利于提高 **14** 的抗动脉血栓活性，在 **14** 的羰基处还有 1 个系数为负值的 "HO" 探针项（"HO−/464"），羰基的吸引电子性不利于 **14** 的抗动脉血栓活性。这些状况导致 **14** 的抗动脉血栓活性相对较弱。

表 5-4-3 的血栓重表明，**13** 和 **14** 治疗的血栓大鼠的血栓重分别为（19.24 ± 1.79）mg 和（24.09 ± 1.79）mg，前者明显小于后者（n=10，$P<0.01$）。**13** 的抗动脉血栓活性明显强于 **14** 的抗动脉血栓活性，与以血

栓重代表 **1-15** 生物活性的 3D-QSAR 分析相符合。换句话说，以血栓重代表生物活性的 3D-QSAR 方程在分析 **1-15** 的抗动脉血栓活性时具有明确的合理性和实用性。

4.4　**1-15** 的自由基清除活性

含有未配对电子的物质有带电、自旋及磁偶极矩的特性。这种顺磁性物质在静磁场作用下，可吸收微波能量完成电子能级跃迁。利用这种特性，电子顺磁共振（electron paramagnetic resonance，ESR）可检测与分析顺磁性物质的信号，如 OH 自由基和 NO 自由基的信号。在存在自由基清除剂的情况下，OH 自由基和 NO 自由基的信号强度会减弱或者消失。这种现象最直接的用途是评价 OH 自由基和 NO 自由基清除剂的自由基清除活性。

DMPO（5，5- 二甲基 -1- 吡咯啉 -N- 氧化物）是 OH 自由基捕获剂，评价自由基清除剂清除 OH 自由基活性时是 OH 自由基供体。习惯使用的是将 11.316 mg DMPO 溶解于 1 mL 纯净水中得到的浓度为 0.1 M 的溶液。

为 DMPO 提供 OH 自由基的溶液包含 2 种成分，一种是 2.78 g $FeSO_4 \cdot 7H_2O$ 与 1 mL 纯净水的浓度为 10 mM 的溶液（后面简称"$FeSO_4 \cdot 7H_2O$"），另一种是医用 H_2O_2 溶液（30%）稀释到 0.2% 的溶液（后面简称"H_2O_2"）。公式"2.5 μL $FeSO_4 \cdot 7H_2O$+2.5 μL DMPO +5 μL **1-15** 水溶液 +5 μL H_2O_2"定义了 OH 自由基测定体系的化学构成。

测定 OH 自由基的程序是，先测 2.5 μL $FeSO_4 \cdot 7H_2O$+2.5 μL DMPO+5 μL H_2O_2 溶液中的 OH 自由基信号及强度（后面简称"空白 OH 自由基信号强度"），再测 2.5 μL $FeSO_4 \cdot 7H_2O$+2.5 μL DMPO+5 μL H_2O_2+5 μL **1-15** 水溶液中的 OH 自由基信号及强度（后面简称"**1-15**OH 自由基信号强度"），每次测定 1 个样本，**1-15** 的各个化合物均定义为一个样本，每个样本重复 6 次。**1-15** 清除 OH 自由基的化合物终浓度为 0.2 mM。

按照公式"OH 自由基清除率 =（空白 OH 自由基信号强度 – **1-15**OH 自由基信号强度）/ 空白 OH 自由基信号强度"计算 OH 自由基清除率。

MGD 是 NO 自由基捕获剂，评价自由基清除剂清除 NO 自由基活性时是 NO 自由基供体。习惯使用的是将 7.325 mg MGD 溶解于 1 mL 纯净水中得到的浓度为 25 mM 的 MGD 溶液。

SNAP 溶液是捕获 NO 自由基的化学试剂之一。制备 SNAP 溶液时，将 25 mg SNAP 溶解在 1 mL 纯净水中得到浓度为 110 μM 的 SNAP 母液。母液用纯净水稀释 100 倍，得到 1 μM 的 SNAP 溶液。

测定 NO 自由基的程序是先测 5 μL MGD+5 μL $FeSO_4 \cdot 7H_2O$+5 μL SNAP 溶液中的 NO 自由基信号及强度（后面简称"空白 NO 自由基信号强度"），再测 5 μL MGD +5 μL $FeSO_4 \cdot 7H_2O$+5 μL SNAP+5 μL **1-15** 水溶液中的 NO 自由基信号及强度（后面简称"**1-15** NO 自由基信号强度"），每次测定 1 个样本，**1-15** 的各个化合物均定义为 1 个样本，每个样本重复 6 次。**1-15** 清除 NO 自由基化合物的终浓度为 0.5 mM。

按照公式"NO 自由基清除率 =（空白 NO 自由基信号强度 – **1-15** NO 自由基信号强度）/ 空白 NO 自由基信号强度"计算 NO 自由基清除率。

表 5-4-4 的数据说明，终浓度为 0.5 mM 时 **1-15** 清除 NO 自由基的百分比为 32.62% ～ 86.79%。终

浓度为 0.2 mM 时 **1-15** 清除 OH 自由基的百分比为 60.69% ～ 90.13%。OH 自由基对 **1-15** 更敏感。

表 5-4-4 **1-15** 清除 NO 自由基及 OH 自由基的百分比

化合物	清除 NO 自由基及 OH 自由基的百分比（均值 ±SD，%）	
	NO 自由基	OH 自由基
1	76.80 ± 1.09	85.94 ± 0.97
2	65.68 ± 0.59	69.70 ± 0.50
3	65.11 ± 1.62	80.31 ± 1.27
4	86.52 ± 0.95	78.32 ± 0.34
5	32.62 ± 0.89	78.60 ± 0.54
6	48.34 ± 2.69	60.35 ± 1.42
7	73.98 ± 2.33	90.13 ± 0.95
8	63.30 ± 0.53	85.22 ± 0.76
9	86.40 ± 0.84	75.34 ± 1.88
10	50.70 ± 0.97	80.84 ± 1.22
11	57.00 ± 0.25	89.14 ± 0.91
12	57.34 ± 2.60	85.42 ± 1.31
13	62.57 ± 0.11	60.69 ± 2.41
14	65.99 ± 3.90	61.72 ± 1.88
15	86.79 ± 0.55	70.46 ± 3.01

5 3S-1，1- 二甲基 -6，7- 二羟基 -1，2，3，4- 四氢异喹啉 -3- 甲酰溶栓肽

前面展现的 3S-1，1- 二甲基 -6，7- 二羟基 -1，2，3，4- 四氢异喹啉 -3- 甲酰 -AA（**1-15**）在抗动脉血栓评价中的突出表现引导了用溶栓寡肽替代 **1-15** 的 3 位甲酰基上的 AA 的尝试。在溶栓寡肽中，Pro-Ala-Lys 是发现的最短序列。为了落实所述尝试，本部分介绍 Pro-Ala-Lys 先演变为 Pro-Ala-AA，演变的 Pro-Ala-AA 连接到 Lys 的侧链氨基上，之后 Lys（AA-Ala-Pro）连接到 3S-1，1- 二甲基 -6，7- 二羟基 -1，2，3，4- 四氢异喹啉 -3- 甲酸的 3 位羧基上，最终构建 3S-1，1- 二甲基 -6，7- 二羟基 -1，2，3，4- 四氢异喹啉 -3- 甲酰 -Lys（Pro-Ala-AA）（**1-16**）。图 5-5-1 是 **1-16** 的合成路线。为了阐明结构，表 5-5-1 给出了 **1-16** 的 AA 代表的氨基酸残基。通过这种策略，期待在维持抗动脉血栓作用和自由基清除作用的前提下增加溶栓作用。

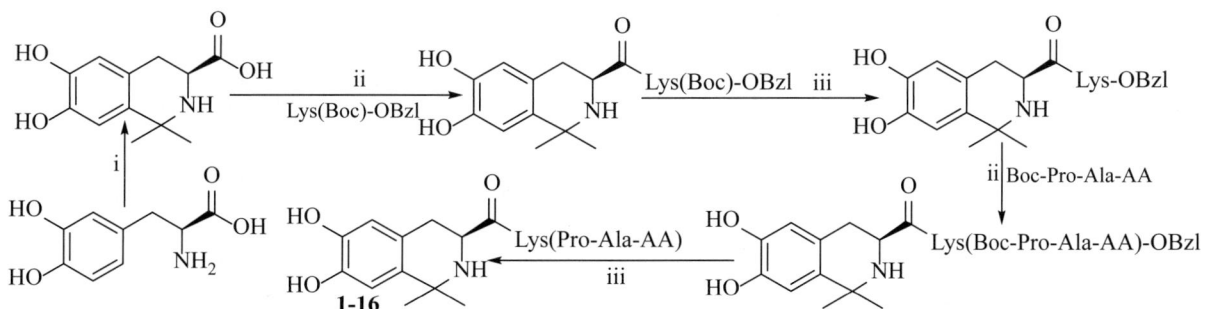

图 5-5-1 **1-16** 的合成路线

表 5-5-1 1-16 的 AA

化合物	式中 AA 代表的氨基酸残基	化合物	式中 AA 代表的氨基酸残基
1	式中 AA 为 L-Ala 残基	9	式中 AA 为 L-Ile 残基
2	式中 AA 为 L-Val 残基	10	式中 AA 为 L-Thr 残基
3	式中 AA 为 L-Trp 残基	11	式中 AA 为 L-Lys 残基
4	式中 AA 为 L-Asp 残基	12	式中 AA 为 L-Leu 残基
5	式中 AA 为 L-Glu 残基	13	式中 AA 为 L-Gln 残基
6	式中 AA 为 L-Phe 残基	14	式中 AA 为 L-Asn 残基
7	式中 AA 为 Gly 残基	15	式中 AA 为 L-Tyr 残基
8	式中 AA 为 L-Ser 残基	16	式中 AA 为 L-Pro 残基

5.1 1-16 的优球蛋白溶解活性

优球蛋白溶解能力反映纤维蛋白溶解能力。提取优球蛋白时，将新鲜猪血与 3.8% 枸橼酸钠溶液混合（体积比 9 : 1），充分振摇以便达到抗凝目标。化合物 3000 r/min 离心 10 min，制备贫血小板血浆。往 50 mL 的尖底离心管中依次加 36 mL 蒸馏水，2 mL 贫血小板血浆，0.4 mL 乙酸（1%），充分混合，于 4 ℃冷置 10 min 使优球蛋白充分沉降。3000 r/min 离心 5 min，之后将离心管倒置，使上清液流净。用滤纸吸干离心管内壁残留的液体，冻干。制得的优球蛋白冻干粉于 10 ℃以下保存。

用玻璃棒充分搅拌 50 mg 优球蛋白冻干粉与 10 mL 硼砂缓冲液（pH 9）的混合物，使之成为均匀的溶液（简称"优球蛋白硼砂液"）。将 50 mg 优球蛋白冻干粉换算为新鲜猪血浆量。按血浆 : $CaCl_2$ 溶液（25 mM）为 10 : 1 的比例向优球蛋白硼砂液中加入 $CaCl_2$ 溶液，稀释优球蛋白硼砂液。用玻璃棒将稀释的优球蛋白硼砂液平铺到玻璃板（10 cm × 15 cm）上，制备约 1 mm 厚的优球蛋白平板薄层。放置 3 min，优球蛋白平板薄层凝固。此时即可点样。点样时将 10 μL 浓度为 33 nM 的 1-16 的生理盐水溶液作为样品点到优球蛋白平板薄层上，每个样品点 3 个点。以生理盐水为空白对照，以尿激酶（2500 IU/mL）为阳性对照。每两个样品点之间的间隔不小于 1.5 cm。之后，优球蛋白平板薄层放置于 37 ℃下一定湿度的密闭容器中，避免凝固层失水收缩。4 h 后，测量并记录溶解圈的直径。表 5-5-2 的数据表明，浓度为 33 nM 时 1-16 具有优秀的纤维蛋白溶解能力（与生理盐水比 $P < 0.01$）。

表 5-5-2 1-16 的优球蛋白溶解活性

对照及 1-16	溶解圈直径（均值 ±SD, mm）	对照及 1-16	溶解圈直径（均值 ±SD, mm）
生理盐水	3.06 ± 0.05	8	5.34 ± 0.31[a]
尿激酶	7.03 ± 0.06	9	5.93 ± 0.06[a]
1	4.77 ± 0.06[a]	10	5.47 ± 0.12[a]
2	4.13 ± 0.15[a]	11	5.86 ± 0.15[a]
3	5.36 ± 0.21[a]	12	5.83 ± 0.12[a]
4	5.83 ± 0.21[a]	13	5.67 ± 0.15[a]
5	5.73 ± 0.21[a]	14	5.53 ± 0.06[a]
6	5.07 ± 0.06[a]	15	5.23 ± 0.15[a]
7	4.83 ± 0.12[a]	16	4.07 ± 0.12[a]

a：与生理盐水比 $P < 0.01$；$n=3$。

5.2 1-16 体外溶栓活性

血液在体外凝固形成的血块可用于评价化合物 1-16 或者尿激酶的体外溶栓作用。为此，将内径

4 mm、外径 5.5 mm、长 18 mm 的一段玻璃管安放在一个塑料底托上。玻璃管和塑料底托之间的缝隙用膜封住，避免漏血。然后，在玻璃管中加一小段钢丝螺旋作为血栓托架。该钢丝螺旋的直径为 1 mm，长度为 20 mm。该钢丝螺旋的上端有 2 mm 长的挂钩。该挂钩可将附有血栓的不锈钢螺旋挂起来称重，孵育时可将附有血栓的不锈钢螺旋挂在溶液中，不要碰反应瓶壁，避免损伤血栓。孵育血栓的反应瓶是带橡胶塞的 10 mL 西林瓶，橡胶塞的中心位置有一个连接环，用于挂附有血栓的不锈钢螺旋。

制备血栓时将 300 g 雄性 SD 大鼠用 20% 乌拉坦溶液（6 mL/kg，i.p.）麻醉，仰卧固定，分离右颈总动脉。之后，用硅烷化的 5 mL 注射器从动脉插管取血。取得的血逐一注入制备血栓用的玻璃管中。然后，立即将不锈钢螺旋放入玻璃管中，静置 40 min 使血栓形成。将附有血栓的不锈钢螺旋从玻璃管中取出，挂在有 8 mL 蒸馏水的西林瓶中静置 1 h。1 h 后，用滤纸吸去血栓表面的蒸馏水，逐个精确称重，用于表示血栓的初始重量。

将附有血栓的不锈钢螺旋挂在有 8 mL 蒸馏水或有 8 mL **1-16** 的蒸馏水溶液（浓度为 1 nM）或有 8 mL 尿激酶的蒸馏水溶液（浓度为 200 U/mL）的西林瓶中。将西林瓶放在恒温摇床上摇 1 h 促进孵育。1 h 后取出附有血栓的不锈钢螺旋，用滤纸吸去血栓表面的溶液，逐个精确称重，用于表示血栓的终末重量。

用血栓的初始重量减去血栓的终末重量，得到血栓减重。表 5-5-3 的数据说明，**1-16** 显著降低了血栓重（与生理盐水比 $P < 0.01$），是优秀的溶栓剂。

表 5-5-3　**1-16** 体外溶栓活性

对照及 1-16	血栓减重（均值 ±SD, mg）	对照及 1-16	血栓减重（均值 ±SD, mg）
生理盐水	17.93 ± 2.62	8	24.05 ± 2.19[a]
尿激酶	46.77 ± 4.61	9	33.22 ± 3.13[a]
1	31.12 ± 1.48[a]	10	33.30 ± 3.08[a]
2	31.70 ± 1.88[a]	11	32.03 ± 2.92[a]
3	25.67 ± 2.26[a]	12	29.83 ± 3.49[a]
4	29.78 ± 3.76[a]	13	29.52 ± 3.74[a]
5	33.20 ± 2.92[a]	14	27.95 ± 2.52[a]
6	28.22 ± 2.69[a]	15	25.21 ± 2.76[a]
7	25.88 ± 3.49[a]	16	29.93 ± 1.87[a]

a：与生理盐水比 $P < 0.01$；$n=6$。

5.3　1-16 体内溶栓活性

在大鼠颈动脉和颈静脉旁路插管，制备模型，评价化合物 **1-16** 的溶栓活性。评价时以尿激酶为阳性对照，剂量为 20 000 IU/kg，以生理盐水为阴性对照。化合物 **1-16** 的剂量为 1 nmol/kg。具体操作步骤如下。

将 200 ~ 220 g 雄性 SD 大鼠用 20% 乌拉坦溶液（6 mL/kg，i.p.）麻醉，仰卧位固定，分离右颈总动脉，于近心端夹上动脉夹，近心端和远心端都穿入手术线，将远心端的手术线用止血钳夹紧，在远心端插管，松开动脉夹，放出约 1 mL 动脉血，按照体外溶栓活性测定中描述的方法制备精确称重的附有血栓的不锈钢螺旋。

旁路插管由 3 段构成。中段为医用硅胶软管，长 60 mm，内径 3.5 mm。其余两端为相同的聚乙烯管，长 100 mm，内径 1 mm，外径 2 mm，该管的一端拉成外径为 1 mm 的尖管（用于插入大鼠的颈动脉或颈静脉），该管的另一端的外部套一段长 7 mm，外径 3.5 mm 的聚乙烯管（加粗，用于插入中段的硅胶管内）。3 段管的内壁均硅烷化。将精确称重的附有血栓的不锈钢螺旋放入中段硅胶管内，硅胶管的两端分别与 2 根聚乙烯管的加粗端相套，并用 parafilm 膜封闭，避免漏血。用注射器通过尖管端将聚乙烯管注满肝素的生理盐水溶液（50 IU/kg），备用。

分离大鼠的左颈外静脉，近心端和远心端都穿入手术线，在暴露的左颈外静脉上小心地剪一斜口，在远离中段硅胶管内螺栓托柄的尖管端通过斜口将前面制备好的旁路管道插入左颈外静脉开口的近心端。用注射器通过另一端的尖管注入准确量的肝素的生理盐水溶液（50 IU/kg），此时注射器不撤离聚乙烯管。在右颈总动脉的近心端用动脉夹止血，在离动脉夹不远处将右颈总动脉小心地剪一斜口。从聚乙烯管的尖管端拔出注射器，将聚乙烯管的尖管端插入动脉斜口的近心端。旁路管道的两端都用手术缝线与动静脉固定。

用 1 mL 注射器将生理盐水（3 mL/kg）、尿激酶的生理盐水溶液（20 000 IU/kg）或 **1-16** 的生理盐水溶液（1 nmol/kg）通过旁路插管中段（管内有精确称重的血栓固定螺旋）注入远离血栓固定螺旋的近静脉处。打开动脉夹，使血液通过旁路管道从动脉流向静脉。将注射器中的液体缓慢注入大鼠血液中，使生理盐水（空白对照）、尿激酶（阳性对照）或 **1-16** 通过血液循环，按从静脉到心脏到动脉的顺序作用到血栓上。从注射时计时，1 h 后从旁路插管中取出血栓固定螺旋，精确称重。记录每只大鼠旁路插管中血栓固定螺旋循环前后的重量差，用于表示溶栓活性。表 5-5-4 的数据表明，**1-16** 显著地降低了血栓重（与生理盐水比 $P < 0.01$），是优秀的溶栓剂。表 5-5-4 的数据进一步表明，**1** 和 **11** 治疗的大鼠的血栓减重分别为（19.35 ± 2.76）mg 和（19.38 ± 2.81）mg，**16** 治疗的大鼠的血栓减重为（13.63 ± 1.92）mg。（19.35 ± 2.76）mg 和（19.38 ± 2.81）mg 显著 >（13.63 ± 1.92）mg（$n=10$，$P < 0.01$）。表 5-5-1 显示，**1** 是 3S-1，1- 二甲基 -6，7- 二羟基 -1，2，3，4- 四氢异喹啉 -3- 甲酰 -Lys（Pro-Ala-Ala），**11** 是 3S-1，1- 二甲基 -6，7- 二羟基 -1，2，3，4- 四氢异喹啉 -3- 甲酰 - Lys（Pro-Ala-Lys），**16** 是 3S-1，1- 二甲基 -6，7- 二羟基 -1，2，3，4- 四氢异喹啉 -3- 甲酰 -Lys（Pro-Ala-Pro）。在化学层面，Pro-Ala-Lys 是最短的溶栓肽的原型，Ala 是修饰溶栓肽的优秀残基。这样一来，**1** 和 **11** 显示强溶栓活性就顺理成章了。另外，Pro 含有刚性侧链。Pro 修饰的溶栓肽的活性往往较弱。这样一来，**16** 显示弱溶栓活性也顺理成章。表 5-5-3 和表 5-5-4 共同表明这种策略达到了增加溶栓功能的目标。

表 5-5-4　**1-16** 体内溶栓活性

对照及 1-16	血栓减重（均值 ±SD, mg）	对照及 1-16	血栓减重（均值 ±SD, mg）
生理盐水	9.25 ± 1.59	8	17.10 ± 1.79[a]
尿激酶	18.95 ± 2.73	9	16.00 ± 2.03[a]
1	19.35 ± 2.76[b]	10	15.23 ± 2.45[a]
2	17.12 ± 1.64[a]	11	19.38 ± 2.81[b]
3	16.23 ± 2.81[a]	12	14.65 ± 2.86[a]
4	15.86 ± 2.21[a]	13	16.65 ± 2.52[a]
5	16.03 ± 2.14[a]	14	16.44 ± 2.32[a]
6	17.92 ± 1.69[b]	15	18.11 ± 2.48[b]
7	18.98 ± 2.14[b]	16	13.63 ± 1.92[a]

a：与生理盐水比 $P < 0.01$；b：与生理盐水比 $P < 0.01$，与尿激酶比 $P > 0.05$；$n=10$。

5.4　剂量对 11 体内溶栓活性的影响

为了揭示剂量对 **1-16** 体内溶栓活性的影响，采用前面评价体内溶栓活性的模型，选择 **11** 为 **1-16** 的代表评价剂量为 0.1 nmol/kg、0.01 nmol/kg 和 0.001 nmol/kg 时 **11** 的体内溶栓活性。评价时生理盐水仍然是空白对照，尿激酶仍然是阳性对照，尿激酶的剂量仍然是 20 000 IU/kg。表 5-5-5 的数据说明，**11** 剂量依赖性地降低大鼠血栓重。

表 5-5-5　剂量对 **11** 体内溶栓活性的影响

对照及 11	剂量	血栓减重（均值 ±SD, mg）
生理盐水	—	10.55 ± 2.52
尿激酶	20 000 IU/kg	25.61 ± 3.87
	0.1 nmol/kg	21.61 ± 4.62^a
11	0.01 nmol/kg	14.62 ± 2.46^b
	0.001 nmol/kg	11.73 ± 2.15^c

a：与 0.01 nmol/kg **11** 比 $P < 0.01$；b：与 0.001 nmol/kg **11** 比 $P < 0.01$；c：与生理盐水比 $P > 0.05$；$n=10$。

5.5　1-16 的自由基清除活性

含有未配对电子的物质有带电、自旋及磁偶极矩的特性。这种顺磁性物质在静磁场作用下，可吸收微波能量完成电子能级跃迁。利用这种特性，ESR 可检测与分析顺磁性物质的信号，如检测与分析 OH 自由基和 NO 自由基的信号。在存在自由基清除剂的情况下，OH 自由基和 NO 自由基的信号强度会减弱或者消失。这种现象最直接的用途是评价 OH 自由基和 NO 自由基清除剂的自由基清除活性。

DMPO（5，5- 二甲基 -1- 吡咯啉 -N- 氧化物）是 OH 自由基捕获剂，评价自由基清除剂清除 OH 自由基活性时是 OH 自由基供体。习惯使用的是将 11.316 mg DMPO 溶解于 1 mL 纯净水中得到的浓度为 0.1 M 的溶液。

为 DMPO 提供 OH 自由基的溶液包含 2 种成分，一种是 2.78 g $FeSO_4 \cdot 7H_2O$ 与 1 mL 纯净水的浓度为 10 mM 的溶液（后面简称"$FeSO_4 \cdot 7H_2O$"），另一种是医用 H_2O_2 溶液（30%）稀释到 0.2% 的溶液（后面简称"H_2O_2"）。公式"2.5 μL $FeSO_4 \cdot 7H_2O$+2.5 μL DMPO+5 μL **1-16** 水溶液 +5 μL H_2O_2"定义了 OH 自由基测定体系的化学构成。

测定 OH 自由基的程序是，先测 2.5 μL $FeSO_4 \cdot 7H_2O$+2.5 μL DMPO+5 μL H_2O_2 溶液中的 OH 自由基信号及强度（后面简称"空白 OH 自由基信号强度"），再测 2.5 μL $FeSO_4 \cdot 7H_2O$+2.5 μL DMPO+5 μL H_2O_2+5 μL **1-16** 水溶液中的 OH 自由基信号及强度（后面简称"**1-16**OH 自由基信号强度"），每次测定一个样本，**1-16** 的各个化合物均定义为一个样本，每个样本重复 6 次。

按照公式"OH 自由基清除率 =（空白 OH 自由基信号强度 – **1-16**OH 自由基信号强度）/ 空白 OH 自由基信号强度"计算 OH 自由基清除率，清除 50%OH 自由基所需的 **1-16** 的浓度定义为 EC_{50}。

MGD 是 NO 自由基捕获剂，评价自由基清除剂清除 NO 自由基活性时是 NO 自由基供体。习惯使用的是将 7.325 mg MGD 溶解于 1 mL 纯净水中得到的浓度为 25 mM 的 MGD 溶液。

SNAP 溶液是捕获 NO 自由基的化学试剂之一。制备 SNAP 溶液时，将 25 mg SNAP 溶解在 1 mL 纯净水中得到浓度为 110 μM 的 SNAP 母液。母液用纯净水稀释 100 倍，得到 1 μM 的 SNAP 溶液。

测定 NO 自由基的程序是，先测 5 μL MGD+5 μL FeSO$_4$·7H$_2$O+5 μL SNAP 溶液中的 NO 自由基信号及强度（后面简称"空白 NO 自由基信号强度"），再测 5 μL MGD+5 μL FeSO$_4$·7H$_2$O+5 μL SNAP+5 μL **1-16** 水溶液中的 NO 自由基信号及强度（后面简称"**1-16** NO 自由基信号强度"），每次测定一个样本，**1-16** 的各个化合物均定义为一个样本，每个样本重复 6 次。

按照公式"NO 自由基清除率=（空白 NO 自由基信号强度 – **1-16** NO 自由基信号强度）/ 空白 NO 自由基信号强度"计算 NO 自由基清除率，清除 50%NO 自由基所需的 **1-16** 的浓度定义为 EC$_{50}$。

黄嘌呤溶液是捕获超氧阴离子自由基的化学试剂之一。制备黄嘌呤溶液时，将 0.3 g 黄嘌呤溶解在 1 mL 纯净水中得到浓度为 0.5 M 的黄嘌呤溶液（乳白色，大量不溶）。黄嘌呤氧化酶溶液是捕获超氧阴离子自由基的化学试剂之一。用纯净水将市售原液稀释 10 倍即可使用。DETAPAC 溶液是捕获超氧阴离子自由基的化学试剂之一。用纯净水将 DETAPAC 的饱和水溶液稀释 20 倍，得到浓度为 0.9 mM 的 DETAPAC 水溶液。

测定超氧阴离子自由基的程序是，先测 5 μL DMPO+5 μL DETAPAC+5 μL 黄嘌呤 +5 μL 黄嘌呤氧化酶溶液中的超氧阴离子自由基信号及强度（后面简称"空白超氧阴离子自由基信号强度"），再测 5 μL DMPO+5 μL DETAPAC+5 μL 黄嘌呤 +5 μL 黄嘌呤氧化酶 +5 μL **1-16** 水溶液中的超氧阴离子自由基信号及强度（后面简称"**1-16** 超氧阴离子自由基信号强度"），每次测定一个样本，**1-16** 的各个化合物均定义为一个样本，每个样本重复 6 次。

按照公式"超氧阴离子自由基清除率=（空白超氧阴离子自由基信号强度 – **1-16** 超氧阴离子自由基信号强度）/ 空白超氧阴离子自由基信号强度"计算超氧阴离子自由基清除率，清除 50% 超氧阴离子自由基所需的 **1-16** 的浓度定义为 EC$_{50}$。

表 5-5-6 的数据说明，**1-16** 清除 NO 自由基、OH 自由基及超氧阴离子自由基的 EC$_{50}$ 为 354～659 μM。表 5-5-6 的数据还说明，这种策略达到了维持自由基清除功能的目标。

表 5-5-6　**1-16** 清除 NO 自由基、OH 自由基及超氧阴离子自由基的 EC$_{50}$

化合物	清除下面自由基的 EC$_{50}$（均值 ±SD，μM）		
	NO 自由基	OH 自由基	超氧阴离子自由基
1	599 ± 38	459 ± 66	477 ± 56
2	532 ± 73	471 ± 71	471 ± 34
3	463 ± 62	378 ± 75	366 ± 61
4	473 ± 59	396 ± 48	435 ± 65
5	477 ± 61	401 ± 51	420 ± 63
6	568 ± 95	544 ± 43	485 ± 31
7	609 ± 95	422 ± 61	467 ± 94
8	523 ± 85	413 ± 73	401 ± 62
9	527 ± 90	495 ± 61	452 ± 64
10	510 ± 65	416 ± 28	417 ± 85
11	499 ± 59	422 ± 72	363 ± 84
12	503 ± 41	489 ± 32	414 ± 87
13	647 ± 78	466 ± 67	371 ± 45
14	659 ± 79	572 ± 72	383 ± 84
15	453 ± 41	369 ± 32	354 ± 71
16	657 ± 78	466 ± 47	481 ± 45

5.6　1-16 抗动脉血栓活性

考察 3S-1，1- 二甲基 -6，7- 二羟基 -1，2，3，4- 四氢异喹啉 -3- 甲酰 -Lys（AA-Ala-Pro）（**1-16**）的抗血栓活性时，采用与前面相同的大鼠丝线模型。灌胃生理盐水或者阿司匹林的生理盐水溶液（167 μmol/kg）或 **1-16** 的生理盐水溶液（0.1 nmol/kg）30 min 之后，将（200 ± 10）g 雄性 SD 大鼠用 20% 乌拉坦溶液（6 mL/kg，i.p.）麻醉。完全按照前面相同方法手术，建立旁路循环并计时，15 min 后从旁路管道中取出挂有血栓的丝线，精确称重，丝线进入血液循环前后的重量差为血栓重。同时留取大鼠血液待测定血液 GP Ⅱb/ Ⅲa 浓度及血液 P- 选择素浓度。表 5-5-7 的血栓重表明，在 0.1 nmol/kg 灌胃剂量下 **1-16** 具有优秀的抗动脉血栓活性。表 5-5-7 的血栓重进一步表明，在 0.1 nmol/kg 灌胃剂量下 **1-16** 中 **4** 和 **5** 治疗的大鼠的血栓重分别为（48.34 ± 3.29）mg 和（49.97 ± 3.32）mg，**13** 和 **16** 治疗的大鼠的血栓重分别为（58.14 ± 2.30）mg 和（57.20 ± 3.43）mg。（48.34 ± 3.29）mg 和（49.97 ± 3.32）mg 明显 <（58.14 ± 2.30）mg 和（57.20 ± 3.43）mg（$n=10$，$P < 0.01$）。表 5-5-1 显示，**4** 是 3S-1，1- 二甲基 -6，7- 二羟基 -1，2，3，4- 四氢异喹啉 -3- 甲酰 -Lys（Pro-Ala-Asp），**5** 是 3S-1，1- 二甲基 -6，7- 二羟基 -1，2，3，4- 四氢异喹啉 -3- 甲酰 -Lys（Pro-Ala-Glu），**13** 是 3S-1，1- 二甲基 -6，7- 二羟基 -1，2，3，4- 四氢异喹啉 -3- 甲酰 -Lys(Pro-Ala-Gln)，**16** 是 3S-1，1- 二甲基 -6，7- 二羟基 -1，2，3，4- 四氢异喹啉 -3- 甲酰 -Lys（Pro-Ala-Pro）。在化学层面，溶栓肽序列中有羧基侧链的氨基酸残基有利于显示抗动脉血栓活性，溶栓肽序列中有含中性极性侧链的氨基酸残基则不利于显示抗动脉血栓活性。

表 5-5-7　1-16 抗动脉血栓活性

对照及 1-16	血栓重（均值 ±SD, mg）	对照及 1-16	血栓重（均值 ±SD, mg）
生理盐水	65.40 ± 2.73	8	50.67 ± 3.71[a]
阿司匹林	46.95 ± 3.21	9	56.12 ± 3.55[a]
1	54.04 ± 3.43[a]	10	50.56 ± 3.96[a]
2	54.17 ± 3.61[a]	11	51.93 ± 2.74[a]
3	52.93 ± 3.96[a]	12	54.20 ± 3.93[a]
4	48.34 ± 3.29[a]	13	58.14 ± 2.30[a]
5	49.97 ± 3.32[a]	14	55.11 ± 3.76[a]
6	54.01 ± 3.25[a]	15	51.91 ± 3.97[a]
7	54.28 ± 3.57[a]	16	57.20 ± 3.43[a]

a：与生理盐水比 $P < 0.01$；$n=10$。

6　N，N- 二（异喹啉 -3- 甲酰）-Lys（抗黏附肽）

增加结构多样性的途径同样具有多样性。在增加结构多样性的途径中，虽然在一个结构中共价键组合 2 个以上重要药效团在化学合成上存在困难，但是对于 SAR 分析意义明确。按照这种思路，先用 Lys 的 2 个氨基与 2 个异喹啉 -3- 甲酸偶联，然后把抗黏附肽偶联到 Lys 的羧基上。涉及的抗黏附肽为 Arg-Gly-Asp-Ser、Arg-Gly-Asp-Phe、Arg-Gly-Asp-Val、Leu-Asp-Val、Tyr-Ile-Gly-Ser-Arg 及 Tyr-Ile-Gly-Ser-Lys。为了增加结构多样性，在规律性序列中增加了规律外的序列 Leu-Asp-Val。这样便构成了本部分的 N，N-

二（异喹啉 -3- 甲酰）-Lys（Arg-Gly-Asp-Ser）（**1**），N，N- 二（异喹啉 -3- 甲酰）-Lys（Arg-Gly-Asp-Phe）（**2**），N，N- 二（异喹啉 -3- 甲酰）-Lys（Arg-Gly-Asp-Val）（**3**），N，N- 二（异喹啉 -3- 甲酰）-Lys（Leu-Asp-Val）（**4**），N，N- 二（异喹啉 -3- 甲酰）-Lys（Tyr-Ile-Gly-Ser-Arg）（**5**），以及 N，N- 二（异喹啉 -3- 甲酰）-Lys（Tyr-Ile-Gly-Ser-Lys）（**6**）。在化学层面，这种策略的核心是以 Lys 的 3 个功能基，即 Lys 的 α - 氨基、α - 羧基及侧链氨基，把 2 个异喹啉 -3- 甲酸及 1 个抗黏附肽组合到 1 个分子中。图 5-6-1 是 **1-6** 的合成路线。为了阐明结构，表 5-6-1 给出了 **1-3**、**5**、**6** 的 AA 代表的氨基酸残基。

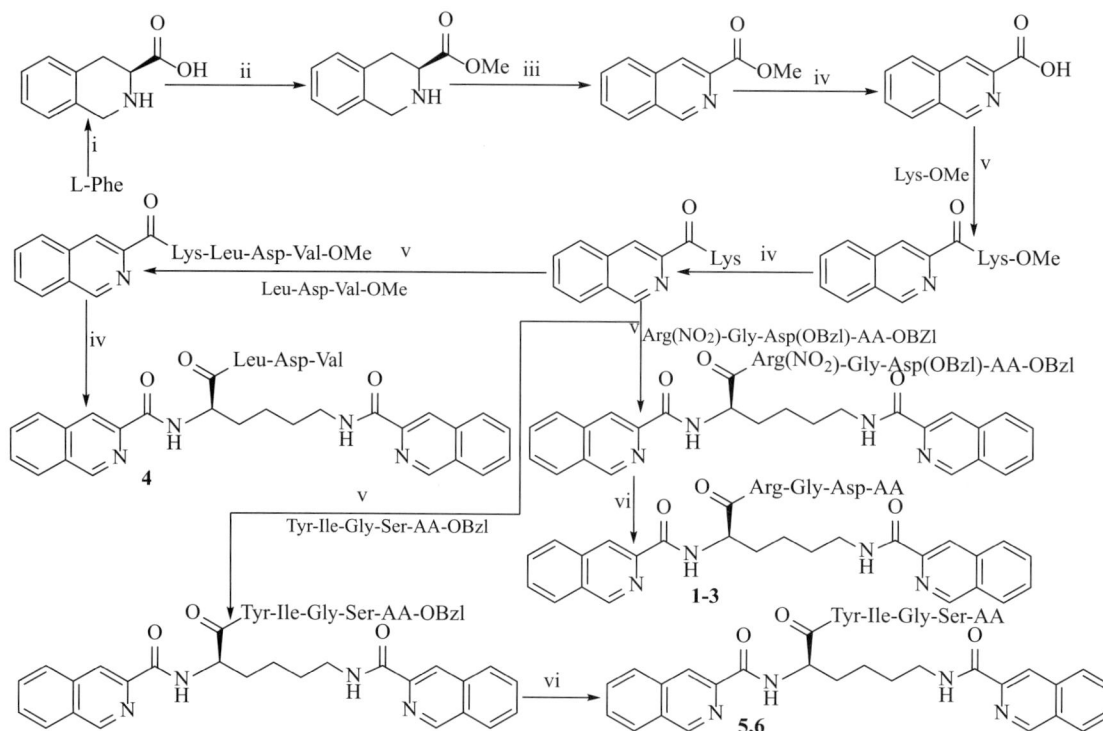

图 5-6-1　**1-6** 的合成路线

表 5-6-1　**1-3**、**5**、**6** 的 AA

化合物	式中 AA 代表的氨基酸残基
1	式中 AA 为 L-Ser 残基
2	式中 AA 为 L-Phe 残基
3	式中 AA 为 L-Val 残基
5	式中 AA 为 L-Arg 残基
6	式中 AA 为 L-Lys 残基

6.1　1-6 抗动脉血栓活性

在大鼠丝线法抗血栓模型上评价了 **1-6**（灌胃剂量为 0.1 μmol/kg）的抗动脉血栓活性。评价时以阿司匹林为阳性对照（灌胃剂量为 167 μmol/kg），选择 0.5%CMCNa 为空白对照，用血栓重代表活性。表 5-6-2 的血栓重表明，**1-6** 都显著抑制大鼠动脉血栓形成（与生理盐水比 $P < 0.01$）。在确认血栓重的同时，留取大鼠动脉血并抗凝待测 GP Ⅱb/ Ⅲa 和 P- 选择素浓度。表 5-6-2 的血栓重进一步表明，**5** 治疗的

大鼠的动脉血栓重为（27.5±2.2）mg，**3** 治疗的大鼠的动脉血栓重为（32.4±3.4）mg。（27.5±2.2）mg 明显＜（32.4±3.4）mg（$n=10$，$P < 0.01$）。换句话说，**5** 的抗动脉血栓活性显著强于 **3** 的抗动脉血栓活性。表 5-6-1 表明，**5** 是 N，N- 二（异喹啉 -3- 甲酰）-Lys（Tyr-Ile-Gly-Ser-Arg），**3** 是 N，N- 二（异喹啉 -3- 甲酰）-Lys（Arg-Gly-Asp-Val）。从化学层面看，抗黏附肽序列的 C 端为碱性侧链氨基酸残基有利于 N，N- 二（异喹啉 -3- 甲酰）-Lys（抗黏附肽）显示抗动脉血栓作用，抗黏附肽序列的 C 端为中性侧链氨基酸残基不利于 N，N- 二（异喹啉 -3- 甲酰）-Lys（抗黏附肽）显示抗动脉血栓作用。

表 5-6-2　1-6 抗动脉血栓活性

对照及 1-6	血栓重（均值 ±SD, mg）	对照及 1-6	血栓重（均值 ±SD, mg）
0.5%CMCNa	52.9 ± 12.5	3	32.4 ± 3.4[a]
阿司匹林	21.4 ± 2.6	4	30.8 ± 3.7[a]
1	31.0 ± 3.6[a]	5	27.5 ± 2.2[a]
2	28.5 ± 3.8[a]	6	28.5 ± 2.9[a]

a：与 0.5%CMCNa 比 $P < 0.01$；$n=10$。

6.2　1-6 对血栓大鼠血液中 GP Ⅱb/ Ⅲa 浓度的影响

将抗动脉血栓活性测定中留取的 0.5%CMCNa 和 1-6 治疗的大鼠血液按照标准操作制备样本，按照大鼠 GP Ⅱb/ Ⅲa 酶联免疫试剂盒描述的方法绘制标准曲线，制备血液样本，以及测定血液 GP Ⅱb/ Ⅲa 浓度。表 5-6-3 的数据说明，降低血液 GP Ⅱb/ Ⅲa 浓度是 1-6 治疗大鼠动脉血栓的分子机制。

表 5-6-3　1-6 治疗的血栓大鼠动脉血液中 GP Ⅱb/ Ⅲa 浓度

对照及 1-6	GP Ⅱb/ Ⅲa 浓度（均值 ±SD, U/mL）	对照及 1-6	GP Ⅱb/ Ⅲa 浓度（均值 ±SD, U/mL）
0.5%CMCNa	814.7 ± 80.8	4	660.9 ± 29.3[a]
1	647.0 ± 53.5[a]	5	693.2 ± 60.7[a]
2	650.1 ± 70.4[a]	6	677.1 ± 9.9[a]
3	664.2 ± 50.5[a]		

a：与 0.5%CMCNa 比 $P < 0.05$；$n=6$。

6.3　1-6 对血栓大鼠血液中 P- 选择素浓度的影响

将抗动脉血栓活性测定中留取的 0.5%CMCNa 和 1-6 治疗的血栓大鼠血液按照标准操作制备样本，按照大鼠 P- 选择素酶联免疫试剂盒描述的方法绘制标准曲线，制备血液样本，以及测定血液 P- 选择素浓度。表 5-6-4 的数据说明，降低血液 P- 选择素浓度是 1-6 治疗大鼠动脉血栓的分子机制。

表 5-6-4　1-6 治疗的血栓大鼠动脉血液中 P- 选择素浓度

对照及 1-6	P- 选择素浓度（均值 ±SD, ng/mL）	对照及 1-6	P- 选择素浓度（均值 ±SD, ng/mL）
0.5%CMCNa	9.5 ± 0.4	4	8.9 ± 0.3[a]
1	8.5 ± 0.1[a]	5	8.7 ± 0.4[a]
2	8.8 ± 0.1[a]	6	8.5 ± 0.3[a]
3	8.1 ± 0.1[a]		

a：与 0.5%CMCNa 比 $P < 0.05$；$n=6$。

6.4 1-6 抗静脉血栓活性

大鼠灌胃 5‰ CMCNa（空白对照），或者灌胃华法林和 5‰ CMCNa 的悬浮液（阳性对照，4.9 μmol/kg），或者灌胃 1-6 和 5‰ CMCNa 的悬浮液（0.1 μmol/kg），30 min 之后大鼠腹腔注射 20% 乌拉坦溶液进行麻醉，腹部备皮，经腹白线正中切口暴露腹腔，将腹腔内小肠等脏器移出腹腔并用生理盐水浸泡过的纱布包裹，暴露下腔静脉。分离腹主动脉及下腔静脉，在分离的下腔静脉内放置一根经过精确称重的丝线。在下腔静脉与左肾静脉交汇处用浸润过生理盐水的缝合线结扎下腔静脉。将小肠等脏器移回腹腔内，逐层缝合。4 h 后大鼠腹腔注射 20% 乌拉坦溶液进行麻醉，打开腹腔，将下腔静脉分支结扎。从结扎处取出下腔静脉，从下腔静脉中取出附有血栓的丝线并精确称血栓重。此时附有血栓的丝线重减去原丝线重即为静脉血栓重。表 5-6-5 的血栓重表明，1-6 能有效地抑制静脉血栓形成。该结果意味着，本部分采用的修饰策略获得了额外的抗静脉血栓作用。表 5-6-5 的血栓重进一步表明，1-6 中 1 和 2 治疗的大鼠的静脉血栓重分别为（5.7±1.1）mg 及（5.7±1.3）mg。表 5-6-5 的血栓重还表明，1-6 中 5 和 6 治疗的大鼠的静脉血栓重分别为（9.9±1.9）mg 及（8.6±1.5）mg。（5.7±1.1）mg 及（5.7±1.3）mg 明显 <（9.9±1.9）mg 及（8.6±1.5）mg（$n=10$，$P<0.01$）。表 5-6-1 说明，1 是 N，N- 二（异喹啉 -3- 甲酰）-Lys（Arg-Gly-Asp-Ser），2 是 N，N- 二（异喹啉 -3- 甲酰）-Lys（Arg-Gly-Asp-Phe），5 是 N，N- 二（异喹啉 -3- 甲酰）-Lys（Tyr-Ile-Gly-Ser-Arg），6 是 N，N- 二（异喹啉 -3- 甲酰）-Lys（Tyr-Ile-Gly-Ser-Lys）。从化学层面看，抗黏附肽序列的 C 端为中性侧链氨基酸残基，有利于 N，N- 二（异喹啉 -3- 甲酰）-Lys（抗黏附肽）发挥抗静脉血栓作用；抗黏附肽序列的 C 端为碱性侧链氨基酸残基，不利于 N，N- 二（异喹啉 -3- 甲酰）-Lys（抗黏附肽）发挥抗静脉血栓作用。

这里给出的 N，N- 二（异喹啉 -3- 甲酰）-Lys（抗黏附肽）的抗静脉血栓的 SAR 分析和前面给出的抗动脉血栓的 SAR 分析并不一致。从动脉血栓和静脉血栓的不一致的病理应该能够理解这种现象的合理性。

表 5-6-5　1-6 治疗的大鼠的静脉血栓重

对照及 1-6	剂量（μmol/kg）	血栓重（均值 ±SD，mg）	对照及 1-6	剂量（μmol/kg）	血栓重（均值 ±SD，mg）
5‰ CMCNa	—	15.4±4.6	3	0.1	7.0±1.5[a]
华法林	4.9	6.7±1.3	4	0.1	7.8±1.9[a]
1	0.1	5.7±1.1[a]	5	0.1	9.9±1.9[b]
2	0.1	5.7±1.3[a]	6	0.1	8.6±1.5[b]

a：与 5‰ CMCNa 比 $P<0.01$，与华法林比 $P>0.05$；b：与 5‰ CMCNa 比 $P<0.01$；$n=10$。

参考文献

[1] 彭师奇，赵明，崔国辉，等 .（3S）-N-（L- 氨基酰）-1，2，3，4- 四氢异喹啉 -3- 羧酸、其制备方法及应用：200610164978. 7[P]. 2008-06-18.

[2] 彭师奇，赵明，崔国辉，等 . 异喹啉 -3- 甲酰氨基酸苄酯及其制备和应用：200810057121. 4[P]. 2009-08-05.

[3] 彭师奇，赵明，程慎令，N-[（3S）-N- 氨基酰 -1，2，3，4- 四氢异喹啉 -3- 甲酰基] 氨基酸及其合成方法和应用：201010033975. 6[P]. 2011-07-13.

[4] 彭师奇，赵明，崔国辉，等 . N-[（3S）-1，2，3，4- 四氢异喹啉 -3- 甲酰基] 氨基酸、其制备方法及应用：200610144236. 8[P]. 2008-06-04.

[5] 赵明，彭师奇，吴建辉，等 . 二羟基四氢异喹啉 -3- 甲酰氨基酸、其合成、抗血栓作用和应用：201210181113. 7[P]. 2013-12-18.

[6] 彭师奇，赵明，吴建辉，等 . 具有溶栓、抗栓和自由基清除三重活性的化合物、其制备方法、组合物和应用：201410242169. 8[P]. 2014-12-24.

[7] 赵明，彭师奇，王玉记，等 . [（3s）-1，2，3，4- 四氢异喹啉 -3- 甲酰基]-Lys 修饰的 RGD 四肽，其合成和在医学中的应用：201110406545. 9[P]. 2013-06-12.

[8] 赵明，彭师奇，吴建辉，等 . 四氢异喹啉 -3- 羧酸修饰的 TARGD 七肽、其合成、抗血栓活性和应用：201210181076. X[P]. 2013-12-18.

[9] 赵明，彭师奇，吴建辉，等 . 四氢异喹啉 -3- 羧酸修饰的 PARGD 七肽、其合成、抗血栓活性和应用：201210181059. 6[P]. 2013-12-18.

第六章 杂环的寡肽修饰策略

摘要

Boc-L-Lys 和 L-Trp-OBzl 可以自发地环合为 3S- 吲哚甲基 -6S-（1- 氨基正丁基）-2，5- 二酮哌嗪。3S- 吲哚甲基 -6S-（1- 氨基正丁基）-2，5- 二酮哌嗪是纤溶酶原激活物抑制剂的重要药效团。纤溶酶原激活物（PA）是一种丝氨酸蛋白水解酶激活物，参与肿瘤细胞迁移扩散、新血管生成、伤口愈合等一系列病理过程。聚焦纤溶酶原激活物抑制剂，通过 Boc-D-Lys 和 D-Trp-OBzl 的自发环合，Boc-L-Lys 和 D-Trp-OBzl 的自发环合，Boc-D-Lys 和 L-Trp-OBzl 的自发环合得到 124 种非对映异构体。围绕抗肿瘤作用、抗肿瘤转移作用及抗炎作用评价了它们的生物活性。针对 uPA 的抑制作用，分析了它们的结构和抗肿瘤转移作用的关系。这些内容构成了本章的 6.1 至 6.7，亦可看作本章的第 1 部分。稳定自由基能清除体内 NO 自由基。咪唑啉含稳定的 -N-O· 基团并显示生物活性。2-（4-OCH₂CO-Lys）苯基 -4，4，5，5- 四甲基 -1，3- 二氧基咪唑啉用 PAK 肽和 RGD 肽修饰 L-Lys 的侧链氨基并与羧基偶联，称为同位修饰。2-（3- 甲酸 -4-OCH₂CO-Lys）苯基 -4，4，5，5- 四甲基 -1，3- 二氧基咪唑啉用 RGD 肽修饰 L-Lys 的侧链氨基，用 PAK 与羧基偶联，称为异位修饰。还有插入脂肪酸链及引入京都啡肽。通过这些修饰得到 44 种类似物。围绕自由基清除作用、溶栓作用、对缺血性脑卒中的治疗作用、抗炎作用及镇痛作用评价了它们的生物活性。这些内容构成了本章的 6.8 至 6.11，亦可看作本章的第 2 部分。(6S)-3- 乙酰 -4- 氧代四氢吲哚喹嗪 -6- 羧酸、异黄酮、二酮哌嗪、苯并咪唑并喹唑啉用 LDV 肽、PAK 肽和 RGD 肽等多肽修饰；围绕抗肿瘤转移、抗栓作用、溶栓作用和对缺血性脑卒中的治疗作用评价它们的生物活性。这些内容构成了本章的 6.12 至 6.16，可看作本章的第 3 部分。为了展现本书的应用性，各部分或者讨论了 SAR，或者讨论了 3D-QSAR。

关键词

二酮哌嗪，咪唑啉，自由基，溶栓，肿瘤转移，炎症，镇痛，缺血性脑卒中

在化学合成工作中，我们意外发现 Boc-L-Lys 和 L-Trp-OBzl 可以自发地环合为 3S- 吲哚甲基 -6S-（1- 氨基正丁基）-2，5- 二酮哌嗪。经文献检索，发现 3S- 吲哚甲基 -6S-（1- 氨基正丁基）-2，5- 二酮哌嗪是纤溶酶原激活物抑制剂的重要药效团。纤溶酶原激活物（PA）是一种丝氨酸蛋白水解酶激活物，参与肿瘤细胞迁移扩散、新血管生成、伤口愈合等一系列病理过程。

常见的纤溶酶原激活物有组织型纤溶酶原激活物（rt-PA）和尿激酶型纤溶酶原激活物（uPA）两种。uPA 是一种丝氨酸蛋白酶，是纤溶系统的一个重要调节因子，影响肿瘤细胞增殖、黏附和迁移。uPA 与尿激酶型纤溶酶原激活物受体（u-PAR）有较高亲和性。uPA 与 u-PAR 结合后刺激 u-PAR 与跨膜蛋白相互作用，将细胞表面无活性的纤溶酶原激活为有活性的纤溶酶。活性纤溶酶整合蛋白，调节细胞骨架重组，影响细胞迁移、分化和增殖。在炎症应答中，uPA 可与炎症细胞表面 u-PAR 结合，增强细胞

对血管和组织的渗透性。最终导致炎症细胞向炎症部位聚集，促进炎症因子释放。反过来，炎症因子又可上调 uPA 的表达。二者相互作用，增强炎症反应。此外，uPA 表达下调或者 PAI-1 活性增强，都会导致纤溶活性降低。出现这种状况，可能导致血栓形成。在生物学层面，3S- 吲哚甲基 -6S-（1- 氨基正丁基）-2，5- 二酮哌嗪是值得重视的先导化合物。

化学合成经验让我们敏感地意识到，既然 Boc-L-Lys 和 L-Trp-OBzl 可以自发地环合为 3S- 吲哚甲基 -6S-（1- 氨基正丁基）-2，5- 二酮哌嗪，那么 Boc-L-Lys 和 D-Trp-OBzl 就可以自发地环合为 3R- 吲哚甲基 -6S-（1- 氨基正丁基）-2，5- 二酮哌嗪，Boc-D-Lys 和 D-Trp-OBzl 就可以自发地环合为 3R- 吲哚甲基 -6R-（1- 氨基正丁基）-2，5- 二酮哌嗪，Boc-D-Lys 和 L-Trp-OBzl 就可以自发地环合为 3S- 吲哚甲基 -6D-（1- 氨基正丁基）-2，5- 二酮哌嗪。这些环合不仅为药物化学的结构多样性提供了机遇，而且为揭示先导化合物的构型变化对生物活性的影响提供了机遇。因此，本章首先介绍 3S/R- 吲哚甲基 -6S/R-（1- 氨基正丁基）-2，5- 二酮哌嗪的结构修饰及活性研究。

1 3S- 吲哚甲基 -6S-（AA- 氨基正己酰氨基正丁基）-2，5- 二酮哌嗪

按照前面的描述，本部分介绍在 3S- 吲哚甲基 -6S-（1- 氨基正丁基）-2，5- 二酮哌嗪的 6 位的 1- 氨基正丁基上引入 6- 氨基正己酸，然后在 6- 氨基正己酸的 6 位氨基上引入 18 种氨基酸。图 6-1-1 是 **1-18** 的合成路线。为了阐明结构，表 6-1-1 给出了 **1-18** 的 AA 代表的氨基酸残基。依赖 3S- 吲哚甲基 -6S-（1- 氨基正丁基）-2，5- 二酮哌嗪是纤溶酶原激活物抑制剂的生物学特征，围绕抗肿瘤转移及抗炎评价 **1-18** 的生物活性，通过向尿激酶活性口袋对接讨论 **1-18** 的结构和抑制肿瘤向肺转移活性之间的关系。

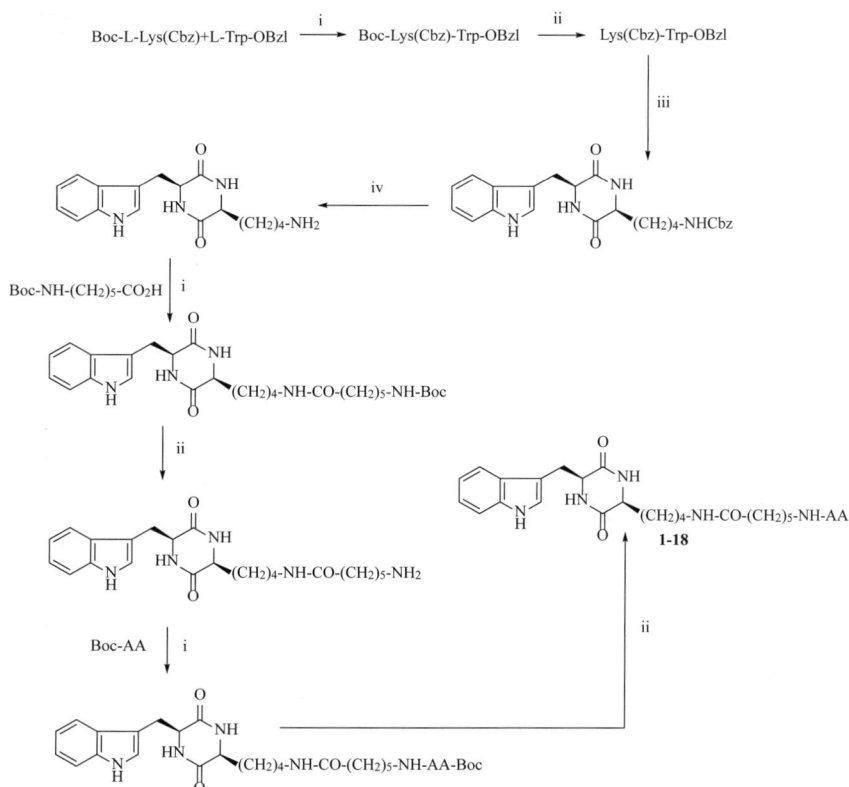

图 6-1-1 **1-18** 的合成路线

表 6-1-1　1-18 的 AA

化合物	式中 AA 代表的氨基酸残基	化合物	式中 AA 代表的氨基酸残基
1	式中 AA 为 L-Trp 残基	10	式中 AA 为 L-Ala 残基
2	式中 AA 为 L-Lys 残基	11	式中 AA 为 L-Ser 残基
3	式中 AA 为 L-Phe 残基	12	式中 AA 为 L-Ile 残基
4	式中 AA 为 Gly 残基	13	式中 AA 为 L-Gln 残基
5	式中 AA 为 L-Thr 残基	14	式中 AA 为 L-Pro 残基
6	式中 AA 为 L-Asn 残基	15	式中 AA 为 L-Asp 残基
7	式中 AA 为 L-Val 残基	16	式中 AA 为 L-Leu 残基
8	式中 AA 为 L-Met 残基	17	式中 AA 为 L-Glu 残基
9	式中 AA 为 L-Tyr 残基	18	式中 AA 为 L-Arg 残基

1.1　1-18 抑制肿瘤细胞增殖活性

用 MTT 法测定 3S- 吲哚甲基 -6S-（AA- 氨基正己酰氨基正丁基）-2，5- 二酮哌嗪（1-18）抑制 HCCLM3（人高转移肝癌细胞）、A549（人非小细胞肺癌细胞）、K562（人白血病细胞）、HO8910PM（人高转移卵巢癌细胞）、95D（人高转移肺癌细胞）、S180（鼠腹水癌细胞）、HaCaT（人永生化表皮细胞）及 L02（人正常肝细胞）增殖的 IC_{50} 时发现，所有 IC_{50} 都＞ 100 μM。由此推测，1-18 不是 HCCLM3、A549、K562、HO8910PM、95D、S180、HaCaT 及 L02 的 DNA 嵌入剂。

1.2　1-18 抑制肿瘤生长活性

S180 自行传代维持。用生理盐水（1：2）稀释生长旺盛的 S180 瘤液制成细胞悬液，再用新鲜配制的培养基稀释，充分混合。按公式计算细胞浓度，细胞浓度 =4 个方格内的活细胞数 $/4 \times 10^4 \times$ 稀释倍数 = 细胞数 /mL。按细胞存活率 = 活细胞数 /（活细胞数 + 死细胞数）× 100% 计算细胞存活率。

用匀浆法将存活率＞ 90% 的肿瘤细胞液制成 1×10^7 个 /mL 的细胞悬液，采用皮下接种法将细胞悬液注射到小鼠右腋皮下（接种量为 0.2 mL/ 只），制成实体瘤小鼠模型。接种的次日，将小鼠随机分组。小鼠或腹腔注射阿霉素与生理盐水的溶液［阳性对照，2 μmol/（kg · d），1 天 1 次，连续 12 天］，或灌胃生理盐水［空白对照，2 mL/（kg · d），1 天 1 次，连续 12 天］，或灌胃 1-18 与生理盐水的悬浮液［0.5 μmol/(kg · d)，1 天 1 次，连续 12 天］。每天观察小鼠的自主活动、精神状态、毛发、呼吸、饮食、粪便性状。最后一次服药的次日称体重，用乙醚麻醉，颈椎脱臼处死，取肿瘤称重。表 6-1-2 的数据表明，1-18 能有效地抑制 S180 小鼠的肿瘤生长。

表 6-1-2　1-18 对 S180 荷瘤小鼠肿瘤生长的抑制作用

对照及 1-18	肿瘤重（均值 ±SD，g）	对照及 1-18	肿瘤重（均值 ±SD，g）
生理盐水	1.69 ± 0.40	6	1.09 ± 0.11[b]
阿霉素	0.46 ± 0.10	7	1.12 ± 0.35[b]
1	1.18 ± 0.39[a]	8	0.78 ± 0.22[b]
2	0.67 ± 0.18[a]	9	0.95 ± 0.29[b]
3	1.15 ± 0.25[a]	10	1.28 ± 0.34
4	1.37 ± 0.35	11	0.97 ± 0.31[b]
5	1.39 ± 0.28	12	0.94 ± 0.41[b]

续表

对照及 1-18	肿瘤重（均值 ±SD, g）	对照及 1-18	肿瘤重（均值 ±SD, g）
13	1.04 ± 0.27^a	16	1.05 ± 0.34^b
14	1.06 ± 0.20^a	17	1.39 ± 0.21
15	0.92 ± 0.26^b	18	1.04 ± 0.20^b

a：与生理盐水比 $P < 0.01$；b：与生理盐水比 $P < 0.05$；$n=12$。

1.3　1-18 抑制 A549 及 95D 迁移的活性

将生长状态良好且处于对数生长期的贴壁细胞 A549（人非小细胞肺癌细胞）或 95D（人高转移肺癌细胞）用 PBS 洗 3 次，用 0.25% 胰酶消化至大部分细胞从瓶底脱落，加入相应含血清培养基终止消化，沿壁吹打至细胞完全脱落，转移至 15 mL 离心管中，3000 r/min 离心 3 min。弃上清液，加无血清培养基吹打重悬，计数，使细胞密度为 5×10^5 个 /mL。在培养板的 Transwell 小室的上室加 100 μL 细胞悬液，同时加 25 μL 1-18 溶液（1-18 用含 0.5%DMSO 的无血清 1640 培养基配成终浓度为 20 μM 的样品溶液，简称"1-18 溶液"）。每种溶液重复 2 个 Transwell 小室，设空白小室及阳性对照小室。将培养板轻轻晃动，使培养基均匀。在培养板 Transwell 小室的下室加 600 μL 含 10% 血清的培养基。37 ℃下，将培养板放在 5%CO_2 孵箱中孵育。A549 孵育 6 h，95D 孵育 8 h。吸去 Transwell 小室上室剩余液体，每室加 100 μL PBS，用棉签擦去上室细胞，重复 3 次。吸去下室剩余液体，每孔加 600 μL 多聚甲醛（4%），将迁移的细胞固定 30 min。吸除下室的多聚甲醛，每个下室加 600 μL 结晶紫染色 15 min。吸除染色液，小室用蒸馏水洗 3 次之后于显微镜下拍照计数。选择 9 个细胞数大致相同且分布均匀的视野，拍照计数。平行地选择终浓度为 20 μM 的 RGDS 为阳性对照，等体积的 PBS 为培养基对照。迁移的细胞数用 t 检验处理，以均值 ±SD 表示。表 6-1-3 的数据表明，浓度为 20 μM 时 1-18 显著抑制 A549 迁移（与培养基比 $P < 0.01$）。表 6-1-3 的数据进一步表明，在 1-18 中 1 和 2 抑制 A549 迁移的活性最强（与 3-18 比 $P < 0.01$）。

表 6-1-4 的数据表明，浓度为 20 μM 时 1-18 显著抑制 95D 迁移（与培养基比 $P < 0.01$）。表 6-1-4 的数据进一步表明，在 1-18 中 1、3 和 6 抑制 95D 迁移的活性最强（与 2、5、7-18 比 $P < 0.01$）。

表 6-1-3　浓度为 20 μM 时 1-18 对 A549 迁移的影响

对照及 1-18	迁移数（均值 ±SD）	对照及 1-18	迁移数（均值 ±SD）
培养基	260.33 ± 12.09	9	147.17 ± 11.29^a
RGDS	158.83 ± 11.92	10	142.33 ± 12.29^a
1	85.16 ± 11.09^b	11	145.67 ± 11.64^a
2	94.33 ± 11.84^b	12	150.33 ± 11.93^a
3	117.83 ± 10.16^a	13	150.71 ± 12.46^a
4	116.04 ± 11.93^a	14	155.80 ± 11.12^a
5	118.17 ± 12.03^a	15	170.20 ± 15.43^a
6	122.35 ± 12.59^a	16	188.20 ± 13.76^a
7	135.67 ± 12.28^a	17	187.06 ± 12.01^a
8	139.34 ± 13.30^a	18	182.40 ± 15.21^a

a：与培养基比 $P < 0.01$；b：与培养基及 3-18 比 $P < 0.01$；$n=9$。

表 6-1-4　浓度为 20 μM 时 1-18 对 95D 迁移的影响

对照及 1-18	迁移数（均值 ±SD）	对照及 1-18	迁移数（均值 ±SD）
培养基	229.22 ± 21.74	9	105.32 ± 12.40[a]
RGDS	119.20 ± 14.37	10	156.03 ± 14.01[a]
1	81.23 ± 9.79[b]	11	108.24 ± 12.09[a]
2	101.41 ± 8.44[a]	12	119.34 ± 17.31[a]
3	71.24 ± 7.79[b]	13	159.33 ± 13.70[a]
4	98.62 ± 10.68[a]	14	112.40 ± 5.18[a]
5	119.23 ± 10.08[a]	15	166.75 ± 17.55[a]
6	84.04 ± 10.56[b]	16	119.50 ± 14.54[a]
7	123.60 ± 13.65[a]	17	130.40 ± 14.42[a]
8	103.5 ± 9.08[a]	18	156.00 ± 14.01[a]

a：与培养基比 $P < 0.01$；b：与培养基及 **2**、**5**、**7-18** 比 $P < 0.01$；$n=9$。

1.4　1-18 抑制 A549 及 95D 侵袭的活性

将 –20 ℃ 保存的 Matrigel 在 4 ℃ 下回温 12 h，使之成为可流动的液态。将 720 μL 无血清培养基和 180 μL Matrigel 均匀混合（相当于基质胶稀释了 5 倍）之后，加到 Transwell 小室上室，每室加 100 μL。在 37 ℃ 下，Transwell 小室在 5%CO_2 孵箱中孵育 5 h。吸除 Transwell 小室上室剩余的液体，之后加 50 μL 无血清培养基。在 37 ℃ 下，Transwell 小室在 5%CO_2 孵箱中孵育 30 min。

将生长状态良好且处于对数生长期的 A549 或 95D 用 PBS 洗 3 次，用 0.25% 胰酶消化至大部分细胞从瓶壁脱落。加入有血清培养基停止消化，沿壁吹打至细胞完全脱落，转移至 15 mL 离心管，3000 r/min 离心 3 min，弃去上清液，加入无血清培养基吹打均匀，计数，A549 或 95D 细胞密度为 2.5×10^5 个 /mL。每个上室加 100 μL 细胞悬液，同时每孔加入 25 μL 1-18 溶液（1-18 用含 0.5%DMSO 的无血清 1640 培养基配成终浓度为 20 μM 的样品溶液，简称 "1-18 溶液"）。每种溶液重复 2 个 Transwell 小室，设空白小室及阳性对照小室。将培养板轻轻晃动，使培养基均匀。在培养板 Transwell 小室的下室加 600 μL 含 10% 血清的培养基。在 37 ℃ 下，将培养板放在 5%CO_2 孵箱中孵育 24 h。吸去 Transwell 小室上室剩余液体，每室加 100 μL PBS，用棉签擦去上室细胞，重复 3 次。吸去下室剩余液体，每孔加 600 μL 多聚甲醛（4%），将侵袭的细胞固定 30 min。吸除下室的多聚甲醛，每个下室加 600 μL 结晶紫染色 15 min。吸除染色液，将小室用蒸馏水洗 3 次之后于显微镜下拍照计数。选择 9 个细胞数大致相同且分布均匀的视野，拍照计数。平行地选择终浓度为 20 μM 的 RGDS 为阳性对照，等体积的 PBS 为培养基对照。侵袭的细胞数以均值 ±SD 表示。

表 6-1-5 的数据表明，浓度为 20 μM 时 1-18 显著抑制 A549 侵袭（与培养基比 $P < 0.01$）。表 6-1-5 的数据进一步表明，在 1-18 中 2 和 5 抑制 A549 侵袭的活性最强（与 6-18 比 $P < 0.01$）。

表 6-1-6 的数据表明，浓度为 20 μM 时 1-18 显著抑制 95D 侵袭（与培养基比 $P < 0.01$）。表 6-1-6 的数据进一步表明，在 1-18 中 2-4 和 10 抑制 95D 侵袭的活性最强（与 1、3、4、6-18 比 $P < 0.01$）。

表 6-1-5　浓度为 20 μM 时 1-18 对 A549 侵袭的影响

对照及 1-18	侵袭数（均值 ±SD）	对照及 1-18	侵袭数（均值 ±SD）
培养基	68.61 ± 8.70	9	23.24 ± 2.38
RGDS	17.72 ± 2.50	10	38.44 ± 8.32[b]
1	26.41 ± 5.39[b]	**11**	23.61 ± 3.10[b]
2	13.62 ± 1.53[b]	**12**	37.33 ± 7.20[b]
3	17.60 ± 2.33	**13**	15.03 ± 1.41
4	15.04 ± 4.10	**14**	40.23 ± 9.53[a]
5	12.01 ± 3.93[b]	**15**	23.71 ± 4.01[b]
6	32.82 ± 5.51	**16**	24.04 ± 4.42[b]
7	28.60 ± 5.21[b]	**17**	18.60 ± 3.21
8	20.03 ± 4.59	**18**	42.54 ± 9.30[a]

a：与培养基比 $P < 0.01$；b：与培养基及 **3**、**4**、**6**、**8**、**9**、**13**、**14**、**17**、**18** 比 $P < 0.01$；$n=9$。

表 6-1-6　浓度为 20 μM 时 1-18 对 95D 侵袭的影响

对照及 1-18	侵袭数（均值 ±SD）	对照及 1-18	侵袭数（均值 ±SD）
培养基	181.11 ± 20.45	9	110.02 ± 7.28[a]
RGDS	99.33 ± 15.27	10	80.32 ± 6.93[b]
1	87.62 ± 12.30[a]	**11**	140.22 ± 20.20[a]
2	80.04 ± 10.64[b]	**12**	123.30 ± 9.67[a]
3	79.63 ± 10.31[b]	**13**	104.42 ± 9.41[a]
4	76.84 ± 9.02[b]	**14**	110.48 ± 10.45[a]
5	146.63 ± 16.19[a]	**15**	114.25 ± 12.31[a]
6	100.52 ± 12.29[a]	**16**	127.60 ± 10.16[a]
7	109.81 ± 10.42[a]	**17**	128.52 ± 10.38[a]
8	95.62 ± 8.21[a]	**18**	129.56 ± 10.32[a]

a：与培养基比 $P < 0.01$；b：与培养基及 **1**、**5-9**、**11** 比 $P < 0.01$；$n=9$。

1.5　1-18 抑制肿瘤向肺转移的作用

1.5.1　Lewis 肺癌瘤源小鼠

Lewis 小鼠肺癌细胞（LLC）选用 DMEM（含 10% 经灭活的胎牛血清，1×10^5 U/L 青霉素和 100 mg/L 链霉素）培养。按照贴壁细胞培养方法，每 2 天传代一次，富集 LLC。待 LLC 处于对数生长期时，消化细胞。用生理盐水调整 LLC 数为 2×10^7 个 /mL，台盼蓝染色显示活 LLC 数 > 95%。左手固定 C57BL/6 雄性小鼠 [（20 ± 2）g]，用 75% 乙醇消毒小鼠右前肢腋窝皮肤，右手持 1 mL 无菌注射器于小鼠腋部皮下注射瘤细胞悬液（0.2 mL/ 只，含 LLC 数约 2×10^6 个 /mL）接种 LLC。接种 12 ～ 15 天后小鼠长出直径为 1.5 ～ 2.0 cm 的肿瘤，此即 Lewis 肺癌瘤源小鼠。

1.5.2　Lewis 肺癌转移小鼠模型

Lewis 肺癌瘤源小鼠麻醉，颈椎脱臼处死，用 75% 乙醇浸泡消毒 10 min，在超净工作台上剥离瘤体，选择生长良好的瘤组织，在无菌平皿中加少量生理盐水洗去血液。将瘤组织剪碎，置于组织匀浆器内按瘤块重（g）/生理盐水体积（mL）为 1：3 的比例加 4 ℃预冷的生理盐水。然后轻轻研磨，制成细胞悬液。该细胞悬液 2 次过 200 目尼龙网，制成单 LLC 悬液。单 LLC 悬液用生理盐水调整细胞数为 2×10^7 个 /mL，台盼蓝染色显示活 LLC 数＞ 95%。

左手固定 C57BL/6 雄性小鼠 [（20±2）g]，小鼠右前肢腋窝皮肤用 75% 乙醇消毒。右手持 1 mL 无菌注射器将 0.2 mL（含肿瘤细胞数约为 2×10^6 个 /mL）单 LLC 悬液接种于小鼠右前肢腋窝皮下。接种 10 ～ 12 天后小鼠右前肢腋窝皮下长出直径为 4 ～ 5 mm 的肿瘤。测量肿瘤体积，按肿瘤平均体积分组。

1.5.3　Lewis 肺癌转移小鼠的治疗

分组之后，Lewis 肺癌转移小鼠开始接受治疗。阳性对照组小鼠每天灌胃 RGDS 的生理盐水溶液，剂量为 20 μmol/（kg·d），连续灌胃 12 天。空白对照组小鼠每天灌胃生理盐水，剂量为 0.1 mL/（10 g·d），连续灌胃 12 天。**1-18** 治疗的小鼠每天灌胃 **1-18** 的生理盐水溶液，剂量为 0.5 μmol/（kg·d），连续灌胃 12 天。

治疗期间，每天测量小鼠的瘤体积。最后一次治疗的次日，对各组小鼠进行称重。然后麻醉，颈椎脱臼处死，用镊子固定小鼠右侧腋下，剪开皮肤，暴露肿瘤，钝性剥离，称重，统计平均瘤重。剥离实体瘤后，再剥离肺，统计肺部转移的平均瘤结节数。

表 6-1-7 的数据表明，在 0.5 μmol/（kg·d）的灌胃剂量下连续治疗 12 天，**1-18** 能有效地抑制肿瘤向肺转移（与生理盐水比 $P < 0.01$ 或 $P < 0.05$）。表 6-1-7 的数据还表明，在 **1-18** 中 **2** 抑制肿瘤向肺转移的活性最强（与 **1**、**3-7**、**8-12** 及 **14** 比 $P < 0.05$）。

表 6-1-7 还给出了原位种植瘤的重量。原位种植瘤的重量说明，在 0.5 μmol/（kg·d）的灌胃剂量下连续治疗 12 天，在 **1-18** 中 **3**、**5**、**6**、**8**、**9**、**12**、**16** 和 **18** 对原位种植瘤的生长无抑制作用（与生理盐水比 $P > 0.05$）。原位种植瘤的重量还说明，在 0.5 μmol/（kg·d）的灌胃剂量下连续治疗 12 天，**1**、**2**、**4**、**7**、**10**、**11**、**13-15** 和 **17** 显著地抑制原位种植瘤生长（与生理盐水比 $P < 0.05$）。换句话说，**1**、**2**、**4**、**7**、**10**、**11**、**13-15** 和 **17** 是肿瘤生长及肿瘤向肺转移的双重抑制剂。

表 6-1-7　1-18 对原位种植瘤生长及向肺转移的抑制作用

对照及 1-18	原位瘤重（均值 ±SD，g）	肺部肿瘤结节数（均值 ±SD）
生理盐水	3.80 ± 1.25	6.20 ± 1.75
RGDS	2.65 ± 0.77	2.55 ± 1.03
1	2.64 ± 1.13[a]	1.33 ± 0.51[b]
2	2.10 ± 0.82[a]	1.62 ± 0.74[b]
3	2.86 ± 1.19[d]	3.90 ± 1.59[a]
4	2.61 ± 0.03[a]	2.25 ± 1.10[a]
5	3.07 ± 1.09[d]	3.60 ± 1.24[a]
6	3.36 ± 0.54[d]	3.25 ± 1.03[a]
7	2.29 ± 0.74[a]	3.44 ± 1.44[a]
8	3.37 ± 1.01[d]	4.01 ± 1.06[c]
9	3.16 ± 0.86[d]	3.70 ± 1.63[a]
10	1.86 ± 0.59[a]	2.45 ± 1.51[a]
11	2.64 ± 1.16[a]	3.88 ± 1.77[a]

续表

对照及 1-18	原位瘤重（均值 ±SD，g）	肺部肿瘤结节数（均值 ±SD）
12	3.17 ± 1.01[d]	3.33 ± 1.41[a]
13	2.64 ± 1.16[a]	2.85 ± 1.56[a]
14	2.23 ± 0.52[a]	3.00 ± 1.15[a]
15	2.73 ± 0.82[a]	2.73 ± 0.82[a]
16	2.89 ± 1.12[d]	3.09 ± 1.86[a]
17	2.66 ± 0.97[a]	2.30 ± 1.33[a]
18	3.39 ± 1.06[d]	3.18 ± 1.93[a]

a：与生理盐水比 $P < 0.01$；b：与生理盐水比 $P < 0.01$，与 1、3-7、8-12 及 14 比 $P < 0.05$；c：与生理盐水比 $P < 0.05$；d：与生理盐水比 $P > 0.05$；$n=12$。

1.6　1-18 的抗炎活性

ICR 小鼠 [（24±2）g] 静息 1 天，随后随机分组，每组 12 只。小鼠序贯灌胃生理盐水（空白对照），或者序贯灌胃阿司匹林与生理盐水的悬浮液（阳性对照，1111 μmol/kg），或者序贯灌胃 1-18 与生理盐水的悬浮液（0.5 μmol/kg）。30 min 后，依序贯顺序从小鼠的右耳郭的中心向边缘扩展并均匀涂抹 30 μL 二甲苯，待其自然挥发，建立二甲苯诱发的肿胀模型。造模 2 h 后，小鼠接受乙醚麻醉，颈椎脱臼处死。沿两侧耳根剪下小鼠两侧耳朵，两耳对齐边缘叠放，用直径为 7 mm 的电动打孔器（YLS025A）在相同部位取圆形耳片，两个圆形耳片分别精确称重。记录两个圆形耳片的重量差，用来代表耳肿胀度。

表 6-1-8 的耳肿胀度表明，1-18 能有效地抑制二甲苯诱发的耳部炎症反应（与生理盐水比 $P < 0.01$ 或 $P < 0.05$）。表 6-1-8 的耳肿胀度还表明，1-18 中对二甲苯诱发的耳部炎症抑制作用最强的是 2、5-7 和 15（与 1、3、4、8、10 及 17 比 $P < 0.05$）。

表 6-1-8　1-18 的抗炎活性

对照及 1-18	耳肿胀度（均值 ±SD，mg）	对照及 1-18	耳肿胀度（均值 ±SD，mg）
生理盐水	11.16 ± 1.90	9	7.30 ± 1.62[a]
阿司匹林	5.22 ± 1.56	10	8.77 ± 1.29[a]
1	9.09 ± 1.57	11	8.22 ± 1.53[a]
2	6.62 ± 1.81[a]	12	8.17 ± 1.21[a]
3	9.05 ± 1.45[a]	13	7.97 ± 1.59[a]
4	9.08 ± 1.40[a]	14	7.12 ± 1.41[a]
5	6.44 ± 1.39[b]	15	5.33 ± 1.10[b]
6	6.57 ± 1.40[b]	16	8.13 ± 1.89[a]
7	6.88 ± 1.72[b]	17	9.09 ± 1.40[a]
8	9.06 ± 1.61[a]	18	7.70 ± 1.54[a]

a：与生理盐水比 $P < 0.01$；b：与生理盐水比 $P < 0.01$，与 1、3、4、8、10 及 17 比 $P < 0.05$；$n=12$。

1.7　1-18 对尿激酶激活纤溶酶原的抑制作用

采用 SDS-PAGE（聚丙烯酰胺凝胶电泳）考察 1-18 对尿激酶（UK）激活纤溶酶原的抑制作用

时，以抑制肿瘤肺转移活性强的 **2** 和抑制肿瘤肺转移活性中等的 **9** 为代表。测定在垂直电泳槽 Mini-PROTEAN Tetra 系统上完成。具体操作包括以下 8 个步骤。

第 1 步，制备纤溶酶原（PLG）的生理盐水溶液（浓度为 5 mg/mL，−20 ℃保存）。第 2 步，制备 UK 的生理盐水溶液（浓度为 400 U/mL，−20 ℃保存）。第 3 步，制备 **2** 和 **9** 的生理盐水溶液（浓度为 100 mg/mL，室温保存）。第 4 步，将 5 μL −20 ℃下保存的 UK 的生理盐水溶液回温，与 10 μL 生理盐水混合，于 37 ℃下孵育 15 min 或者与 10 μL **2** 和 **9** 的生理盐水溶液于 37 ℃下孵育 15 min。第 5 步，孵育之后与 5 μL PLG 的生理盐水溶液混合并再于 37 ℃下孵育 15 min。第 6 步，孵育后与 5 μL 缓冲液混匀，100 ℃变性 5 min，冷却，待凝胶电泳分离。第 7 步，按照标准操作用 SDS-PAGE 凝胶电泳分离所述样品，特别需要明确的是浓缩胶电压为 80 V，时间为 30 min，分离胶电压为 100 V 至溴酚蓝行至电泳槽下端约需 1.5 h。第 8 步，取出的胶用考马斯亮蓝染色 10 min，染色于摇床上（60 r/min）完成，从染色液中取出的胶用脱色液室温脱色 12 h，脱色于摇床上（60 r/min）完成。

图 6-1-2 是脱色后的胶用扫描仪扫描的电泳条带。图 6-1-2 的 1 道为标准蛋白的电泳条带。图 6-1-2 的 2 道为 25 μg 纤溶酶原的电泳条带，2 道的特征是只有一条纤溶酶原的 92 kDa 带。图 6-1-2 的 3 道为 25 μg 纤溶酶原加 4 IU UK 的电泳条带，3 道的特征是 UK 激活导致纤溶酶原增加一条 59 kDa 带及 25 kDa 带。图 6-1-2 的 4 道为 25 μg 纤溶酶原加 4 IU UK 加 100 μg **2** 的电泳条带，4 道的特征是 **2** 阻断 UK 的激活作用使得 92 kDa 带的颜色变深，59 kDa 带及 25 kDa 带的颜色变浅。图 6-1-2 的 5 道为 25 μg 纤溶酶原加 4 IU UK 加 100 μg **9** 的电泳条带。5 道的特征是 **9** 阻断 UK 的激活作用使得 92 kDa 带的颜色变深，59 kDa 带及 25 kDa 带的颜色变浅。图 6-1-2 的 2 道 -5 道电泳条带的变化表明，**2** 和 **9** 是 UK 的抑制剂。

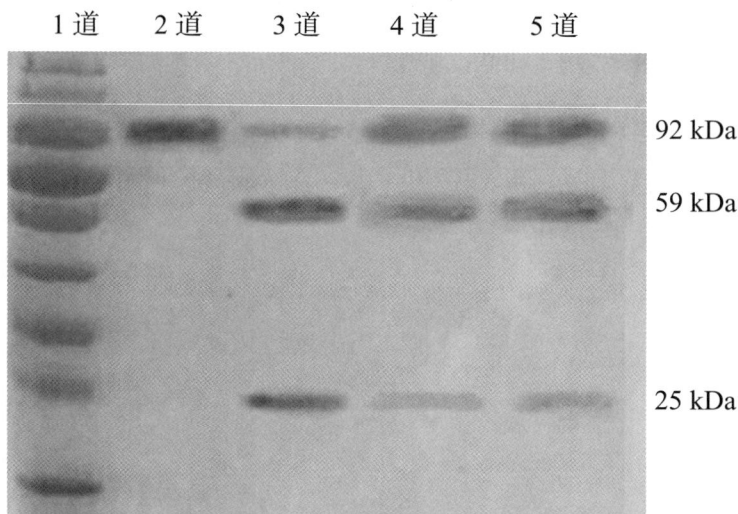

1 道为标准蛋白的电泳条带；2 道为 25 μg 纤溶酶原的电泳条带，特征是只有一条 92 kDa 带；3 道为 25 μg 纤溶酶原加 4 IU UK 的电泳条带，特征是 UK 激活导致纤溶酶原增加一条 59 kDa 带及 25 kDa 带；4 道为 25 μg 纤溶酶原加 4 IU UK 加 100 μg **2** 的电泳条带，特征是 **2** 阻断 UK 的激活作用使得 92 kDa 带的颜色变深，59 kDa 带及 25 kDa 带的颜色变浅；5 道为 25 μg 纤溶酶原加 4 IU UK 加 100 μg **9** 的电泳条带，特征是 **9** 阻断 UK 的激活作用使得 92 kDa 带的颜色变深，59 kDa 带及 25 kDa 带的颜色变浅。

图 6-1-2　化合物 **2** 和 **9** 抑制 UK 活化纤溶酶原的电泳条带

1.8 1-18 的分子对接及 SAR

通过 **2** 和 **9** 为代表的聚丙烯酰胺凝胶电泳确认 **1-18** 是 uPA 的抑制剂，为分子对接提供了实验依据。于是，采用 AutoDock4 软件完成 3S- 吲哚甲基 -6S-（AA- 氨基正己酰氨基正丁基）-2，5- 二酮哌嗪（**1-18**）和 uPA 的活性部位对接。对接有 4 个步骤。第 1 步，用 flood-filling 算法选择腔体，以便选择和确定作为对接区域的 uPA 的活性位点。第 2 步，为 **1-18** 选择位点时先通过随机抽样选择可变扭转角的柔性值搜索 **1-18** 构象，再用三维规则网格检测位点并估算对接 uPA 的活性位点所需能量。第 3 步，比较 uPA 和 **1-18** 间的库仑力、范德华力、结合能、原子间距、氢键能、空间相互作用、疏水 – 亲脂相互作用、溶剂化效应和熵效应的分数，以便得到综合评价结果。第 4 步，计算 **1-18** 的对接结合能。表 6-1-9 的数据表明，在 **1-18** 中 **1** 和 **2** 的结合能最低。站在 uPA 与肿瘤向肺转移关系最密切的角度，**1** 和 **2** 的对接结合能与抑制肿瘤向肺转移活性最强合乎情理。表 6-1-9 的数据还表明，在 **1-18** 中 **4**、**10** 和 **17** 的结合能比较低。**4**、**10** 和 **17** 的对接结合能比较低与抑制肿瘤向肺转移活性比较强合乎情理。

表 6-1-1 表明，**1** 是 3S- 吲哚甲基 -6S-（Trp- 氨基正己酰氨基正丁基）-2，5- 二酮哌嗪，**2** 是 3S- 吲哚甲基 -6S-（Lys- 氨基正己酰氨基正丁基）-2，5- 二酮哌嗪，**4** 是 3S- 吲哚甲基 -6S-（Gly- 氨基正己酰氨基正丁基）-2，5- 二酮哌嗪，**10** 是 3S- 吲哚甲基 -6S-（Ala- 氨基正己酰氨基正丁基）-2，5- 二酮哌嗪，**17** 是 3S- 吲哚甲基 -6S-（Glu- 氨基正己酰氨基正丁基）-2，5- 二酮哌嗪。L-Trp、L-Lys、Gly 和 L-Glu 分别为碱性侧链、酸性侧链、疏水侧链及无侧链氨基酸。这种现象说明，氨基酸残基的化学性质对 3S- 吲哚甲基 -6S-（AA- 氨基正己酰氨基正丁基）-2，5- 二酮哌嗪（**1-18**）的抗肿瘤转移作用没有决定性影响。

表 6-1-9　**1-18** 和 uPA 活性部位的结合能

化合物	结合能（kcal/mol）	化合物	结合能（kcal/mol）	化合物	结合能（kcal/mol）
1	-81.34	**7**	-68.14	**13**	-63.25
2	-77.84	**8**	-63.25	**14**	-61.02
3	-69.17	**9**	-60.28	**15**	-65.49
4	-72.85	**10**	-70.98	**16**	-64.28
5	-61.36	**11**	-58.74	**17**	-71.13
6	-62.18	**12**	-63.25	**18**	-58.80

❷ 3S– 吲哚甲基 –6S–[4–Lys（AA）氨基正丁基]–2，5– 二酮哌嗪

3S- 吲哚甲基 -6S-（Lys- 氨基正丁基）-2，5- 二酮哌嗪 6 位 Lys- 氨基正丁基的 Lys 侧链氨基引入 18 种氨基酸残基 AA，得到 3S- 吲哚甲基 -6S-[4-Lys（AA）氨基正丁基]-2，5- 二酮哌嗪。图 6-2-1 是 **1-18** 的合成路线。为了阐明结构，表 6-2-1 给出了 **1-18** 的 AA 代表的氨基酸残基。依赖 3S- 吲哚甲基 -6S-（1- 氨基正丁基）-2，5- 二酮哌嗪是纤溶酶原激活物抑制剂的生物学特征，依赖 3S- 吲哚甲基 -6S-（1- 氨基正丁基）-2，5- 二酮哌嗪是纤溶酶原激活物抑制剂的生物学特征，围绕抗肿瘤转移及抗炎评价 **1-18** 的生物活性。

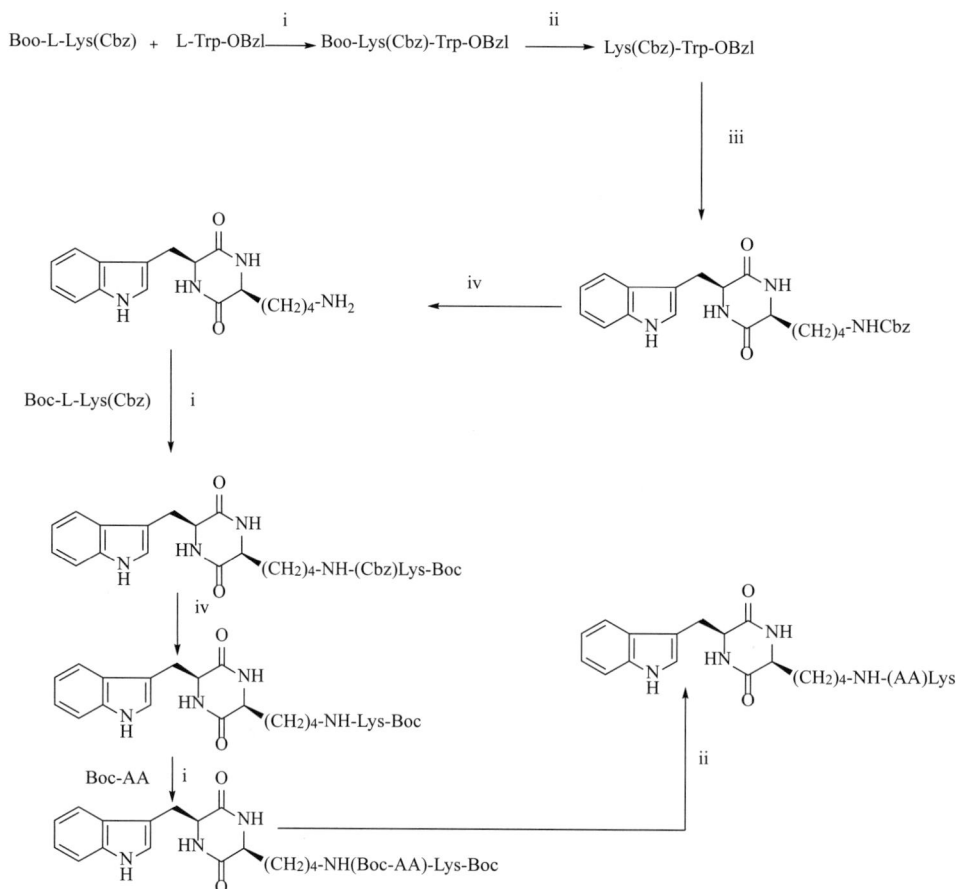

图 6-2-1　**1-18** 的合成路线

表 6-2-1　**1-18** 的 AA

化合物	式中 AA 代表的氨基酸残基	化合物	式中 AA 代表的氨基酸残基
1	式中 AA 为 L-Ala 残基	**10**	式中 AA 为 L-Gln 残基
2	式中 AA 为 L-Phe 残基	**11**	式中 AA 为 L-Ser 残基
3	式中 AA 为 Gly 残基	**12**	式中 AA 为 L-Thr 残基
4	式中 AA 为 L-Ile 残基	**13**	式中 AA 为 L-Val 残基
5	式中 AA 为 L-Lys 残基	**14**	式中 AA 为 L-Trp 残基
6	式中 AA 为 L-Leu 残基	**15**	式中 AA 为 L-Tyr 残基
7	式中 AA 为 L-Met 残基	**16**	式中 AA 为 L-Asp 残基
8	式中 AA 为 L-Asn 残基	**17**	式中 AA 为 L-Glu 残基
9	式中 AA 为 L-Pro 残基	**18**	式中 AA 为 L-Arg 残基

2.1　1-18 抑制肿瘤细胞增殖活性

用 MTT 法测定 3S- 吲哚甲基 -6S-Lys（AA）氨基正丁基 -2，5- 二酮哌嗪 **1-18** 抑制 A549（人非小细胞肺癌细胞）、95D（人高转移肺癌细胞）、HCCLM3（人高转移肝癌细胞）、L02（人正常肝细胞）及 HT-29（人结肠癌细胞）增殖的 IC_{50} 时发现，所有 IC_{50} 都＞ 100 μM。由此推测，**1-18** 不是 A549、95D、HCCLM3、L02 及 HT-29 的 DNA 嵌入剂。

2.2　1-18 抑制 A549 及 95D 迁移的活性

采用本章 1.3 的方法评价 **1-18** 对 A549（人非小细胞肺癌细胞）及 95D（人高转移肺癌细胞）迁移的抑制作用。**1-18** 用含 0.5%DMSO 的无血清 1640 培养基配成终浓度为 20 μM 的样品溶液，简称"**1-18** 溶液"。RGDS 仍为阳性对照，终浓度为 20 μM。培养基为空白对照。

表 6-2-2 的数据表明，浓度为 20 μM 时 **1-18** 显著抑制 A549 迁移（与培养基比 $P < 0.01$）。表 6-2-2 的数据进一步表明，在 **1-18** 中 **5**、**6**、**14** 和 **16** 抑制 A549 迁移的活性最强（与 **1**、**2**、**7**、**8**、**17** 和 **18** 比 $P < 0.01$）。表 6-2-2 的数据还表明，在 **1-18** 中 **11-13** 抑制 A549 迁移的活性适中（与 **5**、**6**、**14** 和 **16** 比 $P < 0.05$）。

表 6-2-3 的数据表明，浓度为 20 μM 时 **1-18** 显著抑制 95D 迁移（与培养基比 $P < 0.01$）。表 6-2-3 的数据进一步表明，在 **1-18** 中，**3** 和 **8** 抑制 95D 迁移的活性最强（与 **1**、**4**、**5**、**7**、**11**、**13**、**15** 和 **17** 比 $P < 0.01$）。表 6-2-3 的数据还表明，在 **1-18** 中，**2**、**6**、**12**、**14**、**16** 和 **18** 抑制 95D 迁移的活性适中（与 **3** 和 **8** 比 $P < 0.05$）。

表 6-2-2　浓度为 20 μM 时 1-18 对 A549 迁移的影响

对照及 1-18	迁移数（均值 ±SD）	对照及 1-18	迁移数（均值 ±SD）
培养基	123.00 ± 8.08	9	55.33 ± 5.85[a]
RGDS	64.44 ± 11.69	10	54.44 ± 4.85[b]
1	86.33 ± 7.00[a]	11	66.78 ± 6.19[a]
2	56.44 ± 4.78[a]	12	67.44 ± 6.71[a]
3	77.78 ± 6.80[a]	13	63.00 ± 6.67[a]
4	54.11 ± 4.86[a]	14	51.00 ± 4.50[b]
5	52.89 ± 4.06[b]	15	57.75 ± 4.00[a]
6	53.44 ± 4.57[b]	16	52.89 ± 4.58[b]
7	90.33 ± 7.33[a]	17	87.00 ± 6.75[a]
8	70.22 ± 6.80[a]	18	91.67 ± 7.63[a]

a：与培养基比 $P < 0.01$；b：与培养基及 **1**、**2**、**7**、**8**、**17** 和 **18** 比 $P < 0.01$，与 **11-13** 比 $P < 0.05$；$n=9$。

表 6-2-3　浓度为 20 μM 时 1-18 对 95D 迁移的影响

对照及 1-18	迁移数（均值 ±SD）	对照及 1-18	迁移数（均值 ±SD）
培养基	233.58 ± 22.91	9	143.89 ± 9.45[a]
RGDS	130.00 ± 12.07	10	140.22 ± 9.42[a]
1	192.83 ± 11.13[a]	11	187.55 ± 10.66[a]
2	161.67 ± 11.46[a]	12	172.13 ± 10.55[a]
3	138.13 ± 9.14[b]	13	191.56 ± 9.27[a]
4	192.63 ± 10.52[a]	14	148.89 ± 8.94[a]
5	188.00 ± 10.29[a]	15	196.33 ± 10.85[a]
6	168.56 ± 10.72[a]	16	169.89 ± 11.82[a]
7	199.50 ± 10.35[a]	17	199.11 ± 11.09[a]
8	125.44 ± 7.34[b]	18	156.56 ± 9.73[a]

a：与培养基比 $P < 0.01$；b：与培养基及 **1**、**4**、**5**、**7**、**11**、**13**、**15** 和 **17** 比 $P < 0.01$，与 **2**、**6**、**12**、**14**、**16** 和 **18** 比 $P < 0.05$；$n=9$。

2.3 1-18 抑制 A549 及 95D 侵袭的活性

采用本章 1.3 的方法评价 **1-18** 对 A549 及 95D 侵袭的抑制作用。**1-18** 用含 0.5%DMSO 的无血清 1640 培养基配成终浓度为 20 μM 的样品溶液,简称"**1-18** 溶液"。RGDS 仍为阳性对照,终浓度为 20 μM。培养基为空白对照。

表 6-2-4 的数据表明,浓度为 20 μM 时 **1-18** 显著抑制 A549 侵袭(与培养基比 $P < 0.01$)。表 6-2-4 的数据进一步表明,在 **1-18** 中 **8**、**10**、**11** 和 **13** 抑制 A549 侵袭的活性最强(与 **1-7**、**12** 和 **14-18** 比 $P < 0.01$,与 **9** 比 $P < 0.05$)。

表 6-2-5 的数据表明,浓度为 20 μM 时 **1-18** 显著抑制 95D 侵袭(与培养基比 $P < 0.01$)。表 6-2-5 的数据进一步表明,在 **1-18** 中,**9**、**10**、**12**、**14** 和 **16** 抑制 95D 侵袭的活性最强(与 **1**、**4**、**7**、**11**、**13**、**17** 和 **18** 比 $P < 0.01$,与 **2** 和 **8** 比 $P < 0.05$)。表 6-2-5 的数据进一步表明,在 **1-18** 中,**3**、**5**、**6** 和 **15** 抑制 95D 侵袭的活性适中(与 **9**、**10**、**12**、**14** 和 **16** 比 $P > 0.05$)。

表 6-2-4 浓度为 20 μM 时 1-18 对 A549 侵袭的影响

对照及 1-18	侵袭数(均值 ±SD)	对照及 1-18	侵袭数(均值 ±SD)
培养基	69.71 ± 6.39	**9**	30.00 ± 3.12[a]
RGDS	54.33 ± 4.07	**10**	15.33 ± 2.42[b]
1	50.00 ± 5.56[a]	**11**	26.50 ± 3.09[b]
2	50.17 ± 5.45[a]	**12**	48.67 ± 5.90[a]
3	46.00 ± 4.70[a]	**13**	21.00 ± 3.27[b]
4	44.83 ± 4.76[a]	**14**	45.50 ± 5.57[a]
5	44.33 ± 4.75[a]	**15**	48.67 ± 5.90[a]
6	47.00 ± 4.15[a]	**16**	48.69 ± 4.90[a]
7	50.50 ± 5.62[a]	**17**	36.17 ± 4.21[a]
8	22.67 ± 3.64[b]	**18**	41.60 ± 4.52[a]

a:与培养基比 $P < 0.01$;b:与培养基及 **1-7**、**12** 和 **14-18** 比 $P < 0.01$,与 **9** 比 $P < 0.05$;$n=9$。

表 6-2-5 浓度为 20 μM 时 1-18 对 95D 侵袭的影响

对照及 1-18	侵袭数(均值 ±SD)	对照及 1-18	侵袭数(均值 ±SD)
培养基	145.00 ± 12.10	**9**	68.11 ± 9.16[b]
RGDS	59.11 ± 9.17	**10**	64.33 ± 9.62[b]
1	104.00 ± 10.36[a]	**11**	107.00 ± 10.96[a]
2	78.00 ± 7.20[a]	**12**	67.11 ± 9.44[b]
3	71.67 ± 7.82[a]	**13**	88.89 ± 9.80[a]
4	81.89 ± 9.78[a]	**14**	67.78 ± 9.21[b]
5	72.44 ± 9.24[a]	**15**	72.11 ± 9.57[a]
6	71.89 ± 8.91[a]	**16**	67.89 ± 8.29[b]
7	91.00 ± 7.75[a]	**17**	105.89 ± 10.52[a]
8	79.22 ± 9.01[a]	**18**	105.78 ± 10.94[a]

a:与培养基比 $P < 0.01$;b:与培养基及 **1**、**4**、**7**、**11**、**13**、**17** 和 **18** 比 $P < 0.01$,与 **2** 和 **8** 比 $P < 0.05$;$n=9$。

2.4　1-18 抑制肿瘤向肺转移的作用

采用本章 1.5.2 的 Lewis 肺癌转移小鼠模型评价 **1-18** 抑制肿瘤转移的活性。评价时阳性对照组小鼠每天灌胃 RGDS 的生理盐水溶液，剂量为 20 μmol/（kg·d），连续灌胃 11 天。空白对照组小鼠每天灌胃生理盐水，剂量为 0.1 mL/（10 g·d），连续灌胃 11 天。**1-18** 治疗的小鼠每天灌胃 **1-18** 的生理盐水溶液，剂量为 0.5 μmol/（kg·d），连续灌胃 11 天。治疗期间，每天测量小鼠的瘤体积。最后一次治疗的次日，对各组小鼠进行称重。然后麻醉，颈椎脱臼处死，用镊子固定小鼠右侧腋下，剪开皮肤，暴露肿瘤，钝性剥离，称重，统计平均瘤重。剥离实体瘤后，再剥离肺，统计肺部转移的平均瘤结节数。

表 6-2-6 的数据表明，在 0.5 μmol/（kg·d）的灌胃剂量下连续治疗 11 天，**1-18** 能有效地抑制肿瘤向肺转移。表 6-2-6 的数据还表明，**1-18** 抑制肿瘤向肺转移的活性处在相同水平。表 6-2-6 的数据进一步表明，在 0.5 μmol/（kg·d）的灌胃剂量下连续治疗 11 天，**1-18** 对原位种植瘤的生长无抑制作用。也就是说，**1-18** 有效抑制肿瘤向肺转移的作用与对原位种植瘤生长的抑制作用无关。

表 6-2-6　**1-18** 对原位种植瘤生长及向肺转移的抑制作用

对照及 1-18	原位瘤重（均值 ±SD，g）	肺部肿瘤结节数（均值 ±SD）
生理盐水	6.29 ± 1.34	7.40 ± 2.84
RGDS	5.34 ± 1.44	3.20 ± 1.54
1	5.28 ± 1.29[c]	4.20 ± 1.94[b]
2	5.13 ± 1.08[c]	3.63 ± 1.32[a]
3	6.03 ± 1.06[c]	3.50 ± 1.20[a]
4	5.06 ± 1.13[c]	3.70 ± 1.62[a]
5	5.82 ± 0.97[c]	3.78 ± 1.87[a]
6	6.12 ± 0.83[c]	3.90 ± 2.07[a]
7	6.26 ± 1.40[c]	3.22 ± 1.12[a]
8	5.89 ± 0.65[c]	3.67 ± 2.62[a]
9	5.29 ± 1.27[c]	3.78 ± 1.62[a]
10	6.23 ± 1.00[c]	4.10 ± 2.62[b]
11	5.24 ± 1.21[c]	3.90 ± 2.01[b]
12	5.23 ± 1.86[c]	2.33 ± 0.82[a]
13	5.47 ± 1.78[c]	3.67 ± 1.60[a]
14	5.91 ± 1.28[c]	4.17 ± 1.41[b]
15	5.73 ± 1.62[c]	3.18 ± 2.29[a]
16	5.94 ± 0.95[c]	3.56 ± 1.50[a]
17	5.07 ± 1.36[c]	2.67 ± 2.11[a]
18	6.07 ± 1.28[c]	3.22 ± 1.64[a]

a：与生理盐水比 $P < 0.01$；b：与生理盐水比 $P < 0.05$；c：与生理盐水比 $P > 0.05$；$n=10$。

2.5　1-18 的抗炎活性

采用本章 1.6 的二甲苯诱导的小鼠耳肿胀模型评价 1-18 的抗炎活性。评价时小鼠序贯灌胃生理盐水（空白对照），或者序贯灌胃阿司匹林与生理盐水的悬浮液（阳性对照，1111 μmol/kg），或者序贯灌胃 1-18 与生理盐水的悬浮液（0.5 μmol/kg）。表 6-2-7 的数据表明，1-18 能有效地抑制二甲苯诱发的耳部炎症反应。表 6-2-7 的数据还表明，1-18 对二甲苯诱发的耳部炎症的抑制作用处在相同水平。

表 6-2-7　1-18 的抗炎活性

对照及 1-18	耳肿胀度（均值 ±SD, mg）	对照及 1-18	耳肿胀度（均值 ±SD, mg）
生理盐水	5.77 ± 1.18	9	4.54 ± 1.19[a]
阿司匹林	2.42 ± 1.45	10	4.02 ± 1.16[a]
1	4.03 ± 1.39[a]	11	4.57 ± 1.45[a]
2	4.65 ± 1.43[a]	12	3.89 ± 0.55[a]
3	5.23 ± 1.11	13	4.15 ± 1.17[a]
4	4.35 ± 1.40[a]	14	4.55 ± 1.09[a]
5	3.99 ± 1.95[a]	15	3.76 ± 1.86[a]
6	4.31 ± 1.40[a]	16	4.16 ± 2.52[a]
7	4.32 ± 1.09[a]	17	4.28 ± 1.32[a]
8	4.17 ± 1.28[a]	18	4.33 ± 0.82[a]

a：与生理盐水比 $P < 0.05$；$n=12$。

前面的描述表明，虽然 3S- 吲哚甲基 -6S-[4-Lys（AA）氨基正丁基]-2，5- 二酮哌嗪（1-18）增加了结构多样性，但是并没有在生物活性层面获得突出优势。

3　3S- 吲哚甲基 -6R-（AA-6- 氨基正己酰 -4- 氨基正丁基）-2，5- 二酮哌嗪

3S- 吲哚甲基 -6R-（6- 氨基正己酰 -4- 氨基正丁基）-2，5- 二酮哌嗪 6 位的 6- 氨基正己酰 -4- 氨基正丁基引入 17 种氨基酸残基 AA，得到 3S- 吲哚甲基 -6R-（AA-6- 氨基正己酰 -4- 氨基正丁基）-2，5- 二酮哌嗪（1-17），简称 3S- 吲哚甲基 -6R-（AA- 氨基己酰氨基丁基）-2，5- 二酮哌嗪。图 6-3-1 是 1-17 的合成路线。为了阐明结构，表 6-3-1 给出了 1-17 的 AA 代表的氨基酸残基。依赖 3S- 吲哚甲基 -6R-（6- 氨基正己酰 -4- 氨基正丁基）-2，5- 二酮哌嗪是纤溶酶原激活物抑制剂的生物学特征，围绕抗肿瘤转移及抗炎评价 1-17 的生物活性，通过向尿激酶活性口袋对接讨论 1-17 的结构和抑制肿瘤向肺转移活性之间的关系。

Boo-L-Lys(Cbz) + L-Trp-OBzl $\xrightarrow{\text{i}}$ Boo-Lys(Cbz)-Trp-OBzl $\xrightarrow{\text{ii}}$ Lys(Cbz)-Trp-OBzl

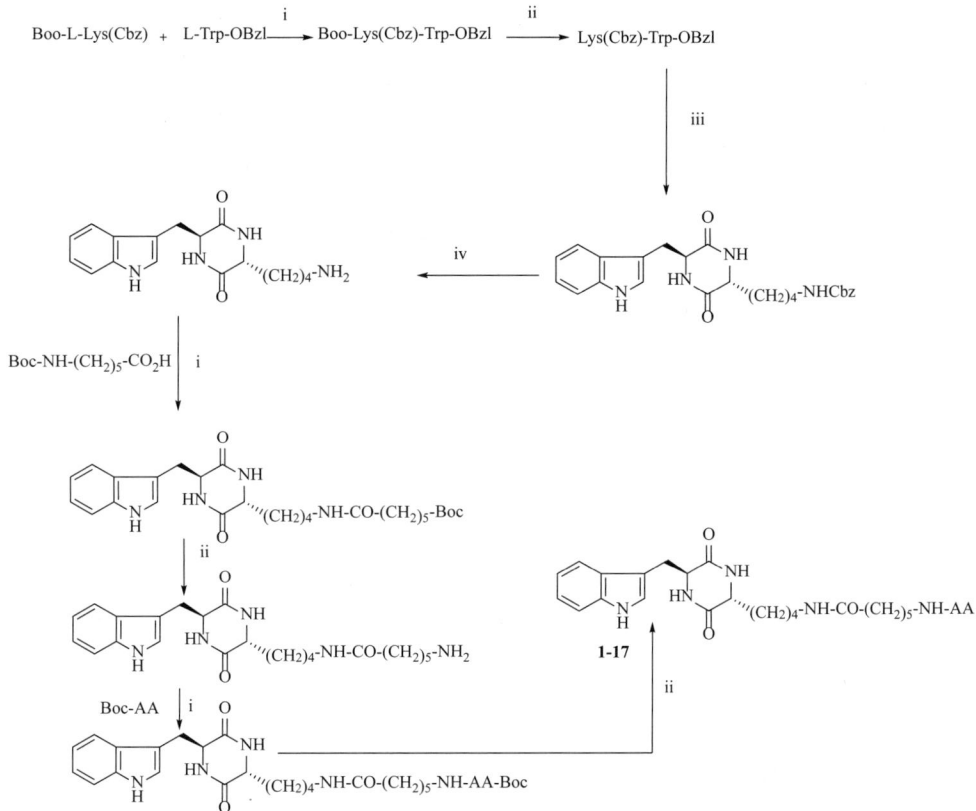

图 6-3-1 **1-17** 的合成路线

表 6-3-1 **1-17** 的 AA

化合物	式中 AA 代表的氨基酸残基	化合物	式中 AA 代表的氨基酸残基
1	式中 AA 为 L-Thr 残基	**10**	式中 AA 为 L-Pro 残基
2	式中 AA 为 L-Val 残基	**11**	式中 AA 为 L-Ala 残基
3	式中 AA 为 L-Leu 残基	**12**	式中 AA 为 L-Trp 残基
4	式中 AA 为 L-Asn 残基	**13**	式中 AA 为 L-Phe 残基
5	式中 AA 为 L-Asp 残基	**14**	式中 AA 为 L-Lys 残基
6	式中 AA 为 L-Met 残基	**15**	式中 AA 为 L-Ile 残基
7	式中 AA 为 Gly 残基	**16**	式中 AA 为 L-Glu 残基
8	式中 AA 为 L-Gln 残基	**17**	式中 AA 为 L-Tyr 残基
9	式中 AA 为 L-Ser 残基		

3.1 1-17 抑制肿瘤细胞增殖活性

用 MTT 法测定 3S- 吲哚甲基 -6S-Lys（AA）氨基正丁基 -2，5- 二酮哌嗪 **1-17** 抑制 A549（人非小细胞肺癌细胞）、95D（人高转移肺癌细胞）、HCCLM3（人高转移肝癌细胞）、L02（人正常肝细胞）及 HaCaT（人永生化表皮细胞）增殖的 IC_{50} 时发现，所有 IC_{50} 都 $>$ 100 μM。由此推测，**1-17** 不是 A549、95D、HCCLM3、L02 及 HaCaT 的 DNA 嵌入剂。

3.2 1-17 抑制 A549 及 95D 迁移的活性

采用本章 1.3 的方法评价 **1-17** 对 A549（人非小细胞肺癌细胞）及 95D（人高转移肺癌细胞）迁移

的抑制作用。**1-17** 用含 0.5%DMSO 的无血清 1640 培养基配成终浓度为 20 μM 的样品溶液，简称 "**1-17** 溶液"。RGDS 仍为阳性对照，终浓度为 20 μM。培养基为空白对照。

表 6-3-2 的数据表明，浓度为 20 μM 时 **1-17** 显著抑制 A549 迁移（与培养基比 $P < 0.01$）。表 6-3-2 的数据还表明，在 **1-17** 中，**1**、**6**、**9** 和 **17** 抑制 A549 迁移的活性最强（与 **2-4**、**7**、**8** 和 **10-16** 比 $P < 0.01$，与 **5** 比 $P < 0.05$）。

表 6-3-3 的数据表明，浓度为 20 μM 时 **1-17** 显著抑制 95D 迁移（与培养基比 $P < 0.01$）。表 6-3-3 的数据进一步表明，在 **1-17** 中，**16** 抑制 95D 迁移的活性最强。

表 6-3-2　浓度为 20 μM 时 **1-17** 对 A549 迁移的影响

对照及 1-17	迁移数（均值 ±SD）	对照及 1-17	迁移数（均值 ±SD）
培养基	85.8 ± 8.9	**9**	33.2 ± 2.0[b]
RGDS	49.5 ± 3.0	**10**	59.8 ± 3.4[a]
1	36.0 ± 2.2[b]	**11**	47.3 ± 3.0[a]
2	43.5 ± 2.9[a]	**12**	48.0 ± 2.7[a]
3	43.7 ± 2.3[a]	**13**	46.2 ± 2.6[a]
4	49.1 ± 3.1[a]	**14**	63.8 ± 4.6[a]
5	38.5 ± 2.0[a]	**15**	43.0 ± 2.1[a]
6	34.7 ± 2.1[b]	**16**	53.3 ± 2.5[a]
7	43.5 ± 2.1[a]	**17**	36.7 ± 2.1[b]
8	53.8 ± 3.4[a]		

a：与培养基比 $P < 0.01$；b：与培养基及 **2-9**、**12-15** 和 **17** 比 $P < 0.01$，与 **1**、**10** 和 **11** 比 $P < 0.05$；$n=9$。

表 6-3-3　浓度为 20 μM 时 **1-17** 对 95D 迁移的影响

对照及 1-17	迁移数（均值 ±SD）	对照及 1-17	迁移数（均值 ±SD）
培养基	214.8 ± 15.6	**9**	90.1 ± 7.9[a]
RGDS	124.5 ± 12.9	**10**	75.8 ± 5.0[a]
1	73.0 ± 4.5[a]	**11**	77.4 ± 5.4[a]
2	115.4 ± 11.1[a]	**12**	121.5 ± 10.9[a]
3	82.0 ± 8.4[a]	**13**	94.6 ± 8.7[a]
4	96.1 ± 8.5[a]	**14**	126.8 ± 8.1[a]
5	121.0 ± 11.9[a]	**15**	127.5 ± 11.5[a]
6	85.8 ± 8.7[a]	**16**	67.0 ± 4.3[b]
7	124.0 ± 8.3[a]	**17**	86.2 ± 8.4[a]
8	96.1 ± 8.5[a]		

a：与培养基比 $P < 0.01$；b：与培养基及 **2-9**、**11-15** 和 **17** 比 $P < 0.01$，与 **1**、**10** 和 **11** 比 $P < 0.05$；$n=9$。

3.3　**1-17** 抑制 A549 及 95D 侵袭的活性

采用本章 1.3 的方法评价 **1-17** 对 A549 及 95D 侵袭的抑制作用。**1-17** 用含 0.5%DMSO 的无血清 1640 培养基配成终浓度为 20 μM 的样品溶液，简称 "**1-17** 溶液"。RGDS 仍为阳性对照，终浓度为 20 μM。培养基为空白对照。

表 6-3-4 的数据表明，浓度为 20 μM 时 **1-17** 显著抑制 A549 侵袭（与培养基比 $P < 0.01$）。表 6-3-4

的数据还表明，在 **1-17** 中，**1**、**6**、**10** 和 **17** 抑制 A549 侵袭的活性最强。

表 6-3-5 的数据表明，浓度为 20 μM 时 **1-17** 显著抑制 95D 侵袭（与培养基比 $P < 0.01$）。表 6-3-5 的数据进一步表明，在 **1-17** 中，**1-3**、**5**、**8**、**9**、**12**、**15** 和 **17** 抑制 95D 侵袭的活性最强（与 **4**、**10**、**11** 和 **13** 比 $P < 0.01$）。

表 6-3-4　浓度为 20 μM 时 1-17 对 A549 侵袭的影响

对照及 1-17	侵袭数（均值 ±SD）	对照及 1-17	侵袭数（均值 ±SD）
培养基	193.5 ± 6.4	9	103.3 ± 4.8[a]
RGDS	107.3 ± 5.3	10	85.7 ± 3.5[b]
1	94.6 ± 4.6[b]	11	100.0 ± 5.0[a]
2	105.2 ± 4.9[a]	12	103.0 ± 4.8[a]
3	110.0 ± 5.5[a]	13	113.0 ± 5.4[a]
4	141.5 ± 6.2[a]	14	137.3 ± 6.4[a]
5	104.7 ± 4.8[a]	15	102.0 ± 4.8[a]
6	90.5 ± 4.4[b]	16	113.7 ± 5.5[a]
7	118.2 ± 6.0[a]	17	99.3 ± 4.5[b]
8	113.3 ± 6.0[a]		

a：与培养基比 $P < 0.01$；b：与培养基及 **2-5**、**7-9** 和 **11-16** 比 $P < 0.01$；$n=9$。

表 6-3-5　浓度为 20 μM 时 1-17 对 95D 侵袭的影响

对照及 1-17	侵袭数（均值 ±SD）	对照及 1-17	侵袭数（均值 ±SD）
培养基	132.3 ± 9.9	9	94.3 ± 6.8[b]
RGDS	88.7 ± 7.3	10	112.6 ± 9.3[a]
1	96.0 ± 6.7[b]	11	104.9 ± 6.4[a]
2	89.2 ± 4.6[b]	12	84.0 ± 4.2[b]
3	78.0 ± 4.5[b]	13	114.0 ± 8.9[a]
4	111.0 ± 9.1[a]	14	105.3 ± 6.5[a]
5	97.7 ± 6.5[b]	15	90.3 ± 6.7[b]
6	112.0 ± 9.3[a]	16	120.8 ± 4.6[a]
7	120.7 ± 4.3[a]	17	93.0 ± 6.8[b]
8	95.3 ± 6.8[b]		

a：与培养基比 $P < 0.01$；b：与培养基及 **4**、**10** 和 **13** 比 $P < 0.01$，与 **6**、**7**、**11**、**14** 和 **16** 比 $P < 0.05$；$n=9$。

3.4　1-17 抑制肿瘤向肺转移的作用

采用本章 1.5.2 的 Lewis 肺癌转移小鼠模型评价 **1-17** 抑制肿瘤转移的活性。评价时阳性对照组小鼠每天灌胃 RGDS 的生理盐水溶液，剂量为 20 μmol/（kg·d），连续灌胃 11 天。空白对照组小鼠每天灌胃生理盐水，剂量为 0.1 mL/（10 g·d），连续灌胃 11 天。**1-17** 治疗的小鼠每天灌胃 **1-17** 的生理盐水溶液，剂量为 0.5 μmol/（kg·d），连续灌胃 11 天。治疗期间，每天测量小鼠的瘤体积。最后一次治疗的次日，对各组小鼠进行称重。然后麻醉，颈椎脱臼处死，用镊子固定小鼠右侧腋下，剪开皮肤，暴露肿瘤，钝性剥离，称重，统计平均瘤重。剥离实体瘤后，再剥离肺，统计肺部转移的平均瘤结节数。

表 6-3-6 的数据表明，在 0.5 μmol/（kg·d）的灌胃剂量下连续治疗 11 天，**1-17** 能有效地抑制肿瘤向肺转移（与生理盐水比 $P < 0.01$）。表 6-3-6 的数据还表明，**1-17** 中 **17** 抑制肿瘤向肺转移的活性最强（与 **1-12** 比 $P < 0.01$），**13-16** 抑制肿瘤向肺转移的活性适中（与 **17** 比 $P > 0.05$）。表 6-3-6 的数据进一步表明，在 0.5 μmol/（kg·d）的灌胃剂量下连续治疗 11 天，**1-17** 对原位种植瘤的生长无抑制作用。也就是说，**1-17** 有效抑制肿瘤肺转移的作用与对原位种植瘤生长的抑制作用无关。

表 6-3-6 **1-17** 对原位种植瘤生长及向肺转移的抑制作用

对照及 1-17	原位瘤重（均值 ±SD, g）	肺部肿瘤结节数（均值 ±SD）
生理盐水	5.18 ± 1.22	6.20 ± 1.16
RGDS	4.07 ± 0.32	2.63 ± 1.35
1	4.47 ± 0.90[c]	3.11 ± 0.95[a]
2	4.80 ± 0.65[c]	2.87 ± 0.54[a]
3	5.11 ± 0.58[c]	2.80 ± 0.51[a]
4	4.64 ± 0.71[c]	2.67 ± 0.53[a]
5	4.88 ± 0.78[c]	2.62 ± 0.50[a]
6	5.47 ± 1.37[c]	2.37 ± 0.52[a]
7	4.38 ± 0.94[c]	2.28 ± 0.48[a]
8	4.59 ± 0.57[c]	2.27 ± 0.47[a]
9	4.34 ± 1.03[c]	2.22 ± 0.57[a]
10	4.79 ± 1.02[c]	2.14 ± 0.59[a]
11	4.75 ± 1.07[c]	2.15 ± 0.53[a]
12	4.81 ± 0.77[c]	2.11 ± 0.45[a]
13	4.74 ± 0.51[c]	2.00 ± 0.40[a]
14	4.80 ± 0.70[c]	2.00 ± 0.42[a]
15	4.84 ± 0.67[c]	2.00 ± 0.45[a]
16	4.65 ± 0.66[c]	1.88 ± 0.35[a]
17	4.91 ± 1.07[c]	1.60 ± 0.29[b]

a：与生理盐水比 $P < 0.01$；b：与生理盐水及 **1-12** 比 $P < 0.01$，与 **13-16** 比 $P < 0.05$；c：与生理盐水比 $P > 0.05$；$n=10$。

3.5 1-17 抑制肿瘤生长活性

采用本章 1.2 的 S180 荷瘤小鼠模型评价 **1-17** 对肿瘤生长的抑制作用。评价时阳性对照组小鼠每天腹腔注射阿霉素的生理盐水溶液，剂量为 2 μmol/（kg·d），连续灌胃 11 天。空白对照组小鼠每天灌胃生理盐水，剂量为 0.1 mL/（10 g·d），连续灌胃 11 天。**1-17** 治疗的小鼠每天灌胃 **1-17** 的生理盐水溶液，剂量为 0.5 μmol/（kg·d），连续灌胃 11 天。治疗期间，每天测量小鼠的瘤体积。最后一次治疗的次日，对各组小鼠进行称重。然后麻醉，颈椎脱臼处死，用镊子固定小鼠右侧腋下，剪开皮肤，暴露肿瘤，钝性剥离，称重，统计平均瘤重。

表 6-3-7 的数据表明，在 0.5 μmol/（kg·d）的灌胃剂量下连续治疗 11 天，**1-17** 中只有 **4**、**12**、**13** 和 **17** 可有效地抑制肿瘤生长（与生理盐水比 $P < 0.05$）。该结果说明，在 0.5 μmol/（kg·d）的灌胃剂量下连续治疗 11 天，**1-17** 对原位种植瘤的生长无抑制作用的结果基本可靠。

表 6-3-7　1-17 对 S180 荷瘤小鼠肿瘤生长的抑制作用

对照及 1-17	肿瘤重（均值 ±SD, g）	对照及 1-17	肿瘤重（均值 ±SD, g）
生理盐水	1.63 ± 0.44	9	1.61 ± 0.43^b
阿霉素	0.58 ± 0.21	10	1.37 ± 0.46^b
1	1.50 ± 0.31^b	11	1.57 ± 0.36^b
2	1.61 ± 0.45^b	12	1.12 ± 0.31^a
3	1.63 ± 0.53^b	13	1.06 ± 0.43^a
4	1.05 ± 0.30^a	14	1.35 ± 0.39^b
5	1.51 ± 0.36^b	15	1.69 ± 0.54^b
6	1.49 ± 0.41^b	16	1.65 ± 0.46^b
7	1.42 ± 0.42^b	17	0.19 ± 0.23^a
8	1.52 ± 0.30^b		

a：与生理盐水比 $P < 0.05$；b：与生理盐水比 $P > 0.05$；$n=12$。

3.6　1-17 的抗炎活性

采用本章 1.6 的二甲苯诱导的小鼠耳肿胀模型评价 **1-17** 的抗炎活性。评价时，小鼠序贯灌胃生理盐水（空白对照），或序贯灌胃阿司匹林与生理盐水的悬浮液（阳性对照，1111 μmol/kg），或序贯灌胃 **1-17** 与生理盐水的悬浮液（0.5 μmol/kg）。

表 6-3-8 的数据表明，**1-17** 能有效地抑制二甲苯诱发的耳部炎症反应（与生理盐水比 $P < 0.01$）。表 6-3-8 的数据还表明，**1-17** 中对二甲苯诱发的耳部炎症抑制作用最强的是 **8**、**12** 和 **14**（与 **3-7**、**9**、**11**、**13** 及 **16** 比 $P < 0.01$）。表 6-3-8 的数据进一步表明，**1-17** 中对二甲苯诱发的耳部炎症抑制作用适中的是 **1**、**2**、**10**、**15** 和 **17**（与 **8**、**12** 及 **14** 比 $P > 0.05$）。

表 6-3-8　1-17 的抗炎活性

对照及 1-17	耳肿胀度（均值 ±SD, mg）	对照及 1-17	耳肿胀度（均值 ±SD, mg）
生理盐水	9.07 ± 1.42	9	6.81 ± 1.00^a
阿司匹林	4.36 ± 0.97	10	5.24 ± 0.89^a
1	5.78 ± 1.03^a	11	7.05 ± 1.32^a
2	5.52 ± 1.00^a	12	3.71 ± 0.47^b
3	7.07 ± 1.13^a	13	7.12 ± 1.04^a
4	6.46 ± 1.10^a	14	4.10 ± 0.59^b
5	6.96 ± 1.05^a	15	5.16 ± 1.13^a
6	7.02 ± 1.10^a	16	7.25 ± 1.57^a
7	6.47 ± 1.02^a	17	5.61 ± 0.99^a
8	4.93 ± 0.67^b		

a：与生理盐水比 $P < 0.01$；b：与生理盐水及 **3-7**、**9**、**11**、**13** 和 **16** 比 $P < 0.01$，与 **1**、**2**、**10**、**15** 及 **17** 比 $P > 0.05$；$n=12$。

3.7　1-17 对尿激酶激活纤溶酶原的抑制作用

为揭示 **1-17** 抑制尿激酶（UK）的分子机制，采用 SDS-PAGE（聚丙烯酰胺凝胶电泳）考察 **1-17** 的代表 **12** 对 UK 激活纤溶酶原的抑制作用。测定在垂直电泳槽 Mini-PROTEAN Tetra 系统上完成。具体操作和前面相同。

图 6-3-2 是脱色胶用扫描仪扫描的电泳条带。图 6-3-2 的 1 道为标准蛋白的电泳条带。图 6-3-2 的 2 道为 25 μg 纤溶酶原的电泳条带，2 道的特征是只有一条纤溶酶原的 92 kDa 带。图 6-3-2 的 3 道为 25 μg 纤溶酶原加 4 IU UK 的电泳条带，3 道的特征是 UK 激活导致纤溶酶原增加一条 59 kDa 带及 25 kDa 带。图 6-3-2 的 4 道为 25 μg 纤溶酶原加 4 IU UK 加 100 μg **2** 的电泳条带。4 道的特征是 **12** 阻断 UK 的激活作用使得 92 kDa 带的颜色变深，59 kDa 带及 25 kDa 带的颜色变浅。图 6-3-2 的 2～4 道电泳条带变化表明，**12** 是 UK 的抑制剂。**12** 是 UK 的抑制剂意味着，围绕抑制肿瘤转移活性分析 **1-17** 的 3D-QSAR 具备了分子基础。

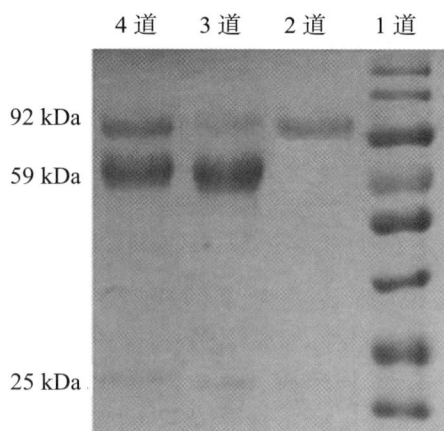

1 道为标准蛋白的电泳条带；2 道为 25 μg 纤溶酶原的电泳条带；3 道为 25 μg 纤溶酶原加 4 IU UK 的电泳条带；4 道为 25 μg 纤溶酶原加 4 IU UK 加 100 μg **12** 的电泳条带。

图 6-3-2　抑制尿激酶激活纤溶酶原的作用

3.8　1-17 的 3D-QSAR

为了系统地评估 **1-17** 的抗肿瘤转移活性，采用 Discovery Studio 3.5 中的 3D-QSAR 模型，选择 17 个目标化合物经能量最小化并进行叠合，用抗肿瘤转移活性构建 3D-QSAR 模型。得到的训练集方程为 y= 0.999x+0.062（R^2=0.999）。为了验证模型的预测能力，设置测试集进行外部验证。得到的拟合方程为 y= -0.679x+105.643（R^2=0.599）。可见，模型可信。于是，选择抗肿瘤转移活性较好的 **17** 和抗肿瘤转移活性较差的 **2** 采用 3D-QSAR 考察理论模型和实验数据的契合度。理论模型显示引入的取代基体积大时有利于提高 **1-17** 的抗肿瘤转移活性。从表 6-3-1 可知，**17** 是 3S- 吲哚甲基 -6R-（Tyr-6- 氨基正己酰 -4- 氨基正丁基）-2，5- 二酮哌嗪，**2** 是 3S- 吲哚甲基 -6R-（Val-6- 氨基正己酰 -4- 氨基正丁基）-2，5- 二酮哌嗪。在化学层面，**17** 和 **2** 的差别体现在 L-Tyr 残基的侧链为 4- 羟基苄基，L-Val 残基的侧链为异丙基。前者的体积明显大于后者的体积，理论上 **17** 的抗肿瘤转移活性强于 **2** 的抗肿瘤转移活性。在动物实验中，**17** 治疗的小鼠的肺部肿瘤结节数为 1.60±0.29，**2** 治疗的小鼠的肺部肿瘤结节数为 2.87±0.54。前者显著小于后者（表 6-3-6，$P < 0.01$）。这样一来，理论模型和实验数据有比较高的契合度。

4 3R- 吲哚甲基 –6R–（AA–6– 氨基正己酰 –4– 氨基正丁基）–2，5– 二酮哌嗪

3R- 吲哚甲基 -6R-（6- 氨基正己酰 -4- 氨基正丁基）-2，5- 二酮哌嗪 6 位的 6- 氨基正己酰 -4- 氨基正丁基引入 17 种氨基酸残基 AA，得到 3R- 吲哚甲基 -6R-（AA-6- 氨基正己酰 -4- 氨基正丁基)-2，5- 二酮哌嗪（**1-17**），简称 3R- 吲哚甲基 -6R-（AA- 氨基己酰氨基丁基)-2，5- 二酮哌嗪。图 6-4-1 是 **1-17** 的合成路线。为了阐明结构，表 6-4-1 给出了 **1-17** 的 AA 代表的氨基酸残基。依赖 3S- 吲哚甲基 -6R-（6- 氨基正己酰 -4- 氨基正丁基）-2，5- 二酮哌嗪是纤溶酶原激活物抑制剂的生物学特征，围绕抗肿瘤转移及抗炎评价 **1-17** 的生物活性，通过 3D-QSAR 讨论 **1-17** 的结构和抑制肿瘤向肺转移活性之间的关系。

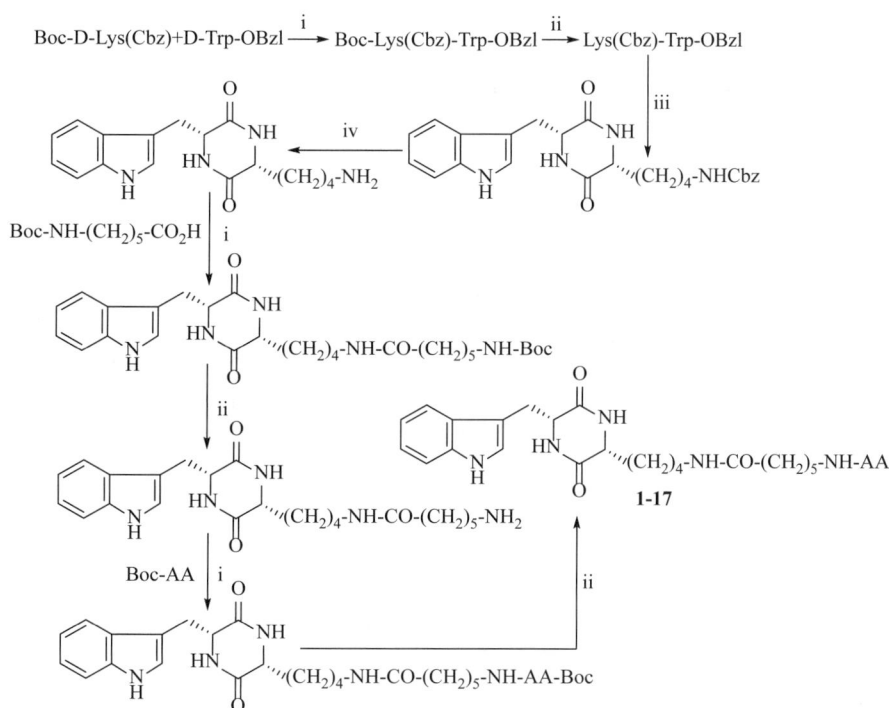

图 6-4-1　**1-17** 的合成路线

表 6-4-1　**1-17** 的 AA

化合物	式中 AA 代表的氨基酸残基	化合物	式中 AA 代表的氨基酸残基
1	式中 AA 为 L-Ala 残基	**10**	式中 AA 为 L-Asn 残基
2	式中 AA 为 L-Asp 残基	**11**	式中 AA 为 L-Pro 残基
3	式中 AA 为 L-Glu 残基	**12**	式中 AA 为 L-Gln 残基
4	式中 AA 为 L-Phe 残基	**13**	式中 AA 为 L-Ser 残基
5	式中 AA 为 Gly 残基	**14**	式中 AA 为 L-Thr 残基
6	式中 AA 为 L-Ile 残基	**15**	式中 AA 为 L-Val 残基
7	式中 AA 为 L-Lys 残基	**16**	式中 AA 为 L-Trp 残基
8	式中 AA 为 L-Leu 残基	**17**	式中 AA 为 L-Tyr 残基
9	式中 AA 为 L-Met 残基		

4.1 1-17 抑制肿瘤细胞增殖活性

用 MTT 法测定 3S- 吲哚甲基 -6S-Lys（AA）氨基正丁基 -2，5- 二酮哌嗪 1-17 抑制 A549（人非小细胞肺癌细胞）、95D（人高转移肺癌细胞）、HO8910PM（人高转移卵巢癌细胞）、HCCLM3（人高转移肝癌细胞）、L02（人正常肝细胞）及 HaCaT（人永生化表皮细胞）增殖的 IC_{50} 时发现，所有 IC_{50} 都 > 100 μM。由此推测，1-17 不是 A549、95D、HO8910PM、HCCLM3、L02 及 HaCaT 的 DNA 嵌入剂。

4.2 1-17 抑制 A549 及 95D 迁移的活性

采用本章 1.3 的方法评价 1-17 对 A549（人非小细胞肺癌细胞）及 95D（人高转移肺癌细胞）迁移的抑制作用。1-17 用含 0.5%DMSO 的无血清 1640 培养基配成终浓度为 20 μM 的样品溶液，简称"1-17 溶液"。RGDS 仍为阳性对照，终浓度为 20 μM。培养基为空白对照。

表 6-4-2 的数据表明，浓度为 20 μM 时 1-17 显著抑制 A549 迁移（与培养基比 $P < 0.01$）。表 6-4-2 的数据还表明，在 1-17 中，2、6、10 和 15 抑制 A549 迁移的活性最强（与 1、3-5、7、9、11-14、16 和 17 比 $P < 0.01$，与 8 比 $P < 0.05$），和浓度为 20 μM 的 RGDS 抑制 A549 迁移的活性无显著差异（$P > 0.05$）。

表 6-4-3 的数据表明，浓度为 20 μM 时 1-17 显著抑制 95D 迁移（与培养基比 $P < 0.01$）。表 6-4-3 的数据进一步表明，在 1-17 中，1、5、10、12 和 13 抑制 95D 迁移的活性最强（与 2-4、6-9、11、14、16 和 17 比 $P < 0.01$）。表 6-4-3 的数据还表明，在 1-17 中，15 抑制 95D 迁移的活性适中（与 1、5、10、12 和 13 比 $P > 0.05$）。此外，1 抑制 95D 迁移的活性显著强于 RGDS 抑制 95D 迁移的活性（$P < 0.05$）。

综合分析表 6-4-2 和表 6-4-3 的数据，不难得出 95D 对 1-17 更敏感的结论。于是，选择 95D 评价 1-17 对侵袭的抑制作用。

表 6-4-2 浓度为 20 μM 时 1-17 对 A549 迁移的影响

对照及 1-17	迁移数（均值 ±SD）	对照及 1-17	迁移数（均值 ±SD）
培养基	118.38 ± 15.24	9	63.75 ± 6.63[a]
RGDS	42.63 ± 5.45	10	39.14 ± 3.78[b]
1	62.14 ± 6.54[a]	11	50.13 ± 5.22[a]
2	40.38 ± 4.28[b]	12	58.88 ± 5.90[a]
3	80.86 ± 8.18[a]	13	54.13 ± 5.51[a]
4	53.88 ± 5.10[a]	14	72.38 ± 6.65[a]
5	52.38 ± 5.19[a]	15	40.29 ± 4.82[b]
6	40.38 ± 4.13[b]	16	52.38 ± 5.48[a]
7	55.00 ± 5.58[a]	17	52.43 ± 5.14[a]
8	46.29 ± 4.42[a]		

a：与培养基比 $P < 0.01$；b：与培养基及 1、3-5、7、9、11-14、16 和 17 比 $P < 0.01$，与 8 比 $P < 0.05$，与 RGDS 比 $P > 0.05$；$n=9$。

表 6-4-3　浓度为 20 μM 时 1-17 对 95D 迁移的影响

对照及 1-17	迁移数（均值 ±SD）	对照及 1-17	迁移数（均值 ±SD）
培养基	236.63 ± 13.60	9	100.88 ± 6.98[a]
RGDS	98.31 ± 6.41	10	86.25 ± 6.08[b]
1	85.75 ± 8.02[b]	11	99.14 ± 9.66[a]
2	116.43 ± 7.14[a]	12	83.57 ± 7.93[b]
3	103.43 ± 8.04[a]	13	87.00 ± 7.46[b]
4	119.71 ± 9.19[a]	14	106.50 ± 9.29[a]
5	88.71 ± 6.45[b]	15	91.88 ± 8.16[a]
6	120.01 ± 9.96[a]	16	140.43 ± 11.08[a]
7	132.33 ± 10.28[a]	17	109.63 ± 9.78[a]
8	105.29 ± 9.44[a]		

a：与培养基比 $P < 0.01$；b：与培养基及 2-4、6-9、11、14、16 和 17 比 $P < 0.01$，与 RGDS 比 $P < 0.05$，与 15 比 $P > 0.05$；$n=9$。

4.3　1-17 抑制 95D 侵袭的活性

采用本章 1.3 的方法评价 1-17 对 95D 侵袭的抑制作用。1-17 用含 0.5%DMSO 的无血清 1640 培养基配成终浓度为 20 μM 的样品溶液，简称"1-17 溶液"。RGDS 仍为阳性对照，终浓度为 20 μM。培养基为空白对照。

表 6-4-4 的数据表明，浓度为 20 μM 时 1-17 显著抑制 95D 侵袭（与培养基比 $P < 0.01$）。表 6-4-4 的数据进一步表明，在 1-17 中，5 抑制 95D 侵袭的活性最强（与 1、3、4 和 6-17 比 $P < 0.01$）。表 6-4-4 的数据还表明，在 1-17 中，2 抑制 95D 侵袭的活性适中（与 5 比 $P < 0.05$）。

表 6-4-4　浓度为 20 μM 时 1-17 对 95D 侵袭的影响

对照及 1-17	侵袭数（均值 ±SD）	对照及 1-17	侵袭数（均值 ±SD）
培养基	154.33 ± 9.41	9	74.00 ± 6.70[a]
RGDS	59.10 ± 5.03[a]	10	83.88 ± 7.61[a]
1	81.67 ± 7.03[a]	11	69.13 ± 5.14[a]
2	58.88 ± 4.62[a]	12	88.25 ± 7.95[a]
3	100.13 ± 8.36[a]	13	80.88 ± 7.13[a]
4	67.75 ± 5.42[a]	14	67.88 ± 5.43[a]
5	51.75 ± 4.19[b]	15	89.13 ± 7.32[a]
6	66.75 ± 5.63[a]	16	68.00 ± 5.90[a]
7	66.88 ± 5.88[a]	17	71.50 ± 6.05[a]
8	63.63 ± 4.96[a]		

a：与培养基比 $P < 0.01$；b：与培养基及与 1、3、4 和 6-17 比 $P < 0.01$，与 2 比 $P < 0.05$；$n=9$。

4.4　1-17 抑制肿瘤向肺转移的作用

采用本章 1.5.2 的 Lewis 肺癌转移小鼠模型评价 1-17 抑制肿瘤转移的活性。评价时阳性对照组小鼠每天灌胃 RGDS 的生理盐水溶液，剂量为 20 μmol/（kg·d），连续灌胃 11 天。空白对照组小鼠每天灌胃生理盐水，剂量为 0.1 mL/（10 g·d），连续灌胃 11 天。**1-17** 治疗的小鼠每天灌胃 **1-17** 的生理盐水溶液，剂量为 0.5 μmol/（kg·d），连续灌胃 11 天。治疗期间，每天测量小鼠的瘤体积。最后一次治疗的次日，对各组小鼠进行称重。然后麻醉，颈椎脱臼处死，用镊子固定小鼠右侧腋下，剪开皮肤，暴露肿瘤，钝性剥离，称重，统计平均瘤重。剥离实体瘤后，再剥离肺，统计肺部转移的平均瘤结节数。

表 6-4-5 的数据表明，在 0.5 μmol/（kg·d）的灌胃剂量下连续治疗 11 天，**1-17** 能有效地抑制肿瘤向肺转移（与生理盐水比 $P < 0.01$）。表 6-4-5 的数据还表明，**1-17** 中 **1**、**5**、**9** 和 **11** 抑制肿瘤向肺转移的活性最强。表 6-4-5 的数据进一步表明，在 0.5 μmol/（kg·d）的灌胃剂量下连续治疗 11 天，**1-17** 对原位种植瘤的生长无抑制作用。也就是说，**1-17** 有效抑制肿瘤向肺转移的作用与对原位种植瘤生长的抑制作用无关。

表 6-4-5　**1-17** 对原位种植瘤生长及向肺转移的抑制作用

对照及 1-17	原位瘤重（均值 ±SD, g）	肺部肿瘤结节数（均值 ±SD）
生理盐水	4.20 ± 0.87	7.20 ± 1.99
RGDS	3.71 ± 0.85	1.57 ± 0.79
1	4.01 ± 0.79	1.63 ± 0.92[b]
2	4.08 ± 0.91	2.59 ± 1.07[a]
3	4.02 ± 0.63	2.71 ± 1.08[a]
4	4.01 ± 0.79	2.71 ± 1.05[a]
5	3.88 ± 0.79	1.20 ± 0.45[b]
6	4.14 ± 0.60	2.75 ± 1.09[a]
7	3.76 ± 0.61	2.25 ± 1.05[a]
8	3.77 ± 0.87	2.22 ± 1.02[a]
9	3.64 ± 0.57	1.38 ± 0.52[b]
10	3.70 ± 0.68	2.00 ± 1.01[a]
11	3.97 ± 0.70	1.67 ± 0.60[b]
12	4.21 ± 0.39	2.67 ± 1.08[a]
13	4.22 ± 0.69	2.75 ± 1.04[a]
14	3.62 ± 0.44	2.43 ± 1.01[a]
15	3.73 ± 0.96	2.60 ± 1.02[a]
16	3.46 ± 1.19	2.67 ± 1.01[a]
17	3.53 ± 0.96	2.57 ± 1.03[a]

a：与生理盐水比 $P < 0.01$；b：与生理盐水比 $P < 0.01$，与 **2-4**、**6**、**12**、**13** 和 **15-17** 比 $P < 0.05$，与 **7**、**8**、**10** 和 **14** 比 $P > 0.05$；$n=12$。

4.5　1-17 抑制肿瘤生长活性

采用本章 1.2 的 S180 荷瘤小鼠模型评价 **1-17** 对肿瘤生长的抑制作用。评价时阳性对照组小鼠每天腹腔注射阿霉素的生理盐水溶液，剂量为 2 μmol/（kg·d），连续注射 10 天。空白对照组小鼠每天灌胃生理盐水，剂量为 0.1 mL/（10 g·d），连续灌胃 10 天。**1-17** 治疗的小鼠每天灌胃 **1-17** 的生理盐水溶液，剂量为 0.5 μmol/（kg·d），连续灌胃 10 天。治疗期间，每天测量小鼠的瘤体积。最后一次治疗的次日，对各组小鼠进行称重。然后麻醉，颈椎脱臼处死，用镊子固定小鼠右侧腋下，剪开皮肤，暴露肿瘤，钝性剥离，称重，统计平均瘤重。

表 6-4-6 的数据表明，在 0.5 μmol/（kg·d）的灌胃剂量下连续治疗 11 天 **1-17** 中 **1-4**、**6**、**7**、**9**、**10**、**12-14** 和 **17** 能有效地抑制肿瘤生长（与生理盐水比 $P < 0.01$ 或 $P < 0.05$）。表 6-4-6 的数据还表明，在 0.5 μmol/（kg·d）的灌胃剂量下连续治疗 11 天 **1-17** 中 **5**、**8**、**11**、**15** 和 **16** 并不抑制肿瘤生长（与生理盐水比 $P > 0.05$）。表 6-4-6 的数据和表 6-4-5 的数据存在明显差异。可见，抑制肿瘤生长和抑制肿瘤向肺转移不是相同的生物学事件。

表 6-4-6　1-17 对 S180 荷瘤小鼠肿瘤生长的抑制作用

对照及 1-17	肿瘤重（均值 ±SD, g）	对照及 1-17	肿瘤重（均值 ±SD, g）
生理盐水	1.642 ± 0.295	9	1.032 ± 0.293^{a}
阿霉素	0.603 ± 0.145	10	1.159 ± 0.254^{a}
1	0.901 ± 0.360^{a}	11	1.461 ± 0.469^{c}
2	1.316 ± 0.380^{b}	12	1.153 ± 0.383^{a}
3	1.132 ± 0.238^{a}	13	1.171 ± 0.438^{b}
4	1.252 ± 0.292^{b}	14	1.043 ± 0.441^{a}
5	1.418 ± 0.403^{c}	15	1.956 ± 0.337^{c}
6	1.032 ± 0.377^{a}	16	1.493 ± 0.274^{c}
7	1.294 ± 0.263^{b}	17	1.235 ± 0.260^{a}
8	1.394 ± 0.365^{c}		

a：与生理盐水比 $P < 0.01$；b：与生理盐水比 $P < 0.05$；c：与生理盐水比 $P > 0.05$；$n=12$。

4.6　1-17 对尿激酶激活纤溶酶原的抑制作用

为揭示 **1-17** 抑制尿激酶（UK）的分子机制，采用 SDS-PAGE（聚丙烯酰胺凝胶电泳）考察 **1-17** 的代表 **6** 对 UK 激活纤溶酶原的抑制作用。测定在垂直电泳槽 Mini-PROTEAN Tetra 系统上完成。具体操作和前面相同。

图 6-4-2 是脱色胶用扫描仪扫描的电泳条带。图 6-4-2 的 1 道为标准蛋白的电泳条带。图 6-4-2 的 2 道为 25 μg 纤溶酶原的电泳条带，2 道的特征是只有一条纤溶酶原的 92 kDa 带。图 6-4-2 的 3 道为 25 μg 纤溶酶原加 4 IU UK 的电泳条带，3 道的特征是 UK 激活导致纤溶酶原增加一条 59 kDa 带及 25 kDa 带。图 6-4-2 的 4～7 道为 25 μg 纤溶酶原加 4 IU UK 加 200 μg **6**、100 μg **6**、50 μg **6** 及 10 μg **6** 的电泳条带，4～7 道的特征是随着 **6** 的浓度降低 UK 的激活作用逐步增强，59 kDa 带及 25 kDa 带的颜色逐步变深。图 6-4-2 的 2～7 道电泳条带变化表明，**6** 是 UK 的抑制剂。**6** 是 UK 的抑制剂意味着，围绕抑制肿瘤转移活性分析 **1-17** 的 3D-QSAR 具备分子基础。

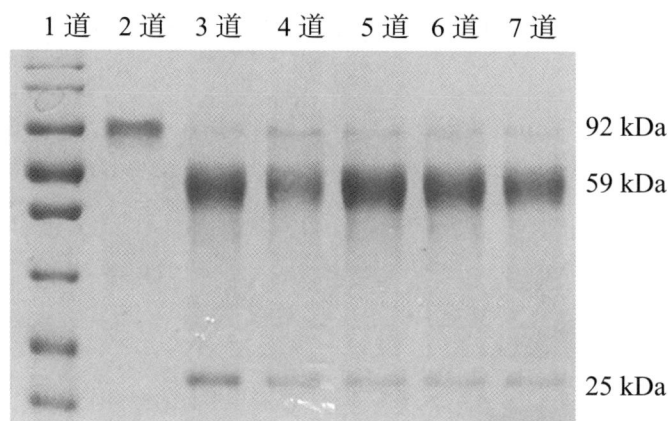

1 道为标准蛋白的电泳条带，2 道为 25 μg 纤溶酶原的电泳条带，3 道为 25 μg 纤溶酶原加 4 IU UK 的电泳条带，4 道为 25 μg 纤溶酶原加 4 IU UK 加 200 μg **6** 的电泳条带，5 道为 25 μg 纤溶酶原加 4 IU UK 加 100 μg **6** 的电泳条带，6 道为 25 μg 纤溶酶原加 4 IU UK 加 50 μg **6** 的电泳条带，7 道为 25 μg 纤溶酶原加 4 IU UK 加 10 μg **6** 的电泳条带。

图 6-4-2　抑制尿激酶激活纤溶酶原的作用

4.7　1-17 的 3D-QSAR

为了系统地评估 **1-17** 的抗肿瘤转移活性，采用 Discovery Studio 3.5 中的 3D-QSAR 模型，选择 17 个目标化合物经能量最小化并进行叠合，用抗肿瘤转移活性构建 3D-QSAR 模型。得到的训练集方程为 $y=0.872x+8.687$（$r=0.872$）。可见，模型可信。于是，选择抗肿瘤转移活性较好的 **1** 和抗肿瘤转移活性较差的 **15** 采用 3D-QSAR 考察理论模型和实验数据的契合度。理论模型显示引入的取代基体积大时不利于提高 **1-17** 的抗肿瘤转移活性。从表 6-4-1 可知，**1** 是 3R- 吲哚甲基 -6R-（Ala-6- 氨基正己酰 -4- 氨基正丁基）-2，5- 二酮哌嗪，**15** 是 3R- 吲哚甲基 -6R-（Val-6- 氨基正己酰 -4- 氨基正丁基）-2，5- 二酮哌嗪。在化学层面，**1** 和 **15** 的差别体现在 L-Ala 残基的侧链为甲基，L-Val 残基的侧链为异丙基。前者的体积明显小于后者的体积，理论上 **1** 的抗肿瘤转移活性强于 **15** 的抗肿瘤转移活性。在动物实验中 **1** 治疗的小鼠的肺部肿瘤结节数为 1.63 ± 0.92，**15** 治疗的小鼠的肺部肿瘤结节数为 2.00 ± 1.02。前者显著性小于后者（表 6-4-5，$P < 0.05$）。可见，理论模型和实验数据有较高的契合度。

5　3R- 吲哚甲基 -6R-[Lys（AA）-4- 氨基正丁基]-2，5- 二酮哌嗪

3R- 吲哚甲基 -6R-（AA-6- 氨基正己酰 -4- 氨基正丁基）-2，5- 二酮哌嗪 6 位 Lys-4- 氨基正丁基的 Lys 的侧链氨基引入 18 种氨基酸残基 AA，得到 3R- 吲哚甲基 -6R-[Lys（AA）-4- 氨基正丁基]-2，5- 二酮哌嗪（**1-18**）。图 6-5-1 是 **1-18** 的合成路线。为阐明结构，表 6-5-1 定义了 **1-18** 的 AA 代表的氨基酸残基。依赖 3R- 吲哚甲基 -6R-（4- 氨基正丁基）-2，5- 二酮哌嗪是纤溶酶原激活物抑制剂，围绕抗肿瘤转移及抗炎评价 **1-18** 的生物活性，通过向尿激酶活性口袋对接讨论 **1-18** 的结构和抑制肿瘤向肺转移活性之间的关系。

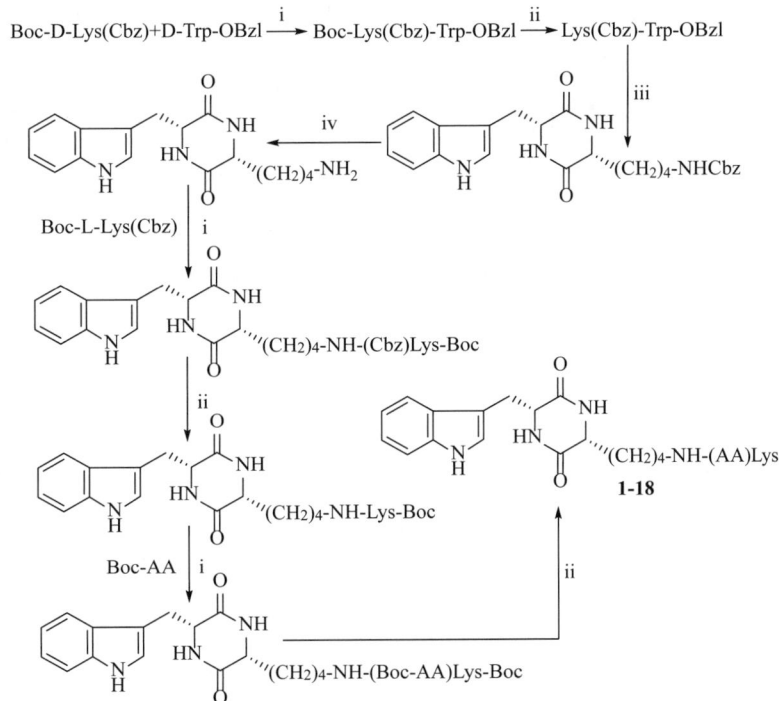

图 6-5-1 **1-18** 的合成路线

表 6-5-1 **1-18** 的 AA

化合物	式中 AA 代表的氨基酸残基	化合物	式中 AA 代表的氨基酸残基
1	式中 AA 为 L-Ala 残基	**10**	式中 AA 为 L-Asn 残基
2	式中 AA 为 L-Asp 残基	**11**	式中 AA 为 L-Pro 残基
3	式中 AA 为 L-Glu 残基	**12**	式中 AA 为 L-Gln 残基
4	式中 AA 为 L-Phe 残基	**13**	式中 AA 为 L-Arg 残基
5	式中 AA 为 Gly 残基	**14**	式中 AA 为 L-Ser 残基
6	式中 AA 为 L-Ile 残基	**15**	式中 AA 为 L-Thr 残基
7	式中 AA 为 L-Lys 残基	**16**	式中 AA 为 L-Val 残基
8	式中 AA 为 L-Leu 残基	**17**	式中 AA 为 L-Trp 残基
9	式中 AA 为 L-Met 残基	**18**	式中 AA 为 L-Tyr 残基

5.1 1-18 抑制肿瘤细胞增殖活性

用 MTT 法测定 3S- 吲哚甲基 -6S-Lys（AA）氨基正丁基 -2，5- 二酮哌嗪 **1-18** 抑制 A549（人非小细胞肺癌细胞）、95D（人高转移肺癌细胞）、HCCLM3（人高转移肝癌细胞）、L02（人正常肝细胞）及 HT-29（人结肠癌细胞）增殖的 IC_{50} 时发现，所有 IC_{50} 都 > 100 μM。由此推测，**1-18** 不是 A549、95D、HCCLM3、L02 及 HT-29 的 DNA 嵌入剂。

5.2 1-18 抑制 A549、95D 及 HCCLM3 迁移的活性

采用本章 1.3 的方法评价 **1-18** 对 A549（人非小细胞肺癌细胞）、95D（人高转移肺癌细胞）及 HCCLM3（人高转移肝癌细胞）迁移的抑制作用。**1-18** 用含 0.5%DMSO 的无血清 1640 培养基配成终浓

度为 20 μM 的样品溶液，简称"1-18 溶液"。RGDS 仍为阳性对照，终浓度为 20 μM。培养基为空白对照。

表 6-5-2 的数据表明，浓度为 20 μM 时 **1-18** 显著抑制 A549 迁移（与培养基比 $P < 0.01$）。表 6-5-2 的数据还表明，在 **1-18** 中，**2** 和 **17** 抑制 A549 迁移的活性最强（与 **1、3、5、7、9、10** 和 **13-16** 比 $P < 0.01$）。表 6-5-2 的数据进一步表明，在 **1-18** 中 **4、6、8、11、12** 和 **18** 抑制 A549 迁移的活性适中（与 **2** 和 **17** 比 $P > 0.05$）。

表 6-5-3 的数据表明，浓度为 20 μM 时 **1-18** 显著抑制 95D 迁移（与培养基比 $P < 0.01$）。表 6-5-3 的数据还表明，在 **1-18** 中，**10** 抑制 95D 迁移的活性最强（与 **1-9** 和 **11-18** 比 $P < 0.01$）。表 6-5-3 的数据进一步表明，在 **1-18** 中，**11、12** 和 **17** 抑制 95D 迁移的活性适中（与 **1-9、14-16** 和 **18** 比 $P < 0.01$，与 **13** 比 $P < 0.05$）。

表 6-5-4 的数据表明，浓度为 20 μM 时 **1-18** 显著抑制 HCCLM3 迁移（与培养基比 $P < 0.01$）。表 6-5-4 的数据还表明，**1-18** 中 **11** 和 **12** 抑制 HCCLM3 迁移的活性最强（与 **1-9** 和 **11-18** 比 $P < 0.01$）。表 6-5-4 的数据进一步表明，在 **1-18** 中，**17** 抑制 HCCLM3 迁移的活性适中（与 **11** 和 **12** 比 $P > 0.05$）。

表 6-5-2　浓度为 20 μM 时 1-18 对 A549 迁移的影响

对照及 **1-18**	迁移数（均值 ±SD）	对照及 **1-18**	迁移数（均值 ±SD）
培养基	123.00 ± 8.08	9	90.33 ± 8.33^a
RGDS	64.44 ± 6.69	10	70.22 ± 5.80^a
1	86.33 ± 7.00^a	11	55.33 ± 4.85^a
2	52.89 ± 5.58^b	12	54.44 ± 4.82^a
3	107.00 ± 6.75^a	13	101.67 ± 6.63^a
4	56.44 ± 5.78^a	14	106.78 ± 6.19^a
5	77.78 ± 6.80^a	15	67.44 ± 6.71^a
6	54.11 ± 4.86^a	16	63.00 ± 5.67^a
7	105.89 ± 6.06^a	17	51.00 ± 4.50^b
8	53.44 ± 4.57^a	18	57.75 ± 6.00^a

a：与培养基比 $P < 0.01$；b：与培养基及 **1、3、5、7、9、10** 和 **13-16** 比 $P < 0.01$，与 **4、6、8、11、12** 和 **18** 比 $P > 0.05$；$n=9$。

表 6-5-3　浓度为 20 μM 时 1-18 对 95D 迁移的影响

对照及 **1-18**	迁移数（均值 ±SD）	对照及 **1-18**	迁移数（均值 ±SD）
培养基	233.58 ± 12.91	9	185.50 ± 8.35^a
RGDS	130.00 ± 6.07	10	125.44 ± 6.34^b
1	192.83 ± 9.13^a	11	143.89 ± 6.45^c
2	169.89 ± 7.82^a	12	140.22 ± 6.42^c
3	190.11 ± 8.99^a	13	156.56 ± 6.73^a
4	161.67 ± 7.46^a	14	187.55 ± 7.66^a
5	188.13 ± 9.14^a	15	172.13 ± 7.55^a
6	180.63 ± 8.52^a	16	186.56 ± 7.27^a
7	188.00 ± 8.29^a	17	148.89 ± 5.94^c
8	168.56 ± 7.72^a	18	186.33 ± 8.85^a

a：与培养基比 $P < 0.01$；b：与培养基及 **1-9** 和 **11-18** 比 $P < 0.01$；c：与培养基及 **1-9、14-16** 和 **18** 比 $P < 0.01$，与 **13** 比 $P < 0.05$；$n=9$。

表 6-5-4　浓度为 20 μM 时 1-18 对 HCCLM3 迁移的影响

对照及 1-18	迁移数（均值 ±SD）	对照及 1-18	迁移数（均值 ±SD）
培养基	119.00 ± 10.45	9	89.67 ± 5.99[a]
RGDS	61.88 ± 4.65	10	60.88 ± 4.34[a]
1	74.56 ± 5.12[a]	11	57.17 ± 4.01[b]
2	73.33 ± 5.54[a]	12	58.33 ± 4.27[b]
3	98.13 ± 5.81[a]	13	67.67 ± 5.05[a]
4	84.86 ± 5.01[a]	14	68.17 ± 5.59[a]
5	84.50 ± 5.32[a]	15	70.83 ± 5.83[a]
6	81.67 ± 5.16[a]	16	78.13 ± 5.81[a]
7	79.00 ± 4.71[a]	17	60.25 ± 4.38[a]
8	67.17 ± 4.07[a]	18	80.57 ± 2.44[a]

a：与培养基比 $P < 0.01$；b：与培养基及 1-10、13-16 和 18 比 $P < 0.01$，与 17 比 $P > 0.05$；$n=9$。

5.3　1-18 抑制 A549、95D 及 HCCLM3 侵袭的活性

采用本章 1.3 的方法评价 1-18 对 A549、95D 及 HCCLM3 侵袭的抑制作用。1-18 用含 0.5%DMSO 的无血清 1640 培养基配成终浓度为 20 μM 的样品溶液，简称"1-18 溶液"。RGDS 仍为阳性对照，终浓度为 20 μM。培养基为空白对照。

表 6-5-5 的数据表明，浓度为 20 μM 时 1-18 显著抑制 A549 侵袭（与培养基比 $P < 0.01$）。表 6-5-5 的数据还表明，在 1-18 中，12 抑制 A549 侵袭的活性最强（与 1、3、5、7、9、10 和 13-16 比 $P < 0.01$）。

表 6-5-5　浓度为 20 μM 时 1-18 对 A549 侵袭的影响

对照及 1-18	侵袭数（均值 ±SD）	对照及 1-18	侵袭数（均值 ±SD）
培养基	69.71 ± 6.39	9	59.10 ± 3.62[a]
RGDS	54.33 ± 4.07	10	22.67 ± 1.64[c]
1	50.00 ± 3.56[b]	11	30.01 ± 2.51[a]
2	59.33 ± 3.66[a]	12	15.33 ± 1.42[b]
3	36.17 ± 2.21[a]	13	41.60 ± 3.52[a]
4	59.17 ± 3.45[a]	14	26.50 ± 1.69[a]
5	46.00 ± 3.70[a]	15	48.67 ± 3.90[a]
6	44.83 ± 3.76[a]	16	21.02 ± 1.27[c]
7	44.33 ± 3.71[a]	17	45.50 ± 3.57[b]
8	47.01 ± 3.15[a]	18	22.00 ± 1.78[a]

a：与培养基比 $P < 0.01$；b：与培养基及 2-11、13-15 和 18 比 $P < 0.01$；c：与培养基及 1-9、11、13-15 和 18 比 $P < 0.01$；$n=9$。

表 6-5-6 的数据表明，浓度为 20 μM 时 1-18 显著抑制 95D 侵袭（与培养基比 $P < 0.01$）。表 6-5-6 的数据还表明，在 1-18 中，11、12、15 和 17 抑制 95D 侵袭的活性最强（与 1-3、4、6、9、10、13、14 和 16 比 $P < 0.01$）。表 6-5-6 的数据进一步表明，在 1-18 中，5、7、8 和 18 抑制 95D 侵袭的活性适中（与 1-3、6、9、10、13、14 和 16 比 $P < 0.01$）。

表 6-5-7 的数据表明，浓度为 20 μM 时 1-18 显著抑制 HCCLM3 侵袭（与培养基比 $P < 0.01$）。表 6-5-7 的数据还表明，在 1-18 中，11 和 12 抑制 HCCLM3 侵袭的活性最强（与 1-10、13、14、17 和 18 比 $P < 0.01$）。

表 6-5-6　浓度为 20 μM 时 **1-18** 对 95D 侵袭的影响

对照及 **1-18**	侵袭数（均值 ±SD）	对照及 **1-18**	侵袭数（均值 ±SD）
培养基	145.00 ± 10.10	9	91.00 ± 7.75[a]
RGDS	59.11 ± 5.17	10	79.22 ± 7.01[a]
1	104.00 ± 7.36[a]	11	68.11 ± 6.16[b]
2	67.89 ± 6.29[a]	12	64.33 ± 5.62[b]
3	105.89 ± 7.52[a]	13	105.78 ± 7.94[a]
4	78.00 ± 7.20[a]	14	107.00 ± 7.96[a]
5	71.67 ± 6.82[c]	15	67.11 ± 6.44[b]
6	81.89 ± 7.78[a]	16	88.89 ± 7.80[a]
7	72.44 ± 6.24[c]	17	67.78 ± 7.21[b]
8	71.89 ± 6.91[c]	18	72.11 ± 6.57[c]

a：与培养基比 $P < 0.01$；b：与培养基及 **1-3**、**4**、**6**、**9**、**10**、**13**、**14** 和 **16** 比 $P < 0.01$；c：与培养基及 **1-3**、**6**、**9**、**10**、**13**、**14** 和 **16** 比 $P < 0.01$；$n=9$。

表 6-5-7　浓度为 20 μM 时 **1-18** 对 HCCLM3 侵袭的影响

对照及 **1-18**	侵袭数（均值 ±SD）	对照及 **1-18**	侵袭数（均值 ±SD）
培养基	106.75 ± 7.81	9	90.33 ± 6.71[a]
RGDS	64.83 ± 5.87	10	58.67 ± 4.03[a]
1	76.44 ± 6.31[a]	11	54.17 ± 4.20[b]
2	70.50 ± 5.68[a]	12	55.83 ± 3.08[b]
3	86.17 ± 5.37[a]	13	66.11 ± 5.58[a]
4	79.83 ± 5.96[a]	14	71.33 ± 5.46[a]
5	71.67 ± 5.27[a]	15	59.17 ± 4.22[a]
6	81.67 ± 6.55[a]	16	58.25 ± 4.29[a]
7	75.50 ± 5.48[a]	17	74.67 ± 5.29[a]
8	66.50 ± 5.22[a]	18	79.29 ± 3.33[a]

a：与培养基比 $P < 0.01$；b：与培养基及 **1-10**、**13**、**14**、**17** 和 **18** 比 $P < 0.01$，与 **15** 和 **16** 比 $P > 0.05$；$n=9$。

5.4　1-18 抑制肿瘤向肺转移的作用

采用本章 1.5.2 的 Lewis 肺癌转移小鼠模型评价 **1-18** 抑制肿瘤转移的活性。评价时阳性对照组小鼠每天灌胃 RGDS 的生理盐水溶液，剂量为 20 μmol/（kg·d），连续灌胃 12 天。空白对照组小鼠每天灌胃生理盐水，剂量为 0.1 mL/（10 g·d），连续灌胃 12 天。**1-18** 治疗的小鼠每天灌胃 **1-18** 的生理盐水溶液，剂量为 0.5 μmol/（kg·d），连续灌胃 12 天。治疗期间，每天测量小鼠的瘤体积。最后一次治疗的次日，对各组小鼠进行称重。然后麻醉，颈椎脱臼处死，用镊子固定小鼠右侧腋下，剪开皮肤，暴露肿瘤，钝性剥离，称重，统计平均瘤重。剥离实体瘤后，再剥离肺，统计肺部转移的平均瘤结节数。

表 6-5-8 的数据表明，在 0.5 μmol/（kg·d）的灌胃剂量下连续治疗 12 天，**1-18** 能有效地抑制肿瘤向肺转移（与生理盐水比 $P < 0.01$ 或 $P < 0.05$）。表 6-5-8 的数据还表明，**1-18** 中 **3** 和 **15** 抑制肿瘤向肺转移的活性最强（与 **1**、**6-8**、**10-12**、**14**、**16** 和 **17** 比 $P < 0.05$，与 **5** 和 **13** 比 $P < 0.01$），**2**、**4**、**9** 和 **18** 抑制肿瘤向肺转移的活性适中（与 **5** 和 **13** 比 $P > 0.05$）。表 6-5-8 的数据进一步表明，在 0.5 μmol/（kg·d）的灌胃剂量下连续治疗 12 天，**1-18** 对原位种植瘤的生长无抑制作用。也就是说，**1-18** 有效抑制肿瘤向肺转移的作用与对原位种植瘤生长的抑制作用无关。

表 6-5-8　1-18 对原位种植瘤生长及向肺转移的抑制作用

对照及 1-18	原位瘤重（均值 ±SD，g）	肺部肿瘤结节数（均值 ±SD）
生理盐水	6.29 ± 1.34	7.40 ± 1.84
RGDS	5.34 ± 1.44	3.20 ± 1.14
1	5.28 ± 1.29[d]	4.20 ± 1.54[a]
2	5.94 ± 1.95[d]	3.56 ± 1.20[a]
3	5.07 ± 1.36[d]	2.67 ± 0.51[b]
4	5.13 ± 1.08[d]	3.63 ± 1.12[a]
5	6.03 ± 1.06[d]	5.50 ± 1.20[c]
6	5.06 ± 1.13[d]	3.70 ± 1.12[a]
7	5.82 ± 0.97[d]	3.78 ± 1.27[a]
8	6.12 ± 0.83[d]	3.90 ± 1.27[a]
9	6.26 ± 1.40[d]	3.22 ± 1.12[a]
10	5.89 ± 0.65[d]	3.67 ± 1.62[a]
11	5.29 ± 1.27[d]	3.78 ± 1.62[a]
12	6.23 ± 1.00[d]	3.67 ± 1.52[a]
13	6.07 ± 1.28[d]	5.22 ± 1.64[c]
14	5.24 ± 1.21[d]	4.90 ± 1.31[a]
15	5.23 ± 1.86[d]	2.33 ± 0.42[b]
16	5.47 ± 1.78[d]	3.67 ± 1.60[a]
17	5.91 ± 1.28[d]	4.17 ± 1.41[a]
18	5.73 ± 1.62[d]	3.18 ± 1.29[a]

a：与生理盐水比 $P < 0.01$；b：与生理盐水及 **5** 和 **13** 比 $P < 0.01$，与 **1**、**6-8**、**10-12**、**14**、**16** 和 **17** 比 $P < 0.05$，与 **2**、**4**、**9** 和 **18** 比 $P > 0.05$；c：与生理盐水比 $P < 0.05$；d：与生理盐水比 $P > 0.05$；$n=12$。

5.5　1-18 的分子对接与活性的关系

为了将 **1-18** 的尿激酶的抑制作用和抑制肿瘤向肺转移活性相关联，采用 Discovery Studio 的 LigandFit 模块完成分子对接。LigandFit 模块对接过程分 3 步。第 1 步，用 flood-filling 算法选择尿激酶腔体，以便选择和确定作为对接区域的活性位点。第 2 步，为 **1-18** 选择位点时先通过随机抽样选择可变扭转角的柔性值搜索配体的构象，再用三维规则网格检测位点并估算对接受体的活性位点所需能量。第 3 步，比较尿激酶和 **1-18** 间的库仑力、范德华力、结合能、原子间距、氢键能、空间相互作用、疏水 – 亲脂相互作用、溶剂化效应和熵效应的分数，以便得到综合评价结果。作为虚拟筛选，用对接得分初步预测 **1-18** 抑制肿瘤向肺转移的活性。

表 6-5-9 的对接得分表明，**3** 及 **15** 的对接得分分别为 54.56 和 54.57，为最高得分。表 6-5-8 的肺部肿瘤结节数表明，**3** 及 **15** 治疗的小鼠的肺部肿瘤结节数分别为 2.67 ± 0.51 和 2.33 ± 0.42，为最强活性。表 6-5-9 的对接得分还表明，**5** 及 **13** 的对接得分分别为 43.61 和 41.99，为最低得分。表 6-5-8 的肺部肿瘤结节数表明，**5** 及 **13** 治疗的小鼠的肺部肿瘤结节数分别为 5.50 ± 1.20 和 5.22 ± 1.64（与 **5** 和 **13** 比 $P < 0.01$），为最弱活性。这些数据分析表明，分子对接得分与抑制肿瘤转移活性有较好的契合度。可用于预测 **1-18** 的类似物治疗的小鼠的肺部肿瘤结节数。

表 6-5-9　**1-18 向尿激酶活性口袋对接的得分**

1-18	对接得分	1-18	对接得分
1	42.96	10	49.02
2	48.82	11	45.94
3	54.56	12	46.88
4	52.08	13	41.99
5	43.61	14	49.26
6	47.37	15	56.57
7	47.39	16	46.30
8	46.39	17	51.86
9	45.56	18	51.57

6 3R- 吲哚甲基 -6S-（AA-6- 氨基正己酰 -4- 氨基正丁基）-2，5- 二酮哌嗪

3R- 吲哚甲基 -6S-（6- 氨基正己酰 -4- 氨基正丁基）-2，5- 二酮哌嗪 6 位的 6- 氨基正己酰 -4- 氨基正丁基引入 19 种氨基酸残基 AA，得到 3R- 吲哚甲基 -6S-（AA-6- 氨基正己酰 -4- 氨基正丁基）-2，5-二酮哌嗪（**1-19**），简称 3R- 吲哚甲基 -6S-（AA- 氨基己酰氨基丁基）-2，5- 二酮哌嗪。图 6-6-1 是 **1-19** 的合成路线。为了阐明结构，表 6-6-1 给出了 **1-19** 的 AA 代表的氨基酸残基。依赖 3R- 吲哚甲基 -6S-（6- 氨基正己酰 -4- 氨基正丁基）-2，5- 二酮哌嗪是纤溶酶原激活物抑制剂的生物学特征，评价 **1-19** 抗肿瘤转移及抗炎的生物活性，通过向尿激酶活性口袋对接讨论 **1-19** 的对接结合能和抑制肿瘤向肺转移活性之间的关系。

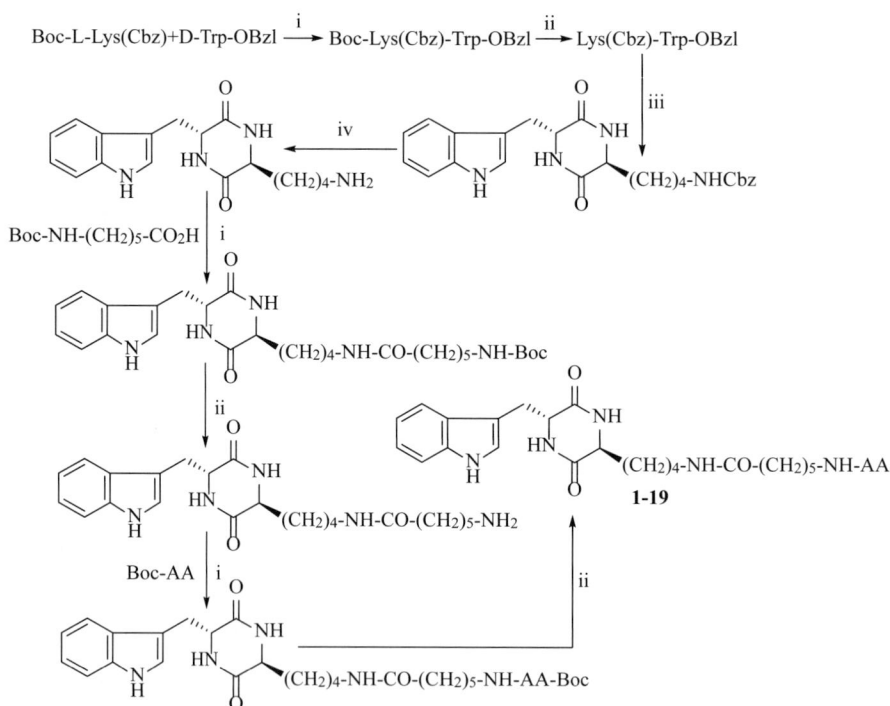

图 6-6-1　**1-19** 的合成路线

表 6-6-1　1-19 的 AA

化合物	式中 AA 代表的氨基酸残基	化合物	式中 AA 代表的氨基酸残基
1	式中 AA 为 Gly 残基	11	式中 AA 为 L-Glu 残基
2	式中 AA 为 L-Ala 残基	12	式中 AA 为 L-Ile 残基
3	式中 AA 为 L-Val 残基	13	式中 AA 为 L-Pro 残基
4	式中 AA 为 L-Ser 残基	14	式中 AA 为 L-Phe 残基
5	式中 AA 为 L-Leu 残基	15	式中 AA 为 L-Tyr 残基
6	式中 AA 为 L-Arg 残基	16	式中 AA 为 L-His 残基
7	式中 AA 为 L-Asn 残基	17	式中 AA 为 L-Trp 残基
8	式中 AA 为 L-Gln 残基	18	式中 AA 为 L-Asp 残基
9	式中 AA 为 L-Thr 残基	19	式中 AA 为 L-Met 残基
10	式中 AA 为 L-Lys 残基		

6.1　1-19 抑制肿瘤细胞增殖活性

用 MTT 法测定 3R- 吲哚 -6R- 氨基己酰 -AA-2，5- 二酮哌嗪 1-19 抑制 A549（人非小细胞肺癌细胞）、S180（鼠腹水癌细胞）、95D（人高转移肺癌细胞）、HO8910PM（人高转移卵巢癌细胞）、HCCLM3（人高转移肝癌细胞）、L02（人正常肝细胞）及 HaCaT（人永生化表皮细胞）增殖的 IC_{50} 时发现，所有 IC_{50} 都 > 100 μM。换句话说，1-19 不是 DNA 嵌入剂。

6.2　1-19 抑制 A549 及 95D 迁移的活性

采用本章 1.3 的方法评价 1-19 对 A549 及 95D 迁移的抑制作用。1-19 用含 0.5%DMSO 的无血清 1640 培养基配成终浓度为 20 μM 的样品溶液，简称"1-19 溶液"。RGDS 仍为阳性对照，终浓度为 20 μM。培养基为空白对照。

表 6-6-2 的数据表明，浓度为 20 μM 时 1-19 显著抑制 A549 迁移（与培养基比 $P < 0.01$）。表 6-6-2 的数据还表明，1-19 中 3、7、9 和 18 抑制 A549 迁移的活性最强（与 1、4、5、8、10-13 和 14-17 比 $P < 0.01$）。表 6-6-2 的数据进一步表明，1-19 中 2、6、13 和 19 抑制 A549 迁移的活性适中（与 3、7、9 和 18 比 $P < 0.05$）。

表 6-6-3 的数据表明，浓度为 20 μM 时 1-19 显著抑制 95D 迁移（与培养基比 $P < 0.01$）。表 6-6-3 的数据还表明，1-19 中 13 和 15 抑制 95D 迁移的活性最强（与 1-3、5-8、10-12、14 和 16-19 比 $P < 0.01$）。表 6-6-3 的数据进一步表明，1-19 中 4（与 13 和 15 比 $P > 0.05$）和 9（与 13 和 15 比 $P < 0.05$）抑制 95D 迁移的活性适中。

表 6-6-2　浓度为 20 μM 时 1-19 对 A549 迁移的影响

对照及 1-19	迁移数（均值 ±SD）	对照及 1-19	迁移数（均值 ±SD）
培养基	263.7 ± 43.9	6	55.7 ± 5.1[a]
RGDS	75.4 ± 10.7	7	44.4 ± 4.3[b]
1	61.1 ± 9.6[a]	8	71.6 ± 7.8[a]
2	55.9 ± 5.6[a]	9	48.9 ± 4.7[b]
3	48.3 ± 5.0[b]	10	78.5 ± 8.8[a]
4	67.4 ± 10.1[a]	11	83.9 ± 7.3[a]
5	67.2 ± 10.4[a]	12	94.3 ± 2.9[a]

对照及 1-19	迁移数（均值 ±SD）	对照及 1-19	迁移数（均值 ±SD）
13	50.8 ± 5.5^a	17	64.8 ± 5.5^a
14	60.0 ± 6.4^a	18	43.0 ± 4.8^b
15	70.8 ± 5.7^a	19	50.4 ± 5.2^a
16	70.0 ± 6.0^a		

a：与培养基比 $P < 0.01$；b：与培养基及 **1**、**4**、**5**、**8**、**10-13** 和 **14-17** 比 $P < 0.01$，与培养基及 **2**、**6**、**13** 和 **19** 比 $P < 0.05$；$n=9$。

表 6-6-3　浓度为 20 μM 时 1-19 对 95D 迁移的影响

对照及 1-19	迁移数（均值 ±SD）	对照及 1-19	迁移数（均值 ±SD）
培养基	144.0 ± 18.0	10	41.6 ± 5.1^a
RGDS	48.7 ± 5.9^a	11	43.1 ± 8.3^a
1	34.2 ± 6.8^a	12	34.0 ± 3.6^a
2	26.7 ± 4.1^a	13	17.7 ± 2.3^b
3	25.7 ± 3.9^a	14	30.6 ± 4.4^a
4	21.0 ± 2.1^a	15	18.8 ± 2.8^b
5	27.7 ± 2.9^a	16	35.1 ± 5.4^a
6	33.3 ± 3.7^a	17	30.1 ± 3.0^a
7	30.0 ± 6.3^a	18	34.7 ± 6.2^a
8	31.7 ± 4.5^a	19	32.5 ± 5.9^a
9	24.7 ± 2.6^a		

a：与培养基比 $P < 0.01$；b：与培养基及 **1-3**、**5-8**、**10-12**、**14** 和 **16-19** 比 $P < 0.01$，与 **9** 比 $P < 0.05$，与 **4** 比 $P > 0.05$；$n=9$。

6.3　1-19 抑制 A549 及 95D 侵袭的活性

采用本章 1.3 的方法评价 **1-19** 对 A549 及 95D 侵袭的抑制作用。**1-19** 用含 0.5%DMSO 的无血清 1640 培养基配成终浓度为 20 μM 的样品溶液，简称"**1-19** 溶液"。RGDS 仍为阳性对照，终浓度为 20 μM。培养基为空白对照。

表 6-6-4 的数据表明，浓度为 20 μM 时 **1-19** 显著抑制 A549 侵袭（与培养基比 $P < 0.01$）。表 6-6-4 的数据还表明，**1-19** 中 **8** 和 **11** 抑制 A549 侵袭的活性最强（与 **1-6**、**9**、**10**、**12-15**、**17** 和 **19** 比 $P < 0.01$）。

表 6-6-5 的数据表明，浓度为 20 μM 时 **1-19** 显著抑制 95D 侵袭（与培养基比 $P < 0.01$）。表 6-6-5 的数据还表明，**1-19** 中 **11** 和 **18** 抑制 95D 侵袭的活性最强（**1-6**、**8**、**10**、**13**、**14**、**15**、**16**、**17** 和 **19** 比 $P < 0.01$）。

表 6-6-4　浓度为 20 μM 时 1-19 对 A549 侵袭的影响

对照及 1-19	侵袭数（均值 ±SD）	对照及 1-19	侵袭数（均值 ±SD）
培养基	124.8 ± 5.5	10	28.6 ± 3.4^a
RGDS	44.6 ± 3.1	11	16.0 ± 2.0^b
1	28.0 ± 8.4^a	12	32.7 ± 8.7^a
2	31.7 ± 5.1^a	13	37.0 ± 6.3^a
3	34.6 ± 1.8^a	14	28.0 ± 6.4^a
4	32.1 ± 4.2^a	15	27.6 ± 3.2^a
5	36.2 ± 8.4^a	16	20.7 ± 3.7^a
6	34.1 ± 5.2^a	17	32.2 ± 6.1^a
7	22.9 ± 3.8^a	18	21.0 ± 4.4^a
8	17.1 ± 4.8^b	19	26.3 ± 3.7^a
9	38.7 ± 4.6^a		

a：与培养基比 $P < 0.01$；b：与培养基及 **1-6**、**9**、**10**、**12-15**、**17** 和 **19** 比 $P < 0.01$，与 **7** 及 **18** 比 $P < 0.05$，与 **16** 比 $P > 0.05$；$n=9$。

表 6-6-5　浓度为 20 μM 时 1-19 对 95D 侵袭的影响

对照及 1-19	侵袭数（均值 ±SD）	对照及 1-19	侵袭数（均值 ±SD）
培养基	67.6 ± 3.4	10	25.1 ± 2.8[a]
RGDS	25.5 ± 2.0	11	10.1 ± 1.8[b]
1	28.7 ± 5.6[a]	12	20.7 ± 1.5[a]
2	28.8 ± 4.9[a]	13	26.1 ± 5.2[a]
3	29.6 ± 5.6[a]	14	25.8 ± 3.5[a]
4	24.6 ± 3.6[a]	15	18.8 ± 2.5[a]
5	26.8 ± 4.4[a]	16	25.0 ± 4.0[a]
6	34.2 ± 5.7[a]	17	24.6 ± 3.4[a]
7	20.0 ± 3.6[a]	18	11.5 ± 1.8[b]
8	23.4 ± 4.2[a]	19	25.6 ± 6.6[a]
9	16.3 ± 2.5[b]		

a：与培养基比 $P < 0.01$；b：与培养基及 1-6、8、10、13、14、15、16、17 和 19 比 $P < 0.01$；$n=9$。

6.4　1-19 抑制肿瘤向肺转移的作用

按照本章 1.5.2 的方法将接种的 Lewis 肺癌转移小鼠分组。之后，Lewis 肺癌转移小鼠开始接受治疗。阳性对照组小鼠每天灌胃 RGDS 的生理盐水溶液，剂量为 20 μmol/（kg·d），连续灌胃 11 天。空白对照组小鼠每天灌胃生理盐水，剂量为 0.1 mL/（10 g·d），连续灌胃 11 天。1-19 治疗的小鼠每天灌胃 1-19 的生理盐水溶液，剂量为 0.5 μmol/（kg·d），连续灌胃 11 天。

治疗期间，每天测量小鼠的瘤体积。最后一次治疗的次日，对各组小鼠进行称重。然后麻醉，颈椎脱臼处死，用镊子固定小鼠右侧腋下，剪开皮肤，暴露肿瘤，钝性剥离，称重，统计平均瘤重。剥离实体瘤后，再剥离肺，统计肺部转移的平均瘤结节数。

表 6-6-6 的数据说明，在 0.5 μmol/（kg·d）的灌胃剂量下连续治疗 11 天，1-19 能有效地抑制肿瘤向肺转移（与生理盐水比 $P < 0.01$）。表 6-6-6 的数据还说明，1-19 中 8 和 16 抑制肿瘤向肺转移的活性最强（与 3、4、7、9 和 13-15 比 $P < 0.01$，与 2、5、6、10-12 和 17-19 比 $P < 0.05$）。表 6-6-6 的数据进一步说明，1-19 中 1 抑制肿瘤向肺转移的活性适中（与 8 和 16 比 $P > 0.05$）。

表 6-6-6　1-19 对原位种植瘤生长及向肺转移的抑制作用

对照及 1-19	原位瘤重（均值 ±SD，g）	肺部肿瘤结节数（均值 ±SD）
生理盐水	3.92 ± 0.39	6.5 ± 1.5
RGDS	1.98 ± 0.58	1.9 ± 0.8
1	2.76 ± 0.82[c]	1.9 ± 0.4[a]
2	2.66 ± 0.38[c]	2.1 ± 0.9[a]
3	2.57 ± 0.84[c]	3.8 ± 1.1[a]
4	2.92 ± 0.94[c]	3.0 ± 1.0[a]
5	2.35 ± 0.36[c]	2.0 ± 0.5[a]
6	2.93 ± 0.65[c]	2.5 ± 0.6[a]
7	2.64 ± 0.88[c]	2.8 ± 0.6[a]
8	2.62 ± 0.79[c]	1.5 ± 0.3[b]
9	2.76 ± 0.71[c]	2.7 ± 0.7[a]
10	2.71 ± 0.90[c]	2.3 ± 0.5[a]
11	2.60 ± 0.58[c]	2.2 ± 0.5[a]
12	2.95 ± 0.89[c]	2.3 ± 0.5[a]

续表

对照及 1-19	原位瘤重，（均值 ±SD，g）	肺部肿瘤结节数（均值 ±SD）
13	2.06 ± 0.63^c	2.8 ± 0.6^a
14	2.48 ± 0.98^c	2.8 ± 0.5^a
15	2.72 ± 1.38^c	2.1 ± 0.5^a
16	2.56 ± 0.83^c	1.8 ± 0.4^b
17	2.77 ± 1.02^c	2.3 ± 0.6^a
18	3.50 ± 0.79^d	2.5 ± 0.6^a
19	3.54 ± 1.11^d	3.1 ± 1.1^a

a：与生理盐水比 $P < 0.01$；b：与生理盐水及 **3**、**4**、**7**、**9** 和 **13-15** 比 $P < 0.01$，与 **2**、**5**、**6**、**10-12** 和 **17-19** 比 $P < 0.05$，与 **1** 比 $P > 0.05$；c：与生理盐水比 $P < 0.05$；d：与生理盐水比 $P > 0.05$；$n=11$。

表 6-6-6 还包括了在 0.5 μmol/（kg·d）的灌胃剂量下连续治疗 11 天，**1-19** 抑制原位种植瘤生长的数据。这些数据说明，**1-17** 能有效地抑制原位种植瘤生长（与生理盐水比 $P < 0.05$）。这些数据还说明，在 0.5 μmol/（kg·d）的灌胃剂量下连续治疗 11 天，**18** 和 **19** 对原位种植瘤的生长无抑制作用（与生理盐水比 $P > 0.05$）。这种状况说明，在 0.5 μmol/（kg·d）的灌胃剂量下连续治疗 11 天，**1-17** 显示抑制原位种植瘤生长及肿瘤向肺转移双重作用，而在 0.5 μmol/（kg·d）的灌胃剂量下连续治疗 11 天，**16** 和 **17** 只抑制肿瘤向肺转移。

6.5　1-19 的抗炎活性

ICR 小鼠［（24±2）g］静息 1 天，随后随机分组，每组 10 只。小鼠序贯灌胃生理盐水（空白对照），或者序贯灌胃阿司匹林与生理盐水的悬浮液（阳性对照，1111 μmol/kg），或者序贯灌胃 **1-19** 与生理盐水的悬浮液（0.5 μmol/kg）。30 min 后，依序贯顺序从小鼠的右耳郭的中心向边缘扩展并均匀涂抹 30 μL 二甲苯，待其自然挥发，建立二甲苯诱发的肿胀模型。造模 2 h 后，小鼠接受乙醚麻醉，颈椎脱臼处死。沿两侧耳根剪下小鼠两侧耳朵，两耳对齐边缘叠放，用直径为 7 mm 的电动打孔器（YLS025A）在相同部位取圆形耳片，两个圆形耳片分别精确称重。记录两个圆形耳片的重量差，用来代表耳肿胀度。表 6-6-7 的数据说明，**1-19** 能有效地抑制二甲苯诱发的耳部炎症反应。

表 6-6-7　1-19 的抗炎活性

对照及 1-19	耳肿胀度（均值 ±SD，mg）	对照及 1-19	耳肿胀度（均值 ±SD，mg）
生理盐水	13.84±3.72	10	8.49 ± 2.86^a
阿司匹林	6.45±1.19	11	6.92 ± 3.34^a
1	10.17 ± 3.31^b	12	9.81 ± 3.99^b
2	10.12 ± 3.80^b	13	9.20 ± 3.50^a
3	8.86 ± 3.87^a	14	7.81 ± 3.19^a
4	8.10 ± 3.82^a	15	9.76 ± 3.93^b
5	10.73 ± 3.06^b	16	8.67 ± 3.76^a
6	9.55 ± 3.29^b	17	9.41 ± 3.19^b
7	9.62 ± 3.91^b	18	9.35 ± 2.11^b
8	6.53 ± 2.69^a	19	8.55 ± 2.99^a
9	6.60 ± 1.99^a		

a：与生理盐水比 $P < 0.01$；b：与生理盐水比 $P < 0.05$；$n=10$。

6.6 1-19 对尿激酶激活纤溶酶原的抑制作用

为揭示 **1-19** 抑制尿激酶（UK）的分子机制，采用 SDS-PAGE（聚丙烯酰胺凝胶电泳）考察 **1-19** 的代表 **8** 对 UK 激活纤溶酶原的抑制作用。测定在垂直电泳槽 Mini-PROTEAN Tetra 系统上完成。具体操作和前面相同。图 6-6-2 是脱色胶用扫描仪扫描的电泳条带。

图 6-6-2 的 1 道为标准蛋白的电泳条带，2 道为 25 μg 纤溶酶原的电泳条带，3 道为 25 μg 纤溶酶原加 4 IU UK 的电泳条带，4 道为 25 μg 纤溶酶原加 4 IU UK 加 100 μg **8** 的电泳条带。2 道的特征是只有一条纤溶酶原的 92 kDa 带。3 道的特征是 UK 激活导致纤溶酶原增加一条 59 kDa 带及一条 25 kDa 带。4 道的特征是 **8** 抑制 UK 的激活作用导致 59 kDa 带及 25 kDa 带的颜色变浅。可见，**8** 是 UK 的抑制剂。**8** 是 UK 的抑制剂意味着，围绕抑制肿瘤转移活性分析 **1-19** 的 3D-QSAR 具备了分子基础。

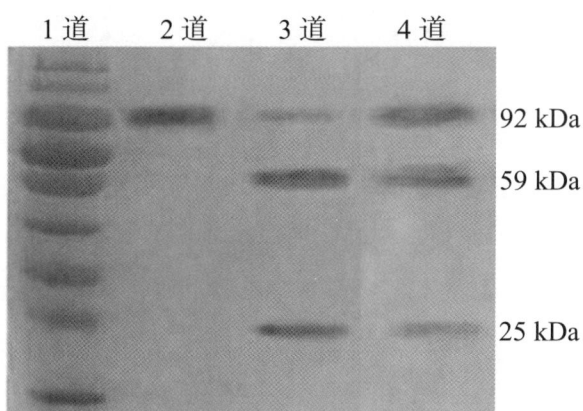

1 道为标准蛋白的电泳条带，2 道为 25 μg 纤溶酶原的电泳条带，3 道为 25 μg 纤溶酶原加 4 IU UK 的电泳条带，4 道为 25 μg 纤溶酶原加 4 IU UK 加 200 μg 6 的电泳条带，5 道为 25 μg 纤溶酶原加 4 IU UK 加 100 μg 6 的电泳条带，6 道为 25 μg 纤溶酶原加 4 IU UK 加 50 μg 6 的电泳条带，7 道为 25 μg 纤溶酶原加 4 IU UK 加 10 μg 6 的电泳条带。

图 6-6-2　抑制尿激酶激活纤溶酶原的作用

6.7 1-19 与 UK 活性部位对接及结合能与活性的关系

通过 **8** 为代表的聚丙烯酰胺凝胶电泳确认 **1-19** 是 uPA 的抑制剂，为分子对接提供了实验依据。于是，采用 AutoDock4 软件完成 3R- 吲哚甲基 -6S-（AA- 氨基己酰氨基丁基）-2, 5- 二酮哌嗪（**1-19**）和 uPA 的活性部位对接。对接经历了 4 个步骤。第 1 步，用 flood-filling 算法选择腔体，以便选择和确定作为对接区域的 uPA 的活性位点。第 2 步，为 **1-19** 选择位点时先通过随机抽样选择可变扭转角的柔性值搜索 **1-19** 构象，再用三维规则网格检测位点并估算对接 uPA 的活性位点所需能量。第 3 步，比较 uPA 和 **1-19** 间的库仑力、范德华力、结合能、原子间距、氢键能、空间相互作用、疏水 – 亲脂相互作用、溶剂化效应和熵效应的分数，以便得到综合评价结果。第 4 步，计算 **1-19** 的对接结合能。结果见表 6-6-8。

表 6-6-8　1-19 和 uPA 活性部位的结合能

化合物	结合能（kcal/mol）	化合物	结合能（kcal/mol）
1	-43.85	11	-35.39
2	-31.54	12	-32.18
3	-39.81	13	-40.11
4	-34.24	14	-39.47
5	-43.54	15	-44.49
6	-34.87	16	-48.74
7	-37.94	17	-41.52
8	-48.53	18	-36.37
9	-32.83	19	-28.23
10	-36.04		

表 6-6-8 的数据表明，在 1-19 中 8 和 16 的结合能最低。从表 6-6-6 已知，8 和 16 抑制肿瘤向肺转移活性最强。因为 uPA 与肿瘤向肺转移关系最密切，所以 8 和 16 的对接结合能最低与抑制肿瘤向肺转移活性最强合乎情理。表 6-6-8 的数据还表明，在 1-19 中 1、13、15 和 17 的结合能比较低。从表 6-6-6 已知，1、13、15 和 17 抑制肿瘤向肺转移活性比较强。因为 uPA 与肿瘤向肺转移关系最密切，所以 1、13、15 和 17 的对接结合能比较低与抑制肿瘤向肺转移活性比较强合乎情理。表 6-6-8 的数据进一步表明，在 1-19 中，19 的结合能最高。从表 6-6-6 已知，19 抑制肿瘤向肺转移活性最弱。因为 uPA 与肿瘤向肺转移关系最密切，所以 19 的对接结合能最高与抑制肿瘤向肺转移活性最弱合乎情理。这些分析表明，1-19 与 UK 活性部位对接的结合能对于预测它们抑制肿瘤向肺转移的活性有比较高的可信度。

7 ● 3R- 吲哚甲基 -6R-（AA- 氨甲基环己甲酰 -4- 氨基正丁基）-2，5- 二酮哌嗪

4- 氨甲基环己甲酸（TXA）是赖氨酸的类似物，通过可逆性阻断纤溶酶原上的赖氨酸结合位点来发挥功效。4- 氨甲基环己甲酸是 rt-PA 拮抗剂，临床用作止血药。灌胃大剂量 4- 氨甲基环己甲酸（500 mg/kg）能抑制小鼠 Lewis 肺癌的自发性转移。前面讲到 rt-PA 是常见的纤溶酶原激活物。作为 rt-PA 拮抗剂，4- 氨甲基环己甲酸能够阻断纤溶酶原激活。将拮抗 uPA 的药效团 3R- 吲哚甲基 -6R-（4- 氨基正丁基）-2，5- 二酮哌嗪和拮抗 uPA 的药效团 AA-4- 氨甲基环己甲酸组合为一个分子，有可能获得 uPA 和 rt-PA 双重拮抗作用。按照这种策略，用 4- 氨甲基环己甲酸酰化 3R- 吲哚甲基 -6R-（4- 氨基正丁基）-2，5- 二酮哌嗪的 6 位的 4- 氨基正丁基，之后将获得的 3R- 吲哚甲基 -6R-（4- 氨甲基环己甲酰氨基正丁基）-2，5- 二酮哌嗪的 6 位的 4- 氨甲基环己甲酰氨基正丁基用 17 种天然氨基酸酰化。最终得到的就是本部分的 3R- 吲哚甲基 -6R-（AA- 氨甲基环己甲酰 -4- 氨基正丁基）-2，5- 二酮哌嗪（1-17），简称 3R- 吲哚甲基 -6R-（AA- 氨甲基环己甲酰氨基正丁基）-2，5- 二酮哌嗪。图 6-7-1 是 1-17 的合成路线。为了阐明结构，表 6-7-1 给出了 1-17 的 AA 代表的氨基酸残基。依赖 3R- 吲哚甲基 -6S-（6- 氨基正己酰 -4- 氨基正丁基）-2，5- 二酮哌嗪是纤溶酶原激活物抑制剂的生物学特征，评价 1-17 抗肿瘤转移及抗炎的生物活性，通过向尿激酶活性口袋对接讨论 1-17 的对接结合能和抑制肿瘤向肺转移活性之间的关系。

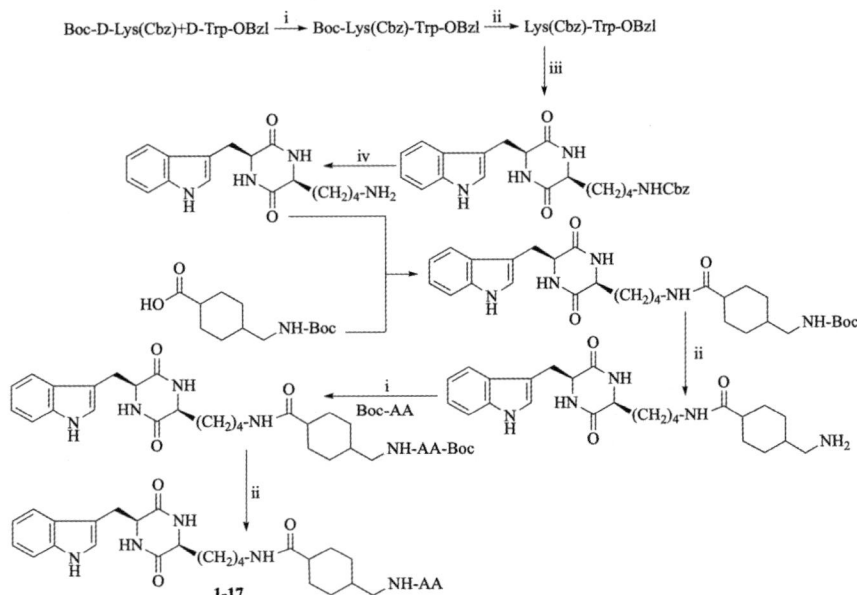

图 6-7-1 **1-17** 的合成路线

表 6-7-1 **1-17** 的 AA

化合物	式中 AA 代表的氨基酸残基	化合物	式中 AA 代表的氨基酸残基
1	式中 AA 为 Gly 残基	**10**	式中 AA 为 L-Asn 残基
2	式中 AA 为 L-Ala 残基	**11**	式中 AA 为 L-Pro 残基
3	式中 AA 为 L-Asp 残基	**12**	式中 AA 为 L-Gln 残基
4	式中 AA 为 L-Glu 残基	**13**	式中 AA 为 L-Ser 残基
5	式中 AA 为 L-Phe 残基	**14**	式中 AA 为 L-Thr 残基
6	式中 AA 为 L-Ile 残基	**15**	式中 AA 为 L-Val 残基
7	式中 AA 为 L-Lys 残基	**16**	式中 AA 为 L-Trp 残基
8	式中 AA 为 L-Leu 残基	**17**	式中 AA 为 L-Tyr 残基
9	式中 AA 为 L-Met 残基		

7.1 1-17 抑制肿瘤细胞增殖活性

用 MTT 法测定 3R- 吲哚 -6R- 氨基己酰 -AA-2,5- 二酮哌嗪 **1-17** 抑制 A549（人非小细胞肺癌细胞）、95D（人高转移肺癌细胞）、HCCLM3（人高转移肝癌细胞）及 L02（人正常肝细胞）增殖的 IC_{50} 时发现，所有 IC_{50} 都＞ 100 μM。换句话说，**1-17** 不是 A549、95D、HCCLM3 及 L02 的 DNA 嵌入剂。

7.2 1-17 抑制 A549 及 95D 迁移的活性

采用本章 1.3 的方法评价 **1-17** 对 A549 及 95D 迁移的抑制作用。**1-17** 用含 0.5%DMSO 的无血清 1640 培养基配成终浓度为 20 μM 的样品溶液，简称 **1-17** 溶液。RGDS 仍为阳性对照，终浓度为 20 μM。培养基为空白对照。

表 6-7-2 的数据表明，浓度为 20 μM 时 **1-17** 显著抑制 A549 迁移（与培养基比 $P < 0.01$）。表 6-7-2 的数据还表明，**1-17** 中 **2** 和 **3** 抑制 A549 迁移的活性最强（与 **6**、**7**、**10**、**11** 和 **14** 比 $P < 0.01$，与 **5**、**8**、

9、**12** 和 **17** 比 $P < 0.05$)。表 6-7-2 的数据进一步表明，**1-17** 中 **13** 和 **16** 抑制 A549 迁移的活性也在强的水平（与 **2** 和 **3** 比 $P > 0.05$)。

表 6-7-2　浓度为 20 μM 时 **1-17** 对 A549 迁移的影响

对照及 1-17	迁移数（均值 ±SD）	对照及 1-17	迁移数（均值 ±SD）
培养基	303 ± 29	9	205 ± 12^a
RGDS	158 ± 14	10	223 ± 13^a
1	271 ± 25	11	227 ± 13^a
2	190 ± 12^b	12	213 ± 14^a
3	195 ± 11^b	13	200 ± 11^a
4	201 ± 12^a	14	225 ± 13^a
5	210 ± 10^a	15	211 ± 11^a
6	217 ± 14^a	16	200 ± 12^a
7	216 ± 14^a	17	212 ± 13^a
8	212 ± 10^a		

a：与培养基比 $P < 0.01$；b：与培养基及 **6**、**7**、**10**、**11** 和 **14** 比 $P < 0.01$，与 **5**、**8**、**9**、**12** 和 **17** 比 $P < 0.05$，与 **13** 和 **16** 比 $P > 0.05$；$n=9$。

表 6-7-3 的数据表明，浓度为 20 μM 时 **1-17** 显著抑制 95D 迁移（与培养基比 $P < 0.01$）。表 6-7-3 的数据还表明，**1-17** 中 **1** 抑制 95D 迁移的活性最强（与 **2-7**、**9-14** 和 **16** 比 $P < 0.01$）。表 6-7-3 的数据进一步表明，**1-17** 中 **8**、**15** 和 **17** 抑制 95D 迁移的活性也在强的水平（与 **1** 比 $P > 0.05$）。

表 6-7-3　浓度为 20 μM 时 **1-17** 对 95D 迁移的影响

对照及 1-17	迁移数（均值 ±SD）	对照及 1-17	迁移数（均值 ±SD）
培养基	191 ± 17	9	136 ± 12^a
RGDS	78 ± 7	10	121 ± 10^a
1	87 ± 7^b	11	146 ± 12^a
2	136 ± 11^a	12	102 ± 9^a
3	130 ± 10^a	13	111 ± 10^a
4	140 ± 11^a	14	119 ± 11^a
5	103 ± 9^a	15	91 ± 6^c
6	122 ± 10^a	16	133 ± 10^a
7	127 ± 10^a	17	92 ± 7^c
8	93 ± 7^c		

a：与培养基比 $P < 0.01$；b：与培养基及 **2-7**、**9-14** 和 **16** 比 $P < 0.01$，与 **8**、**15** 和 **17** 比 $P > 0.05$；c：与 **1** 比 $P > 0.05$；$n=9$。

7.3　1-17 抑制 A549 及 95D 侵袭的活性

采用本章 1.3 的方法评价 **1-17** 对 A549 及 95D 侵袭的抑制作用。**1-17** 用含 0.5%DMSO 的无血清 1640 培养基配成终浓度为 20 μM 的样品溶液，简称"**1-17** 溶液"。RGDS 仍为阳性对照，终浓度为 20 μM。培养基为空白对照。

表 6-7-4 的数据表明，浓度为 20 μM 时 **1-17** 显著抑制 A549 侵袭（与培养基比 $P < 0.01$）。表 6-7-4 的数据还表明，**1-17** 中 **6**、**8**、**9** 和 **16** 抑制 95D 侵袭的活性最强（与 **1-5**、**7**、**10-12**、**14**、**15** 和 **17** 比

$P < 0.01$）。表 6-7-4 的数据进一步表明，**1-17** 中 **13** 抑制 95D 侵袭的活性也在强的水平（与 **6**、**8**、**9** 和 **16** 比 $P > 0.05$）。

表 6-7-4 浓度为 20 μM 时 1-17 对 A549 侵袭的影响

对照及 1-17	侵袭数（均值 ±SD）	对照及 1-17	侵袭数（均值 ±SD）
培养基	138 ± 12	**9**	62 ± 5[b]
RGDS	54 ± 5	**10**	81 ± 6[a]
1	81 ± 7[a]	**11**	92 ± 8[a]
2	76 ± 6[a]	**12**	91 ± 8[a]
3	95 ± 8[a]	**13**	71 ± 5[a]
4	94 ± 8[a]	**14**	84 ± 6[a]
5	78 ± 6[a]	**15**	93 ± 8[a]
6	64 ± 5[b]	**16**	66 ± 5[b]
7	80 ± 6[a]	**17**	80 ± 5[a]
8	66 ± 6[b]		

a：与培养基比 $P < 0.01$；b：与培养基及 **1-5**、**7**、**10-12**、**14**、**15** 和 **17** 比 $P < 0.01$，与 **13** 比 $P > 0.05$；$n=9$。

表 6-7-5 的数据表明，浓度为 20 μM 时 **1-17** 显著抑制 95D 侵袭（与培养基比 $P < 0.01$）。表 6-7-5 的数据还表明，**1-17** 中 **1** 抑制 95D 侵袭的活性最强（与 **1-15** 和 **17** 比 $P < 0.01$）。表 6-7-5 的数据进一步表明，**1-17** 中 **2**、**6**、**9** 和 **10** 抑制 95D 侵袭的活性也在强的水平（与 **1**、**3-5**、**7**、**11**、**14**、**15** 和 **17** 比 $P < 0.01$，与 **8**、**12** 和 **13** 比 $P > 0.05$）。

表 6-7-5 浓度为 20 μM 时 1-17 对 95D 侵袭的影响

对照及 1-17	侵袭数（均值 ±SD）	对照及 1-17	侵袭数（均值 ±SD）
培养基	81 ± 8	**9**	34 ± 3[c]
RGDS	50 ± 5	**10**	36 ± 5[c]
1	54 ± 5[a]	**11**	51 ± 6[a]
2	36 ± 4[c]	**12**	38 ± 5[a]
3	50 ± 6[a]	**13**	39 ± 6[a]
4	48 ± 5[a]	**14**	47 ± 5[a]
5	47 ± 5[a]	**15**	57 ± 6[a]
6	34 ± 4[c]	**16**	24 ± 3[b]
7	47 ± 6[a]	**17**	52 ± 6[a]
8	39 ± 5[a]		

a：与培养基比 $P < 0.01$；b：与培养基及 **1-15** 和 **17** 比 $P < 0.01$；c：与培养基及 **1**、**3-5**、**7**、**11**、**14**、**15** 和 **17** 比 $P < 0.01$，与 **8**、**12** 和 **13** 比 $P > 0.05$；$n=9$。

7.4 1-17 抑制肿瘤向肺转移的作用

按照本章 1.5.2 的方法将接种的 Lewis 肺癌转移小鼠分组。之后，Lewis 肺癌转移小鼠开始接受治疗。阳性对照组小鼠每天灌胃 RGDS 的生理盐水溶液，剂量为 20 μmol/（kg·d），连续灌胃 10 天。空白对照组小鼠每天灌胃生理盐水，剂量为 0.1 mL/（10 g·d），连续灌胃 10 天。**1-17** 治疗的小鼠每天灌胃 **1-17** 的生理盐水溶液，剂量为 0.5 μmol/（kg·d），连续灌胃 10 天。

治疗期间，每天测量小鼠的瘤体积。最后一次治疗的次日，对各组小鼠进行称重。然后麻醉，颈椎脱臼处死，用镊子固定小鼠右侧腋下，剪开皮肤，暴露肿瘤，钝性剥离，称重，统计平均瘤重。剥离实体瘤后，再剥离肺，统计肺部转移的平均瘤结节数。

表 6-7-6 的数据说明，在 0.5 µmol/（kg·d）的灌胃剂量下连续治疗 11 天，**1-17** 能有效地抑制肿瘤向肺转移（与生理盐水比 $P < 0.01$ 或 $P < 0.05$）。表 6-7-6 的数据还说明，**1-17** 中 **7** 和 **9** 抑制肿瘤向肺转移的活性最强（与 **1**、**5**、**6**、**10-14** 和 **15** 比 $P < 0.01$，与 **4** 比 $P < 0.05$）。表 6-7-6 的数据进一步说明，**1-17** 中 **2**、**3** 和 **16** 抑制肿瘤向肺转移的活性也在强的水平（与 **7** 和 **9** 比 $P > 0.05$）。表 6-7-6 还包括在 0.5 µmol/（kg·d）的灌胃剂量下连续治疗 11 天，**1-17** 抑制原位种植瘤生长的数据。这些数据说明，**1-17** 对原位种植瘤生长无抑制作用（与生理盐水比 $P > 0.05$）。这种状况说明，在 0.5 µmol/（kg·d）的灌胃剂量下连续治疗 11 天，**1-17** 抑制肿瘤向肺转移的作用与抑制原位种植瘤生长无关。

表 6-7-6　**1-17** 对原位种植瘤生长及向肺转移的抑制作用

对照及 1-17	原位瘤重（均值 ±SD, g）	肺部肿瘤结节数（均值 ±SD）
生理盐水	3.88 ± 1.23	11.0 ± 3.0
RGDS	3.26 ± 1.16	6.5 ± 2.2
1	3.84 ± 0.65[d]	7.9 ± 2.0[c]
2	3.70 ± 0.77[d]	5.8 ± 2.0[a]
3	3.20 ± 1.46[d]	5.6 ± 2.1[a]
4	3.47 ± 0.30[d]	6.2 ± 2.2[a]
5	4.20 ± 0.94[d]	7.8 ± 2.1[c]
6	3.13 ± 1.08[d]	7.4 ± 2.5[c]
7	3.41 ± 1.23[d]	4.8 ± 1.1[b]
8	3.13 ± 0.86[d]	7.5 ± 2.1[c]
9	3.32 ± 1.15[d]	4.9 ± 1.3[b]
10	2.59 ± 1.00[d]	7.7 ± 2.2[c]
11	3.67 ± 1.35[d]	7.3 ± 2.3[c]
12	3.69 ± 1.09[d]	7.9 ± 2.2[c]
13	3.29 ± 1.79[d]	7.3 ± 2.5[c]
14	3.27 ± 0.89[d]	6.9 ± 2.2[a]
15	3.85 ± 0.88[d]	7.4 ± 2.3[c]
16	4.03 ± 0.64[d]	5.1 ± 1.2[a]
17	3.49 ± 1.09[d]	6.1 ± 2.3[a]

a：与生理盐水比 $P < 0.01$；b：与生理盐水及 **1**、**5**、**6**、**10-14** 和 **15** 比 $P < 0.01$，与 **4** 比 $P < 0.05$，与 **2**、**3** 和 **16** 比 $P > 0.05$；c：与生理盐水比 $P < 0.05$；d：与生理盐水比 $P > 0.05$；$n=12$。

7.5　1-17 的抗炎活性

ICR 小鼠 [（24 ± 2）g] 静息 1 天，随后随机分组，每组 10 只。小鼠序贯灌胃生理盐水（空白对照），或者序贯灌胃阿司匹林与生理盐水的悬浮液（阳性对照，1111 µmol/kg），或者序贯灌胃 **1-17** 与生理盐水的悬浮液（0.5 µmol/kg）。30 min 后，依序贯顺序从小鼠的右耳郭的中心向边缘扩展并均匀涂抹 30 µL

二甲苯，待其自然挥发，建立二甲苯诱发的肿胀模型。造模 2 h 后，小鼠接受乙醚麻醉，颈椎脱臼处死。沿两侧耳根剪下小鼠两侧耳朵，两耳对齐边缘叠放，用直径为 7 mm 的电动打孔器（YLS025A）在相同部位取圆形耳片，两个圆形耳片分别精确称重。记录两个圆形耳片的重量差，用来代表耳肿胀度。表 6-7-7 的数据说明，**1-17** 能有效地抑制二甲苯诱发的耳部炎症反应。表 6-7-7 的数据还说明，**1-17** 中 **8** 抑制二甲苯诱发的小鼠耳肿胀的活性最强（与 **4-6**、**13** 和 **15** 比 $P < 0.05$）。表 6-7-7 的数据进一步说明，**1-17** 中 **1-3**、**7**、**9-12**、**14**、**16** 和 **17** 抑制二甲苯诱发的小鼠耳肿胀的活性也在强的水平（与 **8** 比 $P > 0.05$）。

表 6-7-7　**1-17** 的抗炎活性

对照及 **1-17**	耳肿胀度（均值 ±SD, mg）	对照及 **1-17**	耳肿胀度（均值 ±SD, mg）
生理盐水	6.75 ± 1.00	9	4.54 ± 1.06^a
阿司匹林	2.23 ± 1.36^a	10	4.90 ± 1.05^a
1	4.31 ± 1.05^a	11	4.65 ± 1.09^a
2	4.85 ± 1.15^a	12	4.38 ± 1.04^a
3	4.19 ± 1.06^a	13	5.27 ± 1.05^c
4	5.33 ± 1.04^c	14	4.66 ± 1.07^a
5	5.13 ± 1.07^c	15	5.28 ± 1.06^c
6	5.32 ± 1.35^c	16	4.86 ± 1.03^a
7	4.98 ± 1.12^a	17	4.66 ± 1.02^a
8	4.02 ± 1.07^b		

a：与生理盐水比 $P < 0.01$；b：与生理盐水比 $P < 0.01$，与 **4-6**、**13** 和 **15** 比 $P < 0.05$；c：与生理盐水比 $P < 0.05$；$n=12$。

8 RGD 肽和 PAK 肽同位修饰的咪唑啉

NO 是体内的一种反应很强的自由基，具有活泼的性质（如第 2 信使及神经递质作用）。NO 作为效应分子，同时参与清除病原微生物及攻击肿瘤细胞等的细胞毒作用。血浆中 NO 的含量，在再灌注后有渐增的趋势。在缺血后再灌注应激状态下，产生大量细胞因子。信号传导细胞因子激活上皮细胞内一氧化氮合酶（NOS），可产生 NO。NO 与 O_2 迅速结合，生成氧化性更强的 ONOO 自由基。ONOO 自由基较稳定，可与蛋白质发生硝化反应并产生细胞毒性，甚至导致细胞死亡。

咪唑啉是一种具有抗氧化性能的稳定自由基，能清除体内 NO 自由基。咪唑啉含稳定的 -N-O· 并显示生物活性。本部分的咪唑啉母核是 2-（4- 羟基苯基）-4，4，5，5- 四甲基 -1，3- 二氧基咪唑啉。将母核 2 位的 4- 羟基苯基的羟基转化为 OCH_2CO_2H 基，用 L-Lys 和 OCH_2CO_2H 基偶联，用 PAK 肽和 L-Lys 的侧链氨基偶联，用 RGD 肽和 L-Lys 的羧基偶联，得到本部分内容的 RGD 肽和 PAK 肽同位修饰的 2-（4- 羟基苯基）-4，4，5，5- 四甲基 -1，3- 二氧基咪唑啉（**1-16**），简称 RGD 肽和 PAK 肽同位修饰的咪唑啉。从构建思路可以看出 **1-16** 包括 3 个建筑块。第 1 个建筑块是 2-（4- 氧乙酰 -Lys）苯基 -4，4，5，5- 四甲基 -1，3- 二氧基咪唑啉，第 2 个建筑块是 $AA_1-AA_2-Pro-Ala-Lys$，第 3 个建筑块是 Arg-Gly-Asp-AA_3。图 6-8-1 是 **1-16** 的合成路线。为了阐明结构，表 6-8-1 给出了 **1-16** 的 AA_1、AA_2 及 AA_3 代表的氨基酸残基。围绕 3 个建筑块的生物学功能，评价 **1-16** 的相关生物活性。

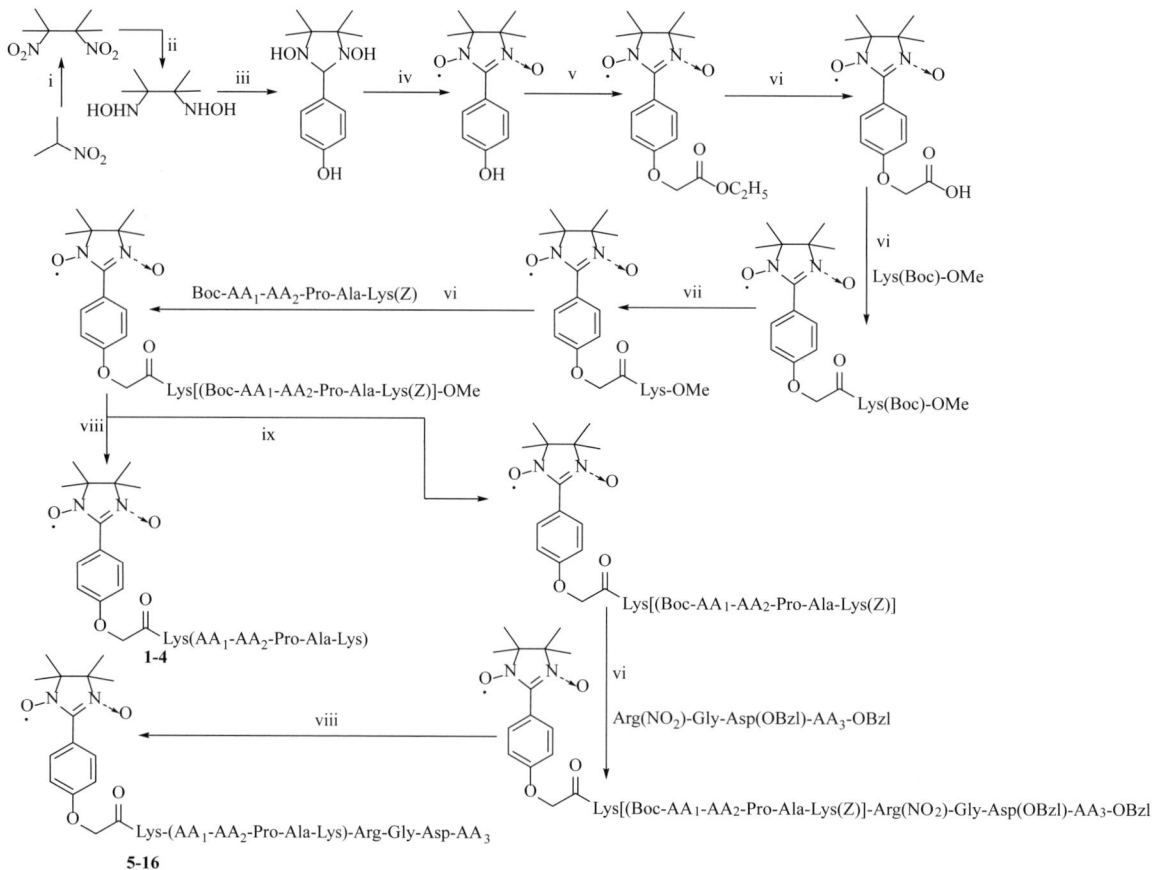

图 6-8-1　**1-16** 的合成路线

表 6-8-1　**1-16** 的 AA₁、AA₂ 及 AA₃

化合物	式中 AA₁、AA₂ 和 AA₃ 代表的氨基酸残基
1	AA₁、AA₂ 不存在
2	AA₁ 不存在，AA₂ 为 L-Arg 残基
3	AA₁ 为 L-Ala 残基，AA₂ 为 L-Arg 残基
4	AA₁ 为 Gly 残基，AA₂ 为 L-Arg 残基
5	AA₁ 不存在，AA₂ 为 L-Arg 残基，AA₃ 为 L-Ser 残基
6	AA₁ 不存在，AA₂ 为 L-Arg 残基，AA₃ 为 L-Val 残基
7	AA₁ 不存在，AA₂ 为 L-Arg 残基，AA₃ 为 L-Phe 残基
8	AA₁ 和 AA₂ 不存在，AA₃ 为 L-Ser 残基
9	AA₁ 和 AA₂ 不存在，AA₃ 为 L-Val 残基
10	AA₁ 和 AA₂ 不存在，AA₃ 为 L-Phe 残基
11	AA₁ 为 L-Ala 残基，AA₂ 为 L-Arg 残基，AA₃ 为 L-Ser 残基
12	AA₁ 为 L-Ala 残基，AA₂ 为 L-Arg 残基，AA₃ 为 L-Val 残基
13	AA₁ 为 L-Ala 残基，AA₂ 为 L-Arg 残基，AA₃ 为 L-Phe 残基
14	AA₁ 为 Gly 残基，AA₂ 为 L-Arg 残基，AA₃ 为 L-Ser 残基
15	AA₁ 为 Gly 残基，AA₂ 为 L-Arg 残基，AA₃ 为 L-Val 残基
16	AA₁ 为 Gly 残基，AA₂ 为 L-Arg 残基，AA₃ 为 L-Phe 残基

8.1 1-16 的优球蛋白溶解活性

优球蛋白溶解能力反映纤维蛋白溶解能力。提取优球蛋白时，将新鲜猪血与 3.8% 枸橼酸钠溶液混合（体积比 9∶1），充分振摇以便达到抗凝目标。化合物 3000 r/min 离心 10 min，制备贫血小板血浆。往 50 mL 的尖底离心管中依次加 36 mL 蒸馏水，2 mL 贫血小板血浆，0.4 mL 乙酸（1%），充分混合，于 4 ℃冷置 10 min 使优球蛋白充分沉降。3000 r/min 离心 5 min，之后离心管倒置，使上清液流净。用滤纸吸干离心管内壁残留的液体，冻干。制得的优球蛋白冻干粉于 10 ℃以下保存。

用玻璃棒充分搅拌 50 mg 优球蛋白冻干粉与 10 mL 硼砂缓冲液（pH 9）的混合物，使之成为均匀的溶液（简称"优球蛋白硼砂液"）。将 50 mg 优球蛋白冻干粉换算为新鲜猪血浆量。按血浆∶$CaCl_2$ 溶液（25 mM）为 10∶1 的比例向优球蛋白硼砂液中加入 $CaCl_2$ 溶液，稀释优球蛋白硼砂液。用玻璃棒将稀释的优球蛋白硼砂液平铺到玻璃板（10 cm × 15 cm）上，制备约 1 mm 厚的优球蛋白平板薄层。放置 3 min，优球蛋白平板薄层凝固，即可以点样。点样时将 10 μL 浓度为 10 mM 的 1-16 的生理盐水溶液作为样品点到优球蛋白平板薄层上，每个样品点 3 个点。将 10 μL 生理盐水作为样品点到优球蛋白平板薄层上构成空白对照，将 10 μL 尿激酶的生理盐水溶液（UK，0.8 mg/mL）作为样品点到优球蛋白平板薄层上构成阳性对照。每两个样品点之间的间隔不小于 1.5 cm。点样后，将优球蛋白平板薄层放置于 37 ℃的适宜湿度的密闭容器中，避免优球蛋白平板薄层的凝固层失水收缩。4 h 后，测量并记录溶解圈的直径。表 6-8-2 的数据表明，浓度为 10 mM 时 1-16 具有明确的纤维蛋白溶解活性（1-16 的溶解圈的直径与生理盐水的溶解圈的直径比 $P < 0.01$）。换句话说，浓度为 10 mM 的 1-16 是纤维蛋白的优秀溶解剂。

表 6-8-2 1-16 的优球蛋白溶解面积

对照及 1-16	溶解面积（均值 ±SD, mm²）	对照及 1-16	溶解面积（均值 ±SD, mm²）
生理盐水	2.79 ± 0.63	8	5.22 ± 0.33[a]
尿激酶	10.57 ± 0.42	9	3.78 ± 0.31[a]
1	5.22 ± 0.31[a]	10	5.24 ± 0.32[a]
2	4.23 ± 0.32[a]	11	5.45 ± 0.33[a]
3	4.02 ± 0.14[a]	12	4.54 ± 0.45[a]
4	4.04 ± 0.23[a]	13	4.31 ± 0.32[a]
5	4.45 ± 0.45[a]	14	5.04 ± 0.13[a]
6	4.22 ± 0.31[a]	15	4.45 ± 0.45[a]
7	4.04 ± 0.13[a]	16	3.78 ± 0.33[a]

a：与生理盐水比 $P < 0.01$；$n=3$。

8.2 1-16 体外溶栓活性

血液在体外凝固形成的血块可用于评价化合物 1-16 或者尿激酶的体外溶栓作用。为此，将内径 4 mm、外径 5.5 mm、长 18 mm 的一段玻璃管安放在一个塑料底托上。玻璃管和塑料底托之间的缝隙用膜封住，避免漏血。然后，在玻璃管中加一小段钢丝螺旋作为血栓托架。该钢丝螺旋的直径为 1 mm，长度为 20 mm。该钢丝螺旋的上端有 2 mm 长的挂钩。该挂钩的用途是将附有血栓的不锈钢螺旋挂起来称重，孵育时可让附有血栓的不锈钢螺旋挂在溶液中，不要碰反应瓶壁，避免损伤血栓。孵育血栓的反应瓶是带橡胶塞的 10 mL 西林瓶，橡胶塞的中心位置有一个连接环用于挂附有血栓的不锈钢螺旋。

制备血栓时，将 300 g 雄性 SD 大鼠用 20% 乌拉坦溶液（6 mL/kg，i.p.）麻醉，仰卧固定，分离右颈总动脉。之后，用硅烷化的 5 mL 注射器从动脉插管取血。取得的血逐一注入制备血栓用的玻璃管中。然后，立即将不锈钢螺旋放入玻璃管中，静置 40 min 使血栓形成。将附有血栓的不锈钢螺旋从玻璃管中取出，挂在有 8 mL 蒸馏水的西林瓶中静置 1 h。1 h 后，用滤纸吸去血栓表面的蒸馏水，逐个精确称重，用于表示血栓的初始重量。

将附有血栓的不锈钢螺旋挂在有 8 mL 蒸馏水或有 8 mL **1-16** 的蒸馏水溶液（浓度为 100 nM）或有 8 mL 尿激酶的蒸馏水溶液（浓度为 100 U/mL）的西林瓶中。西林瓶在恒温摇床上摇 1 h 促进孵育。1 h 后取出附有血栓的不锈钢螺旋，用滤纸吸去血栓表面的溶液，逐个精确称重，用于表示血栓的终末重量。用血栓的初始重量减去血栓的终末重量，得到血栓减重。表 6-8-3 的数据说明，**1-16** 显著降低了血栓重（与生理盐水比 $P < 0.01$），是优秀的溶栓剂。

表 6-8-3　1-16 体外溶栓活性

对照及 1-16	血栓减重（均值 ±SD, mg）	对照及 1-16	血栓减重（均值 ±SD, mg）
生理盐水	16.67 ± 1.86	8	28.17 ± 2.31[a]
尿激酶	58.33 ± 4.08	9	27.33 ± 2.07[a]
1	27.83 ± 2.56[a]	10	26.00 ± 1.79[a]
2	29.33 ± 3.01[a]	11	28.67 ± 2.16[a]
3	24.83 ± 1.17[a]	12	27.67 ± 2.06[a]
4	26.16 ± 3.15[a]	13	29.00 ± 2.90[a]
5	25.00 ± 1.54[a]	14	27.33 ± 2.90[a]
6	25.83 ± 2.31[a]	15	27.16 ± 2.23[a]
7	28.50 ± 2.59[a]	16	27.70 ± 3.62[a]

a：与生理盐水比 $P < 0.01$；$n=6$。

8.3　1-16 体内溶栓活性

将 200 ～ 220 g 雄性 SD 大鼠用 20% 乌拉坦溶液（6 mL/kg，i.p.）麻醉，仰卧位固定，分离右颈总动脉，于近心端夹上动脉夹，近心端和远心端都穿入手术线，将远心端的手术线用止血钳夹紧，在远心端插管，松开动脉夹，放出约 1 mL 动脉血制备精确称重的附有血栓的不锈钢螺旋（称血液循环前血栓固定螺旋重量）。

旁路插管由 3 段构成。中段为医用硅胶软管，长 60 mm，内径 3.5 mm。其余 2 段为相同的聚乙烯管，长 100 mm，内径 1 mm，外径 2 mm，它们的一端拉成外径为 1 mm 的尖管（用于插入大鼠的颈动脉或颈静脉），另一端的外部套一段长 7 mm、外径 3.5 mm 的聚乙烯管，用于插入中段的硅胶管内。3 段管的内壁均硅烷化。将精确称重的附有血栓的不锈钢螺旋放入中段硅胶管内，硅胶管的两端分别与 2 根聚乙烯管的加粗端相套，并用 parafilm 膜封闭，避免漏血。用注射器通过尖管端将管注满肝素的生理盐水溶液（50 IU/kg）备用。

分离大鼠的左颈外静脉，近心端和远心端都穿入手术线，在暴露的左颈外静脉上小心地剪一斜口，在远离中段硅胶管内螺栓托柄的尖管通过斜口将前面制备好的旁路管道插入左颈外静脉开口的近心端。用注射器通过另一端的尖管注入准确量的肝素的生理盐水溶液（50 IU/kg），此时注射器不撤离聚乙烯管。在右颈总动脉的近心端用动脉夹止血，在离动脉夹不远处将右颈总动脉小心地剪一斜口。从聚乙烯管的尖管端拔出注射器，将聚乙烯管的尖管端插入动脉斜口的近心端。旁路管道的两端都用手术缝线与动静脉固定。

以尿激酶为阳性对照，生理盐水为阴性对照。用 1 mL 注射器将生理盐水（剂量为 3 mL/kg）、尿激酶的生理盐水溶液（剂量为 20 000 IU/kg）或 **1-16** 的生理盐水溶液（剂量为 100 nmol/kg），通过旁路插管中段（管内有精确称重的附着血栓的螺旋）插入远离附着血栓的螺旋的近静脉处。打开动脉夹，使血液通过旁路管道从动脉流向静脉。将注射器中的液体缓慢注入大鼠血液中，使生理盐水或尿激酶或 **1-16** 通过血液循环，按从静脉到心脏再到动脉的顺序作用到血栓上。从注射时计时，1 h 后从旁路插管中取出血栓固定螺旋，精确称重（称血液循环后血栓固定螺旋重量）。记录每只大鼠旁路插管中血栓固定螺旋循环前后的重量差，用于表示溶栓活性。表 6-8-4 的数据表明，**1-16** 显著降低了血栓重（与生理盐水比 $P < 0.01$），是优秀的溶栓剂。

表 6-8-4 **1-16** 体内溶栓活性

对照及 1-16	血栓减重（均值 ±SD, mg）	对照及 1-16	血栓减重（均值 ±SD, mg）
生理盐水	11.05 ± 1.51	8	14.35 ± 2.95[a]
尿激酶	18.02 ± 2.32	9	15.79 ± 3.07[a]
1	16.35 ± 2.42[a]	10	14.17 ± 3.55[a]
2	15.37 ± 1.82[a]	11	14.00 ± 1.41[a]
3	15.73 ± 2.95[a]	12	15.29 ± 3.36[a]
4	14.89 ± 1.84[a]	13	16.37 ± 2.74[a]
5	15.47 ± 2.61[a]	14	15.37 ± 1.82[a]
6	16.21 ± 2.84[a]	15	15.73 ± 2.95[a]
7	15.39 ± 3.19[a]	16	14.17 ± 3.19[a]

a：与生理盐水比 $P < 0.01$；$n=10$。

8.4 1-16 拮抗乙酰胆碱诱发的血管舒张

体重为 250 ～ 300 g 的雄性 Wistar 大鼠术前禁食 12 h，自由饮水。大鼠用乙醚麻醉之后，颈椎脱臼处死。立即给大鼠开胸，摘取胸主动脉。剥离附着在胸主动脉上的结缔组织，并将胸主动脉剪成约 4 mm 宽的动脉环。将胸主动脉环置于灌流的浴槽内。灌流的浴槽内除有 Krebs-Henseleit 溶液（简称 "KH 溶液"，20 mL）外，还不间断通 95%O_2 和 5%CO_2 的混合气体，并维持 37 ℃恒温。将胸主动脉环固定到动脉环的挂钩上，使胸主动脉环与张力换能器连接。在多道记录仪上描记胸主动脉环的舒缩曲线，此时记录纸的速度为 1 mm/ min。将静止张力调整为 1.0 g，平衡 30 min。之后，向灌流的浴槽内加入去甲肾上腺素溶液（终浓度为 10^{-2} μM）预激胸主动脉环。洗净灌流的浴槽内的去甲肾上腺素，让胸主动脉环在新鲜的 KH 溶液中平衡 30 min。之后，灌流的浴槽内再加入去甲肾上腺素溶液（终浓度为 10^{-2} μM）使胸主动脉环的收缩张力持续稳定于平台水平。然后，灌流的浴槽内或加入生理盐水（空白对照，20 μL），或加入 **1-16** 的生理盐水溶液（终浓度为 5 μM，20 μL）。胸主动脉环的状态稳定后，加入 20 μL 乙酰胆碱的生理盐水溶液（终浓度为 1 μM）。因为乙酰胆碱诱发的胸主动脉环的舒张作用来自乙酰胆碱促使胸主动脉环的内皮释放 NO，所以 **1-16** 抑制乙酰胆碱诱发的胸主动脉环的舒张作用取决于 **1-16** 清除 NO 自由基的能力。表 6-8-5 的数据表明，浓度为 5 μM 时 **1-16** 抑制乙酰胆碱诱发的胸主动脉环舒张的百分比为（11.13±2.92）% 至（41.28±3.27）%（$n=6$）。换句话说，**1-16** 对 NO 自由基的清除率为（11.13±2.92）% 至（41.28±3.27）%（$n=6$）。

表 6-8-5　**1-16** 对乙酰胆碱血管舒张的抑制活性

1-8	Ach 血管舒张抑制率（均值 ±SD，%）	1-16	Ach 血管舒张抑制率（均值 ±SD，%）
1	24.4±3.60	9	21.78±3.11
2	37.54±1.84	10	17.60±2.75
3	13.75±2.07	11	41.28±3.27
4	27.22±2.68	12	32.55±2.55
5	11.13±2.92	13	16.17±2.75
6	22.62±3.60	14	14.97±2.16
7	22.82±3.27	15	22.77±4.35
8	35.32±4.74	16	32.74±3.24

8.5　1-16 对缺血性脑卒中的治疗作用

通过大鼠中脑动脉栓塞制备急性缺血性脑卒中大鼠模型时，对雄性 SD 大鼠 [（260～280）g] 腹腔注射浓度为 10% 的水合氯醛溶液（剂量为 400 mg/kg），使之麻醉。在麻醉大鼠的颈部正中略偏右部开约 2 cm 的纵向切口，沿胸锁乳突肌内侧缘分离右侧颈总动脉的主干（约 3 cm 长）。于舌骨水平分离并结扎颈外动脉各分支，于颈膨大处分离颈内动脉。用无创动脉夹夹闭颈内动脉的开口处，用无创动脉夹夹闭颈总动脉的近心端。在颈外动脉上剪一小口，并结扎颈外动脉远端。松开颈总动脉近心端的动脉夹，取 10 μL 血。取血后，用无创动脉夹再次夹闭颈总动脉的近心端。将取得的 10 μL 血装入 1 mL 的 EP 管，先室温放置 30 min 使血液凝固，再 −20 ℃ 放置 1 h 使凝固的血液进一步凝固。将血液凝块和 1 mL 生理盐水混合，用钢铲把血液凝块在生理盐水中捣成均匀的细小血栓并转移至 1 mL 的注射器内备用。在松开颈内动脉夹的同时，将注射器内的细小血栓块从颈外动脉向近心端经过颈内动脉缓慢注入大脑中动脉。之后，结扎颈外动脉近心端，打开颈内动脉和颈总动脉处的动脉夹，恢复血液流动。然后分离大鼠颈总静脉，将生理盐水或尿激酶的生理盐水溶液（剂量为 20 000 IU/kg）或 **1-16** 的生理盐水溶液（剂量为 100 nmol/kg）注入大鼠的颈总静脉。伤口处滴加 3 滴青霉素，预防感染，缝合伤口，等待大鼠苏醒。

大鼠苏醒 24 h 之后按 Zea-longa 评分法评定神经功能缺损程度。0 分表示无任何神经功能缺失体征，1 分表示未损伤侧前肢不能伸展，2 分表示向未损伤侧行走，3 分表示向未损伤侧转圈呈追尾状行走，4 分表示意识障碍无自主行走，5 分表示死亡。神经功能缺损程度用神经功能评分表示。评分之后将大鼠用乌拉坦溶液麻醉，迅速断头取脑，将脑于 –20 ℃冷冻 2 h。然后，从前额区开始制备约 2 mm 冠状连续切片，每个脑制备 6 张冠状病理切片。将脑病理切片置于浓度为 2% 的 TTC 溶液中，37 ℃ 避光染色 30 min。染色之后，正常脑组织被 TTC 溶液染成红色，缺血的脑组织呈白色。用数码相机 为染色的脑病理切片照相，经 SPSS 统计软件处理，计算冠状病理切片中梗死组织和正常组织的体积 百分比（简称"脑梗死体积比"）。表 6-8-6 的数据表明，**1-16** 能有效地保护急性缺血性脑卒中大鼠的 神经功能。表 6-8-7 的数据表明，**1-16** 能有效地降低急性缺血性脑卒中大鼠的脑梗死体积比。

表 6-8-6　1-16 对缺血性脑卒中大鼠神经功能的影响

对照及 1-16	神经功能评分（均值 ±SD）	对照及 1-16	神经功能评分（均值 ±SD）
生理盐水	3.07 ± 1.04	8	0.56 ± 0.11[a]
尿激酶	1.90 ± 0.47	9	0.89 ± 0.16[b]
1	1.00 ± 0.19[b]	10	1.22 ± 0.32[b]
2	1.33 ± 0.22[b]	11	0.44 ± 0.11[a]
3	1.35 ± 0.27[b]	12	0.60 ± 0.14[a]
4	0.90 ± 0.12[b]	13	1.12 ± 0.23[b]
5	0.56 ± 0.13[a]	14	1.25 ± 0.39[b]
6	0.50 ± 0.13[a]	15	1.71 ± 0.45[b]
7	1.00 ± 0.20[b]	16	1.00 ± 0.15[b]

a：与生理盐水及 **1-4**、**7**、**10**、**13-16** 比 $P < 0.01$，与 **9** 比 $P < 0.05$；b：与生理盐水比 $P < 0.05$；$n=10$。

表 6-8-7　1-16 对缺血性脑卒中大鼠脑梗死体积百分比的影响

对照及 1-16	脑梗死体积比（均值 ±SD，%）	对照及 1-16	脑梗死体积比（均值 ±SD，%）
生理盐水	22.92 ± 5.74	8	5.13 ± 0.33[a]
尿激酶	11.00 ± 2.42	9	6.40 ± 0.65[b]
1	6.40 ± 0.28[b]	10	8.21 ± 1.21[b]
2	7.35 ± 1.14[b]	11	5.44 ± 0.51[b]
3	7.06 ± 1.08[b]	12	4.47 ± 0.31[b]
4	6.84 ± 0.82[b]	13	9.36 ± 1.13[b]
5	5.86 ± 0.42[a]	14	10.82 ± 1.28[b]
6	5.56 ± 0.41[a]	15	10.34 ± 1.25[b]
7	7.21 ± 0.82[b]	16	10.62 ± 1.24[b]

a：与生理盐水及 **2**、**3**、**7**、**10**、**13-16** 比 $P < 0.01$，与 **1**、**4**、**9** 比 $P < 0.05$；b：与生理盐水比 $P < 0.01$；$n=10$。

8.6　1-16 的 SAR

表 6-8-6 的数据表明，**1-16** 能有效地降低急性缺血性脑卒中大鼠神经功能评分（与生理盐水比 $P < 0.01$）。表 6-8-6 的数据还表明，**1-16** 中 **5**、**6**、**8**、**11** 和 **12** 降低急性缺血性脑卒中大鼠神经功能评 分的能力最强（与 **1-4**、**7**、**10**、**13-16** 比 $P < 0.01$，与 **9** 比 $P < 0.05$）。

表 6-8-7 的数据表明，**1-16** 能有效地降低急性缺血性脑卒中大鼠脑梗死体积百分比（与生理盐水比 $P < 0.01$）。表 6-8-7 的数据还表明，**1-16** 中 **5**、**6**、**8**、**11** 和 **12** 降低急性缺血性脑卒中大鼠脑梗死体积 百分比的能力最强（与 **2**、**3**、**7**、**10**、**13-16** 比 $P < 0.01$，与 **1**、**4**、**9** 比 $P < 0.05$）。

表 6-8-6 和表 6-8-7 的数据共同表明，对于 **1-16** 用降低急性缺血性脑卒中大鼠神经功能评分和降低急性缺血性脑卒中大鼠脑梗死体积百分比判断活性最强的 **5**、**6**、**8**、**11** 和 **12** 没有分歧。表 6-8-1 表明，**5**、**6**、**8**、**11** 和 **12** 分别是 2-[4- 氧乙酰 -Lys（Pro-Ala-Lys）-Arg- Gly-Asp-Val] 苯基 -4，4，5，5- 四甲基 -1，3- 二氧基咪唑啉、2-[4- 氧乙酰 -Lys（Pro-Ala- Lys）-Arg-Gly-Asp-Phe] 苯基 -4，4，5，5- 四甲基 -1，3- 二氧基咪唑啉、2-[4- 氧乙酰 - Lys（Ala-Arg-Pro-Ala-Lys）-Arg-Gly-Asp-Val] 苯基 -4，4，5，5- 四甲基 -1，3- 二氧基咪唑啉、2-[4- 氧乙酰 -Lys（Gly-Arg-Pro-Ala-Lys）-Arg-Gly-Asp-Val] 苯基 -4，4，5，5- 四甲基 -1，3- 二氧基咪唑啉及 2-[4- 氧乙酰 -Lys（Gly-Arg-Pro-Ala-Lys）-Arg-Gly-Asp-Phe] 苯基 -4，4，5，5- 四甲基 -1，3- 二氧基咪唑啉。把结构和活性关联起来，可以得到的启发是修饰 2-（4- 氧乙酰 -Lys）苯基 -4，4，5，5- 四甲基 -1，3- 二氧基咪唑啉的 4- 氧乙酰 -Lys 时，Pro-Ala-Lys 与 Arg-Gly-Asp-Val 或 Arg-Gly-Asp-Phe 组合，Ala-Arg-Pro-Ala-Lys 与 Arg-Gly-Asp-Val 或 Arg-Gly-Asp-Phe 组合，Gly-Arg-Pro-Ala-Lys 与 Arg-Gly-Asp- Val 或 Arg-Gly-Asp-Phe 组合可能获得活性强的急性缺血性脑卒中治疗剂。SAR 的目标是从类似物中挑选出优秀的先导化合物。在这个意义上，**1-16** 的 SAR 分析达到了目标。

9 · RGD 肽和 PAK 肽异位修饰的咪唑啉

为了增加结构多样性，本部分有意选择 2-（4- 羟基 -3- 甲酸苯基）-4，4，5，5- 四甲基 -1，3- 二氧基咪唑啉作母核。因为母核 2 位苯基的 3 位有羧基，4 位有羟基，所以为 RGDV 和 PAK 肽异位修饰咪唑啉奠定了基础。具体实施时，把 Pro-Ala-Lys 和 2-（4- 羟基 -3- 甲酸苯基）的 3 位羧基偶联，把 CH$_2$CO-Arg-Gly-Asp-AA 和 2-（4- 羟基 -3- 甲酸苯基）的 4 位羟基偶联得到本部分的一个化合物（**7**）。溶栓序列通常指 Pro-Ala-Lys、Arg-Pro-Ala-Lys、Ala-Arg-Pro-Ala-Lys、Gly-Arg-Pro-Ala-Lys 及 Gln-Arg-Pro-Ala-Lys，简化溶栓序列是简化 RGD 肽和 PAK 肽异位修饰的 2-（4- 羟基 -3- 甲酸苯基）-4，4，5，5- 四甲基 -1，3- 二氧基咪唑啉结构的关键。具体实施时把 Gly-Arg-Pro-Ala-Lys 简化为 Gly，把 Ala-Arg-Pro-Ala-Lys 简化为 L-Ala。把 L-Ala 和 2-（4- 羟基 -3- 甲酸苯基）的 3 位羧基偶联，把 CH$_2$CO-Arg-Gly-Asp-AA 和 2-（4- 羟基 -3- 甲酸苯基）的 4 位羟基偶联得到本节的三个化合物（**1-3**）。把 Gly 和 2-（4- 羟基 -3- 甲酸苯基）的 3 位羧基偶联，把 CH$_2$CO-Arg-Gly-Asp-AA 和 2-（4- 羟基 -3- 甲酸苯基）的 4 位羟基偶联得到本部分的三个化合物（**4-6**）。图 6-9-1 是 RGD 肽和 PAK 肽异位修饰的咪唑啉（**1-7**）的合成路线。为了阐明结构，表 6-9-1 给出了 **1-6** 的 AA 代表的氨基酸残基。围绕 3 个建筑块的生物学功能，评价 **1-7** 的相关生物活性。

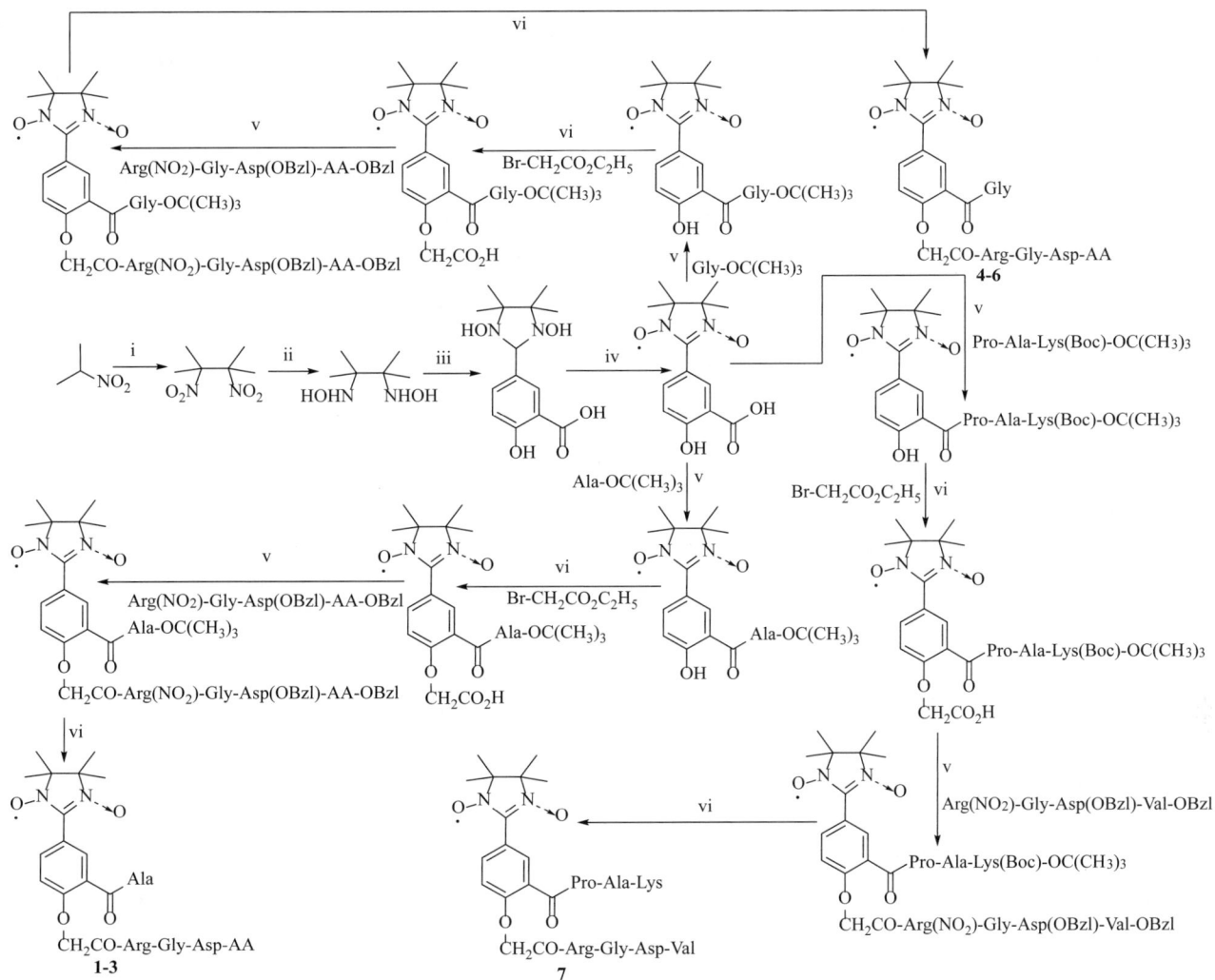

图 6-9-1 **1-7** 的合成路线

表 6-9-1 **1-6** 的 AA

化合物	式中 AA 代表的氨基酸残基	化合物	式中 AA 代表的氨基酸残基
1	式中 AA 代表 L-Val 残基	4	式中 AA 代表 L-Val 残基
2	式中 AA 代表 L-Ser 残基	5	式中 AA 代表 L-Ser 残基
3	式中 AA 代表 L-Phe 残基	6	式中 AA 代表 L-Phe 残基

9.1 1-7 抗动脉血栓活性

在大鼠丝线法抗血栓模型上评价了 **1-7**（灌胃剂量为 100 nmol/kg）的抗动脉血栓活性。评价时以阿司匹林为阳性对照（灌胃剂量为 167 μmol/kg），以生理盐水为空白对照（灌胃剂量为 3 mL/kg），用血栓重代表活性。大鼠丝线法抗血栓模型包括动静脉旁路插管，该插管由 3 段硅烷化的聚乙烯管构成。中段的聚乙烯管长为 60 mm，内径为 2 mm。中段聚乙烯管的两端分别与 2 段相同规格的聚乙烯管连接。这 2 段聚乙烯管长为 100 mm，内径为 1 mm，外径为 2 mm。它们的一端为尖管，用于插入大鼠的颈动脉或颈静脉。它们的另一端用于插入中段聚乙烯管。雄性 SD 大鼠（200 ～ 220 g）灌胃 **1-7** 或阿司匹林或生理盐水 30 min 之后，腹腔注射乌拉坦溶液（5.0 mg/mL，3 mL/kg）进行麻醉，然后分离右颈动脉和左颈静脉。把一根准确称重（丝线的初重量）的 60 mm 长的丝线放入中段聚乙烯管中，使插管充满肝素钠的生理盐水溶液（50 IU/mL），一端插入大鼠的左颈静脉。另一端加入定量肝素钠抗凝，然后插入大鼠的右颈动脉。血液从右颈动脉流经聚乙烯管流入左颈静脉，15 min 后取出附有血栓的丝线并准确称重（丝线的终重量）。用丝线的终重量减去丝线的初重量得血栓重，即得到 1-7 治疗的血栓大鼠的动脉血栓重。表 6-9-2 的数据表明，1-7 能有效地抑制大鼠动脉血栓形成（与生理盐水比 $P < 0.01$）。表 6-9-2 的数据还表明，1-7 中 2 抑制大鼠动脉血栓的活性最强（与 1 和 3-7 比 $P < 0.01$）。表 6-9-2 的数据进一步表明，6 抑制大鼠动脉血栓的活性最弱（与 3-5 和 7 比 $P < 0.05$）。

表 6-9-2　1-7 抗动脉血栓活性

对照及 1-7	血栓重（均值 ±SD, mg）	对照及 1-7	血栓重（均值 ±SD, mg）
生理盐水	28.56 ± 4.12	4	15.17 ± 2.30[a]
阿司匹林	12.68 ± 2.48	5	15.10 ± 2.38[a]
1	17.64 ± 2.46[a]	6	19.34 ± 2.41[c]
2	12.17 ± 1.75[b]	7	15.16 ± 2.39[a]
3	15.33 ± 2.34[a]		

a：与生理盐水比 $P < 0.01$；b：与生理盐水及 1 和 3-7 比 $P < 0.01$；c：与生理盐水比 $P < 0.01$，与 3-5 和 7 比 $P < 0.05$；$n=10$。

9.2　1-7 体内溶栓活性

采用前文的大鼠模型评价了 1-7 的体内溶栓活性。评价时尿激酶为阳性对照，生理盐水为阴性对照。用 1 mL 注射器将生理盐水（剂量为 3 mL/kg）、尿激酶的生理盐水溶液（剂量为 20 000 IU/kg）或 1-7 的生理盐水溶液（剂量为 100 nmol/kg），通过旁路插管中段（管内有精确称重的附着血栓的螺旋）插入远离附着血栓的螺旋的近静脉处。打开动脉夹，使血液通过旁路管道从动脉流向静脉。将注射器中的液体缓慢注入大鼠血液中，使生理盐水或者尿激酶或 1-7 的生理盐水溶液通过血液循环，按从静脉到心脏再到动脉的顺序作用到血栓上。从注射时计时，1 h 后从旁路插管中取出血栓固定螺旋，精确称重（称血液循环后血栓固定螺旋重量）。记录每只大鼠旁路插管中血栓固定螺旋循环前后的重量差，用于表示溶栓活性。表 6-9-3 的数据表明，1-7 显著地降低了血栓重（与生理盐水比 $P < 0.01$）。表 6-9-3 的数据还表明，2 和 5 的溶栓活性最强（与 1 和 3-7 比 $P < 0.01$）。表 6-9-3 的数据进一步表明，6 的溶栓活性最弱（与 1、3 和 7 比 $P < 0.05$）。

表 6-9-3　1-7 体内溶栓活性

对照及 1-7	血栓减重（均值 ±SD, mg）	对照及 1-7	血栓减重（均值 ±SD, mg）
生理盐水	26.38 ± 2.67	4	32.96 ± 2.95[a]
尿激酶	40.90 ± 5.17	5	40.13 ± 3.64[b]
1	35.05 ± 3.81[a]	6	37.82 ± 3.37[c]
2	42.42 ± 4.62[b]	7	33.21 ± 2.37[a]
3	36.02 ± 3.90[a]		

a：与生理盐水比 $P < 0.01$；b：与生理盐水及 1、3、4、6 和 7 比 $P < 0.01$；c：与生理盐水比 $P < 0.01$，与 1、3 和 7 比 $P < 0.05$；$n=10$。

9.3 1-7 对缺血性脑卒中的治疗作用

采用前文的缺血性脑卒中发作 24 h 的大鼠模型评价 1-7 对急性缺血性脑卒中大鼠的治疗作用。大鼠苏醒 24 h 之后按 Zea-longa 评分法评定神经功能缺损程度。0 分表示无任何神经功能缺失体征，1 分表示未损伤侧前肢不能伸展，2 分表示向未损伤侧行走，3 分表示向未损伤侧转圈呈追尾状行走，4 分表示意识障碍无自主行走，5 分表示死亡。神经功能缺损程度用神经功能评分表示。评分之后大鼠或静脉注射生理盐水或静脉注射 1-7 的生理盐水溶液［剂量为 100 nmol/（kg·d）］。1 天注射 1 次，连续注射 6 天。第 7 天评分之后，麻醉，颈椎脱臼处死，迅速断头取脑，将脑于 –20 ℃冷冻 2 h。然后，从前额区开始制备约 2 mm 冠状连续切片，每个脑制备 6 张冠状病理切片。将脑病理切片置于浓度为 2% 的 TTC 溶液中，37 ℃避光染色 30 min。染色之后，正常脑组织被 TTC 溶液染成红色，缺血的脑组织呈白色。用数码相机为染色的脑病理切片照相，经 SPSS 统计软件处理，计算冠状病理切片中梗死组织和正常组织的体积百分比（简称"脑梗死体积比"）。

表 6-9-4 的数据表明，1-7 能有效地保护急性缺血性脑卒中大鼠的神经功能不受损伤（与生理盐水比 $P < 0.01$）。表 6-9-4 的数据还表明，1-7 中 1 保护急性缺血性脑卒中大鼠的神经功能不受损伤的活性最强（与 2-7 比 $P < 0.01$）。表 6-9-4 的数据进一步表明，1-7 中 5 和 7 保护急性缺血性脑卒中大鼠的神经功能不受损伤的活性最弱（与 4 和 6 比 $P < 0.01$）。

表 6-9-5 的数据表明，1-7 能有效地降低急性缺血性脑卒中大鼠的脑梗死体积比（与生理盐水比 $P < 0.01$）。表 6-9-5 的数据还表明，1-7 中 6 降低急性缺血性脑卒中大鼠的脑梗死体积比的活性最强（与 3、5 和 7 比 $P < 0.01$，与 1 和 2 比 $P < 0.05$），4 降低急性缺血性脑卒中大鼠的脑梗死体积比的活性也强（与 6 比 $P > 0.05$）。表 6-9-5 的数据进一步表明，1-7 中 3 和 5 降低急性缺血性脑卒中大鼠的脑梗死体积比的活性最弱（与 1-4 及 6 和 7 比 $P < 0.01$）。

表 6-9-4 1-7 对缺血性脑卒中大鼠神经功能的影响

对照及 1-7	神经功能评分（均值 ±SD）	对照及 1-7	神经功能评分（均值 ±SD）
生理盐水	3.57 ± 1.39	4	1.56 ± 0.11^a
1	1.01 ± 0.12^b	5	1.90 ± 0.16^c
2	1.83 ± 0.22^a	6	1.44 ± 0.16^a
3	1.85 ± 0.27^a	7	1.93 ± 0.14^c

a：与生理盐水比 $P < 0.01$；b：与生理盐水及 2-7 比 $P < 0.01$，c：与生理盐水及 4 和 6 比 $P < 0.01$；$n=10$。

表 6-9-5 1-7 对缺血性脑卒中大鼠脑梗死体积百分比的影响

对照及 1-7	脑梗死体积比（均值 ±SD，%）	对照及 1-7	脑梗死体积比（均值 ±SD，%）
生理盐水	17.53 ± 3.13	4	3.02 ± 0.65^a
1	4.90 ± 1.11^a	5	9.12 ± 2.50^a
2	4.61 ± 1.72^a	6	2.93 ± 0.44^b
3	11.04 ± 2.19^a	7	5.49 ± 1.26^a

a：与生理盐水比 $P < 0.01$；b：与生理盐水及 3、5 和 7 比 $P < 0.01$，与 1 和 2 比 $P < 0.05$，与 4 比 $P > 0.05$；$n=10$。

9.4　1-7 的自由基清除活性

DMPO（5，5- 二甲基 -1- 吡咯啉 -N- 氧化物）是 OH 自由基捕获剂，评价自由基清除剂清除 OH 自由基活性时是 OH 自由基供体。习惯使用的是将 11.316 mg DMPO 溶解于 1 mL 纯净水中得到的浓度为 0.1 M 的溶液。

为 DMPO 提供 OH 自由基的溶液包含 2 种成分，一种是 2.78 g $FeSO_4 \cdot 7H_2O$ 与 1 mL 纯净水的浓度为 10 mM 的溶液（后面简称"$FeSO_4 \cdot 7H_2O$"），另一种是医用 H_2O_2 溶液（30%）稀释到 0.2% 的溶液（后面简称"H_2O_2"）。公式"2.5 μL $FeSO_4 \cdot 7H_2O$+2.5 μL DMPO +5 μL **1-16** 水溶液 +5 μL H_2O_2"定义了 OH 自由基测定体系的化学构成。

测定 OH 自由基的程序是，先测 2.5 μL $FeSO_4 \cdot 7H_2O$+2.5 μL DMPO+5 μL H_2O_2 溶液中的 OH 自由基信号及强度（后面简称"空白 OH 自由基信号强度"），再测 2.5 μL $FeSO_4 \cdot 7H_2O$+2.5 μL DMPO+5 μL H_2O_2+5 μL **1-7** 水溶液中的 OH 自由基信号及强度（后面简称"**1-7**OH 自由基信号强度"），每次测定一个样本，**1-7** 的各个化合物均定义为一个样本，每个样本重复 6 次。

按照公式"OH 自由基清除率 =（空白 OH 自由基信号强度 –**1-7**OH 自由基信号强度）/ 空白 OH 自由基信号强度"计算 OH 自由基清除率，清除 50%OH 自由基所需的 **1-7** 的浓度定义为 EC_{50}。

MGD 是 NO 自由基捕获剂，评价自由基清除剂清除 NO 自由基活性时是 NO 自由基供体。习惯使用的是将 7.325 mg MGD 溶解于 1 mL 纯净水中得到的浓度为 25 mM 的 MGD 溶液。

SNAP 溶液是捕获 NO 自由基的化学试剂之一。制备 SNAP 溶液时，将 25 mg SNAP 溶解在 1 mL 纯净水中得到浓度为 110 μM 的 SNAP 母液。母液用纯净水稀释 100 倍，得到 1 μM 的 SNAP 溶液。

测定 NO 自由基的程序是先测 5 μL MGD+5 μL $FeSO_4 \cdot 7H_2O$+5 μL SNAP 溶液中的 NO 自由基信号及强度（后面简称"空白 NO 自由基信号强度"），再测 5 μL MGD +5 μL $FeSO_4 \cdot 7H_2O$+5 μL SNAP+5 μL **1-7** 水溶液中的 NO 自由基信号及强度（后面简称"**1-7** NO 自由基信号强度"），每次测定一个样本，**1-7** 的各个化合物均定义为一个样本，每个样本重复 6 次。

按照公式"NO 自由基清除率 =（空白 NO 自由基信号强度 –**1-7** NO 自由基信号强度）/ 空白 NO 自由基信号强度"计算 NO 自由基清除率，清除 50%NO 自由基所需的 **1-7** 的浓度定义为 EC_{50}。

表 6-9-6 的数据说明，**1-7** 清除 NO 自由基及 OH 自由基的 EC_{50} 为 1.12 ～ 7.40 mM。表 6-9-6 的数据还说明，**5** 和 **6** 清除 NO 自由基及 OH 自由基的 EC_{50} 值最小，**1-3** 清除 NO 自由基及 OH 自由基的 EC_{50} 值居中，**4** 和 **7** 清除 NO 自由基及 OH 自由基的 EC_{50} 值最大。

表 6-9-6　**1-7** 清除 NO 自由基及 OH 自由基的 EC_{50}

化合物	清除下面自由基的 EC_{50}（均值 ±SD, mM）	
	OH 自由基	NO 自由基
1	5.60 ± 0.18^{b}	4.42 ± 0.18^{b}
2	4.67 ± 0.14^{b}	4.23 ± 0.13^{b}
3	4.33 ± 0.16^{b}	5.43 ± 0.18^{b}
4	7.32 ± 0.15	6.53 ± 0.23
5	1.38 ± 0.05^{a}	1.13 ± 0.04^{a}
6	1.12 ± 0.04^{a}	1.33 ± 0.14^{a}
7	6.51 ± 0.15	7.40 ± 0.16

a：与 **1-4** 及 **7** 比 $P < 0.01$；b：与 **5** 和 **6** 比 $P < 0.01$，与 **4** 和 **7** 比 $P < 0.05$；$n=6$。

9.5 1-7 的 SAR

表 6-9-2 的数据表明，**1-7** 能有效地抑制大鼠动脉血栓形成（与生理盐水比 $P < 0.01$）。表 6-9-2 的数据还表明，**1-7** 中 **2** 抑制大鼠动脉血栓的活性最强（与 **1** 和 **3-7** 比 $P < 0.01$）。表 6-9-2 的数据进一步表明，**6** 抑制大鼠动脉血栓的活性最弱（与 **3-5** 和 **7** 比 $P < 0.05$）。表 6-9-3 的数据表明，**1-7** 显著降低了血栓重（与生理盐水比 $P < 0.01$）。表 6-9-3 的数据还表明，**2** 和 **5** 的溶栓活性最强（与 **1** 和 **3-7** 比 $P < 0.01$）。表 6-9-3 的数据进一步表明，**6** 的溶栓活性最弱（与 **1**、**3** 和 **7** 比 $P < 0.05$）。可见，**2** 是抗动脉血栓作用及溶栓作用最强的化合物，**6** 是抗动脉血栓作用及溶栓作用最弱的化合物。表 6-9-1 表明，**2** 和 **6** 分别是 2-（3- 甲酰 -Ala-4- 氧乙酰 -Arg-Gly-Asp-Ser）苯基 -4，4，5，5- 四甲基 -1，3- 二氧基咪唑啉和 2-（3- 甲酰 -Gly-4- 氧乙酰 -Arg-Gly-Asp-Phe）苯基 -4，4，5，5- 四甲基 -1，3- 二氧基咪唑啉。可见，Ala 和 Arg-Gly-Asp-Ser 异位修饰 2-（3- 甲酸 -4- 氧乙酸）苯基 -4，4，5，5- 四甲基 -1，3- 二氧基咪唑啉有利于增强抗动脉血栓活性及溶栓活性，Gly 和 Arg-Gly-Asp- Phe 异位修饰 2-（3- 甲酸 -4- 氧乙酸）苯基 -4，4，5，5- 四甲基 -1，3- 二氧基咪唑啉导致抗动脉血栓活性及溶栓活性减弱。

表 6-9-4 的数据表明，**1-7** 能有效地保护急性缺血性脑卒中大鼠的神经功能不受损伤（与生理盐水比 $P < 0.01$）。表 6-9-4 的数据还表明，**1-7** 中 **1** 保护急性缺血性脑卒中大鼠的神经功能不受损伤的活性最强（与 **2-7** 比 $P < 0.01$）。表 6-9-4 的数据进一步表明，**1-7** 中 **5** 和 **7** 保护急性缺血性脑卒中大鼠的神经功能不受损伤的活性最弱（与 **4** 和 **6** 比 $P < 0.01$）。表 6-9-5 的数据表明，**1-7** 能有效地降低急性缺血性脑卒中大鼠的脑梗死体积比（与生理盐水比 $P < 0.01$）。表 6-9-5 的数据还表明，**1-7** 中 **6** 降低急性缺血性脑卒中大鼠的脑梗死体积比的活性最强（与 **3**、**5** 和 **7** 比 $P < 0.01$，与 **1** 和 **2** 比 $P < 0.05$），**3** 和 **5** 降低急性缺血性脑卒中大鼠的脑梗死体积比的活性最弱（与 **1-4** 及 **6** 和 **7** 比 $P < 0.01$）。可见，**6** 是治疗急性缺血性脑卒中作用最强的化合物，**5** 是治疗急性缺血性脑卒中作用最弱的化合物。表 6-9-1 表明，**1** 和 **5** 分别是 2-（3- 甲酰 -Ala-4- 氧乙酰 -Arg-Gly-Asp-Val）苯基 -4，4，5，5- 四甲基 -1，3- 二氧基咪唑啉和 2-（3- 甲酰 -Gly-4- 氧乙酰 -Arg-Gly-Asp-Ser）苯基 -4，4，5，5- 四甲基 -1，3- 二氧基咪唑啉。可见，Ala 和 Arg-Gly-Asp-Val 异位修饰 2-（3- 甲酸 -4- 氧乙酸）苯基 -4，4，5，5- 四甲基 -1，3- 二氧基咪唑啉有利于增强对急性缺血性脑卒中的疗效，Gly 和 Arg-Gly-Asp-Ser 异位修饰 2-（3- 甲酸 -4- 氧乙酸）苯基 -4，4，5，5- 四甲基 -1，3- 二氧基咪唑啉降低对急性缺血性脑卒中的疗效。分析 SAR 的目标是从类似物中挑选出优秀的先导化合物。在这个意义上，**1-7** 的 SAR 分析导出了一些有用的信息。

10 2-[（4- 羟基 -3- 甲酰京都啡肽）] 苯基 -4，4，5，5- 四甲基 -1，3- 二氧基咪唑啉

为了探索 2- 苯基 -4，4，5，5- 四甲基 -1，3- 二氧基咪唑啉对疼痛的治疗作用，本部分先将 2 位的苯基转化为 4- 羟基 -3- 羧基苯基，然后用京都啡肽与 4- 羟基 -3- 羧基苯基的 3 位羧基偶联。用来和 3 位羧基偶联的京都啡肽包括 Tyr-Arg、Arg-Tyr、Tyr-Arg-Tyr 及 Arg-Tyr-Tyr。它们既可以直接偶联到 3 位羧基上，也可以在 3 位羧基转化为 3- 甲酰 -NHCH$_2$CH$_2$NH$_2$ 之后再偶联到 NH$_2$ 上。通过描述，容易理解

本部分的 2-[（4- 羟基 -3- 甲酰京都啡肽）] 苯基 -4，4，5，5- 四甲基 -1，3- 二氧基咪唑啉及 2-[4- 羟基 -3- 甲酰 -NHCH₂CH₂NH- 京都啡肽）苯基 -4，4，5，5- 四甲基 -1，3- 二氧基咪唑啉统称 2-[（4- 羟基 -3- 甲酰京都啡肽）] 苯基 -4，4，5，5- 四甲基 -1，3- 二氧基咪唑啉的结构特征。图 6-10-1 是 2-[（4- 羟基 -3- 甲酰京都啡肽）] 苯基 -4，4，5，5- 四甲基 -1，3- 二氧基咪唑啉（**1-8**）的合成路线。为了阐明结构，表 6-10-1 给出了 **1-8** 的结构式。围绕建筑块的生物学功能，评价 **1-8** 的相关生物活性。

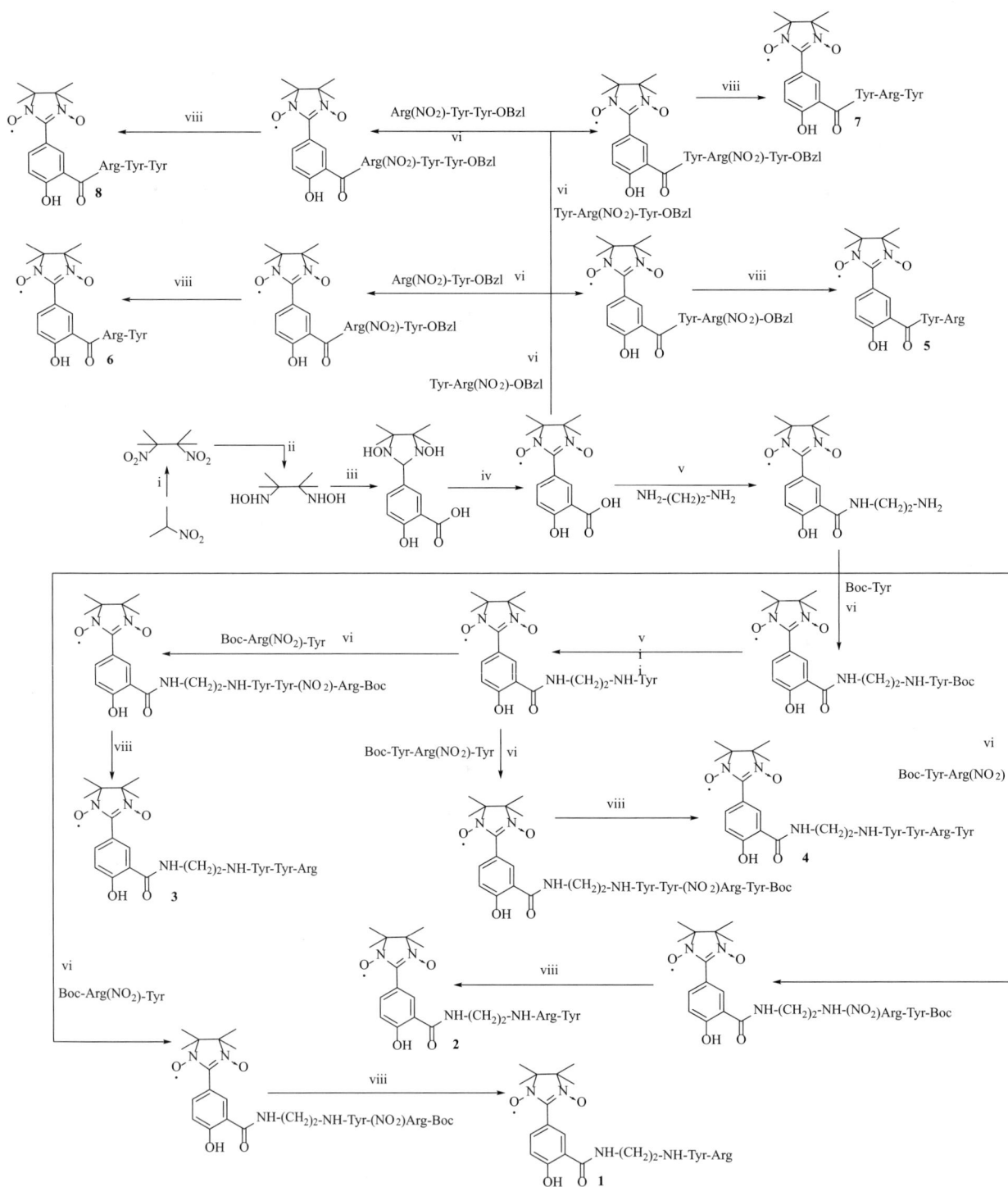

图 6-10-1　**1-8** 的合成路线

表 6-10-1　1-8 的结构式

化合物	结构式	化合物	结构式
1	NH-(CH₂)₂-NH-Tyr-Arg（带硝酰自由基咪唑啉取代的水杨酰胺结构）	5	Tyr-Arg（带硝酰自由基咪唑啉取代的水杨酰酮结构）
2	NH-(CH₂)₂-NH-Arg-Tyr	6	Arg-Tyr
3	NH-(CH₂)₂-NH-Tyr-Tyr-Arg	7	Tyr-Arg-Tyr
4	NH-(CH₂)₂-NH-Tyr-Tyr-Arg-Tyr	8	Arg-Tyr-Tyr

10.1　1-8 的镇痛作用

ICR 雄性小鼠 $[(20 \pm 2)\,g]$ 在 22 ℃环境静息 1 天，随机分组，每组 12 只。将小鼠置于小鼠固定器中，鼠尾暴露在固定器外。在鼠尾的近心端 1/3 处标记，作为辐射致痛的光照射点。热辐射仪的电源为 220 V 35 W 的石英灯泡，灯泡的光源经外罩聚光漏斗形成光束，射到致痛点上。此时，光束和光照射点的距离为 5 mm。将小鼠尾巴被光束辐射至小鼠甩尾逃避光束辐射的时间定义为痛阈，通过秒表计时。

评价时，小鼠先在鼠笼中适应 30 min。然后，测 3 次基础痛阈取平均值作为基础痛阈。小鼠或序贯灌胃生理盐水（剂量为 0.2 mL/kg），或序贯灌胃阿司匹林的生理盐水悬浮液（剂量为 1110 μmol/kg），或序贯灌胃 1-8 的生理盐水悬浮液（剂量为 0.1 μmol/kg）。序贯测定小鼠于 30 min、60 min、90 min、120 min、150 min 和 180 min 6 个时间点的痛阈。每只小鼠每个时间点测 3 次取平均值作为给药后的痛阈，计算痛阈提高率，以均值 ± SD 表示。痛阈提高率 = $[$（给药后痛阈 − 基础痛阈）/ 基础痛阈$] \times 100\%$。

表 6-10-2 的数据表明，在 0.1 μmol/kg 灌胃剂量下 1-8 能有效地提高小鼠 30 min、60 min 和 90 min 3 个时间点的痛阈（与生理盐水比 $P < 0.01$）。表 6-10-2 的数据还表明，在 90 min 时间点 1-3 和 7 提高小鼠痛阈的作用最强（与 4-6 和 8 比 $P < 0.01$）。

表 6-10-3 的数据说明，在 0.1 μmol/kg 灌胃剂量下，1-8 能有效地提高小鼠 120 min 和 150 min 2 个时间点的痛阈（与生理盐水比 $P < 0.01$）。表 6-10-3 的数据还说明，在 0.1 μmol/kg 灌胃剂量下，1-8 不再提高小鼠 180 min 时间点的痛阈（与生理盐水比 $P > 0.05$）。表 6-10-3 的数据进一步表明，在 120 min 和 150 min 2 个时间点，1-3 和 7 提高小鼠痛阈的作用最强（与 4-6 和 8 比 $P < 0.01$）。

表 6-10-2 1-8 对 30 min、60 min 和 90 min 痛阈提高率的影响

对照及 1-8	下述时间点的痛阈提高率（均值 ±SD, %）		
	30 min	60 min	90 min
生理盐水	6.92 ± 2.54	9.89 ± 2.87	10.45 ± 2.91
阿司匹林	53.28 ± 12.10	65.03 ± 10.77	56.11 ± 9.83
1	13.90 ± 3.61[a]	17.18 ± 2.10[a]	28.95 ± 3.03[b]
2	11.11 ± 2.27[a]	19.30 ± 2.30[a]	31.00 ± 3.51[b]
3	10.15 ± 2.92[a]	16.96 ± 2.26[a]	33.48 ± 3.01[b]
4	11.79 ± 2.03[a]	15.49 ± 2.17[a]	22.26 ± 2.98[a]
5	12.02 ± 3.09[a]	17.55 ± 2.02[a]	16.95 ± 2.08[a]
6	10.63 ± 2.33[a]	20.05 ± 2.21[a]	20.83 ± 2.17[a]
7	11.33 ± 3.41[a]	18.31 ± 2.19[a]	29.04 ± 2.97[b]
8	11.74 ± 1.55[a]	14.40 ± 2.17[a]	22.48 ± 2.32[a]

a：与生理盐水比 $P < 0.01$；b：与生理盐水及 4-6 和 8 比 $P < 0.01$；$n=12$。

表 6-10-3 1-8 对 120 min、150 min 和 180 min 痛阈提高率的影响

对照及 1-8	下述时间点的痛阈提高率（均值 ±SD, %）		
	120 min	150 min	180 min
生理盐水	8.99 ± 2.52	10.12 ± 3.23	10.11 ± 1.98
阿司匹林	25.23 ± 5.80	15.21 ± 2.88	10.33 ± 2.17
1	42.50 ± 4.01[b]	36.98 ± 3.11[b]	11.77 ± 3.03[c]
2	34.59 ± 3.34[b]	34.03 ± 2.95[b]	11.78 ± 2.22[c]
3	41.31 ± 4.07[b]	35.11 ± 2.05[b]	10.01 ± 2.35[e]
4	21.45 ± 2.45[a]	20.72 ± 2.67[a]	10.56 ± 4.65[c]
5	16.01 ± 2.76[a]	23.61 ± 2.09[a]	10.45 ± 2.99[c]
6	30.13 ± 2.21[a]	25.88 ± 2.30[a]	17.21 ± 4.02[c]
7	37.47 ± 2.22[b]	30.23 ± 2.10[b]	13.30 ± 6.40[c]
8	25.20 ± 2.37[a]	21.87 ± 2.32[a]	19.88 ± 5.54[c]

a：与生理盐水比 $P < 0.01$；b：与生理盐水及 4-6 和 8 比 $P < 0.01$；c：与生理盐水比 $P > 0.05$；$n=12$。

10.2 1-8 的抗炎活性

ICR 小鼠 [（24 ± 2）g] 静息 1 天，随后随机分组，每组 12 只。小鼠序贯灌胃生理盐水（空白对照），或序贯灌胃阿司匹林与生理盐水的悬浮液（阳性对照，165 μmol/kg），或序贯灌胃 1-8 与生理盐水的悬浮液（0.1 μmol/kg）。30 min 后，依序贯顺序从小鼠的右耳郭的中心向边缘扩展并均匀涂抹 30 μL 二甲苯，待其自然挥发，建立二甲苯诱发的肿胀模型。造模 2 h 后，小鼠接受乙醚麻醉，颈椎脱臼处死。沿两侧耳根剪下小鼠两侧耳朵，两耳对齐边缘叠放，用直径为 7 mm 的电动打孔器（YLS025A）在相同部位取圆形耳片，两个圆形耳片分别精确称重。记录两个圆形耳片的重量差，用来代表耳肿胀度。表 6-10-4 的数据表明，在 0.1 μmol/kg 灌胃剂量下，1-8 对二甲苯诱发的耳部炎症反应具有优秀的抑制作用（与生理盐水比 $P < 0.01$ 或 $P < 0.05$）。表 6-10-4 的数据还表明，1-8 中 1-3 和 7 抑制二甲苯诱发的耳部炎症反应的活性最强（与 4-6 和 8 比 $P < 0.01$）。

表 6-10-4　**1-8** 的抗炎性

对照及 1-8	耳肿胀度（均值 ±SD, mg）	对照及 1-8	耳肿胀度（均值 ±SD, mg）
生理盐水	12.80 ± 2.32	**4**	10.64 ± 2.39^b
阿司匹林	6.65 ± 1.09	**5**	9.40 ± 2.18^b
1	5.76 ± 1.84^a	**6**	10.12 ± 1.79^b
2	5.92 ± 1.67^a	**7**	5.73 ± 1.30^a
3	6.26 ± 1.44^a	**8**	10.27 ± 1.48^b

a：与生理盐水及 **4-6** 和 **8** 比 $P < 0.01$；b：与生理盐水比 $P < 0.05$；$n=12$。

10.3　1-8 的自由基清除活性

含有未配对电子的物质有带电、自旋及磁偶极矩的特性。这种顺磁性物质在静磁场作用下，可吸收微波能量完成电子能级跃迁。利用这种特性，ESR 可检测与分析顺磁性物质的信号，如检测与分析 OH 自由基和 NO 自由基的信号。在存在自由基清除剂的情况下，OH 自由基和 NO 自由基的信号强度会减弱或者消失。这种现象最直接的用途是评价自由基清除剂的自由基清除活性。

DMPO（5，5- 二甲基 -1- 吡咯啉 -N- 氧化物）是 OH 自由基捕获剂，评价自由基清除剂清除 OH 自由基活性时是 OH 自由基供体。习惯使用的是将 11.316 mg DMPO 溶解于 1 mL 纯净水中得到的浓度为 0.1 M 的溶液。

为 DMPO 提供 OH 自由基的溶液包含 2 种成分，一种是 2.78 g $FeSO_4 \cdot 7H_2O$ 与 1 mL 纯净水的浓度为 10 mM 的溶液（后面简称"$FeSO_4 \cdot 7H_2O$"），另一种是医用 H_2O_2 溶液（30%）稀释到 0.2% 的溶液（后面简称"H_2O_2"）。公式"2.5 μL $FeSO_4 \cdot 7H_2O$+2.5 μL DMPO +5 μL **1-8** 水溶液 +5 μL H_2O_2"定义了 OH 自由基测定体系的化学构成。

测定 OH 自由基的程序是，先测 2.5 μL $FeSO_4 \cdot 7H_2O$+2.5 μL DMPO+5 μL H_2O_2 溶液中的 OH 自由基信号及强度（后面简称"空白 OH 自由基信号强度"），再测 2.5 μL $FeSO_4 \cdot 7H_2O$+2.5 μL DMPO+5 μL H_2O_2+5 μL **1-8** 水溶液中的 OH 自由基信号及强度（后面简称"**1-8**OH 自由基信号强度"），每次测定一个样本，**1-8** 的各个化合物均定义为一个样本，每个样本重复 6 次。

按照公式"OH 自由基清除率 =（空白 OH 自由基信号强度 –**1-8**OH 自由基信号强度）/ 空白 OH 自由基信号强度"计算 OH 自由基清除率，清除 50%OH 自由基所需的 **1-8** 的浓度定义为 EC_{50}。

MGD 是 NO 自由基捕获剂，评价自由基清除剂清除 NO 自由基活性时是 NO 自由基供体。习惯使用的是将 7.325 mg MGD 溶解于 1 mL 纯净水中得到的浓度为 25 mM 的 MGD 溶液。

SNAP 溶液是捕获 NO 自由基的化学试剂之一。制备 SNAP 溶液时，将 25 mg SNAP 溶解在 1 mL 纯净水中得到浓度为 110 μM 的 SNAP 母液。母液用纯净水稀释 100 倍，得到 1 μM 的 SNAP 溶液。

测定 NO 自由基的程序是，先测 5 μL MGD+5 μL $FeSO_4 \cdot 7H_2O$+5 μL SNAP 溶液中的 NO 自由基信号及强度（后面简称"空白 NO 自由基信号强度"），再测 5 μL MGD +5 μL $FeSO_4 \cdot 7H_2O$+5 μL SNAP+5 μL **1-8** 水溶液中的 NO 自由基信号及强度（后面简称"**1-8** NO 自由基信号强度"），每次测定一个样本，**1-8** 的各个化合物均定义为一个样本，每个样本重复 6 次。

按照公式"NO 自由基清除率 =（空白 NO 自由基信号强度 –**1-8** NO 自由基信号强度）/ 空白 NO 自由基信号强度"计算 NO 自由基清除率，清除 50%NO 自由基所需的 **1-8** 的浓度定义为 EC_{50}。

黄嘌呤溶液是捕获超氧阴离子自由基的化学试剂之一。制备黄嘌呤溶液时，将 0.3 g 黄嘌呤溶解在 1 mL 纯净水中得到浓度为 0.5 M 的黄嘌呤溶液。黄嘌呤氧化酶溶液是捕获超氧阴离子自由基的化学试剂之一。用纯净水将市售原液稀释 10 倍即可使用。DETAPAC 溶液是捕获超氧阴离子自由基的化学试剂之一。用纯净水将 DETAPAC 的饱和水溶液稀释 20 倍，得到浓度为 0.9 mM 的 DETAPAC 水溶液。

测定超氧阴离子自由基的程序是，先测 5 μL DMPO+5 μL DETAPAC+5 μL 黄嘌呤 +5 μL 黄嘌呤氧化酶溶液中的超氧阴离子自由基信号及强度（后面简称"空白超氧阴离子自由基信号强度"），再测 5 μL DMPO+5 μL DETAPAC+5 μL 黄嘌呤 +5 μL 黄嘌呤氧化酶 +5 μL 1-8 水溶液中的超氧阴离子自由基信号及强度（后面简称"1-8 超氧阴离子自由基信号强度"），每次测定一个样本，1-8 的各个化合物均定义为一个样本，每个样本重复 6 次。

按照公式"超氧阴离子自由基清除率 =（空白超氧阴离子自由基信号强度 –1-8 超氧阴离子自由基信号强度）/ 空白超氧阴离子自由基信号强度"计算超氧阴离子自由基清除率，清除 50% 超氧阴离子自由基所需的 1-8 的浓度定义为 EC_{50}。

表 6-10-5 的数据表明，1-8 清除 OH 自由基的 EC_{50} 为 12.19 ～ 33.47 mM，清除 NO 自由基的 EC_{50} 为 40.75 ～ 63.15 mM，清除超氧阴离子自由基的 EC_{50} 为 8.03 ～ 27.16 mM。对于 OH 自由基、NO 自由基及超氧阴离子自由基来说，1-8 更像是超氧阴离子自由基的选择性清除剂。表 6-10-5 的数据还表明，1-8 中 1-3 和 7 清除 OH 自由基、NO 自由基及超氧阴离子自由基的 EC_{50} 最小（与 4-6 和 8 比 $P < 0.01$）。

表 6-10-5　1-8 清除 OH 自由基、NO 自由基及超氧阴离子自由基的 EC_{50}

化合物	清除下面自由基的 EC_{50}（均值 ±SDX1000, mM）		
	OH 自由基	NO 自由基	超氧阴离子自由基
1	12.19 ± 1.02[a]	41.15 ± 1.27[a]	13.06 ± 1.13[a]
2	19.63 ± 1.15[a]	40.75 ± 1.19[a]	14.48 ± 1.28[a]
3	20.90 ± 0.73[a]	42.07 ± 1.94[a]	10.92 ± 1.12[a]
4	33.47 ± 2.38	63.15 ± 4.10	17.45 ± 2.07
5	25.47 ± 2.10	47.61 ± 1.21	24.69 ± 1.85
6	31.07 ± 2.89	59.51 ± 3.16	27.16 ± 3.21
7	20.03 ± 1.14[a]	41.10 ± 1.65[a]	8.03 ± 1.32[a]
8	29.98 ± 2.92	43.51 ± 0.65	22.72 ± 2.51

a：与 4-6 和 8 比 $P < 0.01$；$n=6$。

10.4　1-8 的 SAR

表 6-10-2 和表 6-10-3 的数据表明，在 0.1 μmol/kg 灌胃剂量下，1-8 能有效地提高小鼠 30 min、60 min、90 min、120 min 和 150 min 5 个时间点的痛阈（与生理盐水比 $P < 0.01$）。表 6-10-2 和表 6-10-3 的数据还表明，在这 5 个时间点 1-3 和 7 提高小鼠痛阈的作用最强（与 4-6 和 8 比 $P < 0.01$）。

表 6-10-4 的数据表明，在 0.1 μmol/kg 灌胃剂量下 1-8 对二甲苯诱发的耳部炎症反应具有优秀的抑制作用（与生理盐水比 $P < 0.01$ 或 $P < 0.05$）。表 6-10-4 的数据还表明，1-8 中 1-3 和 7 抑制二甲苯诱发的耳部炎症反应的活性最强（与 4-6 和 8 比 $P < 0.01$）。

表 6-10-5 的数据表明，1-8 清除 OH 自由基，NO 自由基及超氧阴离子自由基的 EC_{50} 为 0.83 ～ 6.32 mM。表 6-10-5 的数据还表明，1-8 中 1-3 和 7 清除 OH 自由基、NO 自由基及超氧阴离子自由基的 EC_{50} 最小（与 4-6 和 8 比 $P < 0.01$）。

表 6-10-2 ～表 6-10-5 的数据共同表明，在所述评价中 **1-3** 和 **7** 都显示最强活性。表 6-10-1 表明，**1、2、3** 和 **7** 分别是 2-（4- 羟基 -3- 甲酰 -NHCH₂CH₂NH-Tyr-Arg）苯基 -4，4，5，5- 四甲基 -1，3- 二氧基咪唑啉、2-（4- 羟基 -3- 甲酰 -NHCH₂CH₂NH-Arg-Tyr）苯基 -4，4，5，5- 四甲基 -1，3- 二氧基咪唑啉、2-（4- 羟基 -3- 甲酰 -NHCH₂CH₂NH-Tyr-Tyr-Arg）苯基 -4，4，5，5- 四甲基 -1，3- 二氧基咪唑啉及 2-（4- 羟基 -3- 甲酰 -Tyr-Arg-Tyr）苯基 -4，4，5，5- 四甲基 -1，3- 二氧基咪唑啉。也就是说，NHCH₂CH₂NH 作为 3- 甲酰基及京都啡肽的连接臂对于镇痛、抗炎及清除自由基至关重要。此外，Tyr-Tyr-Arg 对于镇痛、抗炎及清除自由基更重要。分析 SAR 的目标是从类似物中挑选出优秀的先导化合物。在这个意义上，**1-8** 的 SAR 分析导出了一些有用的信息。

11 ⎸ RGD 肽和脂肪酸共同修饰的咪唑啉

本部分的咪唑啉母核是 2-（4- 羟基苯基）-4，4，5，5- 四甲基 -1，3- 二氧基咪唑啉。将母核 2 位的 4- 羟基苯基的羟基转化为 OCH₂CO₂H 基，用 L-Lys 和 OCH₂CO₂H 基偶联，用 CH₃（CH₂）ₙCO₂H（式中 n=8，10，12，14 和 16，简称"脂肪酸"）和 L-Lys 的侧链氨基偶联，用 RGD 肽和 L-Lys 的羧基偶联，得到本节的 RGD 肽和 CH₃（CH₂）ₙCO₂H（式中 n=8，10，12，14 和 16，简称"脂肪酸"）共同修饰的 2-（4- 羟基苯基）-4，4，5，5- 四甲基 -1，3- 二氧基咪唑啉（**1-13**），简称"RGD 肽和脂肪酸共同修饰的咪唑啉"。从构建思路可以看出，**1-13** 包括 3 个建筑块。第 1 个建筑块是 2-（4- 氧乙酰 -Lys）苯基 -4，4，5，5- 四甲基 -1，3- 二氧基咪唑啉，第 2 个建筑块是 CH₃（CH₂）ₙCO₂H（式中 n=8，10，12，14 和 16，简称"脂肪酸"），第 3 个建筑块是 Arg-Gly-Asp-AA。图 6-11-1 是 **1-13** 的合成路线。为了阐明结构，表 6-11-1 给出了 **1-13** 的脂肪酸的链长及 AA 代表的氨基酸残基。围绕 2-（4- 氧乙酰 -Lys）苯基 -4，4，5，5- 四甲基 -1，3- 二氧基咪唑啉和 RGD 肽的生物学功能，评价 **1-13** 的相关生物活性。

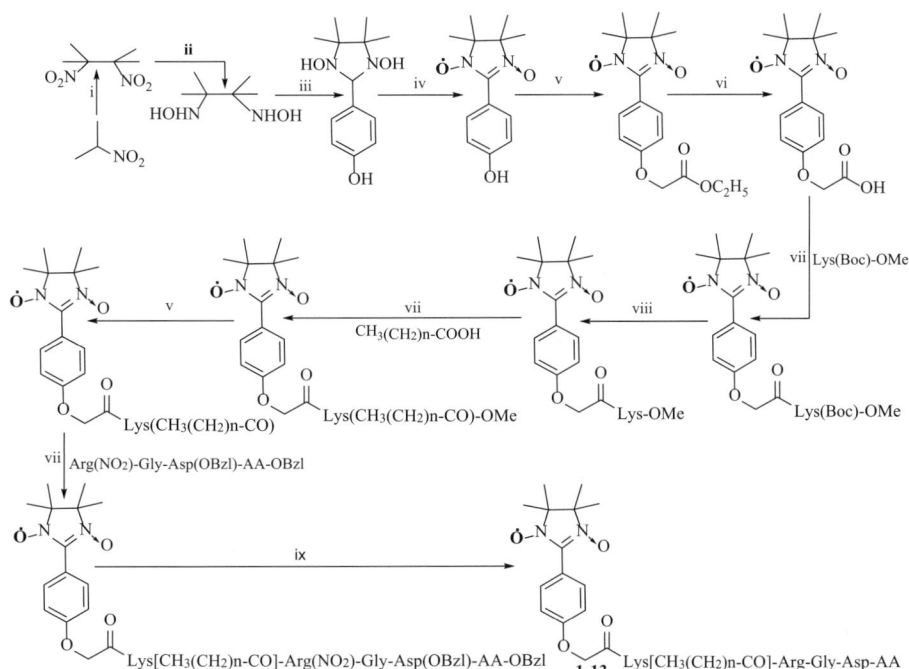

图 6-11-1　**1-13** 的合成路线

表 6-11-1　1-13 的 n 和 AA

化合物	n 代表的数字，AA 代表的氨基酸残基	化合物	n 代表的数字，AA 代表的氨基酸残基
1	n 为 8，AA 为 L-Ser 残基	8	n 为 12，AA 为 L-Phe 残基
2	n 为 8，AA 为 L-Val 残基	9	n 为 14，AA 为 L-Ser 残基
3	n 为 8，AA 为 L-Phe 残基	10	n 为 14，AA 为 L-Val 残基
4	n 为 10，AA 为 L-Val 残基	11	n 为 14，AA 为 L-Phe 残基
5	n 为 10，AA 为 L-Phe 残基	12	n 为 16，AA 为 L-Val 残基
6	n 为 12，AA 为 L-Ser 残基	13	n 为 16，AA 为 L-Phe 残基
7	n 为 12，AA 为 L-Val 残基		

11.1　1-12 抗血小板聚集活性

为了考察 1-13 的抗血栓活性，先测定 1-13 的抗血小板聚集活性。测定时取猪颈动脉血用 3.8% 枸橼酸钠溶液（按体积比 1：9）抗凝。1000 r/min 离心 10 min 得富血小板血浆（PRP），3000 r/min 离心 10 min 得贫血小板血浆（PPP）。用贫血小板血浆调节富血小板血浆，使富血小板血浆中的血小板数适合测定 1-13 的抗血小板聚集活性。1-13 用生理盐水溶解。向比浊管中加入 0.24 mL 调节过的富血小板血浆，再加入 5 μL 生理盐水或 1-13 和生理盐水的溶液（5 μL，浓度为 0.1 μM、10 μM、15 μM、20 μM）。调好吸光度的基线，加入 5 μL 4 种诱导剂的生理盐水溶液，观察 5 min 内血小板的最大聚集率。4 种诱导剂是血小板活化因子（PAF，终浓度为 50 μM）、腺苷二磷酸（ADP，终浓度为 500 μM）、凝血酶（TH，终浓度为 50 IU/L）及花生四烯酸（AA，终浓度为 7.5 mg/mL）。最大聚集率是聚集曲线波峰的值。每个浓度下的 1-13 平行测 6 次（$n=6$），形成血小板聚集曲线。根据血小板聚集曲线，确定 1-13 抑制 PAF、ADP、TH 及 AA 诱发的血小板聚集的 IC_{50}（表 6-11-2）。表 6-11-2 的 IC_{50} 表明，1-13 抑制 ADP、PAF、AA 及 TH 诱发的血小板聚集的 IC_{50} 分别为 0.76 μM 至 3.22 mM，11.33 μM 至 2.30 mM，5.31 μM 至 0.23 mM 和 2.72 μM 至 0.16 mM。比较 4 种诱导剂诱发的血小板聚集，TH 诱发的血小板聚集对 1-13 更敏感。换句话说，对于 ADP、PAF、AA 及 TH 4 种血小板聚集诱导剂，1-13 选择性抑制 TH。目前，关于 TH 选择性抑制剂的文献较少。还有，在动脉血栓形成中 TH 的作用格外重要。这些知识使得 1-13 选择性抑制 TH 的发现不容轻视。

表 6-11-2　1-13 抑制 ADP、PAF、AA 及 TH 诱发的血小板聚集的 IC_{50}

化合物	抑制下面 4 种诱导剂诱发的血小板聚集的 IC_{50}（均值 ±SD）			
	ADP	PAF	AA	TH
1	（0.32 ± 0.01）mM	（0.25 ± 0.01）mM	（5.31 ± 0.11）μM	（29.02 ± 0.93）μM
2	（1.21 ± 0.11）mM	（0.75 ± 0.21）mM	（32.10 ± 0.82）μM	（6.80 ± 0.33）μM
3	（17.00 ± 0.17）μM	（2.30 ± 0.71）mM	（16.01 ± 0.32）μM	（6.60 ± 0.23）μM
4	（58.02 ± 0.87）μM	（0.17 ± 0.01）mM	（21.03 ± 0.42）μM	（5.71 ± 0.23）μM
5	（42.02 ± 0.67）μM	（0.39 ± 0.02）mM	（8.04 ± 0.31）μM	（79.21 ± 1.93）μM
6	（0.11 ± 0.01）mM	（63.24 ± 0.87）μM	（75.32 ± 1.53）μM	（22.04 ± 0.53）μM
7	（0.11 ± 0.02）mM	（37.31 ± 0.47）μM	（95.33 ± 2.37）μM	（2.72 ± 0.07）μM
8	（0.17 ± 0.04）mM	（72.44 ± 1.41）μM	（14.21 ± 0.22）μM	（40.16 ± 0.57）μM
9	（0.11 ± 0.01）mM	（63.40 ± 0.83）μM	（75.36 ± 1.43）μM	（22.06 ± 0.50）μM
10	（3.22 ± 0.33）mM	（24.21 ± 0.44）μM	（39.33 ± 0.55）μM	（21.14 ± 0.48）μM
11	（0.76 ± 0.21）μM	（28.14 ± 0.91）μM	（26.17 ± 0.72）μM	（0.16 ± 0.03）mM
12	（2.11 ± 0.12）mM	（11.33 ± 0.23）μM	（0.23 ± 0.13）mM	（39.14 ± 0.45）μM
13	（0.32 ± 0.34）mM	（0.84 ± 0.42）mM	（99.16 ± 2.39）μM	（50.17 ± 0.59）μM

11.2　1-13 抗动脉血栓活性

在大鼠丝线法抗血栓模型上评价 **1-13**（灌胃剂量为 1 nmol/kg）的抗动脉血栓活性。评价时选择阿司匹林为阳性对照（灌胃剂量为 167 μmol/kg），以生理盐水为空白对照（灌胃剂量为 3 mL/kg），用血栓重代表活性。大鼠丝线法抗血栓模型包括动静脉旁路插管，该插管由 3 段硅烷化的聚乙烯管构成。中段的聚乙烯管长为 60 mm，内径为 2 mm。中段聚乙烯管的两端分别与 2 段相同规格的聚乙烯管连接。这 2 段聚乙烯管长为 100 mm，内径为 1 mm，外径为 2 mm。它们的一端为尖管，用于插入大鼠的颈动脉或颈静脉，另一端用于插入中段聚乙烯管。雄性 SD 大鼠（200 ~ 220 g）灌胃 **1-13** 或阿司匹林或生理盐水 30 min 之后，腹腔注射乌拉坦溶液（5.0 mg/mL，3 mL/kg）进行麻醉，然后分离右颈动脉和左颈静脉。把一根准确称重（丝线的初重量）的 60 mm 长的丝线放入中段聚乙烯管中，让插管充满肝素钠的生理盐水溶液（50 IU/mL），一端插入大鼠的左颈静脉。另一端加入定量肝素钠抗凝，然后插入大鼠的右颈动脉。血液从右颈动脉流经聚乙烯管流入左颈静脉，15 min 后取出附有血栓的丝线并准确称重（丝线的终重量）。用丝线的终重量减去丝线的初重量得血栓重，即得到 **1-13** 的治疗的血栓大鼠的动脉血栓重。表 6-11-3 的数据表明，**1-13** 能有效地抑制大鼠动脉血栓形成（与生理盐水比 $P < 0.01$ 或 $P < 0.05$）。表 6-11-3 的数据还表明，**1-13** 中 **4** 和 **7** 抑制大鼠动脉血栓的活性最强（与 **1**、**3**、**5**、**6**、**8-11** 和 **13** 比 $P < 0.01$，与 **2** 和 **12** 比 $P < 0.05$）。表 6-11-3 的数据进一步表明，**2** 和 **12** 抑制大鼠动脉血栓的活性也属于强水平（与 **5** 和 **13** 比 $P < 0.01$，与 **3**、**6**、**8** 和 **11** 比 $P < 0.05$）。

表 6-11-3　1-13 抗动脉血栓活性

对照及 1-13	血栓重（均值 ±SD, mg）	对照及 1-13	血栓重（均值 ±SD, mg）
生理盐水	29.47 ± 0.94	7	19.45 ± 0.45^{b}
阿司匹林	18.62 ± 0.83	8	23.09 ± 0.63^{a}
1	22.08 ± 0.49^{a}	9	22.07 ± 0.56^{a}
2	21.62 ± 0.57^{c}	10	22.12 ± 0.54^{a}
3	22.19 ± 0.47^{a}	11	22.52 ± 0.57^{a}
4	19.42 ± 0.40^{b}	12	21.38 ± 0.52^{c}
5	24.59 ± 0.62^{a}	13	23.56 ± 0.53^{a}
6	22.77 ± 0.56^{a}		

a：与生理盐水比 $P < 0.01$；b：与生理盐水及 **1**、**3**、**5**、**6**、**8-11** 和 **13** 比 $P < 0.01$，与 **2** 和 **12** 比 $P < 0.05$；c：与生理盐水及 **5** 和 **13** 比 $P < 0.01$，与 **3**、**6**、**8** 和 **11** 比 $P < 0.05$；$n=10$。

11.3　1-13 的自由基清除活性

MGD 是 NO 自由基捕获剂，评价自由基清除剂清除 NO 自由基活性时是 NO 自由基供体。习惯使用的是将 7.325 mg MGD 溶解于 1 mL 纯净水中得到的浓度为 25 mM 的 MGD 溶液。

SNAP 溶液是捕获 NO 自由基的化学试剂之一。制备 SNAP 溶液时，将 25 mg SNAP 溶解在 1 mL 纯净水中得到浓度为 110 μM 的 SNAP 母液。母液用纯净水稀释 100 倍，得到 1 μM 的 SNAP 溶液。

测定 NO 自由基的程序是，先测 5 μL MGD+5 μL $FeSO_4 \cdot 7H_2O$+5 μL SNAP 溶液中的 NO 自由基信号及强度（后面简称"空白 NO 自由基信号强度"），再测 5 μL MGD +5 μL $FeSO_4 \cdot 7H_2O$+5 μL

SNAP+5 μL **1-13**（终浓度 1 mM）水溶液中的 NO 自由基信号及强度（后面简称"**1-13** NO 自由基信号强度"），每次测定一个样本，**1-13** 的各个化合物均定义为一个样本，每个样本重复 6 次。

　　按照公式"NO 自由基清除率 =（空白 NO 自由基信号强度 –**1-13** NO 自由基信号强度）/ 空白 NO 自由基信号强度"计算 NO 自由基清除率。表 6-11-4 的数据表明，浓度为 1 mM 时 **1-13** 的 **10** 清除 NO 自由基的百分比达到 40.91%；浓度为 1 mM 时 **1-13** 的 **2**、**7** 和 **12** 清除 NO 自由基的百分比为 34.40% ～ 37.40%。浓度为 1 mM 时 **1-13** 的 **1**、**6**、**8** 和 **13** 清除 NO 自由基的百分比为 25.32% ～ 28.26%。可见，**1-13** 是 NO 自由基的优秀清除剂，该结果为器官水平评价奠定了基础。

表 6-11-4　浓度为 1 mM 时 1-13 清除 NO 自由基的百分比

清除剂	清除率（均值 ±SD，%）	清除剂	清除率（均值 ±SD，%）
1	25.98 ± 3.13	8	27.83 ± 1.24
2	35.84 ± 1.54	9	23.93 ± 1.82
3	18.40 ± 1.21	10	40.91 ± 1.60
4	19.14 ± 2.28	11	24.26 ± 1.80
5	12.41 ± 1.42	12	37.40 ± 1.43
6	25.32 ± 2.40	13	28.26 ± 1.79
7	34.40 ± 2.55		

11.4　1-13 拮抗乙酰胆碱诱发的血管舒张

　　依据 **1-13** 在分子水平清除 NO 自由基的活性，评价 **1-13** 对乙酰胆碱诱发的血管舒张的拮抗作用。评价时血管按照标准操作制备模型，评价 RGD 肽和脂肪酸共同修饰的咪唑啉对乙酰胆碱诱发的血管舒张的拮抗作用。灌流的浴槽内或加入生理盐水（空白对照，20 μL），或加入 **1-13** 的生理盐水溶液（终浓度为 1 μM，20 μL）。胸主动脉环的状态稳定后，加入 20 μL 乙酰胆碱的生理盐水溶液（终浓度为 1 μM）。因为乙酰胆碱诱发的胸主动脉环的舒张作用来自乙酰胆碱促使胸主动脉环的内皮释放 NO 自由基，所以 **1-13** 抑制乙酰胆碱诱发的胸主动脉环的舒张作用取决于 **1-13** 清除 NO 自由基的能力。表 6-11-5 的数据说明，浓度为 1 μM 时 **1-13** 抑制乙酰胆碱诱发的胸主动脉环舒张的百分比为（24.01 ± 5.07）% 至（35.62 ± 4.74）%（n=6）。换句话说，**1-13** 对 NO 自由基的清除率为（24.01 ± 5.07）% 至（35.62 ± 4.74）%（n=6）。虽然 **1-13** 对乙酰胆碱诱发的血管舒张的拮抗作用没有分子水平清除 NO 自由基活性强，但是在胸主动脉环模型上 **1-13** 的浓度为 1 μM，在顺磁共振仪上测定时 **1-13** 的浓度为 1 mM。把 1000 倍的浓度差异考虑进去，**1-13** 对乙酰胆碱诱发的血管舒张的拮抗作用超过分子水平清除 NO 自由基的活性强度。

表 6-11-5 浓度为 1 μM 时 1-13 对乙酰胆碱血管舒张的抑制作用

1-13	Ach 血管舒张抑制率（均值 ±SD，%）	1-13	Ach 血管舒张抑制率（均值 ±SD，%）
1	24.62 ± 1.88	8	26.29 ± 3.59
2	24.76 ± 1.02	9	27.01 ± 3.49
3	24.01 ± 5.07	10	27.55 ± 3.38
4	34.57 ± 2.44	11	27.24 ± 5.37
5	25.93 ± 1.38	12	24.08 ± 1.83
6	25.31 ± 2.65	13	26.29 ± 4.41
7	35.62 ± 4.79		

11.5 1-13 的 SAR

1-13 用 $CH_3（CH_2）nCO_2H$（式中 n=8，10，12，14 和 16）修饰 2-（4- 氧乙酰 -Lys）苯基 -4，4，5，5- 四甲基 -1，3- 二氧基咪唑啉的 4- 氧乙酰 -Lys 的 Lys 的侧链氨基，用 Arg-Gly-Asp-AA 修饰 2-（4- 氧乙酰 -Lys）苯基 -4，4，5，5- 四甲基 -1，3- 二氧基咪唑啉的 4- 氧乙酰 -Lys 的 Lys 的羧基。在顺磁共振仪上评价 **1-13** 对 NO 自由基的清除作用时发现 **4** 和 **7** 的活性最强，在大鼠主动脉环上评价 **1-13** 对乙酰胆碱合成酶的抑制作用时发现 **4** 和 **7** 的活性最强，在 **1-13** 选择性抑制 TH 诱发的血小板聚集的 IC_{50} 中 **4** 和 **7** 的 IC_{50} 最小，在大鼠丝线法动脉抗血栓模型上评价 **1-13** 的抗动脉血栓活性时仍然发现 **4** 和 **7** 的活性最强。在表 6-11-1 中 **4** 和 **7** 的脂肪酰基分别为 $CH_3（CH_2）_{10}CO$ 及 $CH_3（CH_2）_{12}CO$。在表 6-11-1 中 **4** 和 **7** 的 AA 都是 L-Val 残基。虽然 $CH_3（CH_2）_nCO$ 的 n 可选择 8、10、12、14 和 16，但是 10 和 12 是最佳选择。虽然 AA 可选择 L-Ser 残基、L-Val 残基及 L-Phe 残基，但是 L-Val 残基是最佳选择。从多样性类似物中发现有前途的先导化合物是药物化学的目标。**1-13** 的 SAR 分析为本部分内容的结构修饰提供了参考。

12 （6S）-3- 乙酰 -4- 氧代四氢吲哚喹嗪 -6- 甲酰肽的活性和纳米性质

（6S）-3- 乙酰 -4- 氧代四氢吲哚喹嗪 -6- 甲酰肽由 2 个建筑块构成。一个建筑块是（6S）-3- 乙酰 -4- 氧代四氢吲哚喹嗪 -6- 羧酸，另一个建筑块是 Lys-Glu、Leu-Asp-Val、Arg-Gly-Asp-Ser、Tyr-Ile-Gly-Ser-Arg 和 Leu-Pro-Asn-Ile-Ser-Lys-Pro 5 种肽。这 5 种肽和（6S）-3- 乙酰 -4- 氧代四氢吲哚喹嗪 -6- 羧酸的羧基偶联就是 **1-5**（表 6-12-1）。

表 6-12-1 1-5 的结构式

化合物	结构式	化合物	结构式
1	Lys-Glu	4	Tyr-Ile-Gly-Ser-Arg
2	Leu-Asp-Val	5	Leu-Pro-Asn-Ile-Ser-Lys-Pro
3	Arg-Gly-Asp-Ser		

12.1 1-5 抑制肿瘤细胞增殖活性

按前面描述的 MTT 法评价 **1-5** 抑制 A549（人非小细胞肺癌细胞）、HCT-8（人回盲肠癌细胞）、HeLa（人宫颈癌细胞）、SH-SY5Y（人神经母细胞瘤细胞）、HL60（人早幼粒白血病细胞）、MCF-7（人乳腺癌细胞）、S180（鼠腹水癌细胞）和 HaCaT（人永生化表皮细胞）增殖的 IC_{50}。阳性对照为阿霉素。

表 6-12-2 的数据表明，**1-5** 抑制 HL60、A549、HeLa 和 HCT-8 增殖的 IC$_{50}$ 都＞ 100 μM。另外，阿霉素抑制 HL60、A549、HeLa 和 HCT-8 增殖的 IC$_{50}$ 为 0.34 ～ 2.11 μM。这些数据表明，**1-5** 抑制 HL60、A549、HeLa 和 HCT-8 增殖的 IC$_{50}$ 与阿霉素抑制 HL60、A549、HeLa 和 HCT-8 增殖的 IC$_{50}$ 不在同一个数量级。由此推测，和阿霉素不同，**1-5** 不是 HL60、A549、HeLa 和 HCT-8 的 DNA 嵌入剂。

表 6-12-3 的数据表明，**1-5** 抑制 MCF-7、SH-SY5Y，HaCaT 和 S180 增殖的 IC$_{50}$ 都＞ 100 μM。另外，阿霉素抑制 MCF-7、SH-SY5Y、HaCaT 和 S180 增殖的 IC$_{50}$ 为 0.72 ～ 1.90 μM。这些数据表明，**1-5** 抑制 MCF-7、SH-SY5Y、HaCaT 和 S180 增殖的 IC$_{50}$ 与阿霉素抑制 MCF-7、SH-SY5Y、HaCaT 和 S180 增殖的 IC$_{50}$ 不在同一个数量级。由此推测，和阿霉素不同，**1-5** 不是 MCF-7、SH-SY5Y、HaCaT 和 S180 的 DNA 嵌入剂。

表 6-12-2　**1-5** 抑制 HL60、A549、HeLa 和 HCT-8 增殖的 IC$_{50}$

对照及 **1-5**	抑制下面肿瘤细胞增殖的 IC$_{50}$（均值 ±SD，μM）			
	HL60	A549	HeLa	HCT-8
阿霉素	0.34 ± 0.16	1.89 ± 0.22	1.73 ± 0.21	2.11 ± 0.19
1	＞ 100	＞ 100	＞ 100	＞ 100
2	＞ 100	＞ 100	＞ 100	＞ 100
3	＞ 100	＞ 100	＞ 100	＞ 100
4	＞ 100	＞ 100	＞ 100	＞ 100
5	＞ 100	＞ 100	＞ 100	＞ 100

表 6-12-3　**1-5** 抑制 MCF-7、SH-SY5Y、HaCaT 和 S180 增殖的 IC$_{50}$

对照及 **1-5**	抑制下面肿瘤细胞增殖的 IC$_{50}$（均值 ±SD，μM）			
	MCF-7	SH-SY5Y	HaCaT	S180
阿霉素	1.05 ± 0.16	1.90 ± 0.26	0.72 ± 0.18	1.44 ± 0.36
1	＞ 100	＞ 100	＞ 100	＞ 100
2	＞ 100	＞ 100	＞ 100	＞ 100
3	＞ 100	＞ 100	＞ 100	＞ 100
4	＞ 100	＞ 100	＞ 100	＞ 100
5	＞ 100	＞ 100	＞ 100	＞ 100

12.2　1-5 抑制肿瘤生长活性

按前面描述的方法制备浓度为 $1×10^7$ 个 /mL 的 S180 的细胞悬液，接种于健康雄性 ICR 小鼠 [（20 ± 2）g] 腋下，建立 S180 实体瘤小鼠模型。静息 1 天后，将小鼠随机分组。阳性对照组小鼠灌胃阿霉素与生理盐水的溶液 [剂量为 2 μmol/（kg·d），1 天 1 次，连续 10 天]，或灌胃阿糖胞苷与生理盐水的溶液 [剂量为 8.23 μmol/（kg·d），1 天 1 次，连续 10 天]，空白对照组小鼠灌胃生理盐水 [剂量为 2 mL/（kg·d），1 天 1 次，连续 10 天]，**1-5** 治疗组小鼠灌胃 **1-5** 与生理盐水的溶液 [剂量为 0.1 μmol/（kg·d），1 天 1 次，连续 10 天]。每天观察小鼠的自主活动、精神状态、毛发、呼吸、饮食、粪便性状。第 11 天停止治疗，称小鼠体重，用乙醚麻醉，颈椎脱臼处死，取血及肿瘤。血液抗凝，肿瘤称重。表 6-12-4 的数据表明，**1-5** 能有效地抑制 S180 的生长。

表 6-12-4　1-5 抑制 S180 荷瘤小鼠肿瘤生长的活性

对照及 1-5	肿瘤重（均值 ±SD, g）	对照及 1-5	肿瘤重（均值 ±SD, g）
生理盐水	1.96 ± 0.37	2	0.96 ± 0.25[a]
阿霉素	0.62 ± 0.14	3	0.85 ± 0.15[a]
阿糖胞苷	0.98 ± 0.27	4	1.19 ± 0.34[a]
1	1.25 ± 0.34[a]	5	1.03 ± 0.28[a]

a：与生理盐水比 $P < 0.01$；$n=15$。

12.3　1-5 抑制 HCCLM3 侵袭及黏附的活性

按照前面描述的方法和操作测定 1-5 抑制 HCCLM3（人高转移肝癌细胞）黏附、侵袭及迁移的百分比（通过培养基处理的 HCCLM3 的 OD 和 1-5 处理的 HCCLM3 的 OD 计算）。

表 6-12-5 的数据表明，浓度为 20 μM 时 1-5 抑制 HCCLM3 黏附的百分比为 8.87% ～ 55.39%（$n=15$）。表 6-12-6 的数据表明，浓度为 20 μM 时 1-5 抑制 HCCLM3 侵袭的百分比为 10.95% ～ 60.40%（$n=15$）。表 6-12-7 的数据表明，浓度为 20 μM 时 1-5 抑制 HCCLM3 迁移的百分比为 11.76% ～ 58.82%（$n=15$）。

表 6-12-5　浓度为 20 μM 时 1-5 对 HCCLM3 黏附的抑制率

1-5	黏附的抑制率（均值 ±SD, %）	1-5	黏附的抑制率（均值 ±SD, %）
1	8.87 ± 1.11	4	20.75 ± 3.67
2	40.18 ± 4.25	5	50.88 ± 8.56
3	55.39 ± 7.13		

表 6-12-6　浓度为 20 μM 时 1-5 对 HCCLM3 侵袭的抑制率

1-5	侵袭的抑制率（均值 ±SD, %）	1-5	侵袭的抑制率（均值 ±SD, %）
1	10.95 ± 2.41	4	39.67 ± 6.47
2	51.19 ± 5.75	5	50.25 ± 9.39
3	60.40 ± 6.29		

表 6-12-7　浓度为 20 μM 时 1-5 对 HCCLM3 迁移的抑制率

1-5	迁移的抑制率（均值 ±SD, %）	1-5	迁移的抑制率（均值 ±SD, %）
1	11.76 ± 1.82	4	33.82 ± 7.90
2	41.18 ± 5.32	5	45.59 ± 9.12
3	58.82 ± 10.79		

12.4　1-5 抑制肿瘤向肺转移的作用

按照前面描述的方法将接种的 Lewis 肺癌转移小鼠分组。分组之后，Lewis 肺癌转移小鼠接受治疗。小鼠每天灌胃生理盐水（空白对照），剂量为 0.1 mL/（10 g·d），1 天 1 次，连续 12 天。治疗期间，每天测量小鼠的瘤体积。最后一次治疗的次日，对各组小鼠进行称重。然后麻醉，颈椎脱臼处死，用镊子固定小鼠右侧腋下，剪开皮肤，暴露肿瘤，钝性剥离，称重，统计平均瘤重。剥离实体瘤后，再剥离肺，统计肺部转移的平均瘤结节数。

表 6-12-8 的数据表明，在 0.1 μmol/（kg·d）的灌胃剂量下连续治疗 12 天，**1-5** 不仅能抑制原位瘤生长，还能抑制肿瘤向肺转移。换句话说，在 0.1 μmol/（kg·d）的灌胃剂量下连续治疗 12 天，**1-5** 是肿瘤生长和肿瘤转移的双重抑制剂。

表 6-12-8　**1-5** 对原位种植瘤生长及肿瘤向肺转移的抑制作用

对照及 **1-5**	原位瘤重（均值 ±SD，g）	肺部的肿瘤结节数（均值 ±SD）
生理盐水	5.359 ± 0.410	14.17 ± 4.09
1	3.224 ± 0.862[a]	10.17 ± 3.35[a]
2	2.647 ± 0.996[a]	7.27 ± 3.55[a]
3	2.544 ± 0.328[a]	3.00 ± 1.31[a]
4	2.971 ± 0.899[a]	5.10 ± 2.51[a]
5	3.152 ± 0.564[a]	8.08 ± 3.32[a]

a：与生理盐水比 $P < 0.01$；$n=15$。

13 · 4'，7- 二氧乙酰肽修饰的异黄酮的活性和纳米性质

4'，7- 二氧乙酰肽修饰的异黄酮（1-6）包括 2 个建筑块。一个建筑块是异黄酮母核，另一个建筑块是氧乙酰肽。氧乙酰肽包括连接在异黄酮 7 位的 OCH₂CO-Arg-Gly- Asp-Val 和 OCH₂CO-Ala-Pro-Ala-Lys，以及连接在异黄酮 4'位的 L-Ala 残基和 OCH₂CO-Ala-Pro-Ala-Lys。此外，异黄酮 8 位为 H 或 OH **1-6** 的结构式见表 6-13-1。

表 6-13-1　**1-6** 的结构式

化合物	式中的 R 的定义	
1	式中 R 为 OH	
2	式中 R 为 H	
3	式中 R 为 OH	
4	式中 R 为 H	
5	式中 R 为 OH	
6	式中 R 为 H	

13.1 1-6 修饰的异黄酮对动脉血栓的影响

雄性 SD 大鼠 [（200 ± 10）g] 随机分组之后，大鼠灌胃生理盐水（空白对照），或灌胃阿司匹林和生理盐水的溶液（阳性对照，剂量为 167 μmol/kg），或灌胃 1-6 和生理盐水的溶液（剂量为 50 nmol/kg）。30 min 之后，按照标准操作实施手术对大鼠安装动静脉旁路插管。从旁路插管开始血液循环时计时，15 min 后从旁路管道中取出挂有血栓的丝线，精确称重。计算丝线进入血液循环前后的重量差，得血栓重。表 6-13-2 的数据表明，在 50 nmol/kg 灌胃剂量下 1-6 显著抑制大鼠的动脉血栓形成。

表 6-13-2　1-6 对大鼠动脉血栓的影响

对照及 1-6	血栓重（均值 ±SD, mg）	对照及 1-6	血栓重（均值 ±SD, mg）
生理盐水	30.9 ± 3.92	3	23.1 ± 2.5[a]
阿司匹林	17.5 ± 2.7	4	23.1 ± 4.7[a]
1	22.1 ± 4.8[a]	5	21.0 ± 4.8[b]
2	18.9 ± 2.5[b]	6	22.9 ± 4.1[a]

a：与生理盐水比 $P < 0.01$；b：与生理盐水比 $P < 0.01$，与阿司匹林比 $P > 0.05$；$n=8$。

13.2 1-6 修饰的异黄酮对静脉血栓的影响

雄性 SD 大鼠（200 ± 10 g）随机分组之后，大鼠灌胃生理盐水（空白对照），或灌胃华法林和生理盐水的溶液（阳性对照，剂量为 1.5 mg/kg），或灌胃 1-6 和生理盐水的溶液（剂量为 50 nmol/kg）。30 min 之后，按照标准操作实施手术，在大鼠的下腔静脉内放置一根经过精确称重的丝线。从血液开始循环时计时，4 h 后从下腔静脉中取出挂有血栓的丝线，精确称重，计算丝线进入血液循环前后的重量差，得血栓重。表 6-13-3 说明，在 50 nmol/kg 灌胃剂量下 1-6 显著抑制大鼠下腔静脉血栓形成。

表 6-13-3　1-6 对大鼠下腔静脉血栓的影响

对照及 1-6	血栓重（均值 ±SD, mg）	对照及 1-6	血栓重（均值 ±SD, mg）
生理盐水	23.2 ± 3.8	3	15.7 ± 4.6[a]
华法林	15.4 ± 3.3	4	9.2 ± 2.7[b]
1	16.1 ± 4.1[a]	5	16.2 ± 4.8[a]
2	15.9 ± 4.4[a]	6	12.1 ± 3.6[a]

a：与生理盐水比 $P < 0.01$，与华法林比 $P > 0.05$；b：与生理盐水比 $P < 0.01$，与华法林比 $P < 0.05$；$n=8$。

13.3 1-6 修饰的异黄酮的溶栓活性

按照标准操作制备雄性 SD 大鼠（200 ～ 220 g）颈动脉和颈静脉旁路插管溶栓模型，评价 1-6 的溶栓活性。阳性对照组尿激酶的静脉注射剂量为 20 000 IU/kg。空白对照组生理盐水的静脉注射剂量为 3 mL/kg。1-6 的静脉注射剂量为 50 nmol/kg。从静脉注射时计时，1 h 后从旁路插管中取出附有血栓的螺旋，精确称重。计算每只大鼠旁路插管中附有血栓的螺旋循环前后的重量差，得血栓减重，用于表示溶栓活性。表 6-13-4 的数据表明，1-6 显著降低了血栓重（与生理盐水比 $P < 0.01$），是优秀的溶栓剂。

表 6-13-4 1-6 对大鼠血栓的溶解作用

对照及 1-6	血栓减重（均值 ±SD, mg）	对照及 1-6	血栓减重（均值 ±SD, mg）
生理盐水	22.9 ± 3.3	3	32.4 ± 4.0[a]
尿激酶	30.8 ± 2.9	4	30.5 ± 4.4[a]
1	28.9 ± 3.1[a]	5	30.6 ± 3.9[a]
2	29.9 ± 2.0[a]	6	30.4 ± 2.6[a]

a：与生理盐水比 $P < 0.01$，与尿激酶比 $P > 0.05$；$n=8$。

13.4 1-6 修饰的异黄酮治疗缺血性脑卒中的作用

按照标准操作用均匀的小血栓块的悬浮液堵塞雄性 SD 大鼠［（300 ± 20）g］的中动脉，制备缺血性脑卒中的大鼠模型。缺血性脑卒中模型大鼠苏醒 24 h 后，对大鼠的神经功能缺损程度进行评分。剔除 0 分大鼠（代表造模失败）之后，按照得分将大鼠分组，保证各组大鼠的得分分布均衡。然后大鼠或尾静脉注射生理盐水，3 mL/（kg·d），1 天 1 次，连续注射 7 天；或尾静脉注射 1-6 的生理盐水溶液，50 nmol/（kg·d），1 天 1 次，连续注射 7 天。大鼠每天评 1 次分，评分后接受尾静脉注射，一共评分 7 天。之后，用乙醚麻醉大鼠，取脑，置低温冰箱冷冻 2 h，将冷冻的脑切成厚薄均匀的 6 个脑切片；将脑切片置于 2% 的 TTC 溶液中，避光 38 ℃染色 10 min。未梗死部分染为红色。梗死部分不着色，呈白色；计算脑梗死的体积比，用于表示 1-6 对发病 24 h 的缺血性脑卒中大鼠的治疗作用。表 6-13-5 的数据表明，在 50 nmol/（kg·d）的剂量下连续治疗 7 天，1-6 能有效地降低发病 24 h 的缺血性脑卒中大鼠的脑梗死体积的百分比。

表 6-13-5 1-6 对发病 24 h 的缺血性脑卒中大鼠脑梗死体积百分比的影响

对照及 1-6	脑梗死体积比（均值 ±SD, %）	对照及 1-6	脑梗死体积比（均值 ±SD, %）
生理盐水	20.7 ± 3.72	4	8.2 ± 4.26[a]
1	8.5 ± 2.65[a]	5	7.6 ± 2.50[a]
2	8.5 ± 2.49[a]	6	7.9 ± 2.24[a]
3	8.1 ± 3.39[a]		

a：与生理盐水比 $P < 0.01$；$n=8$。

14 （2-羟基 -5，14- 二酮吡咯并吡嗪并吡啶并吲哚 -11- 基）乙酰肽的活性和纳米性质

2-{（2S，5aS，14aS）-2- 羟基 -5，14- 二酮 -2，3，5，5a，6，12，14，14a- 八氢 -1H，11H- 吡咯并 [1''，2''：4'，5'] 吡嗪并 [1'，2'：1，6] 吡啶并 [3，4-b] 吲哚 -11- 基 } 乙酰肽简称（2- 羟基 -5，14- 二酮吡咯并吡嗪并吡啶并吲哚 -11- 基）乙酰肽。Leu-Asp-Val、Tyr-Ile-Gly-Ser-Arg、Arg-Gly-Asp-Ser、Arg-Gly-Asp-Val 和 Arg-Gly-Asp-Phe 与吲哚 -11 位的乙酰基偶联构成 1-5（表 6-14-1）。

表 6-14-1 1-5 的结构式

化合物	结构式	化合物	结构式
1	Leu-Asp-Val	3	式中 AA 为 L-Ser 残基
		4	式中 AA 为 L-Val 残基
2	Tyr-Ile-Gly-Ser-Arg	5	Arg-Gly-Asp-AA 式中 AA 为 L-Phe 残基

14.1 1-5 的抗动脉血栓作用

雄性 SD 大鼠〔（200±10）g〕灌胃 0.5%CMCNa，或灌胃阿司匹林和 0.5%CMCNa 的悬浮液（剂量为 167 μmol/kg），或灌胃 1-5 和 0.5%CMCNa 的悬浮液（剂量为 0.1 μmol/kg）。30 min 后，按照标准操作实施手术，在动静脉旁路插管放置精确称重的丝线。从开始循环时计时，15 min 后从动静脉旁路管道中取出挂有血栓的丝线，精确称重。把血液循环前后丝线的重量差计为血栓重。在精确称血栓重的同时收集动脉血栓血液，按照酶联免疫试剂盒的要求处理血液，测定血液中 GP Ⅱb/Ⅲa 含量。表 6-14-2 的血栓重表明，在 0.1 μmol/kg 灌胃剂量下 1-5 具有优秀的抗动脉血栓作用。表 6-14-2 还表明，降低血液中 GP Ⅱb/Ⅲa 含量是 0.1 μmol/kg 灌胃剂量的 1-5 具有优秀的抗动脉血栓作用的机制之一。

表 6-14-2 1-5 对大鼠动脉血栓及血液中 GP Ⅱb/Ⅲa 的影响

对照及 1-5	GP Ⅱb/Ⅲa 含量（均值 ±SD，ng/mL）	血栓重（均值 ±SD，mg）
0.5% CMCNa	15.17 ± 3.57	34.24 ± 3.61
阿司匹林	16.24 ± 4.50	16.81 ± 2.27
1	11.60 ± 2.43[c]	24.56 ± 2.60[a]
2	10.82 ± 2.60[d]	26.11 ± 5.17[a]
3	9.55 ± 2.51[d]	18.30 ± 5.67[b]
4	9.61 ± 2.60[d]	18.97 ± 5.11[b]
5	12.10 ± 2.33[c]	20.04 ± 4.52[b]

a：与 CMCNa 比 $P < 0.01$；b：与 CMCNa 比 $P < 0.01$，与阿司匹林比 $P > 0.05$；c：与 CMCNa 及阿司匹林比 $P < 0.05$；d：与 CMCNa 及阿司匹林比 $P < 0.01$；大鼠血液 GP Ⅱb/Ⅲa 含量的正常值为（8.23±0.84）ng/mL；$n=12$。

14.2 1-5 的抗静脉血栓作用

雄性 SD 大鼠〔（200±10）g〕灌胃 0.5%CMCNa（空白对照），或者灌胃华法林和 0.5%CMCNa 的悬浮液（阳性对照，4.9 μmol/kg），或者灌胃 1-5 和 0.5%CMCNa 的悬浮液（0.1 μmol/kg）。30 min 之后大鼠腹腔注射 20% 乌拉坦溶液进行麻醉，腹部备皮，经腹白线正中切口暴露腹腔，将腹腔内小肠等脏器移出腹腔并用生理盐水浸泡过的纱布包裹，暴露下腔静脉。分离腹主动脉及下腔静脉，在分离的下腔静脉内放置一根经过精确称重的丝线。在下腔静脉与左肾静脉交汇处用浸润过生理盐水的缝合线结扎下腔静脉。将小肠等脏器移回腹腔内，逐层缝合。4 h 后大鼠腹腔注射 20% 乌拉坦溶液进行麻醉，切开腹腔，将下腔静脉分支结扎。从结扎处取出下腔静脉，从下腔静脉中取出附有血栓的丝线并精确称血栓重。此时附有血栓的丝线重减去原丝线重即为静脉血栓重。表 6-14-3 的血栓重表明，**1-5** 能有效地抑制大鼠下腔静脉血栓形成。

表 6-14-3　**1-5** 对大鼠下腔静脉血栓的影响

对照及 1-5	血栓重（均值 ±SD, mg）	对照及 1-5	血栓重（均值 ±SD, mg）
0.5% CMCNa	16.80 ± 4.75	3	7.06 ± 3.65[b]
华法林	9.00 ± 2.75	4	7.23 ± 3.62[a]
1	10.93 ± 5.42[a]	5	9.70 ± 4.04[a]
2	5.89 ± 2.85[b]		

a：与 CMCNa 比 $P < 0.01$；b：与 CMCNa 比 $P < 0.01$，与华法林比 $P < 0.05$；$n=12$。

15. 四氢 -β- 咔啉 [3：4] 并 -2，5- 二酮哌嗪并哌啶 [4：5] 并咪唑乙酰肽的活性和纳米性质

{3S-1，2，3，4- 四氢 -β- 咔啉 [3：4] 并 -2，5- 二酮哌嗪并哌啶 [4：5] 并咪唑 }-9- 乙酰 -Arg-Gly-Asp-AA 和 {3S-1，2，3，4- 四氢 -β- 咔啉 [3：4] 并 -2，5- 二酮哌嗪并哌啶 [4：5] 并咪唑 }-1- 乙酰 -Arg-Gly-Asp-AA 简称四氢 -β- 咔啉 [3：4] 并 -2，5- 二酮哌嗪并哌啶 [4：5] 并咪唑乙酰肽。因为 AA 为 L-Ser 残基、L-Val 残基及 L-Phe 残基，所以具体化为 **1-6**（表 6-15-1）。

表 6-15-1　**1-6** 的 AA 及结构式

化合物	式中 AA 代表的氨基酸残基	结构式
1	式中 AA 为 L-Ser 残基	
2	式中 AA 为 L-Val 残基	
3	式中 AA 为 L-Phe 残基	
4	式中 AA 为 L-Ser 残基	
5	式中 AA 为 L-Val 残基	
6	式中 AA 为 L-Phe 残基	

15.1　1-6 的抗炎活性

ICR 小鼠 [（24±2）g] 静息 1 天，随后随机分组，每组 12 只。小鼠序贯灌胃生理盐水（空白对照），或者序贯灌胃阿司匹林与生理盐水的悬浮液（阳性对照，165 μmol/kg），或者序贯灌胃 **1-6** 与生理盐水的悬浮液（0.1 μmol/kg）。30 min 后，依序贯顺序从小鼠的右耳郭的中心向边缘扩展并均匀涂抹 30 μL 二甲苯，待其自然挥发，建立由二甲苯诱发的肿胀模型。造模 2 h 后，将小鼠用乙醚麻醉，颈椎脱臼处死。沿两侧耳根剪下小鼠两侧耳朵，两耳对齐边缘叠放，用直径为 7 mm 的电动打孔器（YLS025A）在相同部位取圆形耳片，两个圆形耳片分别精确称重。记录两个圆形耳片的重量差，用来代表耳肿胀度。表 6-15-2 的数据表明，在 0.1 μmol/kg 灌胃剂量下 **1-6** 显著抑制二甲苯诱发的耳部炎症反应。

表 6-15-2　1-6 的抗炎活性

对照及 1-6	耳肿胀度（均值 ±SD, mg）	对照及 1-6	耳肿胀度（均值 ±SD, mg）
生理盐水	7.91 ± 1.60	3	5.21 ± 1.96[a]
阿司匹林	3.95 ± 1.39	4	3.92 ± 2.11[a]
1	3.99 ± 2.88[a]	5	4.30 ± 2.45[a]
2	5.84 ± 0.55[b]	6	4.87 ± 2.26[a]

a：与生理盐水比 $P < 0.01$，与阿司匹林比 $P > 0.05$；b：与生理盐水比 $P < 0.05$；$n=12$。

15.2　1-6 抑制肿瘤向肺转移的作用

按照前面描述的方法将雄性 C57BL/6 小鼠接种 Lewis 小鼠肺癌细胞，第 15 天按照瘤的体积均匀分组，开始治疗。空白对照组小鼠每天灌胃生理盐水，剂量为 0.1 mL/（10 g·d），1 天灌胃 1 次，连续灌胃 10 天。阳性对照组小鼠每天灌胃 RGDS 的生理盐水溶液，剂量为 20 μmol/（kg·d），1 天灌胃 1 次，连续灌胃 10 天。1-6 治疗组的小鼠每天灌胃 1-6 的生理盐水溶液，剂量为 0.01 μmol/（kg·d），1 天灌胃 1 次，连续灌胃 10 天。治疗期间，每天测量小鼠的瘤体积。最后一次治疗的次日，对各组小鼠进行称重。然后麻醉，颈椎脱臼处死，用镊子固定小鼠右侧腋下，剪开皮肤，暴露肿瘤，钝性剥离，称重，统计平均瘤重，并进行 t 检验。剥离实体瘤后，再剥离肺，统计肺部转移的平均瘤结节数。

表 6-15-3 的数据说明，在 0.1 μmol/（kg·d）的灌胃剂量下连续治疗 10 天，1-6 能有效地抑制肿瘤向肺转移，1-6 不抑制原位瘤生长。这种状况表明，在 0.1 μmol/（kg·d）的灌胃剂量下连续治疗 10 天，1-6 抑制肿瘤向肺转移的作用和是否抑制种植的原位肿瘤的生长无关。

表 6-15-3　1-6 对原位种植瘤生长及肿瘤向肺转移的抑制作用

对照及 1-6	原位瘤重（均值 ±SD, g）	肺部肿瘤结节数（均值 ±SD）
生理盐水	3.81 ± 1.85	21.79 ± 9.05
RGDS	3.73 ± 1.52	8.42 ± 3.92
1	3.70 ± 1.61[c]	4.90 ± 3.54[b]
2	3.28 ± 0.62[c]	3.60 ± 1.58[b]
3	3.06 ± 0.75[c]	5.11 ± 1.45[b]
4	3.14 ± 1.23[c]	4.22 ± 2.64[b]
5	3.50 ± 0.80[c]	5.63 ± 1.92[a]
6	3.32 ± 0.89[c]	4.63 ± 1.06[b]

a：与生理盐水比 $P < 0.01$，与 RGDS 比 $P > 0.05$；b：与生理盐水比 $P < 0.01$，与 RGDS 比 $P < 0.05$；c：与生理盐水比 $P > 0.05$；$n=12$。

15.3　1-6 抑制肿瘤生长活性

按前面描述的方法制备浓度为 1×10^7 个 /mL 的 S180 细胞悬液，接种于健康雄性 ICR 小鼠［（20 ± 2）g］腋下。6 天后小鼠右侧腋下长出绿豆大小的实体瘤，按照瘤体积将小鼠均匀分组，阳性对照组小鼠腹腔注射阿霉素与生理盐水的溶液［剂量为 2 μmol/（kg·d），1 天 1 次，连续 10 天］，空白对照组小鼠灌胃生理盐水［剂量为 2 mL/（kg·d），1 天 1 次，连续 10 天］，1-6 治疗组小鼠灌胃 1-6 与生理盐水的溶液［剂量为 0.1 μmol/（kg·d），1 天 1 次，连续 10 天］。每天观察小鼠的自主活动、精神状态、毛发、呼吸、饮食、粪便性状。第 11 天停止治疗，称小鼠体重，用乙醚麻醉，颈椎脱臼处死，取血及肿瘤。血液抗凝，按照酶联免疫试剂盒的操作要求，测定血液 P- 选择素浓度。肿瘤称重。表 6-15-4 的数据表明，**1-6** 能有效地抑制 S180 的生长。已经知道，荷瘤小鼠血液 P- 选择素浓度大幅度上升。表 6-15-4 的数据还表明，**1-6** 能有效地降低 S180 小鼠的血液 P- 选择素浓度。该结果意味着，降低 S180 小鼠血液 P- 选择素浓度可能是 **1-6** 能有效地抑制 S180 的生长的分子机制之一。

表 6-15-4　1-6 对 S180 的生长及血液 P- 选择素浓度的影响

对照及 1-6	肿瘤重（均值 ±SD, g）	P- 选择素浓度（均值 ±SD, pg/mL）
生理盐水	3.32 ± 0.68	71.05 ± 3.42
阿霉素	1.53 ± 0.49	71.48 ± 7.05
1	2.48 ± 0.56[b]	60.21 ± 6.23[b]
2	2.63 ± 0.79[b]	51.21 ± 3.98[c]
3	2.12 ± 0.85[a]	56.30 ± 8.48[b]
4	2.05 ± 0.73[a]	58.55 ± 4.29[c]
5	2.24 ± 0.84[a]	46.25 ± 6.83[c]
6	2.29 ± 0.95[a]	58.48 ± 6.16[c]

a：与生理盐水比 $P < 0.01$，与阿霉素比 $P > 0.05$；b：与生理盐水比 $P < 0.05$；c：与生理盐水比 $P < 0.01$；健康小鼠血液 P- 选择素浓度为（10.15 ± 1.19）pg/mL；$n=12$。

16 2- 羟甲基 -2- 甲氧肽 -（苯并咪唑并喹唑啉）的活性和纳米性质

2- 羟甲基 -2- 甲氧肽 -（苯并咪唑并喹唑啉）（**1-6**）是苯并咪唑并喹唑啉的喹唑啉的 2 位被羟甲基和甲氧 -Glu-Asp-Gly 取代，喹唑啉的 2 位被羟甲基和甲氧 -Lys-Glu- Asp-Gly 取代，喹唑啉的 2 位被羟甲基和甲氧 -His-Gly-Lys 取代，喹唑啉的 2 位被羟甲基和甲氧 -His-Gly-Glu 取代，喹唑啉的 2 位被羟甲基和甲氧 -Lys-His-Gly-Lys 取代。表 6-16-1 给出了 **1-6** 的结构式。

表 6-16-1　1-6 的结构式

化合物	结构式	化合物	结构式
1	Glu-Asp-Gly-OCH₂ ... CH₂OH	4	His-Gly-Glu-OCH₂ ... CH₂OH
2	Glu-Asp-Gly-(Glu-Asp-Gly)Lys-OCH₂ ... CH₂OH	5	His-Gly-Glu-(His-Gly-Glu)Lys-OCH₂ ... CH₂OH
3	His-Gly-Lys-OCH₂ ... CH₂OH	6	His-Gly-Glu-(His-Gly-Lys)Lys-OCH₂ ... CH₂OH

16.1　1-6 对伴刀豆球蛋白诱发的脾淋巴细胞增殖的抑制作用

雄性 ICR 小鼠麻醉后颈椎脱臼处死，无菌取脾用 200 目钢网和注射器芯研磨，用 PBS 溶液洗 2 次，1500 r/min 离心 10 min，计数后用完全 RPMI-1640 培养液配成 5×10^6 个 /mL 脾细胞悬浮液，加 100 μL 细胞悬液于 96 孔培养板中（每孔含 5×10^5 个脾细胞）。每孔加 20 μL 伴刀豆球蛋白（ConA，终浓度为 5 μg/mL），将 96 孔细胞培养板置于体积分数为 0.05 的 CO_2 饱和的培养箱内 37 ℃ 培养 4 h。之后，按预设的浓度梯度（1×10^{-4}M、8×10^{-5}M、5×10^{-5}M、2×10^{-5}M、1×10^{-5}M、8×10^{-6}M、5×10^{-6}M、1×10^{-6}M）加入经灭菌处理的化合物 **1-6** 和 RPMI-1640 培养液配成的溶液。每个浓度设 3 个复孔。同时设不含偶联物的对照孔和只含同量 RPMI-1640 培养液无 ConA 的空白孔。各个孔均重复 3 次（$n=3$）。培养 48 h 后用 MTT 法检测化合物 **1-6** 对脾淋巴细胞增殖的抑制作用，用 IC_{50} 表示的抑制作用见表 6-16-2。表 6-16-2 中的 IC_{50} 表明，**1-6** 抑制伴刀豆球蛋白诱发的脾淋巴细胞增殖的 IC_{50} 为（84.90 ± 15.90）μM ～（252.40 ± 40.39）μM（$n=3$）。

表 6-16-2　1-6 抑制脾淋巴细胞增殖的 IC_{50}

1-6	IC_{50}（均值 ±SD, μM）	1-6	IC_{50}（均值 ±SD, μM）
1	139.64 ± 35.62	4	86.90 ± 17.76
2	84.90 ± 15.90	5	252.40 ± 40.39
3	123.80 ± 27.60	6	159.20 ± 32.81

$n=3$，环孢素抑制脾淋巴细胞增殖的 IC_{50} 为（52.55 ± 12.36）μM。

16.2　1-6 对心肌移植排异反应的抑制作用

为考察化合物 **1-6** 对心肌移植排异反应的抑制作用，在小鼠耳后心肌移植模型上测定移植心肌的存活时间。测定时将出生 24 h 的 C57bL/6J 乳鼠置于碎冰中，1 min 后用 75% 酒精对皮肤消毒，剖胸摘取心脏。将摘取的心脏置于生理盐水中搏动 2 次，使心腔中残留的血液排净。用手术刀片将排净了残留血液的心脏纵向切为两瓣，并使两瓣心肌纤维呈斜切面，以供移植用。

接受心肌移植的小鼠腹腔注射 10% 乌拉坦溶液（10 mg/10 g），使之麻醉。麻醉小鼠的耳郭用 1% 新洁尔灭酊局部消毒，剃毛。用眼科剪在麻醉小鼠的耳郭背侧中线前 1/3 处剪一与耳郭中线垂直的 3 ～ 4 mm 长的切口。注意，不要损伤小鼠的耳郭静脉。用镊子向耳尖方向钝性分离皮下组织，使之形成一管腔。将前面制备的供移植用心肌组织移植填入该管腔。注意，此时供移植用的心肌组织离体时间应不超过 2 min。用手指轻按填入了心肌组织的管腔，使移植的心肌组织紧贴小鼠耳郭的周围组织，然后缝合。

完成移植术的当天开始腹腔注射环孢素 A［阳性对照，剂量为 2.5 μmol/（kg·d）］，每天腹腔注射 1 次，连续注射 15 天；或者灌胃 **1-6**［剂量为 0.1 μmol/（kg·d）］，每天灌胃 1 次，连续灌胃 15 天；或者灌胃 0.5%CMCNa，每天灌胃 1 次，连续灌胃 15 天。从术后第 6 日开始，每天记录移植心肌组织的异位心电图心电信号。测试异位心电图时正负电极分别置于移植心脏两侧，接地极连接在小鼠后肢。术后 15 天结束观察，统计移植心肌存活时间。本实验数据统计均采用 t 检验和方差分析。表 6-16-3 的数据表明，**1-6** 显著延长移植心肌的存活时间。异位心电图记录完成之后，将小鼠麻醉，颈椎脱臼处死，取血，按照免疫球蛋白 G（IgG）酶联免疫试剂盒的要求测定外周血液 IgG 浓度。表 6-16-3 的数据还表明，降低外周血液 IgG 浓度可能是 **1-6** 延长移植心肌存活时间的分子机制之一。

表 6-16-3 1-6 对移植心肌存活时间及外周血液免疫球蛋白 G 浓度的影响

对照及 1-6	存活时间（均值 ±SD，天）	IgG 浓度（均值 ±SD，mg/mL）
生理盐水	9.72 ± 1.34	13.62 ± 1.76
环孢素 A	12.09 ± 1.30	10.92 ± 1.39
1	12.00 ± 1.82[a]	11.06 ± 1.22[b]
2	11.25 ± 1.21[a]	9.57 ± 2.11[a]
3	13.42 ± 1.44[a]	11.59 ± 0.91[b]
4	12.55 ± 1.72[a]	9.92 ± 1.73[b]
5	11.63 ± 1.62[a]	11.78 ± 0.25[a]
6	12.18 ± 1.87[a]	8.66 ± 2.97[b]

a：与生理盐水比 $P < 0.01$，与环孢素 A 比 $P > 0.05$；b：与生理盐水比 $P < 0.01$，与环孢素 A 比 $P < 0.05$；$n=11$。

参考文献

[1] 赵明，彭师奇，王玉记，等 . 3R- 吲哚甲基 -6R- 酸性氨基酸修饰的哌嗪 -2，5- 二酮，其合成，活性和应用：201710363811.1[P]. 2018-12-04.

[2] 赵明，彭师奇，王玉记，等 . 3R- 吲哚甲基 -6R- 脂肪氨基酸修饰的哌嗪 -2，5- 二酮，其合成，活性和应用：201710364632.X[P]. 2018-12-04.

[3] 赵明，彭师奇，王玉记，等 . 3R- 吲哚甲基 -6R- 芳香氨基酸修饰的哌嗪 -2，5- 二酮，其合成，活性和应用：201710794235.6[P]. 2019-03-12.

[4] 赵明，彭师奇，王玉记，等 . 3R- 吲哚甲基 -6R- 酰胺侧链氨基酸修饰的哌嗪 -2，5- 二酮，其合成，活性和应用：201710364162.7[P]. 2018-12-07.

[5] 赵明，彭师奇，王玉记，等 . 3R- 吲哚甲基 -6R- 恶唑烷酮修饰的哌嗪 -2，5- 二酮，其合成，活性和应用：201710363797.5[P]. 2018-12-04.

[6] 赵明，彭师奇，王玉记，等 . 3R- 吲哚甲基 -6R- 极性氨基酸修饰的哌嗪 -2，5- 二酮，其合成，活性和应用：201710364631.5[P]. 2018-12-07.

[7] 赵明，彭师奇，王玉记，等 . 3R- 吲哚甲基 -6R-Tyr 修饰的哌嗪 -2，5- 二酮，其合成，活性和应用：201710364185.8[P]. 2018-12-07.

[8] 赵明，彭师奇，王玉记，等 . 3R- 吲哚甲基 -6S- 甲硫氨酸修饰的哌嗪 -2，5- 二酮，其合成，活性和应用：201710405787.3[P]. 2018-12-04.

[9] 赵明，彭师奇，王玉记，等 . 3R- 吲哚甲基 -6S- 酸性氨基酸修饰的哌嗪 -2，5- 二酮，其合成，活性和应用：201710393397.9[P]. 2018-12-04.

[10] 赵明，彭师奇，王玉记，等 . 3R- 吲哚甲基 -6S- 芳香氨基酸修饰的哌嗪 -2，5- 二酮，其合成，活性和应用：201710395122.9[P]. 2018-12-11.

[11] 赵明，彭师奇，王玉记，等 . 3R- 吲哚甲基 -6S-Lys 修饰的哌嗪 -2，5- 二酮，其合成，活性和应用：201710396297.1[P]. 2018-12-11.

[12] 赵明，彭师奇，王玉记，等 . 3R- 吲哚甲基 -6S- 极性氨基酸修饰的哌嗪 -2，5- 二酮，其合成，活性和应用：201710395110.6[P]. 2018-12-11.

[13] 赵明，彭师奇，王玉记，等 . 3R- 吲哚甲基 -6S-Thr 修饰的哌嗪 -2，5- 二酮，其合成，活性和应用：201710391495. 9[P]. 2018-12-07.

[14] 赵明，彭师奇，王玉记，等 . 3R- 吲哚甲基 -6S- 脂肪氨基酸修饰的哌嗪 -2，5- 二酮，其合成，活性和应用：201710393398. 3[P]. 2018-12-07.

[15] 彭师奇，赵明，蒋雪云 . 同时具溶血栓、清除自由基和血栓靶向功能的新颖化合物及其制备方法和用途：201310068532. 4[P]. 2014-03-26.

[16] 彭师奇，赵明，蒋雪云 . 溶血栓寡肽及其制备方法和应用：201010576387. 7[P]. 2012-06-06.

[17] 彭师奇，赵明，蒋雪云 . 溶血栓的寡肽化合物及其制备方法和应用：201010576378. 8[P]. 2012-06-06.

[18] 彭师奇，赵明，吴建辉，等 . 4'- 氧乙酰 -Ala-7- 氧乙酰 -RGDV- 异黄酮，其合成，活性和应用：201610405734. 7[P]. 2017-12-15.

[19] 彭师奇，赵明，吴建辉，等 . 4'- 氧乙酰 -Ala-5- 羟基 -7- 氧乙酰 -RGDV- 异黄酮，其合成，活性和应用：201610405053. 0[P]. 2017-12-15.

[20] 彭师奇，赵明，吴建辉，等 . 4'- 氧乙酰 -APAK-7- 氧乙酰 -RGDV- 异黄酮，其合成，活性和应用：201610405023. X[P]. 2017-12-15.

[21] 彭师奇，赵明，吴建辉，等 . 4'- 氧乙酰 -APAK-5- 羟基 -7- 氧乙酰 -RGDV- 异黄酮，其合成，活性和应用：201610404649. 9[P]. 2017-12-15.

[22] 彭师奇，赵明，李宁 . N α - (1，3- 二氧 -4，4，5，5- 四甲基咪唑啉 -2- 苯基 -4'- 氧乙酰基) -N ω - 脂肪酰基 -Lys-Arg-Gly-Asp-Phe、其制备方法和应用：201110149104. 5[P]. 2012-12-05.

[23] 彭师奇，赵明，李宁 . N α - (1，3- 二氧 -4，4，5，5- 四甲基咪唑啉 -2- 苯基 -4'- 氧乙酰基) -N ω - 脂肪酰基 -Lys-Arg-Gly-Asp-Val、其制备方法和应用：201110149082. 2[P]. 2012-12-05.

摘要

1，3－二氨基酸苄酯吲哚乙醇是本章的第 1 类重要结构，在细胞模型上它们抑制肿瘤细胞迁移及侵袭，在动物模型上它们抑制肿瘤生长、抑制肿瘤向肺转移及抑制二甲苯诱发的耳肿胀。溶栓肽和抗栓肽修饰的 5－甲氧色胺是本章的第 2 类重要结构，在动物模型上它们显示溶栓活性，尤其可以保护发病 24 h 的缺血性脑卒中大鼠的脑免受损伤，在 5－甲氧色胺的氨基偶联 COCH$_2$CH$_2$CO-Lys（Pro-Ala-Lys）及 COCH$_2$CH$_2$CO-Lys（Gly-Arg-Pro-Ala-Lys）-Arg- Gly-Asp-Val 有利于溶栓和治疗急性缺血性脑卒中，在 5－甲氧色胺的氨基偶联 COCH$_2$CH$_2$CO-Lys（Arg-Pro-Ala-Lys）-Arg-Gly-Asp-Val 不利于溶栓和治疗急性缺血性脑卒中。2，2－双（3－乙酰 -AA 吲哚 -2－基）乙烷是本章的第 3 类重要结构，在细胞模型上它们抗血小板聚集，在动物模型上它们抗动脉血栓，它们的 3D-QSAR 分析表明，系数为负值的"CH$_3$"探针项意味着亲水基有利于提高抗动脉血栓活性，系数为正值的"H"探针项意味着排斥电子的基团有利于提高抗动脉血栓活性，系数为正值的"HO"探针项意味着吸引电子的基团有利于提高抗动脉血栓活性，方程的相关系数 R^2=0.989。2，2－双 [3－乙酰 -Lys（AA）吲哚 -2－基] 乙烷（**1-18**）和 2，2－双（3－乙酰 -Lys-AA-OBzl- 吲哚 -2－基）乙烷（**19-36**）是本章的第 4 类重要结构，在细胞模型上它们不是肿瘤细胞 DNA 嵌入剂，在小鼠模型上它们抑制肿瘤生长，2，2－双 [3－乙酰 -Lys（AA）吲哚 -2－基] 乙烷（**1-18**）的 3D-QSAR 分析表明，方程的 8 个"CH$_3$"探针项中 6 项系数为正值，2 项系数为负值，正系数意味着疏水基有利于提高抑制肿瘤生长活性，方程的 3 个"H"探针项中 2 项系数为正值，1 项系数为负值，正系数意味着排斥电子的基团有利于提高抑制肿瘤生长活性，方程的 3 个"OH"探针项的系数均为负值，意味着排斥电子的基团有利于提高抑制肿瘤生长活性。此外，方程的相关系数 R^2=0.998。2，2－双（3－乙酰 -Lys-AA-OBzl- 吲哚 -2－基）乙烷（**19-36**）的 3D-QSAR 分析表明，方程的 7 个"CH$_3$"探针项中 4 项系数为正值，3 项系数为负值，正系数意味着疏水基有利于提高抑制肿瘤生长活性，方程的 3 个"H"探针项中 2 项系数为负值，1 项系数为正值，负系数意味着吸引电子的基团有利于提高抑制肿瘤生长活性。此外，方程的相关系数 R^2=0.998。3－羟基 -4－甲氧基苯甲基取代的 2，2－双（3－吲哚乙酰 AA-2－基）乙烷是本章的第 5 类重要结构，在大鼠丝线法抗血栓模型上它们具有优秀的抗动脉血栓活性，SAR 分析表明，3－羟基 -4－甲氧基苯甲基取代对于 2，2－双（3－吲哚乙酰 AA-2－基）乙烷的抗动脉血栓活性没有决定性影响，3－乙酰 -Leu-AA 对于抗动脉血栓活性的贡献大于 3- 乙酰 -AA 对于抗动脉血栓活性的贡献，3- 乙酰基偶联 Leu-Asp-Val 对于抗动脉血栓活性没有正面影响。

▶ 关键词

吲哚，双吲哚，肿瘤生长，肿瘤转移，动脉血栓，溶栓，缺血性脑卒中

1 1，3- 二氨基酸苄酯吲哚乙醇

1-（乙酰 -AA-OBzl）-3-（乙氧基乙酰 -AA-OBzl）吲哚（**1-18**）简称 1，3- 二氨基酸苄酯吲哚乙醇。在结构层面 **1-18** 是吲哚乙醇的 1 位 N 上和 3 位 O 上均偶联了乙酰 -AA- OBzl。图 7-1-1 是 **1-18** 的合成路线。为了阐明结构，表 7-1-1 给出了 **1-18** 的 AA 代表的氨基酸残基。

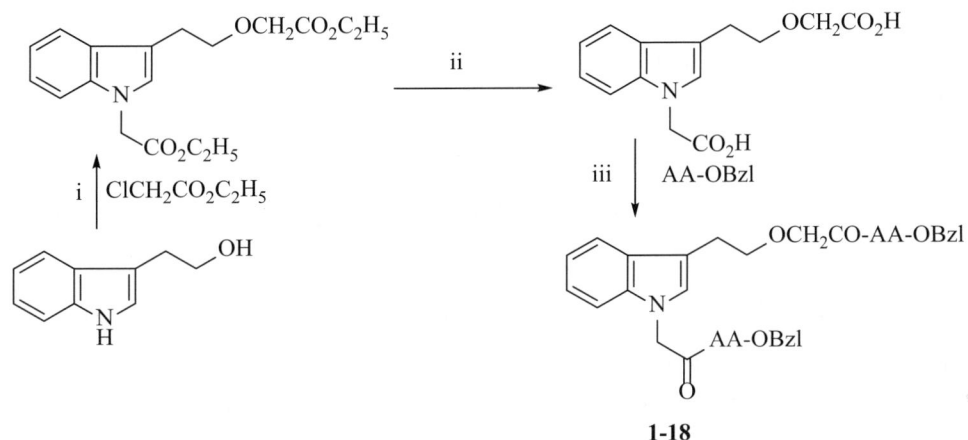

图 7-1-1　**1-18** 的合成路线

表 7-1-1　**1-18** 的 AA

化合物	式中 AA 代表的氨基酸残基	化合物	式中 AA 代表的氨基酸残基
1	式中 AA 为 L-Ala 残基	**10**	式中 AA 为 L-Met 残基
2	式中 AA 为 L-Cys（OBzl）残基	**11**	式中 AA 为 L-Asn 残基
3	式中 AA 为 L-Asp（OBzl）残基	**12**	式中 AA 为 L-Gln 残基
4	式中 AA 为 Gly 残基	**13**	式中 AA 为 L-Arg（NO$_2$）残基
5	式中 AA 为 L-Val 残基	**14**	式中 AA 为 L-Ser 残基
6	式中 AA 为 L-Phe 残基	**15**	式中 AA 为 L-Thr 残基
7	式中 AA 为 L-Ile 残基	**16**	式中 AA 为 L-Glu（OBzl）残基
8	式中 AA 为 L-Lys 残基	**17**	式中 AA 为 L-Trp 残基
9	式中 AA 为 L-Leu 残基	**18**	式中 AA 为 L-Tyr 残基

1.1 1-18 抑制肿瘤细胞增殖活性

按前面描述的 MTT 法评价 **1-18** 抑制 MCF-7（人乳腺癌细胞）、Bel7402（人肝癌细胞）、A549（人非小细胞肺癌细胞）、K562（人白血病细胞）、S180（鼠腹水癌细胞）、95D（人高转移肺癌细胞）、HO8910PM（人高转移卵巢癌细胞）、HCCLM3（人高转移肝癌细胞）、L02（人正常肝细胞）和 HaCaT（人永生化表皮细胞）增殖的 IC_{50}。阳性对照为阿霉素。结果表明，终浓度为 100 μM 时 **1-18** 对 MCF-7、Bel7402、A549、K562、S180、95D、HO8910PM、HCCLM3、L02 和 HaCaT 增殖的抑制率都不足 50%。另外，阿霉素抑制 MCF-7、Bel7402、A549、K562、S180、95D、HO8910PM、HCCLM3、L02 和 HaCaT 增殖的 IC_{50} 分别为 1.87 μM、1.41 μM、0.95 μM、0.42 μM、0.73 μM、0.26 μM、3.94 μM、0.73 μM、0.42 μM 和 0.50 μM，即 **1-18** 和阿霉素没有可比性。也就是说，和阿霉素不同，**1-18** 可能不是 MCF-7、Bel7402、A549、K562、S180、95D、HO8910PM、HCCLM3、L02 和 HaCaT 的 DNA 嵌入剂。

1.2 1-18 抑制 A549 及 95D 迁移的活性

将生长状态良好且处于对数生长期的贴壁细胞 A549（人非小细胞肺癌细胞）或 95D（人高转移肺癌细胞）用 PBS 洗 3 次，用 0.25% 胰酶消化至大部分细胞从瓶底脱落，加入相应含血清培养基终止消化，沿壁吹打至细胞完全脱落，转移至 15 mL 离心管中，3000 r/min 离心 3 min。弃上清液，加无血清培养基吹打重悬，计数，使细胞密度为 5×10^5 个 /mL。在培养板的 Transwell 小室的上室加 100 μL 细胞悬液，同时加 25 μL **1-18** 溶液（**1-18** 用含 0.5%DMSO 的无血清 1640 培养基配成终浓度为 20 μM 的样品溶液，简称 "1-18 溶液"）。每种溶液重复 2 个 Transwell 小室，设空白小室及阳性对照小室。将培养板轻轻晃动，使培养基均匀。在培养板 Transwell 小室的下室加 600 μL 含 10% 血清的培养基。在 37 ℃下，将培养板放在 5%CO₂ 孵箱中孵育。A549 孵育 6 h，95D 孵育 8 h。吸去 Transwell 小室上室剩余液体，每室加 100 μL PBS，用棉签擦去上室细胞，重复 3 次。吸去下室剩余液体，每孔加 600 μL 多聚甲醛（4%），将迁移的细胞固定 30 min。吸除下室的多聚甲醛，每个下室加 600 μL 结晶紫染色 15 min。吸除染色液，小室用蒸馏水洗 3 次之后于显微镜下拍照计数。拍照计数时，选择 9 个细胞数大致相同且分布均匀的视野。迁移的细胞数用均值 ±SD 表示。

表 7-1-2 的数据表明，浓度为 20 μM 时 **1-18** 显著抑制 A549 迁移（与培养基比 $P < 0.01$）。表 7-1-2 的数据还表明，**1-18** 中 **2**、**5** 和 **18** 抑制 A549 迁移的活性最强（与 **3**、**8-10**、**13** 和 **15-17** 比 $P < 0.01$，与 **1**、**6**、**7**、**11**、**12** 和 **14** 比 $P < 0.05$）。表 7-1-3 的数据表明，浓度为 20 μM 时 **1-18** 显著抑制 95D 迁移（与培养基比 $P < 0.01$）。表 7-1-3 的数据还表明，**1-18** 中 **2**、**4**、**5**、**18** 抑制 95D 迁移的活性最强（与 **1**、**3**、**6-11** 和 **13-17** 比 $P < 0.01$，与 **12** 比 $P < 0.05$）。表 7-1-2 和表 7-1-3 的数据共同表明，对于抑制 A549 迁移和 95D 迁移，**2**、**5** 和 **18** 的活性都强。表 7-1-1 表明，**2**、**5** 和 **18** 分别为 1,3- 二（Cys-OBzl）吲哚乙醇、1,3- 二（Val-OBzl）吲哚乙醇和 1,3- 二（Tyr-OBzl）吲哚乙醇。也就是说在 1,3- 二氨基酸苄酯吲哚乙醇中二氨基酸苄酯为 Cys-OBzl、Val-OBzl 和 Tyr-OBzl 时有利于抑制 A549 迁移和 95D 迁移。

表 7-1-2　浓度为 20 μM 时 1-18 对 A549 迁移的影响

对照及 1-18	迁移数（均值 ±SD）	对照及 1-18	迁移数（均值 ±SD）
培养基	166.67 ± 16.38	9	131.50 ± 12.27ᵃ
RGDS	90.60 ± 9.42	10	132.63 ± 13.40ᵃ
1	108.29 ± 8.96ᵃ	11	108.11 ± 10.89ᵃ
2	89.29 ± 7.72ᵇ	12	109.67 ± 10.29ᵃ
3	128.38 ± 12.85ᵃ	13	115.11 ± 11.06ᵃ
4	122.13 ± 10.42ᵃ	14	105.13 ± 10.50ᵃ
5	92.88 ± 9.11ᵇ	15	124.33 ± 12.43ᵃ
6	108.33 ± 10.73ᵃ	16	123.00 ± 12.01ᵃ
7	109.57 ± 10.83ᵃ	17	118.57 ± 11.65ᵃ
8	132.50 ± 12.93ᵃ	18	85.78 ± 7.88ᵇ

a：与培养基比 $P < 0.01$；b：与培养基及 **3**、**4**、**8-10**、**13** 和 **15-17** 比 $P < 0.01$，与 **1**、**6**、**7**、**11**、**12** 和 **14** 比 $P < 0.05$；$n=9$。

表 7-1-3　浓度为 20 μM 时 1-18 对 95D 迁移的影响

对照及 1-18	迁移数（均值 ±SD）	对照及 1-18	迁移数（均值 ±SD）
培养基	298.00 ± 28.57	9	141.83 ± 13.01ᵃ
RGDS	133.57 ± 12.99ᵇ	10	151.50 ± 14.88ᵃ
1	200.86 ± 11.59ᵃ	11	159.57 ± 14.20ᵃ
2	124.11 ± 10.03ᵇ	12	137.71 ± 12.75ᵃ
3	128.00 ± 11.28ᵃ	13	162.78 ± 16.52ᵃ
4	123.63 ± 10.98ᵃ	14	177.13 ± 17.35ᵃ
5	123.50 ± 10.02ᵇ	15	152.59 ± 15.70ᵃ
6	148.89 ± 13.78ᵃ	16	167.50 ± 15.84ᵃ
7	183.71 ± 13.56ᵃ	17	196.83 ± 22.77ᵃ
8	150.43 ± 9.91ᵃ	18	122.88 ± 10.25ᵇ

a：与培养基比 $P < 0.01$；b：与培养基及 **1**、**3**、**6-11** 和 **13-17** 比 $P < 0.01$，与 **12** 比 $P < 0.05$；$n=9$。

1.3　1-18 抑制 A549 及 95D 侵袭的活性

将 –20 ℃保存的 Matrigel 在 4 ℃下回温 12 h，使之成为可流动的液态。将 720 μL 无血清培养基和 180 μL Matrigel 均匀混合（相当于基质胶稀释了 5 倍）之后，加到 Transwell 小室上室，每室加 100 μL。在 37 ℃下，Transwell 小室在 5%CO_2 孵箱中孵育 5 h。吸除 Transwell 小室上室剩余的液体，之后加 50 μL 无血清培养基。在 37 ℃下，Transwell 小室在 5%CO_2 孵箱中孵育 30 min。

将生长状态良好且处于对数生长期的 A549 或 95D 用 PBS 洗 3 次，用 0.25% 胰酶消化至大部分细胞从瓶壁脱落。加入有血清培养基停止消化，沿壁吹打至细胞完全脱落，转移至 15 mL 离心管，3000 r/min 离心 3 min，弃去上清液，加入无血清培养基吹打均匀，计数，A549 或 95D 细胞密度为 2.5×10^5 个/mL。每上室加 100 μL 细胞悬液，同时每孔加入 25 μL 1-18 溶液（1-18 用含 0.5%DMSO 的无血清 1640 培养基配成终浓度为 20 μM 的样品溶液，简称"1-18 溶液"）。每种溶液重复 2 个 Transwell 小室，设空白小室及阳性对照小室。将培养板轻轻晃动，使培养基均匀。在培养板 Transwell 小室的下室加 600 μL 含 10% 血清的培养基。在 37 ℃下，将培养板放在 5%CO_2 孵箱中孵育 24 h。吸去 Transwell 小室上室剩余液体，每室加 100 μL PBS，用棉签擦去上室细胞，重复 3 次。吸去下室剩余液体，每孔加 600 μL 多聚甲醛（4%），将侵袭的细胞固定 30 min。吸除下室的多聚甲醛，每个下室加 600 μL 结晶紫染色 15 min。吸除染色液，将小室用蒸馏水洗 3 次之后于显微镜下拍照计数。拍照计数时，选择 9 个细胞数大致相同且分布均匀的视野。侵袭的细胞数用 t 检验处理，以均值 ±SD 表示。

表 7-1-4 的数据表明，浓度为 20 μM 时 **1-18** 显著抑制 A549 侵袭（与培养基比 $P < 0.01$）。表 7-1-4 的数据还表明，**1-18** 中 **2**、**12** 和 **17** 抑制 A549 侵袭的活性最强（与 **1**、**3**、**4**、**6**、**8-11**、**14** 和 **18** 比 $P < 0.01$，与 **5** 和 **13** 比 $P < 0.05$）。表 7-1-4 的数据进一步表明，抑制 A549 侵袭时 **7**、**15** 和 **16** 的活性也在强的水平（与 **2**、**12** 和 **17** 比 $P > 0.05$）。表 7-1-5 的数据表明，浓度为 20 μM 时 **1-18** 显著抑制 95D 侵袭（与培养基比 $P < 0.01$）。表 7-1-5 的数据还表明，**1-18** 中 **2**、**5**、**11**、**12**、**16** 和 **17** 抑制 95D 侵袭的活性最强（与 **3**、**9** 和 **13** 比 $P < 0.01$，与 **1**、**4**、**6-8**、**10**、**15** 和 **18** 比 $P < 0.05$）。表 7-1-5 的数据进一步表明，抑制 95D 侵袭时 **14** 的活性也在强的水平（与 **2**、**5**、**11**、**12**、**16** 和 **17** 比 $P > 0.05$）。表 7-1-4 和表 7-1-5 的数据共同表明，对于抑制 A549 侵袭和 95D 侵袭，**2**、**12** 和 **17** 的活性都强。表 7-1-1 表明，**2**、**12** 和 **17** 分别为 1，3- 二（Cys-OBzl）吲哚乙醇，1，3- 二（Gln-OBzl）吲哚乙醇和 1，3- 二（Trp-OBzl）吲哚乙醇。也就是说，在 1，3- 二氨基酸苄酯吲哚乙醇中二氨基酸苄酯为 Cys-OBzl，Gln-OBzl 和 Trp-OBzl 时有利于抑制 A549 侵袭和 95D 侵袭。

表 7-1-4　浓度为 20 μM 时 1-18 对 A549 侵袭的影响

对照及 1-18	侵袭数（均值 ±SD）	对照及 1-18	侵袭数（均值 ±SD）
培养基	107.71 ± 17.34	9	53.67 ± 7.08[a]
RGDS	54.00 ± 8.76	10	56.00 ± 11.22[a]
1	66.50 ± 7.05[a]	11	68.00 ± 8.29[a]
2	39.60 ± 5.58[b]	12	39.75 ± 5.13[b]
3	52.50 ± 7.72[a]	13	48.00 ± 2.45[a]
4	63.00 ± 7.35[a]	14	70.25 ± 8.18[a]
5	47.75 ± 5.22[a]	15	41.33 ± 4.09[a]
6	49.00 ± 5.48[a]	16	40.00 ± 3..92[a]
7	41.50 ± 4.36[a]	17	35.25 ± 5.74[b]
8	53.75 ± 7.92[a]	18	62.00 ± 7.70[a]

a：与培养基比 $P < 0.01$；b：与培养基及 **1**、**3**、**4**、**6**、**8-11**、**14** 和 **18** 比 $P < 0.01$，与 **5** 和 **13** 比 $P < 0.05$，与 **7**、**15** 和 **16** 比 $P > 0.05$；$n=9$。

表 7-1-5　浓度为 20 μM 时 1-18 对 95D 侵袭的影响

对照及 1-18	侵袭数（均值 ±SD）	对照及 1-18	侵袭数（均值 ±SD）
培养基	106.60 ± 17.13	9	71.56 ± 8.58[a]
RGDS	53.30 ± 7.20	10	65.50 ± 7.47[a]
1	63.13 ± 8.20[a]	11	53.89 ± 6.20[b]
2	55.33 ± 7.20[b]	12	56.22 ± 6.73[b]
3	71.22 ± 8.73[a]	13	79.56 ± 8.43[a]
4	66.57 ± 7.14[a]	14	57.78 ± 7.50[a]
5	53.00 ± 5.61[b]	15	64.11 ± 7.99[a]
6	66.75 ± 8.67[a]	16	53.56 ± 5.97[b]
7	66.57 ± 8.23[a]	17	55.78 ± 7.41[b]
8	66.63 ± 7.12[a]	18	65.22 ± 7.67[a]

a：与培养基比 $P < 0.01$；b：与培养基及 **3**、**9** 和 **13** 比 $P < 0.01$，与 **1**、**4**、**6-8**、**10**、**15** 和 **18** 比 $P < 0.05$，与 **14** 比 $P > 0.05$；$n=9$。

1.4 1-18 抑制肿瘤向肺转移的作用

将 Lewis 肺癌荷瘤小鼠用乙醚麻醉，颈椎脱臼处死，用 75% 乙醇浸泡消毒 10 min，在超净工作台上剥离瘤体，在无菌平皿中剪碎，放置于玻璃组织匀浆器内，按瘤块重（g）/ 生理盐水体积（mL）为 1/3 的比例用预冷至 4 ℃的生理盐水轻轻研磨，制成细胞悬液，过 200 目细胞筛制成单细胞悬液，用生理盐水调整细胞浓度为 2×10^7 个 /mL，台盼蓝染色计数表明活细胞数＞ 95%。

取近交系 C57BL/6 雄性小鼠，左手固定小鼠，用 75% 乙醇消毒小鼠右前肢腋窝皮肤，右手持 1 mL 无菌注射器于小鼠腋部皮下注射 Lewis 小鼠肺癌细胞悬液（0.2 mL/ 只）。接种 10 天后测量长出的肿瘤直径约 2 mm，按瘤块直径均匀分组。小鼠或灌胃 RGDS 与生理盐水的悬浮液［阳性对照，剂量为 20 μmol/（kg·d），1 天 1 次，连续 11 天］，或灌胃生理盐水［空白对照，剂量为 2 mL/（kg·d），1 天 1 次，连续 11 天］，或灌胃 1-18 与生理盐水的悬浮液［剂量为 0.02 μmol/（kg·d），1 天 1 次，连续 11 天］。最后一次灌胃的次日，小鼠用乙醚麻醉，颈椎脱臼处死，取出肿瘤并称重，取出肺并记录肺部转移的肿瘤结节数。表 7-1-6 表明，1-18 能有效地抑制 C57BL/6 小鼠肿瘤向肺转移（与生理盐水比 $P < 0.01$）。表 7-1-6 还表明，1-18 中 2、6、8 和 12 抑制 C57BL/6 小鼠肿瘤向肺转移的活性最强（与 1、3-5、7、9、13 和 16-18 比 $P < 0.05$）。表 7-1-6 进一步表明，1-18 中 10、11、14 和 15 抑制 C57BL/6 小鼠肿瘤向肺转移的活性也属于强水平（与 2、6、8 和 12 比 $P > 0.05$）。

表 7-1-6 1-18 抑制肿瘤向肺转移的作用

对照及 1-18	肺部肿瘤结节数（均值 ±SD）	对照及 1-18	肺部肿瘤结节数（均值 ±SD）
生理盐水	5.88 ± 1.46	9	2.50 ± 0.89[a]
RGDS	1.50 ± 0.76	10	2.00 ± 1.07[c]
1	2.78 ± 1.06[a]	11	2.00 ± 1.01[c]
2	1.67 ± 1.03[b]	12	1.67 ± 1.00[b]
3	2.75 ± 1.01[a]	13	2.13 ± 0.83[a]
4	2.33 ± 0.89[a]	14	2.00 ± 1.07[c]
5	3.13 ± 1.13[a]	15	2.00 ± 1.05[c]
6	1.71 ± 0.76[b]	16	2.83 ± 1.02[a]
7	2.50 ± 0.90[a]	17	2.25 ± 0.87[a]
8	1.75 ± 0.89[b]	18	2.30 ± 0.90[a]

a：与生理盐水比 $P < 0.01$；b：与生理盐水比 $P < 0.01$，与 1、3-5、7、9、13 和 16-18 比 $P < 0.05$；c：与生理盐水比 $P < 0.01$，与 2、6、8 和 12 比 $P > 0.05$；$n=10$。

1.5 1-18 抑制肿瘤生长活性

按前面描述的方法制备浓度为 1×10^7 个 /mL 的 S180 的细胞悬液，接种于健康雄性 ICR 小鼠［（20±2）g］腋下，次日将小鼠随机分组。小鼠或腹腔注射阿霉素与生理盐水的溶液［阳性对照，剂量为 2 μmol/（kg·d），1 天 1 次，连续 11 天］，或灌胃生理盐水［空白对照，剂量为 2 mL/（kg·d），1 天 1 次，连续 11 天］，或灌胃 1-18 与生理盐水的悬浮液［剂量为 0.02 μmol/（kg·d），1 天 1 次，连续 11 天］。每天观察小鼠的自主活动、精神状态、毛发、呼吸、饮食、粪便性状。最后一次治疗的次日，称小鼠体重，用乙醚麻醉，颈椎脱臼处死，取血及肿瘤。血液抗凝，肿瘤称重。表 7-1-7 的数据表明，1-18

能有效地抑制 S180 小鼠的肿瘤生长（与生理盐水比 $P < 0.01$ 或 $P < 0.05$）。表 7-1-7 的数据还表明，**1-18** 抑制 S180 小鼠的肿瘤生长的活性几乎处在相同水平，即 **1-18** 抑制肿瘤向肺转移与抑制肿瘤生长无关联。

表 7-1-7　**1-18** 对 S180 荷瘤小鼠肿瘤生长的抑制作用

对照及 **1-18**	肿瘤重（均值 ±SD, g）	对照及 **1-18**	肿瘤重（均值 ±SD, g）
生理盐水	1.98 ± 0.23	**9**	1.46 ± 0.32[b]
阿霉素	0.70 ± 0.10	**10**	1.52 ± 0.21[b]
1	1.54 ± 0.26[b]	**11**	1.57 ± 0.18[b]
2	1.38 ± 0.42[b]	**12**	1.55 ± 0.21[b]
3	1.41 ± 0.29[b]	**13**	1.57 ± 0.37[a]
4	1.40 ± 0.37[b]	**14**	1.67 ± 0.28[a]
5	1.57 ± 0.31[b]	**15**	1.51 ± 0.46[a]
6	1.53 ± 0.28[b]	**16**	1.57 ± 0.14[b]
7	1.57 ± 0.28[b]	**17**	1.47 ± 0.33[b]
8	1.36 ± 0.30[b]	**18**	1.44 ± 0.42[b]

a：与生理盐水比 $P < 0.05$；b：与生理盐水比 $P < 0.01$；$n=10$。

1.6　剂量对 12、13 和 16 抑制肿瘤生长活性的影响

为了揭示剂量对 **1-18** 抑制肿瘤生长活性的影响，选择 **12**、**13** 和 **16** 为代表，采用前面的模型评价 **12**、**13** 和 **16** 在 3 种剂量下 [0.02 μmol/（kg·d），0.2 μmol/（kg·d），2 μmol/（kg·d）] 抑制肿瘤生长的活性。表 7-1-8 的数据表明，剂量和 **12**、**13** 和 **16** 的抑制肿瘤生长活性存在依赖关系。

表 7-1-8　剂量对 12、13 和 16 抑制 S180 荷瘤小鼠肿瘤生长活性的影响

对照及 **12**、**13** 和 **16**	剂量 [μmol/（kg·d）]	肿瘤重（均值 ±SD, g）	对照及 **12**、**13** 和 **16**	剂量 [μmol/（kg·d）]	肿瘤重（均值 ±SD, g）
生理盐水	—	1.64 ± 0.29		0.02	1.54 ± 0.38[c]
阿霉素	2	0.60 ± 0.15	**13**	0.2	1.03 ± 0.15[b]
	0.02	1.60 ± 0.26[c]		2	0.52 ± 0.10[a]
12	0.2	1.01 ± 0.26[b]		0.02	1.57 ± 0.31[c]
			16	0.2	1.09 ± 0.24[b]
	2	0.62 ± 0.12[a]		2	0.59 ± 0.22[a]

a：与生理盐水比 $P < 0.01$，与 0.2 μmol/（kg·d）剂量比 $P < 0.05$；b：与生理盐水比 $P < 0.01$，与 0.02 μmol/（kg·d）剂量比 $P < 0.05$；c：与生理盐水比 $P > 0.05$；$n=10$。

1.7　1-18 的抗炎活性

ICR 小鼠 [（24±2）g] 静息 1 天，随后随机分组，每组 12 只。小鼠序贯灌胃生理盐水（空白对照），或序贯灌胃阿司匹林与生理盐水的悬浮液（阳性对照，1111 μmol/kg），或序贯灌胃 **1-18** 与生理盐水的悬浮液（0.02 μmol/kg）。30 min 后，依序贯顺序从小鼠的右耳郭的中心向边缘扩展并均匀涂抹 30 μL 二甲苯，待其自然挥发，建立二甲苯诱发的肿胀模型。造模 2 h 后，小鼠接受乙醚麻醉，颈椎脱臼处死。沿两侧耳根剪下小鼠两侧耳朵，两耳对齐边缘叠放，用直径 7 mm 的电动打孔器在两耳的相同部位取圆形耳片，两个圆形耳片分别精确称重。记录两个圆形耳片的重量差，用来代表二甲苯诱发的小鼠耳肿胀度。

表 7-1-9 的数据表明，**1-18** 能有效地抑制二甲苯诱发的耳部炎症反应（与生理盐水比 $P < 0.01$ 或 $P < 0.05$）。表 7-1-9 的数据还表明，**1-18** 中 **3** 抑制二甲苯诱发的耳部炎症反应的作用最强（与 **1**、**2**、**5-16** 和 **18** 比 $P < 0.01$）。表 7-1-9 的数据进一步表明，**1-18** 中 **4** 和 **17** 抑制二甲苯诱发的耳部炎症反应的作用也属于强水平（与 **1**、**2**、**5-9**、**13-16** 和 **18** 比 $P < 0.01$，与 **10-12** 比 $P < 0.05$，与 **3** 比 $P > 0.05$）。

表 7-1-9　**1-18** 的抗炎活性

对照及 1-18	耳肿胀度（均值 ±SD, mg）	对照及 1-18	耳肿胀度（均值 ±SD, mg）
生理盐水	9.46 ± 2.74	9	6.70 ± 1.33^a
阿司匹林	2.99 ± 0.87	10	5.46 ± 1.31^b
1	5.98 ± 1.39^b	11	5.13 ± 1.47^a
2	5.89 ± 1.39^a	12	5.19 ± 1.55^a
3	2.00 ± 0.70^c	13	6.75 ± 1.29^a
4	3.60 ± 0.84^d	14	6.40 ± 1.25^a
5	6.50 ± 1.39^a	15	6.90 ± 1.32^a
6	6.70 ± 1.37^a	16	6.40 ± 1.33^a
7	5.71 ± 1.23^b	17	3.34 ± 0.73^d
8	7.03 ± 1.02^a	18	6.34 ± 1.03^a

a：与生理盐水比 $P < 0.05$；b：与生理盐水比 $P < 0.01$；c：与生理盐水及 **1**、**2**、**5-16** 和 **18** 比 $P < 0.01$；d：与生理盐水及 **1**、**2**、**5-9**、**13-16** 和 **18** 比 $P < 0.01$，与 **10-12** 比 $P < 0.05$，与 **3** 比 $P > 0.05$；$n=10$。

1.8　1-18 的 SAR

在细胞模型上评价了 **1-18** 抑制 A549 迁移和 95D 迁移活性，以及抑制 A549 侵袭和 95D 侵袭活性，在 C57BL/6 小鼠模型上评价了 **1-18** 抑制肿瘤向肺转移活性，在 S180 荷瘤小鼠模型上评价了 **1-18** 的抑制肿瘤生长活性，在二甲苯诱发的小鼠耳肿胀模型上评价了 **1-18** 的抗炎活性。

细胞模型评价表明，**1-18** 中 **2** 不仅抑制 A549 迁移和 95D 迁移的活性最强，而且抑制 A549 侵袭和 95D 侵袭的活性也最强。C57BL/6 小鼠模型评价表明，虽然 **1-18** 中抑制肿瘤向肺转移活性最强者不止 **2**，但是只有 **2** 和细胞模型评价结果一致。S180 荷瘤小鼠模型评价表明，**1-18** 抑制肿瘤生长的活性几乎处在相同水平。也就是说，抑制肿瘤向肺转移与抑制肿瘤生长无关联。二甲苯诱发的小鼠耳肿胀模型评价表明，**2** 不是 **1-18** 中抗炎活性最强者。同样，抗炎活性和抑制肿瘤转移也没有关联。

表 7-1-1 表明，**2** 是 1，3- 二（Cys-OBzl）吲哚乙醇。也就是说，在 1，3- 二氨基酸苄酯吲哚乙醇中二氨基酸苄酯为 Cys-OBzl 时有利于抑制肿瘤转移。SAR 分析的目标是为 1，3- 二氨基酸苄酯吲哚乙醇的结构修饰提供线索。从这个角度来看，1，3- 二氨基酸苄酯吲哚乙醇的 SAR 分析有价值。

❷ 溶栓肽和抗栓肽修饰的 5- 甲氧色胺

褪黑素（N- 乙酰 -5- 甲氧色胺）是内源性吲哚类物质，广泛存在于动物体内。褪黑素由动物的松果体分泌。褪黑素的抗氧化能力强，参与体内多个代谢过程。通过清除氮氧类自由基，抗氧化和抑制脂质的过氧化反应，褪黑素保护细胞结构，防止 DNA 损伤，降低体内过氧化物的含量。通过抑制基质金属蛋白酶，尤其是抑制基质金属蛋白酶 -9 的活性，褪黑素可有效改善缺血带来的损伤。在大鼠脑缺血模型上褪黑素明显降低 24 h、48 h 及 72 h 的 MMP-9 的表达。在脑皮质切片中，褪黑素治疗的脑缺血大鼠的脑皮质的损伤程度明显低于空白对照治疗的脑缺血大鼠的脑皮质的损伤程度。

褪黑素的所述生物学特质，促使用 HO$_2$CCH$_2$CH$_2$CO-Lys 为连接臂在 Lys 的侧链氨基偶联溶栓寡肽 Pro-Ala-Lys、Arg-Pro-Ala-Lys、Gly-Arg-Pro-Ala-Lys 后再偶联到 5- 甲氧色胺的氨基上，制备 3-[COCH$_2$CH$_2$CO-Lys（Pro-Ala-Lys）]-5- 甲氧色胺、3-[COCH$_2$CH$_2$CO-Lys（Arg-Pro-Ala-Lys）]-5- 甲氧色胺及 3-[COCH$_2$CH$_2$CO-Lys（Gly- Arg-Pro-Ala-Lys）]-5- 甲氧色胺；在所述三个化合物的连接臂的 Lys 羧基上偶联 Arg-Gly-Asp-Val，制备 3-[COCH$_2$CH$_2$CO-Lys（Pro-Ala-Lys）-Arg-Gly-Asp-Val]-5- 甲氧色胺、3-[COCH$_2$CH$_2$CO-Lys（Arg-Pro-Ala-Lys）-Arg-Gly-Asp-Val]-5- 甲氧色胺及 3-[COCH$_2$CH$_2$CO-Lys（Gly-Arg-Pro-Ala-Lys）-Arg-Gly-Asp-Val]-5- 甲氧色胺；将 COCH$_2$CH$_2$CO-Pro-Ala-Lys-Pro-Ala-Lys 偶联到 5- 甲氧色胺的氨基上，制备 3-（COCH$_2$CH$_2$CO-Pro-Ala-Lys-Pro-Ala-Lys）-5- 甲氧色胺；将 Pro-Ala-Lys- Pro-Ala-Lys 偶联到 5- 甲氧色胺的氨基上，制备 3-（Pro-Ala-Lys-Pro-Ala-Lys）-5- 甲氧色胺。图 7-2-1 是 **1-9** 的合成路线。为阐明结构，表 7-2-1 给出了 **1-9** 的肽结构。

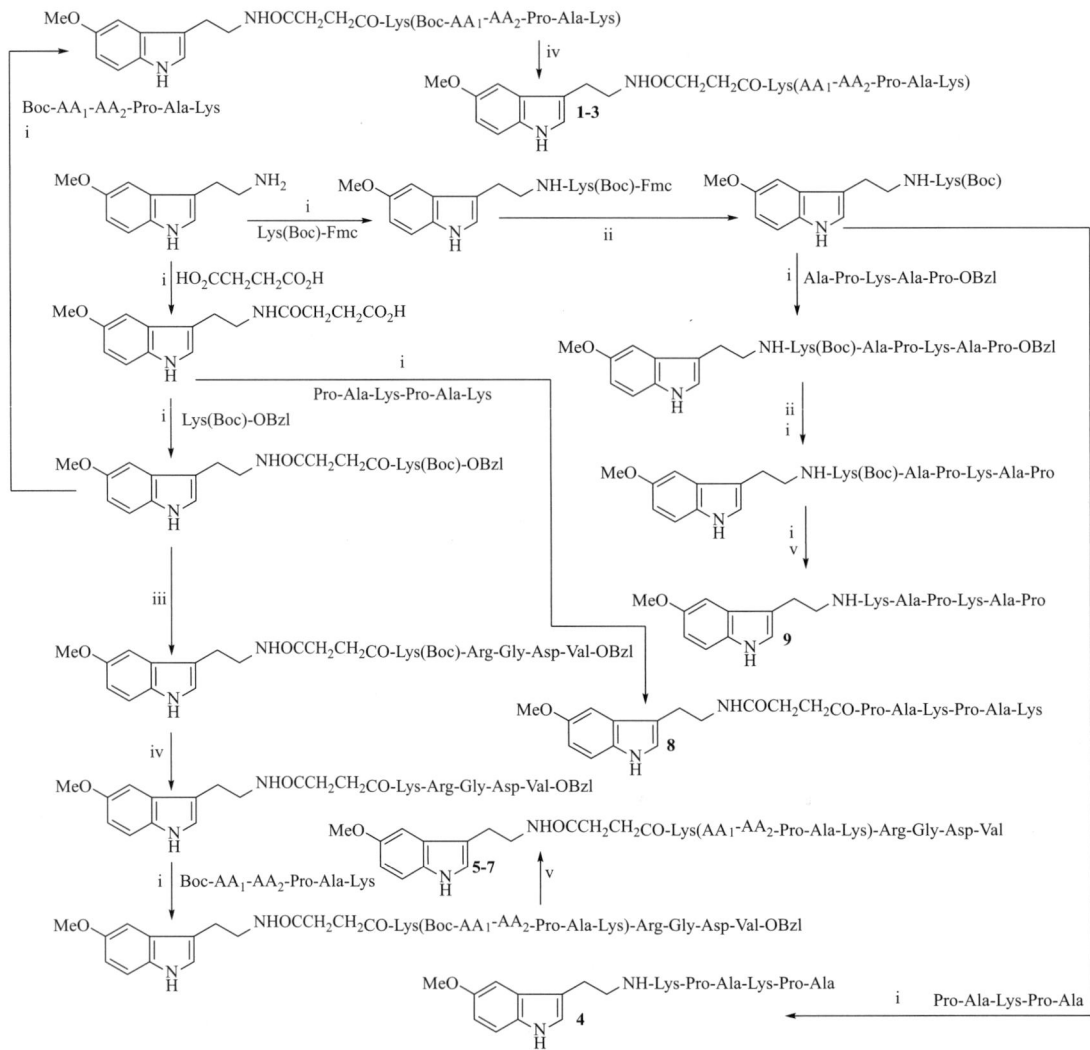

图 7-2-1 **1-9** 的合成路线

表 7-2-1 **1-9** 的肽序列

化合物	偶联到 5- 甲氧色胺的氨基上的肽序列
1	COCH$_2$CH$_2$CO-Lys（Pro-Ala-Lys）
2	COCH$_2$CH$_2$CO-Lys（Arg-Pro-Ala-Lys）
3	COCH$_2$CH$_2$CO-Lys（Gly- Arg-Pro-Ala-Lys）
4	Lys-Pro-Ala-Lys-Pro-Ala
5	COCH$_2$CH$_2$CO-Lys（Pro-Ala-Lys）-Arg-Gly-Asp-Val
6	COCH$_2$CH$_2$CO-Lys（Arg-Pro-Ala-Lys）-Arg-Gly-Asp-Val
7	COCH$_2$CH$_2$CO-Lys（Gly-Arg-Pro-Ala-Lys）-Arg-Gly-Asp-Val
8	COCH$_2$CH$_2$CO-Pro-Ala-Lys-Pro-Ala-Lys
9	Pro-Ala-Lys-Pro-Ala-Lys

2.1 1-9 溶栓活性

在大鼠颈动脉和颈静脉旁路插管，制备模型，评价 **1-9** 的溶栓活性。评价时以尿激酶为阳性对照，静脉注射剂量为 20 000 IU/kg。生理盐水为空白对照。**1-9** 的静脉注射剂量为 100 nmol/kg。具体操作步骤如下。

将 200 ～ 220 g 雄性 SD 大鼠用 20% 乌拉坦溶液（6 mL/kg，i.p.）麻醉，仰卧位固定，分离右颈总动脉，于近心端夹上动脉夹，近心端和远心端都穿入手术线，将远心端的手术线用止血钳夹紧，在远心端插管，松开动脉夹，放出约 1 mL 动脉血，按照体外溶栓活性测定中描述的方法制备精确称重的附有血栓的不锈钢螺旋。

旁路插管由 3 段构成。中段为医用硅胶软管，长 60 mm，内径 3.5 mm。其余两端为相同的聚乙烯管，长 100 mm，内径 1 mm，外径 2 mm，该管的一端拉成外径为 1 mm 的尖管（用于插入大鼠的颈动脉或颈静脉），该管的另一端的外部套一段长 7 mm，外径 3.5 mm 的聚乙烯管（加粗，用于插入中段的硅胶管内）。3 段管的内壁均硅烷化。将精确称重的附有血栓的不锈钢螺旋放入中段硅胶管内，硅胶管的两端分别与 2 根聚乙烯管的加粗端相套，并用 parafilm 膜封闭，避免漏血。注射器通过聚乙烯管的尖管端将聚乙烯管注满肝素的生理盐水溶液（50 IU/kg），待用。

分离大鼠的左颈外静脉。左颈外静脉的近心端和远心端都穿入手术线，在暴露的左颈外静脉上小心地剪一斜口，在远离中段硅胶管内螺栓托柄的尖管通过斜口将前面制备好的旁路管道插入左颈外静脉开口的近心端。用注射器通过另一端的尖管注入准确量的肝素的生理盐水溶液（50 IU/kg），此时注射器仍然在聚乙烯管内。右颈总动脉的近心端用动脉夹止血，在离动脉夹不远处将右颈总动脉小心地剪一斜口。从聚乙烯管的尖管端拔出注射器，将聚乙烯管的尖管端插入动脉斜口的近心端。旁路管道的两端都用手术缝线与动静脉固定。

用 1 mL 注射器将生理盐水（3 mL/kg）、尿激酶的生理盐水溶液（20 000 IU/kg）或 **1-9** 的生理盐水溶液（100 nmol/kg）通过旁路插管中段（管内有精确称重的血栓固定螺旋）注入远离血栓固定螺旋的近静脉处。打开动脉夹，让血液通过旁路插管从动脉流向静脉。将注射器中的溶液缓慢注入大鼠血液，从而使生理盐水或尿激酶或 **1-9** 通过血液循环，按从静脉到心脏到动脉的顺序作用到血栓。从注入时开始计时，1 h 后从旁路插管中取出血栓固定螺旋，精确称重。计算每只大鼠旁路插管中血栓固定螺旋循环前后的重量差（血栓减重），用于表示 **1-9** 的溶栓活性。表 7-2-2 的数据说明，**1-9** 显著地降低了血栓重（与生理盐水比 $P < 0.01$）。表 7-2-2 的数据还说明，**1-9** 中 **1** 和 **7** 的溶栓活性最强（与 **6** 比 $P < 0.01$，与 **2-4**、**8**、**9** 比 $P < 0.05$）。表 7-2-2 的数据进一步说明，**1-9** 中 **5** 的溶栓活性也属于强水平（与 **1**、**7** 比 $P > 0.05$）。此外，**1-9** 中 **6** 的溶栓活性最弱。

表 7-2-2　1-9 的溶栓活性

对照及 1-9	血栓减重（均值 ±SD, mg）	对照及 1-9	血栓减重（均值 ±SD, mg）
生理盐水	27.4 ± 3.2	5	35.6 ± 3.9^c
尿激酶	40.1 ± 4.4	6	32.1 ± 3.6^a
1	38.7 ± 3.2^b	7	38.8 ± 3.3^b
2	34.8 ± 3.8^a	8	34.3 ± 3.5^a
3	34.3 ± 3.5^a	9	34.2 ± 3.6^a
4	34.3 ± 3.8^a		

a：与生理盐水比 $P < 0.01$；b：与生理盐水及 **6** 比 $P < 0.01$，与 **2-4**、**8**、**9** 比 $P < 0.05$；c：与生理盐水比 $P < 0.01$，与 **1**、**7** 比 $P > 0.05$；$n=10$。

2.2　1-9 对发病 24 h 的缺血性脑卒中的治疗作用

在心脑血管疾病中，缺血性脑卒中的发病率及危险性最高。目前，药物治疗依然是临床的首选方案。国际公认的唯一对发病 4 h 之内的缺血性脑卒中患者有效的药物是 rt-PA，对发病超过 4 h 的缺血性脑卒中患者没有有效的治疗药物。但是，rt-PA 有严重的出血不良反应，不允许长时间使用，国际公认的缺血性脑卒中患者的疗程为 3 天。可见，寻找对发病超过 4 h 的缺血性脑卒中有效又没有出血不良反应的药物具有现实意义。鉴于 **1-9** 的溶栓活性，采用下面的模型评价 **1-9** 对发病 24 h 的缺血性脑卒中大鼠的治疗作用。

造模时将聚乙烯管一端拉细，剪成尖管。然后，把聚乙烯管的另一端插入 1 mL 的注射器口中，连接处用 parafilm 膜缠住，防止漏液。按照 7 mL/kg 的剂量，雄性 SD 大鼠［（300 ± 20）g］腹腔注射 20% 乌拉坦溶液进行麻醉。分离出麻醉大鼠的右侧颈总动脉，用手术线结扎颈总动脉的远心端。用动脉夹夹闭颈总动脉的近心端，在颈动脉中间处剪一小口，向小口中插入取血管。松开动脉夹，使大鼠的血液经取血管流入 1.5 mL EP 管。将松开的动脉夹再夹闭。用移液管从 EP 管中取 10 μL 血液并加入另一个 1.5 mL EP 管中。EP 管先于室温放置 10 min 使血液凝固，然后于 -20 ℃冰箱放置过夜使血液凝块冻结实。

向冻结实的血液凝块中加 1 mL 生理盐水，在生理盐水中将血液凝块碾碎，制备含大小均匀的细小的血栓块的悬浮液。用带有聚乙烯插管的 1 mL 注射器吸入细小血栓块悬浮液，排净气泡后待用。对大鼠进行称重并编号。按 4 mL/kg 的麻醉剂量，大鼠腹腔注射 10% 水合氯醛。在麻醉大鼠的颈部略偏右的位置竖直剪开约 2 cm 长的切口，分出右侧颈总动脉、颈外动脉和颈内动脉。用动脉夹夹住颈内动脉和颈总动脉近心端，用手术线结扎颈外动脉远心端。之后，在颈外动脉上剪一小口。将带插管的 1 mL 注射器插入颈外动脉的剪口，松开颈内动脉夹，将 1 mL 注射器内的细小血栓块悬浮液缓慢注入大鼠的大脑。再用动脉夹夹住颈内动脉，拔出插管。然后结扎颈外动脉近心端，移走颈内动脉和颈总动脉的动脉夹，恢复血液流动。伤口处滴 2 滴青霉素（40 mg/10 mL）防止感染，用手术线缝合伤口，等待大鼠苏醒。

大鼠苏醒 24 h 后，按 Zea-Longa 评分法对大鼠的神经功能缺损程度进行评分。无任何神经功能缺失体征的大鼠评为 0 分，未损伤侧前肢不能伸展的大鼠评为 1 分，向未损伤侧行走的大鼠评为 2 分，向未损伤侧转圈呈追尾状行走的大鼠评为 3 分，意识障碍无自主行走的大鼠评为 4 分，死亡的大鼠评为 5 分。去除 0 分的大鼠（代表造模失败）及 5 分的大鼠（代表造模过度）。将 1～4 分的大鼠均匀分组，保证每组大鼠数量一致。然后每天对大鼠评分 1 次，评分后尾静脉注射生理盐水 [剂量为 3 mL/（kg·d），1 天 1 次，连续 3 天]，或 1-9 的生理盐水溶液 [剂量为 100 nmol/（kg·d），1 天 1 次，连续 3 天]。第 4 天最后一次评分，然后按照 7 mL/kg 的剂量用 20% 乌拉坦溶液麻醉存活大鼠。麻醉的大鼠心脏灌流，颈椎脱臼处死，取脑。大鼠脑于 −20 ℃冻 2 h，室温下迅速从前额区开始切片，每个大脑制备 6 个脑切片。37 ℃恒温避光于 2%TTC（2，3，5- 氯化三苯基四氮唑）溶液中孵育 15～30 min 使其染色，直至未损伤处为鲜红色，梗死处为白色，取出后摆在玻璃板上拍照。通过照片计算脑切片中梗死体积和未损伤体积，统计各组大鼠的脑梗死体积的百分比。表 7-2-3 的数据表明，1-9 有效降低发病 24 h 的缺血性脑卒中大鼠的脑梗死体积的百分比（与生理盐水比 $P < 0.01$）。表 7-2-3 的数据还说明，1-9 中 1 和 7 降低发病 24 h 的缺血性脑卒中大鼠的脑梗死体积的百分比最大（与 6 比 $P < 0.01$，与 4、5、8 比 $P < 0.05$）。表 7-2-3 的数据进一步说明，1-9 中 2、3、9 降低发病 24 h 的缺血性脑卒中大鼠的脑梗死体积的百分比也属于高的水平（与 1、7 比 $P > 0.05$）。此外，1-9 中 6 降低发病 24 h 的缺血性脑卒中大鼠的脑梗死体积的百分比最小。

表 7-2-3　1-9 对发病 24 h 的缺血性脑卒中大鼠脑梗死体积的影响

对照及 1-9	脑梗死体积（均值 ±SD，%）	对照及 1-9	脑梗死体积（均值 ±SD，%）
生理盐水	15.15 ± 3.18	5	6.76 ± 1.98^a
1	3.86 ± 0.66^b	6	8.19 ± 2.28^a
2	4.53 ± 1.64^c	7	3.90 ± 0.78^b
3	4.85 ± 1.25^c	8	6.25 ± 2.02^a
4	6.25 ± 2.04^a	9	4.89 ± 1.34^c

a：与生理盐水比 $P < 0.01$；b：与生理盐水及 6 比 $P < 0.01$，与 4、5、8 比 $P < 0.05$；c：与生理盐水比 $P < 0.01$，与 1、7 比 $P > 0.05$；$n=10$。

2.3　1-9 的 SAR

采用溶栓模型，从 1-9 中筛选出溶栓活性最强的 1 和 7，以及溶栓活性最弱的 6。采用发病 24 h 的急性缺血性脑卒中模型，从 1-9 中筛选出保护脑梗死作用最强的 1 和 7，以及保护脑梗死作用最弱的 6。两种模型在作用最强的 1 和 7 及在作用最弱的 6 的一致性，说明溶栓对于治疗急性缺血性脑卒中的贡献。1 说明，在 5- 甲氧色胺的氨基偶联 COCH$_2$CH$_2$CO-Lys（Pro-Ala-Lys）有利于溶栓治疗和急性缺血性脑卒中治疗。7 说明，在 5- 甲氧色胺的氨基偶联 COCH$_2$CH$_2$CO-Lys（Gly-Arg-Pro-Ala-Lys）-Arg-Gly-Asp-Val 有利于溶栓治疗和急性缺血性脑卒中治疗。6 说明，在 5- 甲氧色胺的氨基偶联 COCH$_2$CH$_2$CO-Lys（Arg-Pro-Ala-Lys）-Arg-Gly-Asp-Val 不利于溶栓治疗和急性缺血性脑卒中治疗。SAR 分析的目标是为 5- 甲氧色胺的结构修饰提供线索。从这个角度来看，溶栓肽和抗栓肽修饰的 5- 甲氧色胺的 SAR 分析有价值。

3 · 2，2- 双（3- 乙酰 –AA 吲哚 –2- 基）乙烷

2，2- 双（3- 乙酰 -AA 吲哚 -2- 基）乙烷（**1-14**）是 3，3- 二乙酰 -AA 吲哚通过 2 位和乙烷连接的化合物，简称 2，2- 双（3- 乙酰 -AA 吲哚 -2- 基）乙烷。图 7-3-1 是 **1-14** 的合成路线。为阐明结构，表 7-3-1 给出了 **1-14** 的 AA 代表的氨基酸残基。

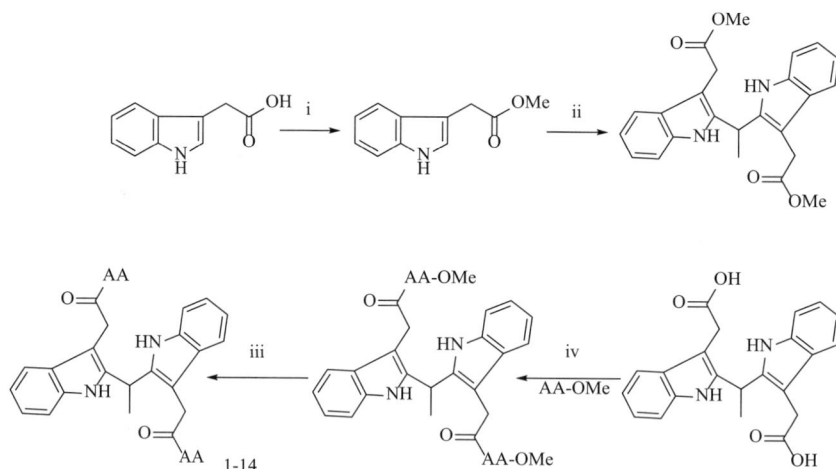

图 7-3-1 **1-14** 的合成路线

表 7-3-1 **1-14** 的 AA

化合物	式中 AA 代表的氨基酸残基	化合物	式中 AA 代表的氨基酸残基
1	式中 AA 为 L-Ala 残基	**8**	式中 AA 为 L-Glu 残基
2	式中 AA 为 Gly 残基	**9**	式中 AA 为 L-Asp 残基
3	式中 AA 为 L-Phe 残基	**10**	式中 AA 为 L-Met 残基
4	式中 AA 为 L-Trp 残基	**11**	式中 AA 为 L-Ser 残基
5	式中 AA 为 L-Tyr 残基	**12**	式中 AA 为 L-Thr 残基
6	式中 AA 为 L-Ile 残基	**13**	式中 AA 为 L-Pro 残基
7	式中 AA 为 L-Leu 残基	**14**	式中 AA 为 L-Val 残基

3.1 1-14 抗血小板聚集活性

为考察 2，2 双（3- 乙酰 -AA 吲哚 -2- 基）乙烷的抗血栓活性，测定了 **1-14** 的抗血小板聚集活性。测定时取猪颈动脉血用 3.8% 枸橼酸钠溶液（按体积比 1：9）抗凝。1000 r/min 离心 10 min 得富血小板血浆（PRP），3000 r/min 离心 10 min 得贫血小板血浆（PPP）。用贫血小板血浆调节富血小板血浆，使血浆中的血小板数适合测定 **1-14** 的抗血小板聚集活性。制备 **1-14** 的生理盐水溶液（浓度为 0.1 mM、0.01 mM、1 μM、0.1 μM、0.011 μM）。向比浊管中加 0.24 mL 调节过的血小板血浆，再加 5 μL 生理盐水溶液或 5 μL **1-14** 的生理盐水溶液（终浓度为 0.1 mM、0.01 mM、1 μM、0.1 μM、0.011 μM）。调好吸光度的基线，加入 5 μL 4 种诱导剂的生理盐水溶液，观察血小板在 5 min 内的最大聚集率。4 种诱导剂是血小板活化因子（PAF，终浓度为 1×10^{-6} M），腺苷二磷酸（ADP，终浓度为 1×10^{-6} M），凝血酶

（TH，终浓度为 1×10^{-5} M），花生四烯酸（AA，终浓度为 4.6×10^{-4} M）。最大聚集率是聚集曲线波峰的值。每个样本平行测 6 次（$n=6$）。

表 7-3-2 显示，**1-14** 抑制 PAF 诱发的血小板聚集的 IC_{50} 为 3.53 μM 至 $>$ 100 μM（**2**、**3**、**6-9** 和 **11-13**），抑制 ADP 诱发的血小板聚集的 IC_{50} 为 0.02 μM 至 $>$ 100 μM（**10**），抑制 TH 诱发的血小板聚集的 IC_{50} 为 0.06 μM 至 $>$ 100 μM（**1**、**4** 和 **14**），抑制 AA 诱发的血小板聚集的 IC_{50} 为 0.01 μM 至 $>$ 100 μM（**14**）。

表 7-3-2 还显示，除抑制 PAF 诱发的血小板聚集的 9 个 $IC_{50} >$ 100 μM 外，其余 IC_{50} 为 3.53 ～ 31.16 μM；除抑制 ADP 诱发的血小板聚集的 1 个 $IC_{50} >$ 100 μM 外，其余 IC_{50} 为 0.02 ～ 55.55 μM；除抑制 TH 诱发的血小板聚集的 3 个 $IC_{50} >$ 100 μM 外，其余 IC_{50} 为 0.06 ～ 80.76 μM；除抑制 AA 诱发的血小板聚集的 1 个 $IC_{50} >$ 100 μM 外，其余 IC_{50} 为 0.01 ～ 42.21 μM。

表 7-3-2 进一步显示，抑制 PAF 诱发的血小板聚集的处于个位数的 IC_{50} 只有 1 个；抑制 ADP 诱发的血小板聚集的处于 0.02 ～ 0.83 μM 的 IC_{50} 有 6 个；抑制 TH 诱发的血小板聚集的处于 0.06 ～ 0.11 μM 的 IC_{50} 有 2 个；抑制 AA 诱发的血小板聚集的处于 0.01 ～ 0.84 μM 的 IC_{50} 有 4 个。

上述比较数字表明，在 PAF、ADP、TH 及 AA 中 ADP 对 **1-14** 更敏感。或许，对于 PAF、ADP、TH 及 AA 来说，**1-14** 选择性抑制 ADP 诱发的血小板聚集。

表 7-3-2 **1-14** 抑制 PAF、ADP、TH 及 AA 诱发的血小板聚集的 IC_{50}

化合物	抑制下面 4 种诱导剂诱发的血小板聚集的 IC_{50}（均值 ±SD，μM）			
	PAF	ADP	TH	AA
1	11.40 ± 0.02^a	0.09 ± 0.01	$>$ 100	1.01 ± 0.20
2	$>$ 100	0.12 ± 0.01	26.70 ± 6.64	11.19 ± 1.16
3	$>$ 100	0.02 ± 0.002	17.79 ± 4.44	0.01 ± 0.001
4	16.11 ± 3.32	55.55 ± 9.16	$>$ 100	2.55 ± 0.61
5	20.00 ± 3.44	33.26 ± 5.71	3.14 ± 0.56	0.17 ± 0.02
6	$>$ 100	44.88 ± 8.96	7.26 ± 1.79	11.84 ± 1.33
7	$>$ 100	22.16 ± 3.48	11.14 ± 2.27	1.47 ± 0.30
8	$>$ 100	0.83 ± 0.01	2.29 ± 0.37	4.46 ± 1.07
9	$>$ 100	20.00 ± 2.29	80.76 ± 10.53	42.21 ± 10.83
10	3.53 ± 0.24	$>$ 100	0.11 ± 0.02	0.07 ± 0.001
11	$>$ 100	0.19 ± 0.03	55.65 ± 11.27	9.98 ± 2.31
12	$>$ 100	8.54 ± 2.15	1.19 ± 0.28	12.21 ± 2.11
13	$>$ 100	36.65 ± 6.89	0.06 ± 0.001	0.84 ± 0.13
14	31.16 ± 4.39	0.28 ± 0.06	$>$ 100	$>$ 100

3.2 1-14 抗动脉血栓活性

在大鼠丝线法抗血栓模型上评价 **1-14**（灌胃剂量为 1 nmol/kg）的抗动脉血栓活性。评价时选择阿司匹林为阳性对照（灌胃剂量为 167 μmol/kg），选择生理盐水为阴性对照，用血栓重代表活性。表 7-3-3 的血栓重表明，所有化合物都显著抑制大鼠血栓形成（与生理盐水比 $P <$ 0.01）。表 7-3-3 的血栓重还表明，**1-14** 中 **7**、**8** 及 **9** 抗动脉血栓活性最强（与 **1-4**、**6**、**12**、**13** 及 **14** 比 $P <$ 0.01，与 **10** 及 **11** 比 $P <$ 0.05，与 **5** 比 $P >$ 0.05）。

表 7-3-3 1-14 抗动脉血栓活性

对照及 1-14	血栓重（均值 ±SD，mg）	对照及 1-14	血栓重（均值 ±SD，mg）
生理盐水	31.26 ± 1.30	7	22.87 ± 0.97[b]
阿司匹林	17.95 ± 1.78	8	21.55 ± 1.02[b]
1	25.60 ± 1.38[a]	9	22.46 ± 0.99[b]
2	23.99 ± 1.92[a]	10	24.09 ± 1.08[a]
3	24.93 ± 1.32[a]	11	24.15 ± 1.91[a]
4	24.70 ± 1.25[a]	12	28.71 ± 1.85[a]
5	23.58 ± 1.23[a]	13	25.98 ± 1.55[a]
6	26.08 ± 1.70[a]	14	24.83 ± 1.04[a]

a：与生理盐水比 $P < 0.01$；b：与生理盐水及 1-4、6、12、13 及 14 比 $P < 0.01$，与 10 及 11 比 $P < 0.05$，与 5 比 $P > 0.05$；$n=10$。

3.3 剂量对 8 抗动脉血栓活性的影响

为了揭示剂量对 1-14 的抗血栓活性的影响，选择 8 为代表，采用大鼠丝线法抗血栓模型评价 8 在 4 种剂量下（10 nmol/kg、1 nmol/kg、0.1 nmol/kg、0.01 nmol/kg）的抗血栓活性。表 7-3-4 的数据表明，8 剂量依赖性地抑制大鼠动脉血栓形成。此外，这里 8 的最高有效剂量（10 nmol/kg）是最低有效剂量（0.01 nmol/kg）的 1000 倍，显示的剂量窗口足够大。

表 7-3-4 8 在 4 种剂量下的抗动脉血栓活性

对照及 8	剂量	血栓重（均值 ±SD，mg）
生理盐水	—	31.26 ± 1.30
阿司匹林	167 μmol/kg	17.95 ± 1.78
8	10 nmol/kg	18.78 ± 1.00[a]
	1 nmol/kg	21.55 ± 1.22[b]
	0.1 nmol/kg	25.41 ± 1.01[c]
	0.01 nmol/kg	28.03 ± 1.17[d]

a：与 1 nmol/kg 剂量的 8 比 $P < 0.01$；b：与 0.1 nmol/kg 剂量的 8 比 $P < 0.01$；c：与 0.01 nmol/kg 剂量的 8 比 $P < 0.01$；d：与生理盐水比 $P < 0.01$；$n=11$。

3.4 1-14 的 3D-QSAR

为了揭示电性效应、空间效应和疏水效应对 1-14 的抗动脉血栓活性的贡献，分析了 1-14 的这 3 种效应和抗动脉血栓活性之间的关系。分析中采用的理论模型是 Cerius2-MFA，目标是表述 3D-QSAR。应用 Cerius2-MFA 模型的三维场理论表述 3D-QSAR 时，借用了分子表面生成的格点。格点的密度随分子间距离变化而变化，可避免由规则格点参数的均一化引起的误差。基于分子表面模型的方法，能分析多样性分子表面，除可计算出分子极性表面的静电、氢键供体及氢键受体外，还可以反映分子非极性表面的特征，从而获得更多的相互作用信息。计算时，以分子力场中不同格点上的探针（包括 H、CH₃、HO）与目标分子的相互作用能为描述符建立 3D-QSAR 方程。建立的 3D-QSAR 方程既可用来分析 1-14 的电性效应、空间效应、疏水效应和抗动脉血栓活性之间的相关关系，又可用来预测抗动脉血栓活性更强的 1，1- 双（3- 乙酰吲哚 -2- 基）乙烷的结构修饰物。

为建立 3D-QSAR 方程，先获取 **1-14** 的最低能量构象。接下来，按 CoMFA 要求叠合 **1-14** 的最低能量构象。叠合时，依据最大相似性选择 1，1- 双（3- 乙酰吲哚 -2- 基）乙烷为共同模板。再接下来，在叠合好的 **1-14** 的周围定义分子力场的空间范围。然后，按照选择的步长把定义的空间均匀划分，产生格点。之后，在每个格点上逐一用探针（包括 H、CH_3、HO）考察分子力场特征。

最后，用最小二乘法（G/PLS）建立 **1-14** 的抗动脉血栓活性和分子力场特征间的 3D-QSAR 方程。下面是以血栓重代表 **1-14** 生物活性的 3D-QSAR 方程的具体描述。

血栓重 =31.1421+0.190 91×"H+/592"−0.120 584×"H+/940"−0.335 484×"CH_3/259"+0.322 878×"HO−/949"−0.328×"CH_3/602"−0.113 269×"HO−/817"

方程中有 2 个"CH_3"探针项（"CH_3/259""CH_3/602"），2 项的系数均为负值。负系数 CH_3 意味着亲水基有利于提高抗动脉血栓活性。方程中有 2 个"H+"探针项（"H+/592""H+/940"），其中 1 项系数为负值，1 项系数为正值。正系数 H+ 意味着排斥电子的基团有利于提高抗动脉血栓活性，负系数 H+ 意味着吸引电子的基团有利于提高抗动脉血栓活性。方程中有 2 个"HO−"探针项（"HO−/949""HO−/817"），其中 1 项系数为负值，1 项系数为正值。正系数 HO− 意味着吸引电子的基团有利于提高抗动脉血栓活性，负系数 HO− 意味着排斥电子的基团有利于提高 1-14 抗动脉血栓活性。此外，方程的相关系数 R^2=0.989，说明方程有良好的线性关系。

4 2，2- 双［3- 乙酰 –Lys（AA）/Lys–AA 吲哚 –2- 基］乙烷

本部分的 2，2- 双［3- 乙酰 -Lys（AA）/Lys-AA 吲哚 -2- 基］乙烷实质上是两类结构的简写。第 1 类结构是 2，2- 双［3- 乙酰 -Lys（AA）吲哚 -2- 基］乙烷（**1-18**），特征是 3- 乙酰 - Lys 的 Lys 的侧链氨基被 AA 酰化。第 2 类结构是 2，2- 双（3- 乙酰 -Lys-AA-OBzl- 吲哚 -2- 基）乙烷（**19-36**），特征是 3- 乙酰 -Lys 的 Lys 羧基偶联了 AA-OBzl。为了压缩反应路线的篇幅并方便对比，图 7-4-1 把 2，2- 双［3- 乙酰 -Lys（AA）吲哚 -2- 基］乙烷（**1-18**）的合成及 2，2- 双（3- 乙酰 -Lys-AA-OBzl- 吲哚 -2- 基）乙烷（**19-36**）的合成合并为一条路线。为了清晰地阐明 **1-18** 及 **19-36** 中 AA 代表的氨基酸残基，把 **1-18** 及 **19-36** 分别用两个独立表格描述。表 7-4-1 只列出 2，2- 双［3- 乙酰 -Lys（AA）吲哚 -2- 基］乙烷（**1-18**）中 AA 代表的氨基酸残基。表 7-4-2 只列出 2，2- 双（3- 乙酰 -Lys-AA-OBzl- 吲哚 -2- 基）乙烷（**19-36**）中 AA 代表的氨基酸残基。

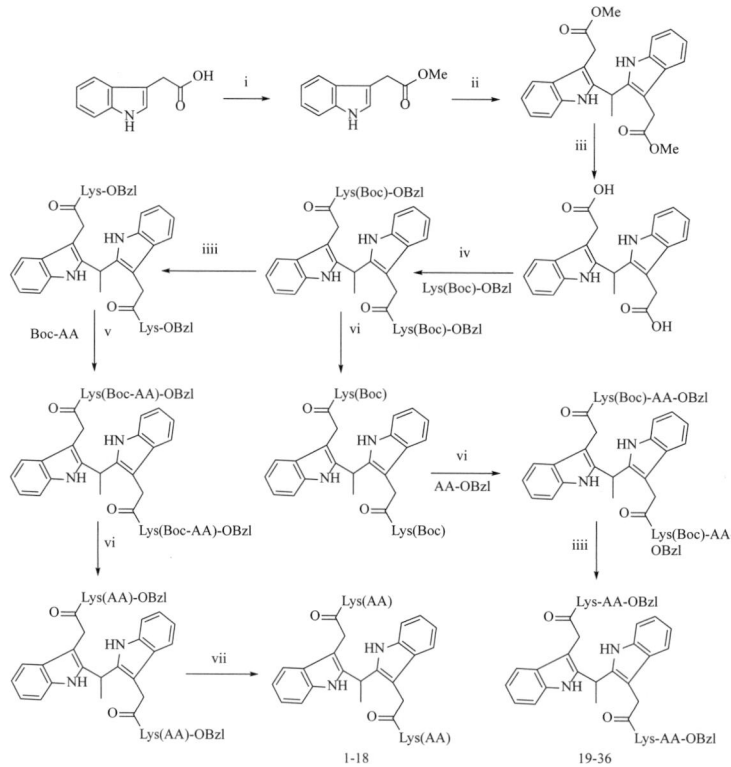

图 7-4-1　**1-18 及 19-36** 的合成路线

表 7-4-1　**1-18** 的 AA

化合物	式中 AA 代表的氨基酸残基	化合物	式中 AA 代表的氨基酸残基
1	式中 AA 为 Gly 残基	**10**	式中 AA 为 *L*-Ile 残基
2	式中 AA 为 *L*-Ala 残基	**11**	式中 AA 为 *L*-Leu 残基
3	式中 AA 为 *L*-Lys 残基	**12**	式中 AA 为 *L*-Trp 残基
4	式中 AA 为 *L*-Thr 残基	**13**	式中 AA 为 *L*-Glu 残基
5	式中 AA 为 *L*-Tyr 残基	**14**	式中 AA 为 *L*-Asp 残基
6	式中 AA 为 *L*-Ser 残基	**15**	式中 AA 为 *L*-Met 残基
7	式中 AA 为 *L*-Pro 残基	**16**	式中 AA 为 *L*-The 残基
8	式中 AA 为 *L*-Phe 残基	**17**	式中 AA 为 *L*-Asn 残基
9	式中 AA 为 *L*-Val 残基	**18**	式中 AA 为 *L*-Arg（NO$_2$）残基

表 7-4-2　**19-36** 的 AA

化合物	式中 AA 代表的氨基酸残基	化合物	式中 AA 代表的氨基酸残基
19	式中 AA 为 Gly 残基	**28**	式中 AA 为 L-Ile 残基
20	式中 AA 为 L-Ala 残基	**29**	式中 AA 为 L-Leu 残基
21	式中 AA 为 L-Lys 残基	**30**	式中 AA 为 L-Trp 残基
22	式中 AA 为 L-Thr 残基	**31**	式中 AA 为 L-Glu 残基
23	式中 AA 为 L-Tyr 残基	**32**	式中 AA 为 L-Asp 残基
24	式中 AA 为 L-Ser 残基	**33**	式中 AA 为 L-Met 残基
25	式中 AA 为 L-Pro 残基	**34**	式中 AA 为 L-The 残基
26	式中 AA 为 L-Phe 残基	**35**	式中 AA 为 L-Asn 残基
27	式中 AA 为 L-Val 残基	**36**	式中 AA 为 L-Arg（NO$_2$）残基

4.1　1-36 抑制肿瘤细胞增殖活性

按前面描述的 MTT 法评价 **1-36** 抑制 MCF-7（人乳腺癌细胞）、U2OS（人骨肉瘤细胞）、A549（人非小细胞肺癌细胞）、HeLa（人宫颈癌细胞）和 Cos-7（非洲绿猴肾细胞）增殖的 IC_{50}。阳性对照为阿霉素。

表 7-4-3 的数据表明，**1-18** 抑制 MCF-7、U2OS、A549、HeLa 和 Cos-7 增殖的 IC_{50} 为 16.10 μM 至＞100 μM，阿霉素抑制 MCF-7、U2OS、A549、HeLa 和 Cos-7 增殖的 IC_{50} 为 1.77～7.34 μM。从数值看，**1-18** 抑制 MCF-7、U2OS、A549、HeLa 和 Cos-7 增殖的 IC_{50} 与阿霉素抑制 MCF-7、U2OS、A549、HeLa 和 Cos-7 增殖的 IC_{50} 不在一个数量级。换句话说，与阿霉素不同，**1-18** 可能不是 MCF-7、U2OS、A549、HeLa 和 Cos-7 的 DNA 嵌入剂。

表 7-4-4 的数据表明，**19-36** 抑制 MCF-7、U2OS、A549、HeLa 和 Cos-7 增殖的 IC_{50} 为 14.80 μM 至＞100 μM，阿霉素抑制 MCF-7、U2OS、A549、HeLa 和 Cos-7 增殖的 IC_{50} 为 1.77～7.34 μM。从数值看，**19-36** 抑制 MCF-7、U2OS、A549、HeLa 和 Cos-7 增殖的 IC_{50} 与阿霉素抑制 MCF-7、U2OS、A549、HeLa 和 Cos-7 增殖的 IC_{50} 不在一个数量级。换句话说，与阿霉素不同，**19-36** 可能也不是 MCF-7、U2OS、A549、HeLa 和 Cos-7 的 DNA 嵌入剂。

表 7-4-3　**1-18** 抑制 MCF-7、U2OS、A549、HeLa 和 Cos-7 增殖的 IC_{50}

对照及 **1-18**	抑制下面肿瘤细胞增殖的 IC_{50}（均值 ±SD，μM）				
	MCF-7	U2OS	A549	HeLa	Cos-7
阿霉素	3.48 ± 0.43	7.34 ± 1.96	5.77 ± 0.23	2.88 ± 0.12	1.77 ± 0.07
1	59.10 ± 9.52	29.90 ± 1.29	53.60 ± 9.46	45.60 ± 11.45	＞100
2	＞100	＞100	＞100	＞100	＞100
3	＞100	＞100	＞100	＞100	＞100
4	＞100	＞100	＞100	＞100	＞100
5	69.00 ± 15.51	＞100	＞100	＞100	＞100
6	22.30 ± 2.93	18.80 ± 1.71	53.00 ± 4.58	16.10 ± 3.19	19.40 ± 3.51
7	＞100	＞100	＞100	＞100	＞100
8	＞100	＞100	＞100	＞100	＞100
9	45.40 ± 4.15	29.90 ± 1.79	53.30 ± 6.89	35.50 ± 6.92	＞100
10	＞100	＞100	＞100	＞100	＞100
11	＞100	＞100	＞100	＞100	＞100
12	＞100	＞100	＞100	＞100	＞100
13	＞100	＞100	＞100	＞100	＞100
14	＞100	＞100	＞100	＞100	＞100
15	30.50 ± 4.33	17.40 ± 1.26	36.80 ± 7.14	18.50 ± 1.13	23.90 ± 3.34
16	＞100	＞100	＞100	＞100	＞100
17	＞100	＞100	＞100	＞100	＞100
18	＞100	＞100	＞100	＞100	＞100

表 7-4-4 19-36 抑制 MCF-7、U2OS、A549、HeLa 和 Cos-7 增殖的 IC$_{50}$

对照及 19-36	抑制下面肿瘤细胞增殖的 IC$_{50}$（均值 ±SD，μM）				
	MCF-7	U2OS	A549	HeLa	Cos-7
阿霉素	3.48 ± 0.43	7.34 ± 1.96	5.77 ± 0.23	2.88 ± 0.12	1.77 ± 0.07
19	> 100	> 100	> 100	> 100	> 100
20	> 100	> 100	> 100	> 100	> 100
21	> 100	> 100	> 100	> 100	> 100
22	> 100	> 100	> 100	> 100	> 100
23	68.50 ± 20.50	63.00 ± 20.00	> 100	> 100	> 100
24	> 100	> 100	> 100	> 100	> 100
25	> 100	> 100	> 100	> 100	> 100
26	> 100	> 100	> 100	> 100	> 100
27	25.40 ± 3.00	32.90 ± 3.50	47.30 ± 6.40	17.30 ± 4.00	25.30 ± 5.16
28	22.80 ± 1.00	34.20 ± 11.20	44.70 ± 11.60	15.20 ± 1.30	24.40 ± 0.45
29	27.30 ± 4.90	36.70 ± 13.50	41.80 ± 6.30	> 100	31.80 ± 3.35
30	26.00 ± 2.50	37.80 ± 10.40	38.10 ± 5.50	15.60 ± 1.90	21.20 ± 2.81
31	33.90 ± 8.50	41.70 ± 3.10	32.90 ± 4.80	> 100	58.60 ± 14.15
32	> 100	33.60 ± 5.00	46.30 ± 4.50	14.80 ± 4.10	80.98 ± 10.06
33	40.80 ± 11.20	47.20 ± 2.90	> 100	> 100	> 100
34	> 100	> 100	> 100	> 100	> 100
35	> 100	> 100	> 100	> 100	> 100
36	> 100	> 100	> 100	> 100	> 100

4.2 1-36 抑制肿瘤生长活性

按前面描述的方法制备浓度为 1×10^7 个 /mL 的 S180 的细胞悬液，接种于健康雄性 ICR 小鼠 [（20±2）g] 腋下，使小鼠成为 S180 实体瘤小鼠。接种的次日，将小鼠随机分组。小鼠或腹腔注射阿霉素与生理盐水的溶液 [阳性对照，剂量为 2 μmol/（kg·d），1 天 1 次，连续 10 天]，或腹腔注射生理盐水 [空白对照，剂量为 2 mL/（kg·d），1 天 1 次，连续 10 天]，或腹腔注射 1-36 与生理盐水的悬浮液 [剂量为 0.1 μmol/（kg·d），1 天 1 次，连续 10 天]。每天观察小鼠的自主活动、精神状态、毛发、呼吸、饮食、粪便性状。最后一次腹腔注射的次日，称小鼠体重，用乙醚麻醉，颈椎脱臼处死，取血及肿瘤。血液抗凝，肿瘤称重。

表 7-4-5 的数据表明，1-18 显著降低 S180 荷瘤小鼠的肿瘤重，是优秀的肿瘤生长抑制剂（与生理盐水比 $P < 0.01$）。表 7-4-5 的数据还表明，1-18 中 6、11、13 和 17 抑制肿瘤生长的活性最强（与1～5、7～10、12、15、16 和 18 比 $P < 0.01$），表 7-4-5 的数据进一步表明，1-18 中 14 抑制肿瘤生长的活性也属于强的行列（与 6、11、13 和 17 比 $P > 0.05$）。

表 7-4-6 的数据表明，19-36 显著降低 S180 荷瘤小鼠的肿瘤重，是优秀的肿瘤生长抑制剂（与生理盐水比 $P < 0.01$）。表 7-4-6 的数据还表明，19-36 中 20、29 和 35 抑制肿瘤生长的活性最强（与 21、24、26、28 和 31 比 $P < 0.05$），表 7-4-6 的数据进一步表明，20、29 和 35 抑制肿瘤生长的活性相差不大（与 19、22、23、25、27、30、32～34 和 36 比 $P > 0.05$）。

表 7-4-5 **1-18** 对 S180 荷瘤小鼠肿瘤生长的抑制作用

对照及 **1-18**	肿瘤重（均值 ±SD，g）	对照及 **1-18**	肿瘤重（均值 ±SD，g）
生理盐水	1.55 ± 0.27	**9**	0.72 ± 0.19[a]
阿霉素	0.53 ± 0.12	**10**	0.74 ± 0.22[a]
1	1.03 ± 0.21[a]	**11**	0.63 ± 0.20[b]
2	0.71 ± 0.22[a]	**12**	0.76 ± 0.22[a]
3	0.79 ± 0.23[a]	**13**	0.51 ± 0.13[b]
4	0.89 ± 0.20[a]	**14**	0.68 ± 0.24[a]
5	0.79 ± 0.17[a]	**15**	0.73 ± 0.19[a]
6	0.59 ± 0.17[b]	**16**	0.74 ± 0.20[a]
7	0.89 ± 0.22[a]	**17**	0.61 ± 0.20[b]
8	1.05 ± 0.17[a]	**18**	0.72 ± 0.19[a]

a：与生理盐水比 $P < 0.01$；b：与生理盐水及 **1-5**、**7-10**、**12**、**15**、**16** 和 **18** 比 $P < 0.01$，与 **14** 比 $P > 0.05$；$n=10$。

表 7-4-6 **19-36** 对 S180 荷瘤小鼠肿瘤生长的抑制作用

对照及 **19-36**	肿瘤重（均值 ±SD，g）	对照及 **19-36**	肿瘤重（均值 ±SD，g）
生理盐水	2.02 ± 0.28	**27**	0.95 ± 0.13[a]
阿霉素	0.72 ± 0.23	**28**	1.10 ± 0.20[a]
19	0.91 ± 0.22[a]	**29**	0.86 ± 0.16[b]
20	0.85 ± 0.19[b]	**30**	0.98 ± 0.19[a]
21	1.10 ± 0.18[a]	**31**	1.12 ± 0.19[a]
22	0.98 ± 0.17[a]	**32**	0.97 ± 0.21[a]
23	1.02 ± 0.25[a]	**33**	1.03 ± 0.19[a]
24	1.08 ± 0.19[a]	**34**	1.04 ± 0.19[a]
25	1.00 ± 0.27[a]	**35**	0.80 ± 0.16[b]
26	1.24 ± 0.20[a]	**36**	1.04 ± 0.19[a]

a：与生理盐水比 $P < 0.01$；b：生理盐水比 $P < 0.01$，与 **21**、**24**、**26**、**28** 和 **31** 比 $P < 0.05$，与 **19**、**22**、**23**、**25**、**27**、**30**、**32-34** 和 **36** 比 $P > 0.05$；$n=10$。

4.3 剂量对 19、26、29 和 32 抑制肿瘤生长活性的影响

为了考察剂量对 **1-36** 的抑制肿瘤生长活性的影响，选择 **19**、**26**、**29** 和 **32** 为代表，在 S180 实体瘤小鼠模型上评价了它们的抗肿瘤生长活性。**19**、**26**、**29** 和 **32** 的剂量为 1 μmol/（kg·d），0.1 μmol/（kg·d）及 0.01 μmol/（kg·d）。表 7-4-7 的数据说明，**19**、**26**、**29** 和 **32** 的 1 μmol/（kg·d）和 0.1 μmol/（kg·d）两种剂量的抑制肿瘤生长活性有显著性差异。**19**、**26**、**29** 和 **32** 的 1 μmol/(kg·d) 和 0.01 μmol/(kg·d) 两种剂量的抑制肿瘤生长活性有显著差异。此外，在 0.01 μmol/（kg·d）剂量下它们仍然具有优秀的抑制肿瘤生长的活性。

表 7-4-7　剂量对 **19**、**26**、**29** 和 **32** 抑制 S180 荷瘤小鼠肿瘤生长活性的影响

对照及 **19**、**26**、**29** 和 **32**	剂量	肿瘤重（均值 ±SD，g）
生理盐水	2 mL/（kg·d）	2.03 ± 0.28
	1 μmol/（kg·d）	0.55 ± 0.12[a]
19	0.1 μmol/（kg·d）	0.91 ± 0.21[b]
	0.01 μmol/（kg·d）	1.23 ± 0.31[c]
	1 μmol/（kg·d）	0.58 ± 0.15[a]
26	0.1 μmol/（kg·d）	0.95 ± 0.15[b]
	0.01 μmol/（kg·d）	1.22 ± 0.18[c]
	1 μmol/（kg·d）	0.69 ± 0.15[a]
29	0.1 μmol/（kg·d）	0.99 ± 0.23[b]
	0.01 μmol/（kg·d）	1.49 ± 0.24[c]
	1 μmol/（kg·d）	0.57 ± 0.11[a]
32	0.1 μmol/（kg·d）	0.94 ± 0.17[b]
	0.01 μmol/（kg·d）	1.32 ± 0.25[c]

a：与 0.1 μmol/（kg·d）剂量比 $P < 0.01$；b：与 0.01 μmol/（kg·d）剂量比 $P < 0.01$；c：与生理盐水比 $P < 0.05$；$n=12$。

4.4　1-18 的 3D-QSAR

为了揭示电性效应、空间效应和疏水效应对 **1-18** 的抑制肿瘤生长活性的贡献，分析了 **1-18** 的这 3 种效应和抑制肿瘤生长活性之间的关系。分析中采用的理论模型是 Cerius2-MFA，目标是表述 3D-QSAR。应用 Cerius2-MFA 模型的三维场理论表述 3D-QSAR 时，借用了分子表面生成的格点。格点的密度随分子间距离变化而变化，可避免由规则格点参数的均一化引起的误差。基于分子表面模型的方法，能分析多样性分子表面，除可计算出分子极性表面的静电、氢键供体及氢键受体外，还可以反映分子非极性表面的特征，从而获得更多的相互作用信息。计算时，以分子力场中不同格点上的探针（包括 H、CH_3、OH）与目标分子的相互作用能为描述符建立 3D-QSAR 方程。建立的 3D-QSAR 方程既可用来分析 **1-18** 的电性效应、空间效应、疏水效应和抑制肿瘤生长活性之间的相关关系，又可用来预测抑制肿瘤生长活性更强的 1，1- 双 [3- 羟甲基 -Lys（AA）- 吲哚 -2- 基] 乙烷的结构修饰物。

肿瘤重 =52.934–0.038 789×"CH_3/4803"+0.164 323×"H+/4765"+0.194 655×"CH_3/3274"–0.088 14×"CH_3/2250"+0.383 038×"H+/4171"–0.247 839×"HO–/4717"+0.178 55×"CH_3/3218"–0.221 309×"HO–/5311"+0.115 48×"CH_3/2335"–0.485 412×"HO–/4173"–0.184 248×"H+/1982"+0.203 655×"CH_3/2679"+0.093 063×"CH_3/3806"+0.094 649×"CH_3/5059"

方程中有 8 个"CH_3"探针项（"CH_3/4803""CH_3/3274""CH_3/2250""CH_3/3218""CH_3/2335""CH_3/2679""CH_3/3806""CH_3/5059"），其中 6 项系数为正值，2 项系数为负值。正系数 CH_3 意味着疏水基有利于提高抗肿瘤活性，负系数 CH_3 意味着亲水基有利于提高抗肿瘤活性。方程中有 3 个"H+"探针项（"H+/4765""H+/4171""H+/1982"），其中 2 项系数为正值，1 项系数为负值。正系数 H+ 意味着排斥电子的基团有利于提高抗肿瘤活性，负系数 H+ 意味着吸引电子的基团有利于提高抗肿瘤活性。方程中有 3 个"HO–"探针项（"HO–/4717""HO–/5311""HO–/4173"），3 项系数均为负值。负系数 HO– 意味着排斥电子的基团有利于提高抗肿瘤活性。此外，R^2=0.998，意味着 **1-18** 的方程有良好的线性关系。

4.5 19-36 的 3D-QSAR

为建立 3D-QSAR 方程，先获取 **19-36** 的最低能量构象。接下来，按 CoMFA 要求叠合 **19-36** 的最低能量构象。叠合时，依据最大相似性选择 1，1- 双（3- 乙酰吲哚 -2- 基）乙烷为共同模板。再接下来，在叠合好的 **19-36** 的周围定义分子力场的空间范围。然后，按照选择的步长把定义的空间均匀划分，产生格点。之后，在每个格点上逐一用探针（包括 H、CH_3、OH）考察分子力场特征。

最后，用最小二乘法（G/PLS）建立 **19-36** 的抗肿瘤活性和分子力场特征间的 3D-QSAR 方程。下面是以肿瘤重代表 **19-36** 生物活性的 3D-QSAR 方程的具体描述。

肿瘤重 $=40.6563+0.096\,109×$ "$CH_3/3664$" $+0.702\,776×$ "$HO–/2135$" $+0.484\,245×$ "$CH_3/1813$" $-0.923\,79×$ "$HO–/1832$" $+0.236\,247×$ "$H+/3427$" $-0.551\,038×$ "$H+/3134$" $+0.045\,978×$ "$CH_3/1455$" $-0.191\,054×$ "$CH_3/2833$" $-0.200\,314×$ "$HO–/2659$" $+0.060\,702×$ "$HO–/2371$" $-0.036\,414×$ "$CH_3/2573$" $-0.358\,181×$ "$CH_3/2580$" $-0.338\,075×$ "$HO–/1304$" $-0.155\,155×$ "$H+/2114$"

方程中有 6 个 "CH_3" 探针项（"$CH_3/3664$" "$CH_3/1813$" "$CH_3/1455$" "$CH_3/2833$" "$CH_3/2573$" "$CH_3/2580$"），其中 3 项系数为正值，3 项系数为负值。正系数 CH_3 意味着疏水基有利于提高抑制肿瘤生长活性，负系数 CH_3 意味着亲水基有利于提高抑制肿瘤生长活性。方程中有 3 个 "$H+$" 探针项（"$H+/3427$" "$H+/3134$" "$H+/2114$"），其中 2 项系数为负值，1 项系数为正值。正系数 $H+$ 意味着排斥电子的基团有利于提高抑制肿瘤生长活性，负系数 $H+$ 意味着吸引电子的基团有利于提高抑制肿瘤生长活性。方程中有 5 个 "$HO–$" 探针项（"$HO–/2135$" "$HO–/1832$" "$HO–/2659$" "$HO–/2371$" "$HO–/1304$"），其中 3 项系数为负值，2 项系数为正值。正系数 $HO–$ 意味着吸引电子的基团有利于提高抑制肿瘤生长活性，负系数 $HO–$ 意味着排斥电子的基团有利于提高抑制肿瘤生长活性。此外，方程的相关系数 $R^2=0.998$，说明 **19-36** 的方程有良好的线性关系。

5 取代苯修饰的 1，1- 双（3- 吲哚乙酰 AA-2- 基）乙烷

本部分的化合物实际分为两类。一类是 1，1- 双（3- 乙酰 -AA-2- 基）乙烷的甲基被 3- 羟基 -4- 甲氧基苯取代（**1-14**）。另一类是 1，1- 双（3- 乙酰 -Leu-AA-2- 基）乙烷的甲基被 3- 羟基 -4- 甲氧基苯取代（**15-24**）。图 7-5-1 是 **1-14** 和 **15-24** 的合成路线，双（3- 吲哚乙醇氨基酸及多肽酯 -2- 基)-3- 羟基 -4- 甲氧基苯甲烷具体化为表 7-5-1 的 **1-23**。AA 代表的氨基酸残基也在表 7-5-1 中定义。为了阐明 **1-18** 及 **15-24** 中 AA 代表的氨基酸残基，表 7-5-1 列出了它们中 AA 代表的氨基酸残基。

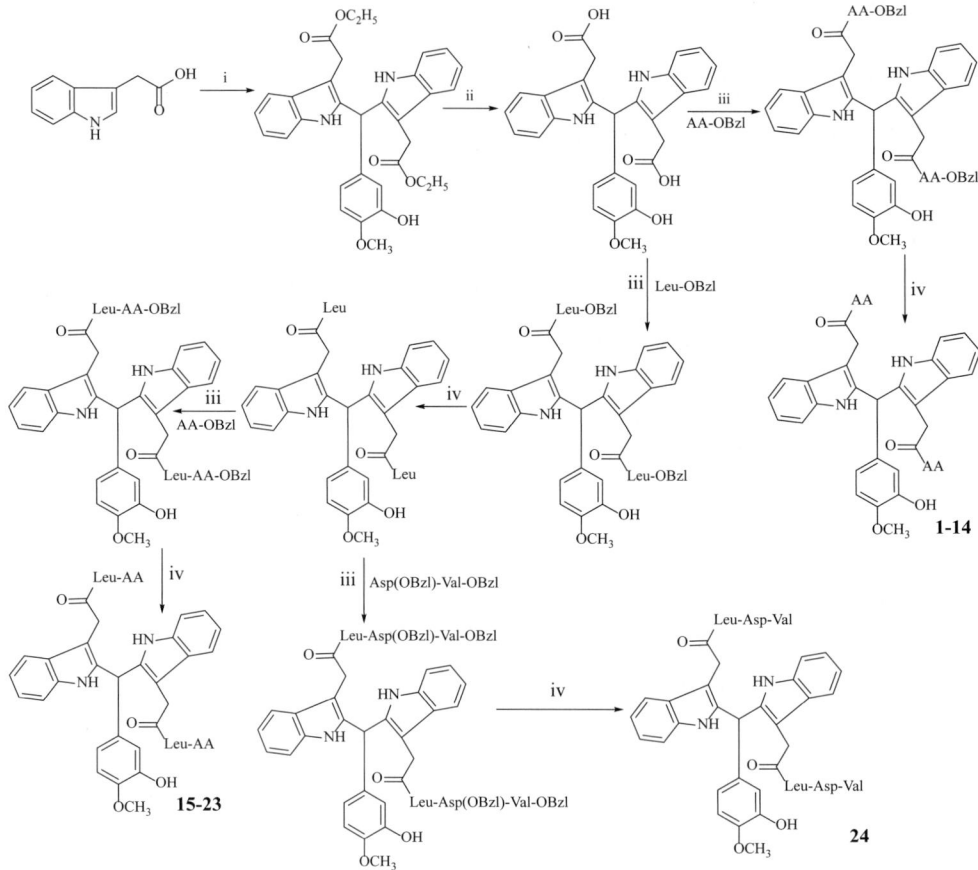

图 7-5-1　**1-14** 和 **15-23** 的合成路线

表 7-5-1　**1-24** 的 AA

化合物	式中 AA 代表的氨基酸残基	化合物	式中 AA 代表的氨基酸残基
1	式中 AA 为 L-Leu 残基	13	式中 AA 为 L-Ala 残基
2	式中 AA 为 L-Pro 残基	14	式中 AA 为 L-Tyr 残基
3	式中 AA 为 Gly 残基	15	式中 AA 为 L-Leu 残基
4	式中 AA 为 L-Phe 残基	16	式中 AA 为 L-Phe 残基
5	式中 AA 为 L-Ser 残基	17	式中 AA 为 L-Asp 残基
6	式中 AA 为 L-Val 残基	18	式中 AA 为 L-Ser 残基
7	式中 AA 为 L-Thr 残基	19	式中 AA 为 L-Val 残基
8	式中 AA 为 L-Glu 残基	20	式中 AA 为 L-Thr 残基
9	式中 AA 为 L-Lys 残基	21	式中 AA 为 L-Trp 残基
10	式中 AA 为 L-Ile 残基	22	式中 AA 为 L-Ile 残基
11	式中 AA 为 L-Asp 残基	23	式中 AA 为 L-Tyr 残基
12	式中 AA 为 L-Trp 残基	24	

5.1　1-24 抗动脉血栓活性

在大鼠丝线法抗血栓模型上评价了 **1-24**（灌胃剂量为 0.1 nmol/kg）的抗动脉血栓活性。评价时选择阿司匹林为阳性对照（灌胃剂量为 167 μmol/kg），选择生理盐水为阴性对照，用血栓重代表活性。表 7-5-2 的血栓重表明，所有化合物都显著抑制大鼠血栓形成（与生理盐水比 $P < 0.01$）。表 7-5-2 的血栓重还表明，**1-24** 中 **5**、**14-16** 和 **19** 抑制大鼠血栓形成的活性最强（与 **6**、**7**、**13**、**18**、**22**、**23** 和 **24** 比 $P < 0.01$，与 **9-11** 和 **21** 比 $P < 0.05$）。表 7-5-2 的血栓重进一步表明，**1-24** 中 **1-4**、**8**、**12**、**17** 和 **20** 抑制大鼠血栓形成的活性也属于强水平（与 **5**、**14-16** 和 **19** 比 $P > 0.05$）。

表 7-5-2　1-24 抗动脉血栓活性

对照及 1-24	血栓重（均值 ±SD, mg）	对照及 1-24	血栓重（均值 ±SD, mg）
生理盐水	30.24 ± 4.65	12	16.35 ± 2.90[a]
阿司匹林	15.93 ± 2.84	13	21.85 ± 2.79[a]
1	15.08 ± 2.33[a]	14	14.91 ± 1.62[b]
2	16.26 ± 2.37[a]	15	14.29 ± 1.21[b]
3	16.73 ± 2.34[a]	16	14.86 ± 1.61[b]
4	15.35 ± 2.52[a]	17	16.66 ± 2.21[a]
5	14.92 ± 1.48[b]	18	21.25 ± 2.88[a]
6	19.39 ± 2.27[a]	19	14.65 ± 1.48[b]
7	25.83 ± 2.43[a]	20	15.91 ± 2.18[a]
8	16.95 ± 2.22[a]	21	17.41 ± 2.23[a]
9	18.12 ± 2.39[a]	22	19.53 ± 2.73[a]
10	17.59 ± 2.13[a]	23	19.58 ± 2.15[a]
11	17.71 ± 2.03[a]	24	24.14 ± 2.35[a]

a：与生理盐水比 $P < 0.01$；b：与生理盐水及 **6**、**7**、**13**、**18**、**22**、**23** 和 **24** 比 $P < 0.01$，与 **9-11** 和 **21** 比 $P < 0.05$，与 **1-4**、**8**、**12**、**17** 和 **20** 比 $P > 0.05$；$n=10$。

5.2　1-24 的 SAR

在大鼠丝线法抗血栓模型上评价的 **1-24**（灌胃剂量为 0.1 nmol/kg）的抗动脉血栓活性见表 7-5-2。从表 7-5-2 可知，**1-24** 中 **5**、**14-16** 和 **19** 抑制大鼠血栓形成的活性最强（与 **6**、**7**、**13**、**18**、**22**、**23** 和 **24** 比 $P < 0.01$，与 **9-11** 和 **21** 比 $P < 0.05$），**1-4**、**8**、**12**、**17** 和 **20** 抑制大鼠血栓形成的活性也属于强水平（与 **5**、**14-16** 和 **19** 比 $P > 0.05$）。因为从表 7-5-1 可知，**1-24** 的共同特征是 2，2- 双吲哚的 2 位被 3- 羟基 -4- 甲氧基苯甲基取代。由于 **1-24** 的抗动脉血栓活性没有出现明显差异，所以 3- 羟基 -4- 甲氧基苯甲基取代对于 2，2- 双吲哚的抗动脉血栓活性的贡献没有决定性影响。从表 7-5-1 还可知，**1-24** 的结构差异主要在 3- 乙酰 -AA（**1-14**）和 3- 乙酰 -Leu-AA（**15-23**），以及 3- 乙酰 -Leu-Asp-Val（**24**）。因为抗动脉血栓活性强的化合物主要在 **15-23** 中，所以 3- 乙酰 -Leu-AA 对于抗动脉血栓活性的贡献大于 3- 乙酰 -AA 对于抗动脉血栓活性的贡献。表 7-5-1 进一步表明，虽然 **24** 含 3- 乙酰 -Leu-Asp-Val，但是抗动脉血栓活性却最弱。可见，3- 乙酰基偶联 Leu-Asp-Val 对于抗动脉血栓活性没有正面影响。

SAR 分析的基本目标是，从多样性结构中厘清影响因素。**1-24** 抗动脉血栓活性的 SAR 分析为本部分的结构选择提供了参考。从这个角度看，**1-24** 抗动脉血栓活性的 SAR 分析达到了预期效果。

参考文献

[1] 赵明，彭师奇，王玉记，等 . 脂肪氨基酸修饰的吲哚乙醇衍生物，其合成，活性和应用：201710484577. 8[P]. 2019-01-01.

[2] 赵明，彭师奇，王玉记，等 . 极性氨基酸修饰的吲哚乙醇，其合成，活性和应用：201710443464. 3[P]. 2018-12-25.

[3] 赵明，彭师奇，王玉记，等 . 碱性氨基酸修饰的吲哚乙醇，其合成，活性和应用：201710442555. 5[P]. 2018-12-25.

[4] 赵明，彭师奇，王玉记，等 . 酸性氨基酸修饰的吲哚乙醇衍生物，其合成，活性和应用：201710442553. 6[P]. 2018-12-25.

[5] 赵明，彭师奇，王玉记，等 . Met 修饰的吲哚乙醇衍生物，其合成，活性和应用：201710484569. 3[P]. 2019-01-01.

[6] 赵明，彭师奇，吴建辉，等 . 五甲氧色胺基 -KAPKAP，其制备，活性和应用：201510492290. 0[P]. 2017-02-22.

[7] 赵明，彭师奇，吴建辉，等 . 五甲氧色胺基羰丙酰 -GRPAK，其制备，活性和应用：201510492362. 1[P]. 2017-02-22.

[8] 赵明，彭师奇，吴建辉，等 . 五甲氧色胺基羰丙酰 -RPAK，其制备，活性和应用：201510492365. 5[P]. 2017-02-22.

[9] 赵明，彭师奇，吴建辉，等 . 五甲氧色胺基羰丙酰 -PAKPAK，其制备，活性和应用：201610217182. 7[P]. 2017-02-22.

[10] 赵明，彭师奇，吴建辉，等 . 五甲氧色胺基羰丙酰 -GRPAK 肽，其制备，活性和应用：201510352854. 0[P]. 2017-01-04.

[11] 赵明，彭师奇，吴建辉，等 . 五甲氧色胺基羰丙酰 -RGDV，其制备，活性和应用：201510492363. 6[P]. 2017-02-22.

[12] 赵明，彭师奇，吴建辉，等 . 五甲氧色胺基羰丙酰 -RPAK 肽，其制备，活性和应用：201510344802. 9[P]. 2017-01-11.

[13] 赵明，彭师奇，吴建辉，等 . 五甲氧色胺基羰丙酰 -PAK 肽，其制备，活性和应用：201510352853. 6[P]. 2017-01-11.

[14] 赵明，彭师奇，吴建辉，等 . 五甲氧色胺基羰丙酰 -K（PAK），其制备，活性和应用：201510492364. 0[P]. 2017-02-22.

[15] 赵明，彭师奇，吴建辉，等 . 双 [3-（乙酰 -Lys-AA-OBzl）- 吲哚 -2- 基] 乙烷，其制备，活性和应用：201510643135. 4[P]. 2018-02-16.

[16] 彭师奇，赵明，王玉记，等 . 氨基酸修饰的双吲哚，其合成，抗血栓活性和制备抗血栓剂的应用：201510351797. 4[P]. 2017-01-11.

摘要

本章针对急性铅中毒治疗专门介绍四类化合物。第 1 类为氨基酸修饰的顺式 1，3- 二硫戊环，包括 2- 羧甲基 -4，5- 二（AA-OCH₂）-1，3- 二硫戊环和双 [4，5- 二（AA-OCH₂）-1，3- 二硫戊环] 甲烷。第 2 类为二肽修饰的 1，3- 二硫戊环。第 3 类为 2- 氧代 -3- 乙酰 -（2H- 吡啶 -1- 基）乙酰 -AA。它们都可选择性降低急性铅中毒小鼠脑铅水平，对血铅浓度和心脏铅水平没有影响，有效降低急性铅中毒小鼠股骨、肾脏、肝脏及脾脏的铅水平。通过促进急性铅中毒小鼠从粪便排泄铅和从尿排泄铅而对急性铅中毒发挥治疗作用。它们在治疗急性铅中毒时对小鼠肾脏、肝脏、脾脏、心脏和脑中 Cu 和 Zn 等必需的微量元素没有影响。第 4 类为烯丙基半胱氨酰 -AA-OMe 及烯丙基半胱氨酰 -AA。和前面 3 类化合物不同，它们具有抗炎和镇痛作用。本章的 4 类化合物结构差异很大，疗效不同，这种状况正是本书追求的结构多样性及活性多样性。这 4 类化合物的 SAR 分析为结构修饰提供了必要信息。

关键词

铅中毒，器官中铅，血铅，股骨铅，炎症，疼痛，SAR

1 · 氨基酸修饰的 1，3- 二硫戊环

铅是有毒的重金属，不仅在环境中可长期蓄积，还可通过食物链、水、土和空气进入人体。铅不易从人体排出，半衰期长达 10 年，可对人体产生持久性毒害。进入人体后，铅分布到血液和软组织，25 ～ 35 天后再向骨组织转移，最后在血液、软组织和骨组织中维持一种动态平衡。

在血液、软组织和骨组织的动态平衡中，骨组织容纳总铅量的 90% 以上，生物半衰期为 103 ～ 104 天；肝脏、脾脏和脑等软组织容纳少量铅，生物半衰期为 10 ～ 40 天；血液中的铅则可与骨组织及软组织交换。

铅可使人的神经系统、消化系统、心血管系统和造血系统中毒。目前，治疗铅中毒的主流药物是络合剂，如二巯基丁二酸、二巯基丁二酸钠、二巯基丙醇、青霉胺、2，3- 二巯基丙磺酸、N-（2- 巯基丙

酰基）甘氨酸及 N- 乙酰青霉胺等。在这些络合剂中，临床接受度最高的是二巯基丁二酸。二巯基丁二酸的优点是，可口服，毒副作用较小，对铅的驱排有一定选择性，对人体必需的金属元素影响较小。不过，二巯基丁二酸清除脑中铅与清除血中铅的效果不是同步的。二巯基丁二酸治疗 7 天后，脑中铅水平不再下降而血中铅水平继续下降。此外，二巯基丁二酸治疗后血中铅水平也可反弹。还有，口服的二巯基丁二酸经胃肠道吸收，起效慢，不适用于急性铅中毒。针对二巯基丁二酸的不足，本部分描述顺式 2- 羰甲基 -4，5- 二（AA-OCH$_2$）-1，3- 二硫戊环（**1-16**）及顺式双［4，5- 二（AA-OCH$_2$）-1，3- 二硫戊环］甲烷（**17-30**）对铅中毒的治疗作用。图 8-1-1 是 2- 羰甲基 -4，5- 二（AA-OCH$_2$）-1，3- 二硫戊环（**1-16**）及顺式双［4，5- 二（AA-OCH$_2$）-1，3- 二硫戊环］甲烷（**17-30**）的合成路线。为了阐明结构，表 8-1-1、表 8-1-2 给出了 **1-30** 的 AA 代表的氨基酸残基。

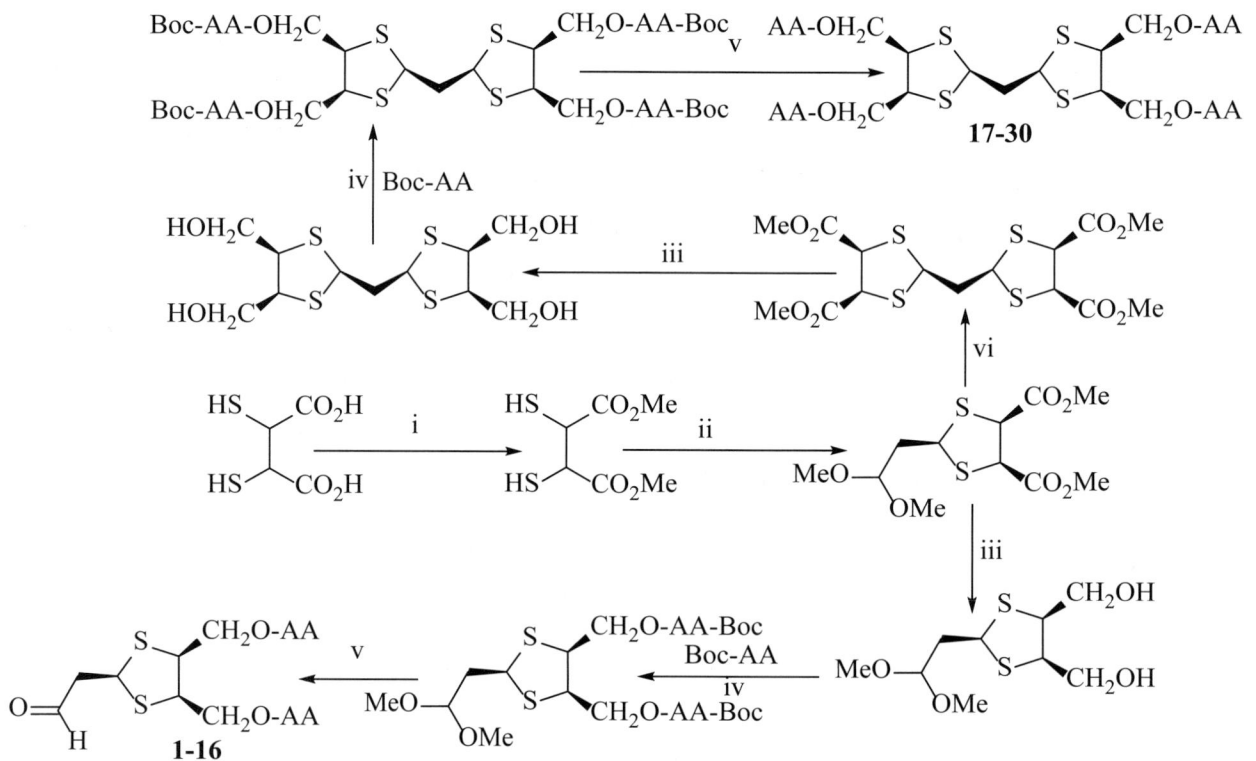

图 8-1-1　**1-16** 及 **17-30** 的合成路线

表 8-1-1　**1-16** 的 AA

化合物	式中 AA 代表的氨基酸残基	化合物	式中 AA 代表的氨基酸残基
1	式中 AA 为 L-Ala 残基	**9**	式中 AA 为 L-Met 残基
2	式中 AA 为 L-Arg 残基	**10**	式中 AA 为 L-Phe 残基
3	式中 AA 为 L-Asn 残基	**11**	式中 AA 为 L-Pro 残基
4	式中 AA 为 L-Gln 残基	**12**	式中 AA 为 L-Ser 残基
5	式中 AA 为 Gly 残基	**13**	式中 AA 为 L-Thr 残基
6	式中 AA 为 L-His 残基	**14**	式中 AA 为 L-Val 残基
7	式中 AA 为 L-Ile 残基	**15**	式中 AA 为 L-Met 残基
8	式中 AA 为 L-Leu 残基	**16**	式中 AA 为 L-Trp 残基

表 8-1-2 17-30 的 AA

化合物	式中 AA 代表的氨基酸残基	化合物	式中 AA 代表的氨基酸残基
17	式中 AA 为 L-Ala 残基	24	式中 AA 为 L-Lys 残基
18	式中 AA 为 L-Arg 残基	25	式中 AA 为 L-Met 残基
19	式中 AA 为 L-Asn 残基	26	式中 AA 为 L-Phe 残基
20	式中 AA 为 L-Gln 残基	27	式中 AA 为 L-Ser 残基
21	式中 AA 为 Gly 残基	28	式中 AA 为 L-Thr 残基
22	式中 AA 为 L-Ile 残基	29	式中 AA 为 L-Glu 残基
23	式中 AA 为 L-Leu 残基	30	式中 AA 为 L-Trp 残基

1.1 评价 1-30 的急性铅中毒小鼠模型

为评价 1-30 对急性铅中毒的治疗作用，建立了急性铅中毒小鼠模型。具体操作是先将 $Pb(OAc)_2 \cdot 3H_2O$ 用去离子水配成醋酸铅水溶液。将健康雄性 ICR 小鼠［（20±2）g］随机分组，每组 10 只。小鼠每天腹腔注射醋酸铅水溶液染毒，腹腔注射剂量为 8.2 mg/（kg·d），连续 7 天。停止染毒 48 h 后，小鼠接受治疗。阳性对照组小鼠每天腹腔注射二巯基丁二酸钠和 DL- 青霉胺，剂量分别为 50 mg/（kg·d）和 0.4 mmol/（kg·d），连续注射 5 天。空白对照组小鼠每天腹腔注射生理盐水，剂量为 2 mL/（kg·d），连续注射 5 天。1-16 治疗的小鼠每天腹腔注射 1-16 的生理盐水溶液，剂量为 0.4 mmol/（kg·d），连续注射 5 天。17-30 治疗的小鼠每天腹腔注射 17-30 的生理盐水溶液，剂量为 0.2 mmol/（kg·d），连续注射 5 天。每天治疗 2 h 后，开始收集小鼠尿液，收集 2 h。持续 5 天，共收到 5 个样本。治疗的第 2 天收集小鼠粪便，作为前一天的粪便样本，持续 5 天，共收到 5 个样本。最后一次治疗的 24 h 后，将小鼠麻醉，颈椎脱臼处死，取血、脑、肝脏、心脏、脾脏、左肾及左侧股骨，作为生物样本。所有生物样本用 HNO_3：$HClO_4$（3：1）在电热板上硝化，出现无色固体后停止硝化。得到的固体用重蒸馏水溶解，转移至容量瓶中定容，用原子吸收分光光度计（石墨炉法）测定溶液中铅的浓度。

1.2 1-30 对急性铅中毒小鼠脑、血和心脏中铅浓度的影响

表 8-1-3 的数据说明，1-16 对急性铅中毒小鼠的治疗作用反映在能有效地选择性降低急性铅中毒小鼠脑中的铅浓度（与生理盐水比 $P < 0.01$），对急性铅中毒小鼠血中的铅浓度和心脏中的铅浓度没有影响（与生理盐水比 $P > 0.05$）。表 8-1-3 的数据还说明，1-16 中 7、8 和 14 降低急性铅中毒小鼠脑中铅浓度的活性最强（与 1、5、6、11 和 12 比 $P < 0.01$，与 13 和 15 比 $P < 0.05$）。表 8-1-3 的数据进一步说明，2-4、9、10 和 16 降低急性铅中毒小鼠脑中铅浓度的活性也属于强水平（与 7、8 和 14 比 $P > 0.05$）。

表 8-1-3 1-16 治疗的急性铅中毒小鼠脑、血和心脏中的铅浓度

对照及 1-16	3 种样本中的铅浓度（均值 ±SD，μg/g）		
	脑	血	心脏
生理盐水	1.15 ± 0.32	0.44 ± 0.09	0.70 ± 0.29
二巯基丁二酸钠	0.44 ± 0.04	0.39 ± 0.10	0.17 ± 0.07
DL- 青霉胺	0.50 ± 0.05	0.28 ± 0.09	0.40 ± 0.16
1	0.64 ± 0.17[a]	0.45 ± 0.07[c]	0.61 ± 0.14[d]
2	0.44 ± 0.15[a]	0.38 ± 0.15[c]	0.47 ± 0.15[d]
3	0.42 ± 0.07[a]	0.38 ± 0.11[c]	0.53 ± 0.19[d]
4	0.42 ± 0.08[a]	0.44 ± 0.07[c]	0.59 ± 0.15[d]

对照及 1-16	3 种样本中的铅浓度（均值 ±SD，μg/g）		
	脑	血	心脏
5	0.83 ± 0.12^{a}	0.40 ± 0.12^{c}	0.71 ± 0.26^{d}
6	0.62 ± 0.11^{a}	0.41 ± 0.07^{c}	0.57 ± 0.16^{d}
7	0.35 ± 0.15^{b}	0.32 ± 0.15^{c}	0.87 ± 0.56^{d}
8	0.38 ± 0.11^{b}	0.33 ± 0.16^{c}	0.53 ± 0.18^{d}
9	0.49 ± 0.16^{a}	0.42 ± 0.16^{c}	0.59 ± 0.22^{d}
10	0.47 ± 0.19^{a}	0.38 ± 0.10^{c}	0.52 ± 0.18^{d}
11	0.81 ± 0.12^{a}	0.38 ± 0.16^{c}	0.67 ± 0.20^{d}
12	0.65 ± 0.16^{a}	0.38 ± 0.26^{c}	0.58 ± 0.22^{d}
13	0.57 ± 0.11^{a}	0.39 ± 0.08^{c}	0.55 ± 0.14^{d}
14	0.35 ± 0.05^{b}	0.33 ± 0.11^{c}	0.62 ± 0.14^{d}
15	0.59 ± 0.11^{a}	0.43 ± 0.07^{c}	0.57 ± 0.16^{d}
16	0.43 ± 0.10^{a}	0.44 ± 0.13^{c}	0.58 ± 0.18^{d}

a：与生理盐水比 $P < 0.01$；b：在脑样本中与生理盐水及 **1**、**5**、**6**、**11** 和 **12** 比 $P < 0.01$，与 **13** 和 **15** 比 $P < 0.05$，与 **2-4**、**9**、**10** 和 **16** 比 $P > 0.05$；c：在血样本中与生理盐水比 $P > 0.05$；d：在心脏样本中与生理盐水比 $P > 0.05$；$n=10$。

表 8-1-4 的数据说明，**17-30** 对急性铅中毒小鼠的治疗作用反映在能有效地选择性降低急性铅中毒小鼠脑中的铅浓度（与生理盐水比 $P < 0.01$），对急性铅中毒小鼠血中的铅浓度和心脏中的铅浓度没有影响（与生理盐水比 $P > 0.05$）。表 8-1-4 的数据还说明，**17-30** 中 **18** 和 **19** 降低急性铅中毒小鼠脑中铅浓度的活性最强（与 **17**、**20**、**22-24**、**27**、**29** 和 **30** 比 $P < 0.01$，与 **21**、**25** 和 **28** 比 $P < 0.05$）。表 8-1-4 的数据进一步说明，**26** 降低急性铅中毒小鼠脑中铅浓度的活性也属于强水平（与 **18** 和 **19** 比 $P > 0.05$）。

表 8-1-4　17-30 治疗的急性铅中毒小鼠脑、血和心脏中的铅浓度

对照及 17-30	3 种样本中的铅浓度（均值 ±SD，μg/g）		
	脑	血	心脏
生理盐水	1.15 ± 0.32	0.44 ± 0.09	0.70 ± 0.29
二巯基丁二酸钠	0.44 ± 0.04	0.39 ± 0.10	0.17 ± 0.07
DL- 青霉胺	0.50 ± 0.05	0.28 ± 0.09	0.40 ± 0.16
17	0.58 ± 0.11^{a}	0.42 ± 0.07^{c}	0.66 ± 0.24^{d}
18	0.29 ± 0.08^{b}	0.44 ± 0.10^{c}	0.73 ± 0.06^{d}
19	0.33 ± 0.04^{b}	0.42 ± 0.08^{c}	0.68 ± 0.07^{d}
20	0.87 ± 0.15^{a}	0.41 ± 0.04^{c}	0.62 ± 0.17^{d}
21	0.49 ± 0.11^{a}	0.48 ± 0.05^{c}	0.64 ± 0.16^{d}
22	0.63 ± 0.16^{a}	0.39 ± 0.12^{c}	0.68 ± 0.11^{d}
23	0.60 ± 0.17^{a}	0.42 ± 0.20^{c}	0.71 ± 0.19^{d}
24	0.60 ± 0.17^{a}	0.42 ± 0.09^{c}	0.71 ± 0.16^{d}
25	0.49 ± 0.16^{a}	0.42 ± 0.07^{c}	0.72 ± 0.19^{d}
26	0.44 ± 0.09^{a}	0.41 ± 0.06^{c}	0.68 ± 0.29^{d}
27	0.60 ± 0.17^{a}	0.42 ± 0.07^{c}	0.65 ± 0.28^{d}
28	0.56 ± 0.12^{a}	0.37 ± 0.09^{c}	0.67 ± 0.24^{d}
29	0.66 ± 0.12^{a}	0.42 ± 0.09^{c}	0.70 ± 0.14^{d}
30	0.60 ± 0.11^{a}	0.40 ± 0.19^{c}	0.71 ± 0.10^{d}

a：与生理盐水比 $P < 0.01$；b：在脑样本中与生理盐水及 **17**、**20**、**22-24**、**27**、**29** 和 **30** 比 $P < 0.01$，与 **21**、**25** 和 **28** 比 $P < 0.05$，与 **26** 比 $P > 0.05$；c：在血样本中与生理盐水比 $P > 0.05$；d：在心脏样本中与生理盐水比 $P > 0.05$；$n=10$。

1.3　1-30 对急性铅中毒小鼠股骨、肾脏、肝脏和脾脏中铅浓度的影响

表 8-1-5 的数据说明，**1-16** 对急性铅中毒小鼠的治疗作用反映在能有效地降低急性铅中毒小鼠股骨中的铅浓度（与生理盐水比 $P < 0.01$），降低急性铅中毒小鼠肾脏中的铅浓度（与生理盐水比 $P < 0.01$），降低急性铅中毒小鼠肝脏中的铅浓度（与生理盐水比 $P < 0.01$），降低急性铅中毒小鼠脾脏中的铅浓度（与生理盐水比 $P < 0.01$）。表 8-1-5 的数据还说明，**1-16** 对急性铅中毒小鼠股骨中的铅浓度、肾脏中的铅浓度、肝脏中的铅浓度，以及脾脏中的铅浓度没有选择性作用。表 8-1-5 的数据进一步说明，**1-16** 中 **3**、**4** 和 **6** 降低急性铅中毒小鼠股骨中的铅浓度、肾脏中的铅浓度、肝脏中的铅浓度，以及脾脏中的铅浓度的活性都强。

表 8-1-5　**1-16** 治疗的急性铅中毒小鼠股骨、肾脏、肝脏和脾脏中的铅浓度

对照及 1-16	4 种样本中的铅浓度（均值 ±SD，μg/g）			
	股骨	肾脏	肝脏	脾脏
生理盐水	36.70 ± 2.45	9.60 ± 1.29	9.03 ± 1.25	7.39 ± 1.13
二巯基丁二酸钠	22.04 ± 2.77	5.71 ± 0.38	3.75 ± 0.35	3.36 ± 0.25
DL- 青霉胺	26.26 ± 2.04	5.78 ± 1.06	3.77 ± 0.54	4.46 ± 0.94
1	27.44 ± 1.20[a]	5.95 ± 0.84[b]	2.36 ± 0.48[c]	4.10 ± 0.81[d]
2	22.82 ± 1.26[a]	5.73 ± 0.69[b]	5.24 ± 1.03[c]	4.91 ± 0.90[d]
3	20.57 ± 1.02[a]	5.07 ± 1.08[b]	2.39 ± 1.04[c]	3.70 ± 0.20[d]
4	20.89 ± 1.09[a]	5.03 ± 1.16[b]	2.65 ± 0.77[c]	3.51 ± 0.21[d]
5	23.49 ± 1.81[a]	5.82 ± 1.05[b]	3.48 ± 0.61[c]	4.30 ± 0.95[d]
6	21.31 ± 1.42[a]	4.78 ± 0.86[b]	2.11 ± 0.37[c]	3.69 ± 0.21[d]
7	24.10 ± 1.93[a]	6.06 ± 1.04[b]	3.98 ± 0.34[c]	3.79 ± 0.26[d]
8	27.61 ± 1.82[a]	5.99 ± 0.98[b]	5.25 ± 1.09[c]	3.43 ± 0.50[d]
9	23.31 ± 1.35[a]	5.02 ± 0.18[b]	4.37 ± 1.01[c]	4.43 ± 0.32[d]
10	29.92 ± 1.44[a]	6.07 ± 1.08[b]	2.40 ± 0.26[c]	3.68 ± 0.99[d]
11	29.26 ± 1.64[a]	5.88 ± 0.84[b]	2.85 ± 0.38[c]	4.24 ± 0.75[d]
12	29.59 ± 1.48[a]	6.03 ± 1.08[b]	4.40 ± 1.05[c]	4.72 ± 1.02[d]
13	29.17 ± 1.38[a]	5.17 ± 0.85[b]	3.92 ± 0.48[c]	4.30 ± 0.99[d]
14	25.22 ± 1.12[a]	5.93 ± 0.60[b]	3.15 ± 0.21[c]	4.10 ± 0.47[d]
15	29.03 ± 1.17[a]	6.01 ± 0.42[b]	5.26 ± 1.02[c]	4.21 ± 0.86[d]
16	29.18 ± 1.44[a]	6.01 ± 0.44[b]	3.70 ± 0.65[c]	2.69 ± 0.33[d]

a：在股骨样本中与生理盐水比 $P < 0.01$；b：在肾脏样本中与生理盐水比 $P < 0.01$；c：在肝脏样本中与生理盐水比 $P < 0.01$；d：在脾脏样本中与生理盐水比 $P < 0.01$；$n=10$。

表 8-1-6 的数据说明，**17-30** 对急性铅中毒小鼠的治疗作用反映在能有效地降低急性铅中毒小鼠股骨中的铅浓度（与生理盐水比 $P < 0.01$），降低急性铅中毒小鼠肾脏中的铅浓度（与生理盐水比 $P < 0.01$），降低急性铅中毒小鼠肝脏中的铅浓度（与生理盐水比 $P < 0.01$），降低急性铅中毒小鼠脾脏中的铅浓度（与生理盐水比 $P < 0.01$）。表 8-1-6 的数据还说明，**17-30** 对急性铅中毒小鼠股骨中的铅浓度、肾脏中的铅浓度、肝脏中的铅浓度，以及脾脏中的铅浓度没有选择性作用。表 8-1-6 的数据进一步说明，**17-30** 中 **17** 和 **19** 降低急性铅中毒小鼠股骨中的铅浓度、肾脏中的铅浓度、肝脏中的铅浓度，以及脾脏中的铅浓度的活性都强。

表 8-1-6　17-30 治疗的急性铅中毒小鼠股骨、肾脏、肝脏和脾脏中的铅浓度

对照及 17-30	4 种样本中的铅浓度（均值 ±SD，μg/g）			
	股骨	肾脏	肝脏	脾脏
生理盐水	36.70 ± 2.45	9.60 ± 1.29	9.03 ± 1.25	7.39 ± 1.13
二巯基丁二酸钠	22.04 ± 2.77	5.71 ± 0.38	3.75 ± 0.35	3.36 ± 0.25
DL- 青霉胺	26.26 ± 2.04	5.78 ± 1.06	3.77 ± 0.54	4.46 ± 0.94
17	15.46 ± 1.52[a]	3.69 ± 0.22[b]	3.02 ± 0.22[c]	3.29 ± 0.27[d]
18	17.01 ± 1.63[a]	4.46 ± 0.77[b]	4.32 ± 0.75[c]	5.18 ± 0.56[d]
19	15.18 ± 1.70[a]	3.78 ± 0.35[b]	3.06 ± 0.29[c]	3.38 ± 0.29[d]
20	23.53 ± 1.23[a]	5.34 ± 0.73[b]	4.07 ± 0.76[c]	4.85 ± 0.36[d]
21	24.36 ± 1.99[a]	4.78 ± 0.38[b]	4.40 ± 0.93[c]	5.54 ± 0.52[d]
22	24.23 ± 1.83[a]	5.49 ± 0.67[b]	4.32 ± 0.82[c]	5.14 ± 0.69[d]
23	24.68 ± 1.92[a]	4.25 ± 0.32[b]	4.31 ± 0.70[c]	5.12 ± 0.52[d]
24	23.53 ± 1.99[a]	5.27 ± 0.68[b]	4.45 ± 0.44[c]	5.33 ± 0.36[d]
25	22.60 ± 1.42[a]	4.88 ± 0.41[b]	3.73 ± 0.48[c]	4.43 ± 0.32[d]
26	23.66 ± 1.31[a]	5.32 ± 0.54[b]	4.17 ± 0.59[c]	4.74 ± 0.71[d]
27	25.60 ± 1.52[a]	5.99 ± 0.46[b]	4.84 ± 0.34[c]	3.44 ± 0.25[d]
28	24.86 ± 1.98[a]	4.48 ± 0.84[b]	4.11 ± 0.59[c]	5.11 ± 0.61[d]
29	26.36 ± 1.30[a]	5.09 ± 0.69[b]	4.13 ± 0.60[c]	5.35 ± 0.39[d]
30	23.36 ± 1.20[a]	5.29 ± 0.64[b]	4.55 ± 0.52[c]	5.44 ± 0.49[d]

a：在股骨样本中与生理盐水比 $P < 0.01$；b：在肾脏样本中与生理盐水比 $P < 0.01$；c：在肝脏样本中与生理盐水比 $P < 0.01$；d：在脾脏样本中与生理盐水比 $P < 0.01$；$n=10$。

1.4　1-30 对急性铅中毒小鼠粪便和尿中铅浓度的影响

表 8-1-7 和表 8-1-8 的数据说明，**1-30** 通过提高粪便中铅的浓度对急性铅中毒小鼠发挥治疗作用（与生理盐水比 $P < 0.01$）。表 8-1-7 和表 8-1-8 的数据还说明，**1-30** 通过提高尿中铅的浓度对急性铅中毒小鼠发挥治疗作用（与生理盐水比 $P < 0.01$）。

表 8-1-7　**1-16** 治疗的急性铅中毒小鼠粪便和尿中的铅浓度

对照及 1-16	两种样本中的铅浓度	
	粪便（均值 ±SD，μg/mL）	尿（均值 ±SD，μg/g）
生理盐水	1.34 ± 0.39	0.71 ± 0.15
DL- 青霉胺	5.23 ± 0.81	4.12 ± 1.04
1	5.04 ± 0.77[a]	2.74 ± 0.28[b]
2	4.96 ± 0.44[a]	4.64 ± 0.71[b]
3	3.69 ± 0.73[a]	2.27 ± 0.26[b]
4	4.42 ± 0.41[a]	2.01 ± 0.24[b]
5	3.98 ± 0.66[a]	2.67 ± 0.22[b]
6	5.59 ± 0.73[a]	2.85 ± 0.24[b]
7	4.11 ± 0.39[a]	2.11 ± 0.25[b]
8	4.22 ± 0.32[a]	2.22 ± 0.22[b]
9	4.89 ± 0.47[a]	2.95 ± 0.42[b]
10	4.11 ± 0.29[a]	2.76 ± 0.21[b]

续表

对照及 1-16	两种样本中的铅浓度	
	粪便（均值 ±SD，μg/mL）	尿（均值 ±SD，μg/g）
11	5.35 ± 0.73[a]	2.42 ± 0.25[b]
12	4.17 ± 0.26[a]	2.77 ± 0.25[b]
13	4.82 ± 0.23[a]	2.16 ± 0.21[b]
14	5.29 ± 0.67[a]	4.07 ± 0.71[b]
15	5.70 ± 0.56[a]	2.21 ± 0.25[b]
16	4.71 ± 0.35[a]	2.18 ± 0.28[b]

a：在粪便样本中与生理盐水比 $P < 0.01$；b：在尿样本中与生理盐水比 $P < 0.01$；$n=5$。

表 8-1-8　17-30 治疗的急性铅中毒小鼠粪便和尿中的铅浓度

对照及 17-30	两种样本中的铅浓度	
	粪便（均值 ±SD，μg/mL）	尿（均值 ±SD，μg/g）
生理盐水	1.34 ± 0.39	0.71 ± 0.15
DL- 青霉胺	5.23 ± 0.81	4.12 ± 1.04
17	4.88 ± 0.81[a]	4.18 ± 1.01[b]
18	7.66 ± 0.93[a]	5.01 ± 1.19[b]
19	7.21 ± 0.86[a]	6.01 ± 0.58[b]
20	4.43 ± 0.40[a]	4.21 ± 0.98[b]
21	5.79 ± 0.50[a]	4.15 ± 0.63[b]
22	4.33 ± 0.33[a]	4.59 ± 0.65[b]
23	4.30 ± 0.41[a]	5.21 ± 0.51[b]
24	4.85 ± 0.59[a]	4.65 ± 0.46[b]
25	4.23 ± 0.49[a]	4.48 ± 0.43[b]
26	4.52 ± 0.50[a]	4.95 ± 0.62[b]
27	4.82 ± 0.50[a]	5.02 ± 0.92[b]
28	4.92 ± 0.57[a]	4.39 ± 0.53[b]
29	5.41 ± 0.52[a]	5.04 ± 0.79[b]
30	4.81 ± 0.51[a]	6.04 ± 0.59[b]

a：在粪便样本中与生理盐水比 $P < 0.01$；b：在尿样本中与生理盐水比 $P < 0.01$；$n=5$。

1.5　1-30 对急性铅中毒小鼠体内微量元素浓度的影响

为了考察 1-30 对急性铅中毒小鼠体内微量元素的影响，测定了 1-30 治疗的急性铅中毒小鼠的肾脏、肝脏、脾脏、心脏和脑中 Cu 和 Zn 的浓度。结果表明，1-30 治疗的急性铅中毒小鼠的肾脏、肝脏、脾脏、心脏和脑中 Cu 和 Zn 的浓度和生理盐水治疗的急性铅中毒小鼠的肾脏、肝脏、脾脏、心脏和脑中 Cu 和 Zn 的浓度无显著差异。生理盐水治疗的急性铅中毒小鼠的肾脏、肝脏、脾脏、心脏和脑中 Cu 的浓度分别为（3.16 ± 0.28）μg/g、（4.19 ± 1.01）μg/g、（1.25 ± 0.21）μg/g、（3.96 ± 0.77）μg/g 和（2.39 ± 0.30）μg/g；生理盐水治疗的急性铅中毒小鼠的肾脏、肝脏、脾脏、心脏和脑中 Zn 的浓度分别为（32.77 ± 5.60）μg/g、（47.47 ± 5.59）μg/g、（36.15 ± 6.75）μg/g、（29.08 ± 8.41）μg/g 和（25.27 ± 8.75）μg/g。换句话说，1-30 和生理盐水一样不影响急性铅中毒小鼠的肾脏、肝脏、脾脏、心脏和脑中 Cu 和 Zn 的浓度。

1.6　1-30 的 SAR

急性铅中毒小鼠脑铅浓度、血铅浓度和心脏铅浓度测定表明，**1-30** 选择性降低急性铅中毒小鼠脑中的铅浓度，对血铅浓度和心脏铅浓度没有影响。急性铅中毒小鼠脑铅浓度测定还表明，**1-30** 中 **2-4**、**7-10**、**14**、**16**、**18**、**19** 和 **26** 降低急性铅中毒小鼠脑中铅浓度的活性最强。

急性铅中毒小鼠的股骨铅浓度、肾脏铅浓度、肝脏铅浓度和脾脏铅浓度测定表明，**1-30** 有效降低急性铅中毒小鼠股骨铅浓度、肾脏铅浓度、肝脏铅浓度及脾脏铅浓度。急性铅中毒小鼠的股骨铅浓度、肾脏铅浓度、肝脏铅浓度和脾脏铅浓度测定还表明，**1-30** 中 **3**、**4**、**6**、**17** 和 **19** 降低急性铅中毒小鼠股骨铅浓度的活性，降低急性铅中毒小鼠肾脏铅浓度的活性，降低急性铅中毒小鼠肝脏铅浓度的活性，以及降低急性铅中毒小鼠脾脏铅浓度的活性都强。

这些测定表明，**1-30** 中 **3**、**4** 和 **19** 降低脑中铅浓度的活性，降低股骨铅浓度的活性，降低肾脏铅浓度的活性，降低肝脏铅浓度的活性，以及降低脾脏铅浓度的活性都最强。表 8-1-1 与表 8-1-2 中，**3** 代表顺式 2- 羰甲基 -4，5- 二（Asn-OCH₂)-1，3- 二硫戊环，**4** 代表顺式 2- 羰甲基 -4，5- 二（Gln-OCH₂)-1，3- 二硫戊环，**19** 代表顺式双 [4，5- 二（Asn-OCH₂)-1，3- 二硫戊环] 甲烷。可见，在 **1-30** 中只有 2- 羰甲基 -4，5- 二（Asn-OCH₂）-1，3- 二硫戊环、顺式 2- 羰甲基 -4，5- 二（Gln-OCH₂），1，3- 二硫戊环和顺式双 [4，5- 二（Asn-OCH₂)-1，3- 二硫戊环] 甲烷有利于治疗急性铅中毒。

2　二肽修饰的 1，3- 二硫戊环

本部分的化合物的母核是 2- 羟甲基 -4，4- 二甲基 -1，3- 二硫戊环，母核 2 位的羟甲基被 AA-Met 酯化。AA 为 18 种氨基酸残基。图 8-2-1 是 2-（AA-Met-OCH₂)-4，4- 二甲基 -1，3- 二硫戊环（**1-18**）的合成路线。为了阐明结构，表 8-2-1 给出了 **1-18** 的 AA 代表的氨基酸残基。

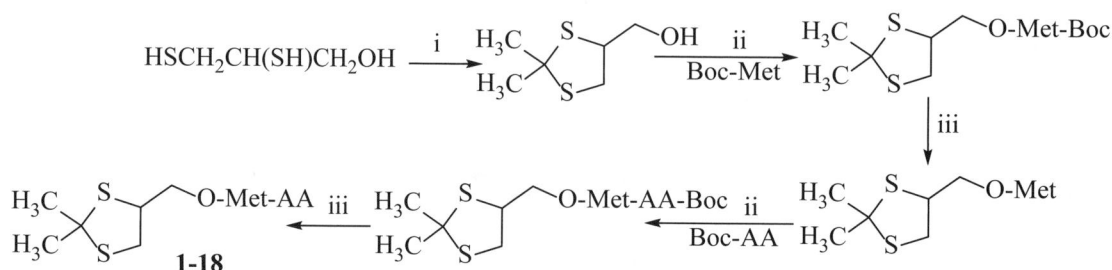

图 8-2-1　**1-18** 的合成路线

表 8-2-1　**1-18** 的 AA

化合物	式中 AA 代表的氨基酸残基	化合物	式中 AA 代表的氨基酸残基
1	式中式中 AA 为 L-Ala 残基	**5**	式中 AA 为 L-Phe 残基
2	式中 AA 为 L-His 残基	**6**	式中 AA 为 Gly 残基
3	式中 AA 为 L-Asp 残基	**7**	式中 AA 为 L-Gln 残基
4	式中 AA 为 L-Arg 残基	**8**	式中 AA 为 L-Glu 残基

化合物	式中 AA 代表的氨基酸残基	化合物	式中 AA 代表的氨基酸残基
9	式中 AA 为 L-Leu 残基	14	式中 AA 为 L-Thr 残基
10	式中 AA 为 L-Met 残基	15	式中 AA 为 L-Ile 残基
11	式中 AA 为 L-Asn 残基	16	式中 AA 为 L-Trp 残基
12	式中 AA 为 L-Ser 残基	17	式中 AA 为 L-Pro 残基
13	式中 AA 为 L-Tyr 残基	18	式中 AA 为 L-Val 残基

2.1 评价 1-18 的急性铅中毒小鼠模型

采用本章 1.1 中的急性铅中毒小鼠模型，评价 1-18 对急性铅中毒小鼠脑铅、血铅和心脏铅含量的影响。阳性对照组小鼠每天腹腔注射 DL- 青霉胺，剂量为 0.4 mmol/（kg·d），连续注射 7 天。空白对照组小鼠每天腹腔注射生理盐水，剂量为 2 mL/（kg·d），连续注射 7 天。1-18 治疗的小鼠每天腹腔注射 1-18 的生理盐水溶液，剂量为 10 μmol/（kg·d），连续注射 7 天。每天治疗 2 h 后，开始收集小鼠尿液，收集 2 h。持续 7 天，共收到 7 个样本。治疗的第 2 天收集小鼠粪便，作为前一天的粪便样本，持续 7 天，共收到 7 个样本。最后一次治疗的 24 h 后，将小鼠麻醉，颈椎脱臼处死，取血、脑、肝脏、心脏、脾脏、左肾及左侧股骨，作为生物样本。所有生物样本用 HNO_3：$HClO_4$（3∶1）在电热板上硝化，出现无色固体后停止硝化。得到的固体用重蒸馏水溶解，转移至容量瓶中定容，用原子吸收分光光度计（石墨炉法）测定溶液中铅的浓度。

2.2 1-18 对急性铅中毒小鼠脑、血和心脏中铅浓度的影响

表 8-2-2 的数据说明，1-18 能有效地选择性降低急性铅中毒小鼠脑中的铅浓度（与生理盐水比 $P < 0.01$），对急性铅中毒小鼠血中的铅浓度和心脏中的铅浓度没有影响（与生理盐水比 $P > 0.05$）。表 8-2-2 的数据还说明，1-18 中 7 和 10 降低急性铅中毒小鼠脑中铅浓度的活性最强（与生理盐水比 $P < 0.05$）。

表 8-2-2 1-18 治疗的急性铅中毒小鼠脑、血和心脏中的铅浓度

对照及 1-18	3 种样本中的铅浓度（均值 ±SD, μg/g）		
	脑	血	心脏
生理盐水	1.09 ± 0.09	0.39 ± 0.04	0.59 ± 0.16
DL- 青霉胺	0.50 ± 0.05	0.34 ± 0.03	0.59 ± 0.14
1	0.67 ± 0.08[a]	0.41 ± 0.03[c]	0.60 ± 0.16[d]
2	0.67 ± 0.05[a]	0.40 ± 0.05[c]	0.60 ± 0.15[d]
3	0.70 ± 0.09[a]	0.37 ± 0.05[c]	0.62 ± 0.10[d]
4	0.56 ± 0.05[a]	0.37 ± 0.06[c]	0.60 ± 0.13[d]
5	0.82 ± 0.10[a]	0.40 ± 0.06[c]	0.61 ± 0.15[d]
6	0.67 ± 0.06[a]	0.38 ± 0.07[c]	0.62 ± 0.12[d]
7	0.42 ± 0.03[b]	0.37 ± 0.09[c]	0.57 ± 0.16[d]
8	0.62 ± 0.05[a]	0.37 ± 0.08[c]	0.61 ± 0.12[d]
9	0.64 ± 0.06[a]	0.40 ± 0.06[c]	0.60 ± 0.11[d]
10	0.41 ± 0.03[b]	0.38 ± 0.05[c]	0.62 ± 0.10[d]
11	0.61 ± 0.04[a]	0.38 ± 0.06[c]	0.60 ± 0.10[d]
12	0.63 ± 0.06[a]	0.37 ± 0.08[c]	0.59 ± 0.12[d]
13	0.62 ± 0.04[a]	0.39 ± 0.06[c]	0.59 ± 0.13[d]

续表

对照及 1-18	3 种样本中的铅浓度（均值 ±SD，μg/g）		
	脑	血	心脏
14	0.49 ± 0.05^a	0.36 ± 0.09^c	0.60 ± 0.12^d
15	0.62 ± 0.04^a	0.39 ± 0.06^c	0.58 ± 0.13^d
16	0.63 ± 0.05^a	0.38 ± 0.07^c	0.59 ± 0.12^d
17	0.52 ± 0.04^a	0.40 ± 0.08^c	0.60 ± 0.11^d
18	0.63 ± 0.04^a	0.39 ± 0.09^c	0.61 ± 0.12^d

a：在脑样本中与生理盐水比 $P < 0.01$；b：在脑样本中与生理盐水比 $P < 0.05$；c：在血样本中与生理盐水比 $P > 0.05$；d：在心脏样本中与生理盐水比 $P > 0.05$；$n=10$。

2.3 1-18 对急性铅中毒小鼠股骨、肾脏、肝脏和脾脏中铅浓度的影响

表 8-2-3 的数据说明，1-18 对急性铅中毒小鼠的治疗作用反映在能有效地降低急性铅中毒小鼠股骨中的铅浓度（与生理盐水比 $P < 0.01$），降低急性铅中毒小鼠肾脏中的铅浓度（与生理盐水比 $P < 0.01$），降低急性铅中毒小鼠肝脏中的铅浓度（与生理盐水比 $P < 0.01$），降低急性铅中毒小鼠脾脏中的铅浓度（与生理盐水比 $P < 0.01$）。表 8-2-3 的数据还说明，1-18 对急性铅中毒小鼠股骨中的铅浓度、肾脏中的铅浓度、肝脏中的铅浓度，以及脾脏中的铅浓度没有选择性作用。表 8-2-3 的数据进一步说明，1-18 中 7 和 10 降低急性铅中毒小鼠股骨中的铅浓度、肾脏中的铅浓度、肝脏中的铅浓度，以及脾脏中的铅浓度的活性都强。

表 8-2-3　1-18 治疗的急性铅中毒小鼠股骨、肾脏、肝脏和脾脏中的铅浓度

对照及 1-18	4 种样本中的铅浓度（均值 ±SD，μg/g）			
	股骨	肾脏	肝脏	脾脏
生理盐水	85.38 ± 8.42	9.19 ± 0.99	5.47 ± 1.05	7.44 ± 1.13
DL-青霉胺	70.56 ± 6.03	6.55 ± 0.86	3.40 ± 0.64	3.12 ± 0.54
1	67.44 ± 5.22^a	6.95 ± 0.84^b	3.36 ± 0.58^c	4.12 ± 0.51^d
2	72.12 ± 5.20^a	6.73 ± 0.66^b	3.24 ± 0.53^c	4.94 ± 0.50^d
3	70.54 ± 5.08^a	7.07 ± 0.88^b	3.59 ± 0.64^c	5.44 ± 0.50^d
4	70.98 ± 5.10^a	7.03 ± 0.86^b	3.65 ± 0.57^c	5.51 ± 0.41^d
5	71.55 ± 5.21^a	6.82 ± 0.65^b	3.88 ± 0.62^c	5.30 ± 0.35^d
6	71.33 ± 5.42^a	6.78 ± 0.56^b	3.81 ± 0.57^c	5.69 ± 0.41^d
7	54.11 ± 4.93^a	4.06 ± 0.34^b	1.98 ± 0.04^c	2.49 ± 0.16^d
8	69.27 ± 4.82^a	6.99 ± 0.78^b	3.95 ± 0.69^c	5.43 ± 0.41^d
9	70.64 ± 5.35^a	7.02 ± 0.68^b	3.92 ± 0.61^c	5.43 ± 0.42^d
10	53.92 ± 4.45^a	4.07 ± 0.38^b	1.90 ± 0.06^c	2.68 ± 0.19^d
11	69.67 ± 5.64^a	7.08 ± 0.64^b	3.85 ± 0.48^c	5.24 ± 0.45^d
12	69.52 ± 5.49^a	7.03 ± 0.78^b	3.70 ± 0.55^c	5.72 ± 0.42^d
13	69.57 ± 5.38^a	7.17 ± 0.77^b	3.94 ± 0.45^c	5.30 ± 0.39^d
14	72.20 ± 5.12^a	6.93 ± 0.61^b	3.65 ± 0.25^c	5.10 ± 0.37^d
15	69.83 ± 5.17^a	6.99 ± 0.45^b	3.76 ± 0.42^c	5.24 ± 0.36^d
16	69.78 ± 5.44^a	7.01 ± 0.64^b	3.79 ± 0.35^c	5.69 ± 0.39^d
17	70.54 ± 5.23^a	7.21 ± 0.66^b	3.89 ± 0.39^c	5.70 ± 0.42^d
18	69.99 ± 5.04^a	7.31 ± 0.65^b	3.69 ± 0.25^c	5.73 ± 0.40^d

a：在股骨样本中与生理盐水比 $P < 0.01$；b：在肾脏样本中与生理盐水比 $P < 0.01$；c：在肝脏样本中与生理盐水比 $P < 0.01$；d：在脾脏样本中与生理盐水比 $P < 0.01$；$n=10$。

2.4 1-18 对急性铅中毒小鼠粪便和尿中铅浓度的影响

表 8-2-4 的数据说明，**1-18** 通过提高粪便中铅的含量对急性铅中毒小鼠发挥治疗作用（与生理盐水比 $P < 0.01$）。表 8-2-4 的数据还说明，**1-18** 通过提高尿中铅的含量对急性铅中毒小鼠发挥治疗作用（与生理盐水比 $P < 0.01$）。

表 8-2-4　1-18 治疗的急性铅中毒小鼠粪便和尿中的铅浓度

对照及 1-18	两种样本中的铅浓度	
	粪便（均值 ±SD，μg/mL）	尿（均值 ±SD，μg/g）
生理盐水	0.95 ± 0.30	0.12 ± 0.07
DL- 青霉胺	4.23 ± 0.51	1.47 ± 0.44
1	4.44 ± 0.37[a]	3.70 ± 0.29[b]
2	4.46 ± 0.34[a]	3.69 ± 0.31[b]
3	4.69 ± 0.53[a]	3.29 ± 0.16[b]
4	4.45 ± 0.31[a]	3.07 ± 0.14[b]
5	4.58 ± 0.46[a]	3.67 ± 0.25[b]
6	4.59 ± 0.43[a]	3.85 ± 0.44[b]
7	6.11 ± 0.69[a]	4.71 ± 0.35[b]
8	4.55 ± 0.34[a]	3.22 ± 0.12[b]
9	4.59 ± 0.37[a]	3.75 ± 0.40[b]
10	6.34 ± 0.65[a]	4.76 ± 0.31[b]
11	4.35 ± 0.43[a]	3.40 ± 0.28[b]
12	4.47 ± 0.36[a]	3.77 ± 0.27[b]
13	4.62 ± 0.33[a]	3.16 ± 0.20[b]
14	4.49 ± 0.37[a]	3.07 ± 0.21[b]
15	4.70 ± 0.36[a]	3.21 ± 0.20[b]
16	4.61 ± 0.34[a]	3.18 ± 0.22[b]
17	4.44 ± 0.30[a]	3.03 ± 0.20[b]
18	4.52 ± 0.33[a]	3.22 ± 0.20[b]

a：在粪便样本中与生理盐水比 $P < 0.01$；b：在尿样本中与生理盐水比 $P < 0.01$；$n=5$。

2.5 1-18 对急性铅中毒小鼠体内微量元素浓度的影响

为了考察 **1-18** 对急性铅中毒小鼠体内微量元素的影响，测定了 **1-18** 治疗的急性铅中毒小鼠的肾脏、肝脏、脾脏、心脏和脑中 Cu 和 Zn 的浓度。结果表明，**1-18** 治疗的急性铅中毒小鼠的肾脏、肝脏、脾脏、心脏和脑中 Cu 和 Zn 的浓度和生理盐水治疗的急性铅中毒小鼠的肾脏、肝脏、脾脏、心脏和脑中 Cu 和 Zn 的浓度无显著差异。生理盐水治疗的急性铅中毒小鼠的肾脏、肝脏、脾脏、心脏和脑中 Cu 的浓度分别为（2.97 ± 0.34）μg/g、（4.54 ± 1.37）μg/g、（1.22 ± 0.22）μg/g、（4.06 ± 0.99）μg/g 和（2.43 ± 0.35）μg/g；生理盐水治疗的急性铅中毒小鼠的肾脏、肝脏、脾脏、心脏和脑中 Zn 的浓度分别为（18.69 ± 2.13）μg/g、（19.06 ± 4.23）μg/g、（16.83 ± 1.60）μg/g、（18.17 ± 2.55）μg/g 和（12.97 ± 1.36）μg/g。换句话说，**1-18** 和生理盐水一样不影响急性铅中毒小鼠的肾脏、肝脏、脾脏、心脏和脑中 Cu 和 Zn 的浓度。

2.6 1-18 的 SAR

急性铅中毒小鼠脑铅浓度、血铅浓度和心脏铅浓度测定表明，**1-18** 选择性降低急性铅中毒小鼠脑中的铅浓度，对血铅浓度和心脏铅浓度没有影响。

急性铅中毒小鼠的股骨铅浓度、肾脏铅浓度、肝脏铅浓度和脾脏铅浓度测定表明，**1-18** 有效降低急性铅中毒小鼠股骨铅浓度、肾脏铅浓度、肝脏铅浓度及脾脏铅浓度。

这些测定表明，**1-18** 中 **7** 和 **10** 降低脑中铅浓度的活性，降低股骨铅浓度的活性，降低肾脏铅浓度的活性，降低肝脏铅浓度的活性，以及降低脾脏铅浓度的活性都最强。表 8-2-1 表明，**7** 代表 2-（Gln-Met-OCH$_2$）-4，4- 二甲基 -1，3- 二硫戊环，而 **10** 代表 2-（Met-Met-OCH$_2$）-4，4- 二甲基 -1，3- 二硫戊环。可见，在 **1-18** 中 2-(Gln-Met-OCH$_2$)-4，4- 二甲基 -1，3- 二硫戊环和 2-(Met-Met-OCH$_2$)-4，4- 二甲基 -1，3- 二硫戊环最有利于治疗急性铅中毒。

3 2- 氧代 -3- 乙酰 -（2H- 吡啶 -1- 基）乙酰 -AA

本部分涉及 2- 氧代 -3- 乙酰 -(2H- 吡啶 -1- 基) 乙酰 -AA（**1-12**），它们的母核为 2- 氧代 - 2H- 吡啶。母核的 3 位取代了乙酰基，母核的 1 位取代了乙酰 -AA。图 8-3-1 是 2- 氧代 -3- 乙酰 -（2H- 吡啶 -1- 基）乙酰 -AA（**1-12**）的合成路线。为了阐明结构，表 8-3-1 给出了 **1-12** 的 AA 代表的氨基酸残基。

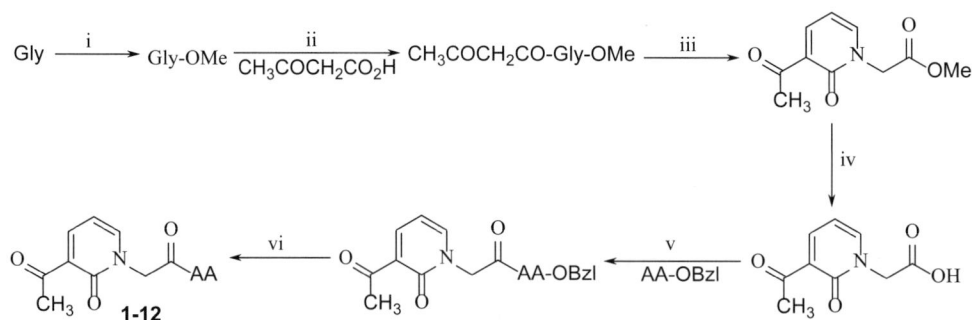

图 8-3-1 **1-12** 的合成路线

表 8-3-1 **1-12** 的 AA

化合物	式中 AA 代表的氨基酸残基	化合物	式中 AA 代表的氨基酸残基
1	式中 AA 为 L-Ala 残基	**7**	式中 AA 为 L-Met 残基
2	式中 AA 为 L-Arg 残基	**8**	式中 AA 为 L-Phe 残基
3	式中 AA 为 L-Glu 残基	**9**	式中 AA 为 L-Ser 残基
4	式中 AA 为 L-Ile 残基	**10**	式中 AA 为 L-Thr 残基
5	式中 AA 为 L-Leu 残基	**11**	式中 AA 为 L-Trp 残基
6	式中 AA 为 L-Lys 残基	**12**	式中 AA 为 L-Val 残基

3.1 评价 1-12 的急性铅中毒小鼠模型

采用前面的急性铅中毒小鼠模型评价 **1-12** 的治疗作用。停止染毒 48 h 后，小鼠接受治疗。阳性对照组小鼠每天腹腔注射 DL- 青霉胺，剂量为 0.4 mmol/（kg·d），连续注射 5 天。空白对照组小鼠每天腹腔注射 0.5%CMCNa，剂量为 2 mL/（kg·d），连续注射 5 天。**1-12** 治疗的小鼠每天腹腔注射 **1-12** 与 0.5%CMCNa 的溶液，剂量为 0.1 mmol/(kg·d)，连续注射 5 天。每天治疗 2 h 后，开始收集小鼠尿液，收集 2 h。持续 5 天，共收到 5 个样本。治疗的第 2 天收集小鼠粪便，作为前一天的粪便样本，持续 5 天，共收到 5 个样本。最后一次治疗的 24 h 后，将小鼠麻醉，颈椎脱臼处死，取血、脑、肝脏、心脏、脾脏、左肾及左侧股骨，作为生物样本。所有生物样本用 HNO_3：$HClO_4$（3：1）在电热板上硝化，出现无色固体后停止硝化。得到的固体用重蒸馏水溶解，转移至容量瓶中定容，用原子吸收分光光度计（石墨炉法）测定溶液中铅的浓度。

3.2　1-12 对急性铅中毒小鼠的脑、血和心脏中铅浓度的影响

表 8-3-2 的数据表明，**1-12** 对急性铅中毒小鼠的治疗作用反映在能有效地选择性降低急性铅中毒小鼠脑中的铅浓度（与 0.5%CMCNa 比 $P < 0.01$），对急性铅中毒小鼠血中的铅浓度和心脏中的铅浓度没有影响（与 0.5%CMCNa 比 $P > 0.05$）。表 8-3-2 的数据还表明，**1-12** 中 **1**、**3** 和 **9** 降低急性铅中毒小鼠脑中的铅浓度的活性最强（与 **4** 和 **5** 比 $P < 0.05$）。表 8-3-2 的数据进一步表明，**1-12** 中 **1**、**3** 和 **9** 降低急性铅中毒小鼠脑中的铅浓度的活性与 **2**、**6-8** 和 **10-12** 没有显著差异（$P > 0.05$）。

表 8-3-2　**1-12** 治疗的急性铅中毒小鼠脑、血和心脏中的铅浓度

对照及 1-12	3 种样本中的铅浓度（均值 ±SD，μg/g）		
	脑	血	心脏
0.5%CMCNa	0.336 ± 0.062	0.249 ± 0.052	0.276 ± 0.068
DL- 青霉胺	0.203 ± 0.040	0.204 ± 0.027	0.223 ± 0.041
1	0.202 ± 0.022[b]	0.244 ± 0.035[c]	0.274 ± 0.046[d]
2	0.230 ± 0.039[a]	0.236 ± 0.043[c]	0.272 ± 0.050[d]
3	0.206 ± 0.029[b]	0.238 ± 0.040[c]	0.274 ± 0.053[d]
4	0.250 ± 0.034[a]	0.242 ± 0.033[c]	0.272 ± 0.057[d]
5	0.248 ± 0.030[a]	0.245 ± 0.060[c]	0.278 ± 0.065[d]
6	0.229 ± 0.026[a]	0.251 ± 0.051[c]	0.273 ± 0.048[d]
7	0.222 ± 0.026[a]	0.248 ± 0.041[c]	0.273 ± 0.039[d]
8	0.208 ± 0.024[a]	0.239 ± 0.034[c]	0.272 ± 0.065[d]
9	0.205 ± 0.017[b]	0.256 ± 0.028[c]	0.272 ± 0.035[d]
10	0.214 ± 0.020[a]	0.246 ± 0.031[c]	0.272 ± 0.062[d]
11	0.214 ± 0.023[a]	0.238 ± 0.035[c]	0.278 ± 0.063[d]
12	0.208 ± 0.022[a]	0.246 ± 0.050[c]	0.275 ± 0.041[d]

a：在脑样本中与 0.5%CMCNa 比 $P < 0.01$；b：在脑样本中与 0.5%CMCNa 比 $P < 0.01$，与 **4** 和 **5** 比 $P < 0.05$，与 **2**、**6-8** 和 **10-12** 比 $P > 0.05$；c：在血样本中与 0.5%CMCNa 比 $P > 0.05$；d：在心脏样本中与 0.5%CMCNa 比 $P > 0.05$；$n=10$。

3.3　1-12 对急性铅中毒小鼠的股骨、肾脏、肝脏和脾脏中铅浓度的影响

表 8-3-3 的数据表明，**1-12** 有效降低急性铅中毒小鼠股骨中的铅浓度（与 0.5%CMCNa 比 $P < 0.01$），有效降低急性铅中毒小鼠肾脏中的铅浓度（与 0.5%CMCNa 比 $P < 0.01$），有效降低急性铅中毒小鼠肝脏中的铅浓度（与 0.5%CMCNa 比 $P < 0.01$），有效降低急性铅中毒小鼠脾脏中的铅浓度（与 0.5%CMCNa 比 $P < 0.01$）。表 8-3-3 的数据还表明，**1-12** 中 **6**、**7** 和 **11** 降低急性铅中毒小鼠股骨、肾脏、肝脏、脾脏铅浓度的活性都强。

表 8-3-3 **1-12** 治疗的急性铅中毒小鼠股骨、肾脏、肝脏和脾脏中的铅浓度

对照及 1-12	4 种样本中的铅浓度（均值 ±SD，μg/g）			
	股骨	肾脏	肝脏	脾脏
0.5%CMCNa	119.902 ± 19.223	9.816 ± 2.388	6.297 ± 1.401	8.103 ± 1.483
DL- 青霉胺	78.404 ± 11.877	6.244 ± 1.446	2.513 ± 0.317	4.600 ± 0.648
1	75.707 ± 10.726[a]	5.596 ± 1.006[b]	2.732 ± 0.366[c]	3.945 ± 0.060[d]
2	71.345 ± 11.226[a]	6.240 ± 1.268[b]	2.822 ± 0.513[c]	3.400 ± 0.083[d]
3	74.619 ± 10.010[a]	6.754 ± 1.316[b]	2.306 ± 0.280[c]	3.229 ± 0.082[d]
4	62.640 ± 6.832[a]	5.572 ± 1.460[b]	2.227 ± 0.260[c]	3.368 ± 0.092[d]
5	64.196 ± 6.516[a]	5.628 ± 1.069[b]	2.295 ± 0.264[c]	4.066 ± 0.318[d]
6	46.308 ± 5.256[a]	4.152 ± 1.116[b]	1.368 ± 0.185[c]	2.290 ± 0.218[d]
7	44.621 ± 5.873[a]	4.867 ± 1.047[b]	1.257 ± 0.170[c]	2.270 ± 0.220[d]
8	78.917 ± 6.931[a]	6.260 ± 1.053[b]	2.881 ± 0.284[c]	4.076 ± 0.466[d]
9	70.533 ± 10.177[a]	6.350 ± 1.007[b]	2.340 ± 0.294[c]	4.254 ± 0.342[d]
10	73.815 ± 9.015[a]	6.037 ± 1.030[b]	2.164 ± 0.222[c]	4.063 ± 0.227[d]
11	41.759 ± 5.034[a]	4.165 ± 1.609[b]	1.284 ± 0.150[c]	2.153 ± 0.248[d]
12	72.762 ± 10.905[a]	6.148 ± 1.008[b]	2.419 ± 0.266[c]	4.163 ± 0.663[d]

a：在股骨样本中与 0.5%CMCNa 比 $P < 0.01$；b：在肾脏样本中与 0.5%CMCNa 比 $P < 0.01$；c：在肝脏样本中与 0.5%CMCNa 比 $P < 0.01$；d：在脾脏样本中与 0.5%CMCNa 比 $P < 0.01$；n=10。

3.4 1-12 对急性铅中毒小鼠粪便和尿中铅浓度的影响

表 8-3-4 的数据表明，**1-12** 通过增强急性铅中毒小鼠从粪便和尿排泄铅来降低急性铅中毒小鼠脑铅水平，降低急性铅中毒小鼠股骨铅水平，降低急性铅中毒小鼠肾脏铅水平，降低急性铅中毒小鼠肝脏铅水平，以及降低急性铅中毒小鼠脾脏铅水平。

表 8-3-4 **1-12** 治疗的急性铅中毒小鼠粪便和尿中的铅含量

对照及 1-12	两种样本中的铅浓度	
	粪便（均值 ±SD，μg/g）	尿（均值 ±SD，μg/mL）
0.5%CMCNa	1.744 ± 0.314	0.584 ± 0.098
DL- 青霉胺	5.438 ± 0.896	2.264 ± 0.484
1	5.098 ± 1.363[a]	2.274 ± 0.249[b]
2	5.991 ± 0.770[a]	2.021 ± 0.295[b]
3	5.798 ± 0.535[a]	2.138 ± 0.408[b]
4	7.173 ± 0.873[a]	2.180 ± 0.415[b]
5	6.490 ± 0.886[a]	2.098 ± 0.333[b]
6	7.208 ± 0.899[a]	2.291 ± 0.570[b]
7	7.356 ± 1.234[a]	2.090 ± 0.402[b]
8	7.146 ± 0.885[a]	2.220 ± 0.297[b]
9	6.356 ± 1.224[a]	2.285 ± 0.273[b]
10	5.867 ± 0.680[a]	2.097 ± 0.316[b]
11	6.261 ± 0.626[a]	2.090 ± 0.230[b]
12	6.496 ± 0.912[a]	2.230 ± 0.458[b]

a：在粪便样本中与 0.5%CMCNa 比 $P < 0.01$；b：在尿样本中与 0.5%CMCNa 比 $P < 0.01$；n=5。

3.5 1-12 对急性铅中毒小鼠体内微量元素浓度的影响

为了考察 **1-12** 对急性铅中毒小鼠体内微量元素的影响，测定了 **1-12** 治疗的急性铅中毒小鼠的脑、心脏、肝脏、脾脏和肾脏中 Cu、Fe、Mn 和 Ca 的浓度。结果表明，**1-12** 治疗的急性铅中毒小鼠的脑、心脏、肝脏、脾脏和肾脏中 Cu、Fe、Mn 和 Ca 的浓度和 0.5%CMCNa 治疗的急性铅中毒小鼠的脑、心脏、肝脏、脾脏和肾脏中 Cu、Fe、Mn 和 Ca 的浓度无显著差异。0.5%CMCNa 治疗的急性铅中毒小鼠的脑中 Cu、Fe、Mn 和 Ca 的浓度分别为（3.42 ± 0.77）$\mu g/g$、（37.31 ± 9.04）$\mu g/g$、（0.53 ± 0.13）$\mu g/g$ 和（46.21 ± 9.39）$\mu g/g$；0.5%CMCNa 治疗的急性铅中毒小鼠的心脏中 Cu、Fe、Mn 和 Ca 的浓度分别为（5.70 ± 1.17）$\mu g/g$、（259.33 ± 56.97）$\mu g/g$、（0.96 ± 0.10）$\mu g/g$ 和（566.52 ± 58.76）$\mu g/g$；0.5%CMCNa 治疗的急性铅中毒小鼠的肝脏中 Cu、Fe、Mn 和 Ca 的浓度分别为（4.91 ± 1.06）$\mu g/g$、（154.89 ± 21.45）$\mu g/g$、（1.43 ± 0.25）$\mu g/g$ 和（65.56 ± 8.92）$\mu g/g$；0.5%CMCNa 治疗的急性铅中毒小鼠的脾中 Cu、Fe、Mn 和 Ca 的浓度分别为（1.65 ± 0.17）$\mu g/g$、（322.26 ± 87.64）$\mu g/g$、（0.58 ± 0.10）$\mu g/g$ 和（159.77 ± 20.85）$\mu g/g$；0.5%CMCNa 治疗的急性铅中毒小鼠的肾中 Cu、Fe、Mn 和 Ca 的浓度分别为（4.68 ± 0.68）$\mu g/g$、（124.24 ± 27.22）$\mu g/g$、（2.30 ± 0.33）$\mu g/g$ 和（86.41 ± 12.69）$\mu g/g$。换句话说，**1-12** 和 0.5%CMCNa 一样不影响急性铅中毒小鼠的脑、心脏、肝脏、脾脏和肾脏中 Cu、Fe、Mn 和 Ca 的浓度。

3.6 1-12 的 SAR

急性铅中毒小鼠脑铅浓度、血铅浓度和心脏铅浓度测定表明，**1-12** 选择性降低急性铅中毒小鼠脑中的铅浓度，对血铅浓度和心脏铅浓度没有影响。急性铅中毒小鼠脑铅浓度测定还表明，**1-12** 中 **1**、**3** 和 **9** 降低急性铅中毒小鼠脑中的铅浓度的活性最强，**1-12** 中 **1**、**3** 和 **9** 降低急性铅中毒小鼠脑中的铅浓度的活性与 **2**、**6-8** 和 **10-12** 没有显著差异。

急性铅中毒小鼠的股骨铅浓度、肾脏铅浓度、肝脏铅浓度和脾脏铅浓度测定表明，**1-12** 有效降低急性铅中毒小鼠股骨铅浓度、肾脏铅浓度、肝脏铅浓度及脾脏铅浓度。急性铅中毒小鼠的股骨铅浓度、肾脏铅浓度、肝脏铅浓度和脾脏铅浓度测定还表明，**1-12** 中 **6**、**7** 和 **11** 降低急性铅中毒小鼠股骨铅浓度的活性，降低急性铅中毒小鼠肾脏铅浓度的活性，降低急性铅中毒小鼠肝脏铅浓度的活性，以及降低急性铅中毒小鼠脾脏铅浓度的活性都强。

这些测定表明，**1-12** 中 **6**、**7** 和 **11** 降低急性铅中毒小鼠脑铅浓度的活性，降低股骨铅浓度的活性，降低肾脏铅浓度的活性，降低肝脏铅浓度的活性，以及降低脾脏铅浓度的活性都最强。表 8-3-1 表明，**6** 代表 2- 氧代 -3- 乙酰 -（2H- 吡啶 -1- 基）乙酰 -Lys，**7** 代表 2- 氧代 -3- 乙酰 -（2H- 吡啶 -1- 基）乙酰 -Met，**11** 代表 2- 氧代 -3- 乙酰 -（2H- 吡啶 -1- 基）乙酰 -Trp。可见，在 12 种氨基酸残基中只有 L-Lys 残基、L-Met 残基和 L-Trp 残基有利于治疗急性铅中毒。

4　烯丙基半胱氨酰 –AA 及甲酯

把烯丙基半胱氨酰 -AA 及甲酯安排为本章第 4 部分的主要考虑是它们含硫。图 8-4-1 是烯丙基半

胱氨酰 -AA-OMe（**1-15**）及烯丙基半胱氨酰 -AA（**16-30**）的合成路线。为了阐明结构，表 8-4-1 给出了 **1-30** 的 AA 代表的氨基酸残基。

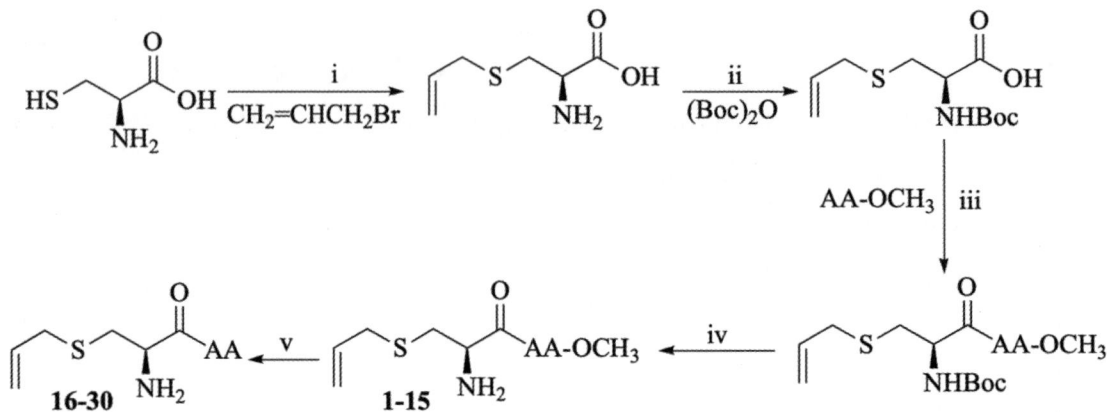

图 8-4-1　**1-15** 及 **16-30** 的合成路线

表 8-4-1　**1-30** 的 AA

化合物	式中 AA 代表的氨基酸残基	化合物	式中 AA 代表的氨基酸残基
1	式中 AA 为 Gly 残基	**16**	式中 AA 为 Gly 残基
2	式中 AA 为 L-Ala 残基	**17**	式中 AA 为 L-Ala 残基
3	式中 AA 为 L-Val 残基	**18**	式中 AA 为 L-Val 残基
4	式中 AA 为 L-Ile 残基	**19**	式中 AA 为 L-Ile 残基
5	式中 AA 为 L-Leu 残基	**20**	式中 AA 为 L-Leu 残基
6	式中 AA 为 L-Tyr 残基	**21**	式中 AA 为 L-Tyr 残基
7	式中 AA 为 L-Thr 残基	**22**	式中 AA 为 L-Thr 残基
8	式中 AA 为 L-Pro 残基	**23**	式中 AA 为 L-Pro 残基
9	式中 AA 为 L-Glu 残基	**24**	式中 AA 为 L-Glu 残基
10	式中 AA 为 L-Ser 残基	**25**	式中 AA 为 L-Ser 残基
11	式中 AA 为 L-Lys 残基	**26**	式中 AA 为 L-Lys 残基
12	式中 AA 为 L-Asp 残基	**27**	式中 AA 为 L-Asp 残基
13	式中 AA 为 L-Trp 残基	**28**	式中 AA 为 L-Trp 残基
14	式中 AA 为 L-Met 残基	**29**	式中 AA 为 L-Met 残基
15	式中 AA 为 L-Phe 残基	**30**	式中 AA 为 L-Phe 残基

4.1　1-30 的抗炎活性

ICR 小鼠［（24±2）g］静息 1 天，随后随机分组，每组 10 只。小鼠序贯灌胃生理盐水（空白对照），或序贯灌胃阿司匹林的生理盐水悬浮液（阳性对照，167 μmol/kg），或序贯灌胃 **1-20** 的生理盐水悬浮液（20 μmol/kg）。30 min 后，依序贯顺序从小鼠的右耳郭的中心向边缘扩展并均匀涂抹 30 μL 二甲苯，待其自然挥发，建立二甲苯诱发的肿胀模型。造模 2 h 后，小鼠接受乙醚麻醉，颈椎脱臼处死。沿两侧耳根剪下小鼠两侧耳朵，两耳对齐边缘叠放，用直径 7 mm 的电动打孔器（YLS025A）在相同部位取圆形耳片，两个圆形耳片分别精确称重。记录两个圆形耳片的重量差，用来代表耳肿胀度。表 8-4-2 的数据说明，**1-30** 能有效地抑制二甲苯诱发的耳部炎症反应（与生理盐水比 $P < 0.01$）。表 8-4-2 的数据还说明，**1-30** 中 **8**、**12**、**23** 和 **27** 抑制二甲苯诱发的耳部炎症反应活性最强（与 **1-7**、**9-11**、**13-22**、**24-26** 和 **28-30** 比 $P < 0.01$）。

表 8-4-2　1-30 的抗炎活性

对照及 1-30	耳肿胀度（均值 ±SD, mg）	对照及 1-30	耳肿胀度（均值 ±SD, mg）
生理盐水	16.44 ± 2.77	15	7.09 ± 1.45[a]
阿司匹林	8.06 ± 1.65	16	6.52 ± 1.06[a]
1	6.69 ± 1.08[a]	17	6.66 ± 1.08[a]
2	6.72 ± 1.12[a]	18	7.27 ± 1.11[a]
3	7.15 ± 1.10[a]	19	5.71 ± 0.88[a]
4	7.78 ± 1.16[a]	20	6.12 ± 1.02[a]
5	6.05 ± 1.10[a]	21	7.14 ± 1.15[a]
6	6.90 ± 1.18[a]	22	6.53 ± 1.05[a]
7	7.05 ± 1.15[a]	23	3.45 ± 0.58[b]
8	4.02 ± 1.02[b]	24	6.75 ± 1.13[a]
9	7.00 ± 1.53[a]	25	6.65 ± 1.12[a]
10	7.39 ± 1.19[a]	26	6.67 ± 1.13[a]
11	7.39 ± 1.20[a]	27	3.61 ± 0.47[b]
12	4.05 ± 1.03[b]	28	6.93 ± 1.07[a]
13	5.88 ± 1.19[a]	29	6.90 ± 1.19[a]
14	5.89 ± 1.03[a]	30	6.65 ± 1.11[a]

a：与生理盐水比 $P < 0.01$；b：与生理盐水及 **1-7**、**9-11**、**13-22**、**24-26** 和 **28-30** 比 $P < 0.01$；n=15。

4.2　1-30 的镇痛作用

ICR 雄性小鼠［（20±2）g］在 22 ℃环境静息 1 天，随机分组，每组 12 只。将小鼠置于小鼠固定器中，鼠尾暴露在固定器外。在鼠尾的近心端 1／3 处标记，作为辐射致痛的光照射点。热辐射仪的电源电压为 220 V，有 35 W 的石英灯泡，灯泡的光源经外罩聚光漏斗形成光束，射到致痛点上。此时，光束和光照射点的距离为 5 mm。将小鼠尾巴被光束辐射至小鼠甩尾逃避光束辐射的时间定义为痛阈，通过秒表计时。

评价时，小鼠先在鼠笼中适应 30 min。然后，测 3 次基础痛阈取平均值作为基础痛阈。小鼠或序贯灌胃生理盐水（剂量为 0.2 mL/kg），或序贯灌胃阿司匹林的生理盐水悬浮液（剂量为 1110 μmol/kg），或序贯灌胃 **1-30** 的生理盐水悬浮液（剂量为 20 μmol/kg）。序贯测定小鼠于 30 min、60 min、90 min、120 min、150 min 和 180 min 6 个时间点的痛阈。每只小鼠每个时间点测 3 次取平均值作为给药后的痛阈，计算痛阈提高率，以均值 ± SD 表示。痛阈提高率 =[（给药后痛阈 − 基础痛阈）/ 基础痛阈]× 100%。

表 8-4-3 的数据表明，在 20 μmol/kg 灌胃剂量下 **1-30** 能有效地提高小鼠 30 min、60 min 和 90 min 3 个时间点的痛阈（与生理盐水比 $P < 0.01$）。表 8-4-3 的数据还表明，在 30 min、60 min 和 90 min 3 个时间点 **1-30** 中 **8**、**12**、**23** 和 **27** 提高小鼠痛阈的作用最强（与相同时间点的 **1-7**、**9-11**、**13-22**、**24-26** 和 **28-30** 比 $P < 0.01$）。

表 8-4-4 的数据表明，在 20 μmol/kg 灌胃剂量下 **1-30** 能有效地提高小鼠 120 min、150 min 和 180 min 3 个时间点的痛阈（与生理盐水比 $P < 0.01$）。表 8-4-4 的数据还表明，在 120 min、150 min 和 180 min 3 个时间点 **1-30** 中 **8**、**12**、**23** 和 **27** 提高小鼠痛阈的作用最强（与相同时间点的 **1-7**、**9-11**、**13-22**、**24-26** 和 **28-30** 比 $P < 0.01$）。

表 8-4-3　**1-30** 对 30 min、60 min 和 90 min 痛阈提高率的影响

治疗剂	下述时间点的痛阈提高率（均值 ±SD，%）		
	30 min	60 min	90 min
生理盐水	10.11 ± 2.83	12.81 ± 2.86	13.39 ± 2.75
阿司匹林	48.85 ± 2.71	64.22 ± 6.83	47.63 ± 3.13
1	33.90 ± 2.61^a	27.18 ± 2.10^a	28.95 ± 2.03^a
2	33.84 ± 2.48^a	29.58 ± 3.18^a	21.17 ± 1.46^a
3	33.93 ± 2.35^a	29.07 ± 3.26^a	25.65 ± 5.38^a
4	26.61 ± 2.20^a	28.23 ± 2.97^a	26.82 ± 2.76^a
5	15.98 ± 0.88^a	25.91 ± 2.75^a	21.52 ± 1.43^a
6	32.77 ± 3.08^a	37.68 ± 3.00^a	19.48 ± 2.63^a
7	32.77 ± 3.08^a	26.65 ± 3.00^a	23.38 ± 1.63^a
8	39.34 ± 2.37^b	44.19 ± 4.58^b	45.69 ± 4.26^b
9	33.15 ± 2.64^a	32.46 ± 2.43^a	30.69 ± 2.90^a
10	33.19 ± 2.06^a	33.47 ± 2.19^a	30.38 ± 2.49^a
11	24.16 ± 2.87^a	28.88 ± 2.88^a	26.87 ± 3.03^a
12	39.00 ± 2.27^b	56.33 ± 5.31^b	72.29 ± 5.84^b
13	32.39 ± 2.66^a	38.05 ± 2.99^a	32.92 ± 3.70^a
14	32.51 ± 4.69^a	30.19 ± 2.96^a	30.37 ± 4.16^a
15	25.69 ± 2.70^a	27.47 ± 2.96^a	33.20 ± 3.14^a
16	11.76 ± 0.85^c	21.54 ± 1.44^a	21.34 ± 2.15^a
17	32.98 ± 2.57^a	30.22 ± 3.03^a	21.17 ± 2.46^a
18	17.93 ± 1.35^a	37.07 ± 3.26^a	22.65 ± 2.38^a
19	16.61 ± 1.50^a	29.23 ± 2.97^a	36.34 ± 3.76^a
20	15.98 ± 1.88^a	25.91 ± 2.75^a	21.52 ± 2.43^a
21	31.00 ± 2.52^a	35.62 ± 3.09^a	30.07 ± 2.80^a
22	13.83 ± 1.09^a	20.68 ± 1.64^a	26.71 ± 2.90^a
23	38.75 ± 2.70^b	43.32 ± 3.27^b	59.30 ± 6.32^b
24	15.44 ± 1.72^a	22.11 ± 2.32^a	30.34 ± 2.71^a
25	11.19 ± 1.06^a	22.47 ± 2.19^a	28.38 ± 2.49^a
26	17.64 ± 1.27^a	30.50 ± 2.31^a	28.54 ± 2.84^a
27	42.16 ± 2.87^b	49.88 ± 2.88^b	49.87 ± 3.03^b
28	15.86 ± 1.34^a	37.07 ± 2.26^a	29.78 ± 2.36^a
29	33.96 ± 3.09^a	37.82 ± 2.41^a	25.96 ± 2.51^a
30	14.68 ± 2.05^a	25.09 ± 2.78^a	24.26 ± 2.12^a

a：与相同时间点的生理盐水比 $P < 0.01$；b：与相同时间点的生理盐水及 **1-7**、**9-11**、**13-22**、**24-26** 和 **28-30** 比 $P < 0.01$；c：与相同时间点的生理盐水比 $P > 0.05$；$n=12$。

表 8-4-4　**1-30** 对 120 min、150 min 和 180 min 痛阈提高率的影响

治疗剂	下述时间点的痛阈提高率（均值 ±SD，%）		
	120 min	150 min	180 min
生理盐水	12.44 ± 2.38	13.08 ± 2.13	13.42 ± 2.24
阿司匹林	27.72 ± 2.52	17.05 ± 2.36	13.44 ± 3.31
1	23.90 ± 2.61[a]	21.18 ± 2.10[a]	14.95 ± 3.03[c]
2	20.41 ± 3.63[a]	20.55 ± 2.11[a]	15.34 ± 3.73[c]
3	22.51 ± 3.53[a]	20.34 ± 2.87[a]	12.42 ± 2.25[c]
4	20.36 ± 2.81[a]	16.74 ± 3.05[c]	11.01 ± 2.42[c]
5	12.63 ± 2.73[c]	12.11 ± 3.00[c]	12.64 ± 2.52[c]
6	13.70 ± 3.38[c]	12.22 ± 2.56[c]	12.09 ± 3.22[c]
7	23.70 ± 2.38[a]	13.22 ± 2.56[c]	12.09 ± 2.22[c]
8	35.92 ± 3.84[b]	30.86 ± 2.46[b]	22.37 ± 2.77[b]
9	24.28 ± 2.26[a]	22.60 ± 2.10[a]	12.97 ± 2.23[c]
10	26.18 ± 2.39[a]	15.75 ± 2.93[b]	14.15 ± 2.93[c]
11	25.59 ± 3.13[a]	22.58 ± 2.73[a]	13.41 ± 2.47[c]
12	62.10 ± 4.36[b]	36.29 ± 3.06[b]	22.86 ± 2.63[b]
13	28.24 ± 2.49[a]	21.70 ± 2.92[a]	14.66 ± 3.30[c]
14	25.16 ± 2.66[a]	22.57 ± 3.22[a]	14.35 ± 2.90[c]
15	27.29 ± 2.66[a]	22.72 ± 2.68[a]	14.66 ± 2.30[c]
16	21.58 ± 2.03[a]	15.48 ± 2.82[c]	12.59 ± 2.25[c]
17	19.38 ± 2.44[a]	14.08 ± 2.94[c]	12.81 ± 2.06[c]
18	29.51 ± 2.53[a]	23.34 ± 2.87[a]	13.42 ± 2.53[c]
19	29.86 ± 2.81[a]	16.66 ± 3.05[c]	13.01 ± 2.41[c]
20	12.63 ± 2.73[c]	13.11 ± 2.00[c]	12.64 ± 3.52[c]
21	22.94 ± 2.39[a]	13.30 ± 2.91[c]	12.87 ± 3.34[c]
22	12.93 ± 2.24[c]	11.79 ± 3.78[c]	12.28 ± 3.51[b]
23	50.93 ± 5.79[b]	41.31 ± 3.38[b]	31.31 ± 3.38[b]
24	27.49 ± 2.21[a]	19.40 ± 2.49[a]	13.56 ± 2.11[c]
25	26.18 ± 2.39[a]	19.75 ± 2.19[a]	14.15 ± 2.93[c]
26	25.10 ± 2.36[a]	18.29 ± 2.36[a]	13.86 ± 2.63[c]
27	41.59 ± 3.13[b]	35.58 ± 2.73[b]	22.41 ± 2.47[b]
28	22.08 ± 2.85[a]	13.68 ± 2.99[c]	12.85 ± 2.65[c]
29	26.45 ± 2.45[a]	19.75 ± 2.92[a]	12.67 ± 2.19[c]
30	18.85 ± 2.37[a]	13.65 ± 2.18[c]	12.65 ± 2.80[c]

a：与相同时间点的生理盐水比 $P < 0.01$；b：与相同时间点的生理盐水及 **1-7**、**9-11**、**13-22**、**24-26** 和 **28-30** 比 $P < 0.01$；c：与相同时间点的生理盐水比 $P > 0.05$；$n=12$。

4.3　1-30 的 SAR

　　炎症和疼痛是密切关联的两种症状。评价表明，**1-30** 的抗炎活性和镇痛活性确实相平行。在抗炎评价中，**1-30** 抗炎活性最强的是 **8**、**12**、**23** 和 **27**；在镇痛评价的 30 min、60 min、90 min、120 min、150 min 和 180 min 6 个时间点，**1-30** 镇痛活性最强的也是 **8**、**12**、**23** 和 **27**。表 8-4-1 的结构表明，**8** 代表烯丙基半胱氨酰 -Pro-OMe，**12** 代表烯丙基半胱氨酰 -Asp-OMe，**23** 代表烯丙基半胱氨酰 -Pro，**27** 代

表烯丙基半胱氨酰 -Asp。可见，在 15 种氨基酸残基中只有 L-Pro 残基和 L-Asp 残基有利于增强抗炎活性和镇痛活性。

参考文献

[1] 赵明，彭师奇，王玉记，等 .2，2- 二甲基 -4-AA-Met- 氧甲基 -1，3- 二硫戊环：201610391425. 9[P]. 2017-12-12.

[2] 赵明，彭师奇，王玉记，等 .1，3- 二硫戊环衍生物，其合成，纳米结构，活性和作为铅驱排剂的用途：ZL 201310225693. X[P]. 2014-12-17.

[3] 赵明，彭师奇，琚宝 .4-（4，5- 二甲氧羰基 -1，3- 二硫戊环 -2- 基）苯甲酰 -L- 氨基酸苄酯及其合成方法和应用：201010168225. X[P]. 2011-11-16.

[4] 彭师奇，赵明，崔国辉，等 .2，4，5- 三取代 -1，3- 二硫戊环、其合成方法、其应用：200810057122. 9[P]. 2009-08-05.

[5] 赵明，彭师奇，丁怡 . 烯丙基半胱氨酸酰氨基酸甲酯的设计、合成与活性评价：201110106706. 2[P]. 2012-10-31.

[6] 赵明，彭师奇，丁怡 . 烯丙基半胱氨酸酰氨基酸的设计、合成与活性评价：201110106932. 0[P]. 2012-10-31.

摘要

六氢吡嗪并吡啶并吲哚二酮可进行多样性结构修饰，如用肽修饰六氢吡嗪并吡啶并吲哚二酮，用苯乙酰 -AA 酯化 6S-3- 乙酰 -4- 氧化六氢吲哚喹嗪 -6- 甲基醇，用 Lys-Glu、Leu-Asp-Val、Arg-Gly-Asp-Ser、Tyr-Ile-Gly-Ser-Arg 及 Leu-Pro-Asn-Ile-Ser-Lys-Pro 修饰 6S-3- 乙酰 -4- 氧化六氢吲哚喹嗪 -6- 甲酸，用葡萄糖醛酸修饰 6S-3- 乙酰 -4- 氧化六氢吲哚喹嗪 -6- 甲基醇，以及用氨基葡萄糖修饰 6S-3- 乙酰 -4- 氧化六氢吲哚喹嗪 -6- 甲酸。按照普筛的策略，本章介绍了所述六氢吡嗪并吡啶并吲哚二酮的结构修饰物的抗肿瘤作用、抗肿瘤转移作用、抗血栓作用、抗炎作用、3D-QSAR 分析及 SAR 分析。

关键词

吲哚喹嗪，肿瘤，肿瘤转移，血栓，炎症，3D-QSAR，SAR

1 六氢吡嗪并吡啶并吲哚二酮的修饰策略

3S-1，2，3，4- 四氢 -β- 咔啉 -3- 甲酸作为先导化合物被实施了多样化的结构修饰。在 3S-1，2，3，4- 四氢 -β- 咔啉 -3- 甲酸甲酯的 2 位引入 L-Asp（OBzl）后脱甲酯时，意外地发生了环合反应，获得了六氢吡嗪并吡啶并吲哚二酮。于是，这种环合反应被用于制备本部分的寡肽修饰的六氢吡嗪并吡啶并吲哚二酮。之前，广泛筛选过 3S-1，2，3，4- 四氢 -β- 咔啉 -3- 甲酸甲酯的环合反应产物的生物活性。筛选发现，环合反应产物继承了 3S-1，2，3，4- 四氢 -β- 咔啉 -3- 甲酸的抗动脉血栓特征，为发展多样性抗动脉血栓化合物提供了机会。图 9-1-1 是肽修饰的六氢吡嗪并吡啶并吲哚二酮（**1-16**）的合成路线。为阐明结构，表 9-1-1 给出了 **1-16** 的肽序列。

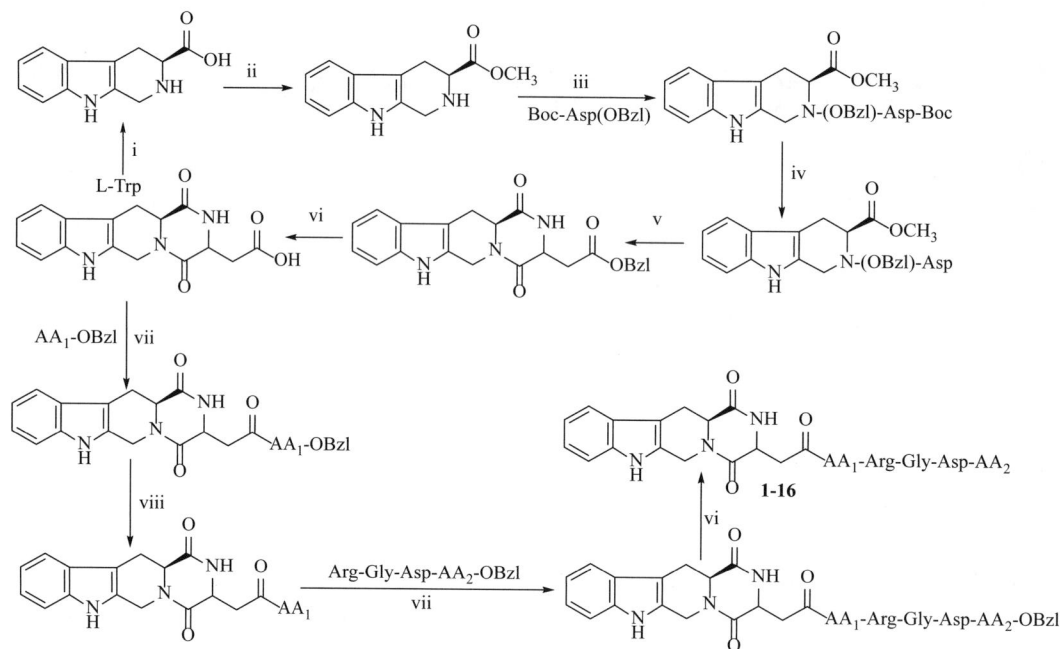

图 9-1-1　**1-16** 的合成路线

表 9-1-1　**1-16** 的肽序列

化合物	式中的肽序列	化合物	式中的肽序列
1	Arg-Gly-Asp-Val	**9**	Lys-Arg-Gly-Asp-Val
2	Arg-Gly-Asp-Phe	**10**	Lys-Arg-Gly-Asp-Phe
3	Arg-Gly-Asp-Ser	**11**	Lys-Arg-Gly-Asp-Ser
4	Ala-Gly-Asp-Val	**12**	Lys-Ala-Gly-Asp-Val
5	Leu-Arg-Gly-Asp-Val	**13**	Thr-Arg-Gly-Asp-Val
6	Leu-Arg-Gly-Asp-Phe	**14**	Thr-Arg-Gly-Asp-Phe
7	Leu-Arg-Gly-Asp-Ser	**15**	Thr-Arg-Gly-Asp-Ser
8	Leu-Ala-Gly-Asp-Val	**16**	Thr-Ala-Gly-Asp-Val

1.1　1-16 抗血小板聚集活性

为了考察 **1-16** 的抗血栓活性，先测定 **1-16** 的抗血小板聚集活性。测定时取猪颈动脉血用 3.8% 枸橼酸钠溶液（按体积比 1∶9）抗凝。1000 r/min 离心 10 min 得富血小板血浆（PRP），3000 r/min 离心 10 min 得贫血小板血浆（PPP）。用 PPP 调节 PRP，使 PRP 中的血小板数适合测定 **1-16** 的抗血小板聚集活性。**1-16** 用生理盐水溶解。向比浊管中加 0.24 mL 调节过的 PRP，再加 5 μL 生理盐水或 **1-16** 和生理盐水的溶液（5 μL，浓度分别为 0.1 μmol/L、10 μmol/L、15 μmol/L、20 μmol/L）。调好吸光度的基线，加入 5 μL 4 种诱导剂的生理盐水溶液，观察 5 min 内血小板的最大聚集率。4 种诱导剂分别是血小板活化因子（PAF，终浓度为 50 μmol/L）、腺苷二磷酸（ADP，终浓度为 500 μmol/L）、凝血酶（TH，终浓度为 50 IU/L）及花生四烯酸（AA，终浓度为 7.5 mg/mL）。最大聚集率是聚集曲线波峰的值。每个浓度下的 **1-16** 平行测 6 次（$n=6$），形成血小板聚集曲线。根据血小板聚集曲线，确定 **1-16** 抑制 PAF、ADP、TH 及 AA 诱发的血小板聚集的 IC_{50}（表 9-1-2）。表 9-1-2 的 IC_{50} 表明，**1-16** 抑制 PAF、ADP、TH 及 AA 诱发的血小板聚集的 IC_{50} 分别为 $3.04 \sim 268.73$ μmol/L，$1.49 \sim 37.04$ μmol/L，$24.78 \sim 781.51$ μmol/L 和 $10.18 \sim 354.16$ μmol/L。比较 4 种诱导剂诱发的血小板聚集，ADP 诱发的血小板聚集对 **1-16** 更敏感。换句话说，对于 PAF、ADP、TH 及 AA 4 种血小板聚集诱导剂，**1-16** 选择性抑制 ADP。目前，关于 ADP 选择性抑制剂的文献较少。而且，在动脉血栓症中，ADP 的作用格外重要。因此，**1-16** 选择性抑制 ADP 的发现不容轻视。表 9-1-2 的 IC_{50} 还表明，**1-16** 中 **7** 和 **9** 抑制 ADP 诱发的血小板聚集的 IC_{50} 最小。也就是说，**7** 和 **9** 抑制 ADP 的活性最强。

表 9-1-2 **1-16** 抑制 PAF、ADP、TH 及 AA 诱发的血小板聚集的 IC_{50}

化合物	抑制下面 4 种诱导剂诱发的血小板聚集的 IC_{50}（均值 ±SD，μmol/L）			
	PAF	ADP	TH	AA
1	18.56 ± 3.82	9.91 ± 0.79	121.37 ± 15.59	287.23 ± 31.20
2	16.92 ± 1.23	10.52 ± 0.63	781.51 ± 4.30	269.15 ± 35.50
3	7.82 ± 1.39	8.91 ± 0.83	64.48 ± 1.99	354.16 ± 35.82
4	268.73 ± 8.89	37.04 ± 1.08	339.07 ± 57.49	348.96 ± 1.26
5	3.90 ± 0.60	3.79 ± 0.43	486.98 ± 83.90	10.18 ± 0.18
6	26.02 ± 2.78	11.24 ± 0.70	62.44 ± 3.86	12.50 ± 0.25
7	3.54 ± 0.48	2.71 ± 0.28	40.65 ± 2.25	11.14 ± 0.28
8	39.19 ± 4.62	16.26 ± 1.10	98.56 ± 7.16	149.47 ± 25.45
9	3.04 ± 0.64	1.49 ± 0.15	45.93 ± 0.33	10.59 ± 0.26
10	7.54 ± 0.25	4.97 ± 0.29	45.27 ± 2.62	17.39 ± 1.20
11	4.96 ± 0.09	3.56 ± 1.01	40.33 ± 2.19	17.73 ± 2.91
12	4.12 ± 0.14	3.20 ± 1.47	429.62 ± 70.01	19.18 ± 3.69
13	14.18 ± 0.97	8.56 ± 0.65	24.78 ± 2.99	14.25 ± 0.73
14	8.67 ± 1.18	5.10 ± 0.66	114.76 ± 6.32	60.71 ± 4.23
15	10.66 ± 0.54	5.16 ± 0.14	39.41 ± 5.33	13.23 ± 0.58
16	19.38 ± 1.77	8.75 ± 0.83	30.54 ± 3.76	19.72 ± 2.08

1.2 1-16 抗动脉血栓活性

在大鼠丝线法抗血栓模型上评价 **1-16**（灌胃剂量为 0.1 nmol/kg）的抗动脉血栓活性。评价时选择阿司匹林为阳性对照（灌胃剂量为 167 μmol/kg），选择生理盐水为空白对照（灌胃剂量为 3 mL/kg），用血栓重代表活性。大鼠丝线法抗血栓模型包括动静脉旁路插管，该插管由 3 段硅烷化的聚乙烯管构成。中段的聚乙烯管长为 60 mm，内径为 2 mm。中段聚乙烯管的两端分别与 2 段相同规格的聚乙烯管连接。这 2 段聚乙烯管长为 100 mm，内径为 1 mm，外径为 2 mm。它们的一端为尖管，用于插入大鼠的颈动脉或颈静脉，另一端用于插入中段聚乙烯管。雄性 SD 大鼠（$200 \sim 220$ g）灌胃 **1-16** 或阿司匹林或生理盐水，30 min 之后，腹腔注射乌拉坦溶液（5.0 mg/mL，3 mL/kg）进行麻醉，再分离右颈动脉和左颈静脉。把一根准确称重（丝线的初重量）的 6 cm 长的丝线放入中段聚乙烯管中，让管中充满肝素钠的生理盐水溶液（50 IU/mL），一端插入大鼠的左颈静脉，另一端加入定量肝素钠抗凝，然后插入大鼠的右颈动脉。血液从右颈动脉流经聚乙烯管流入左颈静脉，15 min 后取出附有血栓的丝线并准确称重（丝线的终重量）。用丝线的终重量减去丝线的初重量得血栓重，即得到 **1-16** 治疗的血栓大鼠的动脉血栓重。表 9-1-3 的数据表明，**1-16** 中 **7** 和 **9** 抗动脉血栓的活性最强（与 **2-4**、**11**、**15** 和 **16** 比 $P < 0.01$，与 **6**、**8**、**10** 和 **12-14** 比 $P < 0.05$）。表 9-1-3 的数据还表明，**1-16** 中 **1** 和 **5** 抗动脉血栓的活性也强（与 **7** 和 **9** 比 $P > 0.05$）。

表 9-1-3 1-16 抗动脉血栓活性

对照及 1-16	血栓重（均值 ±SD, mg）	对照及 1-16	血栓重（均值 ±SD, mg）
生理盐水	32.43 ± 1.22	8	25.08 ± 2.00[a]
阿司匹林	17.09 ± 1.03	9	23.61 ± 0.50[b]
1	24.57 ± 1.15[a]	10	25.28 ± 1.15[a]
2	25.58 ± 1.13[a]	11	25.62 ± 1.19[a]
3	26.40 ± 1.17[a]	12	25.40 ± 1.16[a]
4	27.61 ± 1.20[a]	13	25.22 ± 1.02[a]
5	24.63 ± 1.13[a]	14	25.25 ± 1.19[a]
6	25.08 ± 1.15[a]	15	25.88 ± 1.18[a]
7	23.98 ± 0.48[b]	16	25.63 ± 1.19[a]

a：与生理盐水比 $P < 0.01$；b：与生理盐水及 **2-4**、**11**、**15** 和 **16** 比 $P < 0.01$，与 **6**、**8**、**10** 和 **12-14** 比 $P < 0.05$，与 **1** 和 **5** 比 $P > 0.05$；$n=12$。

1.3 剂量对 9 抗动脉血栓活性的影响

为了考察剂量对 **1-16** 抗动脉血栓活性的影响，选择 **9** 为代表，采用前面描述的操作测定 10 nmol/kg、0.1 nmol/kg、0.01 nmol/kg 和 0.001 nmol/kg 4 种灌胃剂量下 **9** 的抗动脉血栓活性。表 9-1-4 的数据表明，随着剂量降低，**9** 的抗动脉血栓活性逐步显著性减弱。也就是说，**9** 的抗动脉血栓活性与剂量存在明确的依赖关系。

表 9-1-4 9 在 4 种剂量下的抗动脉血栓活性

对照及 9	剂量（nmol/kg）	血栓重（均值 ±SD, mg）
生理盐水	—	32.43 ± 1.22
9	10	20.26 ± 0.51[a]
	0.1	23.61 ± 0.95[b]
	0.01	28.47 ± 0.73[c]
	0.001	32.23 ± 0.50[d]

a：与生理盐水、0.1 nmol/kg、0.01 nmol/kg 及 0.001 nmol/kg 剂量比 $P < 0.01$；b：与生理盐水、0.01 nmol/kg 及 0.001 nmol/kg 剂量比 $P < 0.01$；c：与生理盐水及 0.001 nmol/kg 剂量比 $P < 0.01$；d：与生理盐水比 $P > 0.05$；$n=10$。

1.4 7 和 9 对血栓大鼠血液中 P- 选择素浓度的影响

制备血栓大鼠的血浆样本时，先将留取的血栓大鼠全血于 3000 r/min 离心 15 min，然后吸取上清液。ELISA 法定量测定血栓大鼠血液样本中 P- 选择素时，使用纯化的 P- 选择素抗体包被微孔板。方法可简述为，向包被单抗的微孔中依次加入标准品或生理盐水治疗的血栓大鼠血浆样本或 **7** 和 **9** 治疗的血栓大鼠血浆样本，生物素化的 P- 选择素抗体，以及辣根过氧化物酶标记的抗生物素蛋白。然后，彻底洗涤微孔板并加底物 TMB 显色。显色时，先看到过氧化物酶作用诱发的蓝色，后看到在酸作用下蓝色转为黄色。黄色的深度与样本中 P- 选择素的浓度呈正相关。在 450 nm 的波长下用酶标仪测定标准品的吸光度，绘制标准曲线。在 450 nm 的波长下用酶标仪测定生理盐水治疗的血栓大鼠血浆样本的吸光度或 **7** 和 **9** 治疗的血栓大鼠血浆样本的吸光度，通过标准曲线计算生理盐水治疗的血栓大鼠血液中 P- 选择素的浓度或 **7** 和 **9** 治疗的血栓大鼠血液中 P- 选择素的浓度。详细操作见大鼠血小板 P- 选择素

（P-Selectin/CD62P）酶联免疫试剂盒说明书。每个样本重复 6 次。表 9-1-5 的 P- 选择素浓度表明，血栓发作时血液 P- 选择素浓度上升，**7** 和 **9** 通过降低血液 P- 选择素浓度发挥抗动脉血栓作用，P- 选择素是 **7** 和 **9** 的分子靶点。从 **7** 和 **9** 与 **1-16** 的结构及活性的类似性说明，P- 选择素是 **1-16** 的分子靶点。

1.5　7和9对血栓大鼠血液中 GP Ⅱb/ Ⅲa 浓度的影响

制备血栓大鼠的血浆样本时，先将留取的血栓大鼠全血于 3000 r/min 离心 15 min，然后吸取上清液。ELISA 法定量测定血栓大鼠血液样本中 GP Ⅱb/ Ⅲa 时，使用纯化的 GP Ⅱb/ Ⅲa 抗体包被微孔板。方法可简述为向包被单抗的微孔中依次加入标准品或生理盐水治疗的血栓大鼠血浆样本或 **7** 和 **9** 治疗的血栓大鼠血浆样本，生物素化的 GP Ⅱb/ Ⅲa 抗体，以及辣根过氧化物酶标记的抗生物素蛋白。然后，彻底洗涤微孔板并加底物 TMB 显色。显色时，先看到过氧化物酶作用诱发的蓝色，后看到在酸作用下蓝色转为黄色。黄色的深度与样本中 GP Ⅱb/ Ⅲa 的浓度呈正相关。在 450 nm 的波长下用酶标仪测定标准品的吸光度，绘制标准曲线。相同条件下测定生理盐水治疗的血栓大鼠血浆样本的吸光度或 **7** 和 **9** 治疗的血栓大鼠血浆样本的吸光度，通过标准曲线计算生理盐水治疗的血栓大鼠血液中 GP Ⅱb/ Ⅲa 的浓度或 **7** 和 **9** 治疗的血栓大鼠血液中 GP Ⅱb/ Ⅲa 的浓度。详细操作见大鼠血小板 GP Ⅱb/ Ⅲa（ CD41+CD61 ）酶联免疫试剂盒说明书。每个样本重复 6 次。表 9-1-5 的 GP Ⅱb/ Ⅲa 浓度表明，血栓发作时血液 GP Ⅱb/ Ⅲa 浓度上升，**7** 和 **9** 通过降低血液 GP Ⅱb/ Ⅲa 浓度发挥抗动脉血栓作用，GP Ⅱb/ Ⅲa 是 **7** 和 **9** 的分子靶点。从 **7** 和 **9** 与 **1-16** 的结构及活性的类似性说明，GP Ⅱb/ Ⅲa 也是 **1-16** 的分子靶点。

表 9-1-5　7 和 9 治疗的动脉血栓大鼠血液中 GP Ⅱb/ Ⅲa 及 P- 选择素浓度

对照及 7 和 9	GP Ⅱb/ Ⅲa 浓度（均值 ±SD, ng/mL）	P- 选择素浓度（均值 ±SD, ng/mL）
生理盐水	1915.96 ± 100.63	213.41 ± 15.43
7	412.35 ± 37.88[a]	97.92 ± 5.50[a]
9	225.99 ± 56.17[a]	23.04 ± 5.74[a]

a：与生理盐水比 $P < 0.01$；$n=6$。

1.6　1-16 的 SAR

测定抗血小板聚集活性时发现，在 PAF、ADP、TH 及 AA 4 种血小板聚集诱导剂中 **1-16** 选择性抑制 ADP。此外，还发现 **1-16** 中 **7** 和 **9** 抑制 ADP 诱发的血小板聚集的 IC_{50} 最小，即 **7** 和 **9** 抑制 ADP 的活性最强。

在大鼠丝线法抗血栓模型上评价抗动脉血栓活性时发现，**1-16** 具有显著的抗动脉血栓活性（与生理盐水比 $P < 0.01$），其中 **7** 和 **9** 抗动脉血栓的活性最强（与 **2-4**、**11**、**15** 和 **16** 比 $P < 0.01$，与 **6**、**8**、**10** 和 **12-14** 比 $P < 0.05$）。

可见，在两种评价中 **7** 和 **9** 一致地显示最强活性。表 9-1-1 表明，**7** 和 **9** 分别代表 Leu-Arg-Gly-Asp-Ser、Lys-Arg-Gly-Asp-Val 修饰的六氢吡嗪并吡啶并吲哚二酮。也就是说，通过评价从 16 种化合物中确认了 Leu-Arg-Gly-Asp-Ser 和 Lys-Arg-Gly-Asp- Val 修饰的六氢吡嗪并吡啶并吲哚二酮是抗动脉血栓值得关注的选择。

2 苯乙酰氨基酸吲哚喹嗪酯的抑制肿瘤活性

6S-3- 乙酰 -4- 氧化六氢吲哚喹嗪 -6- 甲酸是合成重要天然产物的中间体。将 6S-3- 乙酰 -4- 氧化六氢吲哚喹嗪 -6- 甲酸甲酯还原为 6S-3- 乙酰 -4- 氧化六氢吲哚喹嗪 -6- 甲基醇，便可以对 6 位羟甲基展开各种修饰。用苯乙酰 -AA 酯化 6 位羟甲基是修饰策略之一。图 9-2-1 是苯乙酰 -AA 酯化的 6S-3- 乙酰 -4- 氧化六氢吲哚喹嗪 -6- 甲基醇（**1-15**）的合成路线。为阐明结构，表 9-2-1 给出了 **1-15** 的 AA 代表的氨基酸残基。

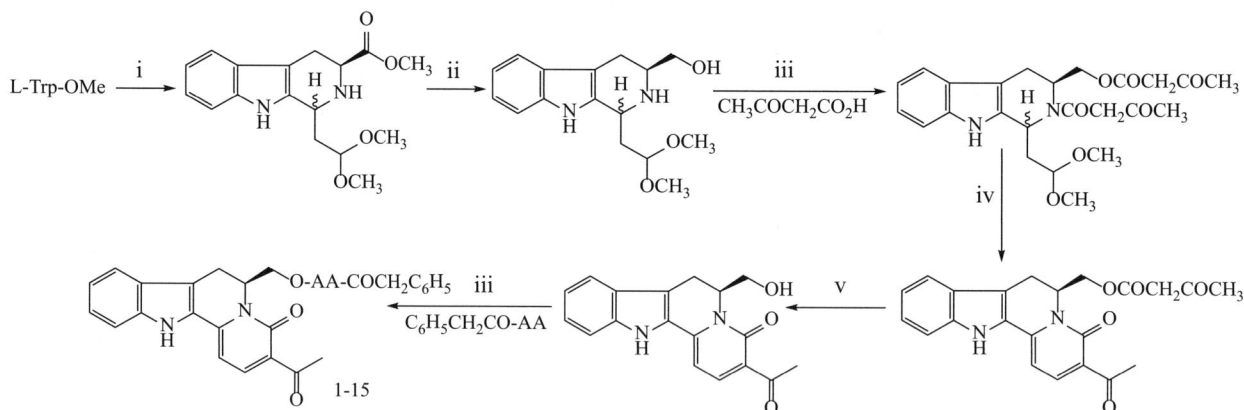

图 9-2-1 **1-15** 的合成路线

表 9-2-1 **1-15** 的 AA

化合物	式中 AA 代表的氨基酸残基	化合物	式中 AA 代表的氨基酸残基
1	式中 AA 为 L-Ala 残基	**9**	式中 AA 为 L-Ile 残基
2	式中 AA 为 L-Val 残基	**10**	式中 AA 为 L-Ser 残基
3	式中 AA 为 L-Cys 残基	**11**	式中 AA 为 L-Lys 残基
4	式中 AA 为 L-Asp 残基	**12**	式中 AA 为 L-Leu 残基
5	式中 AA 为 L-Glu 残基	**13**	式中 AA 为 L-Met 残基
6	式中 AA 为 L-Phe 残基	**14**	式中 AA 为 L-Trp 残基
7	式中 AA 为 Gly 残基	**15**	式中 AA 为 L-Tyr 残基
8	式中 AA 为 L-Pro 残基		

2.1 1-15 抑制肿瘤细胞增殖活性

为了揭示苯乙酰 -AA 酯化的 6S-3- 乙酰 -4- 氧化六氢吲哚喹嗪 -6- 甲基醇对肿瘤细胞增殖的抑制作用，选择生长状态良好处于对数生长期的 A549（人非小细胞肺癌细胞）、Bel7402（人肝癌细胞）、HepG2（人肝癌细胞）、HCT-8（人回盲肠癌细胞）、L02（人正常肝细胞）、HL60（人早幼粒白血病细胞）和 S180（鼠腹水癌细胞）作为被测试的肿瘤细胞，按照前面的 MTT 法测定了 **1-15** 抑制 A549、Bel7402、HepG2、HCT-8、L02、HL60 和 S180 增殖的 IC_{50}，每个测定重复 3 次（$n=3$）。从表 9-2-2 可以看到，**1-15** 抑制 S180、HL-60 和 A549 增殖的 IC_{50} 在 14.97 μmol/L 到 ＞ 100 μmol/L 的区间。另外，阿霉素抑制 S180、HL60 和 A549 增殖的 IC_{50} 为 0.19 ～ 0.51 μmol/L。可见，对应于 **1-15** 的 IC_{50} 和对应于阿霉素的 IC_{50} 不在同一个数量级。这些比较数据说明，相对于 DNA 嵌入剂阿霉素，**1-15** 不是

S180、HL60 和 A549 的 DNA 嵌入剂。

从表 9-2-3 可以看到，**1-15** 抑制 L02、Bel7402、HepG2 和 HCT-8 增殖的 IC_{50} 在 33.15 μmol/L 到 > 100 μmol/L 的区间。另外，阿霉素抑制 L02、Bel7402、HepG2 和 HCT-8 增殖的 IC_{50} 为 0.37 ～ 0.68 μmol/L。可见，对应于 **1-15** 的 IC_{50} 和对应于阿霉素的 IC_{50} 不在同一个数量级。这些比较数据说明，相对于 DNA 嵌入剂阿霉素，**1-15** 不是 L02、Bel7402、HepG2 和 HCT-8 的 DNA 嵌入剂。

表 9-2-2 1-15 抑制 S180、HL60 和 A549 增殖的 IC_{50}

对照及 1-15	抑制下面肿瘤细胞增殖的 IC_{50}（均值 ±SD, μmol/L）		
	S180	HL60	A549
阿霉素	0.40 ± 0.04	0.19 ± 0.07	0.51 ± 0.116
1	34.86 ± 3.39	48.76 ± 3.95	> 100
2	16.95 ± 0.23	> 100	33.64 ± 7.64
3	> 100	26.35 ± 2.04	> 100
4	31.92 ± 3.39	45.60 ± 4.95	> 100
5	14.97 ± 1.57	> 100	> 100
6	20.90 ± 1.28	38.90 ± 1.46	24.02 ± 2.23
7	69.84 ± 11.28	65.51 ± 4.04	> 100
8	63.93 ± 2.86	51.26 ± 3.20	> 100
9	19.82 ± 3.20	24.26 ± 6.37	21.88 ± 0.88
10	35.88 ± 2.93	54.60 ± 4.52	> 100
11	22.73 ± 1.61	> 100	> 100
12	33.28 ± 2.91	48.47 ± 0.1	> 100
13	> 100	72.22 ± 3.39	> 100
14	38.64 ± 1.76	40.80 ± 0.40	> 100
15	> 100	> 100	> 100

表 9-2-3 1-15 抑制 L02、Bel7402、HepG2 和 HCT-8 增殖的 IC_{50}

对照及 1-15	抑制下面肿瘤细胞增殖的 IC_{50}（均值 ±SD, μmol/L）			
	L02	Bel7402	HepG2	HCT-8
阿霉素	0.49 ± 0.11	0.47 ± 0.09	0.37 ± 0.05	0.68 ± 0.11
1	77.54 ± 1.05	> 100	56.36 ± 0.66	> 100
2	> 100	33.15 ± 4.07	71.27 ± 0.98	43.53 ± 4.31
3	> 100	> 100	> 100	> 100
4	> 100	> 100	> 100	37.11 ± 2.98
5	> 100	> 100	> 100	> 100
6	> 100	63.48 ± 7.18	> 100	> 100
7	> 100	> 100	> 100	> 100
8	84.10 ± 0.47	> 100	81.61 ± 4.79	55.38 ± 1.97
9	> 100	62.96 ± 2.22	> 100	> 100
10	> 100	> 100	> 100	> 100
11	> 100	> 100	> 100	> 100
12	> 100	> 100	> 100	> 100
13	> 100	> 100	> 100	> 100
14	> 100	> 100	> 100	> 100
15	> 100	> 100	> 100	> 100

2.2　1-15 抑制肿瘤生长活性

采用前面的模型，小鼠或腹腔注射阿霉素的生理盐水溶液［阳性对照，2 µmol/（kg·d），1 天 1 次，连续 7 天］，或灌胃给予 **1-15** 与生理盐水的溶液［0.1 µmol/（kg·d），1 天 1 次，连续 7 天］，或灌胃给予生理盐水（空白对照，0.2 mL/d，1 天 1 次，连续 7 天）。最后一次灌胃给予的次日，称小鼠体重（存活状态下体重），麻醉，颈椎脱臼处死，用镊子固定小鼠右腋肿瘤生长部位，剪开皮肤，暴露肿瘤，钝性剥离，称重。用肿瘤重表示活性。表 9-2-4 的数据表明，**1-15** 能有效地抑制 S180 小鼠肿瘤生长（与生理盐水比 $P < 0.01$）。表 9-2-4 的数据还表明，**1-15** 中 **2**、**6** 和 **9** 抑制 S180 小鼠肿瘤生长的活性最强（与 **1**、**3**、**5**、**8** 及 **11-15** 比 $P < 0.05$）。表 9-2-4 的数据进一步表明，**1-15** 中 **4**、**7** 和 **10** 抑制 S180 小鼠肿瘤生长的活性也强（与 **2**、**6** 和 **9** 比 $P > 0.05$）。

表 9-2-4　1-15 对 S180 荷瘤小鼠肿瘤生长的抑制作用

对照及 1-15	肿瘤重（均值 ±SD, g）	对照及 1-15	肿瘤重（均值 ±SD, g）
生理盐水	1.45 ± 0.36	8	0.93 ± 0.26[a]
阿霉素	0.70 ± 0.24	9	0.73 ± 0.17[b]
1	0.92 ± 0.26[a]	10	0.82±0.21[a]
2	0.74 ± 0.19[b]	11	0.94 ± 0.21[a]
3	0.95 ± 0.29[a]	12	0.97 ± 0.29[a]
4	0.78 ± 0.15[a]	13	0.92 ± 0.19[a]
5	0.95 ± 0.27[a]	14	0.93 ± 0.19[a]
6	0.70 ± 0.15[b]	15	0.96 ± 0.18[a]
7	0.83 ± 0.21[a]		

a：与生理盐水比 $P < 0.01$；b：与生理盐水比 $P < 0.01$，与 **1**、**3**、**5**、**8** 及 **11-15** 比 $P < 0.05$，与 **4**、**7** 及 **10** 比 $P > 0.05$；$n=12$。

2.3　剂量对 6 抑制肿瘤生长活性的影响

为了揭示剂量对苯乙酰氨基酸吲哚喹嗪酯抑制肿瘤生长活性的影响，选择 **6** 为代表，采用前面的模型评价 **6** 在 0.01 µmol/（kg·d）、0.1 µmol/（kg·d）、1 µmol/（kg·d）、10 µmol/（kg·d）4 种灌胃剂量下抑制 S180 小鼠肿瘤生长的活性。将剂量为 10 µmol/（kg·d）的 **6** 治疗的 S180 小鼠麻醉，之后取血（抗凝，离心制备血清，−20 ℃保存，等待酶联免疫测定）。表 9-2-5 的数据说明，随着剂量增加，**6** 抑制 S180 荷瘤小鼠的肿瘤生长的活性也增加，即 **6** 剂量依赖性地抑制 S180 荷瘤小鼠的肿瘤生长。

表 9-2-5　剂量对 6 抑制 S180 荷瘤小鼠肿瘤生长活性的影响

对照及 6	剂量	肿瘤重（均值 ±SD, g）
生理盐水	2 mL/（kg·d）	1.72 ± 0.37
6	0.01 µmol/（kg·d）	1.41 ± 0.39
	0.1 µmol/（kg·d）	0.88 ± 0.26[a]
	1 µmol/（kg·d）	0.64 ± 0.19[b]
	10 µmol/（kg·d）	0.40 ± 0.14[c]

a：与生理盐水比 $P < 0.01$，与 0.01 µmol/（kg·d）的 **6** 比 $P < 0.05$；b：与生理盐水比 $P < 0.01$，与 0.1 µmol/（kg·d）的 **6** 比 $P < 0.05$；c：与生理盐水和 0.01 µmol/（kg·d）的 **6** 比 $P < 0.01$；$n=12$。

2.4　考察 6 的安全性

前面评价中的生理盐水、阿霉素、1 μmol/（kg·d）和 10 μmol/（kg·d）6 治疗的 S180 小鼠血清接受酶联免疫测定。测定时按照 ALT 试剂盒标注的方法测定所述小鼠血清 ALT，按照 AST 试剂盒标注的方法测定所述小鼠血清 AST，按照 Cr 试剂盒标注的方法测定所述小鼠血清 Cr。表 9-2-6 说明，在 10 μmol/（kg·d）剂量下 6 使血液 Cr 浓度升高。提示，在 10 μmol/（kg·d）剂量下 6 可能损伤肾脏。

表 9-2-6　6 治疗的 S180 小鼠血液中 Cr、ALT 及 AST 的水平

对照及 6	Cr 浓度（均值 ±SD, μmol/L）	ALT 浓度（均值 ±SD, U/L）	AST 浓度（均值 ±SD, U/L）
生理盐水	27.38 ± 9.49	47.12 ± 8.84	182.60 ± 18.93
阿霉素	30.36 ± 5.87	57.21 ± 14.34	138.74 ± 47.59
6，1 μmol/（kg·d）	34.52 ± 4.33	44.90 ± 14.56	194.88 ± 14.01
6，10 μmol/（kg·d）	42.86 ± 9.58[a]	40.02 ± 11.32	151.17 ± 41.17

a：与生理盐水组比 $P < 0.05$；n=10。

2.5　1-15 的 3D-QSAR

为了揭示电性效应、空间效应和疏水效应对 1-15 抑制肿瘤生长活性的贡献，分析了 1-15 的这 3 种效应和抑制肿瘤生长活性之间的关系。分析中采用的理论模型是 Cerius2-MFA，目标是表述 3D-QSAR。应用 Cerius2-MFA 模型的三维场理论表述 3D-QSAR 时，借用了分子表面生成的格点。格点的密度随分子间距离变化而变化，可避免由规则格点参数的均一化引起的误差。基于分子表面模型的方法，能分析多样性分子表面，除可计算出分子极性表面的静电、氢键供体及氢键受体外，还可以反映分子非极性表面的特征，从而获得更多的相互作用信息。计算时，以分子力场中不同格点上的探针（包括 H、CH₃、HO）与目标分子的相互作用能为描述符建立 3D-QSAR 方程。建立的 3D-QSAR 方程既可用来分析 1-15 的电性效应、空间效应、疏水效应和抑制肿瘤生长活性之间的相关关系，又可用来预测抑制肿瘤生长活性更强的结构修饰物。

为建立 3D-QSAR 方程，先获取 1-15 的最低能量构象。接下来，按 CoMFA 要求叠合 1-15 的最低能量构象。叠合时，依据最大相似性选择 3S-1，1- 二甲基 -6，7- 二羟基 -1，2，3，4- 四氢异喹啉 -3-甲酰基为共同模板。再接下来，在叠合好的 1-15 的周围定义分子力场的空间范围。然后，按照选择的步长把定义的空间均匀划分，产生格点。之后，在每个格点上逐一用探针（包括 H、CH₃、HO）考察分子力场特征。

最后，用最小二乘法（G/PLS）建立 1-15 抑制肿瘤生长活性和分子力场特征间的 3D-QSAR 方程。下面是以肿瘤重代表 1-15 生物活性的 3D-QSAR 方程的具体描述。

肿瘤重 =43.2892+0.281 371 × "H+/785" –0.281 106 × "H+/1293" –0.781 85 × "HO–/1405" +0.071 584 × "H+/905" +0.195 513 × "CH₃/766" –0.417 057 × "HO–/906" –0.491 369 × "H+/202" –0.431 745 × "H+/1260" –0.112 682 × "CH₃/1314" +0.532 573 × "H+/1390" +0.421 051 × "HO–/873"

方程中有 2 个 "CH₃" 探针项（"CH₃/766" "CH₃/1314"），其中 1 项系数为正值，1 项系数为负值。

正系数 CH_3 意味着疏水基有利于提高抑制肿瘤生长的活性。方程中有 6 个 "H+" 探针项（"H+/785" "H+/1293" "H+/905" "H+/202" "H+/1260" "H+/1390"），其中 3 项系数为正值，3 项系数为负值。正系数 H+ 意味着排斥电子的基团有利于提高抑制肿瘤生长活性，负系数 H+ 意味着吸引电子的基团有利于提高抑制肿瘤生长活性。方程中有 3 个 "HO–" 探针项（"HO–/1405" "HO–/906" "HO–/873"），其中 1 项系数为正值，2 项系数为负值。正系数 HO– 意味着吸引电子的基团有利于提高抑制肿瘤生长活性，负系数 HO– 意味着排斥电子的基团有利于提高 1-15 抑制肿瘤生长活性。此外，方程的相关系数 $R^2=0.999$。可见，方程有很好的线性关系。

3 · 寡肽修饰的 6S-3- 乙酰 -4- 氧化六氢吲哚喹嗪 –6- 甲酸

寡肽修饰的 6S-3- 乙酰 -4- 氧化六氢吲哚喹嗪 -6- 甲酸是 6S-3- 乙酰 -4- 氧化六氢吲哚喹嗪 -6- 甲酸的羧基偶联 Lys-Glu、Leu-Asp-Val、Arg-Gly-Asp-Ser、Tyr-Ile-Gly- Ser-Arg 及 Leu-Pro-Asn-Ile-Ser-Lys-Pro 的产物 **1-5**。图 9-3-1 是寡肽修饰的 6S-3- 乙酰 -4- 氧化六氢吲哚喹嗪 -6- 甲酸（**1-5**）的合成路线。为阐明结构，表 9-3-1 给出了 **1-5** 的肽序列。

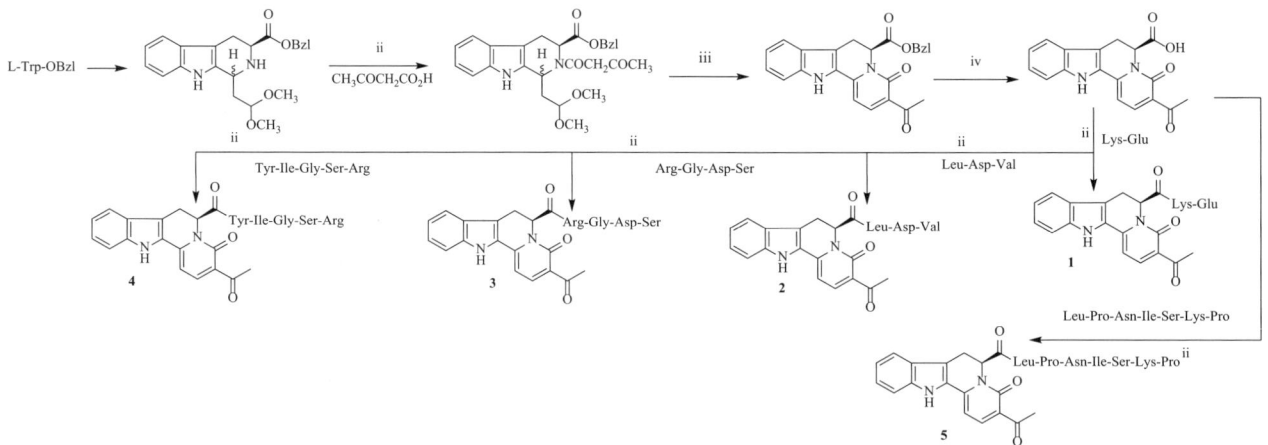

图 9-3-1 **1-5** 的合成路线

表 9-3-1 **1-5** 的肽序列

化合物	式中的肽序列	化合物	式中的肽序列
1	Lys-Glu	**4**	Tyr-Ile-Gly-Ser-Arg
2	Leu-Asp-Val	**5**	Leu-Pro-Asn-Ile-Ser-Lys-Pro
3	Arg-Gly-Asp-Ser		

3.1 1–5 抑制肿瘤细胞增殖活性

按前面描述的 MTT 法评价 **1-5** 抑制 A549（人非小细胞肺癌细胞）、HCT-8（人回盲肠癌细胞）、HeLa（人宫颈癌细胞）、SH-SY5Y（人神经母细胞瘤细胞）、HL60（人早幼粒白血病细胞）、MCF-7（人乳腺癌细胞）、S180（鼠腹水癌细胞）和 HaCaT（人永生化表皮细胞）增殖的 IC_{50}。阳性对照为阿霉素。

表 9-3-2 的数据表明，**1-5** 抑制 HL60、A549、HeLa 和 HCT-8 增殖的 IC_{50} 都 > 100 μmol/L。相对而言，阿霉素抑制 HL60、A549、HeLa 和 HCT-8 增殖的 IC_{50} 为 0.34 ～ 2.11 μmol/L。这些比较数字表明，**1-5** 抑制 HL60、A549、HeLa 和 HCT-8 增殖的 IC_{50} 与阿霉素相应的 IC_{50} 不在同一个数量级。由此推测，与阿霉素不同，**1-5** 可能不是 HL60、A549、HeLa 和 HCT-8 的 DNA 嵌入剂。

表 9-3-3 的数据表明，**1-5** 抑制 MCF-7、SH-SY5Y，HaCaT 和 S180 增殖的 IC_{50} 都 > 100 μmol/L。而阿霉素抑制相应细胞的 IC_{50} 为 0.72 ～ 1.90 μmol/L。即 **1-5** 抑制 MCF-7、SH-SY5Y、HaCaT 和 S180 增殖的 IC_{50} 与阿霉素相应的 IC_{50} 不在同一个数量级。由此推测，与阿霉素不同，**1-5** 可能也不是 MCF-7、SH-SY5Y、HaCaT 和 S180 的 DNA 嵌入剂。

表 9-3-2 **1-5** 抑制 HL60、A549、HeLa 和 HCT-8 增殖的 IC_{50}

| 对照及 1-5 | 抑制肿瘤细胞增殖的 IC_{50}（均值 ±SD，μmol/L） | | | |
	HL60	A549	HeLa	HCT-8
阿霉素	0.34 ± 0.16	1.89 ± 0.22	1.73 ± 0.21	2.11 ± 0.19
1	> 100	> 100	> 100	> 100
2	> 100	> 100	> 100	> 100
3	> 100	> 100	> 100	> 100
4	> 100	> 100	> 100	> 100
5	> 100	> 100	> 100	> 100

表 9-3-3 **1-5** 抑制 MCF-7、SH-SY5Y、HaCaT 和 S180 增殖的 IC_{50}

| 对照及 1-5 | 抑制肿瘤细胞增殖的 IC_{50}（均值 ±SD，μmol/L） | | | |
	MCF-7	SH-SY5Y	HaCaT	S180
阿霉素	1.05 ± 0.16	1.90 ± 0.26	0.72 ± 0.18	1.44 ± 0.36
1	> 100	> 100	> 100	> 100
2	> 100	> 100	> 100	> 100
3	> 100	> 100	> 100	> 100
4	> 100	> 100	> 100	> 100
5	> 100	> 100	> 100	> 100

3.2 1-5 抑制肿瘤生长活性

按前面描述的方法制备浓度为 1×10^7 个 /mL 的 S180 细胞悬液，接种于健康雄性 ICR 小鼠［（20 ± 2）g］腋下，制备 S180 实体瘤小鼠模型。静息 1 天后将小鼠随机分组，阳性对照组小鼠灌胃给予阿霉素与生理盐水的溶液［剂量为 2 μmol/（kg·d），1 天 1 次，连续 10 天］，或灌胃给予阿糖胞苷与生理盐水的溶液［剂量为 8.23 μmol /（kg·d），1 天 1 次，连续 10 天］，空白对照组小鼠灌胃给予生理盐水［剂量为 2 mL/（kg·d），1 天 1 次，连续 10 天］，**1-5** 治疗组小鼠灌胃给予 **1-5** 与生理盐水的溶液［剂量为 0.1 μmol/（kg·d），1 天 1 次，连续 10 天］。每天观察小鼠的自主活动、精神状态、毛发、呼吸、饮食及粪便性状。第 11 天停止治疗，称小鼠体重，乙醚麻醉，颈椎脱臼处死，取血及肿瘤。进行血液抗凝，肿瘤称重。表9-3-4的数据表明，**1-5**能有效地抑制S180小鼠肿瘤生长（与生理盐水比$P < 0.01$）。其中，**1-5**中**3**和**4**抑制S180小鼠肿瘤生长的活性最强（与**1**、**2**和**5**比$P < 0.01$）。

表9-3-4　**1-5**对S180荷瘤小鼠肿瘤生长的抑制作用

对照及1-5	肿瘤重（均值±SD，g）	对照及1-5	肿瘤重（均值±SD，g）
生理盐水	1.96 ± 0.37	2	0.96 ± 0.21[a]
阿霉素	0.62 ± 0.14	3	0.65 ± 0.15[b]
阿糖胞苷	0.98 ± 0.21	4	0.59 ± 0.14[b]
1	1.05 ± 0.24[a]	5	1.03 ± 0.22[a]

a：与生理盐水比$P < 0.01$；b：与生理盐水及**1**、**2**和**5**比$P < 0.01$；$n=15$。

3.3　1-5抑制HCCLM3黏附、侵袭及迁移的活性

按照前面描述的方法和操作测定**1-5**抑制HCCLM3（人高转移肝癌细胞）黏附、侵袭及迁移的百分数（通过培养基处理的HCCLM3的OD值和**1-5**处理的HCCLM3的OD值计算）。表9-3-5的数据表明，浓度为20 μmol/L时**1-5**抑制HCCLM3黏附的百分数为8.87%～55.39%（$n=15$）。表9-3-6的数据表明，浓度为20 μmol/L时**1-5**抑制HCCLM3侵袭的百分数为10.95%～60.40%（$n=15$）。表9-3-7的数据表明，浓度为20 μmol/L时**1-5**抑制HCCLM3迁移的百分数为11.76%～58.82%（$n=15$）。

表9-3-5　浓度为20 μmol/L时**1-5**对HCCLM3黏附的抑制作用

1-5	黏附的抑制率（均值±SD，%）	1-5	黏附的抑制率（均值±SD，%）
1	8.87 ± 1.11	4	20.75 ± 3.67
2	40.18 ± 4.25	5	50.88 ± 8.56
3	55.39 ± 7.13		

表9-3-6　浓度为20 μmol/L时**1-5**对HCCLM3侵袭的抑制作用

1-5	侵袭的抑制率（均值±SD，%）	1-5	侵袭的抑制率（均值±SD，%）
1	10.95 ± 2.41	4	39.67 ± 6.47
2	51.19 ± 5.75	5	50.25 ± 9.39
3	60.40 ± 6.29		

表9-3-7　浓度为20 μmol/L时**1-5**对HCCLM3迁移的抑制作用

1-5	迁移的抑制率（均值±SD，%）	1-5	迁移的抑制率（均值±SD，%）
1	11.76 ± 1.82	4	33.82 ± 7.90
2	41.18 ± 5.32	5	45.59 ± 9.12
3	58.82 ± 10.79		

3.4　1-5抑制肿瘤向肺转移的作用

按照前面描述的方法将接种的Lewis肺癌转移小鼠分组。分组之后，Lewis肺癌转移小鼠接受治疗。小鼠每天灌胃给予生理盐水（空白对照），剂量为0.1 mL/（10 g·d），1天灌胃给予1次，连续灌胃给予12天。治疗期间，每天测量小鼠的瘤体积。最后一次治疗的次日，对各组小鼠进行称重。然后麻醉，

颈椎脱臼处死，用镊子固定小鼠右侧腋下，剪开皮肤，暴露肿瘤，钝性剥离，称重，统计平均瘤重。剥离实体瘤后，再剥离肺，统计肺部转移的平均瘤结节数。表 9-3-8 的数据表明，在 0.1 μmol/（kg·d）的灌胃给予剂量下连续治疗 12 天，**1-5** 不仅能抑制原位瘤生长（与生理盐水比 $P < 0.01$），还能抑制肿瘤向肺转移（与生理盐水比 $P < 0.01$）。换句话说，在 0.1 μmol/（kg·d）的灌胃给予剂量下连续治疗 12 天，**1-5** 是肿瘤生长和肿瘤转移的双重抑制剂。其中，**3** 和 **4** 的抑制活性最强（与 **1**、**2** 和 **5** 比 $P < 0.01$）。

表 9-3-8　1-5 对原位瘤生长及肿瘤向肺转移的抑制作用

对照及 1-5	原位瘤重（均值 ±SD，g）	肺部肿瘤结节数（均值 ±SD）
生理盐水	5.36 ± 0.41	14.17 ± 2.09
1	3.22 ± 0.22[a]	9.17 ± 1.55[a]
2	3.65 ± 0.16[a]	9.27 ± 1.56[a]
3	1.54 ± 0.08[b]	3.00 ± 0.31[b]
4	1.71 ± 0.09[b]	3.10 ± 0.51[b]
5	3.15 ± 0.14[a]	8.08 ± 1.32[a]

a：与生理盐水比 $P < 0.01$；b：与生理盐水及 **1**、**2** 和 **5** 比 $P < 0.01$；$n=15$。

3.5　1-5 的 SAR

评价抑制肿瘤生长活性时发现，**1-5**［剂量为 0.1 μmol/（kg·d），1 天 1 次，连续 10 天］可以有效地抑制 S180 小鼠肿瘤生长（与生理盐水比 $P < 0.01$）。同时发现 **3** 和 **4** 抑制 S180 小鼠肿瘤生长的活性最强（与 **1**、**2** 和 **5** 比 $P < 0.01$）。

在 Lewis 肺癌转移小鼠模型上评价原位瘤生长及肺转移的瘤结节数时发现，在 0.1 μmol/（kg·d）剂量下连续治疗 12 天，**1-5** 不仅能抑制原位瘤生长（与生理盐水比 $P < 0.01$），还能抑制肿瘤向肺转移（与生理盐水比 $P < 0.01$）。即在 0.1 μmol/（kg·d）的灌胃剂量下连续治疗 12 天，**1-5** 是肿瘤生长和肿瘤转移的双重抑制剂。在 Lewis 肺癌转移小鼠模型上评价原位瘤生长及肺转移的瘤结节数时发现，作为肿瘤生长和肿瘤转移的双重抑制剂，**3** 和 **4** 的活性最强（与 **1**、**2** 和 **5** 比 $P < 0.01$）。

从表 9-3-1 可以看出，抑制肿瘤生长和抑制肿瘤转移活性强的 **3** 和 **4** 分别代表 6S-3- 乙酰 -4- 氧化六氢吲哚喹嗪 -6- 甲酰 -Arg-Gly-Asp- Ser 及 6S-3- 乙酰 -4- 氧化六氢吲哚喹嗪 -6- 甲酰 -Tyr-Ile-Gly-Ser-Arg。即 6S-3- 乙酰 -4- 氧化六氢吲哚喹嗪 -6- 甲酸的羧基偶联 Lys-Glu、Leu-Asp-Val、Arg-Gly-Asp-Ser、Tyr-Ile-Gly-Ser-Arg 及 Leu-Pro-Asn-Ile-Ser-Lys-Pro 时偶联 Arg-Gly-Asp-Ser 和 Tyr-Ile-Gly-Ser-Arg 可以产生较强的活性。

4　糖修饰的 3- 乙酰 -4- 氧化六氢吲哚喹嗪

6S-3- 乙酰 -4- 氧化六氢吲哚喹嗪 -6- 甲基醇被葡萄糖醛酸酯化，是用糖修饰 6S-3- 乙酰 -4- 氧化六氢吲哚喹嗪 -6- 甲基醇的最简捷的途径。向 6S-3- 乙酰 -4- 氧化六氢吲哚喹嗪 -6- 甲酸中引入糖环有

2 条简捷途径。一条途径是，用 1，2- 二乙胺为连接臂把 6S-3- 乙酰 -4- 氧化六氢吲哚喹嗪 -6- 甲酸和葡萄糖醛酸组合为一个分子；另一条途径是，把氨基葡萄糖的氨基和 6S-3- 乙酰 -4- 氧化六氢吲哚喹嗪 -6- 甲酸的羧基进行酰胺化。图 9-4-1 是体现 3 条途径的糖修饰的 3- 乙酰 -4- 氧化六氢吲哚喹嗪的路线。图 9-4-1 中 **1-3** 的结构清晰，不再需要列表阐明结构特征。针对 3- 乙酰 -4- 氧化六氢吲哚喹嗪的功能，评价 **1-3** 对肿瘤生长的抑制作用；对肿瘤转移的抑制作用；对炎症的抑制作用；对动脉血栓的抑制作用。此外，还介绍了 6S-3- 乙酰 -4- 氧化六氢吲哚喹嗪 -6- 甲酰氨基葡萄糖 **3** 的糖环的互变异构现象。

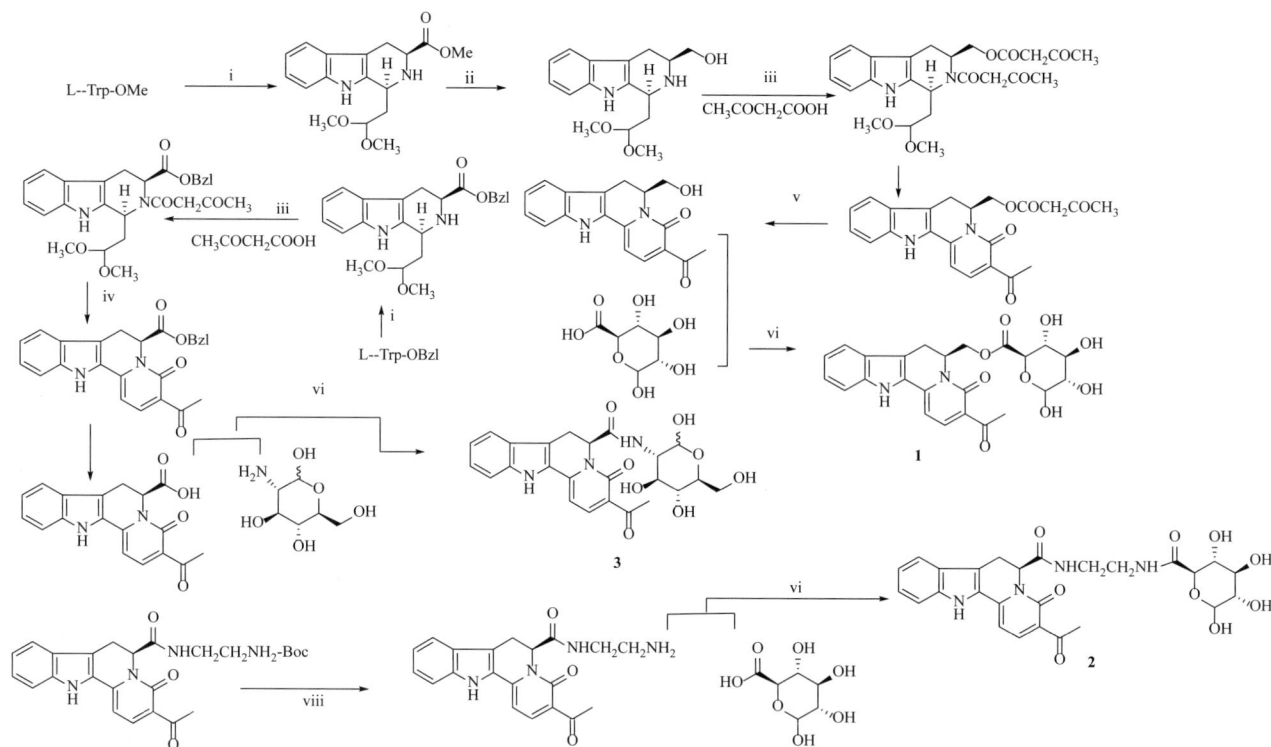

图 9-4-1　**1-3** 的合成条件

4.1　1-3 抑制肿瘤生长活性

用生理盐水（1：2）稀释生长旺盛的 S180 瘤液制成细胞悬液，再用新鲜配制的培养基稀释，充分混合。按公式计算细胞浓度，细胞浓度 =4 个方格内的活细胞数 /$4 \times 10^4 \times$ 稀释倍数 = 细胞数 /mL。按细胞存活率 = 活细胞数 /（活细胞数 + 死细胞数）$\times 100\%$ 计算细胞存活率。

用匀浆法将存活率＞ 90% 的肿瘤细胞液制成 1×10^7 个 /mL 的细胞悬液，采用皮下接种法将细胞悬液注射到小鼠右腋皮下（接种量为 0.2 mL/ 只），制成实体瘤小鼠模型。接种的次日，将小鼠随机分组。小鼠或腹腔注射阿霉素与生理盐水溶液［阳性对照，2 μmol/（kg · d），1 天 1 次，连续 10 天］，或灌胃生理盐水［空白对照，2 mL/（kg · d），1 天 1 次，连续 10 天］，或灌胃 **1-3** 与生理盐水的溶液［0.01 μmol/（kg · d），1 天 1 次，连续 10 天］。每天观察小鼠的自主活动、精神状态、毛发、呼吸、饮食、粪便性状。最后一次服药的次日称体重，乙醚麻醉，颈椎脱臼处死，取肿瘤称重。表 9-4-1 的数据表明，**1-3** 能有效地抑制肿瘤生长（与生理盐水比 $P < 0.01$）。表 9-4-1 的数据还表明，**1-3** 中 **1** 抑制肿瘤生长的活性最强（与 **2** 和 **3** 比 $P < 0.01$）。

表 9-4-1　**1-3** 对 S180 荷瘤小鼠肿瘤生长的抑制作用

对照及 1-3	肿瘤重（均值 ±SD，g）	对照及 1-3	肿瘤重（均值 ±SD，g）
生理盐水	1.76 ± 0.57	**2**	1.02 ± 0.29[a]
阿霉素	0.60 ± 0.17	**3**	1.04 ± 0.31[a]
1	0.72 ± 0.19[b]		

a：与生理盐水比 $P < 0.01$；b：与生理盐水及 **2** 和 **3** 比 $P < 0.01$；$n=12$。

4.2　1-3 抑制 A549 迁移的活性

将生长状态良好且处于对数生长期的贴壁细胞 A549（人非小细胞肺癌细胞）用 PBS 洗 3 次，用 0.25% 胰酶消化至大部分细胞从瓶底脱落，加入相应含血清培养基终止消化，沿壁吹打至细胞完全脱落，转移至 15 mL 离心管中 3000 r/min 离心 3min。弃上清液，加无血清培养基吹打重悬，计数，使细胞密度为 5×10^5 个 /mL。在培养板的 Transwell 小室的上室加 100 μL 细胞悬液，同时加 25 μL **1-3** 溶液（**1-3** 用含 0.5%DMSO 的无血清 1640 培养基配成终浓度为 20 μmol/L 的样品溶液，简称 "**1-3** 溶液"）。每种溶液重复 2 个 Transwell 小室，设空白小室及阳性对照小室。将培养板轻轻晃动，使培养基均匀。在培养板 Transwell 小室的下室加 600 μL 含 10% 血清的培养基。在 37 ℃下，将培养板放在 5%CO$_2$ 孵箱中孵育 6 h。吸去 Transwell 小室上室剩余液体，每室加 100 μL PBS，用棉签擦去上室细胞，重复 3 次。吸去下室剩余液体，每孔加 600 μL 多聚甲醛（4%），将迁移的细胞固定 30 min。吸除下室的多聚甲醛，每个下室加 600 μL 结晶紫染色 15 min。吸除染色液，小室用蒸馏水洗 3 次之后于显微镜下拍照计数。选择 9 个细胞数大致相同且分布均匀的视野，拍照计数。平行地选择终浓度为 20 μmol/L 的 RGDS 为阳性对照，等体积的 PBS 为培养基对照。迁移的细胞数用 t 检验处理，以均值 ± SD 表示。

表 9-4-2 的数据表明，浓度为 20 μmol/L 时 **1-3** 显著抑制 A549 迁移（与培养基比 $P < 0.01$）。其中 **1** 抑制 A549 迁移的活性最强（与 **2** 和 **3** 比 $P < 0.01$）。

表 9-4-2　浓度为 20 μmol/L 时 1-3 对 A549 迁移的影响

对照及 1-3	迁移数（均值 ±SD）	对照及 1-3	迁移数（均值 ±SD）
培养基	99.0 ± 11.9	**2**	67.8 ± 5.3[a]
RGDS	46.8 ± 5.2	**3**	64.3 ± 5.2[a]
1	50.2 ± 5.1[b]		

a：与培养基比 $P < 0.01$；b：与培养基及 **2** 和 **3** 比 $P < 0.01$；$n=9$。

4.3　1-3 抑制 A549 侵袭的活性

将 −20 ℃保存的基质胶 Matrigel 在 4 ℃下回温 12 h，使之成为可流动的液态。将 720 μL 无血清培养基和 180 μL Matrigel 均匀混合（相当于基质胶稀释了 5 倍）之后，加到 Transwell 小室上室，每室加 100 μL。在 37 ℃下，Transwell 小室在 5%CO$_2$ 孵箱中孵育 5 h。吸除 Transwell 小室上室剩余的液体，之后加 50 μL 无血清培养基。在 37 ℃下，Transwell 小室在 5%CO_2 孵箱中孵育 30 min。

将生长状态良好且处于对数生长期的 A549 用 PBS 洗 3 次，用 0.25% 胰酶消化至大部分细胞从瓶壁脱落。加入有血清培养基停止消化，沿壁吹打至细胞完全脱落，转移至 15 mL 离心管，3000 r/min 离心 3 min，弃去上清液，加入无血清培养基吹打均匀，计数，A549 细胞密度为 2.5×10^5 个 /mL。每个上室加 100 μL 细胞悬液，同时每孔加入 25 μL 1-3 溶液（1-3 用含 0.5%DMSO 的无血清 1640 培养基配成终浓度为 20 μmol/L 的样品溶液，简称 "1-3 溶液"）。每种溶液重复 2 个 Transwell 小室，设空白小室及阳性对照小室。将培养板轻轻晃动，使培养基均匀。在培养板 Transwell 小室的下室加 600 μL 含 10% 血清的培养基。在 37 ℃下，将培养板放在 5%CO_2 孵箱中孵育 24 h。吸去 Transwell 小室上室剩余液体，每室加 100 μL PBS，用棉签擦去上室细胞，重复 3 次。吸去下室剩余液体，每孔加 600 μL 多聚甲醛（4%），将侵袭的细胞固定 30 min。吸除下室的多聚甲醛，每个下室加 600 μL 结晶紫染色 15 min。吸除染色液，将小室用蒸馏水洗 3 次之后于显微镜下拍照计数。选择 9 个细胞数大致相同且分布均匀的视野，拍照计数。平行地选择终浓度为 20 μmol/L 的 RGDS 为阳性对照，等体积的 PBS 为培养基对照。侵袭的细胞数以均值 ±SD 表示。

表 9-4-3 的数据表明，浓度为 20 μmol/L 时 1-3 显著抑制 A549 侵袭（与培养基比 $P < 0.01$）。其中 1 抑制 A549 侵袭的活性最强（与 2 和 3 比 $P < 0.01$）。

表 9-4-3 浓度为 20 μmol/L 时 1-3 对 A549 侵袭的影响

对照及 1-3	侵袭数（均值 ±SD）	对照及 1-3	侵袭数（均值 ±SD）
培养基	229.8 ± 19.9	2	124.3 ± 7.2[a]
RGDS	112.8 ± 8.2	3	131.4 ± 7.4[a]
1	107.7 ± 6.3[b]		

a：与培养基比 $P < 0.01$；b：与培养基及 2 和 3 比 $P < 0.01$；$n=9$。

4.4 1-3 抑制肿瘤向肺转移的作用

4.4.1 Lewis 肺癌瘤源小鼠

Lewis 小鼠肺癌细胞（LLC）选用 DMEM（含 10% 经灭活的胎牛血清，1×10^5 U/L 青霉素和 100 mg/L 链霉素）培养。按照贴壁细胞培养方法，每 2 天传代 1 次，富集 LLC。待 LLC 处于对数生长期时，消化细胞。用生理盐水调整 LLC 数为 2×10^7 个 /mL，台盼蓝染色显示活 LLC 数＞95%。左手固定 C57BL/6 雄性小鼠 [（20±2）g]，小鼠右前肢腋窝皮肤用 75% 乙醇消毒，右手持 1 mL 无菌注射器于小鼠腋部皮下注射瘤细胞悬液（每只 0.2 mL，含 LLC 数约 2×10^6 个 /mL）接种 LLC。接种 12 ～ 15 天后小鼠长出直径为 1.5 ～ 2.0 cm 的肿瘤，此即 Lewis 肺癌瘤源小鼠。

4.4.2 Lewis 肺癌转移小鼠模型

麻醉 Lewis 肺癌瘤源小鼠，颈椎脱臼处死，用 75% 乙醇浸泡消毒 10 min，在超净工作台上剥离瘤体，选择生长良好的瘤组织，在无菌平皿中加少量生理盐水洗去血液。将瘤组织剪碎，置于组织匀浆器内按瘤块重（g）/ 生理盐水体积（mL）为 1 : 3 的比例加 4 ℃ 预冷的生理盐水。然后轻轻研磨，制成细胞悬液。该细胞悬液过 200 目尼龙网两次，制成单 LLC 悬液。单 LLC 悬液用生理盐水调整细胞数为 2×10^7 个 /mL，台盼蓝染色显示活 LLC 数＞ 95%。

左手固定 C57BL/6 雄性小鼠 [（20±2）g]，小鼠右前肢腋窝皮肤用 75% 乙醇消毒。右手持 1 mL 无菌注射器将 0.2 mL（含肿瘤细胞数约为 2×10^6 个 /mL）单 LLC 悬液接种于小鼠右前肢腋窝皮下。接种 10 ～ 12 天后小鼠右前肢腋窝皮下长出直径为 4 ～ 5 mm 的肿瘤。测量肿瘤体积，按肿瘤平均体积分组。

4.4.3 Lewis 肺癌转移小鼠的治疗

分组之后，Lewis 肺癌转移小鼠开始接受治疗。阳性对照组小鼠每天灌胃 RGDS 的生理盐水溶液，剂量为 10 µmol/（kg·d），连续灌胃 11 天。空白对照组小鼠每天灌胃生理盐水，剂量为 0.1 mL/（10 g·d），连续灌胃 11 天。1-3 治疗的小鼠每天灌胃 1-3 的生理盐水溶液，剂量为 0.01 µmol（kg·d），连续灌胃 11 天。

治疗期间，每天测量小鼠的瘤体积。最后一次治疗的次日，对各组小鼠进行称重。然后麻醉，颈椎脱臼处死，用镊子固定小鼠右侧腋下，剪开皮肤，暴露肿瘤，钝性剥离，称重，统计平均瘤重。剥离实体瘤后，再剥离肺，统计肺部转移的平均瘤结节数。

表 9-4-4 的数据表明，在 0.01 µmol/（kg·d）的灌胃剂量下连续治疗 11 天，1-3 能有效地抑制肿瘤向肺转移（与生理盐水比 $P <$ 0.01）。其中 1 抑制肿瘤向肺转移的活性最强（与 2 及 3 比 $P <$ 0.05）。

表 9-4-4 还给出了原位种植瘤的重量。原位种植瘤的重量说明，在 0.01 µmol/（kg·d）的灌胃剂量下连续治疗 11 天，1-3 能有效地抑制原位种植瘤的生长（与生理盐水比 $P <$ 0.05）。可见，1-3 是肿瘤生长及肿瘤向肺转移的双重抑制剂。

表 9-4-4　1-3 对肿瘤原位种植瘤生长及向肺转移的抑制作用

对照及 1-3	原位瘤重（均值 ±SD, g）	肺部肿瘤结节数（均值 ±SD）
生理盐水	3.80 ± 1.25	8.50 ± 2.83
RGDS	3.65 ± 0.77	3.44 ± 1.24
1	2.64 ± 0.93[c]	2.43 ± 1.04[b]
2	2.10 ± 0.82[c]	4.70 ± 1.61[a]
3	2.86 ± 0.95[c]	4.71 ± 1.71[a]

a：与生理盐水比 $P <$ 0.01；b：与生理盐水及 2 和 3 比 $P <$ 0.01；c：与生理盐水比 $P <$ 0.05；n=12。

4.5　1-3 的抗炎活性

ICR 小鼠 [（24±2）g] 静息 1 天，随后随机分组，每组 12 只。小鼠序贯灌胃生理盐水（空白对照），或序贯灌胃阿司匹林与生理盐水的悬浮液（阳性对照，1111 µmol/kg），或序贯灌胃 1-3 与生理盐水的溶液（0.01 µmol/kg）。30 min 后，依序贯顺序从小鼠的右耳郭的中心向边缘扩展并均匀涂抹 30 µL 二甲苯，待其自然挥发，建立二甲苯诱发的肿胀模型。造模 2 h 后，小鼠接受乙醚麻醉，颈椎脱臼处死。沿两侧耳根剪下小鼠两侧耳朵，两耳对齐边缘叠放，用直径 7 mm 的电动打孔器（YLS025A）在相同部位取圆形耳片，两个圆形耳片分别精确称重。记录两个圆形耳片的重量差，用来代表耳肿胀度。

表 9-4-5 的耳肿胀度表明，**1-3** 能有效地抑制二甲苯诱发的耳部炎症反应（与生理盐水比 $P < 0.01$）。其中 **1** 对二甲苯诱发的耳部炎症的抑制作用最强（与 **2** 及 **3** 比 $P < 0.01$）。

表 9-4-5　**1-3** 的抗炎活性

对照及 1-3	耳肿胀度（均值 ±SD, mg）	对照及 1-3	耳肿胀度（均值 ±SD, mg）
生理盐水	6.76 ± 0.68	2	3.15 ± 0.49[a]
阿司匹林	1.54 ± 0.40	3	3.97 ± 0.50[a]
1	1.37 ± 0.28[b]		

a：与生理盐水比 $P < 0.01$；b：与生理盐水及 **2** 和 **3** 比 $P < 0.01$；$n=12$。

4.6　1-3 抗动脉血栓活性

在大鼠丝线法抗血栓模型上评价 **1-3**（灌胃剂量为 0.01 μmol/kg）的抗动脉血栓活性。评价时选择阿司匹林为阳性对照（灌胃剂量为 167 μmol/kg），选择生理盐水为空白对照（灌胃剂量为 3 mL/kg），用血栓重代表活性。大鼠丝线法抗血栓模型包括动静脉旁路插管，该插管由 3 段硅烷化的聚乙烯管构成。中段的聚乙烯管长为 60 mm，内径为 2 mm。中段聚乙烯管的两端分别与 2 段相同规格的聚乙烯管连接。这 2 段聚乙烯管长为 100 mm，内径为 1 mm，外径为 2 mm。它们的一端为尖管，用于插入大鼠的颈动脉或颈静脉，另一端用于插入中段聚乙烯管。雄性 SD 大鼠（200 ～ 220 g）灌胃 **1-3** 或阿司匹林或生理盐水，30 min 之后，腹腔注射乌拉坦溶液（5.0 mg/mL，3 mL/kg）进行麻醉，然后分离右颈动脉和左颈静脉。把一根准确称重（丝线的初重量）的 6 cm 长的丝线放入中段聚乙烯管，让插管充满肝素钠的生理盐水溶液（50 IU/mL），一端插入大鼠的左颈静脉，另一端加入定量肝素钠抗凝，然后插入大鼠的右颈动脉。血液从右颈动脉流经聚乙烯管流入左颈静脉，15 min 后取出附有血栓的丝线并准确称重（丝线的终重量）。用丝线的终重量减去丝线的初重量得血栓重，即得到 **1-3** 的抗动脉血栓活性。表 9-4-6 的数据表明，**1-3** 能有效地抗动脉血栓形成（与生理盐水比 $P < 0.01$）。其中 **1** 抗动脉血栓的活性最强（与 **2** 及 **3** 比 $P < 0.01$）。

表 9-4-6　**1-3** 抗动脉血栓活性

对照及 1-3	血栓重（均值 ±SD, mg）	对照及 1-3	血栓重（均值 ±SD, mg）
生理盐水	25.27 ± 2.82	2	20.38 ± 2.17[a]
阿司匹林	13.48 ± 1.13[a]	3	20.11 ± 2.02[a]
1	13.35 ± 1.68[b]		

a：与生理盐水比 $P < 0.01$；b：与生理盐水及 **2** 和 **3** 比 $P < 0.01$；$n=12$。

4.7　考察 1-3 的安全性

取生理盐水治疗的炎症小鼠的血清，以及 **1-3** 治疗的炎症小鼠的血清进行酶联免疫测定。测定时按照 ALT 试剂盒标注的方法测定血清 ALT，按照 AST 试剂盒标注的方法测定血清 AST，按照 Cr 试剂盒标注的方法测定血清 Cr。表 9-4-7 说明，在 0.01 μmol/（kg · d）剂量下 **1-3** 既不升高血清 ALT 浓度，也不升高血清 AST 浓度和血清 Cr 浓度。即在 0.01 μmol/（kg · d）剂量下 **1-3** 对肝脏和肾脏不造成伤害。

表 9-4-7   1-3 治疗的炎症小鼠血清 Cr、ALT 及 AST 的水平

对照及 1-3	Cr 浓度（均值 ±SD, μmol/L)	ALT 浓度（均值 ±SD, U/L)	AST 浓度（均值 ±SD, U/L)
生理盐水	33.39 ± 2.74	35.75 ± 2.01	38.88 ± 3.61
1	33.05 ± 2.39	36.39 ± 2.41	37.13 ± 3.98
2	34.26 ± 2.73	34.42 ± 2.24	39.64 ± 3.99
3	33.18 ± 2.54	36.42 ± 2.95	38.33 ± 3.56

4.8 1-3 的 SAR

用 S180 荷瘤小鼠肿瘤生长模型测定 **1-3** 抑制肿瘤生长活性时发现，**1-3** 能有效地抑制肿瘤生长。其中 **1** 抑制肿瘤生长的活性最强。

用细胞模型评价 **1-3** 抑制 A549 迁移活性时发现，**1-3** 能有效地抑制 A549 迁移，其中 **1** 抑制 A549 迁移的活性最强。用细胞模型评价 **1-3** 抑制 A549 侵袭活性时发现，**1-3** 能有效地抑制 A549 侵袭，其中 **1** 抑制 A549 侵袭的活性最强。用 Lewis 肺癌转移小鼠模型评价 **1-3** 抑制肿瘤向肺转移时发现，**1-3** 能有效地抑制肿瘤向肺转移，其中 **1** 抑制肿瘤向肺转移的活性最强。

用二甲苯诱发的小鼠耳肿胀模型评价 **1-3** 的抗炎活性时发现，**1-3** 能有效地抑制二甲苯诱发的耳部炎症反应，其中 **1** 对二甲苯诱发的耳部炎症的抑制作用最强。

用大鼠丝线法抗血栓模型评价 **1-3** 的抗动脉血栓活性时发现，**1-3** 能有效地抗动脉血栓形成。其中 **1** 的抗动脉血栓活性最强。

肿瘤生长、肿瘤转移、炎症和动脉血栓是相互关联的。在所述评价中，**1-3** 中 **1** 的活性最强。从图 9-4-1 可知，**1** 代表 6S-3- 乙酰 -4- 氧化六氢吲哚喹嗪 -6- 甲酰氨基葡萄糖。这些比较说明，在糖修饰 6S-3- 乙酰 -4- 氧化六氢吲哚喹嗪的 3 种途径中 6S-3- 乙酰 -4- 氧化六氢吲哚喹嗪 -6- 甲酰氨基葡萄糖的氨基是最佳的。

4.9 3 的互变异构现象

互变异构现象在药物化学中屡见不鲜，用恰当案例阐明互变异构现象是本书的基本内容之一。为此，本部分内容用 6S-3- 乙酰 -4- 氧化六氢吲哚喹嗪 -6- 甲酰氨基葡萄糖介绍 **3** 的互变异构现象及氨基葡萄糖的 α 和 β 互变异构体（图 9-4-2）。根据磁共振波谱，氨基葡萄糖的 2 位 H 的化学位移为 4.86 ppm，α- 氨基葡萄糖 1-OH 的 H 的化学位移为 6.57 ppm，β- 氨基葡萄糖 1-OH 的 H 的化学位移为 6.46 ppm。根据二维氢谱（图 9-4-3），4.86 ppm 处的 H 与 6.46 ppm 处的 OH 存在相关峰（β），4.86 ppm 处的 H 与 6.57 ppm 处的 OH 不存在相关峰（α）。α- 氨基葡萄糖 1-OH 的 H 的峰面积与 β- 氨基葡萄糖 1-OH 的 H 的峰面积的相对比例为 1 : 8.26。也就是说，互变异构体的相对比例可以依据二维谱估算。

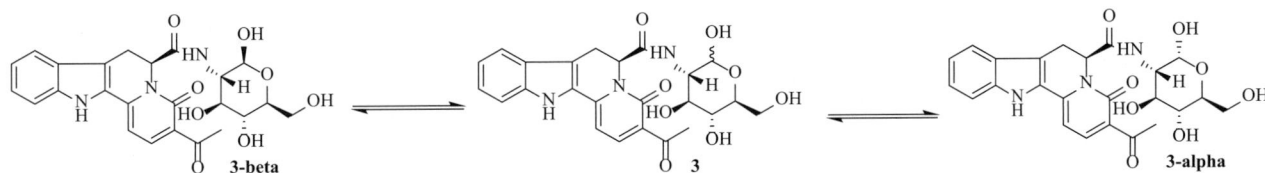

图 9-4-2   3 的互变异构现象及氨基葡萄糖的 α 和 β 互变异构体

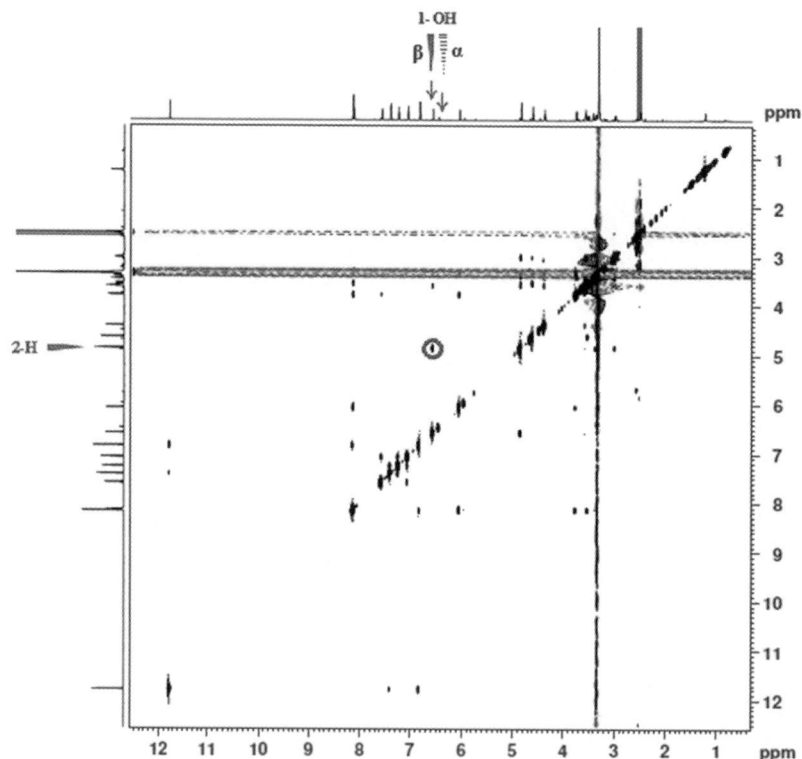

图 9-4-3　3 的互变异构现象及 α 和 β 互变异构体共存的磁共振二维氢谱

参考文献

[1] 彭师奇，赵明，李春钰. 抑制细胞自噬的五环吲哚喹嗪、其合成、抗肿瘤活性和应用：201410772093. X[P]. 2015-12-23.

[2] 彭师奇，赵明，李春钰. G1/G0 期阻滞的五环吲哚喹嗪、其合成、抗肿瘤活性和应用：201410272991. 9[P]. 2015-12-30.

[3] 赵明，彭师奇，王玉记，等. 吲哚喹嗪 -6- 甲酰 - 葡萄糖醛酰 - 乙二胺、其制备、活性和应用：201610634099. X[P]. 2018-02-13.

[4] 赵明，彭师奇，王玉记，等. 吲哚喹嗪 -6- 羟甲基 - 葡萄糖醛酸酯、其制备、活性和应用：201610634550. 8[P]. 2018-02-13.

[5] 赵明，彭师奇，王玉记，等. 吲哚并喹嗪 -6- 甲酰 -3- 氨基葡萄糖、其制备、活性和应用：201610638270. 4[P]. 2018-02-13.

[6] 赵明，彭师奇，王玉记，等. AGDV 肽修饰的咔啉并六氢吡嗪 -1，4- 二酮、其制备方法、抗血栓作用和应用：201210171405. 2[P]. 2013-12-18.

[7] 赵明，彭师奇，王玉记，等. KRGD 肽修饰的咔啉并六氢吡嗪 -1，4- 二酮、其制备方法、抗血栓作用和应用：201210173582. 4[P]. 2013-12-18.

[8] 赵明，彭师奇，王玉记，等. LRGD 肽修饰的咔啉并六氢吡嗪 -1，4- 二酮、其制备方法、抗血栓作用和应用：201210176629. 2[P]. 2013-12-18.

[9] 赵明，彭师奇，王玉记，等. TRGD 肽修饰的咔啉并六氢吡嗪 -1，4- 二酮、其制备方法、抗血栓作用和应用：201210173631. 4[P]. 2019-12-17.

[10] 赵明，彭师奇，王玉记，等. RGD 肽修饰的咔啉并六氢吡嗪 -1，4- 二酮、其制备方法、抗血栓作用和应用：201210173600. 9[P]. 2013-12-18.

第十章　代谢产物及先导化合物的发现和优化

摘要

从代谢产物中发现先导化合物，以及对先导化合物进行结构修饰是新药研究的重要途径之一。3S-1，2，3，4-四氢-β-咔啉-3-甲酸是从菖头中发现的菖头碱。本章选择 3S-1-（2，2-二甲氧乙基-1-基）-1，2，3，4-四氢-β-咔啉-3-甲酸为菖头碱的结构类似物在大鼠血浆中 37℃孵育。在血浆中 3S-1-（2，2-二甲氧乙基-1-基）-1，2，3，4-四氢-β-咔啉-3-甲酸的分子间缩合生成 1S，S-二取代-2'S，5'S-四氢吡嗪并四氢吡啶并吲哚-1'，4'-二酮、1S，R-二取代-2'S，5'S-四氢吡嗪并四氢吡啶并吲哚-1'，4'-二酮及 1R，R-二取代-2'S，5'S-四氢吡嗪并四氢吡啶并吲哚-1'，4'-二酮。它们转化的对应的 1S，S-二羰甲基-2'S，5'S-四氢吡嗪并四氢吡啶并吲哚-1'，4'-二酮、1S，R-二羰甲基-2'S，5'S-四氢吡嗪并四氢吡啶并吲哚-1'，4'-二酮，以及 1R，R-二羰甲基-2'S，5'S-四氢吡嗪并四氢吡啶并吲哚-1'，4'-二酮和氨基酸或者抗黏附肽或溶栓肽氨化还原得到四类化合物。这四类化合物的抗动脉血栓活性研究、抗静脉血栓活性研究、溶栓活性研究，以及对发病 24 h 的缺血性脑卒中的治疗作用反映了 3S-1-（2，2-二甲氧乙基-1-基）-1，2，3，4-四氢-β-咔啉-3-甲酸在血浆中的代谢特征及优化前景。

关键词

代谢，氨基酸修饰，抗黏附肽，溶栓肽，缺血性脑卒中，SAR

1 1R，R-二氨基酸-2'S，5'S-四氢吡嗪并四氢吡啶并吲哚-1'，4'-二酮

本部分介绍 1R，R-二取代-2'S，5'S-四氢吡嗪并四氢吡啶并吲哚-1'，4'-二酮的 1-2，2-二甲氧乙基酸解为 1-2，2-二羰甲基并与 20 种氨基酸发生氨化还原反应的 20 种产物的研究。图 10-1-1 是 1R，R-二乙基氨基酸-2'S，5'S-四氢吡嗪并四氢吡啶并吲哚-1'，4'-二酮（**1-18**）的合成路线。为阐明结构，表 10-1-1 给出了 **1-18** 的 AA 代表的氨基酸残基。

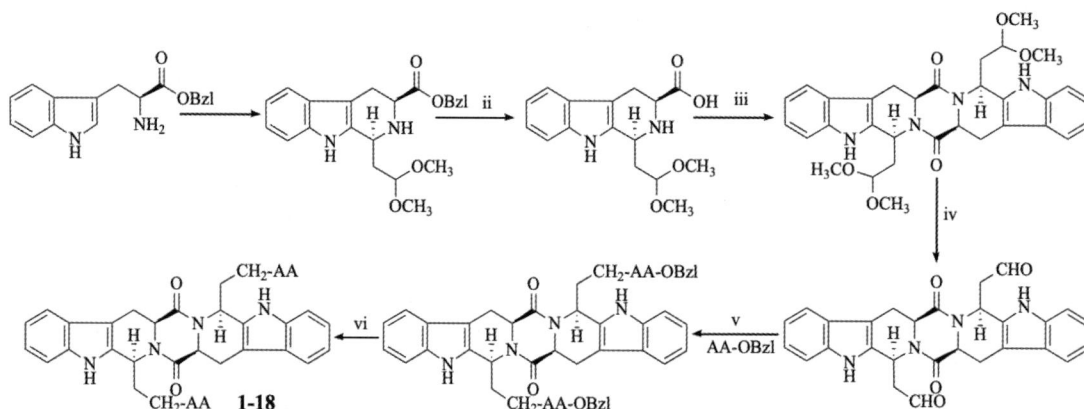

图 10-1-1 **1-18** 的合成路线

表 10-1-1 **1-18** 的 AA

化合物	式中 AA 代表的氨基酸残基	化合物	式中 AA 代表的氨基酸残基
1	式中 AA 为 L-Ala 残基	10	式中 AA 为 L-Lys 残基
2	式中 AA 为 L-The 残基	11	式中 AA 为 L-Leu 残基
3	式中 AA 为 L-Cys 残基	12	式中 AA 为 L-Met 残基
4	式中 AA 为 L-Asp 残基	13	式中 AA 为 L-Pro 残基
5	式中 AA 为 L-Glu 残基	14	式中 AA 为 L-Ser 残基
6	式中 AA 为 L-Phe 残基	15	式中 AA 为 L-Thr 残基
7	式中 AA 为 Gly 残基	16	式中 AA 为 L-Val 残基
8	式中 AA 为 L-His 残基	17	式中 AA 为 L-Trp 残基
9	式中 AA 为 L-Ile 残基	18	式中 AA 为 L-Tyr 残基

1.1 1-18 抗动脉血栓活性

在大鼠丝线法抗血栓模型上评价 **1-18**（灌胃剂量为 0.1 μmol/kg）的抗动脉血栓活性。评价时选择阿司匹林为阳性对照（灌胃剂量为 167 μmol/kg），选择生理盐水为空白对照（灌胃剂量为 3 mL/kg），用血栓重代表活性。大鼠丝线法抗血栓模型包括动静脉旁路插管，该插管由 3 段硅烷化的聚乙烯管构成。中段的聚乙烯管长为 60 mm，内径为 2 mm。中段聚乙烯管的两端分别与 2 段相同规格的聚乙烯管连接。这 2 段聚乙烯管长为 100 mm，内径为 1 mm，外径为 2 mm。它们的一端为尖管，用于插入大鼠的颈动脉或颈静脉，另一端用于插入中段聚乙烯管。雄性 SD 大鼠（200 ～ 220 g）灌胃 **1-18** 或阿司匹林或生理盐水，30 min 之后，腹腔注射乌拉坦溶液（5.0 mg/mL，3 mL/kg）进行麻醉，然后分离右颈动脉和左颈静脉。把一根准确称重（丝线的初重量）的 6 cm 长的丝线放入中段聚乙烯管中，让插管充满肝素钠的生理盐水溶液（50 IU/mL），一端插入大鼠的左颈静脉，另一端加入定量肝素钠抗凝，然后插入大鼠的右颈动脉。血液从右颈动脉流经聚乙烯管流入左颈静脉，15 min 后取出附有血栓的丝线并准确称重（丝线的终重量）。用丝线的终重量减去丝线的初重量得血栓重，即得到 **1-18** 治疗的血栓大鼠的动脉血栓重。表 10-1-2 的数据表明，**1-18** 能有效地抑制大鼠动脉血栓形成（与生理盐水比 $P < 0.01$），其中 **2** 和 **8** 抑制大鼠动脉血栓的活性最强（与 **1**、**4**、**6**、**7**、**9**、**10**、**11**、**13-16** 及 **18** 比 $P < 0.01$，与 **3**、**5**、**12** 及 **17** 比 $P < 0.05$）。

表 10-1-2　1-18 抗动脉血栓活性

对照及 1-18	血栓重（均值 ±SD, mg）	对照及 1-18	血栓重（均值 ±SD, mg）
生理盐水	33.8 ± 3.6	9	29.7 ± 2.9^a
阿司匹林	18.7 ± 2.8	10	28.5 ± 2.5^a
1	28.0 ± 2.6^a	11	29.1 ± 2.7^a
2	23.3 ± 1.6^b	12	25.4 ± 1.8^a
3	25.9 ± 2.1^a	13	30.0 ± 2.7^a
4	26.8 ± 2.1^a	14	26.5 ± 2.0^a
5	25.9 ± 2.2^a	15	26.8 ± 2.0^a
6	28.1 ± 2.7^a	16	27.5 ± 2.5^a
7	26.7 ± 1.5^a	17	25.9 ± 2.0^a
8	23.9 ± 1.7^b	18	26.7 ± 1.4^a

a：与生理盐水比 $P < 0.01$；b：与生理盐水及 **1**、**4**、**6**、**7**、**9**、**10**、**11**、**13-16** 和 **18** 比 $P < 0.01$，与 **3**、**5**、**12** 及 **17** 比 $P < 0.05$；$n=12$。

1.2　1-18 抗静脉血栓活性

在大鼠下腔静脉分支结扎模型上评价 **1-18**（灌胃剂量为 0.1 μmol/kg）的抗静脉血栓活性。评价时选择生理盐水为空白对照，华法林（4.87 μmol/kg）为阳性对照。30 min 之后向大鼠腹腔注射 20% 乌拉坦溶液进行麻醉，腹部备皮，经腹白线正中切口暴露腹腔，将腹腔内小肠等脏器移出腹腔并用生理盐水浸泡过的纱布包裹，暴露下腔静脉。分离腹主动脉及下腔静脉，在分离的下腔静脉内放置一根经过精确称重的丝线。在下腔静脉与左肾静脉交汇处用浸润过生理盐水的缝合线结扎下腔静脉。将小肠等脏器移回腹腔内，逐层缝合。4 h 后向大鼠腹腔注射 20% 乌拉坦溶液进行麻醉，打开腹腔，将下腔静脉分支结扎。从结扎处取出下腔静脉，从下腔静脉中取出附有血栓的丝线并精确称血栓重。此时附有血栓的丝线重减去原丝线重即为静脉血栓重。表 10-1-3 的血栓重表明，**1-18** 能有效地防止大鼠下腔静脉血栓形成（与生理盐水比 $P < 0.01$），其中 **2** 和 **8** 抑制大鼠下腔静脉血栓的活性最强（与 **1**、**3-7**、**9-14**、**17** 及 **18** 比 $P < 0.01$，与 **15** 及 **16** 比 $P < 0.05$）。

表 10-1-3　1-18 抗静脉血栓活性

对照及 1-18	血栓重（均值 ±SD, mg）	对照及 1-18	血栓重（均值 ±SD, mg）
生理盐水	15.6 ± 3.2	9	8.9 ± 1.9^a
华法林	5.7 ± 1.2	10	7.8 ± 1.7^a
1	7.3 ± 1.8^a	11	7.6 ± 1.5^a
2	5.2 ± 1.0^b	12	7.8 ± 1.6^a
3	7.6 ± 1.5^a	13	9.5 ± 2.8^a
4	9.2 ± 1.8^a	14	9.6 ± 2.4^a
5	7.8 ± 1.7^a	15	7.1 ± 1.7^a
6	9.0 ± 1.7^a	16	7.3 ± 1.8^a
7	9.0 ± 1.9^a	17	8.4 ± 1.8^a
8	5.3 ± 1.2^b	18	9.1 ± 2.0^a

a：与生理盐水比 $P < 0.01$；b：与生理盐水、**1**、**3-7**、**9-14**、**17** 及 **18** 比 $P < 0.01$，与 **15** 及 **16** 比 $P < 0.05$；$n=12$。

1.3 1-18 对动脉血栓大鼠血浆中 P- 选择素浓度的影响

将来自动脉血栓大鼠的血液，按照 1∶9 的体积比加枸橼酸钠溶液（3.8%）抗凝，于 4 ℃ 1000 r/min 离心 20 min，取上清液即为血浆样品。测定血浆中 P- 选择素含量时，实施了 6 个步骤：第 1 步，设置标准孔，**1-18** 治疗的动脉血栓大鼠的血浆样品孔和空白孔。第 2 步，按大鼠 P- 选择素酶联免疫试剂盒（Rat P-Selectin ELISA Lit）的说明书配制标准品溶液，绘制标准曲线。第 3 步，往 **1-18** 治疗的动脉血栓大鼠的血浆样品孔加 40 μL 血浆样品和 10 μL 抗 P- 选择素抗体。空白孔不加抗 P- 选择素抗体。第 4 步，继 10 μL 抗 P- 选择素抗体后再加 HPR 试剂（50 μL），空白孔不加 HPR 试剂，加完后贴上板贴，于 37 ℃ 孵育 120 min。小心揭掉封板膜，弃去液体，加洗涤液，静置 30 s，弃去洗涤液，重复洗板 5 次，拍干。第 5 步，显色。显色时，向各孔中先加 50 μL 显色液 A，再加 50 μL 显色液 B，然后轻轻振荡混匀并于 37 ℃ 避光显色 15 min。终止显色时，向各孔中加 50 μL 终止液，终止反应（此时蓝色立转黄色）。第 6 步，测各孔的光密度（OD 值）。测定 OD 值时，先以空白孔为标准调零，然后用酶标仪在 450 nm 波长下测量各孔的 OD 值。测定应在加终止液后的 15 min 内完成。最后将测得的 OD 值代入标准曲线，计算 P- 选择素浓度。表 10-1-4 的数据表明，下调动脉血中 P- 选择素的表达是 **1-18** 治疗动脉血栓的分子机制（与生理盐水比 $P < 0.01$），其中 **3** 和 **8** 下调动脉血中 P- 选择素表达的能力最强（与 **1**、**2**、**4-7** 及 **9-18** 比 $P < 0.01$）。

表 10-1-4 1-18 治疗的血栓大鼠血液中 P- 选择素浓度

对照及 1-18	P- 选择素浓度（均值 ±SD, ng/mL）	对照及 1-18	P- 选择素浓度（均值 ±SD, ng/mL）
生理盐水	33.50 ± 3.27	9	17.63 ± 0.99[a]
阿司匹林	32.01 ± 3.22	10	18.01 ± 0.94[a]
1	16.61 ± 0.94[a]	11	16.35 ± 0.76[a]
2	18.33 ± 0.96[a]	12	20.46 ± 1.41[a]
3	14.56 ± 0.66[b]	13	16.84 ± 0.97[a]
4	16.24 ± 0.76[a]	14	16.68 ± 0.92[a]
5	18.46 ± 0.93[a]	15	17.65 ± 0.97[a]
6	17.18 ± 0.89[a]	16	16.47 ± 0.95[a]
7	18.87 ± 0.95[a]	17	17.31 ± 0.90[a]
8	14.76 ± 0.62[b]	18	18.50 ± 0.97[a]

a：与生理盐水比 $P < 0.01$；b：与生理盐水、**1**、**2**、**4-7** 及 **9-18** 比 $P < 0.01$；$n=12$。

1.4 1-18 与 P- 选择素的分子对接及 SAR

采用 AutoDock4 软件完成了 **1-18** 和 P- 选择素的活性部位对接。对接经历了 4 个步骤。第 1 步，用 flood-filling 算法选择腔体，以便选择和确定作为对接区域的 P- 选择素的活性位点。第 2 步，为 **1-18** 选择位点时先通过随机抽样选择可变扭转角的柔性值搜索 **1-18** 构象，再用三维规则网格检测位点并估算对接 P- 选择素的活性位点所需能量。第 3 步，比较 P- 选择素和 **1-18** 间的库仑力、范德华力、结合能、原子间距、氢键能、空间相互作用、疏水 – 亲脂相互作用、溶剂化效应和熵效应的分数，以便得到综合评价结果。第 4 步，计算 **1-18** 的对接结合能。表 10-1-5 的数据表明，在 **1-18** 中 **3** 和 **8** 的结合能最低。站在 P- 选择素与动脉血栓关系最密切的角度，**3** 和 **8** 的对接结合能与抗动脉血栓活性最强相吻合。

表 10-1-1 表明，**3** 是 1R，R- 二乙基 -Cys-2'S，5'S- 四氢吡嗪并四氢吡啶并吲哚 -1'，4'- 二酮，**8** 是 1R，R- 二乙基 -His-2'S，5'S- 四氢吡嗪并四氢吡啶并吲哚 -1'，4'- 二酮。可见，在 18 种氨基酸中选择 L-Cys 和 L-His 最有利于增强抗动脉血栓活性。

表 10-1-5　**1-18** 和 P- 选择素活性部位的结合能

1-18	结合能（kcal/mol）	1-18	结合能（kcal/mol）	1-18	结合能（kcal/mol）
1	- 45.49	7	- 49.94	13	- 43.29
2	- 46.09	8	- 69.37	14	- 45.72
3	- 69.79	9	- 41.32	15	- 39.92
4	- 43.31	10	- 44.80	16	- 46.73
5	- 43.66	11	- 40.03	17	- 45.06
6	- 47.53	12	- 45.17	18	- 43.29

2　1S，R- 二氨基酸 -2'S，5'S- 四氢吡嗪并四氢吡啶并吲哚 -1'，4'- 二酮

本部分介绍 1S，R- 二取代 -2'S，5'S- 四氢吡嗪并四氢吡啶并吲哚 -1'，4'- 二酮的 1-2，2- 二甲氧乙基酸解为 1-2，2- 二羰甲基并与 20 种氨基酸发生氨化还原反应的 20 种产物的研究。图 10-2-1 是 1S，R- 二乙基氨基酸 -2'S，5'S- 四氢吡嗪并四氢吡啶并吲哚 -1'，4'- 二酮（**1-20**）的合成路线。为阐明结构，表 10-2-1 给出了 **1-20** 的 AA 代表的氨基酸残基。

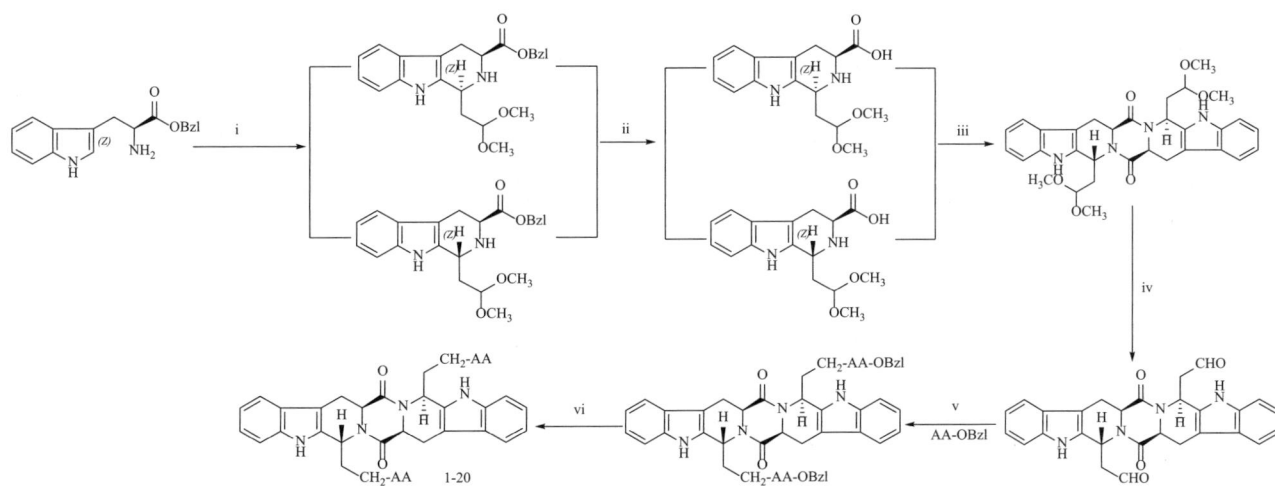

图 10-2-1　**1-20** 的合成路线

表 10-2-1　1-20 的 AA

化合物	式中 AA 代表的氨基酸残基	化合物	式中 AA 代表的氨基酸残基
1	式中 AA 为 L-Ala 残基	11	式中 AA 为 L-Met 残基
2	式中 AA 为 L-Cys 残基	12	式中 AA 为 L-Asn 残基
3	式中 AA 为 L-Asp 残基	13	式中 AA 为 L-Pro 残基
4	式中 AA 为 L-Glu 残基	14	式中 AA 为 L-Gln 残基
5	式中 AA 为 L-Phe 残基	15	式中 AA 为 L-Arg 残基
6	式中 AA 为 Gly 残基	16	式中 AA 为 L-Ser 残基
7	式中 AA 为 L-His 残基	17	式中 AA 为 L-Thr 残基
8	式中 AA 为 L-Ile 残基	18	式中 AA 为 L-Val 残基
9	式中 AA 为 L-Lys 残基	19	式中 AA 为 L-Trp 残基
10	式中 AA 为 L-Leu 残基	20	式中 AA 为 L-Tyr 残基

2.1　1-20 抗动脉血栓活性

在大鼠丝线法抗血栓模型上评价 **1-20**（灌胃剂量为 0.1 μmol/kg）的抗动脉血栓活性。评价时选择阿司匹林为阳性对照（灌胃剂量为 167 μmol/kg），选择 CMCNa 为空白对照（灌胃剂量为 3 mL/kg），用血栓重代表活性。大鼠丝线法抗血栓模型包括动静脉旁路插管，该插管由 3 段硅烷化的聚乙烯管构成。中段的聚乙烯管长为 60 mm，内径为 2 mm。中段聚乙烯管的两端分别与 2 段相同规格的聚乙烯管连接。这 2 段聚乙烯管长为 100 mm，内径为 1 mm，外径为 2 mm。它们的一端为尖管，用于插入大鼠的颈动脉或颈静脉，另一端用于插入中段聚乙烯管。雄性 SD 大鼠（200～220 g）灌胃 **1-20** 或阿司匹林或 CMCNa，30 min 之后，腹腔注射乌拉坦溶液（5.0 mg/mL，3 mL/kg）进行麻醉，然后分离右颈动脉和左颈静脉。把一根准确称重（丝线的初重量）的 6 cm 长的丝线放入中段聚乙烯管，使插管充满肝素钠的生理盐水溶液（50 IU/mL），一端插入大鼠的左颈静脉，另一端加入定量肝素钠抗凝，然后插入大鼠的右颈动脉。血液从右颈动脉流经聚乙烯管流入左颈静脉，15 min 后取出附有血栓的丝线并准确称重（丝线的终重量）。用丝线的终重量减去丝线的初重量得血栓重，即得到 **1-20** 治疗的血栓大鼠的动脉血栓重。表 10-2-2 的数据表明，**1-20** 能有效地抑制大鼠动脉血栓形成（与 CMCNa 比 $P < 0.01$），其中 7、11 和 20 抑制大鼠动脉血栓的活性最强（与 **1-5**、**8-10** 及 **12-19** 比 $P < 0.01$，与 **6** 比 $P < 0.05$）。

表 10-2-2　1-20 抗动脉血栓活性

对照及 1-20	血栓重（均值 ±SD, mg）	对照及 1-20	血栓重（均值 ±SD, mg）
CMCNa	38.1 ± 4.6	10	28.5 ± 3.5[a]
阿司匹林	18.2 ± 2.7	11	21.1 ± 2.2[b]
1	27.9 ± 4.1[a]	12	27.9 ± 2.4[a]
2	27.2 ± 3.9[a]	13	31.5 ± 3.2[a]
3	28.2 ± 3.8[a]	14	26.8 ± 2.5[a]
4	27.9 ± 3.2[a]	15	25.7 ± 2.8[a]
5	26.3 ± 2.6[a]	16	27.7 ± 2.5[a]
6	23.6 ± 2.5[a]	17	28.3 ± 3.6[a]
7	21.3 ± 2.5[b]	18	25.3 ± 2.5[a]
8	31.3 ± 3.4[a]	19	26.8 ± 2.4[a]
9	25.2 ± 2.8[a]	20	21.3 ± 2.3[b]

a：与 CMCNa 比 $P < 0.01$；b：与 CMCNa、**1-5**、**8-10** 及 **12-19** 比 $P < 0.01$，与 **6** 比 $P < 0.05$；$n=12$。

2.2 1-20 抗静脉血栓活性

在大鼠下腔静脉分支结扎模型上评价 **1-20**（灌胃剂量为 0.1 μmol/kg）的抗静脉血栓活性。评价时选择 CMCNa 为空白对照，华法林（4.87 μmol/kg）为阳性对照。30 min 之后向大鼠腹腔注射 20% 乌拉坦溶液进行麻醉，腹部备皮，经腹白线正中切口暴露腹腔，将腹腔内小肠等脏器移出腹腔并用生理盐水浸泡过的纱布包裹，暴露下腔静脉。分离腹主动脉及下腔静脉，在分离的下腔静脉内放置一根经过精确称重的丝线。在下腔静脉与左肾静脉交汇处用浸润过生理盐水的缝合线结扎下腔静脉。将小肠等脏器移回腹腔内，逐层缝合。4 h 后向大鼠腹腔注射 20% 乌拉坦溶液进行麻醉，打开腹腔，将下腔静脉分支结扎。从结扎处取出下腔静脉，从下腔静脉中取出附有血栓的丝线并精确称血栓重。此时附有血栓的丝线重减去原丝线重即为静脉血栓重。表 10-2-3 的血栓重表明，**1-20** 能有效地防止大鼠下腔静脉血栓形成（与生理盐水比 $P < 0.01$），其中 **7**、**11** 和 **20** 抑制大鼠下腔静脉血栓的活性最强（与 **1-6**、**8-10** 及 **12-19** 比 $P < 0.01$）。

表 10-2-3　1-20 抗静脉血栓活性

对照及 1-20	血栓重（均值 ±SD，mg）	对照及 1-20	血栓重（均值 ±SD，mg）
CMCNa	16.1 ± 2.4	10	5.8 ± 1.4[a]
华法林	4.7 ± 1.0[a]	11	3.7 ± 1.1[b]
1	10.6 ± 2.0[a]	12	10.6 ± 2.3[a]
2	5.5 ± 1.4[a]	13	6.1 ± 2.3[a]
3	5.6 ± 1.2[a]	14	5.7 ± 1.4[a]
4	5.5 ± 1.2[a]	15	6.0 ± 1.5[a]
5	9.9 ± 2.0[a]	16	10.3 ± 2.2[a]
6	7.3 ± 1.7[a]	17	7.1 ± 1.6[a]
7	3.9 ± 1.1[b]	18	5.6 ± 1.3[a]
8	5.7 ± 1.5[a]	19	5.7 ± 1.6[a]
9	6.1 ± 1.5[a]	20	3.6 ± 1.2[b]

a：与 CMCNa 比 $P < 0.01$；b：与 CMCNa、**1-6**、**8-10** 及 **12-19** 比 $P < 0.01$；$n=12$。

2.3 1-20 对动脉血栓大鼠血浆中 P- 选择素浓度的影响

将来自动脉血栓大鼠的血液，按照 1∶9 的体积比加枸橼酸钠溶液（3.8%）抗凝，于 4 ℃ 1000 r/min 离心 20 min，取上清液即为血浆样品。测定血浆中 P- 选择素含量时，实施了 6 个步骤：第 1 步，设置标准孔，**1-20** 治疗的动脉血栓大鼠的血浆样品孔和空白孔。第 2 步，按大鼠 P- 选择素酶联免疫试剂盒（Rat P-Selectin ELISA Lit）的说明书配制标准品溶液，绘制标准曲线。第 3 步，往 **1-20** 治疗的动脉血栓大鼠的血浆样品孔加 40 μL 血浆样品和 10 μL 抗 P- 选择素抗体。空白孔不加抗 P- 选择素抗体。第 4 步，继 10 μL 抗 P- 选择素抗体后再加 HPR 试剂（50 μL），空白孔不加 HPR 试剂，加完后贴上板贴，于 37 ℃孵育 120 min。小心揭掉封板膜，弃去液体，加洗涤液，静置 30 s，弃去洗涤液，重复洗板 5 次，拍干。第 5 步，显色。显色时，向各孔中先加 50 μL 显色液 A，再加 50 μL 显色液 B，然后轻轻振荡混匀并于 37 ℃避光显色 15 min。终止显色时，向各孔中加 50 μL 终止液，终止反应（此时蓝色立转黄色）。第 6 步，测各孔的光密度（OD 值）。测定 OD 值时，先以空白孔为标准调零，然后用酶标仪在 450 nm 波长下测量各孔的 OD 值。测定应在加终止液后的 15 min 内完成。最后将测得的 OD 值代入标准曲线，计算 P- 选择素浓度。表 10-2-4 的数据表明，下调动脉血中 P- 选择素的表达是 **1-20** 治疗动脉血栓的分子机制（与生理盐水比 $P < 0.01$），其中 **7**、**11** 和 **20** 下调动脉血中 P- 选择素表达的能力最强（与 **1**、**2**、**4-6** 及 **9-18** 比 $P < 0.01$）。

表 10-2-4　**1-20** 治疗的血栓大鼠血液中 P- 选择素浓度

对照及 1-20	P- 选择素浓度（均值 ±SD, ng/mL）	对照及 1-20	P- 选择素浓度（均值 ±SD, ng/mL）
生理盐水	64.97 ± 8.02	10	39.53 ± 7.48[a]
阿司匹林	62.01 ± 7.22	11	24.47 ± 10.00[a]
1	41.55 ± 8.41[a]	12	39.60 ± 5.85[a]
2	39.09 ± 11.76[a]	13	41.52 ± 9.73
3	37.29 ± 10.86[a]	14	45.31 ± 7.22[a]
4	38.91 ± 8.52[a]	15	34.22 ± 11.83[a]
5	34.92 ± 11.62[a]	16	40.76 ± 8.83[a]
6	39.53 ± 3.43[a]	17	45.42 ± 9.37[a]
7	24.59 ± 7.55[b]	18	43.46 ± 4.95[a]
8	43.76 ± 6.75[a]	19	27.89 ± 12.67[a]
9	40.19 ± 4.96[a]	20	24.45 ± 6.78[b]

a：与生理盐水比 $P < 0.01$；b：与生理盐水、**1**、**2**、**4-6** 及 **9-18** 比 $P < 0.01$；$n=12$。

2.4　1-20 与 P- 选择素的分子对接及 SAR

采用 AutoDock4 软件完成了 **1-20** 和 P- 选择素的活性部位对接。对接经历了 4 个步骤。第 1 步，用 flood-filling 算法选择腔体，以便选择和确定作为对接区域的 P- 选择素的活性位点。第 2 步，为 **1-20** 选择位点时先通过随机抽样选择可变扭转角的柔性值搜索 **1-20** 构象，再用三维规则网格检测位点并估算对接 P- 选择素的活性位点所需能量。第 3 步，比较 P- 选择素和 **1-20** 间的库仑力、范德华力、结合能、原子间距、氢键能、空间相互作用、疏水 – 亲脂相互作用、溶剂化效应和熵效应的分数，以便得到综合评价结果。第 4 步，计算 **1-20** 的对接结合能。表 10-2-5 的数据表明，在 **1-20** 中 **7**、**11** 和 **20** 的结合能最低。站在 P- 选择素与动脉血栓关系最密切的角度，**7**、**11** 和 **20** 的对接结合能与抗动脉血栓活性最强相吻合。

表 10-2-1 表明，**7** 是 1S，R- 二乙基 -His-2'S，5'S- 四氢吡嗪并四氢吡啶并吲哚 -1'，4'- 二酮，**11** 是 1S，R- 二乙基 -Met-2'S，5'S- 四氢吡嗪并四氢吡啶并吲哚 -1'，4'- 二酮，**20** 是 1S，R- 二乙基 -Tyr-2'S，5'S- 四氢吡嗪并四氢吡啶并吲哚 -1'，4'- 二酮。可见，在 20 种氨基酸中选择 L-His、L-Met 和 L- Tyr 最有利于增强抗动脉血栓活性。

表 10-2-5　**1-20** 和 P- 选择素活性部位的结合能

1-20	结合能（kcal/mol）	1-20	结合能（kcal/mol）	1-20	结合能（kcal/mol）	1-20	结合能（kcal/mol）
1	-51.09	6	-46.95	11	-62.15	16	-47.40
2	-48.00	7	-61.85	12	-53.18	17	-53.39
3	-54.12	8	-49.79	13	-46.54	18	-47.28
4	-55.56	9	-52.73	14	-51.11	19	-50.90
5	-49.59	10	-50.07	15	-52.69	20	-62.10

3 1S，S- 抗黏附肽 -2'S，5'S- 四氢吡嗪并四氢吡啶并吲哚 -1'，4'- 二酮

本部分介绍 1S，S- 二取代 -2'S，5'S- 四氢吡嗪并四氢吡啶并吲哚 -1'，4'- 二酮的 1-2，2- 二甲氧乙基酸解为 1-2，2- 二羰甲基并与 Leu-Asp-Val、Arg-Gly-Asp-Val、Arg-Gly- Asp-Phe、Arg-Gly-Asp-Ser、Tyr-Ile-Gly-Ser-Lys 发生氨化还原反应的 5 种产物的研究。图 10-3-1 是 1S，S- 抗黏附肽 -2'S，5'S- 四氢吡嗪并四氢吡啶并吲哚 -1'，4'- 二酮（**1-5**）的合成路线。**1-5** 的抗黏附肽分别是 Leu-Asp-Val（**1**）、Arg-Gly-Asp-Val（**2**）、Arg-Gly-Asp- Phe（**3**）、Arg-Gly-Asp-Ser（**4**）和 Tyr-Ile-Gly-Ser-Lys（**5**）。

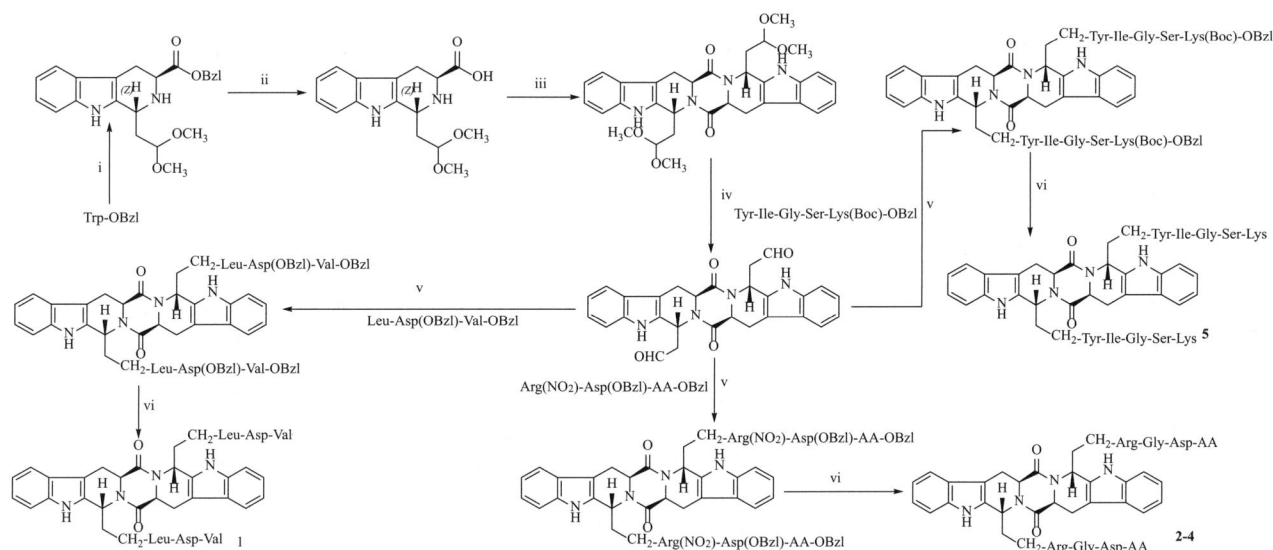

图 10-3-1　**1-5** 的合成路线

3.1　1-5 抗动脉血栓活性

在大鼠丝线法抗血栓模型上评价 **1-5**（灌胃剂量为 0.1 μmol/kg）的抗动脉血栓活性。评价时选择阿司匹林为阳性对照（灌胃剂量为 167 μmol/kg），选择 CMCNa 为空白对照（灌胃剂量为 3 mL/kg），用血栓重代表活性。大鼠丝线法抗血栓模型包括动静脉旁路插管，该插管由 3 段硅烷化的聚乙烯管构成。中段的聚乙烯管长为 60 mm，内径为 2 mm。中段聚乙烯管的两端分别与 2 段相同规格的聚乙烯管连接。这 2 段聚乙烯管长为 100 mm，内径为 1 mm，外径为 2 mm。它们的一端为尖管，用于插入大鼠的颈动脉或颈静脉，另一端用于插入中段聚乙烯管。雄性 SD 大鼠（200～220 g）灌胃 **1-5** 或阿司匹林或 CMCNa，30 min 之后，腹腔注射乌拉坦溶液（5.0 mg/mL，3 mL/kg）进行麻醉，然后分离右颈动脉和左颈静脉。把一根准确称重（丝线的初重量）的 6 cm 长的丝线放入中段聚乙烯管，让插管充满肝素钠的生理盐水溶液（50 IU/mL），一端插入大鼠的左颈静脉，另一端加入定量肝素钠抗凝，然后插入大鼠的右颈动脉。血液从右颈动脉流经聚乙烯管流入左颈静脉，15 min 后取出附有血栓的丝线并准确称重（丝线的终重量）。用丝线的终重量减去丝线的初重量得血栓重，即得到 **1-5** 治疗的血栓大鼠的动脉血栓重。表 10-3-1 的数据表明，**1-5** 能有效地抑制大鼠动脉血栓形成（与 CMCNa 比 $P < 0.01$），其中 **4** 抑制大鼠动脉血栓的活性最强（与 **1-3** 及 **5** 比 $P < 0.01$）。

表 10-3-1　1-5 抗动脉血栓活性

对照及 1-5	血栓重（均值 ±SD, mg）	对照及 1-5	血栓重（均值 ±SD, mg）
CMCNa	29.29 ± 4.94	3	23.10 ± 2.34^a
阿司匹林	18.98 ± 2.24	4	20.08 ± 2.01^b
1	22.72 ± 2.93^a	5	23.36 ± 2.23^a
2	23.13 ± 2.25^a		

a：与 CMCNa 比 $P < 0.01$；b：与 CMCNa、1-3 及 5 比 $P < 0.01$；$n=12$。

3.2　1-5 抗静脉血栓活性

在大鼠下腔静脉分支结扎模型上评价 1-5（灌胃剂量为 0.1 μmol/kg）的抗静脉血栓活性。评价时选择 CMCNa 为空白对照，华法林（4.87 μmol/kg）为阳性对照。30 min 之后向大鼠腹腔注射 20% 乌拉坦溶液进行麻醉，腹部备皮，经腹白线正中切口暴露腹腔，将腹腔内小肠等脏器移出腹腔并用生理盐水浸泡过的纱布包裹，暴露下腔静脉。分离腹主动脉及下腔静脉，在分离的下腔静脉内放置一根经过精确称重的丝线。在下腔静脉与左肾静脉交汇处用浸润过生理盐水的缝合线结扎下腔静脉。将小肠等脏器移回腹腔内，逐层缝合。4 h 后向大鼠腹腔注射 20% 乌拉坦溶液进行麻醉，打开腹腔，将下腔静脉分支结扎。从结扎处取出下腔静脉，从下腔静脉中取出附有血栓的丝线并精确称血栓重。此时附有血栓的丝线重减去原丝线重即为静脉血栓重。表 10-3-2 的血栓重表明，1-5 能有效地防止大鼠下腔静脉血栓形成（与生理盐水比 $P < 0.01$），其中 4 抑制大鼠下腔静脉血栓的活性最强（与 1-3 及 5 比 $P < 0.01$）。

表 10-3-2　1-5 抗静脉血栓活性

对照及 1-5	血栓重（均值 ±SD, mg）	对照及 1-5	血栓重（均值 ±SD, mg）
CMCNa	21.74 ± 3.51	3	12.36 ± 2.11^a
华法林	14.52 ± 2.17	4	9.22 ± 1.63^b
1	13.86 ± 2.02^a	5	13.36 ± 2.07^a
2	14.59 ± 2.19^a		

a：与 CMCNa 比 $P < 0.01$；b：与 CMCNa、1-3 及 5 比 $P < 0.01$；$n=12$。

3.3　1-5 对动脉血栓大鼠血浆中 GP Ⅱb/Ⅲa 浓度的影响

将来自动脉血栓大鼠的血液，按照 1∶9 的体积比加枸橼酸钠溶液（3.8%）抗凝，于 4 ℃ 1000 r/min 离心 20 min，取上清液即为血浆样品。测定血浆中 GP Ⅱb/Ⅲa 含量时，实施了 6 个步骤：第 1 步，设置标准孔，1-5 治疗的动脉血栓大鼠的血浆样品孔和空白孔。第 2 步，按大鼠 GP Ⅱb/Ⅲa 酶联免疫试剂盒（Rat GP Ⅱb/Ⅲa ELISA Lit）的说明书配制标准品溶液，绘制标准曲线。第 3 步，往 1-5 治疗的动脉血栓大鼠的血浆样品孔中加 40 μL 血浆样品和 10 μL 抗 GP Ⅱb/Ⅲa 抗体。空白孔不加抗 GP Ⅱb/Ⅲa 抗体。第 4 步，继 10 μL 抗 GP Ⅱb/Ⅲa 抗体后再加 HPR 试剂（50 μL），空白孔不加 HPR 试剂，加完后贴上板贴，于 37 ℃ 孵育 120 min。小心揭掉封板膜，弃去液体，加洗涤液，静置 30 s，弃去洗涤液，重复洗板 5 次，拍干。第 5 步，显色。显色时，向各孔中先加 50 μL 显色液 A，再加 50 μL 显色液 B，然后轻轻振荡混匀并于 37 ℃ 避光显色 15 min。终止显色时，向各孔中加 50 μL 终止液，终止反应（此时蓝色立转黄色）。

第 6 步，测各孔的光密度（OD 值）。测定 OD 值时，先以空白孔为标准调零，然后用酶标仪在 450 nm 波长下测量各孔的 OD 值。测定应在加终止液后的 15 min 内完成。最后将测得的 OD 值代入标准曲线，计算 GP Ⅱb/ Ⅲa 浓度。表 10-3-3 的数据表明，下调动脉血中 GP Ⅱb/ Ⅲa 的表达是 1-5 治疗动脉血栓的分子机制（与 CMCNa 比 $P < 0.01$），其中 4 下调动脉血中 GP Ⅱb/ Ⅲa 表达的能力最强（与 1-3 及 5 比 $P < 0.01$）。

表 10-3-3　1-5 治疗的动脉血栓大鼠血液中 GP Ⅱb/ Ⅲa 浓度

对照及 1-5	GP Ⅱb/ Ⅲa 浓度（均值 ±SD，ng/mL）	对照及 1-5	GP Ⅱb/ Ⅲa 浓度（均值 ±SD，ng/mL）
CMCNa	15.12 ± 3.50	3	9.84 ± 1.50^{a}
阿司匹林	14.12 ± 2.44	4	7.45 ± 1.42^{b}
1	9.54 ± 1.48^{a}	5	10.43 ± 2.53^{a}
2	10.39 ± 1.50^{a}		

a：与 CMCNa 比 $P < 0.01$；b：与 CMCNa、1-3 及 5 比 $P < 0.01$；$n=12$。

3.4　1-5 与 GP Ⅱb/ Ⅲa 的分子对接及 SAR

采用 AutoDock4 软件完成了 1-5 和 GP Ⅱb/ Ⅲa 的活性部位对接。对接经历了 4 个步骤。第 1 步，用 flood-filling 算法选择腔体，以便选择和确定作为对接区域的 GP Ⅱb/ Ⅲa 的活性位点。第 2 步，为 1-5 选择位点时先通过随机抽样选择可变扭转角的柔性值搜索 1-5 构象，再用三维规则网格检测位点并估算对接 GP Ⅱb/ Ⅲa 的活性位点所需能量。第 3 步，比较 GP Ⅱb/ Ⅲa 和 1-5 间的库仑力、范德华力、结合能、原子间距、氢键能、空间相互作用、疏水 – 亲脂相互作用、溶剂化效应和熵效应的分数，以便得到综合评价结果。第 4 步，计算 1-5 的对接结合能。表 10-3-4 的数据表明，在 1-5 中 4 的结合能最低。站在 GP Ⅱb/ Ⅲa 与动脉血栓关系最密切的角度，4 的对接结合能最低与抗动脉血栓活性最强相吻合。

前面已经提到，4 是 1S，S-Arg-Gly-Asp-Ser-2'S，5'S- 四氢吡嗪并四氢吡啶并吲哚 -1'，4'- 二酮。可见，在 Leu-Asp-Val、Arg-Gly-Asp-Val、Arg-Gly-Asp-Phe、Arg-Gly-Asp-Ser 和 Tyr-Ile-Gly-Ser-Lys 中选择 Arg-Gly-Asp-Ser 作为 2 位的抗黏附肽有利于增强抗动脉血栓活性。

表 10-3-4　1-5 和 GP Ⅱb/ Ⅲa 活性部位的结合能

1-5	结合能（kcal/mol）	1-5	结合能（kcal/mol）	1-5	结合能（kcal/mol）
1	−72.24	3	−71.86	5	−82.77
2	−68.17	4	−95.06		

4 1R，S- 抗黏附肽 -2'S，5'S- 四氢吡嗪并四氢吡啶并吲哚 -1'，4'- 二酮

本部分介绍 1R，S- 二取代 -2'S，5'S- 四氢吡嗪并四氢吡啶并吲哚 -1'，4'- 二酮的 1-2，2- 二甲氧乙基酸解为 1-2，2- 二羰甲基并与 Leu-Asp-Val、Arg-Gly-Asp-Phe、Arg-Gly- Asp-Phe、Arg-Gly-Asp-Ser、Tyr-Ile-Gly-Ser-Lys 和 Tyr-Ile-Gly-Ser-Arg 发生氨化还原反应的 6 种产物的研究。图 10-4-1 是

1R，S- 抗黏附肽 -2'S，5'S- 四氢吡嗪并四氢吡啶并吲哚 -1'，4'- 二酮（**1-6**）的合成路线。**1-6** 的抗黏附肽分别是 Leu-Asp-Val（**1**）、Arg-Gly- Asp-Phe（**2**）、Arg-Gly-Asp-Phe（**3**）、Arg-Gly-Asp-Ser（**4**）、Tyr-Ile-Gly-Ser-Lys（**5**）和 Tyr- Ile-Gly-Ser-Arg（**6**）。

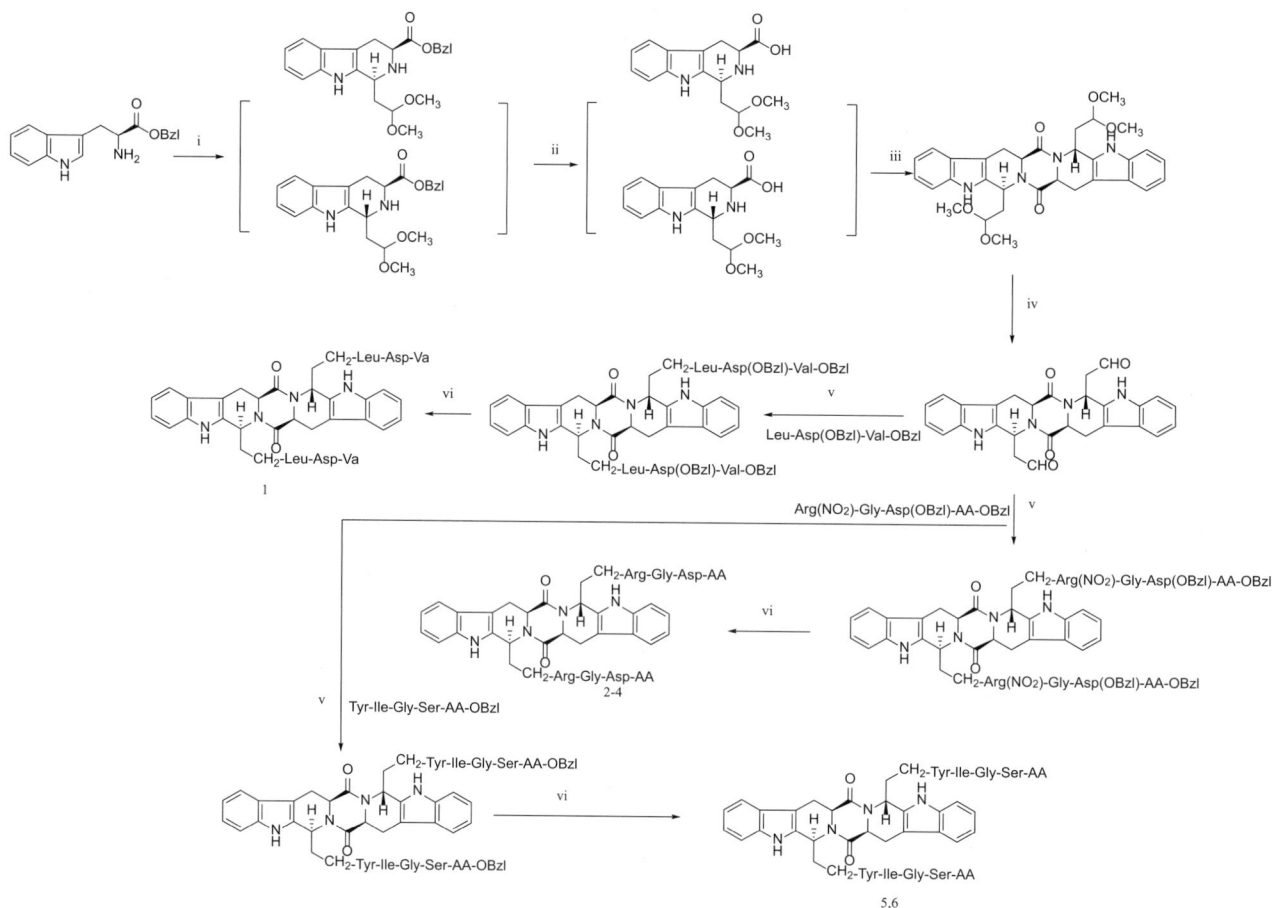

图 10-4-1　**1-6** 的合成路线

4.1　1-6 抗动脉血栓活性

在大鼠丝线法抗血栓模型上评价 **1-6**（灌胃剂量为 0.1 μmol/kg）的抗动脉血栓活性。评价时选择阿司匹林为阳性对照（灌胃剂量为 167 μmol/kg），选择生理盐水为空白对照（灌胃剂量为 3 mL/kg），用血栓重代表活性。大鼠丝线法抗血栓模型包括动静脉旁路插管，该插管由 3 段硅烷化的聚乙烯管构成。中段的聚乙烯管长为 60 mm，内径为 2 mm。中段聚乙烯管的两端分别与 2 段相同规格的聚乙烯管连接。这 2 段聚乙烯管长为 100 mm，内径为 1 mm，外径为 2 mm。它们的一端为尖管，用于插入大鼠的颈动脉或颈静脉，另一端用于插入中段聚乙烯管。雄性 SD 大鼠（200 ~ 220 g）灌胃 **1-6** 或阿司匹林或生理盐水，30 min 之后，腹腔注射乌拉坦溶液（5.0 mg/mL，3 mL/kg）进行麻醉，然后分离右颈动脉和左颈静脉。把一根准确称重（丝线的初重量）的 6 cm 长的丝线放入中段聚乙烯管，使插管充满肝素钠的生理盐水溶液（50 IU/mL），一端插入大鼠的左颈静脉。另一端加入定量肝素钠抗凝，然后插入大鼠的右颈动脉。血液从右颈动脉流经聚乙烯管流入左颈静脉，15 min 后取出附有血栓的丝线并准确称重（丝线的终重量）。用丝线的终重量减去丝线的初重量得血栓重，即得到 **1-6** 治疗的血栓大鼠的动脉血栓重。表 10-4-1 的数据表明，**1-6** 能有效地抑制大鼠动脉血栓形成（与生理盐水比 $P < 0.01$），其中 **1** 和 **4** 抑制大鼠动脉血栓的活性最强（与 **2**、**3**、**5** 及 **6** 比 $P < 0.05$）。

表 10-4-1　1-6 抗动脉血栓活性

对照及 1-6	血栓重（均值 ±SD, mg）	对照及 1-6	血栓重（均值 ±SD, mg）
生理盐水	34.1 ± 4.6	3	27.1 ± 2.2[a]
阿司匹林	19.5 ± 3.5	4	24.8 ± 2.2[b]
1	24.7 ± 2.2[b]	5	27.5 ± 2.3[a]
2	27.3 ± 2.3[a]	6	27.5 ± 2.2[a]

a：与生理盐水比 $P < 0.01$；b：与生理盐水比 $P < 0.01$，与 **2**、**3**、**5** 及 **6** 比 $P < 0.05$；$n=12$。

4.2　1-6 抗静脉血栓活性

在大鼠下腔静脉分支结扎模型上评价 **1-6**（灌胃剂量为 0.1 μmol/kg）的抗静脉血栓活性。评价时选择生理盐水为空白对照，华法林（4.87 μmol/kg）为阳性对照。30 min 之后向大鼠腹腔注射 20% 乌拉坦溶液进行麻醉，腹部备皮，经腹白线正中切口暴露腹腔，将腹腔内小肠等脏器移出腹腔并用生理盐水浸泡过的纱布包裹，暴露下腔静脉。分离腹主动脉及下腔静脉，在分离的下腔静脉内放置一根经过精确称重的丝线。在下腔静脉与左肾静脉交汇处用浸润过生理盐水的缝合线结扎下腔静脉。将小肠等脏器移回腹腔内，逐层缝合。4 h 后向大鼠腹腔注射 20% 乌拉坦溶液进行麻醉，打开腹腔，将下腔静脉分支结扎。从结扎处取出下腔静脉，从下腔静脉中取出附有血栓的丝线并精确称血栓重。此时的附有血栓的丝线重减去原丝线重即为静脉血栓重。表 10-4-2 的血栓重表明，**1-6** 能有效地防止大鼠下腔静脉血栓形成（与生理盐水比 $P < 0.01$），其中 **1** 和 **4** 抑制大鼠下腔静脉血栓的活性最强（与 **2**、**3**、**5** 及 **6** 比 $P < 0.05$）。

表 10-4-2　1-6 抗静脉血栓活性

对照及 1-6	血栓重（均值 ±SD, mg）	对照及 1-6	血栓重（均值 ±SD, mg）
生理盐水	18.61 ± 2.03	3	8.82 ± 0.71[a]
华法林	10.49 ± 1.39	4	7.23 ± 0.54[b]
1	7.39 ± 0.45[b]	5	8.83 ± 0.90[a]
2	8.71 ± 0.70[a]	6	8.99 ± 0.92[a]

a：与生理盐水比 $P < 0.01$；b：与生理盐水比 $P < 0.01$，与 **2**、**3**、**5** 及 **6** 比 $P < 0.05$；$n=12$。

4.3　1-6 对动脉血栓大鼠血浆中 GP Ⅱb/ Ⅲa 浓度的影响

将来自动脉血栓大鼠的血液，按照 1：9 的体积比加枸橼酸钠溶液（3.8%）抗凝，于 4 ℃ 1000 r/min 离心 20 min，取上清液即为血浆样品。测定血浆中 GP Ⅱb/ Ⅲa 含量时，实施了 6 个步骤：第 1 步，设置标准孔，**1-6** 治疗的动脉血栓大鼠的血浆样品孔和空白孔。第 2 步，按大鼠 GP Ⅱb/ Ⅲa 酶联免疫试剂盒（Rat GP Ⅱb/ Ⅲa ELISA Lit）的说明书配制标准品溶液，绘制标准曲线。第3步，往 **1-6** 治疗的动脉血栓大鼠的血浆样品孔中加 40 μL 血浆样品和 10 μL 抗 GP Ⅱb/ Ⅲa 抗体。空白孔不加抗 GP Ⅱb/ Ⅲa 抗体。第4步，继 10 μL 抗 GP Ⅱb/ Ⅲa 抗体后再加 HPR 试剂（50 μL），空白孔不加 HPR 试剂，加完后贴上板贴，于 37 ℃ 孵育 120 min。小心揭掉封板膜，弃去液体，加洗涤液，静置 30 s，弃去洗涤液，重复洗板 5 次，拍干。第5步，显色。显色时，向各孔中先加 50 μL 显色液 A，再加 50 μL 显色液 B，然后轻轻振荡混匀并于 37 ℃ 避光显色 15 min。终止显色时，向各孔中加 50 μL 终止液，终止反应（此时蓝色立转黄色）。第6步，测各孔的光密度（OD 值）。测定 OD 值时，先以空白孔为标准调零，然后用酶标仪在 450 nm 波长下测量各孔的 OD 值。测定应在加终止液后的 15 min 内完成。最后将测得的 OD 值代入标准曲线，计算 GP Ⅱb/ Ⅲa 浓度。表 10-4-3 的数据表明，下调动脉血中 GP Ⅱb/ Ⅲa 的表达是 **1-6** 治疗动脉血栓的分子机制（与生理盐水比 $P < 0.01$），其中 **1** 和 **4** 下调动脉血中 GP Ⅱb/ Ⅲa 表达的能力最强（与 **2**、**3**、**5** 及 **6** 比 $P < 0.01$）。

表 10-4-3　**1-6** 治疗的动脉血栓大鼠血液中 GP Ⅱb/ Ⅲa 浓度

对照及 **1-6**	GP Ⅱb/ Ⅲa 浓度（均值 ±SD，U/mL）	对照及 **1-6**	GP Ⅱb/ Ⅲa 浓度（均值 ±SD，U/mL）
生理盐水	2182.76 ± 166.61	3	983.28 ± 32.90[a]
阿司匹林	2181.00 ± 156.25	4	736.53 ± 18.67[b]
1	726.16 ± 20.09[b]	5	971.72 ± 30.91[a]
2	1115.41 ± 55.28[a]	6	902.36 ± 30.39[a]

a：与生理盐水比 $P < 0.01$；b：与生理盐水、**2**、**3**、**5** 及 **6** 比 $P < 0.01$；$n=12$。

4.4　**1-6** 对动脉血栓大鼠血浆中 P- 选择素浓度的影响

将来自动脉血栓大鼠的血液，按照 1 : 9 的体积比加枸橼酸钠溶液（3.8%）抗凝，于 4 ℃ 1000 r/min 离心 20 min，取上清液即为血浆样品。测定血浆中 P- 选择素含量时，实施了 6 个步骤：第1步，设置标准孔，**1-6** 治疗的动脉血栓大鼠的血浆样品孔和空白孔。第2步，按大鼠 P- 选择素酶联免疫试剂盒（Rat P-Selectin ELISA Lit）的说明书配制标准品溶液，绘制标准曲线。第3步，往 **1-6** 治疗的动脉血栓大鼠的血浆样品孔中加 40 μL 血浆样品和 10 μL 抗 P- 选择素抗体。空白孔不加抗 P- 选择素抗体。第4步，继 10 μL 抗 P- 选择素抗体后再加 HPR 试剂（50 μL），空白孔不加 HPR 试剂，加完后贴上板贴，于 37 ℃ 孵育 120 min。小心揭掉封板膜，弃去液体，加洗涤液，静置 30 s，弃去洗涤液，重复洗板 5 次，拍干。第5步，显色。显色时，向各孔中先加 50 μL 显色液 A，再加 50 μL 显色液 B，然后轻轻振荡混匀并于 37 ℃ 避光显色 15 min。终止显色时，向各孔中加 50 μL 终止液，终止反应（此时蓝色立转黄色）；第6步，测各孔的光密度（OD 值）。测定 OD 值时，先以空白孔为标准调零，然后用酶标仪在 450 nm 波长下测量各孔的 OD 值。测定应在加终止液后的 15 min 内完成。最后将测得的 OD 值代入标准曲线，计算 P- 选择素浓度。表 10-4-4 的数据表明，下调动脉血中 P- 选择素的表达是 **1-6** 治疗动脉血栓的分子机制（与生理盐水比 $P < 0.01$），其中 **1** 和 **4** 下调动脉血中 P- 选择素表达的能力最强（与 **2**、**3**、**5** 及 **6** 比 $P < 0.01$）。

表 10-4-4 1-6 治疗的动脉血栓大鼠血液中 P- 选择素浓度

对照及 1-6	P- 选择素浓度（均值 ±SD, ng/mL）	对照及 1-6	P- 选择素浓度（均值 ±SD, ng/mL）
生理盐水	63.06 ± 1.91	3	26.31 ± 1.83[c]
阿司匹林	62.31 ± 1.71	4	22.14 ± 0.98[c]
1	22.23 ± 0.95[b]	5	24.40 ± 1.11[c]
2	28.03 ± 1.87[b]	6	26.13 ± 1.55[c]

a：与生理盐水比 $P < 0.01$；b：与生理盐水、**2**、**3**、**5** 及 **6** 比 $P < 0.01$；n=12。

4.5 1-6 与 GP Ⅱb/ Ⅲa 及 P- 选择素的分子对接及 SAR

采用 AutoDock4 软件完成了 **1-6** 和 GP Ⅱb/ Ⅲa 及 P- 选择素的活性部位对接。对接经历了 4 个步骤。第 1 步，用 flood-filling 算法选择腔体，以便选择和确定作为对接区域的 GP Ⅱb/ Ⅲa 及 P- 选择素的活性位点。第 2 步，为 **1-6** 选择位点时先通过随机抽样选择可变扭转角的柔性值搜索 **1-6** 构象，再用三维规则网格检测位点并估算对接 GP Ⅱb/ Ⅲa 及 P- 选择素的活性位点所需能量。第 3 步，比较 GP Ⅱb/ Ⅲa 及 P- 选择素和 **1-6** 间的库仑力、范德华力、结合能、原子间距、氢键能、空间相互作用、疏水 – 亲脂相互作用、溶剂化效应和熵效应的分数，以便得到综合评价结果。第 4 步，计算 **1-6** 的对接结合能。表 10-4-5 和表 10-4-6 的数据表明，在 **1-6** 中 **1** 和 **4** 的结合能最低。站在 GP Ⅱb/ Ⅲa 及 P- 选择素与动脉血栓关系最密切的角度，**1** 和 **4** 的对接结合能最低与抗动脉血栓活性最强相吻合。

表 10-4-1 表明，**1** 是 1R，S-Leu-Asp-Val-2'S，5'S- 四氢吡嗪并四氢吡啶并吲哚 -1'，4'- 二酮，**4** 是 1R，S-Arg-Gly-Asp-Ser-2'S，5'S- 四氢吡嗪并四氢吡啶并吲哚 -1'，4'- 二酮。可见，在 Leu-Asp-Val、Arg-Gly-Asp-Val、Arg-Gly-Asp-Phe、Arg-Gly-Asp-Ser、Tyr-Ile-Gly- Ser-Lys 和 Tyr-Ile-Gly-Ser-Arg 中选择 Leu-Asp-Val 和 Arg-Gly-Asp-Ser 作为 2 位的抗黏附肽有利于增强抗动脉血栓活性。

表 10-4-5 1-6 和 GP Ⅱb/ Ⅲa 活性部位的结合能

1-6	结合能（kcal/mol）	1-6	结合能（kcal/mol）	1-6	结合能（kcal/mol）
1	−86.3343	3	−60.4287	5	−67.0519
2	−66.2054	4	−88.6334	6	−60.2292

表 10-4-6 1-6 和 P- 选择素活性部位的结合能

1-6	结合能（kcal/mol）	1-6	结合能（kcal/mol）	1-6	结合能（kcal/mol）
1	−95.8083	3	−71.7386	5	−79.9864
2	−72.6652	4	96.1987	6	−71.5879

5 1R，S- 溶栓肽 -2'S，5'S- 四氢吡嗪并四氢吡啶并吲哚 -1'，4'- 二酮

本部分介绍 1R，S- 二取代 -2'S，5'S- 四氢吡嗪并四氢吡啶并吲哚 -1'，4'- 二酮的 1-2, 2- 二甲氧乙基酸解为 1-2, 2- 二羰甲基并与 Pro-Ala-Lys、Arg-Pro-Ala-Lys、Ala-Arg-Pro-Ala-Lys、Gly-Arg-Pro-Ala-Lys 和 Gln-Arg-Pro-Ala-Lys 发生氨化还原反应的 5 种产物的研究。图 10-5-1 是 1R，S-

溶栓肽 -2'S，5'S- 四氢吡嗪并四氢吡啶并吲哚 -1'，4'- 二酮（**1-5**）的合成路线。**1-5** 的溶栓肽分别是 Pro-Ala-Lys（**1**）、Arg-Pro-Ala-Lys（**2**）、Ala-Arg-Pro-Ala-Lys（**3**）、Gly-Arg-Pro-Ala-Lys（**4**）和 Gln-Arg-Pro-Ala-Lys（**5**）。

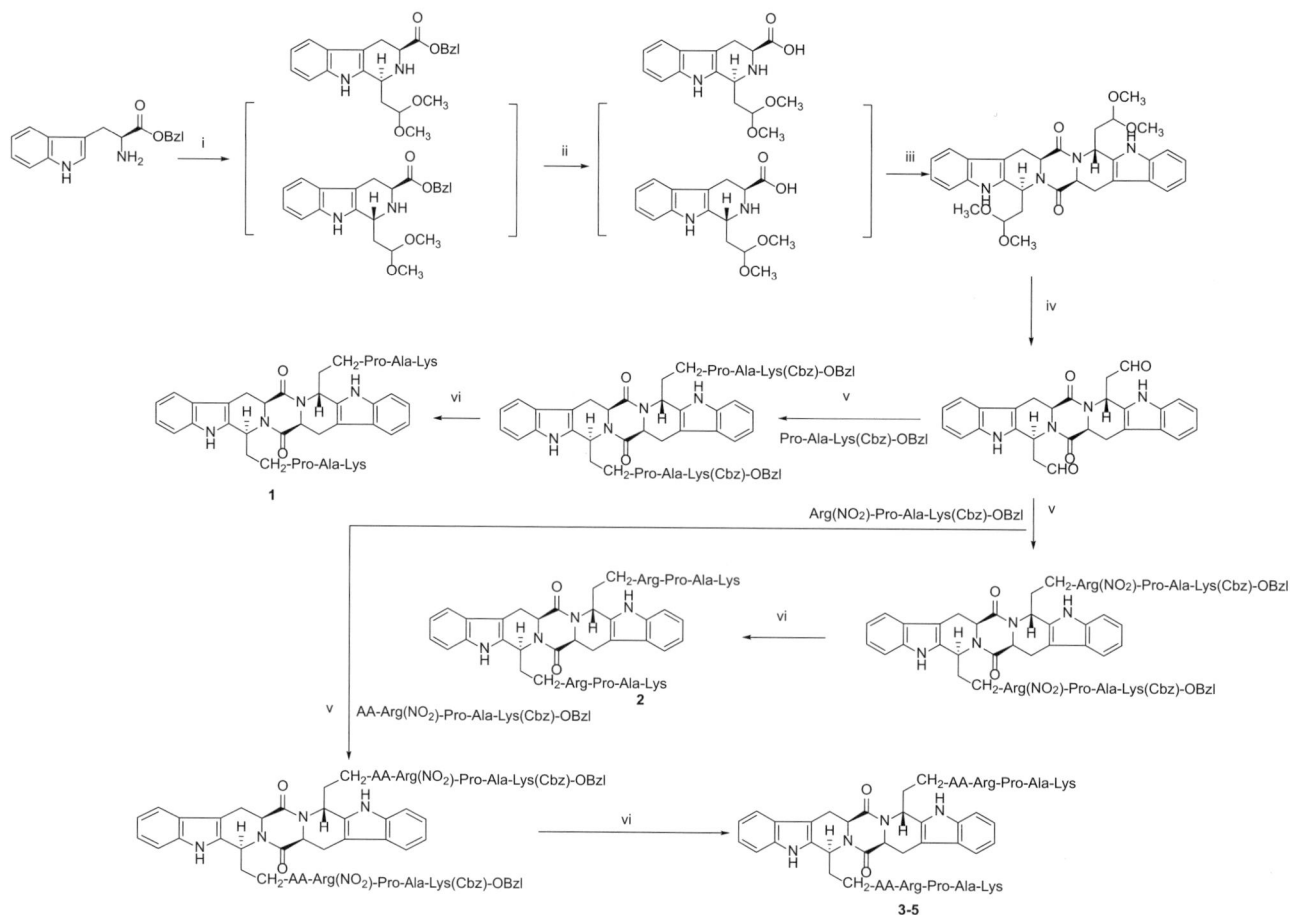

图 10-5-1　**1-5** 的合成路线

5.1　1-5 抗动脉血栓活性

在大鼠丝线法抗血栓模型上评价 **1-5**（灌胃剂量为 0.1 μmol/kg）的抗动脉血栓活性。评价时选择阿司匹林为阳性对照（灌胃剂量为 167 μmol/kg），选择生理盐水为空白对照（灌胃剂量为 3 mL/kg），用血栓重代表活性。大鼠丝线法抗血栓模型包括动静脉旁路插管，该插管由 3 段硅烷化的聚乙烯管构成。中段的聚乙烯管长为 60 mm，内径为 2 mm。中段聚乙烯管的两端分别与 2 段相同规格的聚乙烯管连接。这 2 段聚乙烯管长为 100 mm，内径为 1 mm，外径为 2 mm。它们的一端为尖管，用于插入大鼠的颈动脉或颈静脉，另一端用于插入中段聚乙烯管。雄性 SD 大鼠（200 ~ 220 g）灌胃 **1-5** 或阿司匹林或生理盐水，30 min 之后，腹腔注射乌拉坦溶液（5.0 mg/mL，3 mL/kg）进行麻醉，然后分离右颈动脉和左颈静脉。把一根准确称重（丝线的初重量）的 6 cm 长的丝线放入中段聚乙烯管，使插管充满肝素钠的生理盐水溶液（50 IU/mL），一端插入大鼠的左颈静脉。另一端加入定量肝素钠抗凝，然后插入大鼠的右颈动脉。血液从右颈动脉流经聚乙烯管流入左颈静脉，15 min 后取出附有血栓的丝线并准确称重（丝线的终重量）。用丝线的终重量减去丝线的初重量得血栓重，即得到 **1-5** 治疗的血栓大鼠的动脉血栓重。表 10-5-1 的数据表明，**1-5** 能有效地抑制大鼠动脉血栓形成（与生理盐水比 $P < 0.01$），其中 **3** 抑制大鼠动脉血栓的活性最强（与 **1**、**2**、**4** 及 **5** 比 $P < 0.05$）。

表 10-5-1　1-5 抗动脉血栓活性

对照及 1-5	血栓重（均值 ±SD, mg）	对照及 1-5	血栓重（均值 ±SD, mg）
生理盐水	26.55 ± 4.61	3	15.01 ± 2.01[b]
阿司匹林	17.08 ± 2.61	4	17.88 ± 2.19[a]
1	17.70 ± 2.13[a]	5	18.46 ± 2.52[a]
2	17.38 ± 2.11[a]		

a：与生理盐水比 $P < 0.01$；b：与生理盐水比 $P < 0.01$，与 **1**、**2**、**4**、**5** 比 $P < 0.05$；$n=12$。

5.2　1-5 溶栓活性

在大鼠颈动脉和颈静脉旁路插管，制备模型，评价 **1-5** 的溶栓活性。评价时以尿激酶为阳性对照，静脉注射剂量为 20 000 IU/kg。生理盐水为空白对照。**1-5** 的静脉注射剂量为 0.1 μmol/kg。具体操作步骤如下。

将 200 ～ 220 g 雄性 SD 大鼠用 20% 乌拉坦溶液（6 mL/kg，i.p.）麻醉，仰卧位固定，分离右颈总动脉，于近心端夹上动脉夹，近心端和远心端都穿入手术线，将远心端的手术线用止血钳夹紧，在远心端插管，松开动脉夹，放出约 1 mL 动脉血，按照体外溶栓活性测定中描述的方法制备精确称重的附有血栓的不锈钢螺旋。

旁路插管由 3 段构成。中段为医用硅胶软管，长 60 mm，内径 3.5 mm。其余两端为相同的聚乙烯管，长 100 mm，内径 1 mm，外径 2 mm，该管的一端拉成外径为 1 mm 的尖管（用于插入大鼠的颈动脉或颈静脉），该管的另一端的外部套一段长 7 mm，外径 3.5 mm 的聚乙烯管（加粗，用于插入中段的硅胶管内）。3 段管的内壁均硅烷化。将精确称重的附有血栓的不锈钢螺旋放入中段硅胶管内，硅胶管的两端分别与 2 根聚乙烯管的加粗端相套，并用 parafilm 膜封闭，避免漏血。注射器通过聚乙烯管的尖管端将聚乙烯管注满肝素的生理盐水溶液（50 IU/kg），待用。

分离大鼠的左颈外静脉。左颈外静脉的近心端和远心端都穿入手术线，在暴露的左颈外静脉上小心地剪一斜口，在远离中段硅胶管内螺栓托柄的尖管通过斜口将前面制备好的旁路管道插入左颈外静脉开口的近心端。用注射器通过另一端的尖管注入准确量的肝素的生理盐水溶液（50 IU/kg），此时注射器仍然在聚乙烯管内。右颈总动脉的近心端用动脉夹止血，在离动脉夹不远处将右颈总动脉小心地剪一斜口。从聚乙烯管的尖管端拔出注射器，将聚乙烯管的尖管端插入动脉斜口的近心端。旁路管道的两端都用手术缝线与动静脉固定。

用 1 mL 注射器将生理盐水（3 mL/kg）、尿激酶的生理盐水溶液（20 000 IU/kg）或 **1-5** 的生理盐水溶液（10 nmol/kg）通过旁路插管中段（管内有精确称重的血栓固定螺旋）注入远离血栓固定螺旋的近静脉处。打开动脉夹，让血液通过旁路插管从动脉流向静脉。将注射器中的溶液缓慢注入大鼠血液，从而使生理盐水或尿激酶或 **1-5** 通过血液循环，按从静脉到心脏到动脉的顺序作用到血栓。从注入开始计时，1 h 后从旁路插管中取出血栓固定螺旋，精确称重。计算每只大鼠旁路插管中血栓固定螺旋循环前后的重量差（血栓减重），用于表示 1-5 的溶栓活性。表 10-5-2 的数据说明，1-5 显著地降低了血栓重（与生理盐水比 $P < 0.01$），其中 3 的溶栓活性最强（与 1、2、4 及 5 比 $P < 0.01$）。

表 10-5-2　1-5 溶栓活性

对照及 1-5	血栓减重（均值 ±SD, mg）	对照及 1-5	血栓减重（均值 ±SD, mg）
生理盐水	23.18 ± 1.40	3	32.44 ± 2.44[b]
尿激酶	27.61 ± 1.47	4	28.42 ± 2.33[a]
1	28.63 ± 2.41[a]	5	26.99 ± 1.37[a]
2	26.84 ± 1.94[a]		

a：与生理盐水比 $P < 0.01$；b：与生理盐水、1、2、4 及 5 比 $P < 0.01$；n=12。

5.3　1-5 对发病 24 h 的缺血性脑卒中的治疗作用

在心脑血管疾病中，缺血性脑卒中的发病率及危险性最高。目前，药物治疗依然是临床的首选方案。国际公认的唯一对发病 4 h 之内的缺血性脑卒中患者有效的药物是 rt-PA，对发病超过 4 h 的缺血性脑卒中患者没有有效的治疗药物。此外，rt-PA 有严重的出血不良反应，不允许长时间使用，国际公认的缺血性脑卒中患者的疗程为 3 天。可见，寻找对发病超过 4 h 的缺血性脑卒中有效又没有出血不良反应的药物具有现实意义。鉴于 1-5 的溶栓活性，采用下面的模型评价 1-5 对发病 24 h 的缺血性脑卒中大鼠的治疗作用。

造模时将聚乙烯管一端拉细，剪成尖管。然后，把聚乙烯管的另一端插入 1 mL 的注射器口中，连接处用 parafilm 膜缠住，防止漏液。按照 7 mL/kg 的剂量，雄性 SD 大鼠［（300 ± 20）g］腹腔注射 20% 乌拉坦溶液进行麻醉。分离出麻醉大鼠的右侧颈总动脉，用手术线结扎颈总动脉的远心端。用动脉夹夹闭颈总动脉的近心端，在颈动脉中间处剪一小口，向小口中插入取血管。松开动脉夹，使大鼠的血液经取血管流入 1.5 mL EP 管。将松开的动脉夹再夹闭。用移液管从 EP 管中取 10 μL 血液并加入另一个 1.5 mL EP 管中。EP 管先于室温放置 10 min 使血液凝固，然后于 −20 ℃ 冰箱放置过夜使血液凝块冻结实。

向冻结实的血液凝块中加 1 mL 生理盐水，在生理盐水中将血液凝块碾碎，制备含大小均匀的细小的血栓块的悬浮液。用带有聚乙烯插管的 1 mL 注射器吸入细小血栓块悬浮液，排净气泡后待用。对大鼠进行称重并编号。按 4 mL/kg 的麻醉剂量，大鼠腹腔注射 10% 水合氯醛。在麻醉大鼠的颈部略偏右的位置竖直剪约 2 cm 长的切口，分出右侧颈总动脉、颈外动脉和颈内动脉。用动脉夹夹住颈内动脉和颈总动脉近心端，用手术线结扎颈外动脉远心端。之后，在颈外动脉上剪一小口。将带插管的 1 mL 注射器插入颈外动脉的剪口，松开颈内动脉夹，将 1 mL 注射器内的细小血栓块悬浮液缓慢注入大鼠的大脑。再用动脉夹夹住颈内动脉，拔出插管。然后结扎颈外动脉近心端，移走颈内动脉和颈总动脉的动脉夹，恢复血液流动。伤口处滴 2 滴青霉素（40 mg/10 mL）防止感染，用手术线缝合伤口，等待大鼠苏醒。

大鼠苏醒 24 h 后，按 Zea-Longa 评分法对大鼠的神经功能缺损程度进行评分。无任何神经功能缺失体征的大鼠评为 0 分，未损伤侧前肢不能伸展的大鼠评为 1 分，向未损伤侧行走的大鼠评为 2 分，向未损伤侧转圈呈追尾状行走的大鼠评为 3 分，意识障碍无自主行走的大鼠评为 4 分，死亡的大鼠评为 5 分。去除 0 分的大鼠（代表造模失败）及 5 分的大鼠（代表造模过度）。将 1～4 分的大鼠均匀分组，保证每组大鼠数量一致。然后每天对大鼠评分 1 次，评分后尾静脉注射 rt-PA 的生理盐水溶液 [剂量为 3 mg/（kg·d），1 天 1 次，连续 3 天] 或 1-5 的生理盐水溶液 [剂量为 10 nmol/（kg·d），1 天 1 次，连续 3 天]，或生理盐水 [剂量为 3 mL/（kg·d），1 天 1 次，连续 3 天]。第 4 天最后一次评分，然后按照 7 mL/kg 的剂量用 20% 乌拉坦溶液麻醉存活大鼠。麻醉的大鼠心脏灌流，颈椎脱臼处死，取脑，取血。大鼠脑于 –20 ℃ 冻 2 h，室温下迅速从前额区开始切片，每个大脑制备 6 个脑切片。37 ℃ 恒温避光于 2%TTC（2，3，5-氯化三苯基四氮唑）溶液中孵育 15～30 min 使其染色，直至未损伤处为鲜红色，梗死处为白色，取出后摆在玻璃板上拍照。通过照片计算脑切片中梗死体积和未损伤体积，统计各组大鼠的脑梗死体积的百分比。表 10-5-3 的数据表明，1-5 有效降低发病 24 h 的缺血性脑卒中大鼠的脑梗死体积的百分比（与生理盐水比 $P < 0.01$），其中 3 治疗的发病 24 h 的缺血性脑卒中大鼠的脑梗死体积最小（与 1、2、4 及 5 比 $P < 0.01$），值得强调的是，生理盐水和 1-5 治疗的发病 24 h 的缺血性脑卒中大鼠未见出血不良反应，而 rt-PA 治疗的发病 24 h 的缺血性脑卒中大鼠出现严重的出血不良反应。

表 10-5-3　1-5 降低发病 24 h 的缺血性脑卒中大鼠脑梗死体积的百分比

对照及 1-5	脑梗死体积（均值 ±SD，%）	对照及 1-5	脑梗死体积（均值 ±SD，%）
生理盐水	15.66 ± 2.49	3	4.20 ± 1.02[b]
rt-PA	4.70 ± 1.65[a]	4	6.38 ± 1.20[a]
1	6.71 ± 1.21[a]	5	6.41 ± 1.05[a]
2	6.28 ± 1.13[a]		

a：与生理盐水比 $P < 0.01$；b：与生理盐水、1、2、4 及 5 比 $P < 0.01$；$n=12$。

5.4　1-5 对发病 24 h 的缺血性脑卒中大鼠血浆中 TNF-α 和 IL-1β 的影响

为了阐明 1-5 对发病 24 h 的缺血性脑卒中大鼠的治疗作用的分子基础，采用酶联免疫方法测定大鼠血浆中 TNF-α 和 IL-1β 的含量。具体操作是取大鼠 0.45 mL 血，加 0.05 mL 枸橼酸钠溶液（3.8%）抗凝，于 4 ℃ 1000 r/min 离心 10 min，取上清液即为血浆样品。

测定血浆中 TNF-α 和 IL-1β 含量时，实施了 6 个步骤：第 1 步，设置标准孔，1-5 治疗的缺血性脑卒中大鼠的血浆样品孔和空白孔。第 2 步，按大鼠 TNF-α 和 IL-1β 酶联免疫试剂盒（Rat TNF-α ELISA Kit，Rat IL-1β ELISA Kit）的说明书配制标准品溶液，绘制标准曲线。第 3 步，往 1-5 治疗的缺血性脑卒中大鼠的血浆样品孔中加 40 μL 血浆样品和 10 μL 抗 TNF-α 抗体或者 10 μL 抗 IL-1β 抗体。空白孔不加抗 TNF-α 抗体或抗 IL-1β 抗体。第 4 步，继 10 μL 抗 TNF-α 抗体或者 10 μL 抗 IL-1β 抗体后再加 HPR 试剂（50 μL），空白孔不加 HPR 试剂，加完后贴上板贴，于 37 ℃ 孵育 60 min。小心揭掉封板膜，弃去液体，加洗涤液，静置 30 s，弃去洗涤液，重复洗板 5 次，拍干。第 5 步，显色。显色时，向各孔中先加 50 μL 显色液 A，再加 50 μL 显色液 B，然后轻轻振荡混匀并于 37 ℃ 避光显色 15 min。终止显色时，向各孔中加 50 μL 终止液，终止反应（此时蓝色立转黄色）。第 6 步，测各孔的光密度（OD 值）。测定 OD 值时，先以空白孔为标准调零，然后用酶标仪在 450 nm 波长下测量各孔的 OD 值。测定应在加终止液后的 15 min 内完成。最后将测得的 OD 值代入标准曲线，计算 TNF-α 和 IL-1β 的浓度。表 10-5-4 的数据表明，**1-5** 有效降低发病 24 h 的缺血性脑卒中大鼠血浆中 TNF-α 和 IL-1β 的浓度（与生理盐水比 $P < 0.01$），其中 **3** 治疗的发病 24 h 的缺血性脑卒中大鼠血浆中 TNF-α 和 IL-1β 的浓度最低（与 **1**、**2**、**4** 及 **5** 比 $P < 0.01$）。

表 10-5-4　1-5 对缺血性脑卒中大鼠血浆中 TNF-α 和 IL-1β 的影响

对照及 1-5	TNF-α（均值 ±SD, pg/L）	IL-1β（均值 ±SD, pg/mL）
生理盐水	98.08 ± 5.25	7.18 ± 0.22
1	55.53 ± 3.37[a]	5.31 ± 0.18[a]
2	49.65 ± 3.10[a]	5.43 ± 0.20[a]
3	36.50 ± 1.37[b]	3.68 ± 0.11[b]
4	43.61 ± 2.22[a]	5.37 ± 0.28[a]
5	51.19 ± 2.42[a]	5.82 ± 0.27[a]

a：与生理盐水比 $P < 0.01$；b：与生理盐水、**1**、**2**、**4** 及 **5** 比 $P < 0.01$；$n=12$。

5.5　1-5 的 SAR

用大鼠丝线法抗血栓模型评价 **1-5** 的抗动脉血栓活性发现，**1-5** 能有效地抑制大鼠动脉血栓及 **3** 的抗动脉血栓活性最强。用大鼠颈动脉和颈静脉旁路插管模型评价 **1-5** 的溶栓活性发现，**1-5** 具有显著的溶栓活性及 **3** 的溶栓活性最强。用发病 24 h 的缺血性脑卒中大鼠模型评价 **1-5** 对脑的保护作用时发现，**1-5** 有效降低脑卒中大鼠的脑梗死体积且 **3** 的保护作用最强。用酶联免疫方法测定缺血性脑卒中大鼠血浆中 TNF-α 和 IL-1β 的含量时发现，**1-5** 有效降低发病 24 h 的缺血性脑卒中大鼠血浆中 TNF-α 和 IL-1β 的浓度且 **3** 治疗的发病 24 h 的缺血性脑卒中大鼠血浆中 TNF-α 和 IL-1β 的浓度最低。这些评价意味着 **1-5** 中 **3** 的活性最强。

从合成路线知道，**3** 是 1R，S-Ala-Arg-Pro-Ala-Lys-2'S，5'S- 四氢吡嗪并四氢吡啶并吲哚 -1'，4'-二酮。也就是说，在 Pro-Ala-Lys、Arg-Pro-Ala-Lys、Ala-Arg-Pro-Ala- Lys、Gly-Arg-Pro-Ala-Lys 和 Gln-Arg-Pro-Ala-Lys 5 种溶栓肽中选择 Ala-Arg-Pro- Ala-Lys 有利于提高生物活性。

参考文献

[1]　赵明，冯琦琦，桂琳，等 . LDV 修饰的七环醛，其合成，抗栓活性和应用：201810590223. 6[P]. 2019-12-17.

[2]　赵明，彭师奇，石林峰 . RGDF 修饰的七环醛，其制备，抗栓活性和应用：201711314630. 6[P]. 2019-06-21.

[3]　赵明，彭师奇，石林峰 . RGDV 修饰的七环醛，其制备，抗栓活性和应用：201711314821. 2[P]. 2019-06-21.

[4]　赵明，冯琦琦，桂琳，等 . 七环醛，其合成，抗栓活性和应用：201810589767. 0[P]. 2019-12-17.

[5]　赵明，彭师奇，石林峰 . YIGSK 修饰的七环醛，其制备，抗栓活性和应用：201711314627. 4[P]. 2019-06-21.

[6]　赵明，冯琦琦，桂琳，等 . RGDF 修饰的七环醛，其合成，抗栓活性和应用：201810590224. 0[P]. 2019-12-17.

[7]　赵明，冯琦琦，桂琳，等 . RGDS 修饰的七环醛，其合成，抗栓活性和应用：201810561696. 3[P]. 2019-12-13.

[8]　赵明，彭师奇，石林峰 . 七环醛，其合成，抗栓活性和应用：201711315418. 1[P]. 2019-06-21.

[9] 赵明，吴建辉，桂琳，等.氨基酸修饰的 S，S- 七环醛，其制备，活性和应用：201810590209. 6[P]. 2019-12-17.

[10] 赵明，吴建辉，桂琳，等.氨基酸修饰的 SS- 七环醛，其制备，活性和应用：201810561735. X[P]. 2019-12-10.

[11] 赵明，蒋雪云，桂琳，等.LDV 修饰的 S，R- 七环醛，其合成，活性和应用：201810561698. 2[P]. 2019-12-10.

[12] 赵明，蒋雪云，桂琳，等.RGD 四肽修饰的 S，R- 七环醛，其合成，活性和应用：201810595952. 0[P]. 2019-12-17.

[13] 赵明，蒋雪云，桂琳，等.YIGS 五肽修饰的 S，R- 七环醛，其合成，活性和应用：201810589787. 8[P]. 2019-12-17.

[14] 赵明，桂琳，蒋雪云，等.氨基酸修饰的 S，R- 七环醛，其合成，活性及应用：201810561661. X[P]. 2019-12-10.

[15] 赵明，彭师奇，冯琦琦，等.乙基 QRPAK 修饰的双咔啉并哌嗪二酮，其制备，活性和应用：201910527879. 8[P]. 2021-01-05.

[16] 赵明，彭师奇，冯琦琦，等.乙基 RPAK 修饰的双咔啉并哌嗪二酮，其制备，活性和应用：201910527901. 9[P]. 2020-12-18.

[17] 赵明，彭师奇，冯琦琦，等.乙基 ARPAK 修饰的双咔啉并哌嗪二酮，其制备，活性和应用：201910447436. 8[P]. 2020-11-27.

[18] 赵明，彭师奇，冯琦琦，等.乙基 GRPAK 修饰的双咔啉并哌嗪二酮，其制备，活性和应用：201910451769. 8[P]. 2020-12-01.

[19] 赵明，彭师奇，冯琦琦，等.乙基 PAK 修饰的双咔啉并哌嗪二酮，其制备，活性和应用：201910465459. 1[P]. 2020-12-01.

第十一章　寡肽修饰的皮质激素类药物

摘要

用正常器官替代病变器官的设想，推动了器官移植走上临床。对细胞免疫和排斥反应的认知，推动了肾上腺皮质激素和糖皮质激素成为临床的一线免疫抑制剂。可的松和氢化可的松是肾上腺皮质激素的代表性药物，地塞米松是糖皮质激素的代表性药物。作为肾上腺皮质激素和糖皮质激素代表性药物的可的松、氢化可的松及地塞米松，也是临床的一线免疫抑制剂。选择临床药物作为新药研究的先导结构的前提是，被选择的临床药物存在临床不足之处。可的松、氢化可的松和地塞米松被选择为结构修饰的对象的根本原因是，长期服用可的松、氢化可的松和地塞米松会出现骨质疏松症及诱发血栓。本章的意图是讲述合理的结构修饰，合理的结构修饰不仅可以消除它们诱发骨质疏松症及血栓的风险，还可以增强它们的治疗作用。按照这种思维，本章描述了 3 种修饰策略。第 1 种策略是，以丁二酰基为连接臂把地塞米松的 21 位羟基与尿毒素三肽和脂肪醇的酯连接起来。第 2 种策略是，用 RGD 肽替换脂肪醇形成尿毒素三肽和 RGD 肽的组合，即以丁二酰基为连接臂把地塞米松修饰的 21 位羟基与 Lys(Arg-Gly-Asp-AA) –Glu-Asp-Gly 连接，与 Lys (Arg-Gly-Asp-AA) –His-Gly-Glu 连接，以及与 Lys (Arg-Gly-Asp-AA)–His-Gly-Lys 连接。第 3 种策略是，用 RGD 肽替换尿毒素三肽和 RGD 肽的组合，即以丁二酰基为连接臂连接 RGD 肽和氢化可的松，连接 RGD 肽和可的松，以及连接 RGD 肽和地塞米松。本章展示了 3 种修饰策略对肾上腺皮质激素和糖皮质激素的免疫抑制活性的影响、对抗炎活性的影响、对镇痛活性的影响、对血栓风险的影响，以及对骨质疏松不良反应的影响。本章还展示了在 3 种修饰策略下的与免疫抑制活性关联的 SAR。

关键词

皮质激素，免疫抑制剂，抗炎，镇痛，骨质疏松，血栓，SAR

1 脂肪醇及尿毒素三肽修饰的地塞米松

针对长期服用地塞米松诱发骨质疏松症及血栓的不良反应，本部分描述了以丁二酰基为连接臂把地塞米松的 21 位羟基与尿毒素三肽和脂肪醇的酯连接的结构修饰策略。图 11-1-1 是体现这种连接策略的合成路线。为阐明结构，表 11-1-1 给出了 **1-18** 的肽序列及脂肪醇的 n。

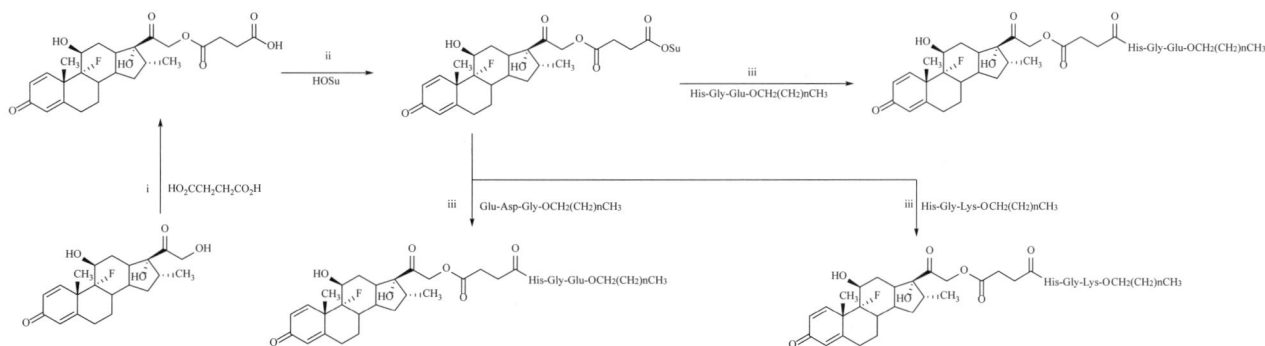

图 11-1-1 **1-18** 的合成路线

表 11-1-1 **1-18** 的尿毒素三肽序列及脂肪醇

化合物	尿毒素三肽序列，n 代表的数字	化合物	尿毒素三肽序列，n 代表的数字	化合物	尿毒素三肽序列，n 代表的数字
1	His-Gly-Lys，n 为 6	**7**	His-Gly-Glu，n 为 6	**13**	Glu-Asp-Gly，n 为 6
2	His-Gly-Lys，n 为 8	**8**	His-Gly-Glu，n 为 8	**14**	Glu-Asp-Gly，n 为 8
3	His-Gly-Lys，n 为 10	**9**	His-Gly-Glu，n 为 10	**15**	Glu-Asp-Gly，n 为 10
4	His-Gly-Lys，n 为 12	**10**	His-Gly-Glu，n 为 12	**16**	Glu-Asp-Gly，n 为 12
5	His-Gly-Lys，n 为 14	**11**	His-Gly-Glu，n 为 14	**17**	Glu-Asp-Gly，n 为 14
6	His-Gly-Lys，n 为 16	**12**	His-Gly-Glu，n 为 16	**18**	Glu-Asp-Gly，n 为 16

1.1 1-18 对脾淋巴细胞增殖的抑制作用

雄性 ICR 小鼠麻醉后颈椎脱臼处死，无菌取脾用 200 目钢网和注射器芯研磨，用 PBS 洗 2 次，1500 r/min 离心 10 min，计数后用完全 RPMI-1640 培养液配成每毫升 5×10^6 个脾细胞的悬浮液，加 100 μL 细胞悬浮液于 96 孔培养板中（每孔含 5×10^5 个脾细胞）。每孔加 20 μL 伴刀豆球蛋白（ConA，终浓度为 5 μg/mL），将 96 孔细胞培养板置于体积分数为 5% 的 CO_2 饱和的培养箱内 37 ℃培养 4 h。之后，按预设的浓度梯度（1×10^{-4} mol/L、8×10^{-5} mol/L、5×10^{-5} mol/L、2×10^{-5} mol/L、1×10^{-5} mol/L、8×10^{-6} mol/L、5×10^{-6} mol/L、1×10^{-6} mol/L）加入经灭菌处理的环孢素 A、化合物 **1-18** 和用 RPMI-1640 培养液配成的溶液。每个浓度设 3 个复孔。同时设不含偶联物的对照孔和只含同量 RPMI-1640 培养液无 ConA 的空白孔。各个孔均重复 6 次（n=6）。培养 48 h 后用 MTT 法检测化合物 **1-18** 抑制脾淋巴细胞增殖的 IC_{50}。表 11-1-2 的 IC_{50} 表明，**1-18** 抑制伴刀豆球蛋白诱发的脾淋巴细胞增殖的 IC_{50} 显著小于培养基的 IC_{50}（与培养基比 $P < 0.01$），其中 **8** 和 **9** 抑制伴刀豆球蛋白诱发的脾淋巴细胞增殖的 IC_{50} 最小（与 **1-7** 及 **10-18** 比 $P < 0.01$）。

表 11-1-2 1-18 抑制脾淋巴细胞增殖的 IC$_{50}$

对照及 1-18	IC$_{50}$（均值 ±SD，µmol/L）	对照及 1-18	IC$_{50}$（均值 ±SD，µmol/L）
环孢素 A	52.55 ± 6.36	9	1.34 ± 0.44[b]
培养基	352.40 ± 80.39	10	26.04 ± 2.24[a]
1	7.78 ± 0.32[a]	11	32.03 ± 1.14[a]
2	41.20 ± 4.56[a]	12	5.14 ± 0.56[a]
3	15.56 ± 2.78[a]	13	48.85 ± 3.24[a]
4	8.55 ± 0.24[a]	14	10.23 ± 1.64[a]
5	3.44 ± 0.55[a]	15	12.45 ± 2.35[a]
6	3.03 ± 0.56[a]	16	18.55 ± 2.15[a]
7	5.78 ± 1.24[a]	17	8.45 ± 0.66[a]
8	1.75 ± 0.33[b]	18	6.14 ± 0.57[a]

a：与培养基比 $P < 0.01$；b：与培养基、1-7 及 10-18 比 $P < 0.01$；$n=6$。

1.2 1-18 对心肌移植排异反应的抑制作用

为了考察 1-18 对心肌移植排异反应的抑制作用，在小鼠耳后心肌移植模型上测定了移植心肌的存活时间。测定时将出生 24 h 的 C57BL/6J 乳鼠置于碎冰中，1 min 后用 75% 酒精对皮肤消毒，剖胸摘取心脏。将摘取的心脏置于生理盐水中搏动 2 次，使得心腔中残留的血液排净。用手术刀片将排净了残留血液的心脏纵向切为两瓣，并使两瓣心肌纤维呈斜切面，以供移植用。

接受心肌移植的小鼠腹腔注射 10% 乌拉坦溶液（10 mg/10 g 体重），使其麻醉。麻醉小鼠的耳郭用 1% 新洁尔酊局部消毒，剃毛。用眼科剪在麻醉小鼠的耳郭背侧中线前 1/3 处剪一与耳郭中线垂直的 3 ～ 4 mm 长的切口。注意，不要损伤小鼠的耳郭静脉。用镊子向耳尖方向钝性剥离皮下组织，使其形成一管腔。将前面制备的供移植用心肌组织移植填入该管腔。注意，此时供移植用的心肌组织离体时间未超过 2 min。用手指轻按填入了心肌组织的管腔，使移植的心肌组织紧贴小鼠耳郭的周围组织，然后缝合。

移植术后当天开始灌胃地塞米松和 0.5%CMCNa 的悬浮液［阳性对照，剂量为 1.43 µmol/(kg·d)］，每天灌胃 1 次，连续灌胃 15 天，或者灌胃 1-18 和 0.5% CMCNa 的悬浮液［剂量为 0.143 µmol/(kg·d)］，每天灌胃 1 次，连续灌胃 15 天，或者灌胃 0.5%CMCNa，每天灌胃 1 次，连续灌胃 15 天。从术后第 6 天开始，每天记录移植心肌组织的异位心电图心电信号。测试异位心电图时正负电极分别置于移植心肌两侧，接地极连接在小鼠后肢。术后 15 天结束观察，统计移植心肌存活时间。表 11-1-3 的数据表明，1-18 显著延长移植心肌的存活时间（与培养基比 $P < 0.01$），其中 8 和 9 移植心肌的存活时间最长（与 1-7 及 10-18 比 $P < 0.01$）。

表 11-1-3 1-18 对移植心肌存活时间的影响

对照及 1-18	存活时间（均值 ±SD，h）	对照及 1-18	存活时间（均值 ±SD，h）
地塞米松	265 ± 20	4	283 ± 21[a]
0.5%CMCNa	233 ± 13	5	292 ± 22[a]
1	283 ± 21[a]	6	292 ± 23[a]
2	264 ± 19[a]	7	268 ± 20[a]
3	285 ± 20[a]	8	361 ± 24[b]

续表

对照及 1-18	存活时间（均值 ±SD, h）	对照及 1-18	存活时间（均值 ±SD, h）
9	373 ± 24[b]	14	266 ± 14[a]
10	261 ± 13[a]	15	262 ± 11[a]
11	273 ± 20[a]	16	268 ± 19[a]
12	283 ± 21[a]	17	265 ± 13[a]
13	265 ± 14[a]	18	273 ± 18[a]

a：与 0.5%CMCNa 比 $P < 0.01$；b：与 0.5%CMCNa、1-7 及 10-18 比 $P < 0.01$；$n=14$。

1.3　1-18 的镇痛作用

ICR 雄性小鼠［（20 ± 2）g］在 22 ℃环境静息 1 天，随机分组，每组 12 只。将小鼠置于小鼠固定器中，鼠尾暴露在固定器外。在鼠尾的近心端 1/3 处标记，作为辐射致痛的光照射点。热辐射仪的电源为 220 V 35 W 的石英灯泡，灯泡的光源经外罩聚光漏斗形成光束，射到致痛点上。此时，光束和光照射点的距离为 5 mm。将小鼠尾巴被光束辐射至小鼠甩尾逃避光束辐射的时间定义为痛阈，通过秒表计时。

评价时，小鼠先在鼠笼中适应 30 min。然后，测 3 次基础痛阈取平均值作为基础痛阈。小鼠或灌胃地塞米松和 0.5%CMCNa 的悬浮液（阳性对照，剂量为 25.5 μmol/kg），或灌胃 1-18 和 0.5% CMCNa 的悬浮液（剂量为 1.43 μmol/kg），或灌胃 0.5%CMCNa。测定小鼠于 30 min、60 min、90 min、120 min、150 min、180 min 6 个时间点的痛阈。每只小鼠每个时间点测 3 次取平均值作为给药后的痛阈，计算痛阈提高率，以均值 ± SD 表示。痛阈提高率 =[（给药后痛阈 – 基础痛阈）/ 基础痛阈]× 100%。

表 11-1-4 的数据表明，在 0.53 μmol/kg 灌胃剂量下，1-18 能有效地提高小鼠 30 min、60 min、90 min 3 个时间点的痛阈（与 0.5%CMCNa 比 $P < 0.01$），其中 8 和 9 提高小鼠痛阈的作用最强（与 1-7 及 10-18 比 $P < 0.01$）。

表 11-1-5 的数据说明，在 0.53 μmol/kg 的灌胃剂量下，1-18 能有效地提高小鼠 120 min、150 min 2 个时间点的痛阈（与 0.5%CMCNa 比 $P < 0.01$），其中 8 和 9 提高小鼠痛阈的作用最强（与 1-7 及 10-18 比 $P < 0.01$）。表 11-1-5 的数据进一步表明，在 0.53 μmol/kg 的灌胃剂量下，1-18 不再提高小鼠 180 min 时间点的痛阈（与 0.5%CMCNa 比 $P > 0.05$）。

表 11-1-4　1-18 对 30 min、60 min、90 min 痛阈提高率的影响

治疗剂	下述时间点的痛阈提高率（均值 ±SD, %）		
	30 min	60 min	90 min
0.5%CMCNa	5.6 ± 1.3	5.1 ± 1.2	8.7 ± 1.9
地塞米松	10.8 ± 1.1	50.6 ± 9.7	58.9 ± 9.8
1	15.9 ± 2.6[a]	93.8 ± 12.1[a]	95.3 ± 13.0[a]
2	14.5 ± 2.7[a]	93.3 ± 12.2[a]	94.5 ± 10.5[a]
3	16.4 ± 2.9[a]	95.7 ± 10.1[a]	96.8 ± 13.1[a]
4	14.5 ± 2.4[a]	95.4 ± 12.2[a]	96.3 ± 12.4[a]
5	14.7 ± 2.9[a]	97.5 ± 13.1[a]	95.8 ± 10.8[a]
6	16.0 ± 2.9[a]	95.3 ± 12.3[a]	93.2 ± 9.8[a]

治疗剂	下述时间点的痛阈提高率（均值 ±SD，%）		
	30 min	60 min	90 min
7	15.3 ± 2.5^a	95.5 ± 11.5^a	96.4 ± 12.2^a
8	30.5 ± 4.4^b	106.7 ± 12.4^b	108.9 ± 13.3^b
9	30.9 ± 4.4^b	107.5 ± 12.4^b	109.2 ± 13.1^b
10	14.2 ± 1.5^a	91.9 ± 9.3^a	94.6 ± 9.0^a
11	15.2 ± 1.5^a	81.3 ± 9.4^a	95.9 ± 9.2^a
12	20.3 ± 3.0^a	82.3 ± 9.0^a	95.7 ± 9.2^a
13	15.6 ± 2.8^a	82.4 ± 9.1^a	95.5 ± 9.4^a
14	16.1 ± 2.7^a	84.0 ± 9.3^a	96.7 ± 8.9^a
15	14.3 ± 1.5^a	85.3 ± 9.0^a	96.6 ± 9.1^a
16	16.3 ± 2.8^a	87.2 ± 9.5^a	97.8 ± 9.3^a
17	14.5 ± 1.7^a	83.7 ± 8.7^a	94.2 ± 8.8^a
18	15.3 ± 2.7^a	81.9 ± 9.0^a	94.9 ± 9.0^a

a：与 0.5%CMCNa 比 $P < 0.01$；b：与 0.5%CMCNa、**1-7** 及 **10-18** 比 $P < 0.01$；$n=12$。

表 11-1-5 **1-18** 对 120 min、150 min、180 min 痛阈提高率的影响

治疗剂	下述时间点的痛阈提高率（均值 ±SD，%）		
	120 min	150 min	180 min
0.5%CMCNa	2.5 ± 1.5	3.6 ± 1.7	3.9 ± 1.9
地塞米松	40.8 ± 7.1	22.6 ± 5.5	3.9 ± 1.8
1	50.7 ± 10.2^a	30.1 ± 10.1^a	2.9 ± 1.3^c
2	51.4 ± 12.3^a	29.5 ± 9.2^a	3.3 ± 1.3^c
3	50.5 ± 9.2^a	29.3 ± 9.6^a	2.8 ± 1.1^c
4	52.2 ± 10.4^a	28.9 ± 9.7^a	2.6 ± 1.0^c
5	53.6 ± 10.9^a	30.5 ± 10.1^a	3.0 ± 1.8^c
6	50.9 ± 10.3^a	30.2 ± 10.4^a	3.3 ± 1.7^c
7	51.3 ± 12.2^a	27.4 ± 8.8^a	2.7 ± 1.2^c
8	70.7 ± 7.5^b	50.5 ± 9.8^b	2.8 ± 1.9^c
9	71.1 ± 7.3^b	52.0 ± 9.1^b	3.0 ± 1.5^c
10	50.2 ± 10.1^a	27.3 ± 8.5^a	3.2 ± 1.9^c
11	50.7 ± 10.2^a	28.4 ± 8.3^a	3.3 ± 1.9^c
12	50.5 ± 9.9^a	30.3 ± 9.0^a	3.7 ± 1.7^c
13	48.5 ± 9.0^a	28.3 ± 7.0^a	3.9 ± 2.7^c
14	50.4 ± 9.2^a	29.3 ± 8.0^a	3.7 ± 2.7^c
15	50.5 ± 9.9^a	30.3 ± 9.1^a	3.9 ± 1.9^c
16	48.7 ± 8.9^a	27.5 ± 7.0^a	3.8 ± 1.9^c
17	50.0 ± 9.3^a	30.0 ± 8.0^a	3.7 ± 2.2^c
18	49.3 ± 9.2^a	29.5 ± 8.0^a	3.7 ± 1.9^c

a：与 0.5%CMCNa 比 $P < 0.01$；b：与 0.5%CMCNa 及 **1-7** 和 **10-18** 比 $P < 0.01$；c：与 0.5%CMCNa 比 $P > 0.05$；$n=12$。

1.4　1-18 的抗炎活性

ICR 小鼠 [（24±2）g] 静息 1 天，随后随机分组，每组 12 只。小鼠序贯灌胃生理盐水（空白对照），或者灌胃地塞米松与生理盐水的悬浮液（阳性对照，25.5 μmol/kg），或者序贯灌胃 1-18 与生理盐水的悬浮液（1.43 μmol/kg）。30 min 后，依序贯顺序从小鼠右耳郭的中心向边缘扩展并均匀涂抹 30 μL 二甲苯，待其自然挥发，建立二甲苯诱发的肿胀模型。造模 2 h 后，小鼠接受乙醚麻醉，颈椎脱臼处死。沿两侧耳根剪下小鼠两侧耳朵，两耳对齐边缘叠放，用直径为 7 mm 的电动打孔器（YLS025A）在相同部位取圆形耳片，两个圆形耳片分别精确称重。记录两个圆形耳片的重量差，用来代表耳肿胀度。

表 11-1-6 的耳肿胀度表明，1-18 能有效地抑制二甲苯诱发的耳部炎症反应（与生理盐水比 $P < 0.01$），其中 8 和 9 对二甲苯诱发的耳部炎症的抑制作用最强（与 1-7 及 10-18 比 $P < 0.01$）。

表 11-1-6　1-18 的抗炎活性

对照及 1-18	耳肿胀度（均值 ±SD, mg）	对照及 1-18	耳肿胀度（均值 ±SD, mg）
生理盐水	8.90 ± 1.15	9	4.47 ± 0.62^{b}
地塞米松	5.51 ± 1.04	10	6.77 ± 1.29^{a}
1	6.09 ± 1.07^{a}	11	6.22 ± 1.53^{a}
2	6.02 ± 1.01^{a}	12	6.17 ± 1.21^{a}
3	6.05 ± 1.05^{a}	13	7.07 ± 1.09^{a}
4	6.08 ± 1.00^{a}	14	7.12 ± 1.21^{a}
5	6.14 ± 1.09^{b}	15	7.33 ± 1.10^{a}
6	6.39 ± 1.14^{a}	16	7.13 ± 1.09^{a}
7	6.18 ± 1.12^{a}	17	7.01 ± 1.40^{a}
8	4.46 ± 0.61^{b}	18	6.18 ± 1.12^{a}

a：与生理盐水比 $P < 0.01$；b：与生理盐水、1-7 及 10-18 比 $P < 0.01$；$n=12$。

1.5　1-18 诱发骨质疏松的风险

ICR 雌性小鼠（25 ～ 28 g）腹腔注射 5% 的水合氯醛，麻醉小鼠，剪开小鼠腹腔，找到两侧的输卵管，在两侧输卵管盲端去除小鼠双侧卵巢，结扎输卵管（手术过程中如果小鼠苏醒过来，则用棉花蘸取适量无水乙醚置于小鼠的鼻子处使之麻醉）。结扎好后，滴加几滴青霉素至小鼠腹腔，再将小鼠腹腔缝合好。为了避免感染，于腹腔缝合口涂消毒液（0.1% 苯扎溴铵）。卵巢切除术 7 天后，卵巢切除小鼠随机分组并开始治疗。小鼠或灌胃 0.5%CMCNa（空白对照，1 天 1 次，连续 40 天），或灌胃地塞米松和 0.5%CMCNa 的悬浮液 [阳性对照，1.43 μmol/（kg·d），1 天 1 次，连续 40 天]，或灌胃 1-18 和 0.5%CMCNa 的悬浮液 [1.43 μmol/（kg·d），1 天 1 次，连续 40 天]。之后，小鼠称体重，麻醉，颈椎脱臼处死。取血并静置 30 min，3000 r/min 离心 20 min，得到的血清于 –20 ℃保存，用于测定血钙含量及血磷含量。取左侧股骨，剔除肌肉，用氯仿 / 甲醇（2：1）浸泡 2 次（每次 3 h）脱脂。将股骨置烘箱中 120 ℃烘 6 h，冷却后称股骨干重。测定了干重的股骨置于马弗炉中 800 ℃煅烧 8 h，冷却后称股骨灰重。计算股骨灰重与股骨干重的比值（g/g），得到股骨的骨矿物质含量（bone mineral content,

BMC）。之后，股骨的灰用来测定股骨钙含量和磷含量。考察这些测定的结果，判断 **1-18** 诱发骨质疏松的风险。

表 11-1-7 的数据表明，在 1.43 μmol/（kg·d）剂量下连续灌胃 40 天地塞米松的卵巢切除小鼠的血钙及血磷含量显著低于连续 40 天灌胃 0.5%CMCNa 的卵巢切除小鼠的血钙及血磷含量（与 0.5%CMCNa 比 $P < 0.01$）。可见，地塞米松下调卵巢切除小鼠血钙及血磷水平。表 11-1-7 的数据还表明，在 1.43 μmol/（kg·d）剂量下连续灌胃 40 天 **1-18** 的卵巢切除小鼠的血钙及血磷含量和连续 40 天灌胃 0.5% CMCNa 的卵巢切除小鼠的血钙及血磷含量没有显著性差异（与 0.5%CMCNa 比 $P > 0.05$）。**1-18** 不能降低卵巢切除小鼠的血钙及血磷水平。

表 11-1-7　**1-18** 对卵巢切除小鼠血钙及血磷的影响

对照及 1-18	血钙（均值 ±SD，mmol/L）	血磷（均值 ±SD，mmol/L）
0.5%CMCNa	1.04 ± 0.21	1.77 ± 0.16
地塞米松	0.59 ± 0.09^a	0.59 ± 0.09^a
1	0.87 ± 0.12^b	1.67 ± 0.13^b
2	0.85 ± 0.11^b	1.59 ± 0.12^b
3	0.88 ± 0.12^b	1.59 ± 0.11^b
4	0.87 ± 0.13^b	1.58 ± 0.11^b
5	0.88 ± 0.12^b	1.57 ± 0.12^b
6	0.86 ± 0.13^b	1.57 ± 0.13^b
7	0.88 ± 0.11^b	1.67 ± 0.12^b
8	0.89 ± 0.15^b	1.79 ± 0.13^b
9	0.90 ± 0.15^b	1.79 ± 0.15^b
10	0.89 ± 0.05^b	1.81 ± 0.15^b
11	0.88 ± 0.12^b	1.77 ± 0.13^b
12	0.89 ± 0.11^b	1.59 ± 0.12^b
13	0.87 ± 0.10^b	1.67 ± 0.11^b
14	0.85 ± 0.10^b	1.77 ± 0.13^b
15	0.86 ± 0.10^b	1.75 ± 0.11^b
16	0.89 ± 0.14^b	1.77 ± 0.10^b
17	0.86 ± 0.13^b	1.68 ± 0.12^b
18	0.85 ± 0.12^b	1.76 ± 0.10^b

a：与 0.5%CMCNa 比 $P < 0.01$；b：与 0.5%CMCNa 比 $P > 0.05$，与地塞米松比 $P < 0.05$；$n=10$。

表 11-1-8 的数据表明，在 1.43 μmol/（kg·d）剂量下连续 40 天灌胃地塞米松的卵巢切除小鼠的股骨钙及股骨磷的含量显著低于连续 40 天灌胃 0.5%CMCNa 的卵巢切除小鼠的股骨钙及股骨磷的含量。可见，地塞米松下调卵巢切除小鼠的股骨钙及股骨磷水平。表 11-1-8 的数据还表明，在 1.43 μmol/（kg·d）灌胃剂量下连续 40 天灌胃 **1-18** 的卵巢切除小鼠的股骨钙及磷的含量和连续 40 天灌胃 0.5%CMCNa 的卵巢切除小鼠的股骨钙及磷的含量无显著性差异。可见，**1-18** 不能下调卵巢切除小鼠股骨钙及股骨磷水平。

表 11-1-8　1-18 对卵巢切除小鼠股骨钙及股骨磷的影响

对照及 1-18	股骨钙（均值 ±SD，mmol/L）	股骨磷（均值 ±SD，mmol/L）
0.5%CMCNa	0.65 ± 0.08	0.96 ± 0.07
地塞米松	0.45 ± 0.03[a]	0.82 ± 0.04[a]
1	0.63 ± 0.07[b]	0.95 ± 0.07[b]
2	0.64 ± 0.10[b]	0.95 ± 0.09[b]
3	0.66 ± 0.09[b]	0.97 ± 0.10[b]
4	0.63 ± 0.07[b]	0.96 ± 0.10[b]
5	0.64 ± 0.06[b]	0.95 ± 0.10[b]
6	0.65 ± 0.07[b]	0.95 ± 0.07[b]
7	0.66 ± 0.08[b]	0.96 ± 0.08[b]
8	0.65 ± 0.07[b]	0.97 ± 0.06[b]
9	0.64 ± 0.05[b]	0.95 ± 0.08[b]
10	0.65 ± 0.06[b]	0.94 ± 0.10[b]
11	0.64 ± 0.06[b]	0.96 ± 0.11[b]
12	0.64 ± 0.05[b]	0.97 ± 0.09[b]
13	0.66 ± 0.09[b]	0.95 ± 0.04[b]
14	0.65 ± 0.09[b]	0.97 ± 0.10[b]
15	0.65 ± 0.10[b]	0.95 ± 0.06[b]
16	0.64 ± 0.06[b]	0.97 ± 0.10[b]
17	0.66 ± 0.10[b]	0.95 ± 0.04[b]
18	0.69 ± 0.13[b]	0.96 ± 0.10[b]

a：与 0.5%CMCNa 比 $P < 0.01$；b：与 0.5%CMCNa 比 $P > 0.05$，与地塞米松比 $P < 0.05$；n=10。

表 11-1-9 的数据表明，在 1.43 μmol/（kg·d）剂量下连续 40 天灌胃地塞米松的卵巢切除小鼠的股骨干重及股骨灰重显著低于连续 40 天灌胃 0.5%CMCNa 的卵巢切除小鼠的股骨干重及股骨灰重。可见，地塞米松促使卵巢切除小鼠股骨重量丢失。表 11-1-9 的数据还表明，在 1.43 μmol/（kg·d）剂量下连续 40 天灌胃 1-18 的卵巢切除小鼠的股骨干重及股骨灰重和连续 40 天灌胃 0.5%CMCNa 的卵巢切除小鼠的股骨干重及股骨灰重无显著性差异。可见，1-18 不促使卵巢切除小鼠股骨重量丢失。

表 11-1-9　1-18 对卵巢切除小鼠股骨干重及股骨灰重的影响

对照及 1-18	股骨干重（均值 ±SD，mg）	股骨灰重（均值 ±SD，mg）
0.5%CMCNa	36.43 ± 0.34	20.93 ± 0.47
地塞米松	30.51 ± 0.22[a]	17.01 ± 0.22[a]
1	35.84 ± 0.26[b]	19.98 ± 0.24[b]
2	36.83 ± 0.35[b]	19.99 ± 0.26[b]
3	34.99 ± 0.23[b]	19.75 ± 0.22[b]
4	35.86 ± 0.22[b]	19.88 ± 0.23[b]
5	35.94 ± 0.26[b]	19.96 ± 0.23[b]
6	35.89 ± 0.26[b]	19.89 ± 0.25[b]
7	35.77 ± 0.21[b]	19.77 ± 0.14[b]
8	36.48 ± 0.26[b]	19.99 ± 0.15[b]
9	36.10 ± 0.24[b]	19.98 ± 0.15[b]
10	35.14 ± 0.23[b]	19.74 ± 0.13[b]
11	35.27 ± 0.20[b]	19.76 ± 0.12[b]

续表

对照及 1-18	股骨干重（均值 ±SD, mg）	股骨灰重（均值 ±SD, mg）
12	34.99 ± 0.21^b	19.75 ± 0.14^b
13	34.88 ± 0.20^b	20.24 ± 0.19^b
14	35.77 ± 0.23^b	21.00 ± 0.29^b
15	35.62 ± 0.24^b	20.34 ± 0.19^b
16	35.88 ± 0.24^b	21.01 ± 0.29^b
17	34.95 ± 0.22^b	21.30 ± 0.09^b
18	34.79 ± 0.23^b	21.23 ± 0.09^b

a：与 0.5%CMCNa 比 $P < 0.01$；b：与 0.5%CMCNa 比 $P > 0.05$，与地塞米松比 $P < 0.05$；$n=10$。

表 11-1-10 的数据表明，在 1.43 μmol/（kg·d）灌胃剂量下连续 40 天灌胃地塞米松的卵巢切除小鼠的股骨 BMC 显著低于连续 40 天灌胃 0.5%CMCNa 的卵巢切除小鼠的股骨 BMC。可见，地塞米松促使卵巢切除小鼠股骨重量丢失。表 11-1-10 的数据还表明，在 1.43 μmol/（kg·d）灌胃剂量下连续 40 天灌胃 1-18 的卵巢切除小鼠的股骨 BMC 和连续 40 天灌胃 0.5%CMCNa 的卵巢切除小鼠的股骨 BMC 无显著性差异。可见，1-18 不促使卵巢切除小鼠股骨重量丢失。

表 11-1-10 1-18 对卵巢切除小鼠股骨 BMC 的影响

对照及 1-18	股骨 BMC（均值 ±SD, %）	对照及 1-18	股骨 BMC（均值 ±SD, %）
0.5%CMCNa	61.33 ± 1.37	9	61.41 ± 1.15^b
地塞米松	57.01 ± 1.87^a	10	61.24 ± 1.13^b
1	60.19 ± 1.25^b	11	61.02 ± 1.16^b
2	59.94 ± 1.16^b	12	61.07 ± 1.15^b
3	59.85 ± 1.15^b	13	61.11 ± 1.10^b
4	59.35 ± 1.25^b	14	61.10 ± 1.11^b
5	59.93 ± 1.26^b	15	60.98 ± 1.08^b
6	59.39 ± 1.65^b	16	60.87 ± 1.05^b
7	61.00 ± 1.15^b	17	60.88 ± 1.07^b
8	61.04 ± 1.16^b	18	61.13 ± 1.09^b

a：与 0.5%CMCNa 比 $P < 0.01$；b：与 0.5%CMCNa 比 $P > 0.05$，与地塞米松比 $P < 0.05$；$n=10$。

1.6 1-18 的 SAR

通过伴刀豆球蛋白诱发的脾淋巴细胞增殖模型评价发现，1-18 抑制伴刀豆球蛋白诱发的脾淋巴细胞增殖的 IC_{50} 显著低于培养基的 IC_{50}。通过伴刀豆球蛋白诱发的脾淋巴细胞增殖模型评价还发现，1-18 中 8 和 9 抑制伴刀豆球蛋白诱发的脾淋巴细胞增殖的 IC_{50} 最低。通过心肌移植排异反应评价模型发现，1-18 显著延长移植心肌的存活时间。通过心肌移植排异反应评价模型还发现，1-18 中 8 和 9 延长移植心肌的存活时间最长。通过小鼠甩尾逃避光束辐射模型评价发现，1-18 能有效地提高小鼠 30 min、60 min、90 min、120 min、150 min 5 个时间点的痛阈，其中 8 和 9 提高小鼠痛阈的作用最强。通过二甲苯诱发的小鼠耳肿胀模型评价发现，1-18 能有效地抑制二甲苯诱发的耳部炎症，其中 8 和 9 对二甲苯诱发的耳部炎症的抑制作用最强。可见，在 4 种评价中 8 和 9 一致地显示最强活性。

合成路线及表 11-1-1 表明，**8** 是以丁二酰基为连接臂把地塞米松修饰的 21 位羟基与 His-Gly-Glu-OCH$_2$（CH$_2$）$_8$CH$_3$ 进行连接的组合，**9** 是以丁二酰基为连接臂把地塞米松修饰的 21 位羟基与 His-Gly-Glu-OCH$_2$（CH$_2$）$_{10}$CH$_3$ 进行连接的组合。也就是说，His-Gly-Glu- OCH$_2$（CH$_2$）$_8$CH$_3$ 与 His-Gly-Glu-OCH$_2$（CH$_2$）$_{10}$CH$_3$ 是 **1-18** 中值得关注的选择。

② 尿毒素三肽和 RGD 肽共同修饰的地塞米松

为了描述尿毒素三肽和 RGD 肽共同修饰的策略，本部分用 RGD 肽替换前面的脂肪醇。具体做法是，以丁二酰基为连接臂把地塞米松修饰的 21 位羟基与 Lys（Arg-Gly-Asp-AA）- Glu-Asp-Gly 组合，与 Lys（Arg-Gly-Asp-AA）-His-Gly-Glu 组合及与 Lys（Arg- Gly-Asp-AA）-His-Gly-Lys 组合。图 11-2-1 体现了这种组合的合成路线。为阐明结构，表 11-2-1 给出了 **1-6** 的肽序列。

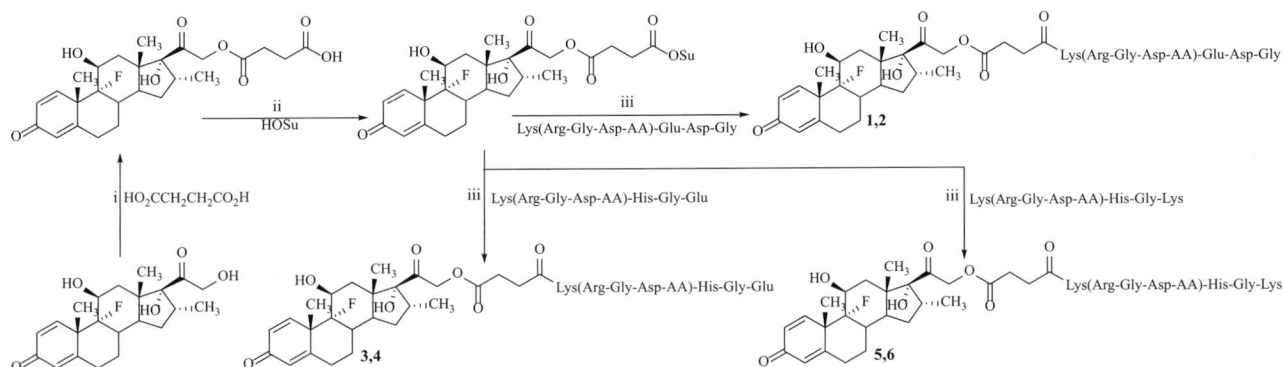

图 11-2-1　**1-6** 的合成路线

表 11-2-1　**1-6** 的肽序列

化合物	式中的肽序列	化合物	式中的肽序列
1	Lys（Arg-Gly-Asp-Val）-Glu-Asp-Gly	**4**	Lys（Arg-Gly-Asp-Phe）-His-Gly-Glu
2	Lys（Arg-Gly-Asp-Phe）-Glu-Asp-Gly	**5**	Lys（Arg-Gly-Asp-Val）-His-Gly-Lys
3	Lys（Arg-Gly-Asp-Val）-His-Gly-Glu	**6**	Lys（Arg-Gly-Asp-Phe）-His-Gly-Lys

2.1　1-6 对移植心肌存活时间的影响

为了考察 **1-6** 对心肌移植排异反应的抑制作用，在小鼠耳后心肌移植模型上测定了移植心肌的存活时间。测定时将出生 24 h 的 C57BL/6J 乳鼠置于碎冰中，1 min 后用 75% 酒精对皮肤消毒，剖胸摘取心脏。将摘取的心脏置于生理盐水中搏动 2 次，使得心腔中残留的血液排净。用手术刀片将排净了残留血液的心脏纵向切为两瓣，并使两瓣心肌纤维呈斜切面，以供移植用。

接受心肌移植的小鼠腹腔注射 10% 乌拉坦溶液（10 mg/10 g 体重），使其麻醉。麻醉小鼠的耳郭用 1% 新洁尔灭酊局部消毒，剃毛。用眼科剪在麻醉小鼠的耳郭背侧中线前 1/3 处剪一与耳郭中线垂直的 3 ～ 4 mm 长的切口。注意，不要损伤小鼠的耳郭静脉。用镊子向耳尖方向钝性剥离皮下组织，使其形成一管腔。将前面制备的供移植用心肌组织移植填入该管腔。注意，此时供移植用的心肌组织离体时间未超过 2 min。用手指轻按填入了心肌组织的管腔，使移植的心肌组织紧贴小鼠耳郭的周围组织，然后缝合。

移植术后当天开始灌胃地塞米松和 0.5%CMCNa 的悬浮液［阳性对照，剂量为 1.43 μmol/（kg·d）］，每天灌胃 1 次，连续灌胃 15 天，或者灌胃 1-6 和 0.5% CMCNa 的悬浮液［剂量为 0.143 μmol/（kg·d）］，每天灌胃 1 次，连续灌胃 15 天，或者灌胃 0.5%CMCNa，每天灌胃 1 次，连续灌胃 15 天。从术后第 6 天开始，每天记录移植心肌组织的异位心电图心电信号。测试异位心电图时正负电极分别置于移植心肌两侧，接地极连接在小鼠后肢。术后 15 天结束观察，统计移植心肌存活时间。表 11-2-2 的数据表明，1-6 显著延长移植心肌的存活时间（与 0.5%CMCNa 比 $P < 0.01$），其中 2 治疗的小鼠移植心肌存活的时间最长（与 1、3-5 比 $P < 0.01$，与 6 比 $P < 0.05$）。

表 11-2-2　1-6 对移植心肌存活时间的影响

对照及 1-6	存活时间（均值 ±SD，天）	对照及 1-6	存活时间（均值 ±SD，天）
环孢素 A	12.09 ± 1.20	3	13.98 ± 1.14[a]
0.5%CMCNa	9.72 ± 1.39	4	14.09 ± 1.12[a]
地塞米松	11.8 ± 2.3[a]	5	13.87 ± 1.02[a]
1	14.30 ± 1.21[a]	6	14.72 ± 1.28[a]
2	15.85 ± 1.24[b]		

a：与 0.5%CMCNa 比 $P < 0.01$；b：与 0.5%CMCNa、1、3-5、环孢素 A 比 $P < 0.01$，与 6 比 $P < 0.05$；$n=14$。

2.2　1-6 的抗炎活性

用 ICR 雄性小鼠体重［（20±2）g］的二甲苯致炎模型评价 1-6 的抗炎活性。小鼠或一次性灌胃 0.5%CMCNa（空白对照），或一次性灌胃地塞米松和 0.5%CMCNa 的悬浮液（阳性对照，25.5 μmol/kg），或一次性灌胃 1-6 和 0.5%CMCNa 的悬浮液（2.55 μmol/kg）。30 min 后，在小鼠左耳郭均匀涂抹 30 μL 二甲苯。2 h 后小鼠麻醉，颈椎脱臼处死，剪下左右两耳，用 7 mm 的打孔器在两耳的相同位置取圆形耳片，称重，计算两耳的重量差，作为肿胀度。肿胀度 = 左耳圆片重 − 右耳圆片重。表 11-2-3 的数据表明，在 25.5 μmol/kg 剂量下 1-6 不但有效抑制二甲苯诱发的炎症反应，而且抑制作用显著强于剂量为 25.5 μmol/kg 的地塞米松。

表 11-2-3　1-6 的抗炎活性

对照及 1-6	耳肿胀度（均值 ±SD，mg）	对照及 1-6	耳肿胀度（均值 ±SD，mg）
地塞米松	4.83 ± 0.80	3	3.32 ± 0.26[a]
0.5%CMCNa	7.61 ± 1.57	4	3.27 ± 0.68[a]
1	3.16 ± 0.71[a]	5	3.84 ± 0.29[a]
2	1.98 ± 0.15[b]	6	3.10 ± 0.19[a]

a：与 0.5%CMCNa 比 $P < 0.01$；b：与 0.5%CMCNa 比 $P < 0.01$，与地塞米松、1、3-6 比 $P < 0.05$；$n=10$。

2.3　1-6 抗动脉血栓活性

雄性 SD 大鼠 [（200±10）g] 灌胃 0.5%CMCNa（空白对照），或灌胃阿司匹林和 0.5%CMCNa 的悬浮液（阳性对照，167 μmol/kg），或灌胃地塞米松和 0.5%CMCNa 的悬浮液（0.99 μmol/kg），或灌胃 **1-6** 和 0.5%CMCNa 的悬浮液（0.99 μmol/kg）。30 min 后，按照标准操作接受手术，在动静脉旁路插管放置精确称重的丝线。从开始循环时计时，15 min 后从动静脉旁路管道中取出挂有血栓的丝线，精确称重，计算动脉血栓重。表 11-2-4 的血栓重表明，在 0.99 μmol/kg 剂量下 **1-6** 具有优秀的抗动脉血栓作用，相同剂量下地塞米松不显示抗动脉血栓作用。

表 11-2-4　**1-6 抗动脉血栓活性**

对照及 1-6	血栓重（均值 ±SD, mg）	对照及 1-6	血栓重（均值 ±SD, mg）
0.5% CMCNa	28.98 ± 2.73	3	24.91 ± 2.10[a]
阿司匹林	15.14 ± 1.03	4	24.12 ± 2.30[a]
地塞米松	30.33 ± 2.24[b]	5	22.55 ± 2.01[a]
1	19.52 ± 1.90[a]	6	24.90 ± 2.13[a]
2	17.35 ± 1.71[b]		

a：与 0.5%CMCNa 比 $P < 0.01$；b：与 0.5%CMCNa、**1**、**3-6** 比 $P < 0.01$；$n=12$。

2.4　1-6 诱发骨质疏松的风险

ICR 雌性小鼠（25～28 g）腹腔注射 5% 的水合氯醛，麻醉小鼠，剪开小鼠腹腔，找到两侧的输卵管，在两侧输卵管盲端去除小鼠双侧卵巢，结扎输卵管（手术过程中如果小鼠苏醒过来，则用棉花蘸取适量无水乙醚置于小鼠的鼻子处使之麻醉）。结扎好后，滴加几滴青霉素至小鼠腹腔，再将小鼠腹腔缝合好。为了避免感染，于腹腔缝合口涂消毒液（0.1% 苯扎溴铵）。卵巢切除术 7 天后，卵巢切除小鼠随机分组并开始治疗。小鼠或灌胃 0.5%CMCNa（空白对照，1 天 1 次，连续 40 天），或灌胃地塞米松和 0.5%CMCNa 的悬浮液 [阳性对照，1.43 μmol/（kg·d），1 天 1 次，连续 40 天]，或灌胃 **1-6** 和 0.5%CMCNa 的悬浮液 [1.43 μmol/（kg·d），1 天 1 次，连续 40 天]。之后，小鼠称体重，麻醉，颈椎脱臼处死。取血并静置 30 min，3000 r/min 离心 20 min，得到的血清于 –20 ℃ 保存，用于测定血钙含量及血磷含量。取左侧股骨，剔除肌肉，用氯仿 / 甲醇（2：1）浸泡 2 次（1 次 3 h）脱脂。将股骨置烘箱中 120 ℃ 烘 6 h，冷却后称股骨干重。测定了干重的股骨置于马弗炉中 800 ℃ 煅烧 8 h，冷却后称股骨灰重。计算股骨灰重与干重股骨重量的比值（g/g），得到股骨的 BMC。表 11-2-5 的数据表明，在 1.43 μmol/（kg·d）剂量下连续灌胃 40 天地塞米松的卵巢切除小鼠的股骨干重及股骨 BMC 显著低于连续 40 天灌胃 0.5%CMCNa 的卵巢切除小鼠的股骨干重及股骨 BMC（与 0.5%CMCNa 比 $P < 0.01$）。可见，地塞米松促使卵巢切除小鼠股骨重量丢失。表 11-2-5 的数据还表明，在 1.43 μmol/（kg·d）剂量下连续灌胃 40 天 **1-6** 的卵巢切除小鼠的股骨干重及股骨 BMC 和连续 40 天灌胃 0.5%CMCNa 的卵巢切除小鼠的股骨干重及股骨 BMC 没有显著性差异（与 0.5%CMCNa 比 $P > 0.05$）。**1-6** 不促使卵巢切除小鼠股骨重量丢失。

表 11-2-5　　1-6 对卵巢切除小鼠股骨干重及股骨 BMC 的影响

对照及 1-6	股骨干重（均值 ±SD，mg）	对照及 1-6	BMC（均值 ±SD，g/cm）
0.5%CMCNa	61.1 ± 5.0	0.5%CMCNa	559.8 ± 14.9
地塞米松	40.3 ± 2.9c	地塞米松	402.1 ± 15.0c
1	58.2 ± 3.1a	1	539.2 ± 12.4a
2	60.2 ± 4.7b	2	562.7 ± 14.0b
3	58.6 ± 2.7a	3	524.2 ± 10.3a
4	58.7 ± 2.2a	4	526.3 ± 13.1a
5	58.3 ± 2.1a	5	533.3 ± 12.2a
6	58.6 ± 2.0a	6	527.2 ± 11.3a

a：与 0.5%CMCNa 比 $P > 0.05$；b：与 0.5%CMCNa 比 $P > 0.05$，与 1、3-6、地塞米松比 $P < 0.01$；c：与 0.5%CMCNa 比 $P < 0.01$；n=10。

2.5　1-6 的 SAR

通过心肌移植排异反应评价模型发现，**1-6** 显著延长移植心肌的存活时间，其中 **2** 的移植心肌的存活时间最长。通过小鼠甩尾逃避光束辐射模型评价发现，**1-6** 能有效地提高小鼠 30 min、60 min、90 min、120 min、150 min 5 个时间点的痛阈，其中 **2** 提高小鼠痛阈的作用最强。通过二甲苯诱发的小鼠耳肿胀模型评价发现，**1-6** 能有效地抑制二甲苯诱发的耳部炎症。其中 **2** 对二甲苯诱发的耳部炎症的抑制作用最强。可见，在 3 种评价中 **2** 显示最强活性。

表 11-2-1 表明，**2** 的肽序列是 Lys（Arg-Gly-Asp-Phe）-Glu-Asp-Gly。可见，用 Lys（Arg- Gly-Asp-Val）-Glu-Asp-Gly、Lys（Arg-Gly-Asp-Val）-His-Gly-Glu、Lys（Arg-Gly-Asp- Phe）-His-Gly-Glu、Lys（Arg-Gly-Asp-Val）-His-Gly-Lys、Lys（Arg-Gly-Asp-Phe）-His- Gly-Lys 和 Lys（Arg-Gly-Asp-Phe）-Glu-Asp-Gly 修饰地塞米松后，效果更好。

3　RGD 肽修饰的肾上腺皮质激素及糖皮质激素

为了体现单纯的 RGD 肽修饰的效果，本部分用 RGD 肽替代前面的尿毒素三肽 -RGD 肽。且把可的松、氢化可的松及地塞米松都作为修饰对象。本部分将 Arg-Gly-Asp-Ser、Arg-Gly-Asp-Val 和 Arg-Gly-Asp-Phe 统称为 RGD 肽。图 11-3-1 是 RGD 肽修饰的氢化可的松（**1-3**）的合成路线，图 11-3-2 是 RGD 肽修饰的可的松（**4-6**）的合成路线，图 11-3-3 是 RGD 肽修饰的地塞米松（**7-9**）的合成路线。为阐明结构，表 11-3-1 给出了 **1-9** 的 RGD 肽序列。

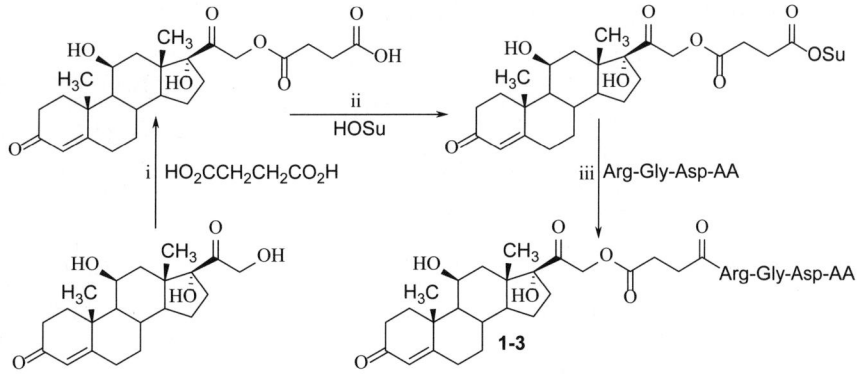

图 11-3-1　**1-3** 的合成路线

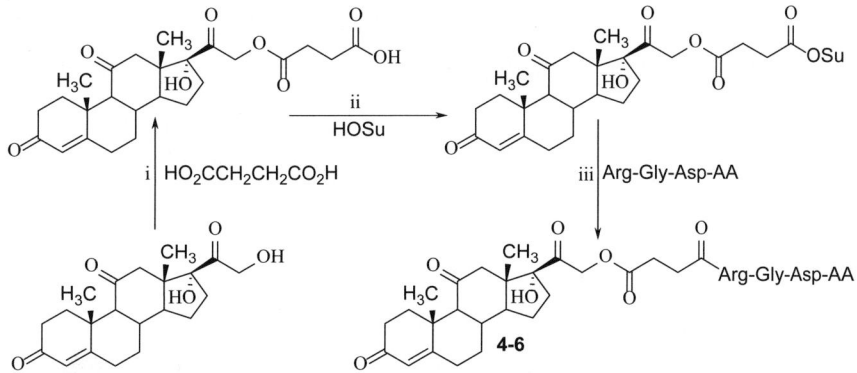

图 11-3-2　**4-6** 的合成路线

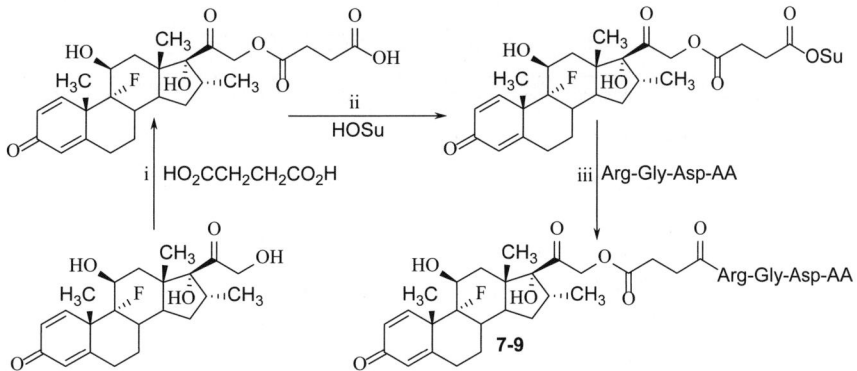

图 11-3-3　**7-9** 的合成路线

表 11-3-1　**1-9** 的 RGD 肽序列

化合物	RGD 肽序列	化合物	RGD 肽序列	化合物	RGD 肽序列
1	Arg-Gly-Asp-Val	**4**	Arg-Gly-Asp-Val	**7**	Arg-Gly-Asp-Val
2	Arg-Gly-Asp-Ser	**5**	Arg-Gly-Asp-Ser	**8**	Arg-Gly-Asp-Ser
3	Arg-Gly-Asp-Phe	**6**	Arg-Gly-Asp-Phe	**9**	Arg-Gly-Asp-Phe

3.1　1-9 对心肌移植排异反应的抑制作用

为了考察 **1-9** 对心肌移植排异反应的抑制作用，在小鼠耳后心肌移植模型上测定了移植心肌的存活时间。测定时将出生 24 h 的 C57BL/6J 乳鼠置于碎冰中，1 min 后用 75% 酒精对皮肤消毒，剖胸摘取心脏。将摘取的心脏置于生理盐水中搏动 2 次，使得心腔中残留的血液排净。用手术刀片将排净了残留血液的心脏纵向切为两瓣，并使两瓣心肌纤维呈斜切面，以供移植用。

接受心肌移植的小鼠腹腔注射 10% 乌拉坦溶液（10 mg/10 g 体重），使其麻醉。麻醉小鼠的耳郭用 1% 新洁尔灭酊局部消毒，剃毛。用眼科剪在麻醉小鼠的耳郭背侧中线前 1/3 处剪一与耳郭中线垂直的 3～4 mm 长的切口。注意，不要损伤小鼠的耳郭静脉。用镊子向耳尖方向钝性剥离皮下组织，使其形成一管腔。将前面制备的供移植用心肌组织移植填入该管腔。注意，此时供移植用的心肌组织离体时间未超过 2 min。用手指轻按填入了心肌组织的管腔，使移植的心肌组织紧贴小鼠耳郭的周围组织，然后缝合。

移植术后当天开始灌胃氢化可的松和 0.5%CMCNa 的悬浮液［阳性对照，剂量为 12.4 μmol/（kg·d），每天灌胃 1 次，连续灌胃 15 天］，或者灌胃可的松和 0.5%CMCNa 的悬浮液［阳性对照，剂量为 12.4 μmol/（kg·d），每天灌胃 1 次，连续灌胃 15 天］，或者灌胃地塞米松和 0.5%CMCNa 的悬浮液［阳性对照，剂量为 1.43 μmol/（kg·d），每天灌胃 1 次，连续灌胃 15 天］，或者灌胃 1-6 和 0.5%CMCNa 的悬浮液［剂量为 12.4 μmol/(kg·d)，每天灌胃 1 次，连续灌胃 15 天］，或者灌胃 7-9 和 0.5%CMCNa 的悬浮液［剂量为 1.43 μmol/（kg·d），每天灌胃 1 次，连续灌胃 15 天］。从术后第 6 天开始，每天记录移植心肌组织的异位心电图心电信号。测试异位心电图时正、负电极分别置于移植心肌两侧，接地极连接在小鼠后肢。术后 15 天结束观察，统计移植心肌存活时间。之后，小鼠乙醚麻醉，颈椎脱臼处死，取股骨测定与骨质疏松症相关的数据。表 11-3-2 的数据表明，**1-9** 显著延长移植心肌的存活时间（与 0.5%CMCNa 比 $P < 0.01$），其中 **9** 治疗的小鼠移植心肌存活的时间最长（与 **1-8** 比 $P < 0.01$）。

表 11-3-2　**1-9** 对移植心肌存活时间的影响

对照及 1-9	存活时间（均值 ±SD，天）	对照及 1-9	存活时间（均值 ±SD，天）
环孢素 A	12.09 ± 1.20	3	13.22 ± 1.16^a
0.5%CMCNa	9.72 ± 1.39	4	13.09 ± 1.12^a
氢化可的松	11.5 ± 1.8^a	5	13.87 ± 1.02^a
可的松	11.1 ± 1.8^a	6	13.82 ± 1.18^a
地塞米松	11.7 ± 2.1^a	7	13.44 ± 1.13^a
1	13.71 ± 1.21^a	8	13.73 ± 1.15^a
2	13.11 ± 1.14^a	9	16.84 ± 1.15^b

a：与 0.5%CMCNa 比 $P < 0.01$；b：与 0.5%CMCNa、**1-8**、环孢素 A 比 $P < 0.01$；n=14。

3.2　1-9 抗动脉血栓活性

雄性 SD 大鼠［（200±10）g］或灌胃氢化可的松和 0.5%CMCNa 的悬浮液（阳性对照，剂量为 8.6 μmol/kg），或灌胃可的松和 0.5%CMCNa 的悬浮液（阳性对照，剂量为 8.6 μmol/kg），或灌胃地塞米松和 0.5%CMCNa 的悬浮液（阳性对照，剂量为 0.99 μmol/kg），或灌胃阿司匹林和 0.5%CMCNa 的悬浮液（阳性对照，剂量为 167 μmol/kg），或灌胃 1-6 和 0.5% CMCNa 的悬浮液（剂量为 8.6 μmol/kg），或灌胃 7-9 和 0.5% CMCNa 的悬浮液（剂量为 0.99 μmol/kg），或灌胃 0.5%CMCNa（空白对照）。30 min 后，按照标准操作接受手术，在动静脉旁路插管放置精确称重的丝线。从开始循环时计时，15 min 后从动静脉旁路管道中取出挂有血栓的丝线，精确称重，计算动脉血栓重。表11-3-3的血栓重表明，在所述剂量下**1-9**具有优秀的抗动脉血栓作用（与0.5%CMCNa比$P < 0.01$），其中**9**的抗动脉血栓作用最强（与**1-8**比$P < 0.01$）。在所述剂量下的氢化可的松、可的松及地塞米松有利于动脉血栓形成。也就是说，在所述剂量下的氢化可的松、可的松及地塞米松治疗存在形成动脉血栓的风险。

表 11-3-3　1-9 抗动脉血栓活性

对照及 1-9	血栓重（均值 ±SD, mg）	对照及 1-9	血栓重（均值 ±SD, mg）
0.5% CMCNa	31.25 ± 1.20	3	24.23 ± 1.16[b]
阿司匹林	18.43 ± 1.37[b]	4	24.31 ± 1.11[b]
氢化可的松	33.52 ± 1.12[a]	5	23.51 ± 1.22[b]
可的松	34.62 ± 1.12[a]	6	24.86 ± 1.25[b]
地塞米松	33.54 ± 1.14[a]	7	25.19 ± 1.19[b]
1	23.81 ± 1.29[b]	8	26.44 ± 1.81[b]
2	23.88 ± 1.19[b]	9	20.25 ± 1.11[c]

a：与0.5%CMCNa比$P < 0.01$；b：与0.5%CMCNa比$P < 0.01$；c：与0.5%CMCNa、**1-8**比$P < 0.01$；$n=12$。

3.3　1-9 的抗炎活性

用ICR雄性小鼠体重［$(20 ± 2)$g］的二甲苯致炎模型评价**1-9**的抗炎活性。小鼠或灌胃氢化可的松和0.5%CMCNa的悬浮液（阳性对照，剂量为41.4 μmol/kg），或灌胃可的松和0.5%CMCNa的悬浮液（阳性对照，剂量为41.4 μmol/kg），或灌胃地塞米松和0.5%CMCNa的悬浮液（阳性对照，剂量为25.5 μmol/kg），或灌胃**1-6**和0.5%CMCNa的悬浮液（剂量为4.14 μmol/kg），或灌胃**7-9**和0.5%CMCNa的悬浮液（剂量为2.55 μmol/kg），或灌胃0.5%CMCNa（空白对照）。30 min后，小鼠左耳郭均匀涂抹30 μL二甲苯。2 h后小鼠麻醉，颈椎脱臼处死，剪下左右两耳，用7 mm的打孔器在两耳的相同位置取圆形耳片，称重，计算两耳的重量差，作为肿胀度。肿胀度 = 左耳圆片重 – 右耳圆片重。表11-3-4的数据表明，在4.14 μmol/kg剂量下**1-6**不但有效抑制二甲苯诱发的炎症反应，而且抑制作用显著强于剂量为41.4 μmol/kg的氢化可的松和可的松。表11-3-4的数据还表明，在2.55 μmol/kg剂量下**7-9**不但有效抑制二甲苯诱发的炎症反应，而且抑制作用显著强于剂量为25.5 μmol/kg的地塞米松。其中**9**的抗炎活性最强（与**1-8**比$P < 0.01$）。

表 11-3-4　1-9 的抗炎活性

对照及 1-9	耳肿胀度（均值 ±SD, mg）	对照及 1-9	耳肿胀度（均值 ±SD, mg）
0.5% CMCNa	8.61 ± 1.57	4	3.27 ± 0.38[b]
氢化可的松	5.83 ± 0.80[a]	5	3.84 ± 0.39[b]
可的松	5.86 ± 0.81[a]	6	3.90 ± 0.39[b]
地塞米松	5.83 ± 0.77[a]	7	3.86 ± 0.25[b]
1	3.26 ± 0.33[b]	8	3.19 ± 0.19[b]
2	3.28 ± 0.35[b]	9	1.94 ± 0.15[c]
3	3.32 ± 0.36[b]		

a：与0.5%CMCNa比$P < 0.01$；b：与0.5%CMCNa、氢化可的松、可的松及地塞米松比$P < 0.01$；c：与0.5%CMCNa及**1-8**比$P < 0.01$；$n=10$。

3.4 1-9 对骨质疏松的影响

心肌移植排异反应评价中留取的小鼠股骨用于测定股骨重量及股骨密度。在心肌移植排异反应评价中小鼠或灌胃氢化可的松和 0.5%CMCNa 的悬浮液［阳性对照，剂量为 12.4 μmol/（kg·d），1 天 1 次，连续 15 天］，或灌胃可的松和 0.5%CMCNa 的悬浮液［阳性对照，剂量为 12.4 μmol/（kg·d），1 天 1 次，连续 15 天］，或灌胃地塞米松和 0.5% CMCNa 的悬浮液［阳性对照，剂量为 1.43 μmol/（kg·d），1 天 1 次，连续 15 天］，或灌胃 1-6 和 0.5%CMCNa 的悬浮液［剂量为 12.4 μmol/（kg·d），1 天 1 次，连续 15 天］，或灌胃 7-9 和 0.5% CMCNa 的悬浮液［剂量为 1.43 μmol/（kg·d），1 天 1 次，连续 15 天］，或灌胃 0.5%CMCNa（空白对照）。测定了干重的股骨置于马弗炉中 800 ℃煅烧 8 h，冷却后称股骨灰重。计算股骨灰重与干重股骨的重量的比值（g/g），得到股骨的 BMC。之后，股骨的灰用来测定股骨钙含量和磷含量。考察这些测定的结果，判断 1-9 对骨质疏松的影响。

表 11-3-5 的数据表明，在所述剂量下连续灌胃 15 天氢化可的松或可的松或地塞米松的小鼠股骨重量及股骨密度显著低于连续灌胃 15 天 0.5%CMCNa 的悬浮液的小鼠股骨重量（简称"骨重量"，与 0.5%CMCNa 比 $P < 0.01$）及股骨密度（简称"骨密度"，与 0.5%CMCNa 比 $P < 0.01$）。表 11-3-5 的数据还表明，在所述剂量下连续灌胃 15 天 1-9 的小鼠骨重量及骨密度与连续灌胃 15 天 0.5%CMCNa 的小鼠骨重量及骨密度无显著性差异（$P > 0.05$）。1-9 降低了氢化可的松、可的松及地塞米松诱发骨质疏松的风险。

表 11-3-5　1-9 对小鼠骨重量及骨密度的影响

对照及 1-9	骨重量（均值 ±SD, mg）	骨密度（均值 ±SD, mg/cm³）
0.5%CMCNa	51.8 ± 4.3	502.0 ± 15.9
氢化可的松	44.5 ± 3.5[a]	459.2 ± 15.4[a]
可的松	45.1 ± 4.1[a]	450.6 ± 14.1[a]
地塞米松	45.2 ± 4.1[a]	460.3 ± 14.0[a]
1	48.4 ± 4.2[b]	493.0 ± 14.5[b]
2	48.9 ± 4.0[b]	495.4 ± 14.5[b]
3	48.9 ± 4.2[b]	501.9 ± 15.1[b]
4	49.3 ± 4.4[b]	488.8 ± 14.4[b]
5	48.9 ± 4.1[b]	499.4 ± 15.3[b]
6	49.6 ± 3.4[b]	479.2 ± 14.8[b]
7	51.0 ± 4.0[b]	490.2 ± 14.8[b]
8	50.9 ± 4.1[b]	507.7 ± 15.5[b]
9	51.7 ± 4.2[b]	504.6 ± 15.2[b]

a：与 0.5%CMCNa 比 $P < 0.01$；b：与 0.5%CMCNa 比 $P > 0.05$，与氢化可的松、可的松及地塞米松比 $P < 0.05$；$n=12$。

表 11-3-6 的数据表明，在所述剂量下连续灌胃 15 天氢化可的松或可的松或地塞米松的小鼠股骨灰重（$P < 0.01$）及 BMC 显著低于连续灌胃 15 天 0.5% CMCNa 的小鼠股骨灰重及 BMC（$P < 0.01$）。表 11-3-6 的数据还表明，在所述剂量下连续灌胃 15 天 1-9 的小鼠股骨灰重及 BMC 与连续灌胃 15 天 0.5% CMCNa 的小鼠股骨灰重及 BMC 无显著性差异（$P > 0.05$）。1-9 降低了氢化可的松、可的松及地塞米松诱发骨质疏松的风险。

表 11-3-6　1-9 对小鼠股骨灰重及 BMC 的影响

对照及 1-9	股骨灰重（均值 ±SD, mg）	BMC（均值 ±SD, %）
0.5%CMCNa	15.6 ± 1.6	53.8 ± 2.2
氢化可的松	13.5 ± 1.3[a]	51.1 ± 2.0[a]
可的松	13.5 ± 1.3[a]	51.6 ± 2.1[a]
地塞米松	14.1 ± 1.3[a]	50.6 ± 1.8[a]
1	15.3 ± 1.1[b]	53.6 ± 2.1[b]
2	15.4 ± 0.6[b]	53.7 ± 1.1[b]
3	15.7 ± 0.6[b]	53.7 ± 1.8[b]
4	15.6 ± 1.3[b]	53.6 ± 1.8[b]
5	15.7 ± 1.0[b]	53.6 ± 2.0[b]
6	15.3 ± 0.9[b]	53.9 ± 1.6[b]
7	15.9 ± 1.3[b]	53.8 ± 1.6[b]
8	15.3 ± 1.2[b]	53.7 ± 2.2[b]
9	16.1 ± 1.1[b]	53.8 ± 2.2[b]

a：与 0.5%CMCNa 比 $P < 0.05$；b：与 0.5%CMCNa 比 $P > 0.05$，与氢化可的松、可的松及地塞米松比 $P < 0.05$；$n=12$。

表 11-3-7 的数据表明，在所述剂量下连续灌胃 15 天氢化可的松或可的松或地塞米松的小鼠股骨钙及股骨磷，显著低于连续灌胃 15 天 0.5% CMCNa 的小鼠的股骨钙及股骨磷（$P < 0.01$）。表 11-3-7 的数据还表明，在所述剂量下连续灌胃 15 天 1-9 的小鼠股骨钙及股骨磷与连续灌胃 15 天 0.5% CMCNa 的小鼠股骨钙及股骨磷无显著性差异（$P > 0.05$）。1-9 降低了氢化可的松、可的松及地塞米松诱发骨质疏松的风险。

表 11-3-7　1-9 小鼠股骨钙及股骨磷的影响

对照及 1-9	股骨钙（均值 ±SD, %）	股骨磷（均值 ±SD, %）
0.5%CMCNa	48.2 ± 2.3	19.9 ± 1.6
氢化可的松	45.3 ± 2.1[a]	17.1 ± 1.7[a]
可的松	45.6 ± 2.2[a]	17.6 ± 1.3[a]
地塞米松	45.6 ± 2.2[a]	17.9 ± 1.2[a]
1	49.2 ± 2.0[b]	20.7 ± 1.7[b]
2	49.7 ± 2.3[b]	19.6 ± 1.2[b]
3	51.3 ± 2.5[b]	19.4 ± 1.5[b]
4	48.9 ± 2.0[b]	20.8 ± 1.2[b]
5	48.9 ± 2.1[b]	20.1 ± 1.6[b]
6	49.1 ± 2.3[b]	19.4 ± 1.2[b]
7	48.9 ± 2.0[b]	20.4 ± 1.7[b]
8	48.2 ± 2.1[b]	19.8 ± 1.3[b]
9	48.8 ± 2.5[b]	19.5 ± 1.4[b]

a：与 0.5%CMCNa 比 $P < 0.05$；b：与 0.5%CMCNa 比 $P > 0.05$，与氢化可的松、可的松及地塞米松比 $P < 0.05$；$n=12$。

3.5　1-9 的 SAR

通过心肌移植排异反应评价模型发现，1-9 显著延长移植心肌的存活时间，其中 9 的移植心肌的存活时间最长。通过大鼠动静脉旁路插管丝线法评价发现，**1-9**具有优秀的抗动脉血栓作用，其中**9**的抗动脉血栓作用最强。通过二甲苯致炎小鼠模型评价发现，**1-9**能有效地抑制二甲苯诱发的炎症反应，其中**9**的抗炎活性最强。可见，在3种评价中**9**显示最强活性。

表11-3-1表明，**9**是Arg-Gly-Asp-Phe修饰的地塞米松。可见，用Arg-Gly-Asp-Val、Arg-Gly-Asp-Ser、Arg-Gly-Asp-Phe等修饰氢化可的松或可的松或地塞米松时，Arg-Gly-Asp-Phe修饰地塞米松作为免疫抑制剂的效果最好。

参考文献

[1] 彭师奇，赵明，吴建辉，等. 饱和脂肪链醇，地塞米松和Glu-Asp-Gly的缀合物，其制备，纳米结构及应用：201310225682. 1[P]. 2014-12-17.

[2] 彭师奇，赵明，吴建辉，等. 饱和脂肪链醇，地塞米松和His-Gly-Lys的缀合物，其制备，纳米结构及应用：201310225686. X[P]. 2014-12-17.

[3] 彭师奇，赵明，吴建辉，等. 饱和脂肪链醇，地塞米松和His-Gly-Glu的缀合物，其制备，纳米结构及应用：201310225684. 0[P]. 2014-12-17.

[4] 彭师奇，赵明，王玉记，等. 八肽修饰的地塞米松，其制备，纳米结构和应用：201410562113. 0[P]. 2016-05-18.

[5] 彭师奇，赵明，王玉记，等. 八肽修饰的地塞米松、其制备、纳米结构和应用：201410562349. 4[P]. 2016-04-20.

[6] 彭师奇，赵明，王玉记，等. 八肽修饰的地塞米松、制备、纳米结构和应用：201410562127. 2[P]. 2016-05-18.

[7] 彭师奇，赵明，王玉记，等. 雄甾和RGD的缀合物，其合成、抗骨质疏松活性和应用：201210199860. 3[P]. 2014-01-15.

[8] 李春波，彭师奇，赵明，等. 无凝血活性的17β-氨基雌甾和雄甾及其制备方法：200710090291. 8[P]. 2008-10-22.

第十二章

寡肽修饰的华法林

摘要

深静脉血栓症是预后差的血栓性疾病之一。深静脉血栓症患者数比心肌梗死和脑卒中患者总数还多。深静脉血栓症的治疗策略是抗凝。华法林是抗凝药，临床应用的特征是个体差异大、剂量窗口窄，即剂量低有肺栓塞风险，剂量高有出血风险。华法林的结构修饰便聚焦到扩大剂量窗口和降低出血风险上。本章通过寡肽修饰华法林的两种策略展示扩大华法林剂量窗口的技巧。第 1 种策略是先将华法林的 4 位羟基转化为 4- 氧乙酸，然后与抗黏附肽 Arg-Asp、Asp-Arg、Leu-Asp-Val、Arg-Gly-Asp-Ser、Arg-Gly-Asp-Val、Arg-Gly-Asp-Phe、Leu-Pro-Asn-Ile-Ser-Lys-Pro 及 Tyr-Ile-Gly-Ser-Lys 偶联。第 2 种策略是先将华法林的 4 位羟基转化为 4- 氧乙酸然后与 Gly-Pro-Arg-Pro-AA（AA 为 18 种氨基酸残基，或 Pro-AA 共同为 Pro 残基）偶联。第 1 种结构修饰策略显示，抗黏附肽修饰的华法林不但可以增强抗静脉血栓活性及降低出血风险，而且可以增加额外的抗动脉血栓作用。第 1 种结构修饰策略还显示，抗黏附肽修饰的华法林的抗静脉血栓分子靶点是维生素 K_1、F II、F VII、F IX 及 F X。第 2 种结构修饰策略显示，Gly-Pro-Arg-Pro-AA 修饰实现了增强华法林抗静脉血栓活性的目标，实现了扩大治疗窗的目标，实现了即使在存在维生素 K_1 的状况下依然保证抗静脉血栓疗效的目标。本章还讨论了两种策略的 SAR。

关键词

华法林，动脉血栓，静脉血栓，作用靶点，SAR

1 抗黏附肽修饰的华法林

本部分介绍先将华法林的 4 位羟基转化为 4- 氧乙酸然后与抗黏附肽 Arg-Asp、Asp-Arg、Leu-Asp-Val、Arg-Gly-Asp-Ser、Arg-Gly-Asp-Val、Arg-Gly-Asp-Phe、Leu-Pro-Asn-Ile-Ser-Lys-Pro 及 Tyr-Ile-Gly-Ser-Lys 偶联以扩大剂量窗口的策略。作为特例，华法林的 4 位羟基与阿司匹林的酯及与 Arg 和 Asp 两种氨基酸偶联也包括在本部分的策略里。图 12-1-1 是抗血小板肽修饰的华法林（**1-11**）的合成路线。为阐明结构，表 12-1-1 给出了 **1-11** 的氨基酸及肽序列。

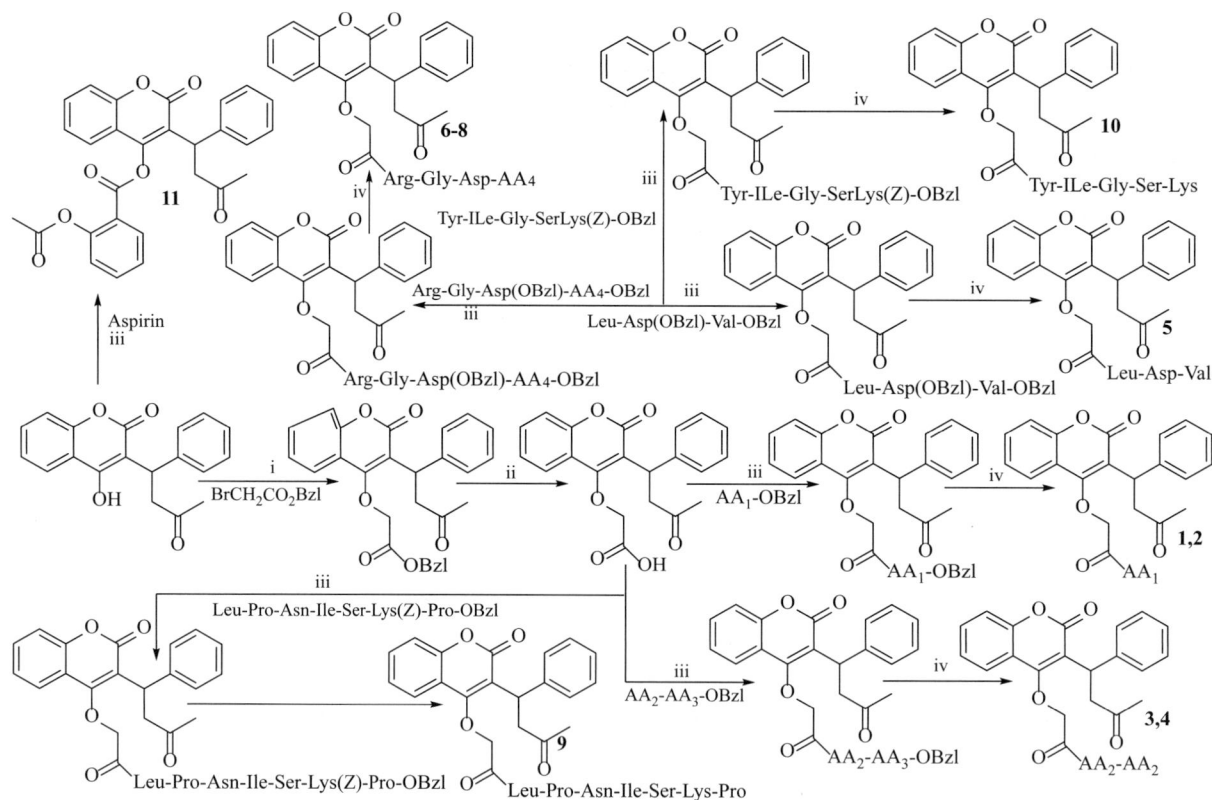

图 12-1-1　**1-11** 的合成路线

表 12-1-1　**1-11** 的氨基酸及肽序列

化合物	氨基酸及肽序列	化合物	氨基酸及肽序列	化合物	氨基酸及肽序列
1	L-Arg	**5**	Leu-Asp-Val	**9**	Leu-Pro-Asn-Ile-Ser-Lys-Pro
2	L-Asp	**6**	Arg-Gly-Asp-Val	**10**	Tyr-Ile-Gly-Ser-Lys
3	Arg-Asp	**7**	Arg-Gly-Asp-Ser	**11**	阿司匹林
4	Asp-Arg	**8**	Arg-Gly-Asp-Phe		

1.1　1-11 抗血小板聚集活性

为了考察 **1-11** 的抗血栓活性，先测定了 **1-11** 的抗血小板聚集活性。测定时取猪颈动脉血用 3.8% 枸橼酸钠溶液（按体积比 1 ：9）抗凝。1000 r/min 离心 10 min 得 PRP，3000 r/min 离心 10 min 得 PPP。用 PPP 调节 PRP，使 PRP 中的血小板数适合测定 **1-11** 的抗血小板聚集活性。**1-11** 用生理盐水溶解。向比浊管中加 0.24 mL 调节过的 PRP，再加 5 μL 生理盐水或 **1-11** 和生理盐水的溶液（5 μL，10 μmol/L）。调好吸光度的基线，加入 5 μL 含 3 种诱导剂的生理盐水溶液，观察 5 min 内血小板的最大聚集率。3 种诱导剂是血小板活化因子（PAF，终浓度为 50 μmol/L）、腺苷二磷酸（ADP，终浓度为 20 μmol/L）及凝血酶（TH，终浓度为 1 IU/mL）。最大聚集率是聚集曲线波峰的值。每个浓度下的 **1-11** 平行测 6 次（n=6），形成血小板聚集曲线。根据血小板聚集曲线，确定 **1-11** 对 PAF、ADP 及 TH 诱发的血小板聚集的抑制率。表 12-1-2 的数据表明，**1-11** 抑制 PAF、ADP 及 TH 诱发的血小板聚集的百分率几乎都＜ 50%。比较 3 种诱导剂诱发的血小板聚集，ADP 诱发的血小板聚集对 **1-11** 更敏感。表 12-1-2 的数据还表明，在抑制

ADP 诱发血小板聚集时 **1-11** 中只有 **6** 和 **8** 的抑制率分别达到 50.33% 和 54.38%。即 **1-11** 中只有 **6** 和 **8** 的 IC_{50} 为 10 μmol/L，然而 **6** 和 **8** 的 IC_{50} 值也仍然比较大，在血小板聚集层面 **1-11** 没有显示扩展前景。

表 12-1-2　**1-11** 抑制 PAF、TH 及 ADP 诱发的血小板聚集百分率

化合物	抑制 3 种诱导剂诱发的血小板聚集百分率（均值 ±SD, %）		
	PAF	TH	ADP
1	40.89 ± 1.00	29.82 ± 8.00	22.52 ± 1.74
2	35.36 ± 6.66	24.78 ± 1.41	32.45 ± 4.24
3	47.66 ± 4.16	23.45 ± 5.56	40.39 ± 1.00
4	13.07 ± 3.06	8.13 ± 1.36	45.75 ± 2.89
5	15.34 ± 2.08	16.21 ± 2.30	45.09 ± 1.00
6	51.85 ± 4.73	24.78 ± 4.24	50.33 ± 1.53
7	9.09 ± 2.52	21.36 ± 2.82	26.25 ± 3.05
8	40.64 ± 1.73	28.96 ± 6.65	54.38 ± 2.31
9	36.41 ± 2.52	31.62 ± 8.89	24.38 ± 1.15
10	1.00 ± 1.53	20.00 ± 5.00	7.00 ± 1.15
11	43.36 ± 5.13	7.28 ± 5.86	22.52 ± 1.73

1.2　1-11 抗静脉血栓活性

大鼠灌胃生理盐水（空白对照），或者灌胃华法林和生理盐水的溶液（阳性对照，4.87 μmol/kg），或者灌胃 **1-11** 和生理盐水的悬浮液（0.1 μmol/kg），30 min 之后大鼠腹腔注射 20% 乌拉坦溶液进行麻醉，腹部备皮，经腹白线正中切口暴露腹腔，将腹腔内小肠等脏器移出腹腔并用生理盐水浸泡过的纱布包裹，暴露下腔静脉。分离腹主动脉及下腔静脉，在分离的下腔静脉内放置一根经过精确称重的丝线。在下腔静脉与左肾静脉交汇处用浸润过生理盐水的缝合线结扎下腔静脉。将小肠等脏器移回腹腔内，逐层缝合。4 h 后大鼠腹腔注射 20% 乌拉坦溶液进行麻醉，打开腹腔，将下腔静脉分支结扎。从结扎处取出下腔静脉，从下腔静脉中取出附有血栓的丝线并精确称血栓重。此时附有血栓的丝线重减去原丝线重即为静脉血栓重。表 12-1-3 的血栓重表明，**1-11** 能有效地防止大鼠下腔静脉血栓形成（与生理盐水比 $P < 0.01$）。表 12-1-3 的血栓重进一步表明，**1-11** 中 **10** 抑制大鼠下腔静脉血栓的活性最强（与 **1-9** 及 **11** 比 $P < 0.01$）。可见，在大鼠层面 **1-11** 实现了增强华法林抗静脉血栓活性的目标，扩大了华法林的剂量窗口。此外，从实验大鼠颈动脉取血，用酶联免疫法测定血浆维生素 K 的浓度。

表 12-1-3　**1-11** 抗静脉血栓活性

对照及 1-11	血栓重（均值 ±SD, mg）	对照及 1-11	血栓重（均值 ±SD, mg）
生理盐水	22.93 ± 3.03	6	12.21 ± 1.23[a]
华法林	12.12 ± 1.86[a]	7	11.99 ± 1.39[a]
1	10.81 ± 1.50[a]	8	16.26 ± 2.23[a]
2	13.78 ± 1.15[a]	9	14.22 ± 1.94[a]
3	12.72 ± 1.88[a]	10	8.50 ± 1.06[b]
4	11.05 ± 1.61[a]	11	12.21 ± 3.23[a]
5	12.36 ± 1.90[a]		

a：与生理盐水比 $P < 0.01$；b：与生理盐水，**1-9** 及 **11** 比 $P < 0.01$；n=10。

1.3 剂量对6、7和9抗静脉血栓活性的影响

采用前面的模型，评价了在3种剂量下 **1-11** 的代表 **6**、**7** 和 **9** 的抗静脉血栓活性。表12-1-4的血栓重表明，**6**、**7** 和 **9** 剂量依赖性地发挥抗静脉血栓作用。表12-1-4的血栓重还表明，**6**、**7** 和 **9** 的最高有效剂量是最低有效剂量的100倍。可见，**6**、**7** 和 **9** 实现了扩大华法林剂量窗口的目标。表12-1-4的血栓重进一步表明，0.1 μmol/kg 剂量的 **6** 和 **7** 的抗静脉血栓活性与4.87 μmol/kg 剂量的华法林的抗静脉血栓活性无显著性差异，0.01 μmol/kg 剂量的 **9** 的抗静脉血栓活性与4.87 μmol/kg 剂量的华法林的抗静脉血栓活性无显著性差异。这些数据说明，**6**、**7** 和 **9** 实现了增强华法林的抗静脉血栓活性的目标。

表12-1-4   **6**、**7** 和 **9** 在3种剂量下的抗静脉血栓活性

对照及6、7、9	剂量（μmol/kg）	血栓重（均值 ±SD，mg）	对照及6、7、9	剂量（μmol/kg）	血栓重（均值 ±SD，mg）
生理盐水	—	22.93 ± 3.03	**7**	1	8.76 ± 1.89[a]
华法林	4.87	12.12 ± 1.86		0.1	12.21 ± 2.23[b]
6	1	9.44 ± 1.47[a]		0.01	16.70 ± 2.53[c]
	0.1	12.31 ± 1.43[b]	**9**	0.1	8.50 ± 1.26[a]
	0.01	16.44 ± 1.19[c]		0.01	12.19 ± 1.61[b]
				0.001	16.03 ± 2.25[c]

a：与生理盐水及 0.1 μmol/kg 剂量比 $P < 0.01$，与华法林比 $P < 0.05$；b：与生理盐水及 0.01 μmol/kg 剂量比 $P < 0.01$；c：与生理盐水比 $P < 0.01$；$n=8$。

1.4 剂量对11抗静脉血栓活性的影响

采用前面的模型，评价在3种剂量下 **11** 的抗静脉血栓活性。表12-1-5的血栓重表明，**11** 剂量依赖性地发挥抗静脉血栓作用。同时 **11** 的最高有效剂量是最低有效剂量的100倍。可见，**11** 实现了扩大华法林剂量窗口的目标。数据进一步表明，0.01 μmol/kg 剂量的 **11** 的抗静脉血栓活性与4.87 μmol/kg 剂量的华法林的抗静脉血栓活性无显著性差异。剂量相差487倍说明 **11** 实现了增强华法林的抗静脉血栓活性的目标。

表12-1-5   **11** 在3种剂量下的抗静脉血栓活性

对照及11	剂量（μmol/kg）	血栓重（均值 ±SD，mg）
生理盐水	—	25.38 ± 6.02
华法林	4.87	13.36 ± 3.13
	0.1	6.92 ± 1.80[a]
11	0.01	13.63 ± 3.71[b]
	0.001	17.29 ± 3.28[c]

a：与生理盐水，与华法林及 0.01 μmol/kg 剂量比 $P < 0.01$；b：与生理盐水及 0.001 μmol/kg 剂量比 $P < 0.01$，与华法林比 $P > 0.05$；c：与生理盐水比 $P < 0.01$；$n=10$。

1.5 1-11抗动脉血栓活性

在大鼠动静脉旁路插管丝线法模型上评价了 **1-11** 的抗动脉血栓活性。评价时雄性SD大鼠［（200±10）g］或灌胃生理盐水，或灌胃阿司匹林的生理盐水溶液（167 μmol/kg），或灌胃华法林的

生理盐水溶液（0.1 μmol/kg），或灌胃 **1-11** 的生理盐水溶液（0.1 μmol/kg）。30 min 后，大鼠腹腔注射 20% 乌拉坦溶液（6 mL/kg）进行麻醉。

旁路插管由 3 段构成，中段长 60 mm，内径 3.5 mm，两端为相同的聚乙烯管，长 100 mm，内径 1 mm，外径 2 mm，该管的一端拉成尖管（用于插入大鼠颈动脉或静脉），3 段管的内壁均硅烷化。将提前称重的长 60 mm 的丝线放入中段聚乙烯粗管内，粗管的两端分别与两根聚乙烯细管的未拉细端相套（其中一段将丝线压住 0.5 mm 固定）。

麻醉大鼠仰卧位固定，分离出大鼠的左颈外静脉，近心端和远心端都穿入手术线，结扎远心端，在暴露的左颈外静脉上小心地剪一斜口，将旁路管道的未压线端尖管由斜口插入左颈外静脉开口的近心端，用注射器通过另一端的尖管缓慢推入准确量的肝素生理盐水（50 IU/kg），随后分离右颈总动脉，于近心端夹上动脉夹，近心端和远心端都穿入手术线，结扎远心端，在离动脉夹不远处将右颈总动脉小心地剪一斜口。从聚乙烯管的尖管端拔出注射器，将聚乙烯管的尖管端插入动脉斜口的近心端。旁路管道的两端都用手术缝线与动静脉固定。打开动脉夹，使血液通过旁路管道从动脉流向静脉。从开始循环时计时，15 min 后从旁路管道中取出挂有血栓的丝线，精确称重，丝线进入血液循环前后的重量差为血栓重。表 12-1-6 的动脉血栓重表明，在 0.1 μmol/kg 灌胃剂量下 **1-11** 具有优秀的抗动脉血栓活性（与生理盐水比 $P < 0.01$），在 0.1 μmol/kg 灌胃剂量下华法林不显示抗动脉血栓活性（与生理盐水比 $P > 0.05$），相对于华法林，**1-11** 获得了额外的抗动脉血栓活性，其中 **10** 和 **11** 的抗动脉血栓活性最强（与 **1-9** 比 $P < 0.01$）。此外，从实验大鼠颈动脉取血，用酶联免疫法测定血浆 GP Ⅱb/Ⅲa 浓度。

表 12-1-6　**1-11** 抗动脉血栓活性

对照及 1-11	血栓重（均值 ±SD, mg）	对照及 1-11	血栓重（均值 ±SD, mg）
生理盐水	31.42 ± 3.49	5	26.05 ± 2.62[a]
阿司匹林	19.87 ± 2.11	6	18.74 ± 2.15[a]
华法林	29.69 ± 2.56[c]	7	25.71 ± 2.35[a]
1	24.93 ± 2.54[a]	8	22.55 ± 2.38[a]
2	25.08 ± 2.24[a]	9	23.15 ± 2.25[a]
3	24.61 ± 2.50[a]	10	16.57 ± 1.23[b]
4	23.95 ± 2.38[a]	11	16.83 ± 1.26[b]

a：与生理盐水比 $P < 0.01$；b：与生理盐水、**1-9** 比 $P < 0.01$；c：与生理盐水比 $P > 0.05$；$n=10$。

1.6　1-11 对血栓大鼠血液中 GP Ⅱb/Ⅲa 浓度的影响

制备血栓大鼠的血浆样本时，先将留取的血栓大鼠全血以 3000 r/min 离心 15 min，然后吸取上清液。用 ELISA 法定量测定血栓大鼠血液样本中 GP Ⅱb/Ⅲa 时，使用纯化的 GP Ⅱb/Ⅲa 抗体包被微孔板。方法可简述为，向包被单抗的微孔中依次加入标准品或生理盐水治疗的血栓大鼠血浆样本或 **1-11** 治疗的血栓大鼠血浆样本，生物素化的 GP Ⅱb/Ⅲa 抗体，以及辣根过氧化物酶标记的抗生物素蛋白。然后，彻底地洗涤微孔板并加底物 TMB 显色。显色时，先看到过氧化物酶作用诱发的蓝色，后看到在酸作用下蓝色转为黄色。黄色的深度与样本中 GP Ⅱb/Ⅲa 的浓度呈正相关。在 450 nm 的波长下用酶标仪测定标准品的吸光度，绘制标准曲线。在 450 nm 的波长下用酶标仪测定生理盐水治疗的血栓大鼠血浆样本的吸光度或 1-11 治疗的血栓大鼠血浆样本的吸光度，通过标准曲线计算生理盐水治疗的血栓大鼠血液 GP Ⅱb/ Ⅲa 浓度或 1-11 治疗的血栓大鼠血液 GP Ⅱb/ Ⅲa 浓度。详细操作见大鼠血小板 GP Ⅱb/ Ⅲa（CD41+CD61）酶联免疫试剂盒说明书。每个样本重复 6 次。表 12-1-7 表明，1-11 显著性降低大鼠血液 GP Ⅱb/ Ⅲa 浓度（与生理盐水比 $P < 0.01$），其中 5-9 降低大鼠血液 GP Ⅱb/ Ⅲa 浓度的活性最强（与华法林、1-3、10 及 11 比 $P < 0.01$，与 4 比 $P > 0.05$）。血栓发作时血液 GP Ⅱb/ Ⅲa 浓度上升，通过降低血液 GP Ⅱb/ Ⅲa 浓度 1-11 发挥抗动脉血栓作用，GP Ⅱb/ Ⅲa 是 1-11 抗动脉血栓的分子靶点。

1.7 1-11 对大鼠血液中维生素 K_1 浓度的影响

制备血栓大鼠的血浆样本时，先将留取的血栓大鼠全血以 3000 r/min 离心 15 min，然后吸取上清液。用 ELISA 法定量测定血栓大鼠血液样本中维生素 K 时，使用纯化的维生素 K_1 抗体包被微孔板。方法可简述为，向包被单抗的微孔中依次加入标准品或生理盐水治疗的血栓大鼠血浆样本或 1-11 治疗的血栓大鼠血浆样本，生物素化的大鼠维生素 K_1 抗体（rat biotin VK antibody），以及辣根过氧化物酶标记的抗生物素蛋白。然后，彻底地洗涤微孔板并加底物 TMB 显色。显色时，先看到过氧化物酶作用诱发的蓝色，后看到在酸作用下蓝色转为黄色。黄色的深度与样本中维生素 K_1 的浓度呈正相关。在 450 nm 的波长下用酶标仪测定标准品的吸光度，绘制标准曲线。在 450 nm 的波长下用酶标仪测定生理盐水治疗的血栓大鼠血浆样本的吸光度或 1-11 治疗的血栓大鼠血浆样本的吸光度，通过标准曲线计算生理盐水治疗的血栓大鼠血液中维生素 K_1 的浓度或 1-11 治疗的血栓大鼠血液中维生素 K_1 的浓度。详细操作见大鼠血小板维生素 K_1 酶联免疫试剂盒说明书。每个样本重复 6 次。表 12-1-7 表明，1-11 显著性降低大鼠血液中维生素 K_1 浓度（与生理盐水比 $P < 0.01$），其中 10 和 11 降低大鼠血液中维生素 K_1 浓度的活性最强（与华法林及 1-9 比 $P < 0.01$）。血栓发作时血液维生素 K_1 浓度上升，通过降低血液维生素 K_1 浓度 1-11 发挥抗静脉血栓作用，维生素 K_1 是 1-11 抗静脉血栓的分子靶点。

表 12-1-7　1-11 治疗的血栓大鼠血液中 GP Ⅱb/ Ⅲa 及维生素 K_1 浓度

对照及 1-11	GP Ⅱb/ Ⅲa 浓度（均值 ±SD, ng/mL）	维生素 K_1 浓度（均值 ±SD, ng/mL）
生理盐水	176.62 ± 22.26	3.83 ± 0.14
华法林	128.14 ± 16.15	2.55 ± 0.04
1	129.04 ± 16.18[a]	2.56 ± 0.16[c]
2	131.98 ± 16.02[a]	2.71 ± 0.23[c]
3	131.51 ± 17.25[a]	2.62 ± 0.07[c]
4	118.95 ± 14.65[a]	2.55 ± 0.15[c]
5	95.89 ± 11.88[b]	3.04 ± 0.22[c]
6	84.38 ± 10.55[b]	2.79 ± 0.23[c]
7	101.23 ± 12.65[b]	3.28 ± 0.10[c]
8	99.92 ± 12.49[b]	3.48 ± 0.06[c]
9	86.85 ± 10.86[b]	3.07 ± 0.14[c]
10	132.09 ± 20.64[a]	2.04 ± 0.09[d]
11	132.18 ± 17.40[a]	2.05 ± 0.10[d]

a：与生理盐水比 $P < 0.01$；b：与生理盐水、华法林、1-3、10 及 11 比 $P < 0.01$，与 4 比 $P > 0.05$；c：与生理盐水比 $P < 0.01$，与华法林比 $P > 0.05$；d：与生理盐水、华法林及 1-9 比 $P < 0.01$；$n=6$。

1.8 1-11 对大鼠血液中 FⅡ 浓度的影响

制备血栓大鼠的血浆样本时，先将留取的血栓大鼠全血以 3000 r/min 离心 15 min，然后吸取上清液。用 ELISA 法定量测定血栓大鼠血液样本中 FⅡ 时，使用纯化的 FⅡ 抗体包被微孔板。方法可简述为，向包被单抗的微孔中依次加入标准品或生理盐水治疗的血栓大鼠血浆样本或 1-11 治疗的血栓大鼠血浆样本，生物素化的大鼠 FⅡ 抗体（rat biotin FⅡ antibody），以及辣根过氧化物酶标记的抗生物素蛋白。然后，彻底地洗涤微孔板并加底物 TMB 显色。显色时，先看到过氧化物酶作用诱发的蓝色，后看到在酸作用下蓝色转为黄色。黄色的深度与样本中 FⅡ 的浓度呈正相关。在 450 nm 的波长下用酶标仪测定标准品的吸光度，绘制标准曲线。在 450 nm 的波长下用酶标仪测定生理盐水治疗的血栓大鼠血浆样本的吸光度或 1-11 治疗的血栓大鼠血浆样本的吸光度，通过标准曲线计算生理盐水治疗的血栓大鼠血液中 FⅡ 的浓度或 1-11 治疗的血栓大鼠血液中 FⅡ 的浓度。详细操作见大鼠血小板 FⅡ 酶联免疫试剂盒说明书。每个样本重复 6 次。表 12-1-8 表明，1-11 显著性降低大鼠血液 FⅡ 浓度（与生理盐水比 $P < 0.01$），其中 3 和 4 降低大鼠血液 FⅡ 浓度的活性最强（与华法林、1、2 及 5-11 比 $P < 0.01$）。血栓发作时血液 FⅡ 浓度上升，通过降低血液 FⅡ 浓度使 1-11 发挥抗静脉血栓作用，FⅡ 是 1-11 抗静脉血栓的分子靶点。

1.9 1-11 对大鼠血液中 FⅦ 浓度的影响

制备血栓大鼠的血浆样本时，先将留取的血栓大鼠全血以 3000 r/min 离心 15 min，然后吸取上清液。用 ELISA 法定量测定血栓大鼠血液样本中 FⅦ 时，使用纯化的 FⅦ 抗体包被微孔板。方法可简述为，向包被单抗的微孔中依次加入标准品或生理盐水治疗的血栓大鼠血浆样本或 1-11 治疗的血栓大鼠血浆样本，生物素化的大鼠 FⅦ 抗体（rat biotin FⅦ antibody），以及辣根过氧化物酶标记的抗生物素蛋白。然后，彻底地洗涤微孔板并加底物 TMB 显色。显色时，先看到过氧化物酶作用诱发的蓝色，后看到在酸作用下蓝色转为黄色。黄色的深度与样本中 FⅦ 的浓度呈正相关。在 450 nm 的波长下用酶标仪测定标准品的吸光度，绘制标准曲线。在 450 nm 的波长下用酶标仪测定生理盐水治疗的血栓大鼠血浆样本的吸光度或 1-11 治疗的血栓大鼠血浆样本的吸光度，通过标准曲线计算生理盐水治疗的血栓大鼠血液中 FⅦ 的浓度或 1-11 治疗的血栓大鼠血液中 FⅦ 的浓度。详细操作见大鼠血小板 FⅦ 酶联免疫试剂盒说明书。每个样本重复 6 次。表 12-1-8 表明，1-11 显著性降低大鼠血液 FⅦ 浓度（与生理盐水比 $P < 0.01$），其中 3 和 4 降低大鼠血液 FⅦ 浓度的活性最强（与生理盐水、华法林、1、2 及 5-11 比 $P < 0.01$）。血栓发作时血液 FⅦ 浓度上升，通过降低血液 FⅦ 浓度 1-11 发挥抗静脉血栓作用，FⅦ 是 1-11 抗静脉血栓的分子靶点。

表 12-1-8 1-11 治疗的静脉血栓大鼠血液中 FⅡ 及 FⅦ 浓度

对照及 1-11	FⅡ 浓度（均值 ±SD，ng/mL）	FⅦ 浓度（均值 ±SD，U/L）
生理盐水	52.17 ± 2.88	142.22 ± 5.39
华法林	43.15 ± 2.18[a]	102.16 ± 4.26[a]
1	46.50 ± 2.76[a]	109.79 ± 4.42[c]
2	44.80 ± 2.65[a]	107.89 ± 3.70[c]
3	32.95 ± 1.25[b]	97.75 ± 4.11[d]

续表

对照及 1-11	FⅡ浓度（均值±SD，ng/mL）	FⅦ浓度（均值±SD，U/L）
4	32.35 ± 1.17^{b}	97.38 ± 4.08^{d}
5	36.09 ± 1.22^{a}	106.69 ± 4.64^{c}
6	35.34 ± 1.23^{a}	109.80 ± 4.41^{c}
7	41.82 ± 2.13^{a}	127.00 ± 5.15^{c}
8	44.77 ± 2.57^{a}	134.64 ± 5.49^{c}
9	37.93 ± 1.86^{a}	121.14 ± 5.05^{c}
10	35.56 ± 1.21^{a}	105.90 ± 4.35^{c}
11	41.88 ± 2.22^{a}	105.60 ± 4.04^{c}

a：与生理盐水比 $P < 0.01$；b：与生理盐水、华法林、1、2 及 5-11 比 $P < 0.01$；c：与生理盐水比 $P < 0.01$，与华法林比 $P > 0.05$；d：与生理盐水、华法林、1、2 及 5-11 比 $P < 0.01$；$n=6$。

1.10 1-11 对大鼠血液中 FⅨ浓度的影响

制备血栓大鼠的血浆样本时，先将留取的血栓大鼠全血以 3000 r/min 离心 15 min，然后吸取上清液。用 ELISA 法定量测定血栓大鼠血液样本中 FⅨ时，使用纯化的 FⅨ抗体包被微孔板。方法可简述为，向包被单抗的微孔中依次加入标准品或生理盐水治疗的血栓大鼠血浆样本或 1-11 治疗的血栓大鼠血浆样本，生物素化的大鼠 FⅨ抗体（rat biotin FⅨ antibody），以及辣根过氧化物酶标记的抗生物素蛋白。然后，彻底地洗涤微孔板并加底物 TMB 显色。显色时，先看到过氧化物酶作用诱发的蓝色，后看到在酸作用下蓝色转为黄色。黄色的深度与样本中 FⅨ的浓度呈正相关。在 450 nm 的波长下用酶标仪测定标准品的吸光度，绘制标准曲线。在 450 nm 的波长下用酶标仪测定生理盐水治疗的血栓大鼠血浆样本的吸光度或 1-11 治疗的血栓大鼠血浆样本的吸光度，通过标准曲线计算生理盐水治疗的血栓大鼠血液 FⅨ的浓度或 1-11 治疗的血栓大鼠血液 FⅨ的浓度。详细操作见大鼠血小板 FⅨ酶联免疫试剂盒说明书。每个样本重复 6 次。表 12-1-9 表明，1-11 显著性降低大鼠血液 FⅨ浓度（与生理盐水比 $P < 0.01$），其中 4 和 6 降低大鼠血液 FⅨ浓度的活性最强（与华法林、1-3、5 及 7-11 比 $P < 0.01$）。血栓发作时血液 FⅨ浓度上升，通过降低血液 FⅨ浓度 1-11 发挥抗静脉血栓作用，FⅨ是 1-11 抗静脉血栓的分子靶点。

1.11 1-11 对大鼠血液中 FⅩ浓度的影响

制备血栓大鼠的血浆样本时，先将留取的血栓大鼠全血以 3000 r/min 离心 15 min，然后吸取上清液。用 ELISA 法定量测定血栓大鼠血液样本中 FⅩ时，使用纯化的 FⅩ抗体包被微孔板。方法可简述为，向包被单抗的微孔中依次加入标准品或生理盐水治疗的血栓大鼠血浆样本或 1-11 治疗的血栓大鼠血浆样本，生物素化的大鼠 FⅩ抗体（rat biotin FⅩ antibody），以及辣根过氧化物酶标记的抗生物素蛋白。然后，彻底地洗涤微孔板并加底物 TMB 显色。显色时，先看到过氧化物酶作用诱发的蓝色，后看到在酸作用下蓝色转为黄色。黄色的深度与样本中 FⅩ的浓度呈正相关。在 450 nm 的波长下用酶标仪测定标准品的吸光度，绘制标准曲线。在 450 nm 的波长下用酶标仪测定生理盐水治疗的血栓大鼠血浆样本的吸光度或 1-11 治疗的血栓大鼠血浆样本的吸光度，通过标准曲线计算生理盐水治疗的血栓大鼠血液

FX 的浓度或 1-11 治疗的血栓大鼠血液 FX 的浓度。详细操作见大鼠血小板 FX 酶联免疫试剂盒说明书。每个样本重复 6 次。表 12-1-9 表明，1-11 显著性降低大鼠血液 FX 浓度（与生理盐水比 $P < 0.01$），其中 10 和 11 降低大鼠血液 FX 浓度的活性最强（与华法林及 1-9 比 $P < 0.01$）。血栓发作时血液 FX 浓度上升，通过降低血液 FX 浓度 1-11 发挥抗静脉血栓作用，FX 是 1-11 抗静脉血栓的分子靶点。

表 12-1-9　1-11 治疗的静脉血栓大鼠血液中 FIX 及 FX 浓度

对照及 1-11	FIX 浓度（均值 ±SD，ng/mL）	FX 浓度（均值 ±SD，ng/mL）
生理盐水	173.19 ± 8.64	45.37 ± 2.75
华法林	149.27 ± 6.45	34.89 ± 1.82
1	156.04 ± 7.21[a]	36.61 ± 1.43[c]
2	153.79 ± 7.15[a]	32.47 ± 1.47[c]
3	158.16 ± 7.63[a]	33.78 ± 1.15[c]
4	132.16 ± 6.43[b]	36.13 ± 1.54[c]
5	148.42 ± 7.19[a]	37.37 ± 1.65[c]
6	132.14 ± 6.43[b]	37.19 ± 1.84[c]
7	151.81 ± 6.36[a]	37.37 ± 1.28[c]
8	151.51 ± 6.30[a]	37.77 ± 1.51[c]
9	158.62 ± 7.72[a]	32.34 ± 1.33[c]
10	148.89 ± 7.27[a]	29.16 ± 1.18[d]
11	152.23 ± 6.45[a]	29.11 ± 1.17[d]

a：与生理盐水比 $P < 0.01$；b：与生理盐水、华法林、1-3、5 及 7-11 比 $P < 0.01$；c：与生理盐水比 $P < 0.01$，与华法林比 $P > 0.05$；d：与生理盐水、华法林及 1-9 比 $P < 0.01$；$n=6$。

1.12　考察连续灌胃 7 和 11 的安全性

为展现 1-11 连续服用的结果，随机选择 7 和 11 为代表考察连续灌胃 6 天的大鼠的存活状况。具体操作是，雄性 SD 大鼠［（250 ± 20）g］随机分组，或者灌胃华法林的生理盐水溶液［4.78 μmol/（kg·d），1 天灌胃 1 次，连续灌胃 6 天］，或者灌胃 7 和 11 的生理盐水溶液［0.1 μmol/（kg·d），1 天灌胃 1 次，连续灌胃 6 天］。最后一次灌胃 30 min 后向大鼠腹腔注射 20% 的乌拉坦溶液使之麻醉。麻醉的大鼠在固定板上腹部备皮，经腹白线正中切口暴露腹腔，将腹腔内小肠等脏器移出腹腔并用生理盐水浸泡过的纱布包裹，暴露下腔静脉。分离腹主动脉及下腔静脉，在分离的下腔静脉内放置一根经过精确称重的丝线。在下腔静脉与左肾静脉交汇处用浸润过生理盐水的缝合线结扎下腔静脉。将小肠等脏器移回腹腔内，逐层缝合。此后，将大鼠在正常环境中饲养并观察其生存状况。

观察期内连续灌胃 6 天 7 和 11 的大鼠 100% 存活。连续灌胃 6 天华法林的大鼠，在观察期的第 4 天 30% 死亡。存活大鼠精神萎靡、行动迟缓，第 5 天全部死亡。解剖连续灌胃 6 天华法林的死亡大鼠时观察到颅内出血、皮下出血、胃肠道偶见出血，以及胸腔内严重出血现象。形成对照的是，解剖连续灌胃 6 天 7 和 11 的存活大鼠时没有观察到任何颅内出血、皮下出血、胃肠道出血，以及胸腔内严重出血迹象。可见，1-11 实现了避免华法林出血不良反应的目标。

1.13 1–11 的 SAR

通过 PAF、ADP 及 TH 诱发的血小板聚集评价发现，ADP 诱发的血小板聚集对 **1-11** 更敏感。通过 ADP 诱发的血小板聚集评价发现，**1-11** 中只有 **6** 和 **8** 的抑制率分别达到 50.33% 和 54.38%。通过大鼠下腔静脉结扎模型评价发现，**1-11** 能有效地防止大鼠下腔静脉血栓形成。通过大鼠下腔静脉结扎模型评价还发现，**1-11** 中 **10** 抑制大鼠下腔静脉血栓的活性最强。通过大鼠动静脉旁路插管丝线法模型评价发现，**1-11** 具有优秀的抗动脉血栓活性，相对于华法林，**1-11** 获得了额外的抗动脉血栓活性。通过大鼠动静脉旁路插管丝线法模型评价还发现，**1-11** 中 **10** 和 **11** 的抗动脉血栓活性最强。一方面，对 ADP 诱发的血小板聚集抑制活性最强的 **6** 和 **8** 与抗动脉血栓活性最强的 **10** 和 **11** 不匹配，对 ADP 诱发的血小板聚集抑制活性最强的 **6** 和 **8** 与抗静脉血栓活性最强的 **10** 也不匹配。可见，对 ADP 诱发的血小板聚集的抑制作用和抗动脉血栓活性及抗静脉血栓活性无关联性。另一方面，抗动脉血栓活性最强的 **10** 及 **11** 中的 **10** 和抑制下腔静脉血栓活性最强的 **10** 匹配。可见，在 **1-11** 中 **10** 的两种生物活性都最强。即在选择 L-Arg、L-Asp、Arg-Asp、Asp-Arg、Leu-Asp-Val、Arg-Gly-Asp-Ser、Arg-Gly-Asp-Val、Arg-Gly-Asp-Phe、Leu-Pro-Asn-Ile-Ser-Lys-Pro、Tyr-Ile-Gly-Ser-Lys 及阿司匹林修饰华法林作为抗凝血剂时 Tyr-Ile-Gly-Ser-Lys 的效果最好。

2 · Gly–Pro–Arg–Pro–AA 修饰的华法林

本部分先将华法林的 4 位羟基转化为 4- 氧乙酸，然后与 Gly-Pro-Arg-Pro-AA（AA 为 18 种氨基酸残基，或 Pro-AA 共同为 Pro 残基）偶联，实现扩大剂量窗口的目标。华法林的 4 位羟基转化为 4- 氧乙酸然后与 Gly-Pro-Arg-Pro 偶联的化合物用于探索所述修饰策略的应用前景。后面冠以 **01**。**01** 是 Gly-Pro-Arg-Pro-AA 修饰的华法林（**1-18**）的先导结构，未出现在合成路线中。图 12-2-1 是 **1-18** 的合成路线。为阐明结构，表 12-2-1 给出了 **1-18** 的 Gly-Pro-Arg-Pro-AA。

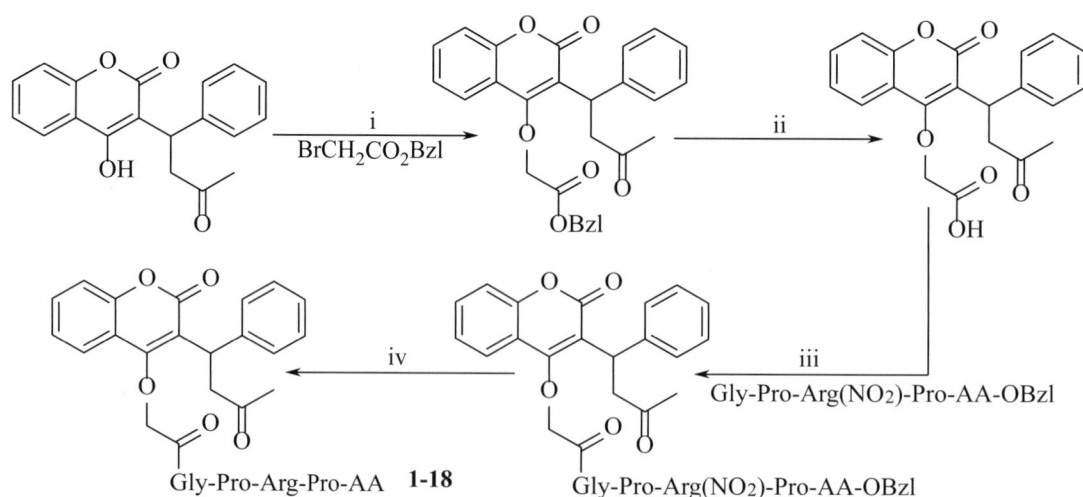

图 12-2-1 **1-18** 的合成路线

表 12-2-1 1-18 的肽序列

化合物	式中的肽序列	化合物	式中的肽序列	化合物	式中的肽序列
1	Gly-Pro-Arg-Pro-Ala	7	Gly-Pro-Arg-Pro-Gly	13	Gly-Pro-Arg-Pro-Pro
2	Gly-Pro-Arg-Pro-Arg	8	Gly-Pro-Arg-Pro-Leu	14	Gly-Pro- Arg-Pro-Ser
3	Gly-Pro- Arg-Pro-Asn	9	Gly-Pro-Arg-Pro-Ile	15	Gly-Pro-Arg-Pro-Thr
4	Gly-Pro-Arg-Pro-Asp	10	Gly-Pro-Arg-Pro- Lys	16	Gly-Pro-Arg-Pro-Trp
5	Gly-Pro-Arg-Pro-Gln	11	Gly-Pro-Arg-Pro-Met	17	Gly-Pro-Arg-Pro-Tyr
6	Gly-Pro-Arg-Pro-Glu	12	Gly-Pro-Arg-Pro-Phe	18	Gly-Pro-Arg-Pro-Val

2.1 1-18 抗静脉血栓活性

大鼠灌胃生理盐水（空白对照），或者灌胃华法林和生理盐水的溶液（阳性对照，4.87 μmol/kg），或者灌胃 1-18 和生理盐水的悬浮液（0.1 μmol/kg），30 min 之后大鼠腹腔注射 20% 乌拉坦溶液，使其麻醉，腹部备皮，经腹白线正中切口暴露腹腔，将腹腔内小肠等脏器移出腹腔并用生理盐水浸泡过的纱布包裹，暴露下腔静脉。分离腹主动脉及下腔静脉，在分离的下腔静脉内放置一根经过精确称重的丝线。在下腔静脉与左肾静脉交汇处用浸润过生理盐水的缝合线结扎下腔静脉。将小肠等脏器移回腹腔内，逐层缝合。4 h 后大鼠腹腔注射 20% 乌拉坦溶液，使其麻醉，打开腹腔，将下腔静脉分支结扎。从结扎处取出下腔静脉，从下腔静脉中取出附有血栓的丝线并精确称血栓重。此时附有血栓的丝线重减去原丝线重即为静脉血栓重。表 12-2-2 的血栓重表明，1-18 能有效地防止大鼠下腔静脉血栓形成（与生理盐水比 $P < 0.01$），其中 2 和 4 抑制大鼠下腔静脉血栓的活性最强（与 1、3、5-7、9、10、12、14、16 及 18 比 $P < 0.01$，与 8、11、13、15 及 17 比 $P < 0.05$）。表 12-2-2 的血栓重进一步表明，在 0.1 μmol/kg 剂量下 1-18 的 1、3 及 5-18 抑制大鼠下腔静脉血栓的活性与 4.8 μmol/kg 剂量的华法林抑制大鼠下腔静脉血栓的活性无显著性差异（$P > 0.05$），而 0.1 μmol/kg 剂量的 2 和 4 抑制大鼠下腔静脉血栓的活性显著强于 4.8 μmol/kg 剂量的华法林抑制大鼠下腔静脉血栓的活性（$P < 0.05$）。可见，Gly-Pro-Arg-Pro-AA 修饰华法林实现了增强华法林抗静脉血栓活性的目标。

表 12-2-2 1-18 抗静脉血栓活性

对照及 1-18	血栓重（均值 ±SD, mg）	对照及 1-18	血栓重（均值 ±SD, mg）
生理盐水	14.77 ± 3.25	9	8.07 ± 2.33[a]
华法林	7.19 ± 2.11[c]	10	8.14 ± 3.85[a]
1	8.94 ± 2.18[a]	11	6.46 ± 1.28[a]
2	4.26 ± 1.65[b]	12	7.57 ± 2.16[a]
3	8.77 ± 2.36[a]	13	6.49 ± 1.32[a]
4	4.10 ± 1.34[b]	14	7.75 ± 2.25[a]
5	8.64 ± 2.22[a]	15	6.81 ± 1.75[a]
6	8.44 ± 2.01[a]	16	8.36 ± 2.21[a]
7	7.96 ± 2.08[a]	17	6.94 ± 1.93[a]
8	6.44 ± 1.40[a]	18	8.54 ± 2.23[a]

a：与生理盐水比 $P < 0.01$；b：与生理盐水、1、3、5-7、9、10、12、14、16 及 18 比 $P < 0.01$，与 8、11、13、15 及 17 比 $P < 0.05$；c：与 1、3 及 5-18 比 $P > 0.05$，与 2 及 4 比 $P < 0.05$；$n=8$。

2.2 剂量对 01 抗静脉血栓活性的影响

采用相同的下腔静脉结扎模型评价了 **01** 连续灌胃 7 天，1 天 1 次，剂量为 0.82 μmol/（kg·d）、0.082 μmol/（kg·d）及 0.0082 μmol/（kg·d）的抗静脉血栓活性。评价时华法林为阳性对照，连续灌胃 7 天，1 天 1 次，剂量为 0.82 μmol/（kg·d）。生理盐水是空白对照，连续灌胃 7 天，每天灌胃 1 次。表 12-2-3 的数据表明，华法林的单次灌胃剂量为 0.82 μmol/kg 时连续灌胃 7 天由于出血不良反应大鼠无一存活。表 12-2-3 的数据还表明，**01** 的单次灌胃剂量为 0.82 μmol/kg 时连续灌胃 7 天大鼠无一出现出血不良反应，全部存活。表 12-2-3 的数据进一步表明，**01** 的单次灌胃剂量为 0.82 μmol/kg、0.082 μmol/kg 及 0.0082 μmol/kg 时连续灌胃 7 天，其剂量依赖性地降低大鼠的静脉血栓重，最高安全有效剂量为最低安全有效剂量的 100 倍。可见，用 Gly-Pro-Arg-Pro-AA 修饰华法林的策略实现了扩大剂量窗口的目标。

表 12-2-3　01 在 3 种剂量下的抗静脉血栓活性

对照及 01	剂量（μmol/kg）	血栓重（均值 ±SD, mg）
生理盐水	—	22.15 ± 3.16
华法林	0.82	无存活大鼠
01	0.82	6.87 ± 1.03[a]
	0.082	10.07 ± 1.43[b]
	0.0082	13.11 ± 1.87[c]

a：与生理盐水、0.082 μmol/kg 剂量组及 0.0082 μmol/kg 剂量组比 $P < 0.01$；b：与生理盐水及 0.0082 μmol/kg 剂量组比 $P < 0.01$；c：与生理盐水比 $P < 0.01$；$n=7$。

2.3 维生素 K_1 对 01 抗静脉血栓活性的影响

采用相同下腔静脉结扎模型评价了连续 4 天（1 天 1 次）灌胃 0.82 μmol/kg 的 **01** 及华法林，连续 4 天（1 天 1 次）灌胃 4.79 μmol/kg 维生素 K_1 对 **01** 及华法林的抗静脉血栓活性的影响。因为维生素 K_1 不溶于水，所以评价时连续 4 天（1 天 1 次）灌胃 0.5%CMCNa 为空白对照。表 12-2-4 的数据说明，在 4.79 μmol/kg 剂量下维生素 K_1 拮抗华法林的抗静脉血栓作用。表 12-2-4 的数据还说明，在 4.79 μmol/kg 剂量下维生素 K_1 并不拮抗 **01** 的抗静脉血栓作用。服用华法林抗凝时，避免各种来源的维生素 K_1 拮抗疗效至关重要。在 4.79 μmol/kg 剂量下维生素 K_1 不拮抗 **01** 的抗静脉血栓作用说明，即使存在维生素 K_1，Gly-Pro-Arg-Pro-AA 修饰的华法林依然可以保证抗静脉血栓疗效。

表 12-2-4　维生素 K_1 对 01 及华法林抗静脉血栓活性的影响

治疗剂	剂量 [μmol/（kg·d）]	血栓重（均值 ±SD, mg）
0.5%CMCNa	—	19.48 ± 3.16
华法林	0.82	7.78 ± 1.29[a]
维生素 K_1	4.79	17.86 ± 2.98[b]
华法林 + 维生素 K_1	0.82+4.79	18.55 ± 3.07[b]
01	0.82	7.66 ± 1.16[a]
01+ 维生素 K_1	0.82+4.79	6.46 ± 1.06[a]

a：与 0.5%CMCNa 比 $P < 0.01$；b：与 0.5%CMCNa 比 $P > 0.05$；$n=8$。

2.4 1-18 的 SAR

采用相同下腔静脉结扎模型评价时发现，1-18 中 2 和 4 抑制大鼠下腔静脉血栓的活性最强（与 1、3、5-7、9、10、12、14、16 及 18 比 $P < 0.01$，与 8、11、13、15 及 17 比 $P < 0.05$）。正如表 12-2-1 指明的那样，2 是 Gly-Pro-Arg-Pro-Arg 修饰的华法林，4 是 Gly-Pro-Arg-Pro-Asp 修饰的华法林。可见，在成功修饰华法林的 18 种方案中 Gly-Pro-Arg-Pro-Arg 修饰和 Gly-Pro-Arg-Pro-Asp 修饰是效果最好的方案。

参考文献

[1] 赵明，彭师奇，张筱宜，等. Gly-Pro-Arg-Pro-NHCH₂CH₂NH- 华法林，其合成，活性和应用：202010602450. 3[P]. 2022-01-14.

[2] 赵明，彭师奇，张筱宜，等. Gly-Pro-Arg-Pro-NH 乙氧羰华法林，其合成，活性和应用：202010602447. 1[P]. 2022-01-14.

[3] 彭师奇，赵明，吴建辉，等. 华法林 -4-O- 乙酰 -LPNISKP 其合成，活性和应用：201610415117. 5[P]. 2017-12-19.

[4] 彭师奇，赵明，吴建辉，等. 华法林 -4-O- 乙酰 -RGD 四肽，其合成，活性和应用：201610410940. 7[P]. 2017-12-19.

[5] 彭师奇，赵明，吴建辉，等. 华法林 -4-O- 乙酰 -YIGSK，其合成，药理活性和应用：201610412861. X[P]. 2017-12-19.

[6] 彭师奇，赵明，吴建辉，等. 华法林 -4-O- 乙酰 - 二肽，其合成，活性和应用：201610412840. 8[P]. 2017-12-19.

[7] 彭师奇，赵明，吴建辉，等. 华法林 -4-O- 乙酰 -LDV，其合成，活性和应用：201610411049. 5[P]. 2017-12-19.

第十三章　寡肽修饰的 5- 氟尿嘧啶

摘要

5- 氟尿嘧啶属于抗代谢类抗肿瘤药，是胸腺嘧啶合成酶抑制剂。5- 氟尿嘧啶广泛应用于消化道肿瘤、乳腺癌、膀胱癌及宫颈癌等恶性肿瘤的临床治疗。在临床应用中 5- 氟尿嘧啶口服时吸收不规律，生物利用度差。大多数情况下，5- 氟尿嘧啶需静脉滴注，患者依从性差。5- 氟尿嘧啶有骨髓毒性和明显的胃肠道不良反应。本章通过 5- 氟尿嘧啶的 2 种结构修饰策略解释寡肽修饰 5- 氟尿嘧啶避免骨髓毒性的技巧及 5- 氟尿嘧啶结构修饰的定量思维模式。第 1 种策略是用茶氨酸关联的寡肽修饰 5- 氟尿嘧啶，第 2 种策略是用 β－咔啉 -3- 甲酰 -AA-Orn-NHCH₂C₆H₅ 修饰 5- 氟尿嘧啶。第 3 种策略是用抗黏附肽修饰 5- 氟尿嘧啶。第 1 种结构修饰策略显示，用茶氨酸关联的寡肽修饰 5- 氟尿嘧啶不但可以增强其抑制肿瘤生长活性及避免其骨髓毒性，而且可以增加其抗肿瘤转移作用。第 2 种结构修饰策略还显示，用 β－咔啉 -3- 甲酰 -AA-Orn-NHCH₂C₆H₅ 修饰 5- 氟尿嘧啶不但使得抗肿瘤生长的有效剂量降低为原来的 1/1000，而且可以增加其抗炎作用。第 3 种结构修饰策略还显示，用抗黏附肽修饰 5- 氟尿嘧啶不但使得其抗肿瘤生长的有效剂量降低为原来的 1/10，而且揭示了 5- 氟尿嘧啶存在肝肾毒性。本章还讨论了第 1 种策略、第 3 种策略的 SAR 及第 2 种策略的 3D-QSAR。

关键词

5- 氟尿嘧啶，抗肿瘤生长，骨髓毒性，抗肿瘤转移，肝肾毒性，SAR，3D-QSAR

1 茶氨酸关联寡肽修饰的 5- 氟尿嘧啶

本部分介绍茶氨酸关联寡肽修饰 5- 氟尿嘧啶的策略。图 13-1-1 是茶氨酸关联的寡肽修饰的 5- 氟尿嘧啶（**1-6**）的合成路线。为阐明结构，表 13-1-1 给出了 **1-6** 的结构式。

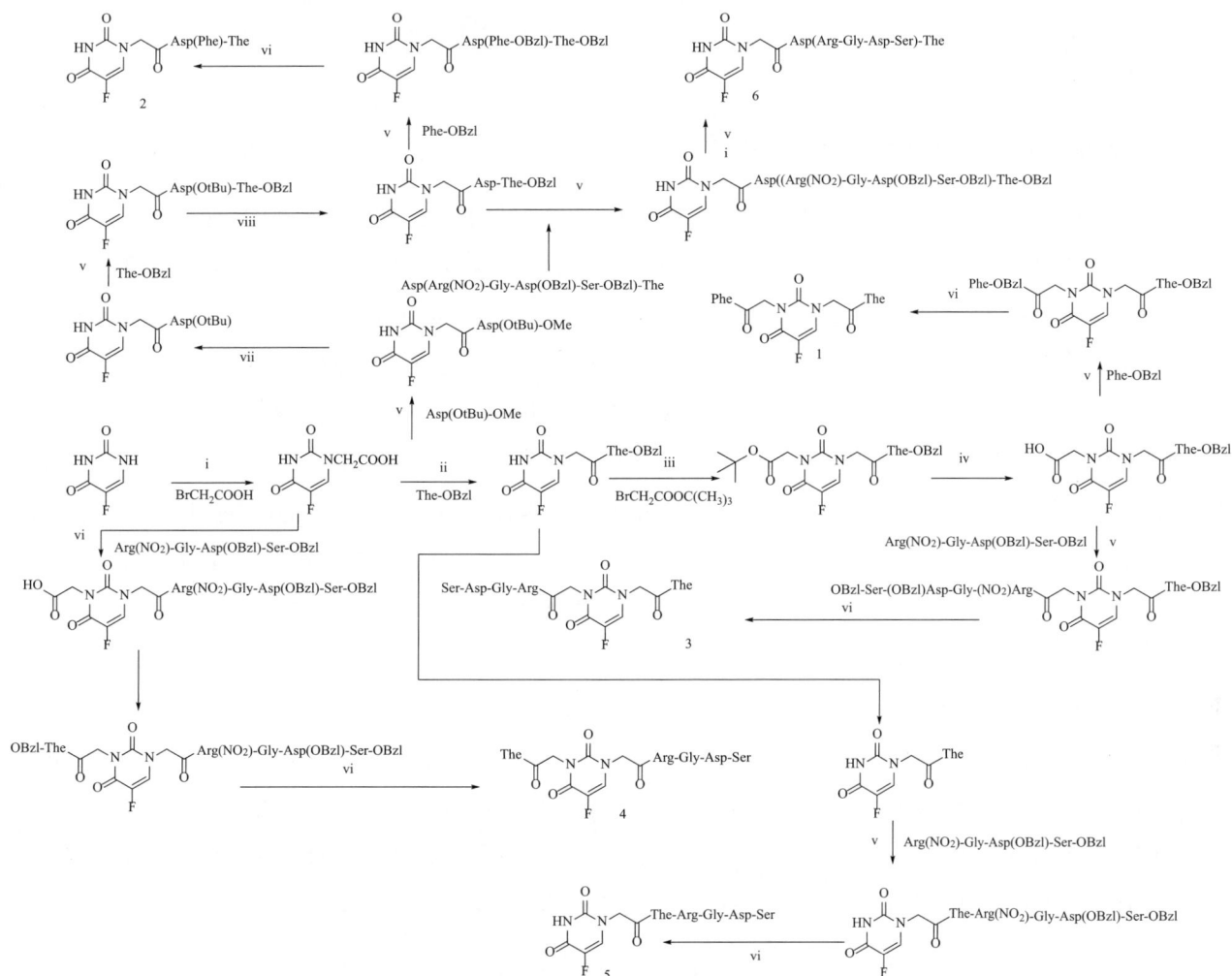

图 13-1-1　**1-6** 的合成路线

表 13-1-1　**1-6** 的结构式

化合物	结构式	化合物	结构式	化合物	结构式
1	Phe—(5-氟尿嘧啶环)—The	3	Ser-Asp-Gly-Arg—(5-氟尿嘧啶环)—The	5	(5-氟尿嘧啶环)—The-Arg-Gly-Asp-Ser
2	(5-氟尿嘧啶环)—Asp(Phe)-The	4	The—(5-氟尿嘧啶环)—Arg-Gly-Asp-Ser	6	(5-氟尿嘧啶环)—Asp(Arg-Gly-Asp-Ser)-The

1.1　1-6 抑制肿瘤细胞增殖活性

用 MTT 法测定了茶氨酸关联的寡肽修饰的 **1-6** 抑制 A549（人非小细胞肺癌细胞）、Bel7402（人肝癌细胞）、HCT-8（人回盲肠癌细胞）、SGC7901（人胃腺癌细胞）、HT-29（人结肠癌细胞）、HL60（人早幼粒白血病细胞）、L02（人正常肝细胞）及 HaCaT（人永生化表皮细胞）增殖的 IC_{50} 时发现，所有

IC_{50} 都 $>$ 100 μmol/L。提示 **1-6** 不是 A549、Bel7402、HCT-8、SGC7901、HT-29、HL60、L02 及 HaCaT 的 DNA 嵌入剂。

1.2　1-6 抑制 A549 及 95D 迁移的活性

将生长状态良好且处于对数生长期的贴壁细胞 A549（人非小细胞肺癌细胞）或 95D（人高转移肺癌细胞）用 PBS 洗 3 次，用 0.25% 胰酶消化至大部分细胞从瓶底脱落，加入相应含血清培养基终止消化，沿壁吹打至细胞完全脱落，转移至 15 mL 离心管中 3000 r/min 离心 3 min。弃上清液，加无血清培养基吹打重悬，计数，使细胞密度为 5×10^5 个 /mL。在培养板的 Transwell 小室的上室加 100 μL 细胞悬液，同时加 25 μL **1-6** 溶液（将 **1-6** 用含 0.5%DMSO 的无血清 1640 培养基配成终浓度为 20 μmol/L 的样品溶液，简称"**1-6** 溶液"）。每种溶液重复 2 个 Transwell 小室，设空白小室及阳性对照小室。将培养板轻轻晃动，使培养基均匀。在培养板 Transwell 小室的下室加 600 μL 含 10% 血清的培养基。在 37 ℃下，将培养板放在 5%CO$_2$ 孵箱中孵育。A549 孵育 6 h，95D 孵育 8 h。吸去 Transwell 小室上室剩余液体，每室加 100 μL PBS，用棉签擦去上室细胞，重复 6 次。吸去下室剩余液体，每孔加 600 μL 多聚甲醛（4%），将迁移的细胞固定 30 min。吸除下室的多聚甲醛，每个下室加 600 μL 结晶紫染色 15 min。吸除染色液，小室用蒸馏水洗 3 次之后于显微镜下拍照计数。拍照计数时，选择 9 个细胞数大致相同且分布均匀的视野。迁移的细胞数以均值 ±SD 表示。表 13-1-2 的数据表明，浓度为 20 μmol/L 时 **1-6** 显著抑制 A549 迁移（$P < 0.01$），其中 **4** 抑制 A549 迁移的活性最强（与 **1-3**、**5** 及 **6** 比 $P < 0.01$）。表 13-1-3 的数据表明，浓度为 20 μmol/L 时 **1-6** 显著抑制 95D 迁移（$P < 0.01$），其中 **4** 抑制 95D 迁移的活性最强（与 **1-3**、**5** 及 **6** 比 $P < 0.01$）。

表 13-1-2　浓度为 20 μmol/L 时 1-6 对 A549 迁移的影响

对照及 1-6	迁移数（均值 ±SD）	对照及 1-6	迁移数（均值 ±SD）
培养基	209.50 ± 19.89	**3**	114.44 ± 10.56[a]
RGDS	105.56 ± 9.38	**4**	84.22 ± 7.41[b]
1	123.50 ± 11.53[a]	**5**	117.43 ± 10.99[a]
2	120.13 ± 11.21[a]	**6**	109.75 ± 9.93[a]

a：与培养基比 $P < 0.01$；b：与培养基、**1-3**、**5** 及 **6** 比 $P < 0.01$；$n=6$。

表 13-1-3　浓度为 20 μmol/L 时 1-6 对 95D 迁移的影响

对照及 1-6	迁移数（均值 ±SD）	对照及 1-6	迁移数（均值 ±SD）
培养基	224.67 ± 20.56	**3**	100.27 ± 9.10[a]
RGDS	122.78 ± 10.25	**4**	75.11 ± 7.71[b]
1	133.20 ± 12.09[a]	**5**	93.33 ± 8.20[a]
2	127.63 ± 11.25[a]	**6**	113.36 ± 10.78[a]

a：与培养基比 $P < 0.01$；b：与培养基，**1-3**、**5** 及 **6** 比 $P < 0.01$；$n=6$。

1.3　1-6 抑制 A549 及 95D 侵袭的活性

将 –20 ℃保存的 Matrigel 在 4 ℃回温 12 h，使之成为可流动的液态。将 720 μL 无血清培养基和

180 μL Matrigel 均匀混合（相当于基质胶稀释了 5 倍）之后，加到 Transwell 小室上室，每室加 100 μL。37 ℃，使 Transwell 小室在 5%CO₂ 孵箱中孵育 5 h。吸除 Transwell 小室上室剩余的液体，之后加 50 μL 无血清培养基。37 ℃，将 Transwell 小室在 5%CO₂ 孵箱中孵育 30 min。

　　将生长状态良好且处于对数生长期的 A549 及 95D 用 PBS 洗 3 次，用 0.25% 胰酶消化至大部分细胞从瓶壁脱落。加入有血清培养基使其停止消化，沿壁吹打至细胞完全脱落，转移至 15 mL 离心管，3000 r/min 离心 3 min，弃去上清液，加入无血清培养基吹打均匀，计数，95D 细胞密度为 2.5×10^5 个 /mL。每上室加 100 μL 细胞悬液，同时每孔加入 25 μL **1-6** 溶液（**1-6** 用含 0.5%DMSO 的无血清 1640 培养基配成终浓度为 20 μmol/L 的样品溶液，简称 "**1-6** 溶液"）。每种溶液重复 2 个 Transwell 小室，设空白小室及阳性对照小室。将培养板轻轻晃动，使培养基均匀。在培养板 Transwell 小室的下室加 600 μL 含 10% 血清的培养基。在 37 ℃下，将培养板放在 5%CO₂ 孵箱中孵育 24 h。吸去 Transwell 小室上室剩余液体，每室加 100 μL PBS，用棉签擦去上室细胞，重复 6 次。吸去下室剩余液体，每孔加 600 μL 多聚甲醛（4%），将侵袭的细胞固定 30 min。吸除下室的多聚甲醛，每个下室加 600 μL 结晶紫染色 15 min。吸除染色液，将小室用蒸馏水洗 3 次之后于显微镜下拍照计数。拍照计数时，选择 9 个细胞数大致相同且分布均匀的视野。迁移的细胞数以均值 ±SD 表示。表 13-1-4 的数据表明，浓度为 20 μmol/L 时 **1-6** 显著抑制 A549 侵袭（$P < 0.01$），其中 **4** 抑制 A549 侵袭的活性最强（与 **1-3**、**5** 及 **6** 比 $P < 0.01$）。表 13-1-5 的数据表明，浓度为 20 μmol/L 时 **1-6** 显著抑制 95D 侵袭（$P < 0.01$），其中 **4** 抑制 95D 侵袭的活性最强（与 **1-3**、**5** 及 **6** 比 $P < 0.01$）。

表 13-1-4　浓度为 20 μmol/L 时 1-6 对 A549 侵袭的影响

对照及 1-6	侵袭数（均值 ±SD）	对照及 1-6	侵袭数（均值 ±SD）
培养基	205.09 ± 9.99	3	104.22 ± 5.59[a]
RGDS	103.33 ± 5.47[a]	4	94.78 ± 4.94[b]
1	117.75 ± 5.96[a]	5	108.22 ± 5.68[a]
2	103.78 ± 5.53[a]	6	112.89 ± 5.62[a]

a：与培养基比 $P < 0.01$；b：与培养基、**1-3**、**5** 及 **6** 比 $P < 0.01$；$n=6$。

表 13-1-5　浓度为 20 μmol/L 时 1-6 对 95D 侵袭的影响

对照及 1-6	侵袭数（均值 ±SD）	对照及 1-6	侵袭数（均值 ±SD）
培养基	166.11 ± 8.76	3	95.25 ± 4.40[a]
RGDS	100.78 ± 5.29	4	82.67 ± 4.17[b]
1	103.25 ± 5.15[a]	5	108.33 ± 5.90[a]
2	107.43 ± 5.67[a]	6	113.25 ± 5.55[a]

a：与培养基比 $P < 0.01$；b：与培养基、**1-3**、**5** 及 **6** 比 $P < 0.01$；$n=6$。

1.4　1-6 抑制肿瘤向肺转移的作用

　　按照标准操作将接种的 Lewis 肺癌转移小鼠分组。分组之后，Lewis 肺癌转移小鼠开始接受治疗。阳性对照组小鼠每天腹腔注射 RGDS 的生理盐水溶液，剂量为 20 μmol/（kg·d），1 天治疗 1 次，连续治疗 10 天。空白对照组小鼠每天灌胃生理盐水，剂量为 0.1 mL/（10 g·d），1 天治疗 1 次，连续治疗 10 天。**1-6** 治疗小鼠每天灌胃 **1-6** 的生理盐水溶液，剂量为 0.1 nmol/（kg·d），1 天灌胃 1 次，连续灌胃 10 天。灌胃期间，每天测量小鼠的瘤体积。最后一次灌胃的次日，对各组小鼠进行称重。然后麻醉，收集小鼠外周血测定小鼠血清整合素 $\alpha_v\beta_3$ 含量，颈椎脱臼处死，用镊子固定小鼠右侧腋下，剪开皮肤，剥离肺，统计肺部转移的平均瘤结节数。表 13-1-6 的数据表明，在 0.1 nmol/（kg·d）的灌胃剂量下连续灌胃 10 天 **1-6** 能有效地抑制肿瘤向肺转移（$P < 0.01$），其中 **4** 抑制肿瘤向肺转移的活性最强（与 **1-3**、**5** 及 **6** 比 $P < 0.01$）。这些数据说明，茶氨酸关联的寡肽修饰 5- 氟尿嘧啶获得了额外的抗肿瘤转移作用。

表 13-1-6　**1-6** 对肿瘤向肺转移的抑制作用

对照及 1-6	肺部肿瘤结节数 （均值 ±SD）	对照及 1-6	肺部肿瘤结节数 （均值 ±SD）
生理盐水	21.79 ± 4.05	**3**	7.36 ± 1.27[a]
RGDS	8.42 ± 1.62	**4**	4.82 ± 0.62[b]
1	6.89 ± 1.31[a]	**5**	6.57 ± 1.21[a]
2	7.11 ± 1.34[a]	**6**	7.63 ± 1.49[a]

a：与生理盐水比 $P < 0.01$，与 RGDS 比 $P > 0.05$；b：与生理盐水比 $P < 0.01$，与 **1-3**、**5** 及 **6** 比 $P < 0.01$；n=10。

1.5　1-6 抑制肿瘤生长活性

S180 自行传代维持。用生理盐水（1∶2）稀释生长旺盛的 S180 瘤液制成细胞悬液，再用新鲜配制的培养基稀释，充分混合。按公式计算细胞浓度，细胞浓度 =4 个方格内的活细胞数 $/4 \times 10^4 \times$ 稀释倍数 = 细胞数 /mL。按细胞存活率 = 活细胞数 /（活细胞数 + 死细胞数）×100% 计算细胞存活率。用匀浆法将存活率＞ 90% 的肿瘤细胞液制成 1×10^7 个 /mL 的细胞悬液，采用皮下接种法将细胞悬液注射到小鼠右腋皮下（1 只小鼠接种量为 0.2 mL），制成实体瘤小鼠模型。接种第 7 天，小鼠按照瘤体积平均分组。小鼠或灌胃生理盐水［空白对照，2 mL/（kg·d），1 天 1 次，连续 8 天］，或灌胃 5- 氟尿嘧啶与生理盐水的悬浮液［阳性对照，150 μmol/（kg·d），1 天 1 次，连续 8 天］，或灌胃 **1-6** 与生理盐水的溶液［1 nmol/（kg·d），1 天 1 次，连续 8 天］。每天观察小鼠的自主活动、精神状态、毛发、呼吸、饮食、粪便性状。最后一次服药的次日称小鼠体重，用乙醚麻醉，眼球取血于含 EDTA 的取血管中进行血液生理指标检测，颈椎脱臼处死，钝性剥离小鼠腋下肿瘤组织取肿瘤称重。表 13-1-7 的数据表明，在 1 nmol/（kg·d）剂量下，1 天 1 次，连续 8 天服用 **1-6** 能有效地抑制 S180 小鼠的肿瘤生长（与生理盐水比 $P < 0.01$）。表 13-1-7 的数据还表明，1 nmol/（kg·d）剂量的 **1-6** 与 150 μmol/（kg·d）剂量的 5- 氟尿嘧啶抑制 S180 小鼠肿瘤生长的活性无显著性差异（$P > 0.05$）。这些数据表明，茶氨酸关联的寡肽修饰 5- 氟尿嘧啶使得抗肿瘤生长的有效剂量降低为原来的 1/150 000。

表 13-1-7　**1-6** 对 S180 荷瘤小鼠肿瘤生长的抑制作用

对照及 1-6	肿瘤重 （均值 ±SD，g）	对照及 1-6	肿瘤重 （均值 ±SD，g）
生理盐水	3.41 ± 0.69	**3**	2.01 ± 0.51[a]
5- 氟尿嘧啶	1.97 ± 0.37	**4**	2.04 ± 0.68[b]
1	2.09 ± 0.75[a]	**5**	2.30 ± 0.71[a]
2	2.33 ± 0.73[a]	**6**	2.26 ± 0.77[a]

a：与生理盐水比 $P < 0.01$，与 5- 氟尿嘧啶比 $P > 0.05$；n=12。

1.6　1-6 对 5- 氟尿嘧啶的骨髓毒性的影响

骨髓毒性表现为血液的白细胞计数、血小板计数、红细胞计数和血红蛋白含量下降。临床应用 5- 氟尿嘧啶时通常导致骨髓毒性。为了确认 **1-6** 有无骨髓毒性风险，用全自动血细胞计数仪检测 S180 荷瘤小鼠外周血液的白细胞计数、血小板计数、红细胞计数和血红蛋白含量。表 13-1-8 的数据表明，灌胃 5- 氟尿嘧啶的 S180 荷瘤小鼠外周血液的白细胞计数、血小板计数、红细胞计数和血红蛋白含量显著低于灌胃生理盐水的 S180 荷瘤小鼠外周血液的白细胞计数、血小板计数、红细胞计数和血红蛋白含量。表 13-1-8 的数据还表明，灌胃 **1-6** 的 S180 荷瘤小鼠外周血液的白细胞计数、血小板计数、红细胞计数和血红蛋白含量与灌胃生理盐水的 S180 荷瘤小鼠外周血液的白细胞计数、血小板计数、红细胞计数和血红蛋白含量无显著性差异。可见，茶氨酸关联的寡肽修饰 5- 氟尿嘧啶抑制了 5- 氟尿嘧啶的骨髓毒性。

表 13-1-8　**1-6** 对 S180 荷瘤小鼠血细胞计数及血红蛋白含量的影响

| 对照及 1-6 | 计数（均值 ±SD, 10^9/L） | | 计数（均值 ±SD, 10^{10}/L） | 含量（均值 ±SD, g/L） |
	白细胞	红细胞	血小板	血红蛋白
生理盐水	11.5 ± 3.1	1348 ± 192	8.81 ± 0.81	130.5 ± 13.1
5- 氟尿嘧啶	5.1 ± 1.6[a]	1079 ± 134[b]	7.83 ± 0.78[c]	107.1 ± 10.1[d]
1	8.4 ± 2.6[e]	1336 ± 180[f]	8.86 ± 0.82[g]	126.2 ± 12.4[h]
2	8.6 ± 3.7[e]	1354 ± 171[f]	8.55 ± 0.81[g]	127.5 ± 10.6[h]
3	8.4 ± 1.5[e]	1384 ± 158[f]	8.69 ± 0.78[g]	126.2 ± 10.7[h]
4	7.9 ± 2.3[e]	1375 ± 174[f]	8.90 ± 0.88[g]	130.7 ± 9.32[h]
5	8.5 ± 2.5[e]	1370 ± 184[f]	8.83 ± 0.82[g]	127.8 ± 14.2[h]
6	9.0 ± 1.8[e]	1391 ± 206[f]	8.78 ± 0.75[g]	130.8 ± 12.6[h]

a：与生理盐水比 $P < 0.05$；b：与生理盐水比 $P < 0.05$；c：与生理盐水比 $P < 0.05$；d：与生理盐水比 $P < 0.05$；e：与生理盐水比 $P > 0.05$；f：与生理盐水比 $P > 0.05$；g：与生理盐水比 $P > 0.05$；h：与生理盐水比 $P > 0.05$；$n=8$。

1.7　1-6 对血浆整合素 $\alpha_V\beta_3$ 的影响

用双抗体夹心法测定 **1-6** 治疗的肺转移小鼠血浆整合素 $\alpha_V\beta_3$ 含量时，将收集的小鼠外周血 3000 r/min 离心 15 min，吸取上清液，按照酶联免疫试剂盒描述的操作测定。向整合素 $\alpha_V\beta_3$ 抗体包被的微孔板加血浆样品、梯度标准品溶液和样品稀释液（空白对照）后，再加辣根过氧化物酶标记检测抗体（空白孔除外）。微孔板于 37 ℃孵育 60 min，洗涤，加入底物 TMB，37 ℃避光显色 15 min。加入终止液终止显色反应，用酶标仪测定 405 nm 波长下的吸光度，绘制标准曲线，通过标准曲线计算血浆样品中整合素 $\alpha_V\beta_3$ 的含量（与生理盐水比 $P < 0.01$，与 RGDS 比 $P > 0.05$）。表 13-1-9 的数据表明，**1-6** 中 4 降低肺转移小鼠血浆整合素 $\alpha_V\beta_3$ 含量的活性最强（与 RGDS、**1-3**、**5** 及 **6** 比 $P < 0.01$）。可见，整合素 $\alpha_V\beta_3$ 是 **1-6** 抑制肿瘤肺转移的靶点。

表 13-1-9　1-6 对 Lewis 肺癌转移小鼠血浆整合素 $\alpha_V\beta_3$ 含量的影响

对照及 1-6	整合素 $\alpha_V\beta_3$（均值 ±SD, ng/mL）	对照及 1-6	整合素 $\alpha_V\beta_3$（均值 ±SD, ng/mL）
生理盐水	40.24 ± 1.59	3	35.94 ± 1.43[a]
RGDS	36.03 ± 1.42	4	32.42 ± 1.25[b]
1	35.41 ± 1.39[a]	5	35.20 ± 1.36[a]
2	36.52 ± 1.44[a]	6	37.93 ± 1.49[a]

a：与生理盐水比 $P < 0.01$，与 RGDS 比 $P > 0.05$；b：与生理盐水、RGDS、1-3、5 及 6 比 $P < 0.01$；$n=10$。

1.8　1-6 与整合素$\alpha_V\beta_3$活性部位对接及 SAR

为了理解 1-6 抑制肿瘤肺转移的活性和降低血浆整合素 $\alpha_V\beta_3$ 含量的关系，采用 AutoDock4 软件完成 1-6 和整合素 $\alpha_V\beta_3$ 活性部位的对接。对接经历了 4 个步骤。第 1 步，用 flood-filling 算法选择腔体，以便选择和确定作为对接区域的整合素 $\alpha_V\beta_3$ 的活性位点。第 2 步，为 1-6 选择位点时先通过随机抽样选择可变扭转角的柔性值搜索 1-6 构象，再用三维规则网格检测位点并估算对接整合素 $\alpha_V\beta_3$ 的活性位点所需能量。第 3 步，比较整合素 $\alpha_V\beta_3$ 和 1-6 间的库仑力、范德华力、结合能、原子间距、氢键能、空间相互作用、疏水 - 亲脂相互作用、溶剂化效应和熵效应的分数，以便得到综合评价结果。第 4 步，计算 1-6 的对接结合能。表 13-1-10 的数据表明，在 1-6 中 4 的结合能最低。

表 13-1-10　1-6 和整合素$\alpha_V\beta_3$活性部位的结合能

化合物	结合能（kcal/mol）	化合物	结合能（kcal/mol）	化合物	结合能（kcal/mol）
1	-56.3	3	-72.4	5	-81.3
2	-63.9	4	-88.6	6	-80.0

细胞水平评价表明，浓度为 20 μmol/L 时 1-6 中 4 抑制 A549 迁移和 95D 迁移的活性最强。同时 4 抑制 A549 侵袭和 95D 侵袭的活性也最强。动物水平评价表明，在 0.1 nmol/（kg·d）的灌胃剂量下连续灌胃 10 天 1-6 中 4 抑制 Lewis 肺癌转移小鼠肿瘤向肺转移的活性也最强。站在整合素 $\alpha_V\beta_3$ 与肿瘤向肺转移关系最密切的角度，4 的对接结合能最低与抑制肿瘤转移活性最强相吻合。从表 13-1-1 可知，4 代表 1- 乙酰 -Arg-Gly-Asp-Ser-3- 乙酰 -The 修饰的 5- 氟尿嘧啶，即 6 种修饰中 4 代表的 1- 乙酰 -Arg-Gly-Asp-Ser-3- 乙酰 -The 修饰的 5- 氟尿嘧啶抑制肿瘤转移的效果最好。

2　β - 咔啉 -3- 甲酰 -AA-Orn-NHCH$_2$C$_6$H$_5$ 修饰的 5- 氟尿嘧啶

本部分介绍 β - 咔啉 -3- 甲酰 -AA-Orn-NHCH$_2$C$_6$H$_5$ 修饰 5- 氟尿嘧啶的策略。该策略的要点是，将羧甲基化的 5- 氟尿嘧啶与 β - 咔啉 -3- 甲酰 -AA-Orn-NHCH$_2$C$_6$H$_5$ 的 Orn 的侧链氨基偶联。图 13-2-1 是 β - 咔啉 -3- 甲酰 -AA-Orn-NHCH$_2$C$_6$H$_5$ 修饰的 5- 氟尿嘧啶（1-17）的合成路线。为阐明结构，表 13-2-1 给出了 1-17 的 AA 代表的氨基酸残基。

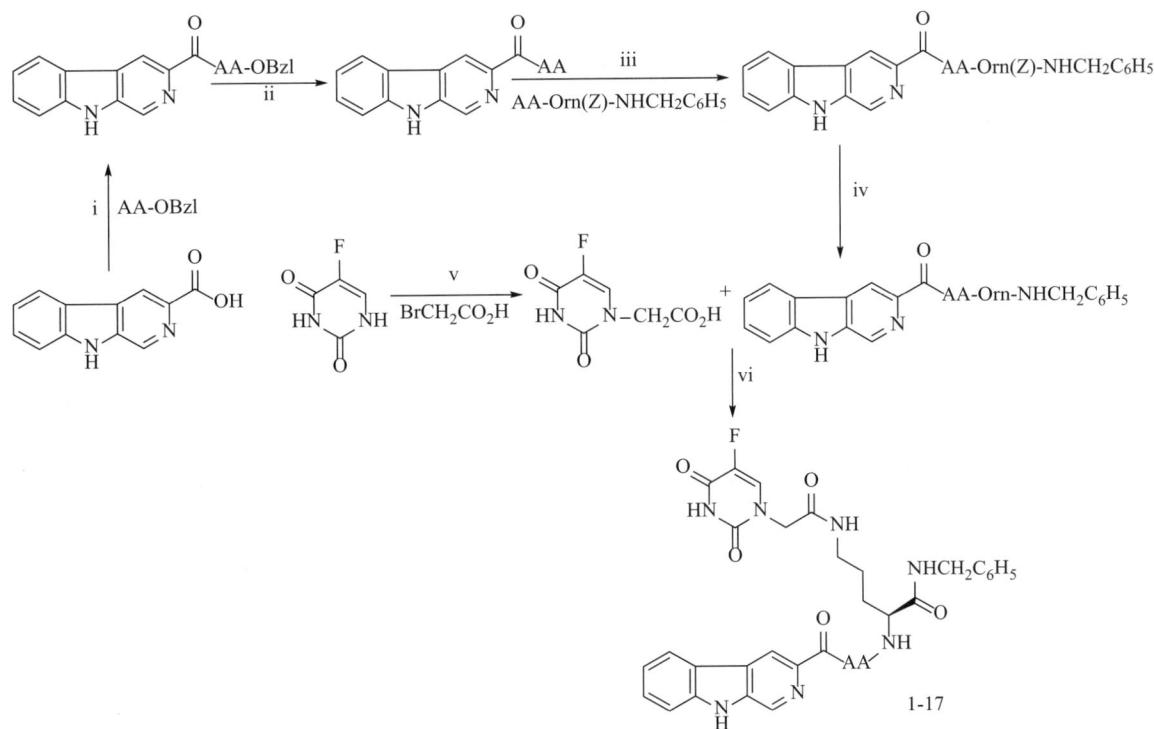

图 13-2-1　**1-17** 的合成路线

表 13-2-1　**1-17** 的 AA

化合物	式中 AA 代表的氨基酸残基	化合物	式中 AA 代表的氨基酸残基	化合物	式中 AA 代表的氨基酸残基
1	式中 AA 式中 AA 为 L-Ala 残基	**7**	式中 AA 为 L-Pro 残基	**13**	式中 AA 为 L-Tyr 残基
2	式中 AA 为 L-Phe 残基	**8**	式中 AA 为 L-Gln 残基	**14**	式中 AA 为 L-Cys（Bzl）残基
3	式中 AA 为 Gly 残基	**9**	式中 AA 为 L-Ser 残基	**15**	式中 AA 为 L-Lys 残基
4	式中 AA 为 L-Ile 残基	**10**	式中 AA 为 L-Thr 残基	**16**	式中 AA 为 L-Met 残基
5	式中 AA 为 L-Leu 残基	**11**	式中 AA 为 L-Val 残基	**17**	式中 AA 为 L-Arg（NO₂）残基
6	式中 AA 为 L-Asn 残基	**12**	式中 AA 为 L-Trp 残基		

2.1　1-17 抑制肿瘤细胞增殖活性

用 MTT 法评价了 **1-17** 抑制 A549（人非小细胞肺癌细胞）、HL60（人早幼粒白血病细胞）、MCF-7（人乳腺癌细胞）、S180（鼠腹水癌细胞）、HT-29（人结肠癌细胞）增殖的 IC_{50}。阳性对照为阿霉素。每个样品重复 6 次（$n=6$）。表 13-2-2 的数据表明，**1-17** 抑制 A549 增殖的 IC_{50} 为 36.75 μmol/L 至 > 100 μmol/L，而阿霉素抑制 A549 增殖的 IC_{50} 为 1.23 μmol/L，**1-17** 抑制 A549 增殖的 IC_{50} 和阿霉素抑制 A549 增殖的 IC_{50} 不在同一个数量级；**1-17** 抑制 HL60 增殖的 IC_{50} 为 54.47 μmol/L 至 > 100 μmol/L，而阿霉素抑制 HL60 增殖的 IC_{50} 为 0.92 μmol/L，**1-17** 抑制 HL60 增殖的 IC_{50} 和阿霉素抑制 HL60 增殖的 IC_{50} 不在同一个数量级；**1-17** 抑制 HT-29 增殖的 IC_{50} 为 25.11 μmol/L 至 > 100 μmol/L，而阿霉素抑制 HT-29 增殖的 IC_{50} 为 1.11 μmol/L，**1-17** 抑制 HT-29 增殖的 IC_{50} 和阿霉素抑制 HT-29 增殖的 IC_{50} 不在同一个数量级；**1-17** 抑制 S180 增殖的 IC_{50} 为 15.50 μmol/L 至 > 100 μmol/L，而阿霉素抑制 S180 增殖的 IC_{50} 为 0.59 μmol/L，**1-17** 抑制 S180 增殖的 IC_{50} 和阿霉素抑制 S180 增殖的 IC_{50} 不在同一个数量级；**1-17** 抑

制 MCF-7 增殖的 IC_{50} 为 28.75 μmol/L 至 > 100 μmol/L，而阿霉素抑制 MCF-7 增殖的 IC_{50} 为 0.77 μmol/L，**1-17** 抑制 MCF-7 增殖的 IC_{50} 和阿霉素抑制 MCF-7 增殖的 IC_{50} 不在同一个数量级。这些数据分析表明，**1-17** 可能不是 A549、HL60、HT-29、S180 和 MCF-7 的 DNA 嵌入剂。

表 13-2-2　**1-17** 抑制 A549、HL60、HT-29、S180 和 MCF-7 增殖的 IC_{50}

对照及 1-17	抑制下面肿瘤细胞增殖的 IC_{50}（均值 ±SD，μmol/L）				
	A549	HL60	HT-29	S180	MCF-7
阿霉素	1.23 ± 0.04	0.92 ± 0.06	1.11 ± 0.17	0.59 ± 0.09	0.77 ± 0.10
1	55.31 ± 1.08	> 100	47.41 ± 0.21	33.45 ± 2.37	28.75 ± 2.20
2	> 100	> 100	36.15 ± 1.86	15.50 ± 1.52	46.63 ± 3.35
3	> 100	> 100	53.75 ± 3.73	27.89 ± 0.09	62.53 ± 2.67
4	53.95 ± 1.35	> 100	51.43 ± 3.19	46.93 ± 2.70	55.02 ± 1.44
5	53.11 ± 4.53	> 100	25.11 ± 2.84	21.10 ± 1.24	57.72 ± 1.66
6	> 100	54.47 ± 2.22	41.96 ± 0.49	> 100	> 100
7	60.96 ± 2.18	> 100	50.34 ± 1.89	> 100	37.94 ± 1.90
8	> 100	63.95 ± 5.15	68.89 ± 3.95	27.99 ± 2.14	> 100
9	> 100	74.86 ± 1.44	44.62 ± 2.05	> 100	43.18 ± 1.67
10	67.40 ± 1.74	> 100	54.92 ± 1.46	> 100	49.85 ± 2.72
11	44.43 ± 4.00	> 100	46.57 ± 4.43	50.12 ± 2.89	53.51 ± 3.15
12	> 100	> 100	37.94 ± 0.73	> 100	46.17 ± 2.95
13	36.75 ± 2.45	77.70 ± 6.13	41.30 ± 7.14	> 100	44.32 ± 2.28
14	> 100	> 100	> 100	> 100	> 100
15	> 100	> 100	> 100	> 100	49.24 ± 5.17
16	> 100	73.25 ± 4.51	> 100	> 100	> 100
17	> 100	> 100	> 100	> 100	> 100

2.2　1-17 抑制肿瘤生长活性

按前面描述的方法制备浓度为 1×10^7 个 /mL 的 S180 的细胞悬液，接种于健康雄性 ICR 小鼠 [（20 ± 2）g] 腋下，7 天后小鼠腋下可见黄豆粒大实体瘤，即 S180 实体瘤小鼠造模成功，于是将小鼠随机分组，小鼠或灌胃 5- 氟尿嘧啶与 0.5%CMCNa 的悬浮液 [阳性对照，剂量为 150 μmol/（kg·d），1 天 1 次，连续 10 天]，或灌胃 0.5%CMCNa [空白对照，剂量为 2 mL/（kg·d），1 天 1 次，连续 10 天]，或灌胃 **1-17** 与 0.5%CMCNa 的悬浮液 [剂量为 0.001 μmol/（kg·d），1 天 1 次，连续 10 天]。每天观察小鼠的自主活动、精神状态、毛发、呼吸、饮食、粪便性状。第 11 天停止治疗，称小鼠体重，用乙醚麻醉，颈椎脱臼处死，取血及肿瘤。血液抗凝，肿瘤称重。表 13-2-3 的数据表明，**1-17** 剂量为 0.001 μmol/（kg·d），1 天 1 次，连续服用 10 天能有效地抑制 S180 小鼠肿瘤生长（与 CMCNa 比 $P < 0.01$ 或 $P < 0.05$）。表 13-2-3 的数据还表明，**1-17** 剂量为 0.001 μmol/（kg·d），1 天 1 次，连续服用 10 天，**1-7**、**10-13** 和 **15** 抑制 S180 小鼠肿瘤生长的活性与剂量为 150 μmol/（kg·d），1 天 1 次，连续服用 10 天的 5- 氟尿嘧啶抑制 S180 小鼠肿瘤生长的活性无显著性差异（$P > 0.05$）。即 **1-17** 中 **1-7**、**10-13** 和 **15** 体现的结构修饰策略大幅度降低了有效剂量。

表 13-2-3　1-17 对 S180 荷瘤小鼠肿瘤生长的抑制作用

对照及 1-17	肿瘤重（均值 ±SD，g）	对照及 1-17	肿瘤重（均值 ±SD，g）
0.5%CMCNa	3.02 ± 0.32	9	2.06 ± 0.16[b]
5-氟尿嘧啶	0.93 ± 0.30	10	1.19 ± 0.27[a]
1	1.19 ± 0.21[a]	11	1.25 ± 0.37[a]
2	1.17 ± 0.23[a]	12	1.16 ± 0.35[a]
3	1.23 ± 0.39[a]	13	1.18 ± 0.42[a]
4	1.13 ± 0.33[a]	14	2.06 ± 0.20[b]
5	1.19 ± 0.33[a]	15	1.26 ± 0.45[a]
6	1.16 ± 0.26[a]	16	2.07 ± 0.14[b]
7	1.18 ± 0.42[a]	17	2.04 ± 0.47[b]
8	2.06 ± 0.12[b]		

a：与 CMCNa 比 $P < 0.01$，与 5-氟尿嘧啶比 $P > 0.05$；b：与 CMCNa 比 $P < 0.05$；$n=10$。

2.3　剂量对 14、16 和 17 抑制肿瘤生长活性的影响

为了揭示剂量对 1-17 抑制肿瘤生长活性的影响，选择 14、16 和 17 为 1-17 的代表，采用前面的 S180 小鼠模型评价了它们在 1 μmol/（kg·d）、0.1 μmol/（kg·d）和 0.001 μmol/（kg·d）剂量下连续 10 天的疗效。表 13-2-4 的数据说明，14、16 和 17 剂量依赖性地抑制 S180 荷瘤小鼠的肿瘤生长。其中，14、16 和 17 的最低有效剂量为 0.001 μmol/（kg·d）。即 14、16 和 17 的最高有效剂量 1 μmol/（kg·d）是最低有效剂量 0.001 μmol/（kg·d）的 1000 倍，这个剂量窗口足够大。这些数据表明，β-咔啉 -3-甲酰 -AA-Orn-NHCH$_2$C$_6$H$_5$ 修饰 5-氟尿嘧啶使得抗肿瘤生长的有效剂量降低为原来的 1/1000。

表 13-2-4　剂量对 14、16 和 17 抑制 S180 荷瘤小鼠肿瘤生长活性的影响

对照及 14、16 和 17	剂量	肿瘤重（均值 ±SD，g）
0.5%CMCNa	2 mL/（kg·d）	3.01 ± 0.30
5-氟尿嘧啶	150 μmol/（kg·d）	0.91 ± 0.29
14	0.001 μmol/（kg·d）	2.02 ± 0.20[c]
	0.1 μmol/（kg·d）	1.16 ± 0.22[b]
	1 μmol/（kg·d）	0.83 ± 0.25[a]
16	0.001 μmol/（kg·d）	2.09 ± 0.24[c]
	0.1 μmol/（kg·d）	1.34 ± 0.23[b]
	1 μmol/（kg·d）	0.80 ± 0.22[a]
17	0.001 μmol/（kg·d）	2.13 ± 0.23[c]
	0.1 μmol/（kg·d）	1.12 ± 0.15[b]
	1 μmol/（kg·d）	0.75 ± 0.21[a]

a：与 0.5%CMCNa 及剂量为 0.1 μmol/（kg·d）的相同化合物比 $P < 0.01$；b：与 0.5%CMCNa 比 $P < 0.01$，与剂量为 0.001 μmol/（kg·d）的相同化合物比 $P < 0.05$；c：与 0.5%CMCNa 比 $P < 0.05$；$n=10$。

2.4　1-17 的抗炎活性

ICR 小鼠［（24±2）g］静息 1 天，随后随机分组，每组 12 只。小鼠序贯灌胃 0.5%CMCNa（空白对照），或者序贯灌胃阿司匹林与 0.5%CMCNa 的悬浮液（阳性对照，1111 μmol/kg），或者序贯灌

胃 **1-17** 与 0.5%CMCNa 的悬浮液（0.1 μmol/kg）。30 min 后，依序贯顺序从小鼠右耳郭的中心向边缘扩展并均匀涂抹 30 μL 二甲苯，待其自然挥发，建立二甲苯诱发的肿胀模型。造模 2 h 后，小鼠接受乙醚麻醉，颈椎脱臼处死。沿两侧耳根剪下小鼠两侧耳朵，两耳对齐边缘叠放，用直径 7 mm 的电动打孔器（YLS025A）在相同部位取圆形耳片，两个圆形耳片分别精确称重。记录两个圆形耳片的重量差，用来代表耳肿胀度。表 13-2-5 的数据说明，**1-17** 能有效地抑制二甲苯诱发的耳部炎症反应（与 CMCNa 比 $P < 0.01$）。这些数据说明，β - 咔啉 -3- 甲酰 -AA-Orn-NHCH$_2$C$_6$H$_5$ 修饰 5- 氟尿嘧啶获得了额外的抗炎作用。

表 13-2-5　**1-17** 的抗炎活性

对照及 **1-17**	耳肿胀度（均值 ±SD, mg）	对照及 **1-17**	耳肿胀度（均值 ±SD, mg）
0.5%CMCNa	10.69 ± 1.48	9	8.06 ± 1.23[a]
阿司匹林	5.46 ± 1.29	10	8.11 ± 1.71[a]
1	6.84 ± 1.29[a]	11	8.73 ± 1.93[a]
2	7.90 ± 1.66[a]	12	8.27 ± 1.57[a]
3	7.16 ± 1.94[a]	13	8.03 ± 1.80[a]
4	7.26 ± 1.29[a]	14	9.21 ± 1.35[a]
5	7.60 ± 1.51[a]	15	7.58 ± 1.83[a]
6	6.53 ± 1.49[a]	16	8.70 ± 1.33[a]
7	8.06 ± 2.75[a]	17	8.63 ± 1.74[a]
8	8.52 ± 1.95[a]		

a：与 0.5%CMCNa 比 $P < 0.01$；$n=10$。

2.5　1-17 的 3D-QSAR

为了揭示电性效应、空间效应和疏水效应对 **1-17** 抗肿瘤活性的贡献，分析了 **1-17** 的这 3 种效应和抗肿瘤活性之间的关系。分析中采用的理论模型是 Cerius2-MFA（分子力场分析），目标是表述 3D-QSAR。在应用 Cerius2-MFA 模型的三维场理论表述 3D-QSAR 时，借用了分子表面生成的格点。格点的密度随分子间距离变化而变化，可避免由规则格点参数均一化引起的误差。基于分子表面模型的方法，能计算多样性分子表面。除计算分子极性表面的静电、氢键供体及氢键受体外，还可以反映分子非极性表面的特征。因而，能获得更多的相互作用信息。计算时，以分子力场中不同格点上的探针（包括 H、CH$_3$、OH）与目标分子的相互作用能为描述符建立 3D-QSAR 方程。建立的 3D-QSAR 方程既可用来分析 **1-17** 的电性效应、空间效应、疏水效应和抗肿瘤活性之间的相关关系，又可用来预测抗肿瘤活性更强的 β - 咔啉 -3- 甲酰 -AA-Orn-NHCH$_2$C$_6$H$_5$ 修饰的 5- 氟尿嘧啶。

为建立 3D-QSAR 方程，先获取 **1-17** 的最低能量构象。接下来，按 CoMFA 要求叠合 **1-17** 的最低能量构象。叠合时，依据最大相似性选择 5- 氟尿嘧啶为共同模板。再接下来在叠合好的 **1-17** 的周围定义分子力场的空间范围。然后，按照选择的步长把定义的空间均匀划分，产生格点。之后，在每个格点上逐一用探针（包括 H、CH$_3$、OH）考察分子力场特征。最后，用最小二乘法（G/PLS）建立 **1-17** 的抗肿瘤活性和分子力场特征间的 3D-QSAR 方程。下面是以肿瘤重代表 **1-17** 生物活性的 3D-QSAR 方程的具体描述。

肿瘤重 =1.925 91+0.007 215×"H+/1239"–0.007 707×"CH₃/855"–0.012 309×"H+/737"–0.006 882×"H+/1088"–0.006 967×"CH₃/1257"–0.004 281×"H+/1066"+0.008 076×"HO–/224"–0.013 949×"HO–/1228"+0.010 053×"HO–/387"–0.003 31×"H+/1036"+0.010 796×"HO–/1238"+0.010 118×"H+/1408"+0.005 558×"CH₃/555"–0.001 924×"HO–/1368"

$$\text{肿瘤重} =1.92591+0.007215\times\text{"H+/1239"}-0.007707\times\text{"CH}_3\text{/855"}-0.012309\times\text{"H+/737"}$$

方程中有 3 个"CH₃"探针项（"CH₃/855""CH₃/1257""CH₃/555"），其中 1 项系数为正值，2 项系数为负值。正系数 CH₃ 意味着疏水基有利于提高抑制肿瘤生长活性，负系数 CH₃ 意味着亲水基有利于提高抑制肿瘤生长活性。方程中有 6 个"H+"探针项（"H+/1239""H+/737""H+/1088""H+/1066""H+/1036""H+/1408"），其中 4 项系数为负值，2 项系数为正值。正系数 H+ 意味着排斥电子的基团有利于提高抑制肿瘤生长活性，负系数 H+ 意味着吸引电子的基团有利于提高抑制肿瘤生长活性。方程中有 5 个"HO–"探针项（"HO–/224""HO–/1228""HO–/387""HO–/1238""HO–/1368"），其中 3 项系数为正值，2 项系数为负值。正系数 HO– 意味着吸引电子的基团有利于提高抑制肿瘤生长活性，负系数 HO– 意味着排斥电子的基团有利于提高 1-17 抑制肿瘤生长活性。此外，方程的相关系数 R^2=0.993，说明方程有良好的线性关系。该方程为 5- 氟尿嘧啶的结构修饰提供了定量思维模式。

3　抗黏附肽修饰的 5- 氟尿嘧啶

本部分介绍抗黏附肽修饰 5- 氟尿嘧啶的策略。该策略的要点是，将羧甲基化的 5- 氟尿嘧啶与 Lys-Glu、Leu-Asp-Val、Arg-Gly-Asp-Val、Arg-Gly-Asp-Ser、Arg-Gly-Asp-Phe、Tyr-Ile-Gly-Ser-Arg、Leu-Pro-Asn-Ile-Ser-Lys-Pro 偶联。图 13-3-1 是抗黏附肽修饰的 5- 氟尿嘧啶（1-7）的合成路线。为阐明结构，表 13-3-1 给出了 1-7 抗黏附肽的序列。

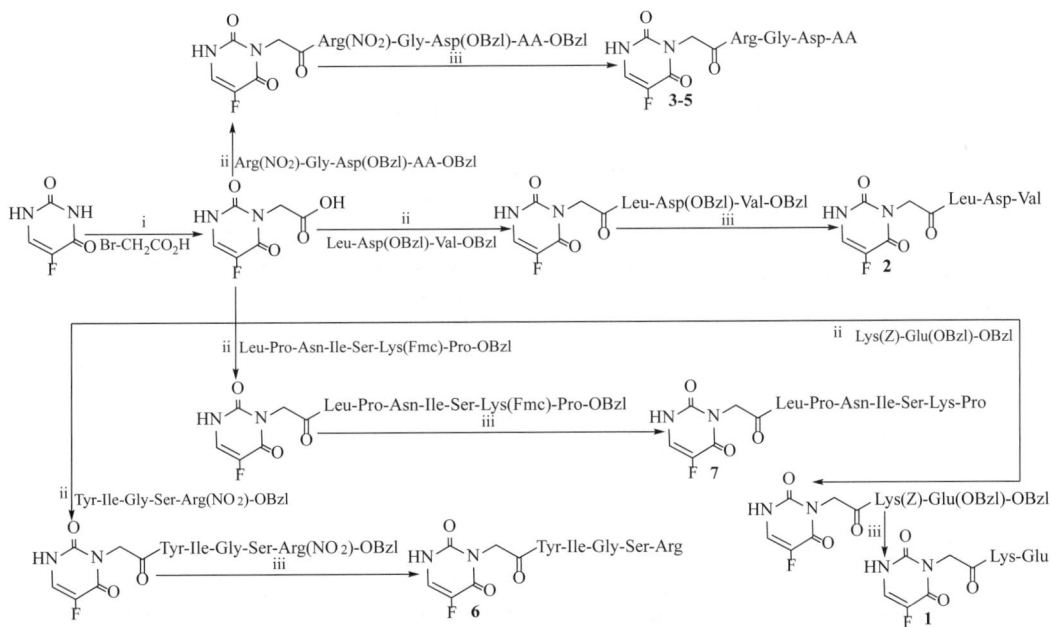

图 13-3-1　1-7 的合成路线

表 13-3-1　1-7 的肽序列

化合物	式中的肽序列	化合物	式中的肽序列	化合物	式中的肽序列
1	Lys-Glu	4	Arg-Gly-Asp-Ser	7	Leu-Pro-Asn-Ile-Ser-Lys-Pro
2	Leu-Asp-Val	5	Arg-Gly-Asp-Phe		
3	Arg-Gly-Asp-Val	6	Tyr-Ile-Gly-Ser-Arg		

3.1　1-7 抑制肿瘤细胞增殖活性

用 MTT 法评价了 **1-7** 抑制 MCF-7（人乳腺癌细胞）、Bel7402（人肝癌细胞）、S180（鼠腹水癌细胞）、HepG2（人肝癌细胞）、U2OS（人骨肉瘤细胞）、HeLa（人宫颈癌细胞）、HaCaT（人永生化表皮细胞）、L02（人正常肝细胞）、HL60（人早幼粒白血病细胞）增殖的 IC_{50}。阳性对照为 5- 氟尿嘧啶。每个样品重复 6 次（$n=6$）。表 13-3-2 和表 13-3-3 的数据表明，除 MCF-7 外，**1-7** 抑制这 8 种细胞增殖的 IC_{50} 都 > 100 μmol/L，而 5- 氟尿嘧啶抑制这 8 种细胞增殖的 IC_{50} 为 2.33 ～ 94.28 μmol/L。尤其值得提起的是，**1-7** 抑制非肿瘤细胞 HaCaT 和 L02 增殖的 IC_{50} > 100 μmol/L，这意味着 **1-7** 可能不损伤正常组织。不同于 **1-7**，5- 氟尿嘧啶抑制 HaCaT 和 L02 增殖的 IC_{50} 分别为 3.52 μmol/L 和 2.94 μmol/L，这意味着 5- 氟尿嘧啶可能损伤正常组织，如肝组织。

表 13-3-2　1-7 抑制 HepG2、MCF-7、HL60 和 Bel7402 增殖的 IC_{50}

对照及 1-7	抑制下面肿瘤细胞增殖的 IC_{50}（均值 ±SD, μmol/L）			
	HepG2	MCF-7	HL60	Bel7402
5- 氟尿嘧啶	24.40 ± 0.05	7.63 ± 0.16	2.33 ± 0.20	23.42 ± 0.14
1	> 100	> 100	> 100	> 100
2	> 100	69.25 ± 7.49	> 100	> 100
3	> 100	> 100	> 100	> 100
4	> 100	> 100	> 100	> 100
5	> 100	> 100	> 100	> 100
6	> 100	34.61 ± 5.36	> 100	> 100
7	> 100	> 100	> 100	> 100

表 13-3-3　1-7 抑制 U2OS、HeLa、HaCaT、L02 和 S180 增殖的 IC_{50}

对照及 1-7	抑制下面肿瘤细胞增殖的 IC_{50}（均值 ±SD, μM）				
	U2OS	HeLa	HaCaT	L02	S180
5- 氟尿嘧啶	94.28 ± 18.08	51.16 ± 4.54	3.52 ± 0.04	2.94 ± 0.65	38.94 ± 3.26
1	> 100	> 100	> 100	> 100	> 100
2	> 100	> 100	> 100	> 100	> 100
3	> 100	> 100	> 100	> 100	> 100
4	> 100	> 100	> 100	> 100	> 100
5	> 100	> 100	> 100	> 100	> 100
6	> 100	> 100	> 100	> 100	> 100
7	> 100	> 100	> 100	> 100	> 100

3.2　1-7 抑制肿瘤生长活性

按前面描述的方法制备浓度为 1×10^7 个 /mL 的 S180 的细胞悬液，接种于健康雄性 ICR 小鼠 [（20±2）g] 腋下，接种的次日将小鼠随机分组，小鼠或灌胃 5- 氟尿嘧啶与生理盐水的溶液 [阳性对照，剂量为 150 μmol/（kg·d），1 天 1 次，连续 7 天］，或灌胃生理盐水［空白对照，剂量为 2 mL/（kg·d），1 天 1 次，连续 7 天］，或灌胃 1-7 与生理盐水的溶液［剂量为 10 μmol/（kg·d），1 天 1 次，连续 7 天］。每天观察小鼠的自主活动、精神状态、毛发、呼吸、饮食、粪便性状。第 8 天停止治疗，称小鼠体重，用乙醚麻醉，颈椎脱臼处死，取血及肿瘤。血液抗凝，肿瘤称重。表 13-3-4 的数据表明，1-7 剂量为 10 μmol/（kg·d），1 天 1 次，连续服用 7 天能有效地抑制 S180 小鼠肿瘤生长（与生理盐水比 $P < 0.01$ 或 $P < 0.05$）。表 13-3-4 的数据表明，剂量为 10 μmol/（kg·d），1 天 1 次，连续服用 7 天的 1-7 抑制 S180 小鼠肿瘤生长的活性与剂量为 150 μmol/（kg·d），1 天 1 次，连续服用 7 天的 5- 氟尿嘧啶抑制 S180 小鼠肿瘤生长的活性无显著性差异（$P > 0.05$）。也就是说，1-7 体现的结构修饰策略使有效剂量降低为原来的 1/15，其中 7 抑制 S180 荷瘤小鼠肿瘤生长的活性最强（与 1-4 比 $P < 0.01$，与 5 和 6 比 $P < 0.05$）。

表 13-3-4　1-7 对 S180 荷瘤小鼠肿瘤生长的抑制作用

对照及 1-7	肿瘤重（均值 ±SD，g）	对照及 1-7	肿瘤重（均值 ±SD，g）
生理盐水	1.43 ± 0.23	4	0.69 ± 0.15[a]
5- 氟尿嘧啶	0.62 ± 0.16[a]	5	0.52 ± 0.12[a]
1	0.82 ± 0.23[a]	6	0.54 ± 0.13[a]
2	0.62 ± 0.15[a]	7	0.41 ± 0.11[b]
3	0.59 ± 0.14[a]		

a：与生理盐水比 $P < 0.01$，与 5- 氟尿嘧啶比 $P > 0.05$；b：与生理盐水及 1-4 比 $P < 0.01$，与 5 和 6 比 $P < 0.05$；$n=12$。

3.3　1-7 对 S180 荷瘤小鼠肝指数和肾指数的影响

为了考察 1-7 对 S180 荷瘤小鼠肝脏和肾脏的影响，计算了评价 S180 荷瘤小鼠肿瘤生长活性的肝脏和肾脏与体重的比值（mg/g）。表 13-3-5 的数据表明，灌胃 150 μmol/（kg·d），1 天 1 次，连续 7 天 5- 氟尿嘧啶的 S180 小鼠的肝指数和肾指数显著小于灌胃生理盐水的 S180 小鼠的肝指数和肾指数（$P < 0.05$ 或 $P < 0.01$）。表 13-3-5 的数据还表明，灌胃 10 μmol/（kg·d），1 天 1 次，连续 7 天 1-7 的 S180 小鼠的肝指数和肾指数与灌胃生理盐水的 S180 小鼠的肝指数和肾指数无显著性差异（$P > 0.05$）。可见，5- 氟尿嘧啶损伤 S180 荷瘤小鼠肝脏和肾脏，1-7 不损伤 S180 荷瘤小鼠肝脏和肾脏。

表 13-3-5　1-7 对 S180 荷瘤小鼠肝指数和肾指数的影响

对照及 1-7	肝指数（均值 ±SD，mg/g）	肾指数（均值 ±SD，mg/g）
生理盐水	76.01 ± 7.03	7.54 ± 0.48
5- 氟尿嘧啶	66.78 ± 6.09[a]	6.25 ± 0.36[c]
1	69.87 ± 6.23[b]	7.65 ± 0.68[d]
2	69.79 ± 6.94[b]	7.03 ± 0.38[d]
3	69.58 ± 6.63[b]	7.16 ± 0.43[d]
4	69.96 ± 6.62[b]	7.08 ± 0.45[d]
5	69.89 ± 6.27[b]	7.46 ± 0.68[d]
6	69.69 ± 6.19[b]	7.63 ± 0.45[d]
7	70.96 ± 7.11[b]	7.17 ± 0.78[d]

a：与生理盐水比 $P < 0.05$；b：与生理盐水比 $P > 0.05$；c：与生理盐水比 $P < 0.01$；d：与生理盐水比 $P > 0.05$；$n=12$。

3.4 1-7 对 HepG2 迁移和侵袭的影响

将 –20 ℃保存的 Matrigel 在 4 ℃下回温 12 h，使之成为可流动的液态。将 720 μL 无血清培养基和 180 μL Matrigel 均匀混合（相当于基质胶稀释了 5 倍）之后，加到 Transwell 小室上室，每室加 100 μL。在 37 ℃下，Transwell 小室在 5%CO_2 孵箱中孵育 5 h。吸除 Transwell 小室上室剩余的液体，之后加 50 μL 无血清培养基。在 37 ℃下，Transwell 小室在 5%CO_2 孵箱中孵育 30 min。

将生长状态良好且处于对数生长期的 HepG2 用 PBS 洗 3 次，用 0.25% 胰酶消化至大部分细胞从瓶壁脱落。加入有血清培养基停止消化，沿壁吹打至细胞完全脱落，转移至 15 mL 离心管，3000 r/min 离心 3 min，弃去上清液，加入无血清培养基吹打均匀，计数，95D 细胞密度为 2.5×10^5 个 /mL。每个上室加 100 μL 细胞悬液，同时每孔加入 25 μL 1-7 溶液（1-7 用含 0.5%DMSO 的无血清 1640 培养基配成终浓度为 20 μmol/L 的样品溶液，简称"1-7 溶液"）。每种溶液重复 2 个 Transwell 小室，设空白小室及阳性对照小室。将培养板轻轻晃动，使培养基均匀。在培养板 Transwell 小室的下室加 600 μL 含 10% 血清的培养基。在 37 ℃下，将培养板放在 5%CO_2 孵箱中孵育 24 h。吸去 Transwell 小室上室剩余液体，每室加 100 μL PBS，用棉签擦去上室细胞，重复 6 次。吸去下室剩余液体，每孔加 600 μL 多聚甲醛（4%），将侵袭的细胞固定 30 min。吸除下室的多聚甲醛，每个下室加 600 μL 结晶紫染色 15 min。吸除染色液，将小室用蒸馏水洗 3 次之后于显微镜下拍照计数。拍照计数时，选择 9 个细胞数大致相同且分布均匀的视野。迁移和侵袭的 HepG2 数以均值 ± SD 表示。表 13-3-6 的数据表明，1-7 浓度为 20 μmol/L 时显著抑制 HepG2 迁移和侵袭（$P < 0.01$），其中 7 抑制 HepG2 迁移和侵袭的活性最强（与 1-6 比 $P < 0.01$）。这种状况意味着，抗黏附肽修饰 5- 氟尿嘧啶获得了抑制肿瘤细胞迁移和侵袭的额外作用。

表 13-3-6　浓度为 20 μmol/L 时 1-7 对 HepG2 迁移和侵袭的影响

对照及 1-7	迁移数（均值 ±SD）	侵袭数（均值 ±SD）
培养基	58.2 ± 3.3	106.6 ± 15.32
RGDS	38.0 ± 2.2	68.6 ± 4.8
1	28.8 ± 1.6[a]	63.0 ± 4.8[c]
2	25.5 ± 1.5[a]	52.3 ± 4.2[c]
3	23.8 ± 1.2[a]	44.8 ± 4.0[c]
4	25.0 ± 1.3[a]	46.0 ± 4.1[c]
5	23.2 ± 1.3[a]	35.6 ± 3.2[c]
6	22.4 ± 1.4[a]	39.5 ± 3.6[c]
7	16.6 ± 0.9[b]	28.0 ± 2.7[d]

a：与培养基比 $P < 0.01$；b：与培养基及 1-6 比 $P < 0.01$；c：与培养基比 $P < 0.01$；d：与培养基及 1-6 比 $P < 0.01$；$n=6$。

3.5 1-7 的分子对接及 SAR

分子对接研究受体和配基通过空间匹配和能量匹配相互识别形成分子复合物并预测复合物的结构。分子对接还研究受体 – 配基复合物的结合模式，预测受体与配基的结合能力，确定先导化合物及优化先导化合物，进而发现新的先导化合物。

分子对接起源于锁和钥匙模型。锁和钥匙模型的核心是受体和配基的相互识别,受体和配基的相互识别取决于二者空间结构的匹配。揭示二者空间结构是否匹配的途径是对接。对接通常包括 5 个步骤。第 1 步,反复优化所有配基小分子的构象;第 2 步,寻找所有配基小分子与靶标大分子作用的最佳构象;第 3 步,计算所有配基小分子和靶标大分子的结合能;第 4 步,比较结合能并找出最适宜靶标大分子的配基小分子;第 5 步,分析靶标大分子的活性位点并找出最适宜配基小分子的对接区域。所述最佳区域包括最适宜氢键供体的区域、最适宜氢键受体的区域及最适宜疏水性的区域。

分子对接主要有 3 种类型。第 1 种是刚性对接,刚性对接适合蛋白质和核酸间的对接。在刚性对接中,受体和配基的构象不变。第 2 种是半柔性对接,半柔性对接适合大分子和小分子间的对接。在半柔性对接中,允许配基的构象在一定范围内变化。第 3 种是柔性对接,柔性对接常用于识别精确分子,体系的构象可自由变化。

常用的对接软件有 Dock、AutoDock、Surflex、Glide、Gold、MVD 及 LigandFit。采用 Discovery Studio 的 LigandFit 模块完成抗黏附肽修饰的 **1-7** 向包含整合素 $\alpha_{IIb}\beta_3$ 受体的 PDB:2VDM 晶体的活性部位对接。对接时经历了 5 个步骤。第 1 步,用 flood-filling 算法选择腔体,以便选择和确定作为对接区域受体的活性位点。第 2 步,为 **1-7** 选择位点时先通过随机抽样选择可变扭转角的柔性值搜索 **1-7** 构象,再用三维规则网格检测位点并估算对接 2VDM 的活性部位所需能量。第 3 步,比较 2VDM 和 **1-7** 间的库仑力、范德华力、结合能、原子间距、氢键能、空间相互作用、疏水 – 亲脂相互作用、溶剂化效应和熵效应的分数,以便得到综合评价结果。第 4 步,计算 **1-7** 的对接得分。第 5 步,用对接得分初步预测 **1-7** 的生物活性。因为 **1-7** 抑制肿瘤生长活性的评价采用了 S180 小鼠模型,所以把计算 **1-7** 向 2VDM 活性部位对接的得分与抑制 S180 小鼠肿瘤生长的活性一起讨论。表 13-3-7 是 **1-7** 的对接得分,数据表明 **1-7** 中 **7** 得分最高。

表 13-3-7 **1-7** 向 2VDM 活性部位对接的得分

1-7	对接得分	1-7	对接得分
1	152.294	5	202.241
2	155.996	6	186.637
3	182.078	7	210.182
4	193.560		

评价连续 7 天用 **1-7** 抑制 S180 荷瘤小鼠肿瘤生长的活性时发现,**1-7** 中 **7** 抑制 S180 荷瘤小鼠肿瘤生长的活性最强。评价 **1-7** 对 HepG2 迁移和侵袭的影响时发现,**1-7** 中 **7** 抑制肿瘤细胞迁移和侵袭的活性最强。如果设想 **1-7** 抑制 S180 荷瘤小鼠肿瘤生长的活性及抑制肿瘤细胞迁移和侵袭都与包含整合素 $\alpha_{IIb}\beta_3$ 受体的 2VDM 有关,那么 **7** 的对接得分最高与 **7** 的生物活性最强是相契合的。修饰 5- 氟尿嘧啶的抗黏附肽包括 Lys-Glu、Leu-Asp-Val、Arg-Gly-Asp-Val、Arg-Gly- Asp-Ser、Arg-Gly-Asp-Phe、Tyr-Ile-Gly-Ser-Arg 和 Leu-Pro-Asn-Ile-Ser-Lys-Pro。尽管这 7 个序列都给出了正面贡献,但是 Leu-Pro-Asn-Ile-Ser-Lys-Pro 修饰 5- 氟尿嘧啶的效果最好。

参考文献

[1]　赵明，彭师奇，康贵峰，等 . 天冬酰茶氨酸 RGDS 修饰的 5- 氟尿嘧啶，其合成，活性和应用：201910696638. 6[P]. 2021-02-02.

[2]　赵明，彭师奇，康贵峰，等 . RGDS 和茶氨酸共同修饰的 5- 氟尿嘧啶，其合成，活性和应用：201910695564. 4[P]. 2021-02-02.

[3]　赵明，彭师奇，康贵峰，等 . 茶氨酸单独及与 RGDS 共同修饰的 5- 氟尿嘧啶，其合成，活性和应用：201910696651. 1[P]. 2021-02-02.

[4]　赵明，彭师奇，康贵峰，等 . 天冬胺酰茶氨酸苯丙氨酸修饰的 5- 氟尿嘧啶，其合成，活性和应用：201910543681. 9[P]. 2020-12-22.

[5]　赵明，彭师奇，康贵峰，等 . 茶氨酸与苯丙氨酸共同修饰的 5- 氟尿嘧啶，其合成，活性和应用：201910460557. 6[P]. 2020-12-01.

[6]　赵明，彭师奇，康贵峰，等 . 茶氨酸与 RGDS 共同修饰的 5- 氟尿嘧啶，其合成，活性和应用：201910695534. 3[P]. 2021-02-23.

摘要

甲氨蝶呤是临床常用的肿瘤化疗药物，如用于治疗急性淋巴细胞白血病、乳腺癌、肺癌和绒毛膜上皮癌等。甲氨蝶呤也会诱发严重的不良反应，如骨髓抑制和肝功能损害。严重的肝功能损害，可导致慢性肝纤维化或血清碱性磷酸酶升高。甲氨蝶呤的结构修饰便聚焦到增强抗肿瘤活性和避免不良反应上。本章通过寡肽修饰甲氨蝶呤的两种策略展示增强抗肿瘤活性和避免不良反应的技巧。第 1 种策略是甲氨蝶呤的谷氨酸的 α－羧基与尿毒素偶联；第 2 种策略是甲氨蝶呤的谷氨酸的 α－羧基与抗黏附肽偶联。第 1 种结构修饰策略显示，尿毒素修饰的甲氨蝶呤不仅可以增强抗肿瘤活性及消除骨髓抑制和肝肾功能损害，而且可以增加额外的抗肿瘤转移作用。第 2 种结构修饰策略显示，抗黏附肽修饰的甲氨蝶呤既可以增强抗肿瘤活性及避免血清碱性磷酸酶升高，也可以增加额外的抗肿瘤转移作用。本章还讨论了 2 种策略的 SAR。

关键词

甲氨蝶呤，抗肿瘤，抗肿瘤转移，作用靶点，SAR

1 尿毒素修饰的甲氨蝶呤

本部分以尿毒素为例，如 Glu-Asp-Gly、His-Gly-Lys 及 His-Gly-Glu，讲述寡肽偶联策略的优越性。图 14-1-1 是 Glu-Asp-Gly 修饰的甲氨蝶呤（**1-3**）的合成路线，图 14-1-2 是 His-Gly-Lys 修饰的甲氨蝶呤（**4-6**）的合成路线，图 14-1-3 是 His-Gly-Glu 修饰的甲氨蝶呤（**7-9**）的合成路线。为阐明结构，表 14-1-1 给出了 **1-9** 的结构式。

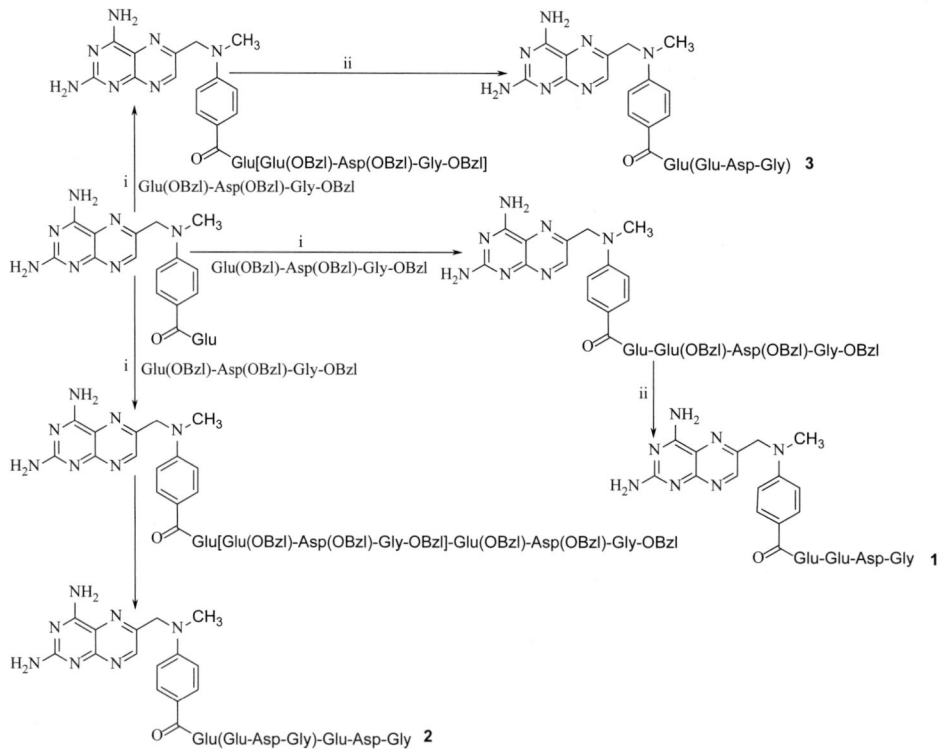

图 14-1-1　**1-3** 的合成路线

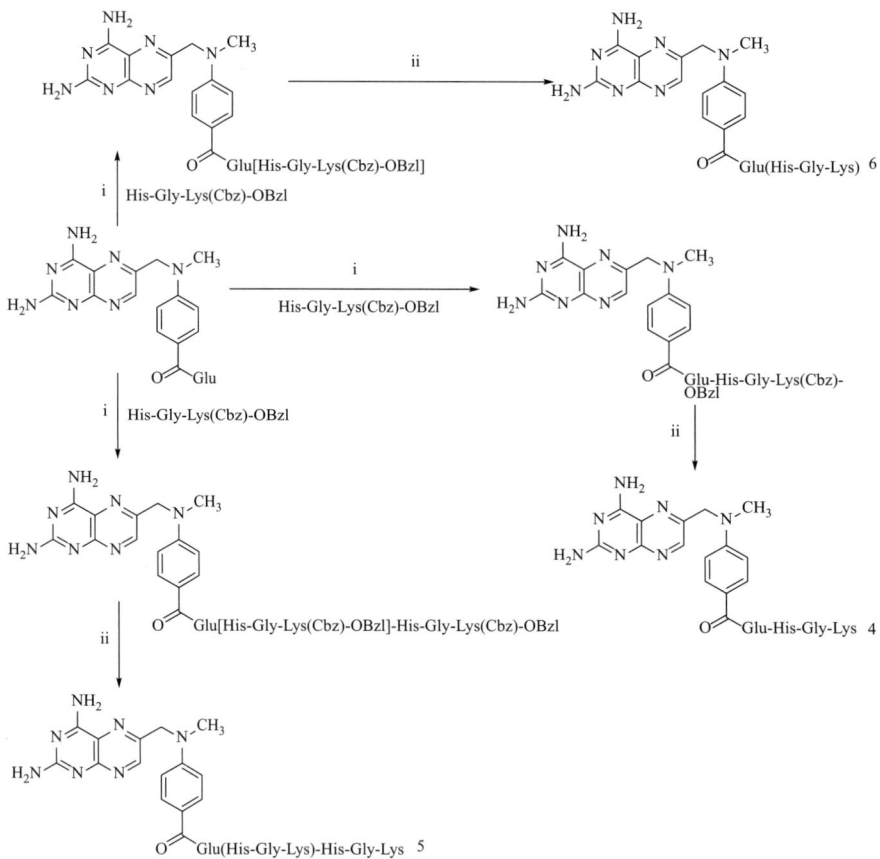

图 14-1-2　**4-6** 的合成路线

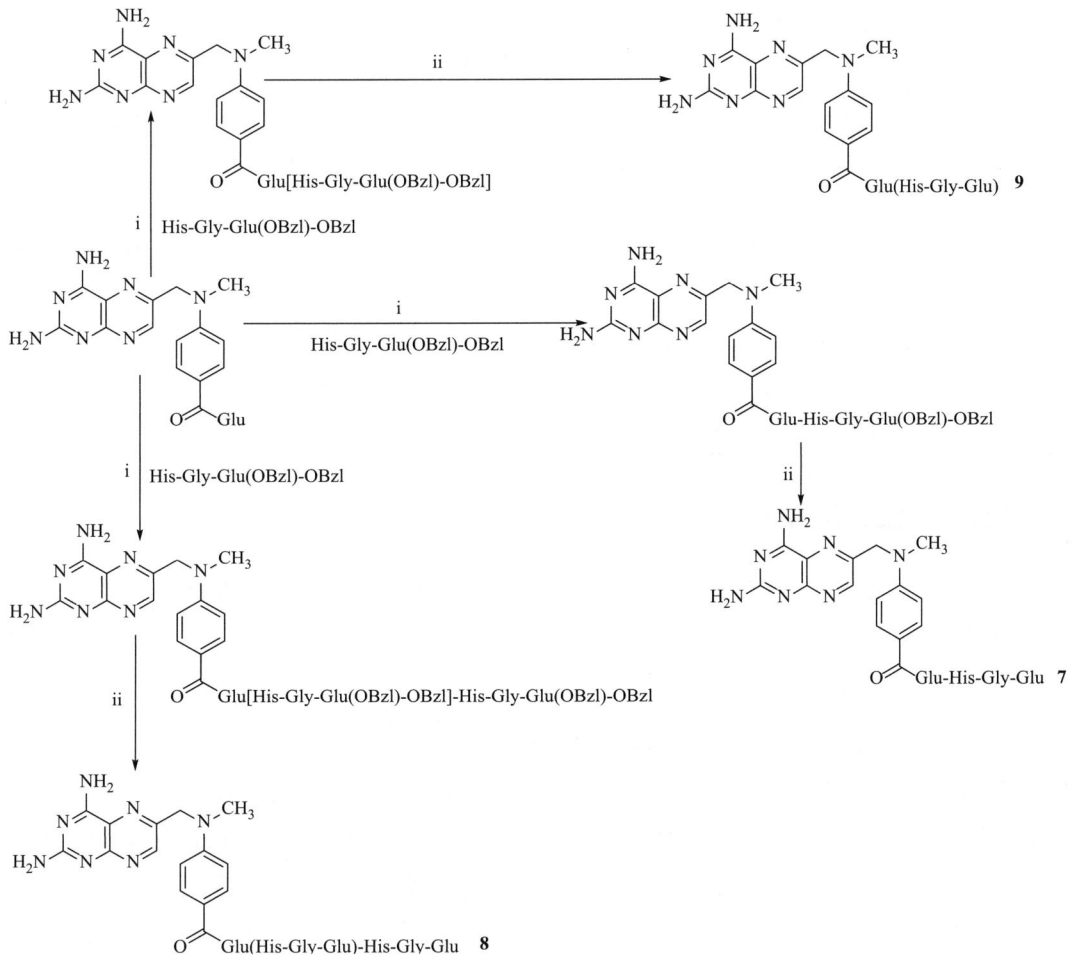

图 14-1-3　7-9 的合成路线

表 14-1-1　1-9 的结构式

化合物	结构式	化合物	结构式
1	Glu-Glu-Asp-Gly	4	Glu-His-Gly-Lys
2	Glu(Glu-Asp-Gly)-Glu-Asp-Gly	5	Glu(His-Gly-Lys)-His-Gly-Lys
3	Glu(Glu-Asp-Gly)	6	Glu(His-Gly-Lys)

续表

化合物	结构式	化合物	结构式
7		9	
8			

1.1 1-9抑制肿瘤细胞增殖活性

按 MTT 法的操作评价了 **1-9** 抑制 LLC（小鼠肺癌细胞）、A549（人非小细胞肺癌细胞）、HCT-8（人回盲肠癌细胞）、HL60（人早幼粒白血病细胞）、95D（人高转移肺癌细胞）和 S180（鼠腹水癌细胞）增殖的 IC_{50}（$n=6$）。阳性对照为甲氨蝶呤。表 14-1-2 的数据表明，**1-9** 抑制 LLC、A549、HCT-8、HL60、95D 和 S180 增殖的 IC_{50} 为 4.60 μmol/L 至 > 100 μmol/L。甲氨蝶呤抑制 LLC、A549、HCT-8、HL60、95D 和 S180 增殖的 IC_{50} 为 0.43 μmol/L 至 > 100 μmol/L。**1-9** 抑制 LLC、A549、HCT-8、HL60、95D 和 S180 增殖的 IC_{50} 和甲氨蝶呤抑制 LLC、A549、HCT-8、HL60、95D 和 S180 增殖的 IC_{50} 不在同一个数量级。甲氨蝶呤不是 DNA 嵌入剂。推测 **1-9** 可能不是 LLC、A549、HCT-8、HL60、95D 和 S180 的 DNA 嵌入剂。

表 14-1-2　1-9 抑制 LLC、A549、HCT-8、HL60、95D 和 S180 增殖的 IC_{50}

对照及 1-9	抑制下面肿瘤细胞增殖的 IC_{50}（均值 ±SD，μM）					
	LLC	A549	HCT-8	HL60	95D	S180
甲氨蝶呤	0.50 ± 0.03	0.55 ± 0.02	0.61 ± 0.01	0.43 ± 0.02	> 100	> 100
1	35.15 ± 1.28	46.37 ± 2.16	8.12 ± 0.34	25.47 ± 1.50	> 100	> 100
2	47.02 ± 1.85	17.01 ± 0.75	8.90 ± 0.32	33.30 ± 4.03	> 100	> 100
3	52.74 ± 4.78	28.01 ± 1.90	8.18 ± 0.27	41.18 ± 5.88	> 100	> 100
4	34.21 ± 1.88	15.76 ± 1.24	5.62 ± 0.49	23.45 ± 2.57	> 100	> 100
5	> 100	33.24 ± 4.13	45.72 ± 2.14	78.75 ± 8.86	> 100	> 100
6	46.68 ± 2.72	7.84 ± 3.10	4.60 ± 0.34	23.44 ± 7.47	> 100	> 100
7	42.67 ± 3.55	20.89 ± 1.90	5.12 ± 0.40	32.22 ± 4.11	> 100	> 100
8	> 100	25.64 ± 8.38	46.92 ± 2.29	> 100	> 100	> 100
9	> 100	16.00 ± 0.10	10.75 ± 0.22	57.95 ± 3.46	> 100	> 100

1.2 1-9抑制A549迁移的活性

按照标准操作评价 **1-9** 对 A549 迁移的抑制作用。RGDS 为阳性对照，浓度为 20 μmol/L。**5**、**6** 和 **8** 的浓度为 0.5 μmol/L。**1**、**2**、**4** 和 **9** 的浓度为 1 μmol/L。**7** 的浓度为 2 μmol/L。**3** 的浓度为 5 μmol/L。表 14-1-3 的数据表明，在所述浓度下 **1-9** 能有效地抑制 A549 迁移，其中 **7** 抑制 A549 迁移的活性最强。

表 14-1-3　1-9 对 A549 迁移的影响

对照及 1-9	迁移数（均值 ±SD）	对照及 1-9	迁移数（均值 ±SD）
培养基	467.03 ± 12.02	5	399.41 ± 6.03[a]
RGDS	356.22 ± 18.24	6	394.44 ± 6.41[a]
1	399.01 ± 12.04[a]	7	228.43 ± 7.31[b]
2	364.22 ± 16.13[a]	8	294.04 ± 7.02[a]
3	370.32 ± 9.34[a]	9	320.34 ± 4.33[a]
4	367.04 ± 6.11[a]		

a：与培养基比 $P < 0.01$；b：与培养基，**1-6**、**8** 及 **9** 比 $P < 0.01$；$n=6$。

1.3　1-9 抑制 LLC 迁移的活性

按照标准操作评价 **1-9** 对 LLC 迁移的抑制作用。RGDS 为阳性对照，浓度为 20 µmol/L。**7** 的浓度为 1 µmol/L。**1**、**4** 和 **6** 的浓度为 2 µmol/L。**2** 和 **8** 的浓度为 10 µmol/L。**3** 和 **9** 的浓度为 15 µmol/L。**5** 的浓度为 20 µmol/L。表 14-1-4 的数据表明，在所述浓度下 **1-9** 能有效地抑制 LLC 迁移，其中 **7** 抑制 LLC 迁移的活性最强。

表 14-1-4　1-9 对 LLC 迁移的影响

对照及 1-9	迁移数（均值 ±SD）	对照及 1-9	迁移数（均值 ±SD）
培养基	306.44 ± 16.32	5	215.35 ± 13.47[a]
RGDS	194.21 ± 16.33	6	223.01 ± 12.21[a]
1	290.12 ± 12.31[a]	7	183.34 ± 10.42[b]
2	226.24 ± 11.44[a]	8	212.41 ± 12.40[a]
3	215.30 ± 14.30[a]	9	215.16 ± 10.17[a]
4	210.44 ± 16.24[a]		

a：与培养基比 $P < 0.01$；b：与培养基、**1-6**、**8** 及 **9** 比 $P < 0.01$；$n=6$。

1.4　1-9 抑制 A549 侵袭的活性

按照标准操作评价 **1-9** 对 A549 侵袭的抑制作用。RGDS 为阳性对照，浓度为 20 µmol/L。**5**、**6** 和 **8** 的浓度为 0.5 µmol/L。**1**、**2**、**4** 和 **9** 的浓度为 1 µmol/L。**7** 的浓度为 2 µmol/L。**3** 的浓度为 5 µmol/L。表 14-1-5 的数据表明，在所述浓度下 **1-9** 能有效地抑制 A549 侵袭，其中 **7** 抑制 A549 侵袭的活性最强。

表 14-1-5　1-9 对 A549 侵袭的影响

对照及 1-9	侵袭数（均值 ±SD）	对照及 1-9	侵袭数（均值 ±SD）
培养基	250.34 ± 17.41	5	221.11 ± 12.07[a]
RGDS	220.37 ± 14.12	6	222.09 ± 11.24[a]
1	216.43 ± 12.22[a]	7	188.38 ± 10.36[b]
2	220.36 ± 12.04[a]	8	219.44 ± 11.36[a]
3	219.28 ± 12.49[a]	9	225.22 ± 12.37[a]
4	220.49 ± 12.26[a]		

a：与培养基比 $P < 0.01$；b：与培养基、**1-6**、**8** 及 **9** 比 $P < 0.01$；$n=6$。

1.5　1-9 抑制 LLC 侵袭的活性

按照标准操作评价了 **1-9** 对 LLC 侵袭的抑制作用。RGDS 为阳性对照，浓度为 20 μmol/L。**7** 的浓度为 1 μmol/L。**1**、**4** 和 **6** 的浓度为 2 μmol/L。**2** 和 **8** 的浓度为 10 μmol/L。**3** 和 **9** 的浓度为 15 μmol/L。**5** 的浓度为 20 μmol/L。表 14-1-6 的数据表明，在所述浓度下 **1-9** 能有效地抑制 LLC 侵袭，其中 **7** 抑制 LLC 侵袭的活性最强。

表 14-1-6　1-9 对 LLC 侵袭的影响

对照及 1-9	侵袭数（均值 ±SD）	对照及 1-9	侵袭数（均值 ±SD）
培养基	437.22 ± 19.31	5	356.47 ± 18.11[a]
RGDS	196.37 ± 12.41	6	220.18 ± 12.38[a]
1	241.18 ± 11.35[a]	7	185.49 ± 11.33[b]
2	237.36 ± 9.01[a]	8	270.46 ± 15.33[a]
3	225.49 ± 13.46[a]	9	366.48 ± 18.32[a]
4	261.11 ± 13.22[a]		

a：与培养基比 $P < 0.01$；b：与培养基、**1-6**、**8** 及 **9** 比 $P < 0.01$；$n=6$。

1.6　1-9 抑制肿瘤生长活性

按前面描述的方法制备浓度为 1×10^7 个 /mL 的 S180 的细胞悬液，接种于健康雄性 ICR 小鼠 [（20±2）g] 腋下，使小鼠成为 S180 实体瘤小鼠。接种的第 8 天，将小鼠按照瘤体积均匀分组。小鼠或腹腔注射甲氨蝶呤与生理盐水的溶液 [阳性对照，剂量为 2.9 μmol/（kg·d），1 天注射 1 次，连续注射 10 天]，或腹腔注射生理盐水 [空白对照，剂量为 2 mL/（kg·d），1 天注射 1 次，连续注射 10 天]，或腹腔注射 **1-9** 与生理盐水的悬浮液 [剂量为 0.29 μmol/（kg·d），1 天注射 1 次，连续注射 10 天]。每天观察小鼠的自主活动、精神状态、毛发、呼吸、饮食、粪便性状。最后一次腹腔注射的次日，称小鼠体重，用乙醚麻醉，以摘眼球法取血，颈椎脱臼处死，取肿瘤称重。表 14-1-7 的数据表明，在 0.29 μmol/（kg·d）腹腔注射剂量下 **1-9** 显著降低 S180 小鼠的瘤重（与生理盐水比 $P < 0.01$）。表 14-1-7 的数据表明，在 0.29 μmol/（kg·d）腹腔注射剂量下 **1-9** 抑制 S180 荷瘤小鼠肿瘤生长的活性与在 2.9 μmol/（kg·d）腹腔注射剂量下甲氨蝶呤抑制 S180 荷瘤小鼠肿瘤生长的活性无显著性差异（$P > 0.05$），即 **1-9** 抑制 S180 荷瘤小鼠肿瘤生长的活性是甲氨蝶呤抑制 S180 荷瘤小鼠肿瘤生长的活性的 10 倍。这表明尿毒素修饰甲氨蝶呤可增强其抗肿瘤活性。其中在 0.29 μmol/（kg·d）腹腔注射剂量下 **7** 抑制 S180 荷瘤小鼠肿瘤生长的活性最强。

表 14-1-7　1-9 抑制 S180 荷瘤小鼠肿瘤生长的活性

对照及 1-9	肿瘤重（均值 ±SD, g）	对照及 1-9	肿瘤重（均值 ±SD, g）
生理盐水	3.18 ± 0.79	5	2.07 ± 0.71[a]
甲氨蝶呤	1.26 ± 0.38	6	2.04 ± 0.71[a]
1	2.20 ± 0.63[a]	7	1.12 ± 0.29[b]
2	1.78 ± 0.38[a]	8	2.02 ± 0.68[a]
3	1.82 ± 0.23[a]	9	2.02 ± 0.70[a]
4	1.90 ± 0.79[a]		

a：与生理盐水比 $P < 0.01$；b：与生理盐水比 $P < 0.01$，与 **1-6**、**8** 及 **9** 比 $P < 0.05$；$n=12$。

1.7　1-9 对 S180 荷瘤小鼠血浆生化指标的影响

肝脏中转氨酶丰富，肝脏病变导致肝细胞损伤时，肝细胞便释放转氨酶。从肝细胞释放的转氨酶进入血液，使得血液转氨酶浓度升高。血液转氨酶浓度升高是肝脏受损的重要指标。在转氨酶中，ALT 和 AST 是标志肝脏受损的两种重要转氨酶。肌酐和尿素由肾小球滤过，经肾脏排出。肾脏受损时，血液中的肌酐和尿素排出不完全而在体内蓄积。因此，通常用血肌酐或血尿素含量来预测肾脏病变。

表 14-1-8 的数据表明，甲氨蝶呤显著提高 S180 荷瘤小鼠血液 ALT 和 AST 浓度，显示肝毒性。相反，**1-9** 显著降低 S180 荷瘤小鼠血液 ALT 和 AST 浓度，无肝毒性，即尿毒素修饰甲氨蝶呤可以避免肝毒性。表 14-1-9 的数据表明，甲氨蝶呤显著提高 S180 荷瘤小鼠血液肌酐和尿素浓度，显示肾毒性。相反，**1-9** 显著降低 S180 荷瘤小鼠血液肌酐和尿素浓度，无肾毒性，即尿毒素修饰甲氨蝶呤可以避免肾毒性。

表 14-1-8　**1-9** 对 S180 荷瘤小鼠转氨酶的影响

对照及 1-9	ALT（均值 ±SD, U/L）	AST（均值 ±SD, U/L）
生理盐水	193.50 ± 32.17	811.92 ± 80.77
甲氨蝶呤	298.42 ± 49.67[a]	946.34 ± 70.84[c]
1	175.60 ± 29.17[b]	620.88 ± 62.19[d]
2	125.38 ± 20.83[b]	644.95 ± 64.76[d]
3	158.42 ± 26.33[b]	559.57 ± 55.11[d]
4	142.88 ± 23.67[b]	639.78 ± 62.92[d]
5	132.16 ± 22.04[b]	545.50 ± 54.04[d]
6	145.68 ± 24.17[b]	644.07 ± 64.69[d]
7	162.46 ± 27.03[b]	624.74 ± 61.74[d]
8	125.30 ± 20.13[b]	629.72 ± 61.46[d]
9	172.23 ± 28.67[b]	640.03 ± 64.04[d]

a: 与生理盐水比 $P < 0.01$；b: 与生理盐水比 $P > 0.05$，与甲氨蝶呤比 $P < 0.01$；c: 与生理盐水比 $P < 0.01$；d: 与生理盐水比 $P > 0.05$，与甲氨蝶呤比 $P < 0.01$；$n=12$。

表 14-1-9　**1-9** 对 S180 荷瘤小鼠肌酐和尿素的影响

对照及 1-9	肌酐（均值 ±SD, mmol/L）	尿素（均值 ±SD, μmol/L）
生理盐水	7.44 ± 1.10	14.63 ± 0.66
甲氨蝶呤	9.72 ± 1.23[a]	16.72 ± 0.77[c]
1	5.23 ± 0.52[b]	12.18 ± 0.59[d]
2	5.34 ± 0.57[b]	12.16 ± 0.52[d]
3	5.26 ± 0.53[b]	12.17 ± 0.53[d]
4	5.55 ± 0.56[b]	12.03 ± 0.56[d]
5	4.83 ± 0.35[b]	12.07 ± 0.64[d]
6	5.15 ± 0.46[b]	12.42 ± 0.63[d]
7	5.24 ± 0.57[b]	12.67 ± 0.64[d]
8	5.12 ± 0.59[b]	12.53 ± 0.65[d]
9	5.59 ± 0.43[b]	11.95 ± 0.53[d]

a: 与生理盐水比 $P < 0.01$；b: 与生理盐水及甲氨蝶呤比 $P < 0.01$；c: 与生理盐水比 $P < 0.01$；d: 与生理盐水及甲氨蝶呤比 $P < 0.01$；$n=12$。

1.8 1-9 对 S180 荷瘤小鼠血细胞计数的影响

骨髓抑制反应导致外周血液红细胞计数、白细胞计数及血小板计数降低。通过外周血液的血细胞计数可评估药物的骨髓抑制毒性。表 14-1-10 的数据表明，与生理盐水相比，甲氨蝶呤显著降低 S180 荷瘤小鼠血液红细胞计数、白细胞计数及血小板计数。甲氨蝶呤具有骨髓毒性。而与生理盐水相比，**1-9** 不降低 S180 荷瘤小鼠血液红细胞计数、白细胞计数及血小板计数。**1-9** 不存在骨髓毒性，即尿毒素修饰甲氨蝶呤可以避免骨髓毒性。

表 14-1-10　1-9 对 S180 荷瘤小鼠血液血细胞计数的影响

对照及 1-9	白细胞（均值 ±SD，10^9/L）	红细胞（均值 ±SD，10^{12}/L）	血小板（均值 ±SD，10^9/L）
生理盐水	12.51 ± 2.21	7.69 ± 0.62	1545 ± 208
甲氨蝶呤	2.26 ± 0.45[a]	5.66 ± 0.47[c]	67 ± 9[e]
1	13.04 ± 2.61[b]	8.11 ± 0.78[d]	1433 ± 123[f]
2	12.80 ± 2.24[b]	7.48 ± 0.75[d]	1445 ± 133[f]
3	11.92 ± 2.12[b]	7.55 ± 0.76[d]	1415 ± 166[f]
4	12.64 ± 2.48[b]	8.04 ± 0.89[d]	1494 ± 121[f]
5	12.86 ± 2.70[b]	7.61 ± 0.60[d]	1435 ± 143[f]
6	11.99 ± 2.06[b]	7.60 ± 0.50[d]	1534 ± 242[f]
7	13.71 ± 2.93[b]	7.80 ± 0.72[d]	1432 ± 172[f]
8	13.12 ± 2.59[b]	7.97 ± 0.73[d]	1452 ± 134[f]
9	13.23 ± 2.28[b]	7.96 ± 0.51[d]	1496 ± 124[f]

a: 与生理盐水比 $P < 0.01$；b: 与生理盐水比 $P > 0.05$，与甲氨蝶呤比 $P < 0.01$；c: 与生理盐水比 $P < 0.01$；d: 与生理盐水比 $P > 0.05$，与甲氨蝶呤比 $P < 0.01$；e: 与生理盐水比 $P < 0.01$；f: 与生理盐水比 $P > 0.05$，与甲氨蝶呤比 $P < 0.01$；$n=12$。

1.9 1-9 抑制肿瘤向肺转移的作用

按照标准操作将接种的 Lewis 肺癌转移小鼠分组。分组之后，Lewis 肺癌转移小鼠开始接受治疗。阳性对照组小鼠每天腹腔注射 RGDS 的生理盐水溶液，剂量为 20 μmol/（kg·d），1 天注射 1 次，连续注射 10 天。空白对照组小鼠每天腹腔注射生理盐水，剂量为 0.1 mL/（10 g·d），1 天注射 1 次，连续治疗 10 天。**1-9** 治疗小鼠每天腹腔注射 **1-9** 的生理盐水溶液，剂量为 0.033 μmol/（kg·d），1 天注射 1 次，连续注射 10 天。

治疗期间，每天测量小鼠的瘤体积。最后一次治疗的次日，对各组小鼠进行称重。然后麻醉，颈椎脱白处死，用镊子固定小鼠右侧腋下，剪开皮肤，暴露肿瘤，钝性剥离，称重，统计平均瘤重。剥离实体瘤后，再剥离肺，计算肺部转移的瘤结节数。表 14-1-11 的数据表明，在 0.033 μmol/（kg·d）的腹腔注射剂量下连续注射 10 天 **1-9** 能有效地抑制肿瘤向肺转移。表 14-1-11 的数据还表明，在 0.033 μmol/（kg·d）的腹腔注射剂量下连续注射 10 天 **1-9** 对原位种植瘤的生长没有抑制作用。也就是说，在 0.033 μmol/（kg·d）的腹腔注射剂量下连续注射 10 天与 **1-9** 有效地抑制肿瘤向肺转移和原位种植瘤的生长状况没有关联性，即尿毒素修饰甲氨蝶呤额外获得了抗肿瘤转移作用。表 14-1-11 的数据进一步表明，在 0.033 μmol/（kg·d）的腹腔注射剂量下连续注射 10 天的 **1-9** 中 **7** 抑制肿瘤向肺转移的活性最强。

表 14-1-11　**1-9** 对原位种植瘤生长及向肺转移的抑制作用

对照及 1-9	原位瘤重（均值 ±SD）	肺部肿瘤结节数（均值 ±SD）
生理盐水	5.43 ± 1.29	8.54 ± 2.94
RGDS	5.47 ± 0.91	2.38 ± 1.77
1	5.17 ± 1.29[a]	3.10 ± 1.08[b]
2	5.42 ± 0.97[a]	3.90 ± 1.18[b]
3	4.82 ± 1.10[a]	2.33 ± 1.67[b]
4	5.24 ± 1.27[a]	3.20 ± 1.97[b]
5	5.26 ± 0.74[a]	2.80 ± 1.30[b]
6	5.84 ± 1.00[a]	2.28 ± 0.58[b]
7	5.24 ± 1.08[a]	1.50 ± 0.53[c]
8	5.06 ± 1.41[a]	2.67 ± 1.57[b]
9	5.02 ± 0.90[a]	2.62 ± 1.31[b]

a：与生理盐水比 $P > 0.05$；b：与生理盐水比 $P < 0.01$；c：与生理盐水、**1-6** 及 **8** 比 $P < 0.01$；$n=12$。

1.10　1-9 的 SAR

用 A549 和 LLC 评价 **1-9** 对迁移和侵袭的抑制作用时发现，**1-9** 能有效地抑制肿瘤细胞迁移和侵袭，其中 **7** 的抑制作用最强。用 Lewis 肺癌转移小鼠评价 **1-9** 抑制肿瘤向肺转移作用时发现，**1-9** 能有效地抑制肿瘤向肺转移，且 **7** 的抑制作用最强。用 S180 荷瘤小鼠评价 **1-9** 对肿瘤生长的抑制作用时发现，**1-9** 能有效地抑制肿瘤生长，且 **7** 的抑制作用最强。可见，在 **1-9** 中 **7** 在细胞模型和小鼠模型上的生物活性最强。换句话说，在选择 Glu-Glu-Asp-Gly、Glu（Glu-Asp-Gly）-Glu-Asp-Gly、Glu（Glu-Asp- Gly）、Glu-His-Gly-Lys、Glu（His-Gly-Lys）-His-Gly-Lys、Glu（His-Gly-Lys）、Glu-His-Gly-Glu、Glu（His-Gly-Glu）-His-Gly-Glu、Glu（His-Gly-Glu）和甲氨蝶呤的羧基偶联时 Glu-His-Gly-Glu 的效果最好。

❷ 抗黏附肽修饰的甲氨蝶呤

本部分以含 Lys-Glu 的抗黏附肽为例，解释抗黏附肽修饰甲氨蝶呤的策略的优越性。在化学层面，将 Lys-Glu-Lys-Glu、Lys-Glu-Leu-Asp-Val、Lys-Glu-Arg-Gly-Asp-Val、Lys-Glu-Arg-Gly-Asp-Phe、Lys-Glu-Arg-Gly-Asp-Ser、Lys-Glu-Tyr-Ile-Gly-Ser-Arg、Lys-Glu-Leu-Pro-Asn-Ile-Ser-Lys-Pro 和甲氨蝶呤的 Glu 的 α- 羧基偶联，获得甲氨蝶呤 -Lys-Glu-Lys-Glu（**1**）、甲氨蝶呤 -Lys-Glu-Leu-Asp-Val（**2**）、甲氨蝶呤 -Lys- Glu-Arg-Gly-Asp-Val（**3**）、甲氨蝶呤 -Lys-Glu-Arg-Gly-Asp-Phe（**4**）、甲氨蝶呤 -Lys-Glu-Arg-Gly-Asp-Ser（**5**）、甲氨蝶呤 -Lys-Glu-Tyr-Ile-Gly-Ser-Arg（**6**）及甲氨蝶呤 -Lys-Glu-Leu-Pro-Asn-Ile-Ser-Lys-Pro（**7**）。图 14-2-1 是含 Lys-Glu 的抗黏附肽修饰的甲氨蝶呤（**1-7**）的合成路线。为阐明结构，表 14-2-1 给出了 **1-7** 的含 Lys-Glu 的抗黏附肽序列。

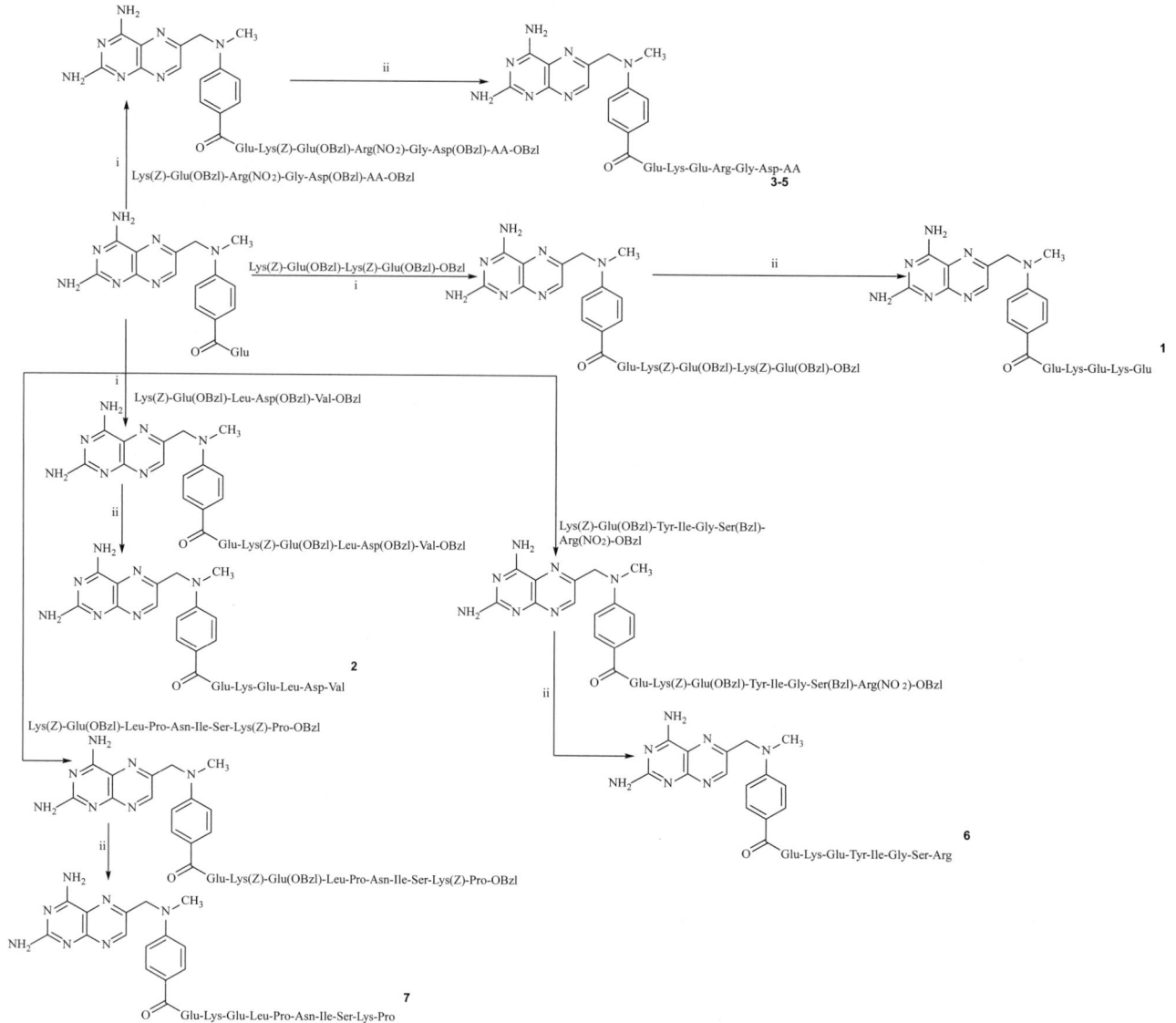

图 14-2-1　1-7 的合成路线

表 14-2-1　1-7 的肽序列

化合物	式中的肽序列	化合物	式中的肽序列
1	Glu-Lys-Glu-Lys-Glu	**5**	Glu-Lys-Glu-Arg-Gly-Asp-Ser
2	Glu-Lys-Glu-Leu-Asp-Val	**6**	Glu-Lys-Glu-Tyr-Ile-Gly-Ser-Arg
3	Glu-Lys-Glu-Arg-Gly-Asp-Val	**7**	Glu-Lys-Glu-Leu-Pro-Asn-Ile-Ser-Lys-Pro
4	Glu-Lys-Glu-Arg-Gly-Asp-Phe		

2.1　1-7 抑制 A549 增殖的活性

用 MTT 法测定 **1-7** 抑制 A549（人非小细胞肺癌细胞）增殖时发现，浓度为 20 μmol/L 时的抑制率＜ 10.5%。提示 **1-7** 不是 A549 的 DNA 嵌入剂。

2.2 1-7 抑制 A549 迁移的活性

按照标准操作评价 **1-7** 对 A549 迁移的抑制作用。RGDS 为阳性对照，浓度为 20 μmol/L。**1-7** 的浓度也为 20 μmol/L。表 14-2-2 的数据表明，在 20 μmol/L 浓度下 **1-7** 能有效地抑制 A549 迁移，其中 **7** 抑制 A549 迁移的活性最强。

表 14-2-2 浓度为 20 μmol/L 时 1-7 对 A549 迁移的影响

对照及 1-7	迁移数（均值 ±SD）	对照及 1-7	迁移数（均值 ±SD）
培养基	56.55 ± 10.76	4	27.78 ± 3.43[a]
RGDS	26.32 ± 3.90	5	28.04 ± 3.78[a]
1	26.44 ± 3.45[a]	6	24.02 ± 3.11[a]
2	26.20 ± 3.56[a]	7	19.24 ± 3.08[b]
3	27.45 ± 3.67[a]		

a：与培养基比 $P < 0.01$；b：与培养基比 $P < 0.01$，与 **1-6** 比 $P < 0.05$；$n=6$。

2.3 1-7 抑制 A549 侵袭的活性

按照标准操作评价 **1-7** 对 A549 侵袭的抑制作用。RGDS 为阳性对照，浓度为 20 μmol/L。**1-7** 的浓度也为 20 μmol/L。表 14-2-3 的数据表明，在 20 μmol/L 浓度下 **1-7** 能有效地抑制 A549 侵袭，其中 **7** 抑制 A549 侵袭的活性最强。

表 14-2-3 浓度为 20 μmol/L 时 1-7 对 A549 侵袭的影响

对照及 1-7	侵袭数（均值 ±SD）	对照及 1-7	侵袭数（均值 ±SD）
培养基	63.78 ± 5.22	4	25.04 ± 2.56[a]
RGDS	33.04 ± 2.56	5	24.33 ± 2.44[a]
1	37.33 ± 3.78[a]	6	24.67 ± 2.45[a]
2	29.32 ± 3.11[a]	7	19.34 ± 2.10[b]
3	24.34 ± 2.39[a]		

a：与培养基比 $P < 0.01$；b：与培养基比 $P < 0.01$，与 **1-6** 比 $P < 0.05$；$n=6$。

2.4 1-7 抑制肿瘤向肺转移的作用

按照标准操作将接种的 Lewis 肺癌转移小鼠分组。分组之后，Lewis 肺癌转移小鼠开始接受治疗。阳性对照组小鼠每天腹腔注射 RGDS 的生理盐水溶液，剂量为 20 μmol/（kg·d），1 天治疗 1 次，连续治疗 12 天。空白对照组小鼠每天灌胃生理盐水，剂量为 0.1 mL/（10 g·d），1 天治疗 1 次，连续治疗 12 天。**1-7** 治疗小鼠每天灌胃 **1-7** 的生理盐水溶液，剂量为 0.04 μmol/（kg·d），1 天治疗 1 次，连续治疗 12 天。

治疗期间，每天测量小鼠的瘤体积。最后一次治疗的次日，对各组小鼠进行称重。然后麻醉，颈椎脱臼处死，用镊子固定小鼠右侧腋下，剪开皮肤，剥离肺，统计肺部转移的平均瘤结节数。表 14-2-4 的数据表明，**1-7** 在 0.04 μmol/（kg·d）的灌胃剂量下连续服用 12 天能有效地抑制肿瘤向肺转移。即含 Lys-Glu 抗黏附肽修饰的甲氨蝶呤获得了额外的抗肿瘤向肺转移作用，其中 **7** 抑制肿瘤向肺转移的活性最强。

表 14-2-4 1-7 对肿瘤向肺转移的抑制作用

对照及 1-7	肺部肿瘤结节数（均值 ±SD）	对照及 1-7	肺部肿瘤结节数（均值 ±SD）
生理盐水	5.31 ± 0.82	4	1.44 ± 0.03[a]
RGDS	1.24 ± 0.43	5	1.42 ± 0.21[a]
1	1.66 ± 0.48[a]	6	1.54 ± 0.34[a]
2	1.56 ± 0.42[a]	7	1.03 ± 0.01[b]
3	1.17 ± 0.11[a]		

a：与生理盐水比 $P < 0.01$；b：与生理盐水比 $P < 0.01$，与 1-6 比 $P < 0.05$；$n=8$。

2.5 1-7 抑制肿瘤生长活性

按前面描述的方法制备浓度为 1×10^7 个 /mL 的 S180 的细胞悬液，接种于健康雄性 ICR 小鼠 [（20 ± 2）g] 腋下，使小鼠成为 S180 实体瘤小鼠。接种的次日，将小鼠随机分组。小鼠或腹腔注射甲氨蝶呤与生理盐水的悬浮液 [阳性对照，剂量为 4 μmol/（kg·d），1 天注射 1 次，连续注射 12 天]，或腹腔注射生理盐水 [空白对照，剂量为 2 mL/（kg·d），1 天注射 1 次，连续注射 12 天]，或腹腔注射 1-7 与生理盐水的悬浮液 [剂量为 40 nmol/（kg·d），1 天注射 1 次，连续注射 12 天]。每天观察小鼠的自主活动、精神状态、毛发、呼吸、饮食、粪便性状。最后一次治疗的次日，称小鼠体重，用乙醚麻醉，眼球取血并按标准方法抗凝，颈椎脱臼处死，取肿瘤，称重。表 14-2-5 的数据表明，在 40 nmol/（kg·d）腹腔注射剂量下 1-7 显著降低 S180 小鼠的瘤重。表 14-2-5 的数据还表明，在 40 nmol/（kg·d）腹腔注射剂量下 1-7 减轻 S180 小鼠肿瘤重的强度和 4 μmol/（kg·d）腹腔注射剂量下甲氨蝶呤减轻 S180 小鼠肿瘤重的强度无显著性差异。即 1-7 抑制 S180 小鼠肿瘤生长的剂量是甲氨蝶呤抑制 S180 小鼠肿瘤生长的剂量的 1/100。可见，含 Lys-Glu 的抗黏附肽修饰甲氨蝶呤大幅度增强了抗肿瘤活性，其中 7 抑制肿瘤生长的活性最强。

表 14-2-5 1-7 抑制 S180 荷瘤小鼠肿瘤生长的活性

对照及 1-7	剂量（μmol/kg）	肿瘤重（均值 ±SD, g）	对照及 1-7	剂量（μmol/kg）	肿瘤重（均值 ±SD, g）
生理盐水	—	2.78±0.37	4	0.04	1.43±0.32[b]
甲氨蝶呤	4	1.36±0.32	5	0.04	1.39±0.27[b]
1	0.04	1.96±0.63[a]	6	0.04	1.34±0.21[b]
2	0.04	1.95±0.52[a]	7	0.04	1.08±0.29[c]
3	0.04	1.46±0.28[b]			

a：与生理盐水比 $P < 0.01$；b：与生理盐水比 $P < 0.01$，与甲氨蝶呤比 $P > 0.05$；c：与生理盐水、1 及 2 比 $P < 0.01$，与 3-6 及甲氨蝶呤比 $P < 0.05$；$n=12$。

2.6 剂量对 1 和 7 抑制肿瘤生长活性的影响

按前面描述的方法制备浓度为 1×10^7 个 /mL 的 S180 的细胞悬液，接种于健康雄性 ICR 小鼠 [（20 ± 2）g] 腋下，使小鼠成为 S180 实体瘤小鼠。接种的次日，将小鼠随机分组。小鼠或腹腔注射生理盐水 [空白对照，剂量为 2 mL/（kg·d），1 天注射 1 次，连续治疗 10 天]，或腹腔注射 1 和 7

与生理盐水的悬浮液［剂量为 400 nmol/（kg·d），1 天注射 1 次，连续注射 12 天；40 nmol/（kg·d），1 天注射 1 次，连续注射 12 天；4 nmol/（kg·d），1 天注射 1 次，连续注射 12 天］。每天观察小鼠的自主活动、精神状态、毛发、呼吸、饮食、粪便性状。最后一次治疗的次日，称小鼠体重，用乙醚麻醉，颈椎脱臼处死，取肿瘤，称重。表 14-2-6 的数据表明，**1** 和 **7** 剂量依赖性地减轻 S180 小鼠的肿瘤重。其中，**7** 的最高有效剂量和最低有效剂量相差 100 倍，反映了用含 Lys-Glu 的抗黏附肽修饰甲氨蝶呤能大幅度增强抗肿瘤活性。

表 14-2-6　剂量对 **1** 和 **7** 抑制 S180 荷瘤小鼠肿瘤生长活性的影响

对照及 1、7	剂量 [nmol/（kg·d）]	肿瘤重（均值 ±SD, g）	对照及 1、7	剂量 [nmol/（kg·d）]	肿瘤重（均值 ±SD, g）
生理盐水	—	2.82±0.67		400	0.70±0.17^d
1	400	1.18±0.28^a	**7**	40	1.31 ± 0.25^e
	40	1.99 ± 0.32^b		4	1.91 ± 0.31^f
	4	2.49 ± 0.38^c			

a: 与生理盐水及 4 nmol/（kg·d）剂量比 $P < 0.01$，与 40 nmol/（kg·d）剂量比 $P < 0.05$；b: 与生理盐水比 $P < 0.01$，与 4 nmol/（kg·d）剂量比 $P < 0.05$；c: 与生理盐水比 $P > 0.05$；d: 与生理盐水、40 nmol/（kg·d）剂量及 4 nmol/（kg·d）剂量比 $P < 0.01$；e: 与生理盐水及 4 nmol/（kg·d）剂量比 $P < 0.01$；f: 与生理盐水比 $P < 0.05$；$n=10$。

2.7　1-7 对碱性磷酸酶的影响

S180 实体瘤小鼠或腹腔注射甲氨蝶呤与生理盐水的悬浮液［阳性对照，剂量为 4 μmol/（kg·d），1 天注射 1 次，连续注射 12 天］，或腹腔注射生理盐水［空白对照，剂量为 2 mL/（kg·d），1 天注射 1 次，连续注射 12 天］，或腹腔注射 1-7 与生理盐水的悬浮液［剂量为 40 nmol/（kg·d），1 天注射 1 次，连续注射 12 天］。每天观察小鼠的自主活动、精神状态、毛发、呼吸、饮食、粪便性状。最后一次腹腔注射的次日，称小鼠体重，用乙醚麻醉，眼球取血并按标准方法抗凝，3000 g 低温离心，吸取上清液。测血清碱性磷酸酶活力时，按要求配制碳酸盐缓冲液、磷酸苯二钠底物溶液、铁氰化钾溶液、血清对照品及酚标准溶液。绘制酚标准曲线，计算酶活力单位。表 14-2-7 的数据表明，甲氨蝶呤治疗的 S180 实体瘤小鼠血清碱性磷酸酶活力显著强于生理盐水治疗的 S180 实体瘤小鼠血清碱性磷酸酶活力，即甲氨蝶呤存在使血清碱性磷酸酶活力升高的不良反应。表 14-2-7 的数据还表明，1-7 治疗的 S180 实体瘤小鼠血清碱性磷酸酶活力和生理盐水治疗的 S180 实体瘤小鼠血清碱性磷酸酶活力无显著性差异，即含 Lys-Glu 的抗黏附肽修饰的甲氨蝶呤可能消除了血清碱性磷酸酶活力升高的不良反应。

表 14-2-7　1-7 对 S180 实体瘤小鼠血清碱性磷酸酶活力的影响

对照及 1-7	碱性磷酸酶（均值 ±SD, 金氏单位）	对照及 1-7	碱性磷酸酶（均值 ±SD, 金氏单位）
生理盐水	34.5 ± 5.8	**4**	34.8 ± 6.4^b
甲氨蝶呤	87.6 ± 14.8^a	**5**	29.9 ± 4.9^b
1	34.9 ± 7.1^b	**6**	30.8 ± 5.6^b
2	34.4 ± 7.0^b	**7**	35.2 ± 6.3^b
3	29.5 ± 4.9^b		

a: 与生理盐水比 $P < 0.01$；b: 与生理盐水比 $P > 0.05$；$n=8$。

2.8 1-7 的 SAR

用 A549 评价 **1-7** 对肿瘤细胞的迁移和侵袭的抑制作用时发现，**1-7** 能有效地抑制肿瘤细胞迁移和侵袭，其中，**7** 的抑制作用最强。用 Lewis 肺癌转移小鼠评价 **1-7** 抑制肿瘤向肺转移作用时发现，**1-7** 能有效地抑制肿瘤向肺转移，且 **7** 的抑制作用最强。用 S180 荷瘤小鼠评价 **1-7** 对肿瘤生长的抑制作用时发现，**1-7** 能有效地抑制肿瘤生长，且 **7** 的抑制作用最强。即在 **1-7** 中 **7** 在细胞模型和小鼠模型上的生物活性最强。换句话说，在选择 Lys-Glu-Lys-Glu、Lys-Glu-Leu-Asp-Val、Lys-Glu-Arg-Gly-Asp-Val、Lys-Glu-Arg-Gly-Asp-Phe、Lys-Glu-Arg-Gly-Asp-Ser、Lys-Glu-Tyr-Ile-Gly-Ser-Arg 及 Lys-Glu-Leu-Pro-Asn-Ile-Ser-Lys-Pro 和甲氨蝶呤的 Glu 的 α - 羧基偶联时 Lys-Glu- Leu-Pro-Asn-Ile-Ser-Lys-Pro 的效果最好。

参考文献

[1] 赵明，彭师奇，梁梦 . Glu-Asp-Gly 修饰的甲氨蝶呤，其合成，抗肿瘤活性和应用：201910447400. X[P]. 2020-11-27.

[2] 赵明，彭师奇，梁梦 . His-Gly-Glu 修饰的甲氨蝶呤，其合成，抗肿瘤活性和应用：201910527883. 4[P]. 2020-12-18.

[3] 赵明，彭师奇，梁梦 . Glu-Asp-Gly 修饰的甲氨蝶呤，其合成，抗转移活性和应用：201910527897. 6[P]. 2020-12-18.

[4] 赵明，彭师奇，梁梦 . His-Gly-Glu 修饰的甲氨蝶呤，其合成，抗转移活性和应用：201910528641. 7[P]. 2020-12-18.

[5] 赵明，彭师奇，梁梦 . His-Gly-Lys 修饰的甲氨蝶呤，其合成，抗肿瘤活性和应用：201910527891. 9[P]. 2020-12-18.

[6] 赵明，彭师奇，梁梦 . His-Gly-Lys 修饰的甲氨蝶呤，其合成，抗转移活性和应用：201910527878. 3[P]. 2020-12-18.

第十五章

氨甲环酸的结构修饰

摘要

氨甲环酸又称传明酸、止血环酸及凝血酸。氨甲环酸的适应证为产后出血、脑出血及血友病等。氨甲环酸禁忌与尿激酶等溶栓剂配伍。氨甲环酸与口服避孕药、雌激素及凝血酶原复合物浓缩剂合用时加大血栓形成风险。这些知识为氨甲环酸的结构修饰提供了潜在的方向，如开发抑制肿瘤生长和抑制肿瘤转移的氨甲环酸修饰物，以及发展无血栓形成风险的氨甲环酸修饰物。围绕这些方向本章描述了2种修饰策略。第1种策略是，用5-氨基正己酸同时与氨甲环酸的氨基及羧基偶联；第2种策略是，用2,5-二酮哌嗪的氨基及氨基酸同时与氨甲环酸的羧基及氨基偶联。第1种结构修饰策略结果显示，用5-氨基正己酸同时与氨甲环酸的氨基及羧基偶联可以增加额外的抗肿瘤转移作用。第2种结构修饰策略结果显示，用2,5-二酮哌嗪的氨基及氨基酸同时与氨甲环酸的羧基及氨基偶联，可以增加额外的抗肿瘤转移作用及抗炎作用。

关键词

氨甲环酸，5-氨基正己酸，2,5-二酮哌嗪，抗肿瘤生长，抗肿瘤转移，抗炎，SAR

1 5-氨基正己酸修饰的氨甲环酸

5-氨基正己酸修饰氨甲环酸的策略可拆解为3步。第1步，氨甲环酸的羧基与5-氨基正己酸的氨基偶联；第2步，偶联物的5-氨基正己酸残基的羧基与氨基酸的氨基偶联；第3步，偶联物的氨甲环酸残基的氨基与5-氨基正己酸的羧基偶联。图15-1-1是5-氨基正己酸修饰的氨甲环酸（**1-19**）的合成路线。为阐明结构，表15-1-1给出了**1-19**的AA代表的氨基酸残基。

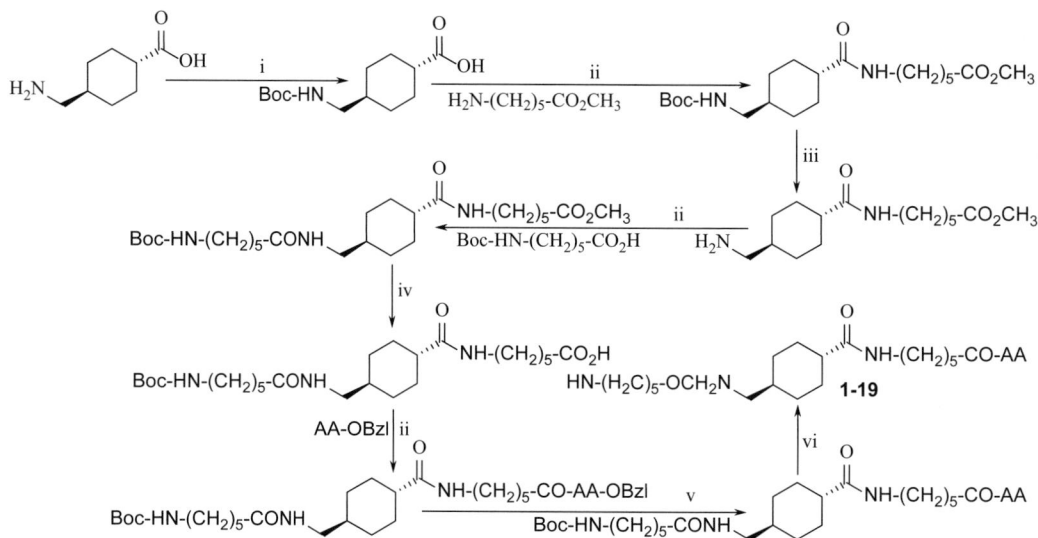

图 15-1-1 **1-19** 的合成路线

表 15-1-1 **1-19** 的 AA

化合物	式中 AA 代表的氨基酸残基	化合物	AA 代表的氨基酸残基	化合物	AA 代表的氨基酸残基
1	式中 AA 为 L-Ala 残基	**8**	式中 AA 为 L-Lys 残基	**15**	式中 AA 为 L-Ser 残基
2	式中 AA 为 L-Cys 残基	**9**	式中 AA 为 L-Leu 残基	**16**	式中 AA 为 L-Thr 残基
3	式中 AA 为 L-Asp 残基	**10**	式中 AA 为 L-Met 残基	**17**	式中 AA 为 L-Val 残基
4	式中 AA 为 L-Glu 残基	**11**	式中 AA 为 L-Asn 残基	**18**	式中 AA 为 L-Trp 残基
5	式中 AA 为 L-Phe 残基	**12**	式中 AA 为 L-Pro 残基	**19**	式中 AA 为 L-Tyr 残基
6	式中 AA 为 Gly 残基	**13**	式中 AA 为 L-Gln 残基		
7	式中 AA 为 L-Ile 残基	**14**	式中 AA 为 L-Arg 残基		

1.1 1-19 抑制肿瘤细胞增殖活性

用 MTT 法测定 **1-19** 抑制 A549（人非小细胞肺癌细胞）、S180（鼠腹水癌细胞）、HCCLM3（人高转移肝癌细胞）、95D（人高转移肺癌细胞）、HO8910PM（人高转移卵巢癌细胞）、HaCaT（人永生化表皮细胞）及 L02（人正常肝细胞）增殖的 IC_{50}。发现 **1-19** 的 $IC_{50} > 100$ μmol/L。而且，阿霉素抑制 A549（人非小细胞肺癌细胞）、S180（鼠腹水癌细胞）、HCCLM3（人高转移肝癌细胞）、95D（人高转移肺癌细胞）、HO8910PM（人高转移卵巢癌细胞）、HaCaT（人永生化表皮细胞）、L02（人正常肝细胞）增殖的 IC_{50} 为 0.58-4.01 μmol/L。提示 **1-19** 不是 A549、S180、HCCLM3、95D、HO8910PM、HaCaT 及 L02 的 DNA 嵌入剂。

1.2 1-19 抑制 A549 及 95D 迁移的活性

将生长状态良好且处于对数生长期的贴壁细胞 A549（人非小细胞肺癌细胞）或 95D（人高转移肺癌细胞）用 PBS 洗 3 次，用 0.25% 胰酶消化至大部分细胞从瓶底脱落，加入相应含血清培养基终止消化，沿壁吹打至细胞完全脱落，转移至 15 mL 离心管中 3000 r/min 离心 3 min。弃上清液，加无血清培养基吹打重悬，计数，使细胞密度为 5×10^5 个 /mL。在培养板的 Transwell 小室的上室加 100 μL 细胞悬液，同时加 25 μL **1-19** 溶液（**1-19** 用含 0.5%DMSO 的无血清 1640 培养基配成终浓度为 20 μmol/L 的样品溶液，简称"**1-19** 溶液"）。每种溶液重复 2 个 Transwell 小室，设空白小室及阳性对照小室。将培养板轻轻晃动，使培养基均匀。在培养板 Transwell 小室的下室加 600 μL 含 10% 血清的培养基。在 37 ℃下，将培养板放在 5%CO_2 孵箱中孵育。A549 孵育 6 h，95D 孵育 8 h。吸去 Transwell 小室上室剩余液体，每室加 100 μL PBS，用棉签擦去上室细胞，重复 6 次。吸去下室剩余液体，每孔加 600 μL 多聚甲醛（4%），将迁移的细胞固定 30 min。吸除下室的多聚甲醛，每个下室加 600 μL 结晶紫染色 15 min。吸除染色液，小室用蒸馏水洗 3 次之后于显微镜下拍照计数。拍照计数时，选择 9 个细胞数大致相同且分布均匀的视野。迁移的细胞数以均值 ±SD 表示。表 15-1-2 的数据表明，浓度为 20 μmol/L 时 **1-19** 显著抑制 A549 迁移（$P < 0.01$），其中 **11**、**14** 及 **15** 抑制 A549 迁移的活性最强（与 **1-10**、**12**、**13** 及 **16-19** 比 $P < 0.01$）。表 15-1-3 的数据表明，浓度为 20 μmol/L 时 **1-19** 显著抑制 95D 迁移（$P < 0.01$），其中 **11**、**14** 及 **15** 抑制 95D 迁移的活性最强（与 **1-10**、**12**、**13** 及 **16-19** 比 $P < 0.01$）。

表 15-1-2　浓度为 20 μmol/L 时 **1-19** 对 A549 迁移的影响

对照及 1-19	迁移数（均值 ±SD）	对照及 1-19	迁移数（均值 ±SD）
培养基	139.4 ± 13.5	**10**	112.3 ± 11.3[b]
RGDS	78.8 ± 7.7	**11**	59.5 ± 5.5[c]
1	73.1 ± 7.2[a]	**12**	113.7 ± 10.6[b]
2	120.0 ± 12.3[b]	**13**	101.9 ± 9.9[a]
3	73.9 ± 7.1[a]	**14**	55.9 ± 5.3[c]
4	80.3 ± 8.1[a]	**15**	52.6 ± 5.3[c]
5	119.5 ± 11.9[b]	**16**	117.8 ± 11.0[b]
6	88.1 ± 8.8[a]	**17**	83.3 ± 7.5[a]
7	97.0 ± 9.7[a]	**18**	97.1 ± 9.0[a]
8	82.8 ± 8.0[a]	**19**	108.9 ± 10.0[a]
9	98.1 ± 9.8[a]		

a：与培养基比 $P < 0.01$；b：与培养基比 $P < 0.05$；c：与培养基、**1-10**、**12**、**13** 及 **16-19** 比 $P < 0.01$；$n=6$。

表 15-1-3　浓度为 20 μmol/L 时 **1-19** 对 95D 迁移的影响

对照及 1-19	迁移数（均值 ±SD）	对照及 1-19	迁移数（均值 ±SD）
培养基	178.1 ± 11.3	**10**	144.6 ± 5.3[a]
RGDS	99.7 ± 6.2	**11**	64.2 ± 4.5[b]
1	107.1 ± 6.7[a]	**12**	147.9 ± 9.3[a]
2	122.2 ± 7.5[a]	**13**	116.6 ± 7.4[a]
3	111.1 ± 6.9[a]	**14**	68.0 ± 4.3[b]
4	99.3 ± 5.9[a]	**15**	64.1 ± 5.4[b]
5	108.4 ± 6.8[a]	**16**	124.8 ± 7.6[a]
6	86.1 ± 5.4[a]	**17**	91.8 ± 5.7[a]
7	116.6 ± 7.4[a]	**18**	82.5 ± 5.2[a]
8	92.0 ± 5.7[a]	**19**	87.1 ± 5.5[a]
9	84.5 ± 4.8[a]		

a：与培养基比 $P < 0.01$；b：与培养基、**1-10**、**12**、**13** 及 **16-19** 比 $P < 0.01$；$n=6$。

1.3 1-19 抑制 A549 及 95D 侵袭的活性

将 –20 ℃保存的 Matrigel 在 4 ℃回温 12 h，使之成为可流动的液态。将 720 μL 无血清培养基和 180 μL Matrigel 均匀混合（相当于基质胶稀释了 5 倍）之后，加到 Transwell 小室上室，每室加 100 μL。在 37 ℃，将 Transwell 小室放在 5%CO_2 孵箱中孵育 5 h。吸除 Transwell 小室上室剩余的液体，之后加 50 μL 无血清培养基。在 37 ℃下，将 Transwell 小室放在 5%CO_2 孵箱中孵育 30 min。

将生长状态良好且处于对数生长期的 A549 及 95D 用 PBS 洗 3 次，用 0.25% 胰酶消化至大部分细胞从瓶壁脱落。加入有血清培养基停止消化，沿壁吹打至细胞完全脱落，转移至 15 mL 离心管，3000 r/min 离心 3 min，弃去上清液，加入无血清培养基吹打均匀，计数，95D 细胞密度为 2.5×10^5 个 /mL。每个上室加 100 μL 细胞悬液，同时每孔加入 25 μL **1-19** 溶液（**1-19** 用含 0.5%DMSO 的无血清 1640 培养基配成终浓度为 20 μmol/L 的样品溶液，简称"**1-19** 溶液"）。每种溶液重复 2 个 Transwell 小室，设空白小室及阳性对照小室。将培养板轻轻晃动，使培养基均匀。在培养板 Transwell 小室的下室加 600 μL 含 10% 血清的培养基。在 37 ℃下，将培养板放在 5%CO_2 孵箱中孵育 24 h。吸去 Transwell 小室上室剩余液体，每室加 100 μL PBS，用棉签擦去上室细胞，重复 6 次。吸去下室剩余液体，每孔加 600 μL 多聚甲醛（4%），将侵袭的细胞固定 30 min。吸除下室的多聚甲醛，每个下室加 600 μL 结晶紫染色 15 min。吸除染色液，将小室用蒸馏水洗 3 次之后于显微镜下拍照计数。拍照计数时，选择 9 个细胞数大致相同且分布均匀的视野。迁移的细胞数以均值 ±SD 表示。表 15-1-4 的数据表明，浓度为 20 μmol/L 时 **1-19** 显著抑制 A549 侵袭（$P < 0.01$），其中 **11**、**14** 及 **15** 抑制 A549 侵袭的活性最强（与 **1-10**、**12**、**13** 及 **16-19** 比 $P < 0.01$）。表 15-1-5 的数据表明，浓度为 20 μmol/L 时 **1-19** 显著抑制 95D 侵袭（$P < 0.01$），其中 **11**、**14** 及 **15** 抑制 95D 侵袭的活性最强（与 **1-10**、**12**、**13** 及 **16-19** 比 $P < 0.01$）。

表 15-1-4　浓度为 20 μmol/L 时 **1-19** 对 A549 侵袭的影响

对照及 1-19	侵袭数（均值 ±SD）	对照及 1-19	侵袭数（均值 ±SD）
培养基	153.1 ± 15.2	**10**	112.2 ± 9.3[a]
RGDS	81.1 ± 7.2	**11**	61.3 ± 6.1[b]
1	81.1 ± 8.1[a]	**12**	104.5 ± 9.6[a]
2	78.1 ± 7.1[a]	**13**	103.6 ± 8.9[a]
3	121.1 ± 9.5[a]	**14**	60.8 ± 6.4[b]
4	89.6 ± 8.3[a]	**15**	59.9 ± 6.4[b]
5	99.3 ± 8.9[a]	**16**	107.6 ± 8.5[a]
6	108.1 ± 9.4[a]	**17**	93.5 ± 7.6[a]
7	87.4 ± 6.7[a]	**18**	95.5 ± 7.2[a]
8	81.6 ± 8.0[a]	**19**	111.6 ± 9.0[a]
9	78.2 ± 6.8[a]		

a：与培养基比 $P < 0.01$；b：与培养基、**1-10**、**12**、**13** 及 **16-19** 比 $P < 0.01$；$n=6$。

表 15-1-5　浓度为 20 μmol/L 时 1-19 对 95D 侵袭的影响

对照及 1-19	侵袭数（均值 ±SD）	对照及 1-19	侵袭数（均值 ±SD）
培养基	126.0 ± 11.6	10	92.4 ± 7.6[a]
RGDS	74.3 ± 6.9	11	52.3 ± 3.5[b]
1	76.4 ± 6.8[a]	12	83.5 ± 5.6[a]
2	90.3 ± 8.3[a]	13	81.7 ± 5.5[a]
3	78.4 ± 6.1[a]	14	53.4 ± 3.7[b]
4	78.6 ± 6.2[a]	15	52.6 ± 3.3[b]
5	89.3 ± 7.9[a]	16	87.9 ± 6.8[a]
6	78.5 ± 5.8[a]	17	80.4 ± 6.2[a]
7	87.2 ± 6.7[a]	18	90.2 ± 8.1[a]
8	85.3 ± 6.4[a]	19	91.7 ± 8.1[a]
9	88.2 ± 6.8[a]		

a：与培养基比 $P < 0.01$；b：与培养基、1-10、12、13 及 16-19 比 $P < 0.01$；$n=6$。

1.4　1-19 抑制肿瘤向肺转移的作用

按照标准操作将接种的 Lewis 肺癌转移小鼠分组。分组之后，Lewis 肺癌转移小鼠开始接受治疗。阳性对照组小鼠每天腹腔注射 RGDS 的生理盐水溶液，剂量为 20 μmol/（kg·d），1 天 1 次，连续治疗 12 天。空白对照组小鼠每天灌胃生理盐水，剂量为 0.1 mL/（10 g·d），1 天 1 次，连续治疗 12 天。1-19 治疗小鼠每天灌胃 1-19 的生理盐水溶液，剂量为 0.5 μmol/（kg·d），1 天灌胃 1 次，连续治疗 10 天。灌胃期间，每天测量小鼠的瘤体积。最后一次灌胃的次日，对各组小鼠进行称重。然后麻醉，收集小鼠外周血测定小鼠血清整合素 $\alpha_V\beta_3$ 含量，颈椎脱臼处死，用镊子固定小鼠右侧腋下，剪开皮肤，剥离肺，统计肺部转移的平均瘤结节数。表 15-1-6 的数据表明，在 0.5 μmol/（kg·d）的灌胃剂量下连续灌胃 12 天 1-19 能有效地抑制肿瘤向肺转移（$P < 0.01$），其中 11、14 及 15 抑制肿瘤向肺转移的活性最强（与 1-10、12、13 及 16-19 比 $P < 0.01$）。这些数据说明，5-氨基正己酸修饰的氨甲环酸额外获得了抗肿瘤转移的作用。

表 15-1-6　1-19 对肿瘤向肺转移的抑制作用

对照及 1-19	肺部肿瘤结节数（均值 ±SD）	对照及 1-19	肺部肿瘤结节数（均值 ±SD）
生理盐水	6.78 ± 1.69	10	3.28 ± 0.85[a]
RGDS	2.20 ± 1.40	11	1.78 ± 0.45[b]
1	3.22 ± 0.81[a]	12	2.96 ± 0.66[a]
2	3.00 ± 0.69[a]	13	2.60 ± 0.45[a]
3	3.67 ± 0.92[a]	14	1.70 ± 0.40[b]
4	2.55 ± 0.56[a]	15	1.68 ± 0.43[b]
5	2.60 ± 0.47[a]	16	3.69 ± 0.91[a]
6	2.57 ± 0.55[a]	17	3.26 ± 0.82[a]
7	2.64 ± 0.61[a]	18	2.67 ± 0.42[a]
8	2.69 ± 0.48[a]	19	3.07 ± 0.79[a]
9	3.25 ± 0.82[a]		

a：与生理盐水比 $P < 0.01$；b：与生理盐水、1-10、12、13 及 16-19 比 $P < 0.01$；$n=12$。

1.5　1-19 抑制肿瘤生长活性

S180 自行传代维持。用生理盐水（1：2）稀释生长旺盛的 S180 瘤液制成细胞悬液，再用新鲜配制的培养基稀释，充分混合。按公式计算细胞浓度，细胞浓度 =4 个方格内的活细胞数 $/4 \times 10^4 \times$ 稀释倍数 = 细胞数 /mL。按细胞存活率 =［活细胞数 /（活细胞数 + 死细胞数）］$\times 100\%$ 计算细胞存活率。用匀浆法将存活率＞ 90% 的肿瘤细胞液制成 1×10^7 个 /mL 的细胞悬液，采用皮下接种法将细胞悬液注射到小鼠右腋皮下（一只小鼠接种量为 0.2 mL），制成实体瘤小鼠模型。接种次日将小鼠随机分组。小鼠或灌胃生理盐水［空白对照，2 mL/（kg·d），1 天 1 次，连续 10 天］，或灌胃氨甲环酸与生理盐水的溶液［阳性对照，5 μmol/（kg·d），1 天 1 次，连续 10 天］，或灌胃 1-19 与生理盐水的溶液［0.5 μmol/（kg·d），1 天 1 次，连续 10 天］。每天观察小鼠的自主活动、精神状态、毛发、呼吸、饮食、粪便性状。最后一次服药的次日称小鼠体重，用乙醚麻醉，眼球取血于含 EDTA 的取血管中进行血液生理指标检测，颈椎脱臼处死，钝性剥离小鼠腋下肿瘤组织取肿瘤称重。表 15-1-7 的数据表明，在 0.5 μmol/（kg·d）的剂量下，1 天 1 次，连续 10 天服用 1-19 能有效地抑制 S180 小鼠的肿瘤生长（与生理盐水比 $P < 0.05$）。表 15-1-7 的数据还表明，5 μmol/（kg·d）剂量的 1-19 与 5 μmol/（kg·d）剂量的氨甲环酸抑制 S180 小鼠肿瘤生长的活性无显著性差异（$P > 0.05$），其中 11、14 及 15 抑制肿瘤生长的活性最强（与 1-10、12、13 及 16-19 比 $P < 0.05$）。这些数据表明，5- 氨基正己酸修饰的氨甲环酸使得抗肿瘤生长的有效剂量降低为原来的 1/10 以下。

表 15-1-7　1-19 对 S180 荷瘤小鼠肿瘤生长的抑制作用

对照及 1-19	肿瘤重（均值 ±SD, g）	对照及 1-19	肿瘤重（均值 ±SD, g）
生理盐水	2.16 ± 0.49	10	1.51 ± 0.21[a]
氨甲环酸	1.96 ± 0.63	11	0.92 ± 0.23[b]
1	1.54 ± 0.22[a]	12	1.46 ± 0.23[a]
2	1.46 ± 0.34[a]	13	1.49 ± 0.33[a]
3	1.49 ± 0.35[a]	14	0.90 ± 0.21[b]
4	1.44 ± 0.33[a]	15	0.89 ± 0.21[b]
5	1.53 ± 0.29[a]	16	1.45 ± 0.33[a]
6	1.47 ± 0.25[a]	17	1.53 ± 0.25[a]
7	1.48 ± 0.32[a]	18	1.60 ± 0.22[a]
8	1.57 ± 0.24[a]	19	1.60 ± 0.27[a]
9	1.53 ± 0.22[a]		

a：与生理盐水比 $P < 0.05$；b：与生理盐水、1-10、12、13 及 16-19 比 $P < 0.05$；$n=10$。

1.6　1-19 的抗炎活性

ICR 小鼠［（24±2）g］静息 1 天，随后随机分组，每组 10 只。小鼠序贯灌胃生理盐水（空白对照），或者序贯灌胃阿司匹林与生理盐水的悬浮液（阳性对照，1111 μmol/kg），或者序贯灌胃氨甲环酸与生理盐水的悬浮液（阳性对照，5 μmol/kg），或者序贯灌胃 1-19 与生理盐水的悬浮液（0.5 μmol/kg）。30 min 后，依序贯顺序从小鼠右耳郭的中心向边缘扩展并均匀涂抹 30 μL 二甲苯，待其自然挥发，建立二甲苯诱发的肿胀模型。造模 2 h 后，小鼠接受乙醚麻醉，颈椎脱臼处死，立即取 0.45 mL 血，加

0.05 mL 枸橼酸钠溶液（3.8%）抗凝，于 4 ℃，1000 r/min 离心 10 min，取上清液即为血浆样品，用于酶联免疫测定。沿两侧耳根剪下小鼠两侧耳朵，两耳对齐边缘叠放，用直径 7 mm 的电动打孔器（YLS025A）在相同部位取圆形耳片，两个圆形耳片分别精确称重。记录两个圆形耳片的重量差，用来代表耳肿胀度。表 15-1-8 的数据说明，**1-19** 能有效地抑制二甲苯诱发的耳部炎症反应（与生理盐水比 $P < 0.01$），其中 **11**、**14** 及 **15** 抑制炎症的活性最强（与 **1-10**、**12**、**13** 及 **16-19** 比 $P < 0.05$）。表 15-1-8 的数据进一步说明，灌胃剂量为 0.5 μmol/kg 的 **11**、**14** 及 **15** 抑制炎症的活性显著强于灌胃剂量为 5 μmol/kg 的氨甲环酸抑制炎症的活性（与氨甲环酸比 $P < 0.01$）。这些数据说明，5- 氨基正己酸修饰氨甲环酸可以增强抗炎活性。

表 15-1-8　**1-19** 的抗炎活性

对照及 1-19	耳肿胀度（均值 ±SD, mg）	对照及 1-19	耳肿胀度（均值 ±SD, mg）
生理盐水	9.5 ± 1.3	**9**	6.6 ± 0.5^a
阿司匹林	4.0 ± 0.6	**10**	6.8 ± 0.7^a
氨甲环酸	7.6 ± 1.0^a	**11**	5.4 ± 0.4^b
1	6.6 ± 0.5^a	**12**	7.1 ± 0.8^a
2	6.5 ± 0.4^a	**13**	7.4 ± 1.0^a
3	7.4 ± 1.1^a	**14**	5.2 ± 0.5^b
4	6.7 ± 0.8^a	**15**	5.2 ± 0.4^b
5	6.6 ± 0.4^a	**16**	7.3 ± 1.1^a
6	6.7 ± 0.7^a	**17**	6.8 ± 0.5^a
7	6.8 ± 0.8^a	**18**	6.6 ± 0.4^a
8	7.0 ± 0.9^a	**19**	7.1 ± 0.9^a

a：与生理盐水比 $P < 0.01$；b：与生理盐水、氨甲环酸、**1-10**、**12**、**13** 及 **16-19** 比 $P < 0.01$；$n=10$。

1.7　1-19 对二甲苯诱发的炎症小鼠血浆中 TNF-α 和 IL-8 的影响

为了阐明 **1-19** 对二甲苯诱发的炎症治疗作用的分子基础，采用酶联免疫方法测定二甲苯诱发的炎症小鼠血浆中 TNF-α 和 IL-8 的含量。测定血浆中 TNF-α 含量时，实施了 6 个步骤。第 1 步，设置标准孔，即 **1-19** 治疗的炎症小鼠的血浆样品孔和空白孔。第 2 步，按小鼠 TNF-α 酶联免疫试剂盒（Mouse TNF-α ELISA Kit）的说明书配制标准品溶液，绘制标准曲线。第 3 步，往 **1-19** 治疗的炎症小鼠的血浆样品孔中加 40 μL 血浆样品和 10 μL 抗 TNF-α 抗体，空白孔不加抗 TNF-α 抗体。第 4 步，继 10 μL 抗 TNF-α 抗体后再加 HPR 试剂（50 μL），空白孔不加 HPR 试剂，加完后贴上板贴，使其于 37 ℃孵育 60 min。小心揭掉封板膜，弃去液体，加洗涤液，静置 30 s，弃去洗涤液，重复洗板 5 次，拍干。第 5 步，显色。显色时，向各孔中先加 50 μL 显色液 A，再加 50 μL 显色液 B，然后轻轻振荡混匀并于 37 ℃避光显色 15 min。终止显色时，向各孔中加 50 μL 终止液，使其发生终止反应（此时蓝色立转黄色）。第 6 步，测各孔的吸光度。测定吸光度时，先以空白孔为标准调零，然后用酶标仪在 450 nm 的波长下测量各孔的吸光度。测定应在加终止液后 115 min 内完成。最后将测得的吸光度代入标准曲线，计算 TNF-α 浓度。计算结果见表 15-1-9。

测定血浆中 IL-8 含量时，实施了 6 个步骤。第 1 步，设置标准孔，即 **1-19** 治疗的炎症小鼠的血浆样品孔和空白孔。第 2 步，按小鼠 IL-8 酶联免疫试剂盒（Mouse IL-8 ELISA Kit）的说明书配制标准品溶液，绘制标准曲线。第 3 步，往 **1-19** 治疗的炎症小鼠的血浆样品孔中加 40 μL 血浆样品和 10 μL 抗IL-8 抗体。空白孔不加抗 IL-8 抗体。第 4 步，继 10 μL 抗 IL-8 抗体后再加 HPR 试剂（50 μL），空白孔不加 HPR 试剂，加完后贴上板贴，使其于 37 ℃ 孵育 60 min。小心揭掉封板膜，弃去液体，加洗涤液，静置 30 s，弃去洗涤液，重复洗板 5 次，拍干。第 5 步，显色。显色时，向各孔中先加 50 μL 显色液 A，再加 50 μL 显色液 B，然后轻轻振荡混匀并于 37 ℃ 避光显色 15 min。终止显色时，向各孔中加 50 μL 终止液，使其发生终止反应（此时蓝色立转黄色）。第 6 步，测各孔的吸光度。测定吸光度时，先以空白孔为标准调零，然后用酶标仪在 450 nm 的波长下测量各孔的吸光度。测定应在加终止液后的 15 min 内完成。最后将测得的吸光度代入标准曲线，计算 IL-8 浓度。表 15-1-9 的数据表明，下调炎症小鼠血液 TNF-α 和 IL-8 的表达是 **1-19** 抑制二甲苯诱发的炎症反应的分子机制，其中 **11**、**14** 及 **15** 下调炎症小鼠血液 TNF-α 和 IL-8 的表达活性最强（与 **1-10**、**12**、**13** 及 **16-19** 比 $P < 0.01$）。

表 15-1-9 **1-19** 对炎症小鼠血浆中 TNF-α 和 IL-8 的影响

对照及 1-19	TNF-α（均值 ±SD, ng/L）	IL-8（均值 ±SD, ng/mL）
生理盐水	711.32 ± 34.25	177.38 ± 15.06
1	560.44 ± 12.25[a]	143.40 ± 11.80[c]
2	572.51 ± 13.31[a]	141.03 ± 10.11[c]
3	562.44 ± 11.14[a]	140.32 ± 10.09[c]
4	588.44 ± 16.47[a]	146.43 ± 12.89[c]
5	624.13 ± 18.11[a]	148.21 ± 12.36[c]
6	604.54 ± 18.55[a]	145.64 ± 10.23[c]
7	544.13 ± 10.03[a]	143.26 ± 11.46c
8	574.07 ± 22.32[a]	144.22 ± 10.06[c]
9	615.22 ± 18.01[a]	148.21 ± 12.36[c]
10	584.13 ± 14.33[a]	140.66 ± 10.36[c]
11	520.54 ± 11.42[b]	108.55 ± 9.01[d]
12	598.41 ± 14.36[a]	145.87 ± 10.39[c]
13	605.44 ± 15.65[a]	142.31 ± 11.28[c]
14	519.87 ± 11.51[b]	107.99 ± 9.21[d]
15	518.99 ± 10.63[b]	107.85 ± 9.28[d]
16	592.52 ± 14.64[a]	147.04 ± 11.08[c]
17	594.56 ± 13.24[a]	148.01 ± 10.02[c]
18	587.67 ± 12.02[a]	146.35 ± 12.20[c]
19	582.50 ± 10.12[a]	146.66 ± 12.31[c]

对于 TNF-α，a：与生理盐水比 $P < 0.01$；b：与生理盐水、**1-10**、**12**、**13** 及 **16-19** 比 $P < 0.01$。对于 IL-8，c：与生理盐水比 $P < 0.01$；d：与生理盐水、**1-10**、**12**、**13** 及 **16-19** 比 $P < 0.01$；n=6。

1.8　1-19 对静脉血栓风险的影响

大鼠灌胃生理盐水（空白对照），或者灌胃华法林和生理盐水的溶液（阳性对照，4.87 μmol/kg），或者灌胃氨甲环酸和生理盐水的悬浮液（410 μmol/kg），或者灌胃 1-19 和生理盐水的悬浮液（0.5 μmol/kg），30 min 之后大鼠腹腔注射 20% 乌拉坦溶液，使其麻醉，腹部备皮，经腹白线正中切口暴露腹腔，将腹腔内小肠等脏器移出腹腔并用生理盐水浸泡过的纱布包裹，暴露下腔静脉。分离腹主动脉及下腔静脉，在分离的下腔静脉内放置一根经过精确称重的丝线。在下腔静脉与左肾静脉交汇处用浸润过生理盐水的缝合线结扎下腔静脉。将小肠等脏器移回腹腔内，逐层缝合。4 h 后大鼠腹腔注射 20% 乌拉坦溶液，使其麻醉，打开腹腔，将下腔静脉分支结扎。从结扎处取出下腔静脉，从下腔静脉中取出附有血栓的丝线并精确称血栓重。此时附有血栓的丝线重减去原丝线重即为静脉血栓重。表 15-1-10 的血栓重表明，1-19 能有效地防止大鼠下腔静脉血栓形成（与生理盐水比 $P < 0.05$）。表 15-1-10 的血栓重还表明，用氨甲环酸治疗的大鼠的静脉血栓重显著大于用生理盐水治疗的大鼠的静脉血栓重（与生理盐水比 $P < 0.05$），氨甲环酸有下腔静脉血栓风险，其中 11、14 及 15 抑制大鼠下腔静脉血栓的活性最强（与 1-10、12、13 及 16-19 比 $P < 0.01$）。

表 15-1-10　1-19 对大鼠静脉血栓的影响

对照及 1-19	血栓重（均值 ±SD，mg）	对照及 1-19	血栓重（均值 ±SD，mg）
生理盐水	13.7 ± 2.6	8	8.8 ± 1.5^{a}
华法林	9.0 ± 1.8^{a}	9	9.6 ± 1.8^{a}
氨甲环酸	17.2 ± 3.4^{c}	10	8.7 ± 1.4^{a}
1	9.4 ± 1.9^{a}	11	6.2 ± 1.2^{b}
2	9.3 ± 1.8^{a}	12	-69.91
3	9.0 ± 1.0^{a}	13	-64.39
4	10.3 ± 2.1^{a}	14	-87.36
5	8.9 ± 1.8^{a}	15	-86.78
6	9.1 ± 1.7^{a}	18	10.2 ± 2.0^{a}
7	9.3 ± 1.6^{a}	19	10.0 ± 2.1^{a}

a：与生理盐水比 $P < 0.05$；b：与生理盐水、1-10、12、13 及 16-19 比 $P < 0.01$；c：与生理盐水比 $P < 0.05$；$n=10$。

1.9　1-19 与 uPA 的活性口袋对接及 SAR

为了理解 1-19 的活性和 uPA 的关系，采用 AutoDock 4 软件完成了 1-19 和 uPA 活性部位的对接。对接经历了 4 个步骤。第 1 步，用 flood-filling 算法选择腔体，以便选择和确定作为对接区域的 uPA 的活性位点。第 2 步，为 1-19 选择位点时先通过随机抽样选择可变扭转角的柔性值搜索 1-19 构象，再用三维规则网格检测位点并估算对接 uPA 的活性位点所需能量。第 3 步，比较 uPA 和 1-19 间的库仑力、范德华力、结合能、原子间距、氢键能、空间相互作用、疏水 – 亲脂相互作用、溶剂化效应和熵效应的分数，以便得到综合评价结果。第 4 步，计算 1-19 的对接结合能。表 15-1-11 的数据表明，在 1-19 中 11、14 及 15 的结合能最低。

表 15-1-11　1-19 和 uPA 活性部位的结合能

化合物	结合能（kcal/mol）	化合物	结合能（kcal/mol）
1	-62.52	11	-86.55
2	-74.14	12	-69.91
3	-72.91	13	-64.39
4	-70.28	14	-87.36
5	-68.74	15	-86.78
6	-59.17	16	-66.47
7	-61.20	17	-65.05
8	-68.40	18	-75.78
9	-65.06	19	-76.95
10	-60.43		

　　用肿瘤细胞迁移和侵袭模型评价发现，浓度为 20 μmol/L 时 1-19 显著抑制 A549 及 95D 迁移和侵袭，其中 11、14 及 15 抑制 A549 及 95D 迁移和侵袭活性最强。用 Lewis 肺癌转移小鼠模型评价发现，1-19 显著抑制肿瘤向肺转移，其中 11、14 及 15 抑制肿瘤向肺转移的活性最强。用 S180 荷瘤小鼠模型评价发现，1-19 显著抑制 S180 小鼠的肿瘤生长，其中 11、14 及 15 抑制肿瘤生长的活性最强。用二甲苯诱发的小鼠耳肿胀模型评价发现，1-19 显著抑制二甲苯诱发的耳部炎症反应，其中 11、14 及 15 抑制炎症的活性最强。这些评价说明，1-19 中 11、14 及 15 的生物活性最强。此外，1-19 与 uPA 的活性口袋对接时 11、14 及 15 的结合能最低。11、14 及 15 的这些特征与表 15-1-1 的氨基酸残基相关联。表 15-1-1 显示 11、14 及 15 的氨基酸残基分别为 L-Asn 残基、L-Arg 残基及 L-Ser 残基。正如前面所述，涉及 19 种氨基酸残基的 5- 氨基正己酸修饰的氨甲环酸都获得了期待中更好的活性，其中涉及 L-Asn 残基、L-Arg 残基及 L-Ser 残基的 5- 氨基正己酸修饰的氨甲环酸的效果最好。

② 2，5- 二酮哌嗪修饰的氨甲环酸

　　2，5- 二酮哌嗪修饰氨甲环酸的策略可拆解为 3 步。第 1 步，制备 3R- 吲哚甲基 -6 R- 氨基正丁基 -2，5- 二酮哌嗪。第 2 步，将氨甲环酸的羧基与 3R- 吲哚甲基 -6 R- 氨基正丁基 -2，5- 二酮哌嗪的氨基偶联。第 3 步，将偶联物的氨甲环酸残基的氨基与氨基酸偶联。图 15-2-1 是 2，5- 二酮哌嗪修饰的氨甲环酸（1-17）的合成路线。为阐明结构，表 15-2-1 给出了 1-17 的 AA 代表的氨基酸残基。

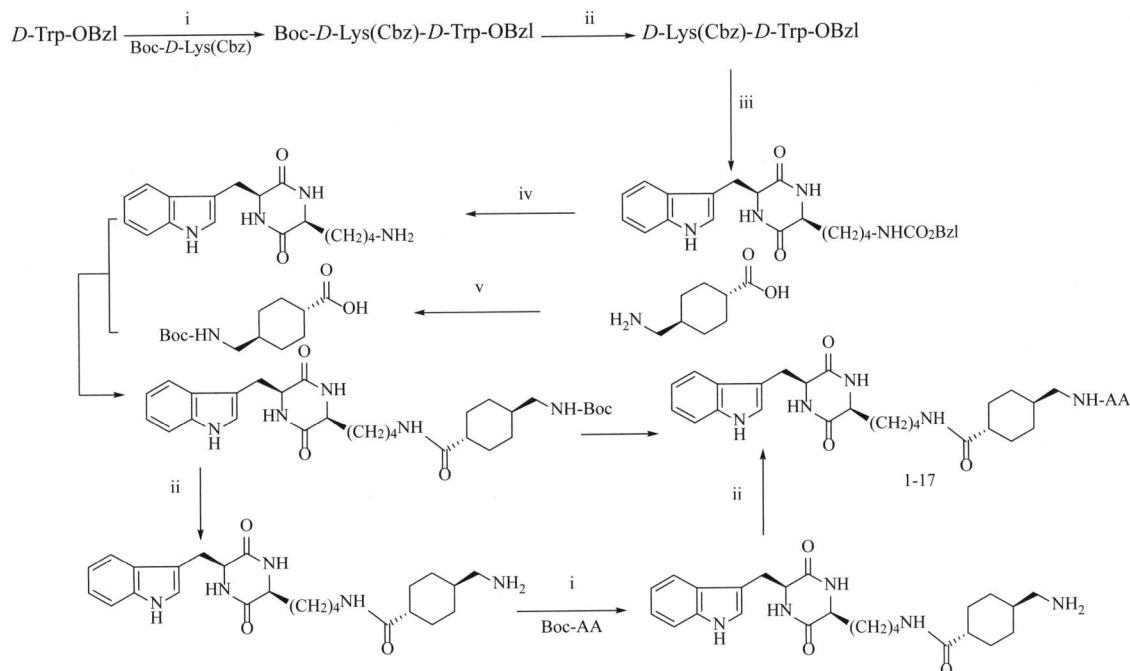

图 15-2-1　**1-17** 的合成路线

表 15-2-1　**1-17** 的 AA

化合物	式中 AA 代表的氨基酸残基	化合物	式中 AA 代表的氨基酸残基	化合物	式中 AA 代表的氨基酸残基
1	式中 AA 为 L-Ala 残基	**7**	式中 AA 为 L-Lys 残基	**13**	式中 AA 为 L-Ser 残基
2	式中 AA 为 L-Asp 残基	**8**	式中 AA 为 L-Leu 残基	**14**	式中 AA 为 L-Thr 残基
3	式中 AA 为 L-Glu 残基	**9**	式中 AA 为 L-Met 残基	**15**	式中 AA 为 L-Val 残基
4	式中 AA 为 L-Phe 残基	**10**	式中 AA 为 L-Asn 残基	**16**	式中 AA 为 L-Trp 残基
5	式中 AA 为 Gly 残基	**11**	式中 AA 为 L-Pro 残基	**17**	式中 AA 为 L-Tyr 残基
6	式中 AA 为 L-Ile 残基	**12**	式中 AA 为 L-Gln 残基		

2.1　1-17 抑制肿瘤细胞增殖活性

用 MTT 法测定 **1-17** 抑制 A549（人非小细胞肺癌细胞）、HCCLM3（人高转移肝癌细胞）、95D（人高转移肺癌细胞）及 L02（人正常肝细胞）增殖的 IC_{50}。一方面，发现 **1-17** 的 $IC_{50} > 100\ \mu mol/L$；另一方面，发现阿霉素抑制 A549、HCCLM3、95D、L02 增殖的 IC_{50} 为 $0.86 \sim 4.82\ \mu mol/L$。推测 **1-17** 不是 A549、HCCLM3、95D、L02 的 DNA 嵌入剂。

2.2　1-17 抑制 A549 及 95D 迁移的活性

将生长状态良好且处于对数生长期的贴壁细胞 A549（人非小细胞肺癌细胞）或 95D（人高转移肺癌细胞）用 PBS 洗 3 次，用 0.25% 胰酶消化至大部分细胞从瓶底脱落，加入相应含血清培养基终止消化，沿壁吹打至细胞完全脱落，转移至 15 mL 离心管中 3000 r/min 离心 3 min。弃上清液，加无血清培养基吹打重悬，计数，使细胞密度为 5×10^5 个 /mL。在培养板的 Transwell 小室的上室加 100 μL 细胞悬液，同时加 25 μL **1-17** 溶液（将 **1-17** 用含 0.5%DMSO 的无血清 1640 培养基配成终浓度为 20 μmol/L 的样品溶液，简称 "**1-17** 溶液"）。每种溶液重复 2 个 Transwell 小室，设空白小室及阳性对照小室。将培养板轻轻晃动，使培养基均匀。在培养板 Transwell 小室的下室加 600 μL 含 10% 血清的培养基。在 37 ℃下，将培养板放在 5%CO_2 孵箱中孵育。A549 孵育 6 h，95D 孵育 8 h。吸去 Transwell 小室上室剩余液体，每室加 100 μL PBS，用棉签擦去上室细胞，重复 6 次。吸去下室剩余液体，每孔加 600 μL 多聚甲醛（4%），将迁移的细胞固定 30 min。吸除下室的多聚甲醛，每个下室加 600 μL 结晶紫染色 15 min。吸除染色液，将小室用蒸馏水洗 3 次之后于显微镜下拍照计数。拍照计数时，选择 9 个细胞数大致相同且分布均匀的视野。迁移的细胞数以均值 ±SD 表示。表 15-2-2 的数据表明，浓度为 20 μmol/L 时 **1-17** 显著抑制 A549 迁移（$P < 0.01$），其中 **9** 及 **16** 抑制 A549 迁移的活性最强（与 **1-8**、**10-15** 及 **17** 比 $P < 0.01$）。表 15-2-3 的数据表明，浓度为 20 μmol/L 时 **1-17** 显著抑制 95D 迁移（$P < 0.01$），其中 **9** 及 **16** 抑制 95D 迁移的活性最强（与 **1-8**、**10-15** 及 **17** 比 $P < 0.01$）。

表 15-2-2　浓度为 20 μmol/L 时 **1-17** 对 A549 迁移的影响

对照及 1-17	迁移数（均值 ±SD）	对照及 1-17	迁移数（均值 ±SD）
培养基	323 ± 21	**9**	205 ± 10^b
RGDS	158 ± 8	**10**	243 ± 12^a
1	233 ± 11^a	**11**	267 ± 13^a
2	265 ± 12^a	**12**	253 ± 13^a
3	254 ± 11^a	**13**	240 ± 11^a
4	232 ± 10^a	**14**	245 ± 12^a
5	271 ± 14^a	**15**	241 ± 11^a
6	237 ± 11^a	**16**	190 ± 13^b
7	236 ± 11^a	**17**	250 ± 12^a
8	252 ± 13^a		

a：与培养基比 $P < 0.01$；b：与培养基、**1-8**、**10-15** 及 **17** 比 $P < 0.01$；$n=6$。

表 15-2-3　浓度为 20 μmol/L 时 **1-17** 对 95D 迁移的影响

对照及 1-17	迁移数（均值 ±SD）	对照及 1-17	迁移数（均值 ±SD）
培养基	191 ± 14	**9**	86 ± 7^b
RGDS	78 ± 6	**10**	121 ± 9^a
1	133 ± 10^a	**11**	146 ± 11^a
2	136 ± 10^a	**12**	102 ± 7^a
3	123 ± 9^a	**13**	111 ± 8^a
4	103 ± 7^a	**14**	119 ± 8^a
5	107 ± 6^a	**15**	101 ± 7^a
6	122 ± 9^a	**16**	87 ± 6^b
7	127 ± 9^a	**17**	102 ± 8^a
8	103 ± 7^a		

a：与培养基比 $P < 0.01$；b：与培养基、**1-8**、**10-15** 及 **17** 比 $P < 0.01$；$n=6$。

2.3 1-17 抑制 A549 及 95D 侵袭的活性

将 −20 ℃保存的 Matrigel 在 4 ℃回温 12 h，使之成为可流动的液态。将 720 μL 无血清培养基和 180 μL Matrigel 均匀混合（相当于基质胶稀释了 5 倍）之后，加到 Transwell 小室上室，每室加 100 μL。在 37 ℃下，将 Transwell 小室放在 5%CO_2 孵箱中孵育 5 h。吸除 Transwell 小室上室剩余的液体，之后加 50 μL 无血清培养基。在 37 ℃下，将 Transwell 小室放在 5%CO_2 孵箱中孵育 30 min。

将生长状态良好且处于对数生长期的 A549 及 95D 用 PBS 洗 3 次，用 0.25% 胰酶消化至大部分细胞从瓶壁脱落。加入有血清培养基停止消化，沿壁吹打至细胞完全脱落，转移至 15 mL 离心管，3000 r/min 离心 3 min，弃去上清液，加入无血清培养基吹打均匀，计数，95D 细胞密度为 2.5×10^5 个 /mL。每个上室加 100 μL 细胞悬液，同时每孔加入 25 μL 1-17 溶液（将 1-17 用含 0.5%DMSO 的无血清 1640 培养基配成终浓度为 20 μmol/L 的样品溶液，简称 "1-17 溶液"）。每种溶液重复 2 个 Transwell 小室，设空白小室及阳性对照小室。将培养板轻轻晃动，使培养基均匀。在培养板 Transwell 小室的下室加 600 μL 含 10% 血清的培养基。在 37 ℃下，将培养板放在 5%CO_2 孵箱中孵育 24 h。吸去 Transwell 小室上室剩余液体，每室加 100 μL PBS，用棉签擦去上室细胞，重复 6 次。吸去下室剩余液体，每孔加 600 μL 多聚甲醛（4%），将侵袭的细胞固定 30 min。吸除下室的多聚甲醛，每个下室加 600 μL 结晶紫染色 15 min。吸除染色液，将小室用蒸馏水洗 3 次之后于显微镜下拍照计数。拍照计数时，选择 9 个细胞数大致相同且分布均匀的视野。迁移的细胞数以均值 ±SD 表示。表 15-2-4 的数据表明，浓度为 20 μmol/L 时 1-17 显著抑制 A549 侵袭（$P < 0.01$），其中 9 及 16 抑制 A549 侵袭的活性最强（与 1-8、10-15 及 17 比 $P < 0.01$）。表 15-2-5 的数据表明，浓度为 20 μmol/L 时 1-17 显著抑制 95D 侵袭（$P < 0.01$），其中 9 及 16 抑制 95D 侵袭的活性最强（与 1-8、10-15 及 17 比 $P < 0.01$）。

表 15-2-4　浓度为 20 μmol/L 时 1-17 对 A549 侵袭的影响

对照及 1-17	侵袭数（均值 ±SD）	对照及 1-17	侵袭数（均值 ±SD）
培养基	148 ± 16	9	62 ± 7[b]
RGDS	54 ± 8	10	101 ± 9[a]
1	96 ± 9[a]	11	92 ± 11[a]
2	92 ± 10[a]	12	91 ± 11[a]
3	102 ± 11[a]	13	91 ± 8[a]
4	108 ± 11[a]	14	94 ± 9[a]
5	91 ± 9[a]	15	93 ± 11[a]
6	94 ± 7[a]	16	66 ± 5[b]
7	97 ± 9[a]	17	110 ± 9[a]
8	96 ± 7[a]		

a：与培养基比 $P < 0.01$；b：与培养基、1-8、10-15 及 17 比 $P < 0.01$；$n=6$。

表 15-2-5　浓度为 20 μmol/L 时 1-17 对 95D 侵袭的影响

对照及 1-17	侵袭数（均值 ±SD）	对照及 1-17	侵袭数（均值 ±SD）
培养基	81 ± 8	9	25 ± 3[b]
RGDS	50 ± 5	10	36 ± 3[b]
1	36 ± 4[a]	11	51 ± 5[a]
2	39 ± 4[a]	12	38 ± 4[a]
3	46 ± 4[a]	13	39 ± 4[a]
4	47 ± 5[a]	14	47 ± 5[a]
5	54 ± 5[a]	15	57 ± 6[a]
6	34 ± 3[a]	16	24 ± 2[b]
7	47 ± 5[a]	17	52 ± 5[a]
8	39 ± 4[a]		

a：与培养基比 $P < 0.01$；b：与培养基、1-8、10-15 及 17 比 $P < 0.01$；$n=6$。

2.4　1-17 抑制肿瘤生长活性

按前面描述的方法制备浓度为 1×10^7 个 /mL 的 S180 的细胞悬液，接种于健康雄性 ICR 小鼠 [（20±2）g] 腋下，5 天后小鼠腋下可见黄豆粒大实体瘤，即 S180 实体瘤小鼠造模成功，于是将小鼠按实体瘤尺寸均匀分组，小鼠或灌胃阿霉素与生理盐水的悬浮液 [阳性对照，剂量为 2 μmol/（kg·d），1 天 1 次，连续 10 天]，或灌胃生理盐水 [空白对照，剂量为 2 mL/（kg·d），1 天 1 次，连续 10 天]，或灌胃氨甲环酸与生理盐水的悬浮液 [阳性对照，剂量为 5 μmol/（kg·d），1 天 1 次，连续 10 天]，或灌胃 1-17 与生理盐水的悬浮液 [剂量为 0.5 μmol/（kg·d），1 天 1 次，连续 10 天]。每天观察小鼠的自主活动、精神状态、毛发、呼吸、饮食、粪便性状。第 11 天停止治疗，称小鼠体重，用乙醚麻醉，颈椎脱白处死，取血及肿瘤。血液抗凝，肿瘤称重。表 15-2-6 的数据表明，1-17 剂量为 0.5 μmol/（kg·d），1 天 1 次，连续服用 10 天能有效地抑制 S180 小鼠肿瘤生长（与生理盐水比 $P < 0.05$），其中 9 和 16 剂量为 0.5 μmol/（kg·d），1 天 1 次，连续服用 10 天抑制 S180 小鼠肿瘤生长的活性最强（与 1-8、10-15 及 17 比 $P < 0.05$）。表 15-2-6 的数据进一步表明，氨甲环酸剂量为 5 μmol/（kg·d），1 天 1 次，连续服用 10 天对 S180 小鼠肿瘤生长的抑制作用与生理盐水对 S180 小鼠肿瘤生长的抑制作用无显著性差异（$P > 0.05$）。也就是说，1-17 中体现的结构修饰策略大幅度降低了氨甲环酸抑制肿瘤生长的有效剂量。

表 15-2-6　1-17 对 S180 荷瘤小鼠肿瘤生长的抑制作用

对照及 1-17	肿瘤重（均值 ±SD, g）	对照及 1-17	肿瘤重（均值 ±SD, g）
生理盐水	3.03 ± 0.75	8	2.19 ± 0.35[b]
氨甲环酸	2.59 ± 0.65	9	1.51 ± 0.30[c]
阿霉素	2.11 ± 0.36[a]	10	2.00 ± 0.32[b]
1	2.03 ± 0.51[b]	11	2.29 ± 0.35[b]
2	2.36 ± 0.32[b]	12	2.14 ± 0.39[b]
3	2.29 ± 0.25[b]	13	2.18 ± 0.37[b]
4	2.16 ± 0.42[b]	14	2.17 ± 0.42[b]
5	2.11 ± 0.39[b]	15	2.07 ± 0.31[b]
6	2.04 ± 0.49[b]	16	1.55 ± 0.31[c]
7	2.17 ± 0.51[b]	17	2.24 ± 0.34[b]

a：与生理盐水比 $P > 0.05$；b：与生理盐水比 $P < 0.05$；c：与生理盐水、1-8、10-15 及 17 比 $P < 0.05$；$n=10$。

2.5　1-17 抑制肿瘤向肺转移的作用

按照标准操作将接种的 Lewis 肺癌转移小鼠分组。分组之后，Lewis 肺癌转移小鼠开始接受治疗。阳性对照组小鼠每天腹腔注射 RGDS 的生理盐水溶液，剂量为 20 μmol/（kg·d），1 天 1 次，连续治疗 10 天。阳性对照组小鼠每天灌胃氨甲环酸的生理盐水溶液，剂量为 5 μmol/（kg·d），1 天 1 次，连续治疗 10 天。空白对照组小鼠每天灌胃生理盐水，剂量为 0.1 mL/（10 g·d），1 天 1 次，连续治疗 10 天。治疗小鼠每天灌胃 **1-17** 的生理盐水溶液，剂量为 0.5 μmol/（kg·d），1 天灌胃 1 次，连续治疗 10 天。灌胃期间，每天测量小鼠的瘤体积。最后一次灌胃的次日，对各组小鼠进行称重。然后麻醉，收集小鼠外周血测定小鼠血清，颈椎脱臼处死，用镊子固定小鼠右侧腋下，剪开皮肤，剥离肺，统计肺部转移的平均瘤结节数。表 15-2-7 的数据表明，在 0.5 μmol/（kg·d）的灌胃剂量下连续灌胃 10 天 **1-17** 能有效地抑制肿瘤向肺转移（与生理盐水比 $P < 0.01$），其中 **9** 及 **16** 抑制肿瘤向肺转移的活性最强（与 **4-8**、**10**、**11**、**13** 及 **15** 比 $P < 0.01$，与 **1-3**、**12**、**14** 及 **17** 比 $P < 0.05$）。表 15-2-7 的数据进一步表明，在 5 μmol/（kg·d）的灌胃剂量下连续灌胃 10 天氨甲环酸对肿瘤向肺转移没有抑制作用（与生理盐水比 $P > 0.05$）。这些数据说明，2，5- 二酮哌嗪修饰氨甲环酸额外获得了抗肿瘤转移的作用。

表 15-2-7　**1-17** 对肿瘤向肺转移的抑制作用

对照及 1-17	肺部肿瘤结节数（均值 ±SD）	对照及 1-17	肺部肿瘤结节数（均值 ±SD）
生理盐水	11.8 ± 3.0	8	7.5 ± 2.0^a
氨甲环酸	9.7 ± 2.6^c	9	4.9 ± 1.3^b
RGDS	6.5 ± 1.7^a	10	7.1 ± 1.8^a
1	6.8 ± 1.6^a	11	7.3 ± 2.0^a
2	6.6 ± 1.6^a	12	6.9 ± 1.9^a
3	6.7 ± 1.3^a	13	7.3 ± 1.5^a
4	7.8 ± 2.1^a	14	6.9 ± 1.4^a
5	7.7 ± 2.1^a	15	7.4 ± 2.1^a
6	7.4 ± 1.9^a	16	5.0 ± 1.2^b
7	7.8 ± 2.3^a	17	6.7 ± 1.2^a

a：与生理盐水比 $P < 0.01$；b：与生理盐水、**4-8**、**10**、**11**、**13** 及 **15** 比 $P < 0.01$，与 **1-3**、**12**、**14** 及 **17** 比 $P < 0.05$；c：与生理盐水比 $P > 0.05$；$n=12$。

2.6　1-17 的抗炎活性

ICR 小鼠［（24±2）g］静息 1 天，随后随机分组，每组 12 只。小鼠序贯灌胃生理盐水（空白对照），或者序贯灌胃阿司匹林与生理盐水的悬浮液（阳性对照，1111 μmol/kg），或者序贯灌胃氨甲环酸与生理盐水的悬浮液（阳性对照，5 μmol/kg），或者序贯灌胃 **1-17** 与生理盐水的悬浮液（0.5 μmol/kg）。30 min 后，依序贯顺序从小鼠右耳郭的中心向边缘扩展并均匀涂抹 30 μL 二甲苯，待其自然挥发，建立二甲苯诱发的肿胀模型。造模 2 h 后，小鼠接受乙醚麻醉，颈椎脱臼处死。沿两侧耳根剪下小鼠两侧耳朵，两耳对齐边缘叠放，用直径 7 mm 的电动打孔器（YLS025A）在相同部位取圆形耳片，两个圆形耳片分别精确称重。记录两个圆形耳片的重量差，用来代表耳肿胀度。表 15-2-8 的数据说明，**1-17** 能有效地抑制二甲苯诱发的耳部炎症反应（与生理盐水比 $P < 0.01$），其中 **9** 及 **16** 抑制二甲苯诱发炎症的活性最强（与氨甲环酸、**1-8**、**10-15** 及 **17** 比 $P < 0.05$）。表 15-2-8 的数据进一步说明，灌胃剂量为 5 µmol/kg 的氨甲环酸抑制二甲苯诱发炎症的活性与灌胃剂量为 0.5 µmol/kg 的 **1-8**、**10-15** 及 **17** 抑制二甲苯诱发炎症的活性无显著性差异（$P > 0.05$）。这些数据说明，2，5- 二酮哌嗪修饰氨甲环酸可以显著降低抗炎的有效剂量。

表 15-2-8　**1-17** 的抗炎活性

对照及 1-17	耳肿胀度（均值 ±SD, mg）	对照及 1-17	耳肿胀度（均值 ±SD, mg）
生理盐水	6.15 ± 1.00	**8**	4.82 ± 0.53^{a}
氨甲环酸	4.98 ± 0.81^{c}	**9**	3.02 ± 0.24^{b}
阿司匹林	2.23 ± 0.36	**10**	4.90 ± 0.79^{a}
1	4.85 ± 0.59^{a}	**11**	4.75 ± 0.46^{a}
2	4.89 ± 0.56^{a}	**12**	4.68 ± 0.44^{a}
3	5.33 ± 0.87^{a}	**13**	5.57 ± 0.61^{a}
4	5.13 ± 0.75^{a}	**14**	4.68 ± 0.47^{a}
5	4.81 ± 0.50^{a}	**15**	5.28 ± 0.86^{a}
6	4.92 ± 0.51^{a}	**16**	3.06 ± 0.23^{b}
7	4.98 ± 0.52^{a}	**17**	4.86 ± 0.52^{a}

a：与生理盐水比 $P < 0.01$；b：与生理盐水比 $P < 0.01$，与氨甲环酸、**1-8**、**10-15** 及 **17** 比 $P < 0.05$；c：与生理盐水比 $P < 0.05$，与 **1-8**、**10-15** 及 **17** 比 $P > 0.05$；$n=11$。

2.7　1-17 与 uPA 的活性口袋对接及 SAR

分子对接（molecular docking），研究受体和配基通过空间匹配和能量匹配相互识别形成分子复合物并预测复合物的结构。分子对接还研究受体 – 配基复合物的结合模式，预测受体与配基的结合能力，确定先导化合物及优化先导化合物，进而发现新的先导化合物。

分子对接起源于锁和钥匙模型。锁和钥匙模型的核心是受体和配基的相互识别，受体和配基的相互识别取决于二者空间结构的匹配。揭示二者空间结构是否匹配的途径是对接。对接通常包括 5 个步骤。第 1 步，反复优化所有配基小分子的构象；第 2 步，寻找所有配基小分子与靶标大分子作用的最佳构象；第 3 步，计算所有配基小分子和靶标大分子的结合能；第 4 步，比较结合能并找出最适宜靶标大分子的配基小分子；第 5 步，分析靶标大分子的活性位点，找出最适宜配基小分子的对接区域。所述最佳区域包括最适宜氢键供体的区域、最适宜氢键受体的区域及最适宜疏水性的区域。

分子对接主要有 3 种类型。第 1 种是刚性对接，刚性对接适合蛋白质和核酸间的对接。在刚性对接中，受体和配基的构象不变。第 2 种是半柔性对接，半柔性对接适合大分子和小分子间的对接。在半柔性对接中，允许配基的构象在一定范围内变化。第 3 种是柔性对接，柔性对接常用于识别精确分子，体系的构象可自由变化。

常用的对接软件有 Dock、AutoDock、Surflex、Glide、Gold、MVD 及 LigandFit。采用 Discovery Studio 的 LigandFit 模块完成 2，5- 二酮哌嗪修饰的 **1-17** 向 uPA 的活性部位对接。对接时经历了 5 个步骤。第 1 步，用 flood-filling 算法选择腔体，以便选择和确定作为对接区域受体的活性位点；第 2 步，为 **1-17**

选择位点时先通过随机抽样选择可变扭转角的柔性值搜索 **1-17** 构象，再用三维规则网格检测位点并估算对接 uPA 的活性部位所需能量；第 3 步，比较 uPA 和 **1-17** 间的库仑力、范德华力、结合能、原子间距、氢键能、空间相互作用、疏水 – 亲脂相互作用、溶剂化效应和熵效应的分数，以便得到综合评价结果；第 4 步，计算 **1-17** 的对接得分；第 5 步，用对接得分初步预测 **1-17** 的生物活性。表 15-2-9 的对接得分表明，**1-17** 中 **9** 及 **16** 对接得分最高。

表 15-2-9　**1-17** 和 uPA 活性部位的结合能

化合物	结合能（kcal/mol）	化合物	结合能（kcal/mol）	化合物	结合能（kcal/mol）
1	65.49	**7**	69.10	**13**	59.13
2	47.89	**8**	61.63	**14**	60.65
3	54.32	**9**	76.98	**15**	64.41
4	67.57	**10**	69.54	**16**	76.51
5	58.93	**11**	70.43	**17**	66.84
6	63.08	**12**	67.16		

通过肿瘤细胞迁移和侵袭模型评价发现，浓度为 20 μmol/L 时 **1-17** 显著抑制 A549 及 95D 迁移和侵袭，其中 **9** 及 **16** 抑制 A549 及 95D 迁移和侵袭活性最强。通过 Lewis 肺癌转移小鼠模型评价发现，**1-17** 显著抑制肿瘤向肺转移，其中 **9** 及 **16** 抑制肿瘤向肺转移的活性最强。通过 S180 荷瘤小鼠模型评价发现，**1-17** 显著抑制 S180 小鼠的肿瘤生长，其中 **9** 及 **16** 抑制肿瘤生长的活性最强。通过二甲苯诱发的小鼠耳肿胀模型评价时发现，**1-17** 显著抑制二甲苯诱发的耳部炎症反应，其中 **9** 及 **16** 抑制炎症的活性最强。这些评价说明，**1-17** 中 **9** 及 **16** 的生物活性最强。此外，**1-17** 与 uPA 的活性口袋对接时 **9** 及 **16** 的得分最高。**9** 及 **16** 的这些特征与表 15-2-1 的氨基酸残基相关联。表 15-2-1 显示 **9** 及 **16** 的氨基酸残基分别为 L-Met 残基及 L-Trp 残基。正如前面所述涉及 17 种氨基酸残基的 5- 氨基正己酸修饰的氨甲环酸都获得了期待的效果，其中涉及 L-Met 残基及 L-Trp 残基的 5- 氨基正己酸修饰的氨甲环酸的效果最好。

参考文献

[1]　赵明，王玉记，张筱宜，等 . 氨基酸和氨甲环酸修饰的二酮哌嗪，其制备和应用：201810590210. 9[P]. 2019-12-17.

[2]　赵明，王玉记，张筱宜，等 . 氨基酸和氨甲环酸修饰的二酮哌嗪，其制备、活性和应用：201810561809. X[P]. 2019-12-10.

[3]　赵明，王玉记，张筱宜，等 . 氨基酸和氨甲环酸修饰的二酮哌嗪，其制备、活性和应用：201810561766. 5[P]. 2019-12-10.

[4]　赵明，王玉记，张筱宜，等 . 氨基酸和氨甲环酸修饰的二酮哌嗪，其制备及应用：201810564285. X[P]. 2019-12-10.

[5]　赵明，王玉记，张筱宜，等 . 氨基酸和氨甲环酸修饰的二酮哌嗪，其制备、活性及应用：201810565138. 4[P]. 2019-12-10.